"十三五"高等职业教育医药院校规划教材/多媒体融合创新教材

供护理、助产、相关医学技术类等专业使用

U0324390

外科护理学

WAIKE HULIXUE

主编◎ 余晓齐

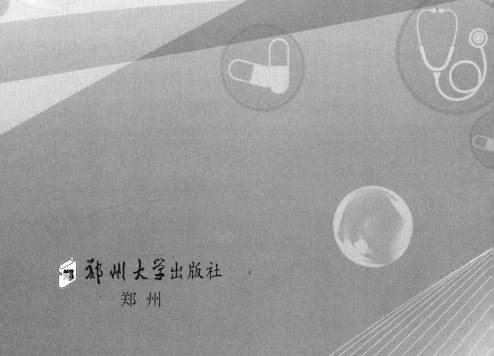

郑州大学出版社

郑 州

图书在版编目(CIP)数据

外科护理学/余晓齐主编. —郑州:郑州大学出版社,2018.5
ISBN 978-7-5645-5320-3

Ⅰ.①外… Ⅱ.①余… Ⅲ.①外科学-护理学-医学院校-教材
Ⅳ.①R473.6

中国版本图书馆 CIP 数据核字（2018）第 031036 号

郑州大学出版社出版发行
郑州市大学路 40 号　　　　　　　邮政编码:450052
出版人:张功员　　　　　　　　　发行电话:0371-66966070
全国新华书店经销
郑州龙洋印务有限公司印制
开本:850 mm×1 168 mm　1/16
印张:34.75
字数:843 千字
版次:2018 年 5 月第 1 版　　　　印次:2018 年 5 月第 1 次印刷

书号:ISBN 978-7-5645-5320-3　　　定价:69.00 元
本书如有印装质量问题,由本社负责调换

作者名单

主　　编　余晓齐
副 主 编　李广霞　邓小华　李宏伟　徐文斌
编　　委　（按姓氏笔画排序）
　　　　　王　鸽（许昌学院）
　　　　　王靖凯（南阳医学高等专科学校）
　　　　　邓小华（嘉应学院）
　　　　　杜　天（达州职业技术学院）
　　　　　李广霞（南阳医学高等专科学校）
　　　　　李宏伟（黄河科技学院）
　　　　　余小柱（平顶山学院）
　　　　　余晓齐（信阳职业技术学院）
　　　　　赵江瑞（信阳职业技术学院）
　　　　　徐文斌（达州职业技术学院）
　　　　　盛晓燕（南阳医学高等专科学校）

"十三五"高等教育医药院校规划教材/多媒体融合创新教材

建设单位

（以单位名称首字拼音排序）

安徽医学高等专科学校	漯河医学高等专科学校
安徽中医药高等专科学校	南阳医学高等专科学校
安阳职业技术学院	平顶山学院
宝鸡职业技术学院	濮阳医学高等专科学校
达州职业技术学院	三门峡职业技术学院
广东嘉应学院	山东医学高等专科学校
汉中职业技术学院	山西老区职业技术学院
河南护理职业学院	邵阳学院
河南医学高等专科学校	渭南职业技术学院
鹤壁职业技术学院	襄阳职业技术学院
湖北职业技术学院	新乡学院
湖南环境生物职业技术学院	新乡医学院三全学院
湖南医药学院	信阳职业技术学院
黄河科技学院	邢台医学高等专科学校
黄淮学院	许昌学院
吉林医药学院	雅安职业技术学院
济源职业技术学院	永州职业技术学院
金华职业技术学院	运城护理职业学院
开封大学	郑州工业应用技术学院
乐山职业技术学院	郑州澍青医学高等专科学校
临汾职业技术学院	郑州铁路职业技术学院
洛阳职业技术学院	周口职业技术学院

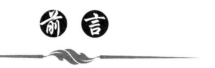

前 言

外科护理学是护理、助产等专业的核心课程,对专业学科知识体系的形成至关重要,掌握外科护理学相关的理论及实践,是一名合格护士的必备条件。在现代护理观的指导下,结合临床护理现状和需求,以职业技能培训、实用性为原则,我们组织全国优秀外科护理专家编写了本教材,以此反映健康需求和外科疾病谱的变化,贴近新知识、新技术的进展,在强调外科护理学基本知识、基本理论和基本技能的基础上,注重整体护理、人文关怀、评判性思维以及综合分析能力的培养,充分体现高职高专教育"重实践、讲技能"的专业层次特色。

全书共 43 章,包含 12 个外科护理常用的实习实训指导。结合我国护理教育和实践的现状,以整体护理为中心、以护理程序为框架,在体例结构上,章前设定学习目标,帮助读者从熟悉、了解、掌握 3 个层面了解教与学的重点内容,按病因、病理生理、临床表现、辅助检查、处理原则、护理评估、护理诊断、护理目标、护理措施及护理评价 10 个方面编写。为避免重复,部分疾病按病因和病理、临床表现、辅助检查、处理原则、护理诊断、护理措施 6 个方面编写。每章末设置有思考题,帮助读者梳理和总结整章内容,复习和巩固已学的知识,以达到温故而知新的目的。教材采取新型编写模式,借助扫描二维码形式,帮助教材使用者在移动终端共享与教材配套的优质数字资源,实现纸媒教材与富媒体资源的融合,以增强教材的生动性和多样性。

为保证教材内容的"新、精、准",使教材具有更强的代表性,主编和编者们尽最大努力,进行了反复斟酌和修改。本教材在编写过程中得到了编者所在院校领导的关怀和大力支持,书中插图参考了国内多种版本的《外科学》和《外科护理学》教材,谨在此一并表示诚挚的谢意! 由于时间和水平所限,教材中不足之处在所难免,恳请专家、读者、同行谅察、指正!

编者

2018 年 2 月

目　录

第一章

绪论

第一节　外科护理学的概念及发展

(一)外科护理学的概念与任务

护理学是一门独立的、综合性的、为人类健康服务的应用性学科,外科护理学则是护理学的一个重要组成部分。外科护理学是研究如何对外科患者进行整体护理的临床护理学科,包含了基础医学理论、外科学理论、护理学基础理论和技术操作及护理心理学、护理伦理学、社会学等人文科学知识。外科护理学以创伤、感染、肿瘤、畸形、梗阻、结石、功能障碍等需要外科治疗的患者为研究对象。在现代医学模式和护理观的指导下,由外科护士与外科医生协同在病房、手术室根据患者的身心健康状况,社会家庭文化需求,以人的健康为中心,应用护理程序,为外科患者提供整体护理,以达到去除病灶、预防残障、促进康复的目的。外科护士的工作范畴:向患者提供有关疾病的预防、治疗、护理和康复的咨询、指导;协助患者接受各种诊断性检查、各项手术和非手术治疗;评估和满足患者的基本需求;协助预防并发症、康复锻炼和预防残障。同时,外科护理工作者也肩负着促进护理理论和实践发展的重任。

(二)外科护理学的发展

虽然早在远古时代人们已认识并建立了外科学,但由于社会生产力等因素的限制,仅限于浅表疮、疡和外伤的诊治,几乎未认识到"护理"一词。随着社会生产力和科学技术的进步,医学科学得以快速发展。相关基础学科,如人体解剖学、病理解剖学及实验外科学等的建立,为外科学的发展奠定了基础。在早期的外科实践中,手术疼痛、伤口感染、止血和输血等曾是妨碍外科学发展的主要因素。直到 19 世纪中叶,无菌术、止血、输血、麻醉技术的问世,才使外科学的发展得到飞跃。与此同时,弗洛伦萨·南丁格尔和她的同事们在克里米亚战争中成功地应用清洁、消毒、换药、包扎伤口、改善休养环境等护理手段使战伤死亡率从50%降至2.2%,以极有说服力的数字和惊人的业绩充分证实了护理工作在外科治疗中的重要作用,并由此创建了护理学。外科护理学的发展与外科学的发展紧密相关。许多现代护理学的概念和理论、外科医学研究和实践的发展都不断地引导外科护理学进入新的领域,从而促进了外科护理学的发展,同时也提高了外科护士对护理的认识和实践水平。回顾护理学的临床实践和理论研究,现代护理学的发展经历了以疾病护理为中心、以患者护理为中心和以人的健康护理为中心的3个发展阶段。在不同的发展阶段中,人们对人、健康、环境和护理的概念及其相互联系的认识不断深入,使护理实践和理论不断向前发展。17世纪以后,随着人类对自然现象的揭示,使医学科学逐渐摆脱了宗教和神学的影响,形成了以疾病为中心的医学指导思想,也成为指导护理实践的基本理论。20世纪50至70年代,基于"人与环境的相互关系学说",世界卫生组织(World Health Organnization,WHO)提出:"健康不仅是没有身体上的疾病和缺陷,还要有完整的心理状态和良好的社会适应能力",使人们对健康的认识发生了根本性改变,由此,护理工作的重点从疾病护理转向以患者为中心的护理。20世纪70年代后期,由于疾病谱和健康观的改变,世界卫生组织提出"2000年人人享有卫生保健"的战略目标,极大地推动了护理事业的发展。以人的健康为中心的护理观念使护理对象从患者扩展到对健康者的预防保健,工作场所从医院延伸至社区和家庭,护理方式是以护理程序为框架的整体护理。

第二节　如何学习外科护理学

(一)以现代理论观为指导

现代护理学把患者这一服务对象即人看成是生理、心理、社会、精神和文化等多方面因素构成的统一体,护理的宗旨就是帮助患者适应和改造内外环境的压力,达到最佳的健康状态。整体护理要求护士要以现代护理观为指导,以护理程序为手段针对人们不同的身心需要、社会文化需要提供最佳护理。护理服务的对象从患者扩大到健康人,即不仅是帮助患者恢复健康,还包括对健康人的预防和保健工作;从个人发展到家庭和社区。护理服务的期限从胎儿、新生儿、小儿、儿童、青年、中年、老年直至临终,囊括了人生命的全过程。护士的角色是照顾者、管理者、支持者、教育者和保护者。护士的工作要求以患者为中心,它是整体护理的核心。新的医学模式和护理模式要求护士要有爱心、诚心、同情心,有积极奉献的价值观,有灵活的沟通技巧,能建立良好的护患关系。要运用所学的外科学知识和护理学理论,随时对患者实施健康教育,鼓励患者从被动的接受护理到主动的参与护理;帮助即将出院的患者,做好出院准备,学会健康自护,回归家庭与社会;要遵照整体护理的观念,注重外科学和外科护理学的科学性,关注其艺术性,用爱心发扬护理的精髓,以实现自身价值。

生物-心理-社会的医学模式要求每一位外科护士注重患者的心理,注意到社会、文化层面的不同,提供身心两方面的护理。要能以同情心考虑问题,给予患者个性化的协助,满足其心理需要。人类寿命延长及受社会文明和环境污染的影响,使老年人、慢性病及癌症的罹患人数大量增加,这组人群需要大量的医疗资源。外科护士应加强对这些患者的护理服务,以提供更完善、更舒适的护理照顾。外科护士要加强对濒死患者的关心和护理,提供生理和情绪上的支持,以提高患者的基本生活品质,这是我们努力的方向。

(二)熟悉外科护士的工作任务

学习外科护理学的基本目的是为了掌握知识,更好地为人类健康服务。只有学习目的明确、具有学习的欲望和准备献身于护理事业者,才能甘心付出精力并学好护理学。

现代护理理念的逐步改变、时代的进步、人类对新生事物的不断加深认识和各学科间的交叉,极大地丰富了外科护理学的内涵,对从事外科护理专业者的要求越来越高,不仅要求其掌握本专业特有的知识、技术,还要求其熟悉社会伦理学、社会经济法规、护理心理、人际关系等学科的知识。要求外科护士必须在现代护理观的指导下,坚持"以人为本"的理念,对外科患者进行系统的评估,提供身心整体的护理和个体化的健康教育,真正体现"人性化服务"的宗旨。外科护理学在我国的发展历史较短,1958年,首例大面积烧伤患者的抢救和1963年世界首例断肢再植在我国获得成功,体现了我国外科护理工作者对外科护理学所做出的卓越贡献。随着外科领域有关生命科学新技术的不断引入,计算机的广泛应用,医学分子生物学和基因研究的不断深入,为我国外科和外科护理学的发展提供了新的舞台,同时也提出了新的挑战。外科护理工作者应不断认清形势,看到自身的不足之处及与世界发达国家之间的差距,加强与各国外科护理人员的交流,吸取国外的先进理念,推出自己成功的经验,承担起时代赋予的历史重任,遵照以人为本的原则,不断提高自身素质,为外科护理学的发展做出应有的贡献。

(三)理论和实践相结合

外科患者急症多、抢救多、病情重,变化复杂,伴随着身体的整体反应,微小的病情变化也不应忽视。因此外科护士必须掌握好理论知识,能透过细微之处看到本质,用心观察,早发现,早处理。外科病房的特点是外科医生去手术室手术的时间长,在病房时间相对较短;而外科护士每天工作在患者身边,随时能观察到患者的症状及体征。因此要求外科护士做好临床观察,发现问题后独立思考、当机立断,及时反映并做简单处理。针对不同的疾病,不同的患者可能发生的病情进行仔细观察,预防并发症发生。外科患者住院期间大多有不同程度的心理负担,难以适应角色的转变。因此外科护士要学会沟通与交流技巧,学会观察了解他们的心理问题,到患者身边,利用理论知识结合病情做好心理护理,引导患者正视现实,提高信心,努力配合治疗与护理,学会自我照顾与康复训练。整体护理要求给予患者精神、文化、社会的全方位护理。这就需要外科护士要做到理论联系实际,同时也要学习与护理有关的自然科学和人文科学知识,如伦理学、社会学、经济学等,更好地贯彻整体护理的观念。

第三节　外科护士的职责和素质

外科急诊多、抢救多和工作强度大;外科疾病复杂多变,麻醉与手术又有潜在并发症的危险;外科疾病的突发性或病情演变的急、危、重常使患者承受巨大的痛苦和精神压力,必须予以紧急或尽快处理。外科工作的上述特点,对外科护士的综合素质提出了更高的要求。

1.良好的身体素质　外科护理工作节奏快、突然性强是其特点之一。当发生工伤、交通事故或特发事件时,短时间内可能有大批伤员送达并需立即治疗和护理。此种情况下,工作负荷骤然加大,护士若不具备健全的体魄、开朗的性格和饱满的精神状态,就不能保证有效、及时地参与抢救工作。

2.良好的心理素质　外科工作特点除了要求外科护士具有博而专的知识和熟练的技能外,还应具有良好的心理素质。护士良好的心理素质,表现在应以积极、有效的心理活动,平稳、正常的心理状态去适应、满足事业对自己的要求。能善于自我调节,善于通过自己积极向上、乐观自信的内心情感鼓舞患者以增进护患之间的情感交流,取得患者主动积极的配合。加强自我修养、自我磨炼、自我体验是培养护士良好心理素质的重要方法和途径之一。

3.高度的责任心　护理人员的职责是治病救人,维护生命,促进健康。如果护士在工作中疏忽大意、掉以轻心,就会增加患者的痛苦,甚至丧失抢救治疗患者的时机。人的生命是宝贵的,每个护士都应认识到护理工作的重要性,树立爱岗敬业的精神,具备高度的责任心、视患者为亲人、全心全意地为人民服务。

4.精湛的技能及敏锐的观察力　必须刻苦学习外科护理学知识,具备丰富的理论知识、娴熟的操作技能及敏锐的观察能力和判断能力。学会应用护理程序提供整体护理。通过临床实践,使理论知识不断得以升华。通过对患者的正确评估,能发现患者现有或潜在的生理、病理、心理问题,并协助医生进行有效的处理。"三分治疗,七分护理"点出了护理工作在外科患者治疗和康复过程中的重要作用。外科护理学的发展也期待着涌现出一批具有良好自身素质和专业素质,成为人类健康的治疗者、传播者和管理者,具有不断开拓创新、勇于探索精神的专科护士。

同步练习

1.关于外科护理学下列叙述正确的是　　　　　　　　　　　　　　　　　（　　）

　A.外科疾病都需要手术　　　　　B.评估及满足患者的基本需要是外科护士的全部工作

　C.外科学与内科学范畴是相反的　　D.现代护理学奠基于19世纪40年代

　E.人具有应急与适应能力,护理的功能之一是增进人的适应能力

2.下列哪种疾病不是以外科治疗为主　　　　　　　　　　　　　　　　　（　　）

　A.胰腺炎　　　　　　　B.肝破裂　　　　　　　C.胃溃疡

　D.下肢静脉曲张　　　　E.急性梗阻性化脓性胆管炎

3.下列哪项不是外科护理的特点　　　　　　　　　　　　　　　　　　　（　　）

　A.发病急　　　　　　　B.抢救多　　　　　　　C.病情变化快

　D.老年患者最多　　　　E.多数患者存在躯体移动受限

4.关于外科护理学的学习,下列错误的是　　　　　　　　　　　　　　　（　　）

　A.注重理论和实践相结合　B.树立正确的人生观和价值观　C.不断更新知识

　D.以现代护理观念为指导　E.把护理技术的学习放在首位

（余晓齐）

第二章
水、电解质及酸碱平衡失调患者的护理

学习目标

1. 掌握：正常体液分布、缺水、高钾血症、低钾血症、代谢性酸中毒、代谢性碱中毒、呼吸性酸中毒、呼吸性碱中毒的概念及病因。
2. 熟悉：高渗性脱水、低渗性脱水、等渗性脱水、高钾血症、低钾血症、代谢性酸中毒、代谢性碱中毒、呼吸性酸中毒、呼吸性碱中毒的临床表现。
3. 了解：高渗性脱水、低渗性脱水、等渗性脱水、高钾血症、低钾血症、代谢性酸中毒、代谢性碱中毒、呼吸性酸中毒、呼吸性碱中毒处理原则的不同点。
◆ 能运用相关知识，识别外科常见水、电解质及酸碱平衡失调，运用护理程序，为水、电解质及酸碱平衡失调患者制订护理计划。

第一节 体液平衡

一、体液的组成及分布

人体内体液总量因性别、年龄和胖瘦而异。成年男性体液量约占体重的60%，女性约占50%，婴幼儿可达70%～80%。随年龄增长和体内脂肪组的增多，体液量将有所下降，14岁以后，儿童体液量占体重的比例已近似于成人。

体液由细胞内液和细胞外液两部分组成，细胞内液大部分位于骨骼肌内。由于成年男性肌肉量较大，故其细胞内液约占体重的40%，女性约占体重的35%。细胞外液包括血浆和组织间液两部分，男、女性的细胞外液均约占体重的20%。其中血浆量约占体重的5%，组织间液占体重的15%。体液还可以三个间隙的分布表示：第一间隙指细胞内液，是细胞进行物质代谢的场所；第二间隙是细胞外液，属功能性细胞外液，具有快速平衡水、电解质的作用；第三间隙指存在于各腔隙中的一小部分细胞外液，包括胸腔液、心包液、消化液、腹腔液、脑脊液等，仅占体重1%～2%，属非功能性细胞外液，具有各自的功能。

体液的主要成分是水和电解质，细胞外液中最重要的阳离子为Na^+，主要的阴离

子为 Cl^-、HCO_3^- 和蛋白质。细胞内液中的主要阳离子为 K^+ 和 Mg^{2+}，主要阴离子为 HPO_4^{2-} 和蛋白质。细胞内、外液的渗透压大致相等，正常值为 290~310 mmol/L。

二、体液平衡及调节

1. 水的平衡　人体每天水分的摄入和排出保持着动态平衡，正常成人每天出入水量为 2 000~2 500 mL，摄入与排出水分的途径及量见表 2-1。

表 2-1　正常成人 24 h 水分出入量的平衡

摄入途径	摄入量(mL)	排出途径	排出量(mL)
饮水	1 000~1 500	尿	1 000~1 500
食物水	700	粪	150
内生水	300	呼吸蒸发	350
		皮肤蒸发	500
总入量	2 000~2 500	总出量	2 000~2 500

2. 电解质的平衡　正常情况下，每日需要摄入氯化钠 4~6 g，氯化钾 3~4 g，参与体内代谢和维持体液电解质平衡。过剩的钠和钾主要经尿液和汗液排出体外，以维持正常血清钠 135~150 mmol/L 和血清钾 3.5~5.5 mmol/L 水平。肾是调节水、电解质的重要器官，若体内钾不足时，尿钾量将明显减少；相反，钾体内不足时，肾排钾不能随之减少，故易引起缺钾。

3. 体液平衡的调节　水、电解质及渗透压的平衡主要是通过神经内分泌系统和肾进行。这种调节作用是受垂体后叶分泌的抗利尿激素(antidiuretic hormone,ADH)和肾上腺皮质分泌的醛固酮(aldosterone,ADS)控制。

(1)ADH 调节　当渗透压升高或血容量严重下降时，神经垂体释放 ADH 增多，促进肾远曲小管和集合管对水的重吸收，尿量减少，反之尿量增多。

(2)ADS 调节　当血容量下降及细胞外液缺钠时，经肾素-血管紧张素-醛固酮系统的作用，ADS 分泌增多，肾保钠、保水，排钾作用加强，从而维护体液容量和血钠的平衡，反之排钠、排尿增加，以维持内环境的稳定。

三、酸碱平衡及调节

正常人体动脉血浆 pH 值保持在 7.35~7.45，以维持人体的正常生理活动和代谢功能。但人体在代谢过程中，不断产生酸性和碱性物质，使体液中的 H^+ 浓度发生变动，人体主要依靠体液的缓冲系统、肺的呼吸和肾的排泄进行代偿调节三个途径来维持体液的酸碱平衡，血液缓冲系统调节最迅速，最重要的缓冲对为 HCO_3^-/H_2CO_3。

肺是排除体内挥发性酸的主要器官，主要通过调节二氧化碳的排出量调节酸碱平衡，延髓的中央化学感应器对脑脊液中 CO_2 和 pH 值变化高度敏感。在缺氧状态下，中央化学感应器受抑制，而周围化学感应器兴奋，促进肺内 CO_2 呼出，从而降低动脉血二氧化碳分压($PaCO_2$)，并调节血浆中 H_2CO_3 浓度。

肾是调节酸碱平衡的最重要的器官。通过排出固定酸和过多的碱性物质维持正常的血浆 HCO_3^- 浓度,保持 pH 值稳定。肾通过 Na^+-H^+ 交换、HCO_3^- 再吸收、分泌 NH_3 与 H^+ 组合成 NH_4^+ 后排出 H^+ 及排泌有机酸四种途径调节酸碱平衡。

第二节　水、电解质平衡失调患者的护理

一、水和钠代谢紊乱患者的护理

水和钠在体液平衡中密切相关,缺水与缺钠常伴存。体液代谢按失水和失钠的比例不同分为以下三种。①高渗性缺水:失水多于失钠,血清钠>150 mmol/L,细胞外液渗透压增高,绝大多数因原发病所致,故又称原发性缺水。②低渗性脱水:失钠多于失水,血清钠<135 mmol/L,细胞外液渗透压降低,绝大多数患者是失水后处理不当间接引起,故又称继发性缺水或慢性缺水。③等渗性缺水:水和钠成比例地丧失,血钠在正常范围,细胞外渗透压保持正常,等渗性缺水,是患者短时间大量失水所致,故又称急性缺水或混合性缺水,为外科患者最常见的缺水类型。

【病因】

1. 高渗性缺水

(1)摄入水分不足　如食管癌致吞咽困难,危重患者的给水不足,过分控制入水量,鼻饲高浓度的肠内营养液或静脉注射大量高渗液体。

(2)水分丧失过多　如高热大量出汗、大面积烧伤暴露疗法、大面积开放性损伤创面蒸发大量水分、糖尿病患者因血糖未控制致高渗性利尿等。

2. 低渗性缺水　①胃肠道消化液持续性丧失,如反复呕吐、长期胃肠减压或慢性肠瘘;②大面积创伤的慢性渗液;③应用排钠利尿剂,如依他尼酸(利尿酸)、氯噻酮等时,未注意补给适量的钠盐,抑制体内缺钠程度多于缺水;④治疗等渗性缺水时过多补充水分而忽略钠的补充。

3. 等渗性缺水　常见原因有大量消化液丧失,如大量呕吐及肠瘘等;体液丧失在感染区或软组织内,如腹腔内及腹膜后感染、肠梗阻、急性腹膜炎、大面积烧伤等。这些丧失的体液成分与细胞外液基本相同。

【病理生理】

1. 高渗性缺水　由于失水大于失钠,细胞外液呈高渗状态,细胞内液向细胞外液转移,导致细胞内、外液量都有减少,缺水严重时,脑细胞可因缺水引发功能性障碍而出现严重后果。机体对高渗性缺水的代偿机制:高渗状态刺激位于视丘下部的口渴中枢,患者感到口渴而饮水,使体内水分增加,以降低细胞外液渗透压。另外,细胞外液的高渗状态可以起 ADH 分泌增多,使肾小管对水的再吸收增加,尿量减少,也可使细胞外液的渗透压降低。若未能及时去除病因,缺水加重,致循环血量显著减少,又会引起 ADS 分泌增加,加强对钠和水的再吸收,以维持血容量。

2. 低渗性缺水　由于体内失钠多于失水,细胞外液呈低渗状态,机体主要通过减少 ADH 分泌,使水在肾小管内的再吸收减少,于是细胞间液进入血液循环,以部分地

补充血容量。为避免循环血量的再减少,机体将不再顾及渗透压的维持。肾素-血管紧张素-醛固酮系统兴奋,使肾减少排钠,增加 Cl⁻ 和水的再吸收。血容量下降又会刺激垂体后叶,使 ADH 分泌增多,水再吸收增加,出现少尿。如血容量继续减少,上述代偿功能无法维持血容量时,将出现休克,因大量失钠而导致的休克又称为低钠性休克。

严重缺钠时,细胞外液可向渗透压相对高的细胞内转移,细胞外液更加减少,而细胞内水分增加,脑组织对此改变最为敏感,可出现脑功能的显著障碍。

3. 等渗性缺水　等渗性缺水可造成细胞外液量(包括循环血量)的迅速减少。由于液体丧失为等渗性,细胞内、外液的渗透压无明显变化,细胞内液无须向细胞外液转移以代偿细胞外液的丧失,故细胞内液量并不发生变化。但若此类液体丧失持续时间长久,细胞内液也将逐渐外移,随细胞外液共同丧失进而出现细胞内缺水。机体对等渗性缺水的代偿机制是细胞外液量减少刺激肾入球小动脉壁的压力感受器及远曲肾小管致密斑的钠感受器,引起肾素-醛固酮系统兴奋,ADS 的分泌增加,促进远曲小管对钠和水的再吸收,从而代偿性地使细胞外液量得以恢复。

【临床表现】

1. 高渗性缺水　高渗性缺水临床表现依缺水程度可分为轻度缺水、中度缺水和重度缺水。

(1)轻度缺水　表现出口渴,尿少。缺水量占体重的 2% ~4%。

(2)中度缺水　严重口渴,乏力、尿少和尿比重增高,并有皮肤黏膜干燥,皮肤弹性差、眼窝下陷,常有烦躁现象。缺水量占体重的 4% ~6%。

(3)重度缺水　除上述加重症状外,缺水量超过体重的 6%(缺水量),患者可出现躁狂、幻觉、谵妄甚至昏迷等脑功能性障碍的表现,脉搏细速,血压下降甚至休克等表现。

2. 低渗性缺水　根据缺钠程度,低渗性缺水可分为轻度缺钠、中度缺钠和重度缺钠。

(1)轻度缺钠　血清钠在 135 mmol/L 以下,患者感到软弱,疲乏、头晕、手足麻木,但口渴不明显。

(2)中度缺钠　血清钠在 130 mmol/L 以下,除上述临床表现外,还伴恶心、呕吐、脉搏细速、血压不稳定或下降,脉压变小,视力模糊,站立性晕倒;尿量减少。

(3)重度缺钠　血清钠在 120 mmol/L 以下,患者神志不清,四肢发凉,甚至意志模糊、肌痉挛性抽搐,腱反射减弱或消失,木僵甚至昏迷,可出现病理体征。常伴休克。

3. 等渗性缺水　患者有恶心、呕吐、厌食、乏力、少尿等,但不口渴。口唇干燥,眼窝凹陷,皮肤干燥、松弛、弹性降低。当短时间内体液丧失达体重的 5% 时,即丧失细胞外液的 25%,可出现心率加快、脉搏减弱、血压不稳定或降低、肢端湿冷、组织灌注不良等血容量不足的症状。当体液继续丧失达体重的 6% ~7% 时,即丧失细胞外液的 30% ~35%,休克表现更为严重。休克的微循环障碍必然导致酸性代谢产物的大量产生和积聚,常伴代谢性酸中毒。若丧失的体液主要为胃液,因有 H⁺ 的大量丧失,可并发代谢性碱中毒。

【辅助检查】

1. 高渗性缺水　实验室检查显示:尿比重、血红蛋白量、血细胞比容轻度升高;血清钠浓度大于 150 mmol/L。

2. 低渗性缺水

（1）尿液检查　尿比重常在 1.010 以下，尿 Na^+ 和 Cl^- 常明显减少。

（2）血液检查　血清钠浓度低于 135 mmol/L。红细胞计数、血红蛋白量、血细胞比容及血尿素氮值均有增高。

3. 等渗性缺水　实验室检查可见红细胞计数、血红蛋白和血细胞比容均明显增高的血液浓缩现象；血清 Na^+/Cl^- 等含量一般无明显降低；尿比重增高。

【治疗要点】

1. 高渗性缺水　积极治疗原发病，去除病因。鼓励患者饮水，无法口服的患者，可经静脉补充非电解质溶液，如 5% 葡萄糖注射液或 0.45% 的低渗盐水。估计所需液体量的方法有：①根据临床表现估计失水量占体重的百分比，每丧失体重的 1%，需体液 400～500 mL；②补水量（mL）＝[测得血钠值（mmol/L）－正常血钠值（mmol/L）]×体重（kg）×4。此外，还需包括每天正常的需要量约 2 000 mL。为防止继发低渗性缺水，高渗状态缓解后应及时适量补给生理盐水。

2. 低渗性缺水　积极治疗原发病，静脉补充高渗盐水或含盐溶液。轻度患者饮含盐饮料即可。不能饮水或中度患者静脉输注高渗盐水；重度患者先输晶体溶液，后输胶体溶液，再静脉滴注高渗盐水，以迅速提高细胞外液渗透压。低渗性缺水的补钠量可按下列公式计算：需补钠量（mmol/L）＝[正常血钠值（mmol/L）－测得血钠值（mmol/L）]×体重（kg）×0.6（女性为 0.5）。（17 mmol/L Na^+＝1 g 钠盐）

3. 等渗性缺水　积极治疗原发病。因等渗盐水因其氯含量高于血清氯含量，大量补充有致高氯性酸中毒的危险。而平衡盐溶液内电解质与血浆相似，故用平衡盐溶液更符合生理。常用的平衡盐溶液有乳酸钠和复方氯化钠溶液（1.86% 乳酸钠溶液和复方氯化钠溶液之比为 1∶2）及碳酸氢钠和等渗盐水溶液（1.25% 碳酸氢钠溶液和等渗盐水之比 1∶2）两种。在纠正缺水后，随着尿量增多排 K^+ 也会增加，血清 K^+ 的浓度因细胞外液量的增加而被稀释降低，故应及时给予补钾治疗，预防低钾血症。

【护理评估】

1. 健康史　了解患者是否存在钠摄入不足，如禁食、食管癌进水受限；有无排出过多如大面积烧伤，高热、大汗；有无长期胃肠减压，反复呕吐或慢性肠瘘等大量消化液流失；失水失钠后处理是否合理；患者的重要器官有无功能障碍的病史。

2. 护理体检　有无恶心、呕吐、厌食、软弱、乏力等症状；有无口渴、尿少、皮肤弹性下降、口唇黏膜干燥、眼窝凹陷；是否有体温过高或降低、脉搏、心率增快及血压下降等；有无精神、意识改变；有无应用利尿剂或泻剂等。

3. 辅助检查　实验室检查：有无红细胞计数、血红蛋白量、血细胞比容升高；血生化检查、Na^+、Cl^- 浓度有无明显增高或减少；尿比重有无增高或降低等。

4. 心理-社会状况　体液失衡大多有诱发因素或原发疾病，这样在原发疾病以并发症出现的体液失衡，使病情加重或复杂化，容易引起患者和家属的焦虑、恐惧。同时患者和家属对疾病及伴随症状的认识程度及经济支持能力，也影响患者的心理反应。

【护理诊断】

1. 体液不足　与体液丢失过多或摄入不足有关。

2.有皮肤完整性受损的危险　与体液缺乏或水肿有关。

3.潜在并发症　失液性休克、脑损伤等。

【护理措施】

1.生活护理　指导患者注意卧床休息,在病情稳定时可适当活动,避免意外受伤。能进食者给予高热量、高维生素饮食;对禁食、胃肠减压者注意口腔护理。

2.用药护理

(1)积极治疗原发病　配合医生采取有效防治措施积极处理原发疾病。

(2)液体疗法　是通过补液来防治体液失衡和供给营养物质的方法。一般包括补多少(补液总量)、补什么(液体种类)、怎样补(补液原则)、补得如何(疗效观察)四个方面。

1)补液总量　包括生理需要量、已经丧失量和继续丧失量。①生理需要量:成人每日可补水分2 000～2 500 mL。②已经丧失量:是指从发病到就诊时累计已经损失的体液总量。可按缺水程度、缺钠程度估计,一般在第1天只补给全量的1/2,第2天再补其余的1/2。③继续丧失量:指入院后治疗过程中非生理性的体液丢失量。如发热患者,体温每升高1 ℃,每日每千克体重皮肤蒸发水分增加3～5 mL;如出汗、大汗湿透一身衬衣裤时约丢失低渗液体1 000 mL;气管切开患者的呼吸中失水是正常人的2～3倍,为800～1 000 mL;其他,如呕吐、肠瘘、渗液等。一般按前一日的实际丧失量补充。首日补液是治疗的关键,以后根据机体代偿能力和治疗反应加以调整。

2)液体种类　①生理需要量:一般补5%葡萄糖盐水500～1 000 mL,其余补5%～10%葡萄糖注射液1 500 mL;10%氯化钾注射液20～30 mL。②已经丧失量:根据缺水性质配制(见治疗要点)。③继续丧失量:根据实际丢失成分配制。如发热、气管切开患者主要补充5%葡萄糖注射液。消化液丢失一般可补林格溶液或平衡盐溶液,但丢失量大或时间持久者,应根据血清电解质监测加以配制。

3)补液原则　静脉补液的原则:①先盐后糖,一般先输入电解质溶液,然后补葡萄糖溶液。但高渗性缺水患者应先输入葡萄糖液;②先晶后胶,先输入一些晶体液,使血液适当稀释,然后输胶体液,有利于微循环;③先快后慢,迅速改善缺水缺钠状态后,应减慢滴速,防止心、肺负担加剧;④尿畅补钾,一般要求尿量在40 mL/h以上方可补钾。

如果是低血容量性休克,大面积烧伤及紧急手术抢救的患者应加快滴注速度,遵医嘱扩充血容量。但对心、肺等重要脏器功能障碍者或静脉滴注高渗盐水,或经静脉特殊用药如钾盐、血管活性药物等,都要控制滴速。成人静脉滴注10%葡萄糖注射液不宜超过250 mL/h,大约是60滴/min。因为机体利用葡萄糖的速率是每千克体重每小时0.5 g,超过此值就会形成渗透性利尿。

4)疗效观察　①记录液体出入量,准确记录24 h出入量供临床医师参考,及时调整补液方案。②保持输液通畅。③心肺功能监测,在快速或大量输液时,如患者心率增快、颈静脉怒张、呼吸短促、咯血性泡沫痰,两肺有湿啰音等,是心力衰竭与肺水肿的表现,应立即减慢或停止输液并及时报告医生,如精神状况,烦躁、萎靡者的好转情况;缺水征象,如口渴、皮肤弹性等表现恢复程度;生命体征是否平稳;血尿液有关检查结果是否恢复正常。

3.心理护理　主动和患者及家属交谈,了解其焦虑和恐惧的程度,关心理解各种情绪变化,帮助患者及家属缓解压力,减轻其焦虑心理。

4.健康教育　告知患者和家属水对维持健康的重要性,说明每日正常成人的饮水量及尿量等相关知识。对发生腹泻、呕吐、高热等应尽早诊治,预防体液失衡。高温环境中工作或进行高强度运动者,出汗较多,要积极补充水分,加强劳动保护。

二、水中毒患者的护理

水中毒又称稀释性低钠血症,指机体水摄入量大于排水量,水潴留体内致血浆渗透压下降和循环血量增多。

【病因】

在肾功能不全,不能有效排除多余水分;因急性感染、严重创伤、大手术等原因引起 ADH 分泌过多;大量摄入不含电解质液体或静脉补充水分过多等。造成体内水分积聚,体内水分过多,可使细胞外液稀释扩张,并渗入细胞内而引起细胞内水肿。

【临床表现】

急性水中毒时,因脑组织水肿可造成颅内压增高,患者出现头痛、乏力、意识不清、躁动、昏迷、抽搐、体重增加。严重者出现脑疝或肺水肿的症状和体征。

【辅助检查】

血钠低于 120 mmol/L;血常规见血红细胞计数、血红蛋白量、血细胞比容、血浆蛋白量均降低的血液稀释现象。

【治疗要点】

治疗原则主要是严格控制入水量,每日限制摄水量在 1 000 mL 以下。一般轻症患者即可逐渐好转;较重者除限制入水量,静脉输注高渗盐水,以缓解细胞肿胀和低渗状态。同时使用 20% 甘露醇注射液 200 mL 快速静脉滴注,以免血容量继续扩张。肾功能衰竭患者要用透析疗法排出体内积水。

【护理评估】

1.健康史　了解患者有无急性肾衰竭、休克、心功能不全等疾病。有无大量摄入不含电解质的液体或静脉补充水分过多等情况。

2.护理体检　了解患者有无头痛、恶心、呕吐、躁动、谵妄、惊厥甚至昏迷;有无呼吸困难、缺氧;体重是否增加等。

3.辅助检查　血电解质测定及血常规检查有无血钠降低、血液稀释现象。

4.心理-社会状况　由于肾衰等合并水中毒病情加重,同时伴随头痛、呕吐等不适,患者担心治疗效果和预后可引起焦虑的心理反应。家属对疾病的认知程度和支持能力也会影响患者的心理状态。

【护理诊断】

1.体液过多　与摄入量超过排出量有关。

2.潜在并发症　颅内压增高、肺水肿。

【护理措施】

1.生活护理　患者取舒适卧位,应定时翻身,防止压疮发生。给普食但应限制饮水量。病情稳定后可以下床活动。

2.用药护理　对重症水中毒患者遵医嘱给予高渗溶液,如3%～5%氯化钠溶液和利尿剂、20%甘露醇和呋塞米等。

3.对症护理　①严格限制水的摄入量,每日限制摄水量在1 000 mL以下;②应用透析疗法以排除体内过多的水分。

4.心理护理　护士耐心向患者说明病情状况,治疗效果,以缓解患者焦虑心情。同时主动关心爱护患者使其积极配合护理工作。

5.防治并发症　严密观察病情变化,及时评估患者脑水肿或肺水肿的进展程度。根据病情遵医嘱及时处理。

6.健康教育　告知患者及家属出院后应注意休息,应遵医嘱应用药物,避免药物对肾的毒性。定期到医院复查。

三、钾代谢失衡患者的护理

体内钾总含量的98%存在于细胞内,是细胞内最主要的电解质。正常血清钾浓度为3.5～5.5 mmol/L。钾具有诸多生理功能:参与和维持细胞的正常代谢,维持细胞内液渗透压、酸碱平衡、神经肌肉组织的兴奋性,以及心肌的生理功能等。钾代谢异常的表现有低钾血症和高钾血症,以前者为多见。

(一)低钾血症

血清钾浓度低于3.5 mmol/L为低钾血症。

【病因】

常见原因:①摄入不足,如长期禁食、少食或术后长期不能进食的患者;②排出增加,如呕吐、腹泻、胃肠道引流、急性肾衰竭多尿症、应用排钾利尿及肾小管性酸中毒等;③K^+向细胞内转移,如大量输注葡萄糖和胰岛素、合成代谢增加或代谢性碱中毒等。

【临床表现】

1.神经肌肉兴奋性降低症状　患者软弱无力,翻身困难,严重者软瘫;腱反射减弱或消失。

2.消化道症状　患者胃肠道功能抑制,有恶心、呕吐、腹胀、肠鸣音减弱或消失及肠麻痹等。

3.中枢神经系统功能抑制　患者早期烦躁,以后淡漠、嗜睡甚至神志不清。

4.循环系统症状　心动过速、心悸、心律不齐、血压下降,严重时可发生心室纤颤而停搏。

5.低钾性碱中毒　血清钾过低时,细胞内钾外移,H^+进入细胞内而发生细胞外液碱中毒,表现为口周及手足麻木、面部和四肢肌肉抽搐等。

【辅助检查】

1.实验室检查　血清钾<3.5 mmol/L,伴碱中毒者血气分析可出现异常。

2.心电图检查　T波低平或倒置,S-T段降低,Q-T间期延长,U波出现。

【治疗要点】

去除引起低钾血症的原因,防止继续丢失。根据缺钾的程度制订补钾计划。

笔记栏

【护理评估】

1. 健康史　了解患者有无长期禁食,严重呕吐、腹泻、肠瘘等。有无体内钾转移及碱中毒病史。同时了解既往史和家族史。

2. 护理体检　有无神经肌肉兴奋性降低、中枢神经系抑制的表现;有无恶心、呕吐、腹胀、肠麻痹;有无心功能异常等。

3. 辅助检查　血清钾测定是否低于正常范围;心电图示有低钾血症改变。

4. 心理-社会状况　低钾血症患者乏力、软弱、恶心、呕吐、食欲缺乏,神志淡漠、嗜睡常引起患者及家属的焦虑、恐惧。

【护理诊断】

1. 焦虑　与乏力、食欲缺乏、嗜睡等有关。

2. 有受伤的危险　与软弱无力、意识不清有关。

3. 潜在并发症　心律失常。

【护理措施】

1. 生活护理　患者采取合适体位或半卧位;病情稳定时,可下床活动,应加强陪护,以免意外伤害;积极协助患者饮食,以富含钾盐食物为主。

2. 用药护理　遵医嘱补钾,以口服最为安全有效,常用10%氯化钾注射液10~20 mL,每日3次。不能口服者可经静脉补钾,并应遵循四个原则。①尿畅补钾:尿量在40 mL/h以上时,表示肾功能基本正常。②浓度不过高:一般不超过0.3%,即5%葡萄糖注射液1 000 mL中加入10%氯化钾注射液不能超过30 mL。③滴速不过快:成人静脉滴注一般不超过60滴/min。④总量不过量:一日补钾量不宜超过6~8 g。恢复正常的细胞内外钾平衡,常需数日补钾才能完成。

3. 心理护理　鼓励患者说出心理感受,同时向患者及家属说明低钾血症的表现,可补充钾盐后,会逐渐消失,增强患者的治疗信心。

4. 健康教育　指导患者应平衡饮食,保证含钾食物的摄入量,以保障钾的平衡。长期应用排钾性利尿药时,应定期监测血钾的状况,并同时给予补充钾盐。

(二)高钾血症

血清钾超过5.5 mmol/L即为高钾血症。

【病因】

1. 摄入过多　如静脉补钾过量或大量输入库存较久的血液等。

2. 排出减少　如急、慢性肾衰竭;应用保钾性利尿药等。

3. 体内转移　如重症溶血、大面积烧伤、严重挤压伤等大量细胞破坏、钾自细胞内逸出;严重的酸中毒等。

【临床表现】

1. 神经肌肉应激性改变　患者很快由兴奋转入抑制状态,表现为神志淡漠、感觉异常、麻木、软弱无力、四肢软瘫、腱反射消失。腹胀、腹泻等。

2. 循环功能改变　如皮肤苍白、湿冷、低血压,心动过缓,心律不齐,甚至心搏骤停于舒张期。

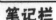

笔记栏

【辅助检查】

1.实验室检查 ①血清钾>5.5 mmol/L;②伴有酸中毒者血气分析可出现异常。

2.心电图检查 T波高尖、Q-T间期延长、QRS波群增宽和P-R间期延长。

【治疗要点】

去除引起高血钾病因外,应禁止摄入含钾的药物和食物;促进钾的排出,保护心脏功能。

【护理评估】

1.健康史 了解有无钾盐摄入过多或肾功能衰竭;有无大量输入库存血液;有无合并酸中毒,同时了解既往史和家族史。

2.护理体检 有无神经肌肉应激性改变;有无循环系统的改变;了解心率变化,特别注意观察心搏骤停的发生。

3.辅助检查 血清钾测定是否高于正常范围;心电图示有高钾血症的改变。

4.心理-社会状况 高钾血症患者神志淡漠、四肢软弱、乏力甚至软瘫,患者和家属对病情的加重和治疗效果的担忧,故常有焦虑。

【护理诊断】

1.有受伤的危险 与神志淡漠、软弱无力有关。

2.潜在并发症 心律失常、心搏骤停。

【护理措施】

1.生活护理 一般取半卧位,定时翻身;告知患者禁食含钾的食物,病情稳定后,可下床活动,并应加强陪护,避免受伤。

2.用药护理

(1)遵医嘱缓慢静脉注射10%葡萄糖酸钙注射液20 mL,拮抗钾对心肌的抑制作用。

(2)遵医嘱静脉注射5%碳酸氢钠注射液100～200 mL,碱化细胞外液,使钾进入细胞内。

(3)遵医嘱静脉输注25%葡萄糖注射液100～200 mL,每5 g糖加入胰岛素1 U,可使K^+转入细胞内。

(4)排钾:口服阳离子交换树脂,每天4次,每次15 g。不能口服者,可保留灌肠,可从消化道带走较多的钾离子。

(5)透析疗法:对肾功能衰竭,上述处理无效者,采取透析疗法。

3.心理护理 向患者及家属说明高钾血症的表现,积极配合治疗,症状会明显好转的。以缓解患者的焦虑,增强治疗信心。

4.健康教育 对有肾功能衰竭、长期应用保钾利尿药者,指导患者应限制含钾的食物和药物。同时定期监测血清钾浓度,以免高血钾症发生。

第三节　酸碱平衡失调患者的护理

体外来的或内生的酸或碱过量,超出了机体的缓冲和排酸能力,即会导致酸碱平衡紊乱。当血 pH 值低于 7.35 时为酸中毒,血 pH 值高于 7.45 时为碱中毒。按其发生原因分为代谢性或呼吸性。因代谢因素引起体内酸或碱过多过少,造成血 HCO_3^- 原发性降低或增高为代谢性酸或碱中毒;因呼吸因素引起血 H_2CO_3 原发性增高或降低为呼吸性酸或碱中毒。在疾病过程中也可出现两种以上同时存在,称混合型酸碱紊乱。

一、代谢性酸中毒患者的护理

因体内酸性物质积聚或产生过多,或碱性物质丢失过多,导致 HCO_3^- 原发性减少的酸碱失衡为代谢性酸中毒。

【病因】

1. 酸性物质产生过多 如高热、休克、饥饿、糖尿病、严重感染等。
2. 酸性物质排出减少 如肾功能衰竭。
3. 碱性物质丢失过多 如腹泻、肠梗阻、肠瘘等致大量消化液丧失。

【临床表现】

1. 呼吸功能代偿表现 呼吸深快是最突出的表现,呼吸频率可增至 50 次/min。有时呼气中带有烂苹果味(酮味),是体内脂肪氧化不全产生酮体所致。

2. 心血管系统表现 心率快、心音弱、血压下降、颜面潮红、口唇樱桃红色,但合并休克时口唇呈缺氧性发绀。

3. 中枢神经系统表现 患者有疲乏、头晕、嗜睡甚至昏迷。

【辅助检查】

辅助检查的实验室结果见表 2-2。

表 2-2 代谢性酸碱失衡后实验室检查变化

主要指标	正常值	代谢性酸中毒	代谢性碱中毒
血 pH 值	7.45 ~ 7.5	<7.35	>7.45
CO_2CP(mmol/L)	23 ~ 31	<23	>31
HCO_3^-(mmol/L)	22 ~ 27	<22	>27
BE(碱剩余)(mmol/L)	-3 ~ +3	变小	变大

【治疗要点】

积极处理原发疾病和消除诱因,促进机体调节,补充碱性液逐步纠正代谢性酸中毒。

【护理评估】

1. 健康史 了解患者有无高热、休克、腹泻、肠瘘、肾功能衰竭等因素;有无既往类似发作史。

2. 护理体检 了解患者有无呼吸节律、频率改变,是否有烂苹果味;有无心率、心律、皮肤色泽的改变,有无意识障碍等。

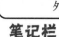

3. 辅助检查 评估血气分析:血 pH 值、HCO_3^-、CO_2CP、BE、$PaCO_2$ 检查结果有助于疾病的判断。

4. 心理-社会状况 酸碱平衡失调患者往往因起病急、同时伴有原发疾病,因此产生焦虑和恐惧。另外家属对疾病的认知程度和经济支持能力,也会影响患者的心理反应。

【护理诊断】

1. 焦虑 与疾病加重,担心预后有关。

2. 意识障碍 与缺氧、酸中毒中枢神经抑制有关。

3. 潜在并发症 高钾血症。

【护理措施】

1. 生活护理 患者采取合适体位,应协助变换体位,以免压疮;病情稳定可下床活动,但应加强陪护,防止意外受伤;饮食指导在避免进食酸性食物外,应增加营养。

2. 用药护理 轻度代谢性酸中毒患者在适当补液纠正缺水后往往可随之纠正;重度患者需补充碱性溶液,临床上根据酸中毒的程度,首先 5% 碳酸氢钠注射溶液 100～250 mL,在输入碱液 2～4 h 复查血气分析,依其结果再调节用量。此外,酸中毒时血清钾离子增多,血清钾游离的钙离子也增多,故常掩盖低钾血症和低钙血症。因此,在补充碳酸氢钠后应注意观察有无缺钾、缺钙症状的发生,必要时遵医嘱及时实施补钾、补钙。

3. 心理护理 须对患者和家属对原发疾病及酸中毒的症状认知程度、心理反应进行评估。采取针对性措施,耐心疏导,缓解患者的焦虑情绪,增强治疗和康复的信心。

4. 健康指导 合理平衡膳食,酸碱性食物要搭配,注意各种营养物质的平衡摄取。有高热、腹泻、长期饥饿、糖尿病等患者应尽早治疗,避免并发症代谢性酸中毒。

二、代谢性碱中毒患者的护理

因体内酸性物质丧失过多或摄入碱性物质过多,导致 HCO_3^- 原发性增多的酸碱失衡为代谢性碱中毒。

【病因】

1. 酸性物质丧失过多 如长期胃肠减压、幽门梗阻、严重呕吐等。

2. 碱性物质摄入过多 如长期服用碱性药物、酸中毒时补碱液过量等。

3. 低钾血症 细胞外液中 H^+ 向细胞内转移,以致碱中毒。

【临床表现】

患者呼吸浅慢,可伴有低钾血症症状。碱中毒时血清中游离 Ca^+ 减少,常因血钙降低而发生手足抽搐。在碱中毒时,由于氧解离曲线左移,使氧不易从氧合血红蛋白中释放,可致组织缺氧,脑组织因供氧不足而头晕、嗜睡、精神错乱及昏迷。

【辅助检查】

具体内容见表 2-2。

【治疗要点】

积极治疗原发疾病。轻度碱中毒患者,补给等渗盐水和氯化钾溶液即可纠正;重症患者需应用稀释的盐酸溶液或盐酸精氨酸溶液,并且每 4~6 h 重复监测血气分析及电解质,并根据检测结果及时调整治疗方案。

三、呼吸性酸中毒患者的护理

呼吸性酸中毒是指肺泡通气及换气功能减弱,不能充分排出体内生成的 CO_2,致血液中 $PaCO_2$ 增多引起的高碳酸血症。

【病因】

1. 呼吸中枢抑制,如颅脑外伤、麻醉过深、吗啡类药物中毒等。

2. 呼吸道梗阻,如肿瘤压迫。

3. 胸部疾病,如肺水肿、血气胸、肺气肿等。

4. 呼吸机辅助通气不足。

【临床表现】

患者有胸闷、气促、呼吸困难;因缺氧患者可出现发绀、头痛、血压下降,甚至谵妄、昏迷等。

【辅助检查】

血 pH 值降低,血 $PaCO_2$ 增高,HCO_3^- 正常或代偿性增高。

【治疗要点】

积极治疗致病因素,改善通气、换气功能,如吸氧、鼓励深呼吸、咳嗽咳痰,必要时可进行气管切开,使用呼吸机辅助呼吸等。对于已造成酸中毒,依程度轻重,遵医嘱补液、补碱。

四、呼吸性碱中毒患者的护理

呼吸性碱中毒是由于肺泡通气过度,体内 CO_2 排出过多,致 $PaCO_2$ 降低而引起的低碳酸血症。

【病因】

癔症、高热、颅脑外伤、感染及人工辅助呼吸持续时间过长、呼吸过频、呼吸过深等。

【临床表现】

大多数患者呼吸浅促或不规则,出现心率增快,手足和口周麻木及针刺感,肌肉震颤,手足抽搐及头昏、眩晕、意识障碍。

【辅助检查】

血 pH 值升高,血 $PaCO_2$ 下降,HCO_3^- 降低。

【治疗要点】

控制致病因素,必要时用纸袋罩住口鼻进行呼吸,以增加 CO_2 吸入量;也可给予含 5% CO_2 的氧气吸入。手足抽搐者可给予 10% 葡萄糖酸钙缓慢静脉注射。同时遵医嘱补液,及时纠正电解质紊乱。

五、混合型酸碱紊乱

临床上常有两种或两种以上类型的酸、碱中毒复合存在,形成混合型酸碱紊乱。

1. 代谢性酸中毒合并呼吸性酸中毒 如休克患者因缺氧、体内乳酸增多发生代谢性酸中毒,后又因并发休克肺而引起呼吸性酸中毒。

2. 代谢性酸中毒合并呼吸性碱中毒 如代谢性酸中毒患者呼吸代偿过度,又可以合并呼吸性碱中毒。

3. 呼吸性酸中毒合并代谢性碱中毒 如肺部感染引起呼吸性酸中毒的患者,如治疗时给予大量碱性药物,可合并代谢性碱中毒。

4. 代谢性碱中毒合并代谢性酸中毒 如幽门梗阻患者可发生代谢性碱中毒。但因长期饥饿,体内脂肪燃烧不全,酮体增多而引起代谢性酸中毒。

混合型酸碱失衡使病情变得复杂,有关检验指标可能相互抵消而呈现正常值。往往需要结合病史、临床表现及血气分析等检查,才能得出准确判断。

问题分析与能力提升

患者,女,42 岁,体重 50 kg。肠梗阻术后第 2 天,体温(T)36 ℃,呼吸(R)22 次/min,心率(HR)110 次/min,血压(BP)80/50 mmHg(1 mmHg=0.133 kPa),24 h 尿量 1 000 mL,自诉头晕、四肢无力。血清钠 130 mmol/L,血清钾 3.0 mmol/L,因肠功能未恢复,今天仍需禁食。

讨论:①患者主要的护理诊断有哪些? ②该患者的护理措施有哪些?

同步练习

1. 高渗性缺水的主要表现哪项正确 （ ）

 A. 尿少   B. 口渴   C. 头晕

 D. 呕吐   E. 血压下降

2. 下列各项,以细胞内液减少为主的缺水形式是 （ ）

 A. 高渗性缺水   B. 等渗性缺水   C. 低渗性缺水

 D. 水中毒   E. 急性缺水

3. 高钾血症心律失常时首要措施是静脉给予 （ ）

 A. 等渗盐水   B. 5% 碳酸氢钠   C. 10% 葡萄糖酸钙

 D. 11.2% 乳酸钠溶液   E. 50% 葡萄糖加胰岛素

4. 细胞外液的主要阳离子是 （ ）

 A. 钠   B. 钾   C. 钙

 D. 镁   E. 氢

5. 代谢性酸中毒最典型的症状是 （ ）

 A. 神经紊乱   B. 呼吸浅慢   C. 感觉迟钝

 D. 呼吸深刻   E. 心率加快

6. 等渗性缺水大量输注无盐液体时,最可能继发的是 （ ）

 A. 高渗性缺水   B. 等渗性缺水   C. 低渗性缺水

 D. 水中毒   E. 急性缺水

7. 等渗性缺水的常见原因为 （　）

    A. 入水量不足   B. 慢性肠梗阻   C. 水分大量丧失

    D. 大创面慢性渗液   E. 胃肠道消化液急性丧失

8. 引起代谢性碱中毒的最常见外科疾病是 （　）

    A. 幽门梗阻   B. 结肠梗阻   C. 高位小肠梗阻

    D. 低位小肠梗阻   E. 肠系膜上动脉综合征

9. 低钾血症最早出现的临床表现是 （　）

    A. 腱反射减弱   B. 心律失常   C. 腹胀

    D. 肌无力   E. 血压回升

10. 关于代谢性酸中毒,以下哪项正确 （　）

    A. pH 值↑、$PaCO_2$↑、HCO_3^-↓   B. pH 值↑、$PaCO_2$↓、HCO_3^-↓

    C. pH 值↓、$PaCO_2$↓、HCO_3^-↑   D. pH 值↓、$PaCO_2$↑、HCO_3^-↓

    E. pH 值↓、$PaCO_2$↓、HCO_3^-↓

11. 患者男性,体重 65 kg,反复呕吐,测得血清钠 125 mmol/L。该患者最可能出现的情况是

（　）

    A. 低钾血症、高渗性脱水   B. 高钾血症、等渗性脱水   C. 低钾血症、轻度缺钠

    D. 低钾血症、中度缺钠   E. 血钾正常、重度缺钠

12. 患者女性,35 岁,因"腹痛、呕吐 1 天"入院。主诉乏力。检查示脱水征,脉稍快,血压正常,

尿量减少。根据以上情况,该患者最主要的护理诊断/问题为 （　）

    A. 营养失调:低于机体需要量   B. 体液不足   C. 心排出量下降

    D. 排尿异常   E. 活动无耐力

（赵江瑞）

第三章

外科休克患者的护理

学习目标

1. 掌握:休克的定义、分类、临床分期;休克患者的护理诊断及护理措施。
2. 熟悉:休克的临床表现和治疗要点。
3. 了解:休克的病因及发病机制、病理生理变化。
◆ 能运用急救护理程序为休克患者制订护理计划、实施护理措施并表现出责任心和爱心。

第一节 概述

休克是机体受到强烈的致病因素侵袭后,导致有效循环血量锐减、微循环灌流不足、细胞缺氧及各重要脏器功能代谢障碍的一种危机临床综合征。有效循环血量是指单位时间内在心血管系统中运行的血液量,占全身血容量的 80% ~ 90% 。维持有效循环血量取决于 3 个条件:一是充足的血容量;二是有效的心搏出量;三是适宜的周围血管张力。

【病因及分类】

外科休克多为大量失血失液、创伤性和感染性原因所致,故以低血容量性休克和感染性休克最为常见。按休克的原因分类,可分为低血容量性休克、心源性休克、神经源性休克、过敏性休克和感染性休克五类。

1. 低血容量性休克 因大量出血或体液丢失导致有效循环血量降低所致。如上消化道大出血、肝脾破裂、宫外孕破裂及外伤引起大血管损伤等所致的休克,称为失血性休克;大面积烧伤创面渗出和因严重腹泻、呕吐、肠梗阻等引起的休克,称为失液性休克;外伤如骨折、挤压综合征等引起的休克,称为创伤性休克。

2. 心源性休克 因心功能不全所致。如急性心肌梗死、心包压塞、急性心肌炎、心力衰竭等疾病。

3. 神经源性休克 常由剧烈疼痛、脊髓损伤、手术时过度牵引内脏神经、麻醉平面

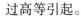
过高等引起。

4.过敏性休克 常由接触、进食或注射某些致敏物质,如油漆、花粉、药物、血清制剂或疫苗、异体蛋白等而引起。

5.感染性休克 由于细菌及毒素作用所致。如败血症、急性腹膜炎、急性梗阻性化脓性胆管炎、绞窄性肠梗阻等疾病。

【病理生理】

休克患者有效循环血量锐减,常引起微循环灌流不足、细胞缺氧和重要脏器功能障碍。

1.微循环变化

(1)微循环收缩期 又称缺血缺氧期。因有效循环血量锐减,血压下降,机体发生一系列代偿调解反应,使心跳加快、心排出血量增加,并选择性地引起皮肤、骨骼肌、肾、肠道等小血管收缩,增加了循环血量,以保障心、脑等生命器官的供血。此期为休克代偿期。

(2)微循环扩张期 若休克继续发展,流经毛细血管的血流继续减少,组织因缺氧处于无氧代谢状态,大量乳酸类酸性代谢产物堆积,组胺等血管活性物质释放,毛细血管前括约肌松弛,使毛细血管广泛扩张,而后括约肌由于对酸中毒耐受力较大,仍处于收缩状态,致大量血液淤滞于毛细血管。毛细血管内静水压升高,通透性增加,血浆外渗至第三间隙;血液浓缩,血液黏稠度增加;回心血量进一步减少,血压下降。休克进入抑制期。

(3)微循环衰竭期 若休克病程进一步发展,由于微循环内血液浓缩。黏稠度增加和酸性环境中血液的高凝状态,使红细胞与血小板易发生凝集,在血管内形成微血栓,甚至发生弥散性血管内凝血(disseminated intravascular coagulation,DIC)。随着各种凝血因子消耗,激活纤维蛋白溶解系统,临床出现严重出血倾向。由于组织缺少血液灌注,细胞缺氧更加严重;加之酸性代谢产物和内毒素的作用,使细胞内溶酶体膜破裂,释放多种水解酶,造成组织细胞自溶、死亡,引起广泛的组织损害甚至多器官功能受损。此期称为休克失代偿期。

2.代谢变化 在细胞缺氧时,体内葡萄糖以无氧酵解供能,产生的ATP减少和代谢性酸中毒。代谢性酸中毒和能量产生不足还影响细胞各种膜的屏障功能、细胞膜的钠钾泵功能失常。细胞外钾离子无法进入细胞内,而细胞外液则随着钠离子进入细胞内,造成细胞外液减少及细胞过度肿胀、变性、死亡。细胞膜、线粒体膜、溶酶体膜等细胞器受到破坏时可释放出大量引起细胞自溶和组织损害的水解酶,其中最重要的是组织蛋白酶,可使组织蛋白酶分解而生成多种活性肽,对机体产生不利影响,进一步加重休克。

3.重要脏器损害 休克持续超过10 h,即可发生内脏器官不可逆的损害。若2个或2个以上重要器官或系统同时或序贯发生功能衰竭,称为多系统器官功能衰竭(multiple systemic organ failure,MSOF),是休克患者的主要死因。受害较多的器官为心、肺、肾。

(1)心 休克时由于缺氧、酸中毒、高钾血症及心率加快、舒张期缩短或舒张压降低,冠状动脉灌流量减少,心肌因缺血、缺氧而受损,进一步发展为心力衰竭。

(2)肺 低灌注和缺氧可损伤肺毛细血管的内皮细胞和肺泡上皮细胞。内皮细

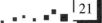

胞损害可致血管壁通透性增加而造成肺间质水肿;肺泡上皮细胞受损可影响表面活性物质的生成,使肺泡表面张力升高,继发肺泡萎陷并出现局限性肺不张。休克患者出现氧弥散障碍。通气血流比值失调,表现为进行性呼吸困难和缺氧,称为急性呼吸窘迫综合征(acute respira-tory distress syndrome),即呼吸衰竭。

（3）肾 休克时随着儿茶酚胺、抗利尿激素、醛固酮分泌增加,肾血管收缩,肾血流量减少,肾小球滤过率降低,水、钠潴留,尿量减少。此时,肾内血流重新分布,主要转向髓质,近髓动静脉短路大量开放,结果致肾皮质血流锐减,肾小球上皮细胞大量死亡,引起急性肾衰竭。

【临床表现】

根据休克患者的程度与临床表现分为休克代偿期与休克抑制期(表3-1)。

表 3-1 休克的程度与临床表现

分期	程度	神志	口渴	皮肤、黏膜		脉搏	血压	体表血管	尿量	估计失血量
				色泽	温度					
休克代偿期	轻度	神清,伴痛苦表情,精神紧张明显	口渴	开始苍白	正常,发凉	100 次/min 以下,尚有力	收缩压正常或稍高,舒张压增高,脉压小	正常	正常	20% 以下 (<800 mL)
	中度	神志尚清,表情淡漠	很明显	苍白	发冷	100~120 次/min	(70~90 mmHg),脉压小	浅表静脉塌陷,毛细血管充盈迟缓	尿少	20%~40% (800~1 600 mL)
休克抑制期	重度	重度意识模糊甚至昏迷	非常明显	显著苍白,肢体青紫	厥冷(肢端更明显)	速而细弱或摸不到	收缩压70 mmHg以下	毛细血管充盈非常迟缓,浅静脉塌陷	尿少或无尿	40% 以上 (1 600 mL 以上)

【辅助检查】

1.实验室检查

（1）血、尿和粪常规 ①红细胞计数、血红蛋白值、血细胞比容降低提示失血,反之则提示失液;②白细胞计数增多和中性粒细胞比例更高,提示有感染存在;③尿比重增高提示血容量不足;④黑便或粪便隐血试验阳性表明消化道出血。

（2）动脉血气分析 有助于了解酸碱平衡状况。休克时,因缺氧和泛氧代谢,可出现 pH 值和 PaO_2 降低,而 $PaCO_2$ 明显升高。若 $PaCO_2$ 超过 5.9~6.6 kPa(45~50 mmHg)而通气良好,提示严重肺功能不全。$PaCO_2$ 高于 8 kPa(60 mmHg)、吸入纯氧后仍无改善,提示有急性呼吸窘迫综合征。

（3）血生化检查 包括肝肾功能检查、动脉血乳酸盐、血糖、血电解质等检查。了解患者有无多器官功能障碍、细胞缺氧及酸碱平衡失调的程度。

2.中心静脉压(central venous pressure,CVP) 是指右心房或胸腔内上、下腔静脉内的压力,可反映相对血容量和右心功能。正常值 0.59 ~ 1.18 kPa(6 ~ 12 cmH$_2$O),低于 0.49 kPa(5 cmH$_2$O)表示血容量不足;高于 1.47 kPa(15 cmH$_2$O)表示有心功能不全。

3.肺毛细血管楔压(PCWP) 可反映肺静脉左心房和左心室的功能状态。PCWP正常值为 0.8 ~ 2.0 kPa(6 ~ 15 mmHg)。小于 0.8 kPa 反映血量不足,PCWP 增高提示肺循环阻力增加。

4.DIC 的监测 疑有 DIC 时,应监测血小板,出凝血时间、纤维蛋白原、凝血酶原时间及其他凝血因子。血小板低于 80×10^9/L,纤维蛋白原少于 1.5 g/L,凝血酶原时间较正常延长 3 s 以上时应考虑有 DIC。

【治疗要点】

尽早恢复有效循环血量,积极处理原发疾病;纠正代谢紊乱,保护重要器官功能,防止 MODS。

【护理评估】

1.健康史 了解引起休克的各种原因,有无创伤引起的失血失液;有无心脏疾病、感染、过敏等病史。患者受伤及发病后的救治情况,既往和家族史。

2.护理体验 通过患者在神志、生命体征、皮肤黏膜、尿量等方面的改变,了解休克的严重程度和判断重要器官功能。

(1)意识和精神 休克前期患者呈兴奋状态,烦躁不安;休克加重时表情淡漠、意识模糊,反应迟钝,甚至昏迷。若患者意识清楚,对刺激反应正常,表明循环血量已基本补足。

(2)皮肤色泽及温度 评估有无皮肤口唇黏膜苍白,四肢湿冷;休克晚期可出现发绀,皮肤呈现花斑状征象。补充血容量后,若四肢转暖,皮肤干燥,说明末梢循环恢复,休克有好转。

(3)血压与脉压 休克时收缩压常低于 90 mmHg,脉压小于 20 mmHg。

(4)脉搏 休克前期脉率增快;休克加重时脉细弱,甚至摸不到。临床常用脉率/收缩压(mmHg)计算休克指数,指数为 0.5 表示无休克;>1.0 ~ 1.5 表示有休克;>2.0为严重休克。

(5)呼吸 注意呼吸次数及节律。休克加重时呼吸急促、变浅、不规则。呼吸增至 30 次/min 以上或 8 次/min 以下表示病情危重。

(6)体温 大多偏低,但感染性休克患者有高热,若体温升至 40 ℃以上或骤降至36 ℃以下,则病情危重。

(7)尿量及尿比重 是反映肾血液灌流情况的重要指标之一尿液<25 mL/h,尿比重增高,表明肾血管收缩或血容量不足。尿量大于 30 mL/h,表明休克有改善。

3.辅助检查 了解各项实验室相关检查和血流动力学监测的结果,以判断休克的程度及病情变化。

4.心理-社会状况 评估患者及家属的情绪反应,心理承受能力和疾病治疗及预后的了解程度。休克患者起病急,病情进展快,加之抢救中使用的监测治疗仪器较多,易使患者及家属有病情危重及面临死亡的感受,出现不同程度的紧张、焦虑或恐惧。

【护理诊断】

1.体液不足 与大量失血、失液有关。

2. 气体交换受损　与有效循环血量锐减、缺氧和呼吸改变有关。

3. 体温过低或体温过高　与组织灌流不足,感染有关。

4. 有受伤的危险　与烦躁不安、神志不清、疲乏无力等有关。

5. 潜在并发症　感染、压疮、MODS 等。

【护理措施】

1. 生活护理　①将患者安置在通风好、温湿度适宜的抢救室或单间病房,取平卧位或取中凹位也叫休克体位,即头和躯干抬高 20°~30°,下肢抬高 15°~20°卧位,以利于呼吸和增加回心血量;②病情许可时,定时为患者翻身、拍背、按摩受压部位的皮肤,以防压疮;③对烦躁不安或神志不清的患者,应加床边护栏,避免意外损伤。

2. 对症护理

(1)吸氧　保持患者呼吸道通畅,常规给吸氧,氧流量为 6~8 L/min。病情好转,可间歇性给氧。

(2)保持正常体温　注意保暖,若患者出现体温下降、畏寒,可提高室温、加盖棉被;禁用热水袋、电热毯等体表局部加温方法,以免皮肤血管扩张,休克加重和耗氧量增加。感染性休克患者如持续高热,须采取降温措施。

(3)处理原发伤　对创伤患者,应做包扎、固定、制动、止血。必要时使用抗休克裤止血,在控制腹部和下肢出血的同时;还可促使血液回流,改善重要脏器的血供(图 3-1)。

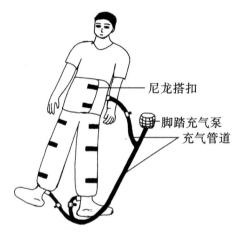

图 3-1　抗休克裤

(4)镇静止痛　对诊断明确的患者,如有剧烈疼痛,应及时采用镇静止痛药物,减轻疼痛刺激。

3. 用药护理

(1)补充血量　是治疗休克最基本和首要的措施,也是纠正组织低灌注和缺氧的关键。故应迅速建立静脉通道,根据检测指标估算输液量及判断补液效果。输液的种类主要有两种:晶体液和胶体液。一般先快速输入扩容作用迅速的晶体液,再输入扩容作用持久的胶体液,必要时进行成分输血或输入新鲜全血。

(2)纠正代谢紊乱　休克时由于组织缺氧,无氧代谢产生较多的酸性物质而发生代谢性酸中毒,一般轻症患者经补液扩容即可缓解,严重者应遵医嘱补充碱性溶液,常用药物为 5% 碳酸氢钠。首次用 100～250 mL,在输入碱性液 2～4 h 复查血气分析,依其结果调节用量。

(3)应用血管活性药物　主要包括血管收缩剂、血管扩张及强心药物。血管收缩剂使小动脉普遍处于收缩状态,虽可暂时升高血压,但可使组织缺氧更加严重,应慎重选用。临床常用的血管收缩剂有去甲肾上腺素、间羟胺和多巴胺等。血管扩张剂可以解除小动脉痉挛,关闭动静脉短路,改善微循环,但可以使血管容量相对增加而血压有不同程度的下降,从而影响重要器官的血液供应;故只有当血容量已基本补足而患者发绀、四肢厥冷、毛细血管充盈不良等循环状态未好转时,才可考虑使用。常用的血管扩张剂有酚妥拉明、酚苄明、阿托品、东莨菪碱等。休克发展到一定程度都伴有不同程度的心肌损害,应用强心药可增强心肌收缩力,减慢心率。常用多巴胺、多巴酚丁胺和毛花苷 C 等。

(4)控制感染　包括处理原发感染病灶和应用抗菌药物。对有外伤或创面感染的患者,应及时换药,保持伤口和创面清洁干燥。

(5)治疗 DIC 晚期　纤维蛋白溶解系统亢进,可使用抗纤维蛋白溶解药,如氨甲苯酸、氨基己酸等;抗血小板黏附和聚集的阿司匹林、双嘧达莫和低分子右旋糖酐等。

(6)皮质激素的应用　对于严重休克及感染性休克患者可使用皮质激素。主要作用:①扩张血管,改善微循环;②防止细胞内溶酶体破坏;③增强心肌收缩力,增加心排血量;④增进线粒体功能;⑤促进糖异生,减轻酸中毒。一般主张大剂量静脉滴注,一次滴完,只用 1～2 次,以防引起副作用。

4.心理护理　向患者及家属说明病情变化及有关治疗方法,护理措施的意义,进行有效的沟通和心理疏导,稳定患者的情绪,使其能积极配合治疗。

5.健康教育　加强自我保护,避免损伤或其他意外伤害;意外伤后自救知识,如有活动性出血应伤处加压包扎止血等;发生感染和高热时应及时就诊。

第二节　失血性休克患者的护理

【病因】

失血性休克多见于大血管破裂、腹部损伤引起的肝、脾破裂,消化性溃疡出血,门静脉高压所致食管胃底静脉曲张破裂出血,宫外孕出血,手术创面广泛渗血或手术所致大血管或器官损伤、动脉瘤或肿瘤自发破裂等。当出血量超过全身总血量的 20% 时,即可发生休克。

【临床表现】

临床表现见表 3-1。

【辅助检查】

1.实验室检查

(1)血、尿和粪常规　①红细胞计数、血红蛋白值、血细胞比容降低提示失血;②尿比重增高提示血容量不足;③黑便或粪便隐血试验阳性表明消化道出血。

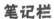

(2)动脉血气分析 常见 pH 值和 PaO_2 降低，$PaCO_2$ 升高等。

(3)动脉血乳酸盐测定 反映细胞缺氧程度，正常值为 $1.0 \sim 1.5$ mmol/L。休克时间越长，血流灌注障碍越严重，动脉血乳酸盐浓度也愈高，提示病情严重，预后不良。

(4)血浆电解质测定 测定血钾、钠、氯等可了解液体代谢或酸碱平衡失调的程度。

(5)DIC 的监测 疑有 DIC 时，应测血小板，出凝血时间、纤维蛋白原、凝血酶原时间及其他凝血因子。血小板低于 80×10^9/L，纤维蛋白原少于 1.5 g/L，凝血酶原时间较正常延长 3 s 以上时因考虑有 DIC。

(6)中心静脉压(CVP) 当 CVP 低于 0.49 kPa(5 cmH_2O)表示血容量不足。

【治疗要点】

1.治疗原则 补充血容量和积极处理原发病。

2.治疗措施

(1)补充血容量 根据血压和脉率变化估计失血量。可先快速静脉滴注等渗盐水或平衡盐溶液 $1\,000 \sim 2\,000$ mL，观察血压回升情况。再根据血压、脉率、中心静脉压及血细胞比容等监测指标情况，决定是否补充新鲜血或浓缩红细胞。

(2)止血 在补充血容量的同时，对有活动性出血的患者，应迅速控制出血。可先采用非手术止血方法，如止血带、三腔双囊管压迫、纤维内镜止血等。若出血迅速、量大，难以用非手术法止血，应积极做手术准备，及早实施手术止血。

【护理评估】

1.健康史 了解患者有无大血管破裂，有无内脏破裂，如肝、脾破裂，宫外孕破裂及其他如消化道溃疡、门静脉高压所致的出血。既往史和家族史。

2.护理体验 通过了解患者在意识、皮肤色泽及温度、血压及脉压、脉搏、呼吸、体温、尿量及尿比重的变化情况，以判断休克的程度。

3.辅助检查 有无红细胞计数、血红蛋白值、血细胞比容降低；有无血 pH 值和 PaO_2 降低；中心静脉压是否低于 0.49 kPa 等其他检查以协助了解休克的严重程度及病情变化。

4.心理-社会状况 由于大量失血易使患者及家属产生不同程度的恐惧，同时患者和家属对休克相关知识认知不足，也会影响其情绪变化和对治疗的配合程度。

【护理诊断】

1.体液不足 与失血有关。

2.气体交换受损 与微循环障碍，缺氧有关。

3.有感染的危险 与免疫力降低、抵抗力下降有关。

4.潜在并发症 MODS。

【护理措施】

1.生活护理 取中凹卧位；病情稳定后，可定时翻身，以防压疮。

2.用药护理

(1)补充血容量 ①建立静脉通路：迅速建立 $1 \sim 2$ 条静脉输液通道。如周围血管萎陷或肥胖患者静脉穿刺困难时，应立即进行中心静脉插管，可同时监测 CVP。②合理补液：休克患者一般先快速输入晶体液，如生理盐水、平衡盐溶液、葡萄糖溶液，以增加回心血量和心搏出量。后输胶体液,如全血、血浆、白蛋白等,以减小晶体液渗入血管外第三间隙。血压及中心静脉压低时,应加快补液;高于正常时,应减慢速度,限制补液,以防肺水肿及心功能衰竭。CVP 和 PCWP 超过正常,说明补液过多;反之CVP 和 PCWP 低于正常,说明血容量不足,可以继续补液。当 PCWP 增高而 CVP 正常时,应限制输液,以避免肺水肿的发生。

(2)血管活性药物的应用　为提升血压,改善微循环,应用血管活性药物。应用过程中,应监测血压的变化,及时调整输液速度,预防血压骤降引起不良后果。使用时从低浓度、慢速度开始,每 5 ~ 10 min 测 1 次血压,血压平稳后每 15 ~ 30 min 测 1 次,并按药物浓度严格控制滴数。严防药物外渗。若注射部位出现红肿、疼痛,应立即更换滴药部位,患处用 0.25% 普鲁卡因封闭,以免发生皮下组织坏死。血压平稳后,逐渐降低药物浓度,减慢速度后撤除,以防突然停药引起不良反应。

3.心理护理　加强与患者及家属的沟通,说明失血量在一定范围内是可以救治的,并说明治疗的相关措施,以缓解其恐惧心理反应,并能积极配合治疗。

4.健康教育　加强自我保护,避免意外损伤;当发生损伤时对活动性出血应立即自我救治,减少失血。

第三节　感染性休克患者的护理

【病因】

本病可继发于以释放内毒素的革兰氏阴性杆菌为主的感染,如败血症、急性腹膜炎、胆道感染、绞窄性肠梗阻及泌尿系统感染等,称内毒素性休克。内毒素可以促进体内多种炎症介质释放,可造成以下变化:①心肌损害,使心搏出量下降;②微循环障碍,血管扩张,血压下降;③毛细血管通透性增高,血浆渗出,血容量减少;④直接损害细胞,引起代谢障碍,故感染性休克为复合因素引起的治疗较困难的一类休克。

【临床表现】

感染性休克的血流动力学有低动力型(低排高阻型)和高动力型(高排低阻型)两种。前者临床表现为冷休克,后者表现为暖休克。冷休克时外周血管收缩阻力增高,微循环瘀滞,大量毛细血管渗出,使血容量和心排出量降低。表现为躁动不安、淡漠或嗜睡;面色苍白、发绀、花斑样;皮肤湿冷;脉搏细数,血压降低,脉压减小(<30 mmHg);尿量骤减(<25 mL/h)。暖休克较少见,常出现于革兰氏阳性菌感染引起的休克早期,主要为外周血管扩张,阻力降低,心排量正常或稍高。患者表现为神志清醒,面色潮红、手足温暖干燥、脉搏慢、搏动清楚,血压下降、脉压>30 mmHg,尿量>30 mL/h。但革兰氏阳性菌感染的休克后期亦可转变为冷休克。休克晚期,心功能衰竭,外周血管瘫痪,即成为低排低阻型休克。

【辅助检查】

1.实验室检查

(1)血常规检查　白细胞计数和中性粒细胞比例增高常提示感染存在。

(2)动脉血气分析　常见 pH 值和 PaO_2 降低,$PaCO_2$ 升高等。

(3)动脉血乳酸盐测定反映细胞缺氧程度　正常值为 $1.0 \sim 1.5$ mmol/L。休克时间越长,血流灌注障碍越严重,动脉血乳酸盐浓度也愈高,提示病情严重,预后不良。

(4)DIC 的监测　同失血性休克辅助检查

(5)中心静脉压(CVP)　当 CVP 低于 0.49 kPa(5 cm H_2O)表示血容量不足。

2.B 超检查　有助于发现患者的感染病灶和引起感染的原因。

【治疗要点】

治疗原则:在休克未纠正以前,应着重治疗休克,同时治疗感染;在休克纠正后,则应着重治疗感染。

【护理评估】

1.健康史　了解患者有无如败血症、急性腹膜炎、胆道感染、绞窄性肠梗阻及泌尿系统感染等。既往史和家族史。

2.护理体验　了解患者有无感染病灶及程度如何。了解意识、皮肤色泽及温度、血压及脉压、脉搏、呼吸、体温、尿量及尿比重的变化情况,以判断休克的程度。

3.辅助检查　有无白细胞计数和中性粒细胞比例增高;有无血 pH 值和 PaO_2 降低;中心静脉压是否低于 0.49 kPa 等其他检查以协助了解休克的严重程度及病情变化。

4.心理-社会状况　由于严重感染合并休克病情进一步加重易使患者及家属产生不同程度的恐惧,同时家属对患者的经济和生活方面支持情况也会影响其情绪变化。

【护理诊断】

1.体温过高　与感染有关。

2.体液不足　与严重感染、血容量减少有关。

3.潜在并发症　MODS。

【护理措施】

1.生活护理　取平卧位或中凹卧位;病情稳定后,可定时翻身,进食少量流质饮食。

2.用药护理

(1)补充血容量　恢复足够的循环血量,首先快速输入等渗盐溶液或平衡盐溶液,再补充适量的胶体液,如血浆、全血等。补液期间应监测 CVP,作为调整输液种类和速度的依据。

(2)控制感染　主要措施是应用抗生素和处理原发感染病灶。对未确定病原菌者,可根据临床判断联合使用广谱抗生素,再根据药敏试验结果调整为敏感而较窄谱的抗生素。

(3)纠正酸碱失衡　感染性休克的患者,常有不同程度的酸中毒,应予以纠正。轻度酸中毒,在补足血容量后即可缓解。严重酸中毒者,需静脉输入 5% 碳酸氢钠注射液 200 mL,再根据血气分析结果补充用量。

(4)应用血管活性药物　经补充血容量休克未见好转时,可考虑使用血管扩张剂;也可联合使用 α 受体和 β 受体兴奋剂,如多巴胺加间羟胺,以增强心肌收缩力、改善组织灌流。毒血症时,心功能受到一定损害而表现为心功能不全,可给予毛花苷 C、多发酚丁胺等。

（5）应用皮质激素　糖皮质激素能抑制体内多种炎症介质的释放、稳定溶酶体膜、减轻细胞损害。临床常用氢化可的松、地塞米松或甲基泼尼松龙缓慢静脉注射。应用时注意早期、足量、短疗程(至多用 48 h)，否则有发生应激性溃疡和免疫抑制等并发症的可能。

（6）其他治疗　营养支持,处理 DIC 和重要器官功能不全。

3.心理护理　护士应耐心向患者说明病情变化、治疗措施及治疗效果以缓解心理焦虑程度。并通过护士认真细致的工作和关心爱护患者使患者树立战胜疾病的信心并能积极配合治疗。

4.健康教育　告知患者有感染性疾病及时到医院就诊,尽早处理感染病灶,避免引起感染性休克。

问题分析与能力提升

李某,女,26 岁因"车祸致伤右胸部、右下肢疼痛,活动受限 2 小时急诊"入院。体查:T 36.5 ℃,R 28 次/min,HR 125 次/min,BP 75/50 mmHg,表情淡漠,反应迟钝,面色苍白,四肢冰冷,胸部有明显触痛,呼吸音减弱。右下肢缩短、成角畸形,活动受限。

讨论:①该患者是否存在休克,属于哪种休克? ②为明确诊断,需要做哪些检查? ③针对该患者主要的护理诊断有哪些? 护理措施包括哪些?

同步练习

1.休克治疗的关键是　　　　　　　　　　　　　　　　　　　　　　　　　　　　　　　　　(　　)

　　A.扩容疗法　　　　　　　B.维护重要内脏器官功能　　　　　C.强心和调节血管张力

　　D.积极治疗原发病　　　　E.纠正酸碱平衡失调

2.观察休克患者的尿量,表示组织灌注量的最低限度是　　　　　　　　　　　　　　　　　(　　)

　　A.10 mL/h　　　　　　　B.20 mL/h　　　　　　　　　　　　C.30 mL/h

　　D.40 mL/h　　　　　　　E.50 mL/h

3.休克补液治疗后,临床上微循环改善的最重要指标是　　　　　　　　　　　　　　　　　(　　)

　　A.尿量增加　　　　　　　B.口渴减轻　　　　　　　　　　　　C.血压回升

　　D.脉搏减弱　　　　　　　E.呼吸减慢

4.休克患者体位一般应采用　　　　　　　　　　　　　　　　　　　　　　　　　　　　　(　　)

　　A.头高脚低位　　　　　　B.头低脚高位　　　　　　　　　　　C.平卧位

　　D.头和躯干抬高 20°~30°,下肢抬高 15°~20°　　　　E.侧卧

5.休克时血压和中心静脉压均低,最有效的措施是　　　　　　　　　　　　　　　　　　　(　　)

　　A.大量补液　　　　　　　B.应用缩血管药物　　　　　　　　　C.适当补液

　　D.给予强心药物　　　　　E.应用血管扩张剂

6.失血性休克时应立即予以扩容治疗,首先应补充　　　　　　　　　　　　　　　　　　　(　　)

　　A.右旋糖酐　　　　　　　B.全血　　　　　　　　　　　　　　C.血浆

　　D.平衡盐溶液　　　　　　E.5%葡萄糖注射液

笔记栏

7.反应休克患者组织灌注量最简单、有效地指标为 （ ）

    A.血压　　　　　　　　B.脉搏　　　　　　　　C.神志

    D.尿量　　　　　　　　E.肢端温度

8.休克的主要致死原因 （ ）

    A.DIC　　　　　　　　B.MSOF　　　　　　　　C.心功能衰竭

    D.肺间质水肿　　　　　E.肾小管坏死

9.各类休克的共同病理生理基础是 （ ）

    A.对血压急骤下降引起的反应

    B.有效循环血量锐减及组织灌注不足

    C.外周血管收缩

    D.神经系统剧烈反应

    E.外周血管扩张反应

10.患者,男性,50岁。创伤性休克后护士抽血时不易抽出,全身皮肤有出血点和发绀,伤口及注射部位出血,应考虑 （ ）

    A.急性肾衰竭　　　　　B.急性肝衰竭　　　　　C.心力衰竭

    D.ARDS　　　　　　　E.DIC

11.女性,45岁,因"腹痛伴呕吐1天急诊"入院。患者主诉乏力,口渴、口干,尿量减少且尿色黄;体检示有眼窝凹陷、脉细速,尿比重1.028,血清钠浓度为156 mmol/L。根据上述情况最不宜补充的成分为 （ ）

    A.等渗盐水　　　　　　B.5%葡萄糖注射液　　　C.平衡液

    D.5%生理盐水　　　　　E.林格液

12.男性,40岁,腹痛、发热48 h,BP 80/60 mmHg,神志清楚,面色苍白,四肢湿冷,全腹肌紧张,肠鸣音消失,诊断为 （ ）

    A.低血容量性休克　　　B.感染性休克　　　　　C.神经源性休克

    D.心源性休克　　　　　E.过敏性休克

（余晓齐）

第四章

麻醉患者的护理

麻醉是应用药物或其他方法,使患者机体或机体的一部分痛觉暂时消失,保证患者手术安全,为手术创造良好条件的一门医疗技术。麻醉学是研究临床麻醉、急救复苏、重症监测治疗和疼痛治疗的一门学科,其中临床麻醉是麻醉学的主要内容。理想的麻醉,要求做到安全、无痛和适当的肌肉松弛。手术是离不开麻醉的,但是麻醉药物及麻醉方法对机体的生理功能却有不同程度的干扰,有时还会发生意外,甚至危及生命。因此护理人员应熟悉麻醉的基本知识,对麻醉有一个全面的认识,做好麻醉前准备、麻醉中配合,为手术和麻醉的顺利进行创造更为良好的条件。

第一节 概述

不同的麻醉药物及麻醉方法对机体的生理功能有着不同程度的干扰,为提高患者麻醉中的安全性,避免麻醉意外的发生,减少麻醉后的并发症,必须根据麻醉药物种类和麻醉方法做好麻醉前的准备工作。护士认知麻醉分类与麻醉前准备是保障患者手术顺利进行的重要措施之一。

(一)麻醉概述与分类

1.麻醉分类 根据麻醉作用部位和所用药物的不同,可将麻醉分为局部麻醉和全身麻醉两大类。

2.临床麻醉方法

(1)全身麻醉 是麻醉药物经呼吸道或静脉、肌内注射进入人体,对患者的中枢神经系统产生暂时性抑制,呈现暂时性意识及全身痛觉消失,反射活动减弱,肌肉松弛的一种麻醉方法,包括吸入麻醉和静脉麻醉。

(2)局部麻醉 是麻醉药作用于外周神经,使躯体某部位的感觉神经传导功能被暂时阻滞,该神经所支配的区域痛觉消失,而运动神经保持完好或有程度不等的阻滞,包括:①表面麻醉;②局部浸润麻醉;③区域阻滞;④神经阻滞。

(3)椎管内麻醉 是将局麻药选择性注入椎管内的某一腔隙中,使部分脊神经的传导功能发生可逆性阻滞的麻醉方法。根据局麻药注入的腔隙不同,分为蛛网膜下腔阻滞(简称腰麻)、硬脊膜外腔阻滞(简称硬膜外麻醉)。椎管内麻醉仍属于局部麻醉,由于麻醉用药和麻醉技术特点,临床将其单列为一种麻醉方法。

(4)复合麻醉 是两种或两种以上麻醉药物和(或)麻醉方法复合应用,借以发挥优势,取长补短,以达到最佳的麻醉效果。

(5)基础麻醉 肌内注射全身麻醉药,使患者进入类似睡眠状态,以利于其后的麻醉处理,这种麻醉前的处理方式称为基础麻醉。

(二)麻醉前工作

1.麻醉师准备

(1)麻醉师访视患者 手术前一日,麻醉师访视患者,解答患者对麻醉的疑问,消除患者紧张、焦虑心理。麻醉师查阅病历了解疾病史、手术史、麻醉史、特殊用药史、有无药物过敏史;是否有吸烟和饮酒习惯;术前辅助检查结果,重要脏器功能状态;评估患者健康状况能否耐受手术和麻醉。必要时还要与医师联系,建议术前治疗方案,使患者生理状况处于较好状态,满足手术和麻醉的需要。

(2)拟定麻醉方案 根据评估的级别、拟施行手术的性质、手术部位及年龄、心理承受能力,拟订适合患者的最佳麻醉方案,估计可能出现的问题及防治措施。

(3)签订麻醉协议书 与患者家属进行交谈,说明麻醉中及麻醉后可能发生的问题,征得家属同意后,双方签字认同,既可以使家属了解麻醉与手术安全的密切关系,又能够提高麻醉师的责任感。

(4)麻醉物品准备 为确保麻醉和手术能安全顺利进行,防止发生麻醉出现意外,麻醉前必须准备好麻醉所需物品:①包括麻醉药和急救药;②麻醉设备及相关器械,包括吸引器、面罩、喉镜、气管导管、供氧设备、麻醉机、监护仪等。

2.麻醉前用药 麻醉前用药的目的:在于消除患者紧张、焦虑及恐惧心理,稳定患者情绪;抑制呼吸道腺体分泌,减少唾液分泌,有利于保持呼吸道通畅;对抗某些麻醉药的毒副作用和一些不利的神经反射,使麻醉过程平稳;提高痛阈,增强麻醉镇痛效果。常用的药物有以下几种:

(1)抗胆碱药 抑制腺体分泌,有利于保持呼吸道通畅,为吸入性麻醉前不可缺少的药物,还有防止迷走神经反射亢进的作用,故亦用于椎管内麻醉前。常用阿托品0.5 mg或东莨菪碱0.3 mg,麻醉前30 min肌内注射。由于能抑制汗腺分泌,提高基础代谢率,故甲状腺功能亢进、高热、心动过速等患者不宜使用。

(2)巴比妥类 有镇静、催眠作用,可使患者情绪安定,减轻紧张心理,并能减少局麻药毒性反应,故为各种麻醉前常用药物。常用苯巴比妥钠(鲁米那,phenobarbital),成人剂量0.1 g,麻醉前30 min肌内注射。

(3)安定药 能抑制大脑边缘系统,使患者情绪安定,记忆消失和肌肉松弛,并有预防和治疗局麻药中毒的作用。成人常用地西泮(安定)5~10 mg,氟哌利多(氟哌啶)5 mg,麻醉前30 min肌内注射。

(4)镇痛药 此类药提高痛阈,有较强镇痛作用,可增强局部麻醉和针刺麻醉的效果,与全身麻醉药合用时有协同作用,可减少全身麻药用量;椎管内麻醉前使用,能减轻腹腔内脏的牵涉痛,因而对以上几种麻醉都适用。成人常用哌替啶(度冷丁)50~100 mg肌内注射;或吗啡5~10 mg皮下注射。吗啡有抑制呼吸的作用,故小儿、老年人应慎用,孕妇及呼吸功能障碍者禁用。

(5)其他用药 根据患者情况给予相应药物,如支气管哮喘患者给予氨茶碱;有过敏史者应用苯海拉明或异丙嗪;糖尿病患者使用胰岛素等。

(三)麻醉前护理

1.麻醉前护理评估 麻醉前护理是麻醉患者护理工作的首要步骤和重要环节之一。做好麻醉前的护理工作,对于保证患者麻醉期间的安全性、提高病人对麻醉和手术的耐受力、减少麻醉后并发症具有重要意义。

(1)健康史 了解患者既往有无中枢神经系统、心血管系统及呼吸系统疾病史;既往麻醉及手术史,近期有无应用强心、利尿、抗高血压、降血糖、镇静、镇痛、激素等用药史;有无药物过敏史。

(2)躯体方面 重点评估心、肺、肝、肾等重要器官的功能状况;患者的营养状况及水、电解质酸碱平衡情况;牙齿有无缺少、松动或义齿;局麻穿刺部位有无感染,脊柱有无畸形及活动受限。

(3)心理-社会方面 了解患者的情绪状态和性格特征,对疾病、手术和麻醉的认知程度,对麻醉前准备、麻醉中配合的认知程度,患者的经济状况和家人的情感支持程度等。

2.麻醉前护理问题

(1)焦虑、恐惧 与缺乏麻醉知识、担心手术预后、惧怕疼痛等因素有关。

(2)知识缺乏 缺乏有关麻醉前准备及麻醉配合知识。

(四)护理措施

1.提高机体对麻醉和手术的耐受力 改善患者的营养状况,纠正各种生理功能紊乱,使重要脏器的功能处于较好的状态,为麻醉创造条件。

2.心理护理 面对即将到来的麻醉和手术,焦虑和恐惧是患者常见的情绪反应。根据患者的年龄、文化层次等具体情况,讲解麻醉前准备、麻醉方案、手术方案、麻醉和手术中的注意事项,以及可能遇到的不适并做适当交代,消除患者对麻醉的恐惧与不安心理,以保证良好的身心状态,确保麻醉与手术的顺利实施。

3.胃肠道准备 择期手术应常规禁食,成人麻醉前应常规禁食12 h,禁饮水4~6 h,小儿术前应禁食(奶)4~8 h,禁饮水2~3 h,以防止出现麻醉后胃内容物反流,从而引发的窒息和吸入性肺炎的现象。

4.局麻药过敏试验 目前规定普鲁卡因使用前,应按照常规做皮肤过敏试验。

5.其他 根据医嘱执行麻醉前用药。

(五)健康教育

1.术前向患者讲解麻醉方法和手术过程,消除患者的顾虑。

2.指导患者自我调控,保持情绪稳定。

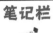

3. 指导患者练习麻醉、手术时体位,便于手术中配合。

第二节 局部麻醉患者的护理

用局麻药阻断神经末梢或神经干(丛)的传导,使局部组织痛觉暂时消失,产生局限性的麻醉区,称为局部麻醉。局部麻醉的优点是患者的神志清醒,对全身生理干扰小,麻醉方法简单而安全,多数可由手术者自己操作,应用广泛。缺点是对于范围大和部位深的手术止痛不够满意,亦不能使肌肉松弛。

(一)常用局部麻醉药

1. 根据其化学结构的不同分类 可分为酯类和酰胺类。临床常用的酯类局麻药有普鲁卡因、鲁普卡因、丁卡因、和可卡因等,酰胺类局麻药有利多卡因、丁哌卡因、依替卡因和罗哌卡因等。脂类局麻药和酰胺类局麻药的起效时间和作用时效有所不同。而酰胺类局麻药在肝内被酰胺酶分解,不形成半抗原,过敏反应极为罕见。

2. 根据局麻药作用维持时间分类 可分为短效局麻药、中效局麻药和长效局麻药。一般将作用时间短的普鲁卡因和鲁普卡因称为短效局麻药,作用时间稍长的利多卡因、甲哌卡因和丙胺卡因称为中效局麻药,作用时间长的丁哌卡因、丁卡因、罗哌卡因和依替卡因称为长效局麻药。

(二)常用局部麻醉方法

1. 表面麻醉 利用局麻药的渗透作用,将渗透性强的局麻药施于黏膜表面,使其透过黏膜阻滞浅表的神经末梢,产生麻醉作用,称为表面麻醉。通常用1%~2%丁卡因或2%~4%利多卡因溶液喷雾或涂敷在鼻、口腔、咽喉黏膜表面,使局部痛觉消失。眼科表面麻醉用0.5%丁卡因或1%利多卡因。

2. 局部浸润麻醉 沿手术切口将局麻药按组织层次由浅入深注射到组织中,使神经末梢发生传导阻滞,称为局部浸润麻醉,是应用最广的局部麻醉方法。常用0.5%~1%普鲁卡因,0.25%~0.5%利多卡因。如无禁忌,局麻药中加入少量肾上腺素,可降低其吸收速度,延长麻醉时间,并减少出血。

3. 区域阻滞麻醉 将局麻药注射在手术区四周及基底部的组织中,使通向手术区的神经末梢和细小的神经干阻滞,称为区域阻滞麻醉。常用0.5%~1.0%普鲁卡因,0.25%~0.5%利多卡因。

4. 神经干(丛)阻滞麻醉 将局麻药注射到神经干(丛)周围,使其所支配的区域产生麻醉作用。例如颈丛神经阻滞、臂丛神经阻滞,分别用于颈部手术和上肢手术等。常用1%~2%利多卡因,0.5%~0.75%丁卡因。

(三)局部麻醉并发症及护理

1. 局部麻醉药的毒性反应与护理

(1)局部麻醉药毒性反应 患者血液中局部麻醉药物浓度超过机体的耐受力而出现的一系列中毒表现。

(2)常见原因 浓度过高、用量过大;误将药液注入血管内;局部组织血运丰富,吸收过快;患者体质衰弱,耐受力低;肝功能严重受损,局麻药代谢障碍;药物间相互影响使毒性增高。

（3）毒性反应表现　①兴奋型：较多见，患者中枢神经兴奋，轻者表现为精神紧张、出冷汗、呼吸急促、心率加快。重者有肌肉震颤、谵妄、狂躁、血压升高，甚至意识丧失、发绀、惊厥、心律失常甚至呼吸、心搏停止。②抑制型：较少见，但后果严重。表现为嗜睡、昏迷、呼吸浅慢、发绀、血压下降、脉搏徐缓、心律失常甚至呼吸、心搏停止。

（4）急救　立即停止用药，确保呼吸道通畅并给吸氧。兴奋型患者可用地西泮肌内或静脉注射，平卧休息后即可好转；抽搐和惊厥患者应立即静脉注射硫喷妥钠、气管插管和人工呼吸等。抑制型患者可面罩吸氧，人工呼吸，静脉输液加适当的血管收缩剂以维持循环功能；如有呼吸、心搏停止，应立即进行心、肺复苏。

（5）预防局麻药毒性反应措施　①限量用药，一次用量普鲁卡因不可超过 1 g，利多卡因不可超过 0.4 g，丁卡因不可超过 0.1 g；②麻醉前应用地西泮、巴比妥类、抗组胺类药物；③缓慢注药，注药前要回抽，避免误入血管；④每 100 mL 局麻药中加入 0.1% 肾上腺素 0.1 mL（总量不超过 0.5 mL），减慢局麻药物的吸收并能延长麻醉作用时间。但指（趾）神经阻滞麻醉、心脏病、高血压、甲状腺功能亢进的患者、老年人，则不宜加肾上腺素。

2. 局麻药过敏反应的护理　一旦发生过敏反应，应立即进行抗过敏处理。预防过敏反应的关键是麻醉前询问有无药物过敏史，并做局麻药皮肤过敏试验。

3. 局部麻醉后护理　局麻药对机体影响小，除发生毒性反应或过敏反应外，一般无须特殊护理。门诊手术者，若用药多、手术时间长，手术后需门诊观察室留观，无异常后方可离院。

第三节　椎管内麻醉患者的护理

将局部麻醉药注入椎管内，阻滞脊神经的传导，使其所支配的区域失去痛觉，称为椎管内麻醉。根据局麻药注入腔隙不同，分为蛛网膜下腔阻滞和硬脊膜外腔阻滞（图 4-1）。

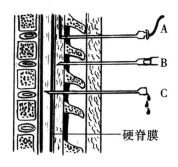

图 4-1　椎管内麻醉
A 和 B 硬膜外阻滞麻醉；C. 蛛网膜下腔阻滞麻醉

笔记栏

（一）蛛网膜下腔阻滞患者护理

1. 蛛网膜下腔阻滞的概念　将局部麻醉药注入蛛网膜下腔,阻滞部分脊神经的传导功能而引起相应支配区域的麻醉作用,称为蛛网膜下腔阻滞,又简称腰麻。腰麻中如果仅阻滞骶神经,则称鞍区麻醉。

2. 适应证与禁忌证　腰麻的优点是止痛完善,肌松弛良好,操作简便,适用于手术时间在2~3 h以内的下腹部、盆腔、下肢和肛门会阴等部位手术。中枢神经系统疾病,穿刺部位皮肤感染或脊柱畸形,休克、脓毒症应列为禁忌。对老年人、孕妇、高血压等患者应严格控制用药量,谨慎使用。

3. 常用药物　普鲁卡因、丁卡因和丁哌卡因,均为纯度较高的白色结晶。用5%葡萄糖注射液或脑脊液溶化,其比重高于脑脊液,称重比重液;用注射用水溶化,其比重低于脑脊液,称轻比重液。临床多用重比重液。

4. 麻醉方法

（1）体位　患者侧卧在手术台上,背部与手术台面垂直,一般多用重比重液,故手术侧要向下。取低头、弓腰抱膝姿势,充分伸展脊椎棘突间隙,以便穿刺(图4-2)。

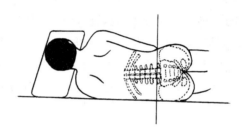

图4-2　腰麻体位与穿刺定位

（2）穿刺　两侧髂嵴最高点的连线为第4腰椎的棘突,确定穿刺点。一般可在第3、4或第4、5腰椎间隙穿刺。用碘酊、乙醇消毒穿刺点及周围15 cm,铺无菌孔巾。在局部浸润麻醉下,用腰椎穿刺针垂直依次刺入皮肤、皮下组织、棘上韧带、棘间韧带和黄韧带,再进针刺破硬脊膜和蛛网膜,拔出针芯,有脑脊液滴出,说明穿刺成功。随后将一定浓度及剂量的局麻药液经腰椎穿刺针注入蛛网膜下腔。

（3）测平面　注药后即将患者转为仰卧位。1 min后下肢就会发热,乃因交感神经纤维首先被阻滞而血管扩张。接着下肢皮肤麻木说明感觉纤维阻滞。运动纤维阻滞时,患者下肢软弱无力,无法自主运动。当下肢感觉麻木,即可用针刺皮肤来测定麻醉平面。应根据手术需要,利用麻醉药液比重高于脑脊液的特点,在5~10 min内改变患者体位以调节麻醉平面。

5. 蛛网膜下腔阻滞中的并发症　①血压下降,心动过缓:腰麻时被阻滞区域交感神经被阻滞,迷走神经相对亢进所致。如血压下降者,加快输液速度,增加血容量,必要时静脉注射麻黄碱15 mg;如有明显心动过缓,静脉注射阿托品0.5 mg以提升心率。②呼吸抑制:常见于麻醉平面过高,胸段脊神经阻滞,表现为肋间肌麻痹,胸式呼吸减弱,潮气量减少,咳嗽无力,缺氧发绀;麻醉平面升到颈部,膈神经麻痹,则出现严重呼吸困难。面罩加压吸氧或立即进行气管插管、人工呼吸、维持循环功能等抢救措施。

6.蛛网膜下腔阻滞手术后护理

(1)体位　为预防麻醉后头痛,手术后应常规去枕平卧6~8 h。

(2)病情观察　遵照医嘱密切监测生命体征变化并做好记录。保持各种引流管通畅,并观察引流液颜色、量和性状。观察肢体的感觉和运动情况,如有异常应及时报告医生。

(3)腰麻后尿潴留　主要因支配膀胱的骶神经被阻滞后恢复较慢,下腹部、肛门或会阴部手术后切口疼痛,以及患者不习惯卧床排尿等所致。可热敷下腹部、诱导排尿、改变体位,必要时针灸足三里、三阴交、阴陵泉等穴位,仍不能自行排尿时,应给予导尿。

(4)腰麻后头痛　腰麻后头痛多在术后1~2 d内开始,第3天最剧烈。头痛部位不定,但以枕部最多,顶部和额部次之。头痛的特点是坐起时加剧,平卧时减轻。但也有不受体位变化的影响而持续头痛的。头痛的原因有两种可能:①穿刺针太粗,留下针孔,脑脊液不断流失,颅内压降低所致。麻醉时选用细针穿刺,技术熟练,穿刺一次成功,手术后去枕平卧6~8 h,以减少脑脊液流失。②麻醉药液不纯或穿刺时将皮肤上碘酊带入脑脊液、穿刺时出血等原因,造成对脑膜的刺激引起头痛。麻醉时选用精制纯净的局麻药,避免穿刺时出血,皮肤消毒时脱碘彻底等措施。

(二)硬脊膜外腔阻滞患者护理

1.硬脊膜外腔阻滞的概念　将局麻药注入硬脊膜外腔,阻滞部分脊神经的传导功能,使其所支配区域的感觉和运动功能消失的麻醉方法,称为硬脊膜外腔阻滞,又称硬膜外麻醉。

2.适应证与禁忌证

(1)适应范围广　由于麻药只阻滞硬脊膜外腔中的脊神经根,麻醉效果表现为节段性,故在脊柱的颈、胸、腰、骶各部位几乎都可进行穿刺和麻醉。适用于颈、胸壁、腹部、会阴和四肢的各种手术,尤其对上腹部手术更为适宜。

(2)麻醉时间不受限制　硬脊膜外腔穿刺成功后,可经穿刺针置入导管,并将导管留置在硬脊膜外腔中,每隔一定时间从导管注入局麻药,以维持麻醉,直到手术完毕将导管拔除,因此硬脊膜外腔麻醉不受手术时间限制。

(3)禁忌证　与腰麻基本相同,凝血机制障碍者禁用。

3.常用药物

(1)利多卡因　优点是起效快,5~12 min发挥作用,在组织内浸透能力强,阻滞准确,麻醉效果好。缺点是作用持续时间较短,仅1.5 h左右。临床常用浓度为1%~2%,成人一次最大用量为400 mg。

(2)丁卡因　一般10~15 min起效,维持时间可达3~4 h,常用浓度为0.25%~10.33%,成人一次最大用量为60 mg。

(3)丁哌卡因　4~10 min起效,作用时间较长,可维持4~6 h,最长可达15 h以上,常用浓度为0.5%~10.75%,但只有浓度达到0.75%时,才能取得满意的肌松弛效果。

4.麻醉方法　硬膜外腔穿刺,患者的麻醉体位与腰麻相同,穿刺针较腰麻穿刺针为粗,如需留置导管则用勺形头穿刺针。在局部浸润麻醉下,针头依次穿过皮肤、皮下组织、棘上和棘间韧带,当穿过黄韧带时有突然落空感,经测试有负压现象,回抽无脑脊液流出,证明确在硬脊膜外腔内,即可将局麻药注入。如果手术时间较长,需持续给药,可将导管从穿刺针内插入,待导管超出勺状针头 3~4 cm 时,即可拔出穿刺针,将导管留置在硬脊膜外腔内,外用胶布妥善固定(图 4-3)。一般先给试探剂量,观察 5~10 min,若无腰麻征象(下肢发热、麻木、脚趾活动障碍),血压、脉搏平稳,即可按手术需要给药。

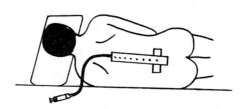

图 4-3　硬脊膜外阻滞导管胶布固定

5.硬膜外阻滞中的并发症　全脊髓麻醉,是硬膜外麻醉最危险的并发症。系硬膜外麻醉时不慎穿破硬脊膜,致超量局麻药注入蛛网膜下腔而产生异常广泛的阻滞。患者首先感到呼吸困难,随即呼吸停止,血压下降,意识丧失。一旦发生,应立即面罩加压给氧,并紧急气管插管维持呼吸,同时快速输液,给升压药,维持循环功能。

6.硬膜外阻滞手术后护理

(1)体位　平卧 6 h 后,即可按手术部位安置卧位。

(2)病情观察　遵照医嘱密切监测生命体征变化并做好记录;保持各种引流管通畅并观察引流液量、颜色和性状;观察肢体的感觉和运动情况;如有异常应及时报告医生。

(3)脊神经根损伤　多由于穿刺不当所致。术后患者主诉躯体局部感觉异常,运动障碍,应及时报告医生。

(3)硬膜外血肿　穿刺时穿破血管而引起出血,血肿压迫脊髓可造成暂时性或永久性麻痹或截瘫。患者有下肢的感觉、运动障碍。小血肿可自行吸收,大血肿需手术清除。

(4)硬膜外脓肿　穿刺时无菌操作不严格,可引起硬膜外腔感染并形成脓肿。出现头痛、呕吐、颈项强直等脑膜刺激症状,同时伴有寒战、高热。应用抗生素治疗,必要时手术切开椎板排脓。

第四节　全身麻醉患者的护理

全身麻醉是麻醉药物经呼吸道吸入或经静脉、肌内注射进入人体,对患者的中枢神经系统产生暂时性抑制,使患者呈现意识及全身痛觉消失,反射活动减弱和一定程度的肌肉松弛状态的一种麻醉方法,简称全麻。全身麻醉是临床上最常使用的麻醉方法,能满足全身各部位手术的需要,其安全性、舒适性均优于局部麻醉和椎管内麻醉。

一、吸入麻醉

(一)常用的吸入麻醉药

1.氟烷 作用快,用量小,恢复迅速,对呼吸道无刺激。缺点是有扩张血管和抑制心肌的作用,可引起血压下降和心动过缓;对肝有损害;肌松作用不够。

2.恩氟烷 诱导和苏醒迅速,麻醉效能好,麻醉期间血压和心律稳定,但过深时可引起呼吸抑制和血压下降。有明显的肌松弛作用。

3.异氟烷 诱导和苏醒迅速,对肝、肾毒性低,对心血管功能影响小,有肌松作用,手术后副作用少。缺点是抑制呼吸,可引起高热,而且价格昂贵。

4.氧化亚氮 也称笑气,麻醉作用弱,必须与其他吸入麻醉药合用。毒性小,对循环系统无抑制作用,不刺激呼吸,对肝、肾无影响。

5.乙醚 麻醉性能强,安全范围广,分期明显,易于掌握。但以下情况禁用或慎用:①乙醚对呼吸道有刺激,故呼吸道急、慢性炎症患者禁用;②乙醚可增高颅内压,故不宜用于颅内手术;③乙醚对肝、肾功能有抑制作用,故术前肝、肾功能损害者慎用;④乙醚麻醉可升高血糖和出现代谢性酸中毒,故糖尿病酸中毒患者禁用。

(二)吸入麻醉方法

经呼吸道吸入挥发性麻醉药物,产生全身麻醉的方法称吸入麻醉。患者肌肉松弛,痛觉消失。

1.开放式吸入麻醉 将挥发性液体麻醉药(如乙醚等)点滴在特制的麻醉面罩纱布上,患者吸入药物的挥发气体而进入麻醉状态。此法简单易行,但药液消耗大,呼吸道分泌物多,且对呼吸不易控制,目前很少采用。

2.密闭式吸入麻醉 指在药物诱导下,将特制气管导管经口腔插入气管内,连接麻醉机吸入麻醉药而产生麻醉的方法。给患者戴上特制的面罩或施行气管内插管(图4-4),并将其与麻醉机的呼吸皮管相连。患者的吸气和呼气完全通过麻醉机控制,由麻醉机供氧并输给麻醉药,呼出的 CO_2 可被麻醉机内的钠石灰装置吸收(图4-5)。其优点是:①便于保持呼吸道通畅;②便于进行辅助呼吸或控制呼吸,是开胸手术必用的麻醉方法,也适用于危重患者的抢救;③不受手术体位及手术操作的限制;④易控制麻醉药用量及麻醉深度。

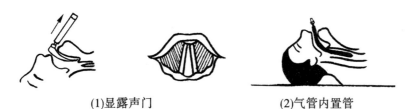

(1)显露声门　　　　　　(2)气管内置管

图4-4　气管内插管

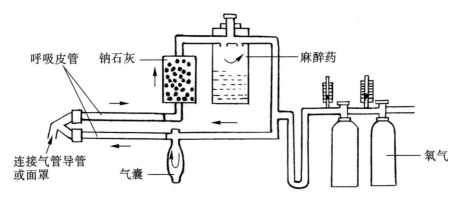

图 4-5 密闭式麻醉机构造

二、静脉麻醉

(一)常用静脉麻醉药

1. 硫喷妥钠 是一种超短效的巴比妥类药物,静脉注射 1 min,就可引起大脑抑制,但很快就转移到脂肪组织中去,大脑中药物浓度减低,麻醉随即变浅,因此需要小量反复注射。

由于药物发挥作用快,消失也快,患者醒后无任何不适,麻醉效果佳。但有下列副作用,应加注意:①有抑制交感神经和兴奋迷走神经的作用,麻醉时刺激咽、喉、支气管及气管等处,均可引起反射性喉痉挛,因此喉部手术禁用此药麻醉。麻醉前用足量阿托品,对于预防喉痉挛有一定作用。②能抑制呼吸中枢,如注药稍快即可引起呼吸暂停,有呼吸道阻塞和呼吸困难者禁用。

2. 氯胺酮 是近年来临床上广泛应用的快速作用麻醉药。其药理作用有以下几个特点:①属分离性麻醉药,临床上出现痛觉消失后而意识部分存在,这种意识和感觉分离的现象称为分离麻醉;②能兴奋交感神经,使心率增快,血压升高,故对高血压、心脏病、颅内高压和青光眼等患者应忌用;③无肌松弛作用,多用于浅表手术;④麻醉中唾液分泌增多,术前须用阿托品;⑤苏醒期短,醒后可有复视、幻觉现象,合用安定药可减少此副作用。

3. 异丙酚 具有镇静、催眠作用,有轻微镇痛作用。苏醒迅速,苏醒后无后遗症。副作用是对静脉有刺激作用;对呼吸抑制作用较硫喷妥钠强,必要时应行人工辅助呼吸;麻醉后恶心、呕吐的发生率为 2% ~ 5% 。临床主要用于全麻静脉诱导,与其他药物复合应用于麻醉维持。

4. 咪唑安定 具有较强的镇静、催眠、抗焦虑、抗惊厥及肌松弛作用;其镇静、催眠作用为地西泮的 1.5 ~ 2 倍;起效快,半衰期较短;可作为麻醉前用药、麻醉辅助药;也常用于全麻诱导。

5. 常用肌松弛药 能阻断神经肌肉传导功能而使骨骼肌松弛。根据作用机制的不同,肌松药分为两类:去极化肌松药和非去极化肌松药。去极化肌松药以琥珀胆碱为代表,起效快,肌松完全且短暂,主要用于全麻时的气管插管。非去极化肌松药以筒箭毒碱为代表,主要用于麻醉中辅助肌松。

6.常用麻醉性镇痛药 临床上最常用的是芬太尼,属于人工合成的强镇痛药,作用强度是吗啡的 50～100 倍。大剂量用药可出现呼吸抑制和胸壁肌肉强直,对循环无明显抑制。剂量超过 50 μg/kg 时可缓解插管和手术刺激引起的应激反应。芬太尼静脉复合全麻时,用量为 30～100 μg/kg,常用于心血管手术的麻醉。以往也有使用吗啡的,但副作用较大,目前临床已很少使用,仅用于术前用药和硬膜外镇痛。

(二)静脉麻醉方法

自静脉注入麻醉药,通过血液循环作用于中枢神经系统而产生全身麻醉的方法,称为静脉麻醉。

1.氯胺酮静脉麻醉 分次肌内注射法通常仅用于小儿短小手术的麻醉,常用量为 4～10 mg/kg 肌内注射。静脉给药的适用范围同上,但剂量小,通常首次量为 1～2 mg/kg,追加量为首次量的 1/2～3/4。

2.异丙酚静脉麻醉 用于麻醉诱导时,按 2～2.5 mg/kg 缓慢静脉注射,同时严密监测血压,若血压下降明显,应立即停药或在肌松弛药辅助下行气管插管。也可用于静脉麻醉,异丙酚诱导后,以 2～12 mg/(kg·h)持续给药,同时辅以麻醉镇痛药和肌松药。

(三)复合全身麻醉

随着全麻药品的日益增多,麻醉技术的不断完善,复合麻醉在临床上得到越来越广泛的应用。

1.全静脉复合麻醉 静脉麻醉诱导后,采用静脉镇静药、麻醉性镇痛药和肌松药复合应用,以间断或连续静脉注射法维持麻醉,这样既可发挥各种药物的优点,又可克服其不良作用,达到一个好的麻醉效果。

2.静吸复合麻醉 全静脉麻醉的深度缺乏明显标志,给药时机较难掌握。因此,一般在静脉麻醉的基础上,于麻醉渐浅时,间断吸入挥发性麻醉药。这样既可维持相对麻醉稳定,又可减少吸入麻醉药的用量,且有利于麻醉后迅速苏醒。

三、全身麻醉中常见并发症

(一)呼吸系统并发症

1.呼吸暂停 见于应用硫喷妥钠或氯胺酮麻醉施行门诊手术,而未行气管插管者;也见于全身麻醉拔管后,由于麻醉药的残余作用导致呼吸暂停。

2.呼吸道梗阻 ①舌后坠:麻醉后患者下颌肌肉松弛,舌根后坠,引起上呼吸道不全梗阻而产生鼾声。②呼吸道内分泌物积聚:麻醉药物的刺激、术前未用阿托品、术前有呼吸道感染等均可使呼吸道分泌物增多;患者呼吸困难、发绀、喉部有痰鸣音。③喉痉挛:麻醉过浅或异物触及喉头,均可诱发喉痉挛,患者吸气困难、发绀、喉部发出高调鸡鸣音。④喉头水肿:多发生于婴幼儿及气管内插管困难者,也可因手术刺激喉头引起,表现为呼吸困难、发绀。

(二)循环系统并发症

1.低血压 当麻醉患者的收缩压下降超过基础值的 30% 或绝对值<80 mmHg 时,

即为低血压。麻醉前血容量不足、电解质紊乱、酸碱平衡失调、手术中大量失血等原因,均可使患者对麻醉的耐受性降低,而血压下降。手术中牵拉内脏也可引起反射性低血压。

2. 高血压　当麻醉患者的收缩压高于基础值的30%或高于160 mmHg 时,即为高血压。麻醉前患者有原发性高血压,或麻醉过浅、镇痛药用量不足、未能及时控制手术刺激引起的应激反应有关。

3. 心律失常　麻醉过浅或过深、缺氧及二氧化碳蓄积,可引起心动过速;内脏牵拉可引起心动过缓。原有心功能不全的患者,麻醉中可发生心律失常,甚至心搏骤停。

(三)中枢神经系统并发症

1. 高热与惊厥　常见于小儿,由于婴幼儿的体温调节中枢尚未发育完善,体温极易受环境温度的影响。小儿麻醉时体温的监测极为重要。高热惊厥时应立即处理,抢救延误,可致呼吸和循环功能衰竭而死亡。

2. 苏醒延迟或不醒　全麻后患者苏醒时间与麻醉药种类、麻醉深浅度、有无呼吸和循环系统并发症等因素密切相关。若患者术后长时间昏睡不醒、瞳孔散大、神经反射活动消失等,即应考虑中枢神经系统发生了较严重的损害。此外,在麻醉变浅,即将苏醒时,患者常出现躁动不安和幻觉。如患者眼球活动,睫毛反射恢复,瞳孔稍大,呼吸加快,甚至有呻吟、躁动,是即将苏醒的表现。

四、全身麻醉患者护理

全身麻醉中的护理由巡回护士协助麻醉医师做好麻醉中监测,并在输血、输液、临时用药、麻醉意外抢救等方面做好密切配合。全麻停止后,麻醉药物对机体的影响将持续一定的时间,在麻醉恢复过程中可能出现循环系统、呼吸系统、中枢神经系统等方面的并发症,因此要做好全身麻醉患者恢复期的护理。

(一)常见护理问题

1. 清理呼吸道无效　与麻醉后意识不清有关。

2. 低效性呼吸型态　与呼吸道梗阻或麻醉过深、过浅有关。

3. 有窒息的危险　与呕吐误吸有关。

4. 心输出量减少　与循环血量不足、心律失常有关。

5. 有体温过高的危险　与体温调节中枢失调有关。

6. 有受伤的危险　与全麻苏醒前躁动有关。

(二)护理措施

1. 卧位　去枕平卧,头偏向一侧,避免口腔分泌物、呕吐物吸入气道引起窒息。麻醉清醒,血压平稳后根据手术部位安置卧位。

2. 维持呼吸功能　主要是保持呼吸道通畅,有效供氧。

(1)防治误吸　呕吐可发生于麻醉诱导期或麻醉苏醒期,呕吐可导致窒息或吸入性肺炎。应密切观察呕吐先兆,如发现恶心、唾液分泌增多且频繁吞咽时,立即将患者头偏向一侧,以利呕吐物排出,同时迅速清理口、鼻腔内残留物;若呕吐物已进入呼吸道,应诱发咳嗽或行气管插管,彻底吸除呼吸道内异物。

(2)舌后坠　舌后坠时可听到鼾声,用手托起下颌,使下颌门齿咬合于上颌门齿

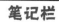

之前,鼾音即消失,必要时放置口咽通气导管,呼吸道梗阻解除。

（3）呼吸道分泌物积聚　呼吸伴有水泡音时,及时吸痰,保持呼吸道通畅。

（4）喉痉挛的处理　立即去除诱因,加压给氧,如不能缓解,可用粗注射针头经环甲膜处刺入气管并吸氧;仍不能解除者,需静脉注射肌肉松弛剂如琥珀胆碱后做气管插管,以麻醉机控制呼吸。轻度喉头水肿可静脉注射皮质激素,严重者应气管切开。

3.维持循环功能　保持静脉输液通畅,监测血压、脉搏、心率及心电图、中心静脉压等,发现异常及时报告医生,并遵医嘱做相应处理。如调整输血、输液速度,使用升压药或抗心律失常药物等。

4维持体温正常　手术后患者体温低,应注意保暖。小儿发生高热和惊厥,应给予吸氧,立即物理降温,特别是头部降温,以防脑水肿。

5.防止意外损伤　麻醉恢复过程中,患者可能出现躁动,对躁动不安者需加上床档,以防止坠床。适当约束双手,以防拔除输液管或引流管等。

6.密切观察病情　遵照医嘱监测血压、脉搏、呼吸、意识、瞳孔,肢体感觉与运动、心电图和血氧饱和度,并详细记录,直至患者完全清醒,生命体征稳定。有条件的医院可先入住麻醉恢复室或ICU病房监护。全身麻醉手术后恢复到以下指标可转入普通病房:①神志清醒,能正确回答问题;②呼吸平稳,能深呼吸及有效咳嗽;③动脉血氧饱和度大于95%,血压、脉搏平稳半小时以上;④心电图无严重心律失常。

第五节　术后镇痛治疗及管理

一、术后镇痛意义

手术后疼痛是人体对组织损伤和修复过程的一种复杂生理、心理反应,几乎可见于所有的术后患者,是每一位术后患者必须面对的问题。手术后疼痛是一种伤害性刺激,可引起一系列的病理生理改变,给患者带来身心痛苦,严重影响术后患者的康复和生命质量。有效的术后镇痛有利于患者早期下床活动,促进胃肠功能恢复,减少并发症发生,加速患者康复进程。

二、术后镇痛方法

1.传统方法　传统术后镇痛是在患者感觉到疼痛痛苦时,护士根据医嘱给予解热镇痛药或阿片类镇痛药,这种由于对术后疼痛认知的误区而导致疼痛治疗的非主动性,护士和患者对疼痛治疗的给予和接受都存在着非主动性,不能做到及时、有效镇痛。

2.现代方法　现代术后镇痛的宗旨是尽可能完善地控制术后疼痛,使患者感觉不到疼痛痛苦。可请患者参与镇痛方法的选择。如患者自控镇痛、硬膜外置管镇痛及持续外周神经阻滞镇痛等新型镇痛装置和技术。具体方法如下:①持续镇痛,以镇痛泵持续输入小剂量镇痛药。②患者自控镇痛,在持续镇痛基础上,患者根据自身疼痛感受,自我控制给药时机和剂量,是一种新型止痛技术。它包括患者自控静脉镇痛,以阿

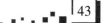

片类药物为主;患者自控硬膜外镇痛,以局麻药物为主;患者自控皮下镇痛,注入皮下或神经干旁阻滞,以局麻药物为主。以自控硬膜外镇痛效果最佳。

三、疼痛评估

(一)术前评估

1.一般资料　包括患者的性别、年龄、职业、文化程度等,以便为术后镇痛的选择及健康教育内容提供依据。

2.健康史　主要是患者的手术史、镇痛药使用史及效果,有无系统性疾病等,以便根据患者特点为患者选择安全、有效的术后镇痛措施,防止镇痛药使用引起的并发症。

3.身体状况　根据患者的身高、体重、三头肌皮褶厚度、上臂肌围、精神状况等来全面评估患者的营养状况。根据患者的营养状况来判断患者对疼痛的耐受力。

4.心理状况　外科患者面临手术、麻醉及外科疾病三重威胁,焦虑、恐惧是患者明显心理反应,这种负性情绪往往会进一步加重患者术后疼痛。因此,手术前评估患者心理状况,能正确引导和及时纠正不良的心理反应,消除不良心理暗示,以利于患者术后疼痛的减轻。

5.家人的情感支持及家庭经济状况　家人的情感支持及良好的家庭经济状况,对于患者术后疼痛的及时表达及治疗有积极意义。反之家庭经济条件差、家人支持欠缺的患者术后往往不敢表达疼痛,导致镇痛效果不良。因此,评估患者家庭支持系统,为术后患者进行镇痛治疗提供保障。

(二)术后评估

1.心理状况　随着原发病的解除和安全度过麻醉及手术,患者心理上有一定程度的解脱感,但又因担心疾病的病理性质、手术所致的正常结构和生理功能改变,或担忧手术对今后生活、工作及社交带来的影响,可使患者再次出现焦虑,以至于疼痛的加剧。因此,术后及时有效心理评估和针对性的心理支持,可减轻患者疼痛程度。

2.身体状况　主要是通过评估患者术后生命体征,了解患者对术后疼痛的耐受力及疼痛程度。

3.手术治疗状况　①手术切口部位,有无渗血、渗液、感染、敷料包扎松紧度;②引流管安放位置及引流是否通畅,防止因引流管位置不当或引流不畅所致疼痛;③石膏、夹板固定松紧度,防止由于固定过紧影响血液循环,导致组织缺血引起的疼痛。

4.疼痛程度评估　护理人员应根据患者手术部位、文化水平、性格特质等选择适用于患者的评价工具。语言评价量表适用于术后可以进行语言交流的患者;Wong-Banker面部表情法适用于儿童术后疼痛的评估;数字评价量表可以精确、动态地评价术后镇痛效果及患者疼痛的改变。根据世界卫生组织对疼痛程度评估标准和术后患者的表现,术后疼痛程度可分为以下4级:①0级(无痛),患者咳嗽时出现伤口疼痛;②Ⅰ级(轻),轻度可忍受的疼痛,能正常生活,睡眠基本不受干扰,咳嗽时感到切口轻度疼痛,但能有效咳嗽;③2级(中),中度持续性疼痛,患者不敢咳嗽,怕轻微振动,睡眠受干扰,需要用镇痛药;④3级(重),强烈而持续的剧烈疼痛,睡眠受到严重干扰,需要镇痛治疗。

四、护理措施

1.术前护理 根据患者的心理状态与病情,护士适当讲解术后疼痛的一般知识,使其出现不适时有所准备,建立信念,提高对疼痛的耐受性。指导患者学会适合自己的非药物镇痛措施,如缓慢节律呼吸法、活动时保护伤口方法、松弛法等,以便患者术后出现疼痛时能主动使用。

2.术后护理

(1)定时评估疼痛性质、程度 疼痛评估的关键是疼痛的部位、性质、程度、持续时间以及间隔时间,其次包括使疼痛加剧和缓解的因素,以及疼痛发作时的周围环境。护理人员需注意倾听患者的疼痛主诉,并应加强对患者疼痛感受的主动询问,同时根据患者文化水平、手术特点及身体情况选择合适的疼痛评估工具,以便对患者疼痛特点进行科学的、全面的判断,选择有效的镇痛措施。

(2)消除诱发疼痛的因素 ①创造安静、舒适病室环境,调节光线,减少噪声,去除异味,保持病室适宜温度和湿度;②加强心理护理,维持患者稳定情绪,正确认知术后疼痛;③分散患者注意力,如播放患者喜好乐曲、相声,朗读优秀的文艺作品,或与家属、朋友相聚等;④保持合适体位姿势,根据手术部位指导患者选择能降低手术切口张力的体位;⑤定时检查敷料、石膏、夹板的松紧度是否适宜。避免因以上因素诱发患者疼痛。

(3)管道护理 妥善固定引流管,避免引流管在引流口处反复摩擦,引起患者不适或疼痛;指导患者采取合适体位,避免因体位不当引起不适;保持引流管通畅,避免因引流不畅引起患者疼痛;护士讲解放置引流管的作用及注意事项,取得患者认同和配合,也可增加患者舒适感。

(4)术后镇痛的并发症及护理 ①恶心、呕吐,对延髓呕吐中枢化学感受区的兴奋作用可能是引起恶心、呕吐的主要原因。术后呕吐可增加腹压,加剧手术切口疼痛,引发切口出血,故出现呕吐时应及时处理。一般是给予甲氧氯普胺肌内注射,同时给患者采取平卧位,头偏向一侧,防止呕吐物吸入气道。②呼吸抑制,最危险的不良反应为直接作用于脑干,抑制呼吸中枢,导致呼吸衰竭,开始表现呼吸频率减慢,继而通气量减少,呼吸运动不规则,最后出现呼吸抑制,每分钟呼吸频率小于10次,甚至停止,故呼吸监测是自控镇痛护理的关键。镇痛期间一旦发生上述表现,应立即报告医师,采取急救措施。③内脏运动减弱,尿潴留多发生于镇痛治疗后的24~48 h,可留置尿管到镇痛结束。镇痛药物会减慢胃肠蠕动,造成患者便秘,可常规使用通便药。④皮肤瘙痒,阿片类药物诱发组胺释放而引起皮肤瘙痒,给予抗组胺类药物,可缓解症状。

(5)评价镇痛效果 镇痛不佳或患者需要更为复杂地调整剂量时,要与麻醉科人员联系。

五、健康教育

1.向患者及其家人讲解疼痛对机体可能产生的不利影响及术后镇痛的重要意义。

2.鼓励患者一旦发生疼痛要及时表达,向患者说明何时表达疼痛反应及如何表达,疼痛反应包括疼痛强度、性质、持续时间和部位,并说明这些主诉将成为疼痛治疗的依据,护士将根据主诉所反映的疼痛特点采取必要的护理措施。

3.告知患者大部分术后疼痛可以缓解,并且有多种镇痛方法可供选择,患者有权享受术后无痛经历,纠正其以往认为的术后疼痛是"理所当然"的错误观念。

4.纠正患者和家属及部分护士对镇痛药的错误认知,告知他们只要正确的使用镇痛药,极少会出现药物依赖问题。

5.向患者及其家属介绍自我缓解疼痛的方法,在镇痛药治疗的同时辅助使用其他方法缓解疼痛,如使用放松、想象、音乐、按摩、冷敷和热疗等方法。

6.向接受自控镇痛治疗的患者及其家属讲述给药方式、时机和镇痛泵运行是否正常的判断方法,告知患者应在感觉疼痛开始时自行给药,以达到良好的镇痛效果。

7.告知患者及其家属镇痛药物不良反应的表现,一旦发现需立即与医务人员联系,进行救治处理。

 问题分析与能力提升

患者,男,45岁,教师,刺激性干咳,偶有少量咯血3个月,近日出现胸痛入院,查体:T 36 ℃,P 72 次/min,BP 110/70 mmHg,X 射线检查发现左肺有块状阴影,血常规检查:白细胞 $5×10^9$/L,中性粒细胞65%。诊断:肺癌。医嘱:择期在全麻下行左肺全切术。患者以往健康,无手术史,惧怕疼痛,担心手术愈合,对手术有所顾虑。

讨论:①该患者目前主要的护理问题有哪些? ②针对患者存在护理问题,如何做好麻醉前护理?

同步练习

1.麻醉前常规禁食的时间是 （ ）

  A.5 h   B.6 h   C.12 h

  D.18 h   E.24 h

2.护理腰椎穿刺术后患者,以下哪项不妥（ ）

  A.术后去枕平卧4~6 h   B.术后24 h不可下床   C.密切观察意识、瞳孔变化

  D.颅内压较高者宜多饮水   E.尽早发现脑疝前驱症状

3.硬膜外麻醉最严重的并发症是 （ ）

  A.血压下降   B.血管扩张   C.尿潴留

  D.呼吸变慢   E.全脊髓麻醉

4.腰麻后患者去枕平卧6~8 h主要是预防 （ ）

  A.头痛   B.呕吐   C.低血压

  D.切口痛   E.腰痛

5.有减少呼吸道分泌作用的麻醉前用药是 （ ）

  A.阿托品   B.苯巴比妥钠   C.安定

  D.哌替啶   E.氯丙嗪

6.全身麻醉患者清醒前最危险的意外及并发症是 （ ）

  A.呕吐物窒息   B.体温过低   C.坠床

  D.引流管脱出   E.意外损伤

7. 全身麻醉患者清醒前,下列哪一项护理最重要( )
　　A. 每 15 min 测生命体征一次　　B. 去枕平卧,头偏向一侧　　C. 保持输液通畅
　　D. 注意观察伤口渗血情况　　E. 防止意外损伤

8. 全身麻醉患者完全清醒的标志是( )
　　A. 睫毛反射恢复　　B. 能睁眼看人　　C. 眼球转动
　　D. 呻吟翻身　　E. 能准确回答问题

9. 麻醉前禁食水的主要目的是( )
　　A. 预防术中呕吐物误吸　　B. 防止术中排便　　C. 防止术后腹胀
　　D. 利于术后胃肠功能恢复　　E. 防止术后尿潴留

10. 非急症手术麻醉前( )
　　A. 禁食 12 h,禁饮水 6 h　　B. 禁食 8 h,禁饮水 4 h　　C. 禁食、禁水 4 h
　　D. 禁食 4 h,禁饮水 5 h　　E. 禁食、禁水 2 h

11. 女性,55 岁,全麻下乳腺癌根治术,尚未清醒前卧位是( )
　　A. 平卧　　B. 去枕平卧　　C. 俯卧
　　D. 仰卧,头转向一侧　　E. 半卧位

12. 最适合于表面麻醉的药物是 ( )
　　A. 普鲁卡因　　B. 丁卡因　　C. 利多卡因
　　D. 丁哌卡因　　E. 异氟醚

(李广霞)

第五章

手术室管理和工作

学习目标

1. 掌握:术前手的消毒法和穿手术衣、戴无菌手套法。
2. 熟悉:手术室的常用器械、物品及其常用的消毒灭菌方法。
3. 了解:手术室布局及管理制度、手术室护士的职责。

第一节　手术室的布局和管理

一、手术室的设置和布局

1. **手术室的建筑要求**　手术室应安排在医院环境幽静、污染较少的位置,尽可能靠近手术治疗类科室,以方便接送患者,与监护室、病理科、放射科、血库、中心化验室等相关科室相邻,最好有直接通道和通信联系设备,周围道路要设立安静标志。

2. **手术室的环境**　手术室设有手术间及附属工作间、办公室等。手术间、洗手间及无菌附属间等要布置在内走廊的两侧,手术室内走廊宽度不少于 2.5 m,便于工作人员、无菌器械、敷料的进出和推车运送患者。洁净级别要求高的手术间应设在手术室的尽头端或干扰最小的区域。

3. **手术间的设计**　手术间应按不同用途设计大小。普通手术间仅放置一张手术床,面积 $30 \sim 40 \ m^2$ 为宜。用做心血管直视手术等大型手术的手术间因辅助仪器设备较多,需 $60 \ m^2$ 左右。门窗结构都应考虑其密闭性能,一般为封闭式无窗手术间,外走廊一般也不做开窗设计。手术间的门应宽大,最好采用感应自动开启门;地面用易清洗、耐消毒液的材料铺设,有微小倾斜度,并有下水地漏;墙壁和天花板应光滑无孔隙,最好使用防火、耐湿和易清洁材料;墙角呈弧形,不易蓄积灰尘。室内应设有隔音、空调和空气净化装置,防止各手术间相互干扰和保持空气洁净。

4. **手术间的数量**　应与手术科室的实际床位数呈比例,一般为 $1:(20 \sim 25)$。但至少应有两间,即无菌手术间和污染手术间。

5. 手术间内设备　手术间内只允许放置必需的器具和物品,各种物品应有固定的放置地点。手术间的基本配备包括多功能手术床、大小器械桌、升降台、麻醉机、无影灯、药品柜、敷料柜、阅片灯、吸引器、输液轨、踏脚凳、各种扶托架及固定患者的物品。现代手术室有中心供氧、中心负压吸引等装备设施,配备各种监护仪、X 射线摄影和显微外科装置等,有电视录像装置或参观台供教学、参观之用。墙上设有足够的电源插座,并有双电源、防火花和防水装置。手术间内光线均匀柔和,手术灯光应为无影、低温、聚光和可调。手术室内温度恒定在 22 ~ 25 ℃,相对湿度 40% ~ 60% 为宜。

6. 其他工作间的设置　物品准备用房包括器械清洗间、器械准备间、敷料间和灭菌间等,应有单独的快速灭菌装置,以便进行紧急物品灭菌;同时设有无菌物品贮藏室以存放无菌敷料和器械等;库房用于存放必要的药品、器材和仪器。洗手间设备包括感应或脚踏式水龙头、无菌刷子、洗手液、无菌擦手巾、泡手桶等。其他附属工作间,如更衣室、接待患者处、护士站、值班室、厕所、沐浴间和污物间等亦应设置齐全、布局合理,以防止交叉污染。

7. 手术室分区　按洁净程度将手术室分为三个区域:洁净区、准洁净区和非洁净区。分区的目的是控制无菌手术的区域及卫生程度,减少各区之间的相互干扰,防止医院内感染。

(1)洁净区　包括手术间、洗手间、手术间内走廊、无菌物品间等,洁净要求最为严格,应设在内侧。非手术人员或非在岗人员禁止入内,此区内的一切人员及其活动都须严格遵守无菌原则。

(2)准洁净区　包括器械室、敷料室、洗涤室、消毒室、手术间外走廊等,设在中间。该区实际是由非洁净区进入洁净区的过渡性区域,进入者不可大声谈笑和高声喊叫,凡已做好手臂消毒或已穿无菌手术衣者,不可再进入此区,以免污染。

(3)非洁净区　包括办公室、标本室、污物室、资料室、值班室、更衣室、医护人员休息室和手术患者家属等候区。一般设在最外侧。交接患者处应保持安静,核对患者及病历无误后,患者换乘手术室推车进入手术间,以防止外来车轮带入细菌。

8. 出入路线　出入路线的布局设计需符合功能流程及洁污分区要求,应设三条出入路线,即患者出入路线、工作人员出入路线、器械敷料等循环供应路线,尽量做到相互隔离,避免交叉污染。

二、手术室的管理

建立健全各项规章管理制度,明确各类人员职责是提高工作效率和护理质量、防止差错事故的重要保证。

1. 手术室一般规则　手术室内一般应遵循以下规则:

(1)除参加手术及相关人员外,其他人员一律不准随便进入手术室。医护人员患有急性上呼吸道感染、急慢性皮肤感染性疾病者,不可进入手术室,更不能参加手术。

(2)凡进入手术室的人员,必须按规定更换手术室的清洁衣裤、口罩、帽子、拖鞋等;外出时换外出衣和鞋。

(3)手术室内保持肃静、严禁吸烟、不可随意走动。

(4)所有工作人员须严格遵守手术室的规章制度和无菌操作的基本原则,并相互监督。

（5）手术室工作人员应坚守岗位，随时准备接收急诊手术患者。

（6）无菌手术与有菌手术严格分开，若在同一手术间内接台，则先安排无菌手术，后做污染或感染手术。

（7）手术室内备齐急救物品，择期手术提前一天准备好手术器械和用品。

2.手术室参观制度

（1）凡来参观者必须经有关部门同意，由手术室护士长安排，在指定的手术间和限定的时间内参观。有条件者最好在教学参观室观看闭路电视。

（2）根据手术间面积等因素严格限定参观人数，一般手术间不超过4人。

（3）参观者应遵守手术室管理规则，接受医护人员的指导，参观时不能距离手术人员和无菌区域过近，以避免污染。

3.患者接送制度

（1）手术前使用手术专用推车将患者接入手术间。接患者时严格查对姓名、床号、住院号等，确认无误。

（2）患者进入手术室后需戴清洁帽、鞋套等。巡回护士需核查术前准备是否完善，检查病历、特殊用药、相关检查资料等是否带齐。不要带贵重物品进手术室，若已带来，需当面点清，术后交接。

（3）手术结束后，待生命体征平稳、病情许可时，护送患者回病房。

4.手术室清洁消毒制度

（1）每台手术完毕后，撤去污染布类，清除污物，清洗器械。对手术间通风，用消毒液擦拭各处的污迹和地面，更换清洁手术床单及枕套。

（2）每日早晨或晚上，用紫外线消毒60 min或臭氧消毒30 min。

（3）每周末彻底大扫除一次，冲洗地面、墙壁，擦净门窗、器械桌、无影灯等，然后关闭门窗进行熏蒸消毒。

（4）特殊感染手术后，立即做室内空气熏蒸消毒，必要时可重复；布类打包后注明特殊感染，再送供应室；器械用消毒液浸泡或煮沸消毒后再彻底冲洗，然后灭菌备用；敷料集中焚烧。

（5）每日检查一次灭菌包，超过一周需重新灭菌；每周集中更换一次泡盘及器械浸泡消毒液；每月定期做细菌培养，包括手术室内空气、灭菌物品等。

三、手术室护士职责和工作内容

为了满足手术需要，手术室主要设洗手护士、巡回护士、供应护士等主要工作岗位。

1.洗手护士　又称手术护士或器械护士。其工作范围仅限于无菌区内，职责是严格执行和监督无菌技术操作规程，管理器械台，传递器械物品，配合手术医师完成手术。具体工作内容如下：

（1）手术前　根据手术需要准备手术中所需的器械和物品，必要时与手术医师取得联系，了解其术中特殊要求；手术开始前15～20 min洗手、穿无菌手术衣、戴无菌手套；铺设无菌器械台，并将器械物品分类排列整齐；与巡回护士一起清点手术器械和物品；配合医师进行手术区皮肤消毒、铺无菌巾单。

（2）手术中　严格遵守无菌原则，保持器械台和无菌区的整洁、干燥；监督手术人员的无菌操作;根据手术进程和手术医师要求及时、准确地传递各类器械和物品,并将使用过的器械和物品及时收回、清洗,摆放整齐;妥善保存手术中切取的标本;关闭切口前与巡回护士再次核对手术器械和物品;配合手术者用无菌敷料覆盖切口、包裹引流管等。

(3)手术后　彻底刷洗手术器械,擦干后放回器械间。对传染性疾病患者手术后器械,应按照有关规定和方法进行处理。切下的病理组织标本置标本容器内,交手术医师。

2.巡回护士　巡回护士是手术间内的负责护士。其工作范围在所负责手术间内的无菌区以外,在患者、手术人员、麻醉医师及其他人员之间巡回工作。职责是接待患者,配合麻醉,安置手术体位,配合手术做台下的巡回护理工作,监督手术人员的无菌操作规程。具体工作内容如下:

(1)手术前　检查手术间的清洁与消毒情况,检查手术照明、吸引、供氧、供电等系统性能是否完好;热情接待患者,做自我介绍,消除患者的恐惧心理;核准患者和病历,检查禁饮食、麻醉前用药、皮肤准备等情况;协助麻醉师实施麻醉;根据手术需要摆放手术体位;协助手术护士和手术医师穿无菌手术衣、戴无菌手套;提供手术区皮肤消毒药液;与手术护士一起清点手术器械和物品,并做好记录;连接电刀和吸引器等;根据需要为手术人员提供手术凳或脚踏凳。

(2)手术中　提供手术台上需要的各种物品;执行手术中医嘱,按需输液、输血,并保证静脉通路通畅;配合麻醉师观察患者情况,一旦出现异常积极协助处理;配合手术护士保存和妥善处理手术中取下的标本;负责与外界(如病理科、影像科、化验室、血库及其他临床科室等)联络;关闭切口前,与手术护士再次核对手术器械和物品,并做好记录和签字。

(3)手术后　配合手术医生固定切口敷料和引流管、包扎石膏等;清点患者携带的物品,并护送患者离开手术间;按要求对手术间进行整理、清洁和消毒。

3.供应护士　供应护士的工作场所在器械间和敷料间,不到手术间直接配合手术。职责是负责手术室器械、敷料的管理及器械包、敷料包的准备,保证手术所需物品的供应。具体工作内容如下:

(1)器械管理和准备　定期检查各类器械的性能,对性能不可靠的进行替换;对各种器械进行保养和分类保存,精密仪器、贵重设备有专人管理;做好择期、急症和节假日等各类手术备用手术器械包的打包和灭菌工作。

(2)敷料管理和准备　每日定时检查敷料柜,补足缺少的各种敷料;做好择期、急症和节假日等各类手术备用敷料的制备、打包和灭菌工作。

(3)物品管理和准备　每日定时检查常用物品如手套、各种引流物、导尿管、缝合针、缝合线、液状石蜡、凡士林纱布等是否够用,及时补充不足的物品,并做好上述物品的准备和消毒工作,还应做好电切刀、内镜等特殊设备的准备和消毒工作。

第二节　物品的准备和无菌处理

一、常用手术物品的准备

(一)常用手术器械

1.手术刀　手术刀主要用于切开和分离组织。手术刀由刀柄和可装卸的刀片两部分组成(图5-1),一般二者分别存放和消毒。刀柄根据其长短及大小分为7、4、3号三种规格,一把刀柄可安装几种不同型号的刀片;刀片按其形态可分为圆刃刀及尖刃刀,并有各种大小规格。装载刀片时,用持针器夹持刀片前端背部,使刀片的缺口对准刀柄前部的槽孔,稍用力向后拉动即可装上;卸载刀片时,用持针器夹持刀片尾端背部,并向上稍用力提出槽孔,向前推即可卸下(图5-2)。

常用解剖器械
及使用方法

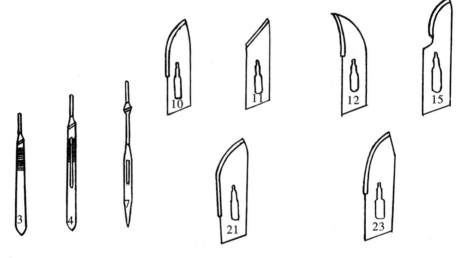

图5-1　各种刀柄及手术刀

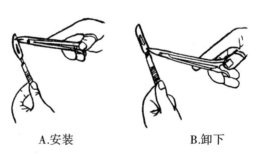

A.安装　　　　　　　　B.卸下

图5-2　手术刀片的装卸方法

2.手术剪　手术剪分组织剪和线剪两大类(图5-3)。组织剪用于剪断、分离组织,有直、弯,钝、尖及长、短之分,通常浅部手术操作使用直剪,深部手术操作使用弯剪。线剪多为直剪,用于剪线、修剪引流物和敷料等,浅部剪线使用尖头剪,深部剪线使用钝头剪。

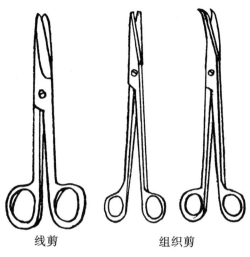

线剪　　　　　组织剪

图 5-3　各种手术剪

3. 手术钳　手术钳种类繁多,主要有以下几种(图 5-4):

(1)止血钳　又称血管钳。主要用于钳夹止血及钝性分离等。有直、弯,有齿、无齿及长、短之分,细小的止血钳又称蚊式钳。直钳用于浅部止血,弯钳用于深部止血、分离操作、带线结扎、扶持组织进行缝合等,蚊式钳用于精细止血和分离操作。有齿直钳(称 Kocher's,柯克钳)用于钳夹较厚和易滑脱的组织,如将要切除的胃或肠等。

(2)持针钳　又称持针器。用以夹持缝针进行缝合及持钳打结。其基本结构与血管钳类似,但前端齿槽床部短,柄部长,钳叶内有交叉齿纹,弹性和稳定性较好。持针钳也用于装卸手术刀片。

(3)组织钳　又称鼠齿钳或爱丽斯钳(Allis)。其前端稍宽,有一排细齿,闭合时互相嵌合。用于夹持组织(如皮下组织、要切除的组织、皮瓣等)作为牵引。

(4)布巾钳　前端弯而尖,似蟹的大爪,能交叉咬合。主要用于钳夹固定手术巾,防止术中手术巾移位。

(5)卵圆钳　又称海绵钳或环钳。钳的前部呈环状,分为有齿和无齿两种。前者也叫作持物钳,主要用于夹持、传递已消毒的器械物品,也用于夹持消毒棉球做手术区皮肤消毒。后者主要用于夹提胃、肠等脏器组织。

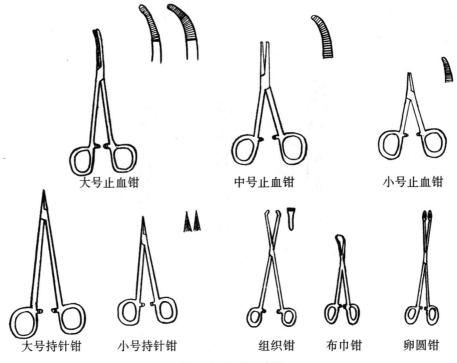

图5-4　各种手术钳

4. 手术镊　用于夹持组织,便于分离、剪切和缝合等操作。分有齿、无齿及大、中、小号(图5-5)。有齿镊夹持牢固、对组织有一定的损伤作用,用于夹持皮肤、肌腱等坚韧组织。无齿镊对组织的损伤较轻,用于夹持肠管、血管、神经及黏膜等较脆弱的组织。

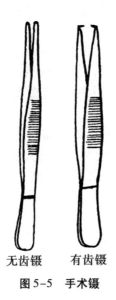

图5-5　手术镊

5. 牵开器 又称拉钩。用于牵开组织,显露深部手术野,便于手术操作,可分为手持拉钩和自动拉钩两类,有大、中、小之分;根据使用范围、形状等又有不同别名(图5-6)。手持拉钩钩浅或钩小者,用于牵开各类手术的皮肤切口和浅部组织(如腹壁、甲状腺、肌肉等),钩深或钩大者,用于牵开体腔(如腹腔、胸腔)。自动拉钩主要用于牵开胸腔和腹腔。

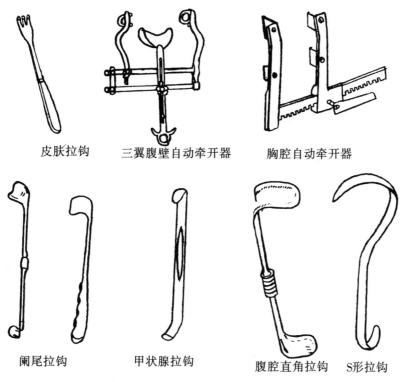

皮肤拉钩　三翼腹壁自动牵开器　胸腔自动牵开器

阑尾拉钩　甲状腺拉钩　腹腔直角拉钩　S形拉钩

图5-6　各种牵开器

6. 缝合针 用于缝合组织。有直针和弯针两类。根据弯曲的弧度分为1/4圆、1/2圆和3/8圆,根据针尖的断面分为圆针、三角针、铲形针等(图5-7)。圆针对组织损伤小,用于缝合肌肉、脏器、血管、神经、皮下等软组织;三角针锋利、穿透力强,用于缝合皮肤、软骨等坚韧组织。

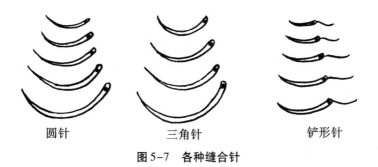

圆针　三角针　铲形针

图5-7　各种缝合针

7.吸引器头 用于吸引手术野渗血、渗液、空腔脏器内容物、手术野冲洗液等。有弯头和直头两种(图5-8)。使用时接上吸引导管,并与吸引器连接。

8.缝合线 用于结扎血管、缝合组织和脏器,线的粗细以号码表示,号码越大,表示线越粗,反之线越细。规格由粗至细有10号、7号、4号、1号及0号等数种。分为不可吸收和可吸收两类。

(1)不可吸收缝线 此类线不会被组织酶消化。

丝线:系优质蚕丝制成,在体内不能被吸收,抗拉力强,组织反应小,打结后不易滑脱,价廉,易于消毒,故用途最广。用于缝合皮肤、皮下组织、腹膜、筋膜、肌肉、肠管等,也用于结扎、缝扎血管等。

合成线:一般为带缝针的无损伤缝线,为高分子化合物,能长期保持张力和强度,组织反应小,但有的打结后易滑脱。有尼龙线、涤纶线、泰氟隆线、普罗纶线等多种缝线。多用于心血管、整形及显微外科手术。

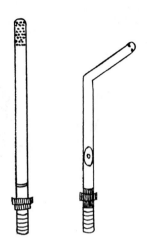

图5-8 各种吸引器头

金属线:如不锈钢丝、钽丝、银丝等,直径为0.1~1.5 mm,拉力大、组织反应小,价格较高,不易打结。用于骨折固定,缝合肌腱、软骨,也可用于腹部切口减张缝合。

(2)可吸收缝线 此类线可由体内酶消化而被组织吸收。

肠线:用于缝合胃肠、子宫、膀胱、胆管等,能避免因线结引起结石或腹腔肠管粘连。分为普通肠线(6~10 d吸收)与铬制肠线(经铬酸处理,10~20 d吸收)两种,临床常用的为铬制肠线。

化学合成线:聚乙交酯-丙交酯可吸收缝线,为带缝针的无损伤缝线,近年来在临床已广泛应用。其具有良好的生物相容性、强度高、质地平滑、打结容易、柔韧性好、可降解为二氧化碳和水。抗张强度维持时间超过伤口愈合时间,15 d后开始吸收,1个月后大部分吸收,2~3个月完全吸收。

9.引流用物 用于脓肿、创面或体腔内渗血、渗液、积气等引流,具有预防和治疗感染的作用。常用的引流物有以下几种:

(1)纱布引流条 为纱布剪成小条梳去毛边制成。包括凡士林纱条、碘仿纱条、生理盐水纱条、碘附纱条等,用于浅表创面引流、脓肿切开后引流及覆盖供皮区创面等。

(2)乳胶片 为乳胶手套剪成条状制成。用于皮下浅层组织引流。

(3)烟卷引流条 为纱布卷外套薄乳胶片制成,直径1 cm左右,长15~20 cm。插入伤口的部分剪数个侧孔,主要凭借纱布的虹吸作用,引出伤口内渗出物。用于腹腔和深部创口引流。

(4)引流管 为粗细不等的乳胶、橡胶、硅胶、塑料类制品,种类较多,应用广泛。①普通引流管:用于胸腔、腹腔及深部创腔引流,可按需选择合适的管径和材质,放入前在引流管前端剪2~3个侧孔。②负压球引流管:由引流管和收集液体的负压球组成,引流管前端为扁管,有数十个小孔。用于甲状腺、乳腺、胆囊切除等渗出液较多的伤口引流。③套管式引流管:由粗、细不同的两管相套而成,粗管前端的管壁上有数排小孔,细管套插于粗管中,吸引器接细管可做持续吸引。此管能将腹腔内液体吸出而不易被组织堵塞。用于腹腔、肠瘘等引流。④T形引流管:外观呈"T"字形。用于胆总管切开术后的胆汁引流。⑤蕈状引流管:头端膨大,正、侧孔多个,置入后不易脱出和移位,也不易被腔外软组织或腔内固体物质所阻塞。用于膀胱及胆囊造口引流等。

(二)布类和敷料

1. 布类　包括手术衣、手术单及手术包的包布等;敷料包括纱布类和棉花类。布类和敷料名称、规格及用途见表5-1。

表5-1　手术室常用布类及敷料

名称	规格	用途
手术衣	身长 120 ~ 145 cm,袖长 70 ~ 80 cm,腰围 150 ~ 170 cm。腰带左右各一,带长 70 cm。袖口具有松紧性,前襟的胸腹局部为双层	手术人员洗手后再穿,用于遮盖身体,起无菌隔离作用
手术巾(切口巾)	单层单,80 cm×50 cm	手术区皮肤消毒后,将其覆盖于手术切口四周
中单	单层单,200 cm×80 cm	遮盖手术切口头端和足端,包括上、下未消毒部位及器械台等
剖腹单(大单)	规格为 300 cm×160 cm,距头端 100 cm 处中心开一 25 cm×7 cm 的孔,孔的上端有一红色三角标志。除四周 30 cm 为单层外,其余部分均为双层	用于腹部手术,覆盖于手术巾及中单之上,开孔处对准手术切口
孔巾(洞巾)	80 cm×50 cm,正中开一直径约 9 cm 的圆孔,孔周 20 cm 为双层	用于小手术、椎管内阻滞及各种穿刺操作等
包布	双层单,大号 110 cm×110 cm,中号 80 cm×80 cm,小号 50 cm×50 cm	用于包裹手术器械、手术衣及敷料等
纱布块	大号 40 cm×10 cm,小号 10 cm×10 cm	用于手术拭血、覆盖伤口等
纱布垫	40 cm×40 cm,由 6 ~ 8 层纱布制成,其一角嵌入一小金属环,并有一 20 cm 长布带	使用时用盐水浸湿,用于保护脏器组织,也用于术中拭血
纱布球	用 15 cm×15 cm 纱布制成球状或三角形	用于皮肤消毒,压迫深部出血点或拭血等
剥离子(花生米)	用 5 cm×5 cm 纱布,将四周毛边向内折卷紧,用线缝制成如花生米大小的球形	使用时用弯止血钳夹住,用于分离粘连组织

2. 布类的折叠和包裹

(1)布类的折叠

手术衣:双手从衣内面提起两肩向外翻转并对折,使正面完全包裹在内,铺在台上,放好衣袖系好带子,将两侧后襟分别纵向向中线折叠再对折 2 次,最后在两端对折 2 次,折成方形,衣领在上。

剖腹单:有三角标志在下铺于台上,以洞口为中心,四周做扇形折叠,先折头端和脚端,再左右两边扇形折叠后对折,最后两头对折,折成方形(头端离洞近折三层,脚端远折五层)。

中单:先纵行对折两次,再毛边在上两端向中部扇形折叠,最后对折。

手术巾:两边以幅宽的1/4做扇形折叠,再两端向中部扇形折叠,最后对折。

(2)布类的包裹 一般手术衣5件为一包;手术敷料包一般手术巾4块、盘套1个、中单2块、剖腹单1块为一包。包裹内的布单应按铺单相反的顺序放置,包布有内、外两块,包好后行十字包扎,包外用小牌注明包的名称、灭菌日期,并签名。

(三)手术物品的传递

尽管现代化手术室多备有电刀、电凝、吻合器、一次性缝合针线等,也有的手术是在镜(如腹腔镜、胸腔镜、膀胱镜)下完成,但这些先进的设备和方法并不能完全取代开放性手术和手工操作,故器械物品的传递仍是手术护士的主要工作。

1.器械物品传递的基本规律 手术操作包括切开、止血、结扎、分离和缝合等,器械物品的传递应围绕这些基本操作展开。

(1)切开操作 切开皮肤时递乙醇纱球、有齿镊、干纱布、刀、直止血钳、结扎线、线剪等;切开其他组织时递无齿摄、刀、湿纱布、弯血管钳、组织剪、结扎线、线剪等;切开腹膜时递两把弯止血钳、刀、组织剪、拉钩、吸引器头、热盐水纱垫、洗手盐水等;切开胃或肠时另需递纱布吸附腔内液防止污染,还需递0.5%碘伏棉球消毒残端;阑尾切除后依次递苯酚、70%乙醇、生理盐水棉签涂擦残端。

(2)止血与结扎操作 浅部出血时递止血钳、结扎线或缝扎线、线剪;深部止血时递长弯血管钳、钳带结扎线或缝扎线、线剪等。

(3)分离操作 分离一般组织递2~3把弯止血钳、组织剪或刀、结扎或缝扎线、线剪等;分离粘连组织另需递剥离子。

(4)缝合操作 缝合皮肤时递乙醇消毒棉球、有齿镊、三角针、线剪等;缝合其他组织时递无齿镊、圆针、线剪等。

2.器械物品传递的基本方法

(1)器械类 应以柄端轻击手术者的手掌,以提示对方握持。①手术刀,应握住刀柄中前段背侧,将刀柄尾端递给术者(图5-9);②环柄器械,应持器械前段或中段,弯钳、弯剪应弯曲面朝上,将柄端递给术者(图5-10);③缝针,应先用持针钳的前端夹持缝针的中、后1/3交界处,再穿入缝线,将缝线重叠1/3,并将重叠部分嵌于钳叶前端缝隙之间,以防滑脱。传递时,应使针尖朝上,并以掌心托住缝线,以防缝线脱出,将柄端递给手术者(图5-11)。

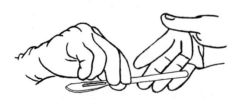

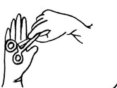

图5-9 手术刀的传递　　　　　　图5-10 环柄器械的传递

（2）缝线　目前以一次性单根线应用为多。应使用生理盐水湿润后传递给手术者,深部结扎时,需用止血钳夹线的一端,将钳的柄端递给术者。

（3）纱布、纱垫　应先用生理盐水浸湿,拧干后抖开再传递。

（4）手动拉钩　应先头端浸生理盐水后,再传递。

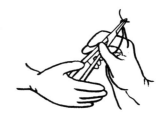

图5-11　持针钳的传递

二、器械、物品的无菌处理

手术中所使用的器械和物品必须经无菌处理,方法参考相关章节。

第三节　手术人员的准备

（一）一般准备

1.更衣　手术人员应保持身体清洁,剪除过长的指甲。进入手术室时,首先换上手术室专用鞋;穿洗手衣时应取下身上的全部饰物,内、外衣尽可能都换下,避免衣领、袖外露,将洗手衣上衣扎入裤中;戴好帽子和口罩,帽子要遮盖住全部头发,口罩要遮住口和鼻(图5-12)。

2.无菌器械台的准备　无菌器械台应根据手术的性质、范围进行大小选择。无菌器械台的准备由巡回护士和器械护士联合完成。

巡回护士准备好器械台,将手术包、敷料包放于台上,用手打开包布,注意只能接触包布的外面,由里向外展开各角,手臂不可跨越无菌区。用无菌持物钳打开第二层包布,先对侧后近侧。

器械护士刷洗完手后,用手打开第三层包布。铺在台面上的无菌巾共6层,无菌单应下垂至少30 cm。器械护士穿好无菌手术衣和戴好无菌手套后,将器械按使用先后分

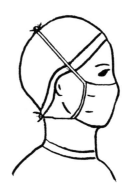

图5-12　戴帽子、口罩

类,顺序从左向右摆于器械台上,一般顺序为血管钳、刀、剪、镊、拉钩、深部钳和备用器械。放置在器械台内的物品不能伸于台缘以外。如果无菌器械台上的无菌单被水浸湿则认为已被污染,应立即加盖无菌单。若为备用无菌器械台,应该用双层无菌巾盖好,有效期为4 h。

（二）外科手消毒

通过机械性洗刷及化学消毒的方法,尽可能除去双手及前臂的病原微生物,即外科洗手。传统的常规外科洗手方法是肥皂水刷手法,但逐渐被消毒剂刷手法所代替。

1.肥皂水刷手法

（1）先将双手及前臂用肥皂和清水洗净。

（2）用消毒毛刷蘸取消毒肥皂液刷洗双手及前臂,从指尖到肘上10 cm。刷洗时,

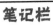

把每侧手臂分成从指尖到手腕、从手腕至肘及肘上 10 cm 三个区域依次刷洗,每一区域的左、右侧手臂交替进行。刷手时应重点注意甲缘、甲沟及指蹼等处。刷完一遍,指尖朝上肘向下,用清水冲洗手臂上的肥皂水。刷完第一遍后,更换消毒毛刷,以相同方法再刷洗两遍,三遍共约 10 min(图 5-13)。

(3)用无菌小毛巾自手向上依次擦干至肘上,擦过肘部的毛巾不可再擦手部,以免污染,更换无菌小毛巾用相同的方法擦干另一手臂(图 5-14)。

(4)将双手及前臂浸泡在 70% 乙醇桶内 5 min,浸泡范围至肘上 6 cm 处。若对乙醇过敏,可改用 1:1 000 苯扎溴铵溶液浸泡,也可用 1:5 000 氯己定溶液浸泡 5 min。

(5)浸泡消毒后,保持拱手姿势待干,双手不得下垂,不能接触未经消毒的物品。否则需重新浸泡消毒。

2. 碘伏刷手法

(1)按传统肥皂水刷手法刷洗双手、前臂至肘上 10 cm,约 3 min。清水冲净,用无菌巾擦干。

(2)用浸透 0.5% 碘伏的纱布,从一侧手指尖向上涂擦直至肘上 6 cm 处,同法涂擦另一侧手臂,注意涂满,时间为 3 min。换纱布再擦一遍。保持拱手姿势,自然干燥。

目前应用的消毒液品种还有很多,如碘尔康、活力碘等,使用方法基本相同。

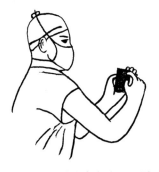

图 5-13 手臂消毒方法——刷手

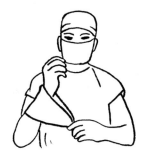

图 5-14 手臂消毒方法——擦干手

(三)穿无菌手术衣及戴手套

1. 穿无菌手术衣

(1)进入手术间,自器械台上拿取折叠好的无菌手术衣,选择较宽敞处站立,手提衣领,抖开,使手术衣的另一端下垂。注意勿使手术衣触碰到其他物品或地面。

(2)两手提住衣领两角,衣袖向前位将衣展开,使衣的内侧面面对自己。

(3)将衣向上轻轻抛起,双手顺势插入袖中,两臂前伸,不可高举过肩,也不可向左右侧撒开,以免碰触污染。

(4)巡回护士在穿衣者背后抓住衣领内面,协助将袖口后拉,露出双手,并系住衣领后带。

(5)穿衣者双手交叉,身体略向前倾,用手指夹起腰带递向后方,由背后的巡回护士接住并系好腰带。穿好手术衣后,双手保持在腰以上、胸前及视线范围内,并注意双手不能触摸衣服外面或其他物品(图 5-15)。

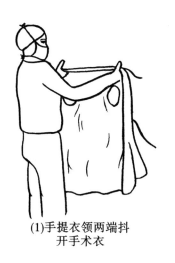
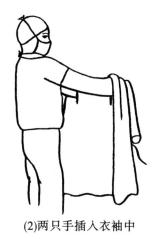
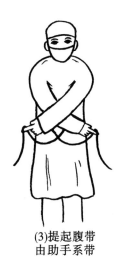

(1)手提衣领两端抖
开手术衣

(2)两只手插入衣袖中

(3)提起腹带
由助手系带

图5-15　穿无菌手术衣

目前许多医院已使用全遮盖式手术衣,它有三对系带:领口一对系带;左襟背部与右襟内侧腋下各一系带组成一对;右襟宽大,能包裹术者背部,其上一系带与左腰部前方的腰带组成一对。穿戴方法:①同传统方法穿上无菌手术衣,双手向前伸出袖口外,巡回护士协助提拉并系好领口的一对系带及左襟背部与右襟内侧腋下的一对系带;②按常规戴好无菌手套;③术者解开腰间活结;④由器械护士直接用戴好手套的手拿住或巡回护士用无菌持物钳夹取右襟上的带子,由术者后面绕到前面或术者旋转身体,使手术衣右襟遮盖背部左襟,将带子交术者与左腰带一起系结于左腰部前。

2.戴无菌手套

(1)用无菌滑石粉涂擦手背、手掌及指间,使之光滑。

(2)捏住手套口的向外翻折部分,取出一副手套,分清左、右侧。

(3)一只手捏住并显露手套口,将另一只手插入手套内,戴上手套,注意未戴手套的手不可触及手套的外面(图5-16)。

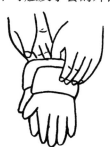
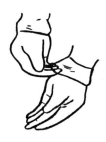
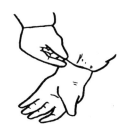

图5-16　戴无菌手套

(4)用已戴上手套的手指插入另一手套口翻折部的内面,帮助另一只手插入手套并戴上。

(5)分别将左、右手套的翻折部翻回,并盖住手术衣的袖口。翻盖时注意已戴手套的手只能接触手套的外面。

(6)用无菌生理盐水冲净手套外面的滑石粉。

穿无菌手术衣、戴无菌手套时需注意:①应在手术室内比较宽敞的区域穿无菌手术衣和戴无菌手套;②如无菌手套或无菌手术衣接触到未消毒的物品,应及时更换;③选用适合自己大小的手套,手套过大或过小都不利于手术操作;④已戴手套的手不能接触手套的内面,未戴手套的手不能接触手套的外面;⑤穿好手术衣,戴好手套后等待手术时,保持拱手姿势或将双手插入手术衣胸前的衣兜内。

(四)脱手术衣及手套

手术完毕,若需进行另一台手术时,必须更换手术衣及手套。先由巡回护士解开腰带及领口系带,再自后背向前反转手术衣,使衣里外翻,注意保护手臂及洗手衣裤不被手术衣外面所污染,脱下手术衣。然后用戴手套的手抓取另一手的手套外面翻转脱下,用已脱手套的拇指伸入另一手套的里面翻转脱下,注意保护手不被手套外面所污染,最后脱去手套。

无菌性手术完毕,如果手套未破,在需连续施行另一手术时可不用重新刷手,脱去手术衣和手套后,用70%乙醇泡手5 min,或用0.5%碘伏擦手和前臂3 min,再穿上无菌手术衣,戴上无菌手套,即可进行下一台手术。若前一台手术为污染手术,则连台手术前应重新洗手。

第四节　患者的准备

(一)一般准备

手术患者须做好手术准备,提前送达手术室。手术室护士应热情接待患者,按手术安排表仔细核实患者,确保手术部位准确无误,点收所带物品和药品。同时,加强对手术患者的心理准备,减轻其焦虑、恐惧等心理反应,以配合手术的顺利进行。

(二)手术体位

1.一般准备　根据手术要求的不同,由巡回护士协助手术医师摆放患者的体位。手术患者体位应充分显露手术区域,使手术顺利进行。其要求是:①充分暴露手术区域,同时减少不必要的裸露;②最大限度地保证患者的安全与舒适;③肢体及关节托垫须稳妥,不能悬空;④保证呼吸和血液循环通畅;⑤避免血管、神经受压;⑥妥善固定,防止各部位肌肉扭伤;⑦摆放体位时注意适当地使用软垫和沙袋,以防长时间压迫造成皮肤损害。

常用的手术体位有:仰卧位、侧卧位、俯卧位、截石位等。

(1)仰卧位(图5-17)

1)水平仰卧位　适用于腹部、胸前手术。仰卧,两臂用中单固定于体侧,头部置软枕,腰曲、腘窝和足跟各置软垫,膝部加约束带固定。

2)上肢外展仰卧位　适用于乳房及腋部手术。仰卧,手术侧靠近手术床边,肩胛下置软垫,上肢伸直,外展90°置于托臂板上,对侧上肢用中单固定于体侧,其余与水平仰卧位相同。

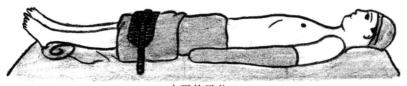

水平仰卧位

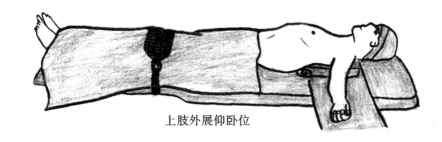

上肢外展仰卧位

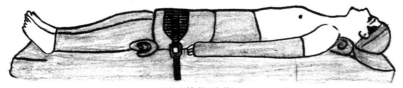

颈过伸仰卧位

图 5-17 仰卧位

3）颈过伸仰卧位　适用于颈前部（如甲状腺、气管）手术。仰卧，手术台躯干部抬高 10°～20°，头板适当下落，颈后垫以圆枕，双肩下垫肩枕，使颈过伸头后仰或转向健侧，其余与水平仰卧位相同。

（2）侧卧位

1）胸部手术侧卧位　适用于胸腔手术。健侧侧卧 90°，背部、胸部、腋下各垫一软枕，两上肢伸直固定于托臂架上、下层，位于上方的下肢屈曲，下方的下肢自然伸直，两膝、踝间分别垫软垫，髋部和膝部用固定带固定（图 5-18）。

2）肾手术侧卧位　适用于肾手术。健侧侧卧 90°，肾区对准手术床腰桥，腰部垫软垫，将手术床腰桥摇起，位于上方的下肢伸直，下方的下肢屈曲，手术床的头板和足板适当降低，其余与胸部手术侧卧位相同（图 5-18）。

（3）俯卧位　适用于脊柱及其他背部手术。俯卧，头偏向一侧，两臂半屈置于头旁，头部、上胸部、耻骨及髂嵴处各垫一软枕，使腹部不接触床面，减轻对胸腹部的压迫，小腿、足背垫以软枕，使踝关节自然下垂，腘窝部用固定带固定，手术床的头板和足板适当降低（图 5-19）。

（4）截石位　适用于会阴部、肛门、尿道等手术。仰卧，臀部下移，使骶尾部低于背板下缘，必要时臀下可垫一小枕，穿上腿套，两腿分别置于左右搁腿架上，腘窝部垫软垫，用固定带固定（图 5-20）。

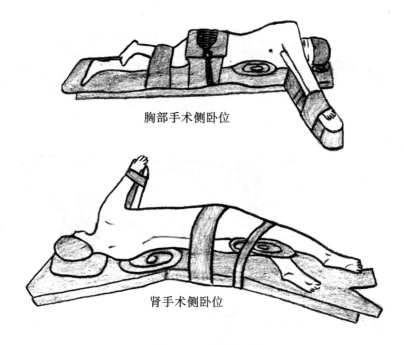

胸部手术侧卧位

肾手术侧卧位

图 5-18　侧卧位

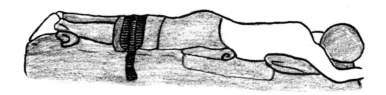

图 5-19　俯卧位

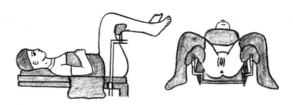

图 5-20　截石位

(三)手术区皮肤消毒

患者手术体位安置好后,巡回护士帮助手术医师进行手术区的皮肤准备,即消毒,目的是消灭手术切口处及其周围皮肤上的细菌,防止细菌进入创口内造成污染,是无菌术的一个重要环节。

1. 备皮　手术前,患者手术区域应用肥皂水擦洗并剃毛,若皮肤上有较多的油脂或胶布粘贴的痕迹,应用汽油或乙醚拭去,再用消毒剂消毒皮肤。

2. 皮肤消毒　常用的方法有以下几种。①碘酊和 70% 乙醇:一般部位皮肤(面部、会阴部及婴儿皮肤除外)消毒可先用 2.5% ~3.0% 碘酊涂擦手术区皮肤,待碘酊干后,再用70%乙醇涂擦两遍,脱净碘酊。②碘伏:作用持久,刺激性小,广泛适用于(包括面部、会阴部及婴儿)皮肤、黏膜及腔道的消毒,涂擦两遍即可。③苯扎溴铵、氯己定溶液:同为0.1%溶液涂擦两遍,用途同碘伏相似。

注意事项:①涂擦上述药液时,应由手术区中心部向四周涂擦。如为感染伤口或会阴、肛门区手术,则应自手术区外周向感染伤口或会阴、肛门处涂擦。已经接触污染部位的药液、纱布,不应再返擦清洁处。②手术区皮肤消毒范围要包括手术切口周围15 cm的区域。如手术有延长切口的可能,则应事先相应扩大皮肤消毒范围。

（四）手术区铺单法

手术区消毒后,需铺无菌布单。其目的是除显露手术切口所必需的最小皮肤区以外,其他部位均需予以遮盖,以避免和尽量减少手术中的污染。小手术仅盖3~4块治疗巾或一块洞巾即可,对较大手术,则须铺盖治疗巾、中单和大单。原则是除手术区域外,至少要有两层无菌布单遮盖。一般的铺巾方法如下:用四块无菌巾,每块的一边双折少许,在切口每侧铺盖一块无菌巾,盖住手术切口周围。通常先铺操作者的对面,或铺相对不洁区,最后铺靠近操作者的一侧,并用布巾钳将交角处夹住,以防止移动。无菌巾铺下后,不可随便移动,如果位置不准确,只能由手术区向外移,而不应向内移动。然后,根据手术部位的具体情况,再铺中单或大单。大单的头端应盖过麻醉架,两侧和足端应垂下超过手术台边30 cm以上,如图5-21。

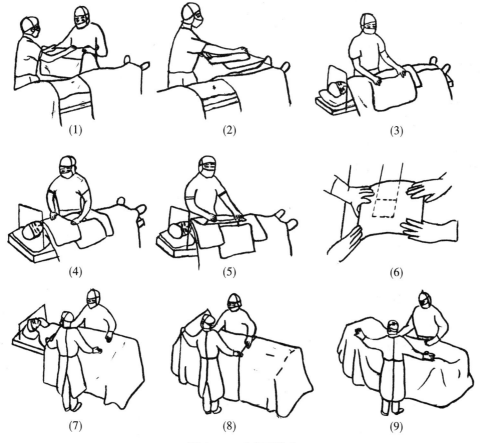

(1)　　　　　(2)　　　　　(3)

(4)　　　　　(5)　　　　　(6)

(7)　　　　　(8)　　　　　(9)

图5-21　手术区铺巾

第五节 手术室的无菌操作原则及手术配合

（一）手术室的无菌操作原则

1. 明确无菌概念和无菌区域 手术人员一经洗手,手臂即不准接触未经消毒的物品。穿无菌手术衣及戴好无菌手套后,背部、腰部以下和肩部以上均应视为有菌区,不能再用手触摸。手术人员的手臂应肘部内收,靠近身体,既不可高举过肩,也不可下垂过腰或交叉放于腋下。手术台边缘以下视为有菌区,布单不可接触,凡下坠超过手术台边缘以下的器械、敷料等一概不可再取回使用。无菌器械台仅台缘平面以上属无菌,手术人员不得扶持无菌器械台的边缘。

2. 保持无菌物品的无菌状态 无菌区内所有物品都必须是灭菌的,若无菌包破损、潮湿或可疑污染时均应视为有菌。手术中若手套破损或接触到有菌物品,应立即更换无菌手套,前臂或肘部若受污染应立即更换手术衣或加套无菌袖套。无菌区的布单若被浸湿即失去无菌隔离作用,应加盖干的无菌巾或更换新的无菌单。

3. 保护皮肤切口 切开皮肤前,一般先用无菌聚乙烯薄膜覆盖,再经薄膜切开皮肤。切开皮肤和皮下脂肪层后,边缘应以大纱布垫或手术巾遮盖并固定,仅显露手术野。凡与皮肤接触的刀片和器械不应再用,延长切口或缝合前再用70%乙醇消毒皮肤一次。手术中途因故暂停时,切口应用无菌巾覆盖。

4. 正确传递物品和调换位置 手术者或助手需要器械时应由器械护士从器械升降台侧正面方向递给,不可在手术人员背后或头顶方向传递器械及手术用品。手术过程中,手术人员需面向无菌区,并在规定区域内活动,同侧手术人员如需调换位置时,应先退后一步,转过身背对背地转至另一位置。

5. 污染手术的隔离技术 进行胃肠道、呼吸道或宫颈等污染手术时,切开空腔脏器前,先用纱布垫保护周围组织,并随时吸除外流的内容物,被污染的器械和其他物品一般不再使用,应放在盛放污染器械的盘内,避免与其他器械接触。完成全部污染步骤后,手术人员应用灭菌用水冲洗或更换无菌手套。

6. 减少空气污染 手术进行时门窗应关闭,尽量减少人员走动。不使用电风扇,室内空调机风口也不能吹向手术台。手术过程中保持安静,不高声说话,嬉笑,避免不必要的谈话。咳嗽、打喷嚏时须将头转离无菌区。请他人擦汗时,头应转向一侧。口罩若潮湿,应及时更换。

（二）手术配合工作

1. 器械护士的配合 器械护士又称手术护士。术前应了解病情,熟悉手术操作步骤和各种器械的用途,动作熟练,严格执行无菌技术,正确配合手术。

（1）手术前的工作 ①详细核对患者,了解病情。根据手术种类和方式准备手术所需的器械及物品,并检查消毒有效期。②提前20 min洗手,穿无菌手术衣和戴无菌手套,将无菌器械台整理就绪,协助第一助手做皮肤消毒和铺巾。③与巡回护士共同清点器械、纱布、缝针和缝线,以防止物品遗留在患者体内。

（2）手术中的工作 ①手术中要有严格的无菌观念:保持器械台面和手术区的干

燥及无菌,并监督手术人员的无菌操作。②根据手术进行步骤向术者传递器械物品:传递时,以器械柄部轻击术者手掌,手术刀刀锋应朝上,弯钳类弯曲部朝上。传递应准确、敏捷,不可从身体背后传递器械。③做好器械台的管理:如使用过的器械应将血渍擦净,用于不洁部位的器械应分开放置,用于不洁部位的纱布不可再用。手术区多余的器械物品应随时收回、擦净、分类排放整齐。④收集保管手术中切除的标本,术后送病检。⑤关闭体腔或手术结束前,与巡回护士一起清点器械、纱布、缝针、缝线,核对无误再关闭体腔。⑥皮肤缝合后,协助医生擦净皮肤,包扎伤口。

(3)手术后的工作 ①手术结束后,器械护士负责清洗器械和初步消毒,擦干器械,分类打包。精密、锐利器械处理时要小心。②与巡回护士检查、整理、补充手术室内器械物品,为下一台手术做好准备。

2.巡回护士的配合 巡回护士主要负责手术台下的配合工作,如接送患者,患者的术中护理,输血输液,供应术中需要的物品,手术室内外的联络工作等,具体工作内容如下。

(1)手术前的准备 ①检查手术室内器械设备,物品是否齐全,有无故障,保证无误。与器械护士共同准备好器械台。②热情迎接患者,简要向患者介绍有关情况,以消除患者焦虑、紧张心理。详细核对姓名、床号、诊断、手术名称、血型等项目,检查备皮及术前准备情况。③负责患者上手术台,协助麻醉师麻醉,安置并固定手术体位,协助皮肤消毒。④给手术人员提供无菌物品,协助手术人员穿无菌手术衣,用无菌生理盐水冲洗手套上的滑石粉。⑤做静脉穿刺、输液、输血,连接电刀和吸引器等。⑥与器械护士一起清点器械、纱布、缝针及缝线,并做记录。监督手术人员遵守无菌原则。

(2)手术中的工作 ①供应盐水和其他需用物品,执行医生口头医嘱配合手术进行,保证输血输液通畅。如出现紧急情况,要配合抢救。②观察病情,如估计失血量和尿量,并告知麻醉师。观察患者受压部位和约束部位的皮肤和血运情况。③负责手术室的内外联络。④保存和处理手术中切下的标本。⑤关闭体腔前与手术护士共同清点器械物品,做好查对和记录。

(3)手术后的工作 ①包扎伤口,固定引流管并接上引流袋;②完成手术护理记录单;③与麻醉师一起护送患者回病房,并做护理交班;④将标本置于容器内送病理检查;⑤清理手术室内各种用具,归放原处,补充用物,并以紫外线照射消毒。

问题分析与能力提升

王女士,24岁,车祸半小时,查体:左下肢中段开放性骨折,左胸部有擦伤,余无异常。经X射线检查诊断为左股骨干横断性骨折,需立即手术治疗入院。体检:BP 115/70 mmHg,R 12次/min,P 80次/min。患者惧怕疼痛,手术前感觉紧张,有明显焦虑情绪。

讨论:①如何对王女士进行有效的心理疏导护理?②患者入院拟行手术治疗,患者问术前应该注意什么?请你为其进行健康指导。③术后的护理措施有哪些?

同步练习

1. 哪项手术属于限期手术 （ ）
   A. 胃、十二指肠溃疡胃大部切除术 　　　B. 未嵌顿的腹外疝手术
   C. 贲门癌根治术 　　　D. 甲状腺功能亢进的甲状腺腺大部切除术
   E. 脾破裂

2. 下列哪项不是胃肠道手术的术前护理 （ ）
   A. 术前禁食12 h,禁水4 h 　　B. 常规放置胃管 　　C. 术前晚口服番泻叶
   D. 急症手术前必须灌肠 　　E. 幽门梗阻患者术前3 d每晚洗胃

3. 某胃癌患者,拟2 d后行胃大部切除术,哪项不是术晨的准备措施 （ ）
   A. 如有发热应给予退热药 　　B. 如有活动的义齿应取下 　　C. 按医嘱给术前用药
   D. 进手术室前常规排尿 　　E. 测量生命体征

4. 术后各种引流管的观察护理,下列哪项是错误的 （ ）
   A. 妥善固定引流管,防止脱落
   B. 保持引流管通畅,阻止阻塞、扭曲
   C. 观察引流物的量和颜色变化
   D. 胃肠减压管,等到引流液减少后即可拔除
   E. 用引流瓶引流时,注意无菌操作并保持引流管腔内的无菌状态

5. 患者,男,12岁,疝修补术后2 d,T 38 ℃,患者无其他主诉。应考虑为 （ ）
   A. 手术切口感染 　　B. 上呼吸道感染 　　C. 泌尿系感染
   D. 肺部感染 　　E. 外科热

(6～7题共用题干)男性,24岁,急性肠穿孔修补术后2 d,肠蠕动未恢复,腹胀明显。

6. 请为该患者取最舒适的卧位是 （ ）
   A. 平卧位 　　B. 去枕平卧位 　　C. 头低脚高位
   D. 高半卧位 　　E. 低半卧位

7. 护士此时鼓励患者多下床活动,术后早期活动的优点主要是 （ ）
   A. 利于循环系统功能恢复 　　B. 防止肺部并发症 　　C. 防止切口裂开
   D. 防止压疮发生 　　E. 利于伤口愈合

(徐文斌　杜　天)

第六章
手术前后患者的护理

学习目标

1. 掌握:手术前及手术后患者的护理措施;手术后并发症的预防和护理。
2. 熟悉:手术前及手术后护理评估的内容;手术前后患者常见的护理诊断。
3. 了解:围手术期的概念;手术的分类。

外科围手术期是指患者从确定手术开始至术后患者基本康复出院的这一时期,分为三个阶段:手术前期、手术期和手术后期。本章重点介绍手术前和手术后的护理。

围手术期的时间长短,与患者手术类型、手术大小和患者机体耐受能力等因素有关。由于机体受到手术创伤、麻醉及疾病本身的影响,容易引起机体的生理功能紊乱和心理障碍,从而影响机体的防御能力和心理耐受力,直接影响患者预后和康复;手术前后的护理就是通过全方面评估患者的生理、心理状态,提供整体护理,增加患者对手术的耐受性,让患者顺利通过围手术期,预防和减少术后并发症,促进患者康复。

第一节　手术前患者的准备

从患者确定手术到把患者送到手术室这一段时间,称为手术前期。手术是治疗外科疾病的重要手段,然而手术创伤、麻醉及疾病本身的刺激可引起人体生理功能的紊乱和不同程度的心理压力,从而削弱机体的防疫能力和对手术的耐受力,故完善的术前准备是手术成功的重要条件。这一阶段的主要任务是帮助患者做好必要的术前准备,评估和纠正患者现存在及潜在的护理问题,加强健康教育,提高患者对手术和麻醉的耐受力,使手术的危险性降至最低程度。根据患者疾病的轻重缓急,外科手术大致分为三种类型。①急症手术:病情紧急,需要在最短的时间内进行必要的准备后迅速实施手术,如外伤性肝、脾破裂等。②限期手术:手术时间选择有一定的时限性,应在尽可能短的时间内做好术前准备,如各种恶性肿瘤的切除手术。③择期手术:可在充分的术前准备后进行手术,如良性肿瘤的切除术。

笔记栏

【护理评估】

1. 健康史

（1）现病史　了解患者本次发病的诱因、主诉、症状和体征。

（2）既往史　详细了解患者手术史、过敏史、家族遗传史、用药史和个人史等，女性患者还应了解月经史和生育史。

2. 身体状况

（1）生理状况　①年龄：婴幼儿和老年人对手术和麻醉的耐受能力比较差，危险性大，术前应加强评估。婴幼儿的各器官尚未发育成熟，呼吸和循环系统易受麻醉和手术创伤的影响，而且机体抵抗力差，易发生水电质酸碱平衡紊乱，因此，婴幼儿术前应重点评估生命体征、出入液体量和体重变化等；老年人各器官功能退化、代谢调节和组织愈合能力差，而且常伴有高血压、糖尿病、冠心病等慢性病史，使机体手术耐受力下降，其手术危险性和死亡率都明显增高，因此，术前应加强对呼吸、循环、消化和泌尿等各系统的评估。②营养状况：通过测量患者身高、体重、肱三头肌皮肤皱襞厚度和精神面貌及结合实验室检查，全面评估患者的营养状况。营养不良常发生于慢性消耗性疾病如肿瘤患者，营养不良使患者对手术的耐受力下降，手术的风险比较大，术后伤口不易愈合，且伤口容易分发生感染。③体液失衡状况：术前应全面评估患者有无脱水及脱水的类型和严重程度，有无发生水电解质紊乱和酸碱失衡，尤其是婴幼儿和老年人更易发生。④有无感染：评估患者近期有无发生咳嗽、咳痰、体温升高等上呼吸道感染的一些症状，并观察患者手术区周围皮肤是否完整，有无感染。

（2）重要脏器功能　①心血管系统：应评估患者血压、脉搏和四肢末梢循环状况，如皮肤色泽、温度及有无水肿等。还应了解患者有无高血压、冠心病、贫血等增加手术危险性的因素存在。②呼吸系统：术前应加强患者呼吸节律和频率的观察，是否存在影响呼吸的因素存在，如胸廓畸形、哮喘、肺气肿等；了解患者有无吸烟史，对有哮喘、咳嗽、咳痰者还应观察痰液的性质、颜色，必要时进行肺功能检查。③泌尿系统：评估患者排尿情况，有无排尿困难、尿急、尿频、少尿、无尿等症状；通过尿常规检查，观察尿液的颜色、比重、有无红细胞或白细胞，评估患者肾功能情况。④神经系统：患者是否有眩晕、头痛、头晕、耳鸣、步态不稳和癫痫等；了解有无增加手术危险性的因素如颅内压增高或意识障碍等。⑤血液系统：了解是否经常有牙龈出血、皮下紫癜或伤后出血不止等出血倾向。⑥内分泌系统疾病，有无甲亢、糖尿病等。⑦其他：了解有无其他增加手术危险性的因素存在，如肝疾病，有无肝炎病史、肝硬化、腹水等。

3. 辅助检查　进行三大常规、肝功能、生化、肾功能、出凝血时间、X 射线、B 超、CT、MRI、心电图等相关检查，更准确判断和了解患者有无手术禁忌及能否耐受手术。

4. 心理社会状况

（1）心理状况　包括患者的精神及情绪状态、人格类型、信仰、应对能力等。多数患者在手术前会出现紧张、恐惧、焦虑、食欲减退、尿频、心跳增快、血压升高等症状。术前轻度的紧张、焦虑等情绪是机体正常反应，如果过度紧张、焦虑，则会影响机体对手术的耐受能力，增加术后并发症的发生。

（2）社会状况　了解亲属对患者的关心情况，家庭经济状况，医疗费用承受能力等。

【常见护理诊断/医护合作性问题】

1. 焦虑或恐惧　与对医护人员的不信任;缺乏麻醉和手术的相关知识;害怕麻醉和手术意外;担心身体缺陷和术后并发症;顾虑预后和医疗费用等有关。

2. 营养失调　与禁食或进食不足、疾病的消耗、营养摄入不足或吸收减少及分解代谢增强等有关。

3. 知识缺乏　缺乏与疾病治疗、护理、康复等有关的知识。

4. 睡眠障碍　与不适应医院环境、担心手术和疾病预后有关。

5. 有感染的危险　与机体抵抗力下降、营养不良等有关。

【护理措施】

1. 一般护理(术前常规准备)

(1)呼吸道准备　①有吸烟习惯者:术前2周停止吸烟。防治呼吸道分泌物过多,确保呼吸道通畅;②有呼吸道感染者:术前3～5 d应用抗生素,给予有效治疗;③术前鼓励患者练习并掌握深呼吸、有效咳嗽和排痰的方法,即在排痰前,先轻咳几下,使痰液松动,再深吸一口气,用力咳嗽,使痰液顺利排出。指导胸部手术者,练习腹式呼吸;腹部手术者练习胸式呼吸。

(2)胃肠道准备　一般情况下,成人从术前12 h开始禁食,术前4 h开始禁止饮水,以防止因麻醉或术中发生呕吐引起吸入性肺炎或窒息,必要时可进行胃肠减压。胃肠道手术患者术前1～2 d开始进流质饮食,对于幽门梗阻的患者,尚需进行洗胃,一般性手术术前一天做肥皂水灌肠,如果施行的是结肠或直肠手术,于术前2～3 d起口服肠道抑菌药物,并应在术前一天晚上或手术当天早晨行清洁灌肠,以减少术后并发感染的机会。

(3)术前手术区皮肤准备　皮肤准备是预防切口感染的重要环节。皮肤准备主要包括剔除毛发和清洁皮肤。术前一天晚上告知患者沐浴和更换清洁衣服。备皮需准备以下物品:剃毛刀架及刀片、弯盘、治疗碗、皂液棉球、持物钳、毛巾、棉签、乙醚、手电筒及治疗巾等,脸盆内盛有热水。骨科手术还应准备软毛刷、70%乙醇、无菌巾、绷带。现在临床中多用一次性无菌备皮包。

常用手术皮肤准备的范围见表6-1,图6-1～图6-9。

表6-1　常用手术皮肤准备的范围

手术部位	备皮范围
颅脑手术	剃除全部头发及颈项部毛发、保留眉毛(图6-1)
颈部手术	上自唇下,下至胸骨角,两侧至斜方肌前缘(图6-2)
胸部手术	上自锁骨上及肩上,下至脐水平,包括患侧上臂和腋下,胸背均超过中线5 cm(图6-3)
上腹部手术	上自乳头水平,下至耻骨联合,两侧至腋后线,剃除阴毛(图6-4)
下腹部手术	上自剑突,下至大腿上1/3前内侧及会阴部,两侧至腋后线,剃除阴毛(图6-5)
腹股沟手术	上自脐平线,下至大腿上1/3内侧,包括会阴部,剃除阴毛(图6-6)
肾区手术	上自乳头平线,下至耻骨联合,前后均过正中线(图6-7)
会阴部及肛门手术	上自髂前上棘,下至大腿上1/3,包括会阴及臀部,剃除阴毛(图6-8)
四肢手术	以切口为中心包括上、下方各20 cm以上,一般超过远、近端关节或为整个肢体(图6-9)

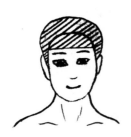

图 6-1　颅脑手术　　　　　　　　图 6-2　颈部手术

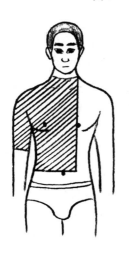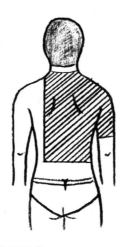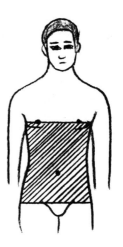

图 6-3　胸部手术　　　　　　　　图 6-4　上腹部手术

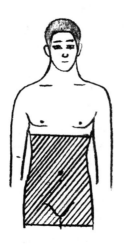
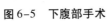
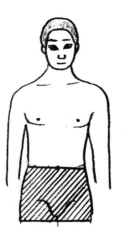

图 6-5　下腹部手术　　　图 6-6　腹股沟和阴囊部手术

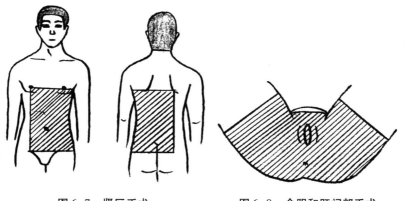

图 6-7　肾区手术　　　　　　　　图 6-8　会阴和肛门部手术

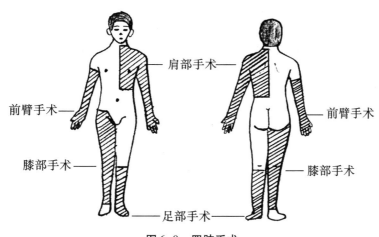

肩部手术

前臂手术　　　　　　　　　　　　前臂手术

膝部手术　　　　　　　　　　　　膝部手术

足部手术

图 6-9　四肢手术

　　备皮方法：①做好解释工作，接患者到治疗室，注意保暖；②铺治疗巾，暴露备皮部位；③用持物钳夹取皂液棉球涂擦备皮区域，一只手绷紧皮肤，另一只手持剃毛刀，分区刮净毛发（图 6-10）；④用热毛巾擦去备皮部位毛发和皂液；⑤剃毕用手电筒照射，仔细检查是否残留毛发；⑥腹部手术者用棉签蘸取乙醚清除脐部污垢和油脂；⑦四肢手术者，入院应每日用温水浸泡手足 20 min，并用肥皂水涮洗，剪去指（趾）甲。

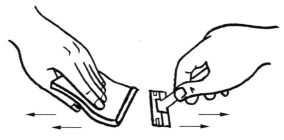

图 6-10　剃除毛发的方法

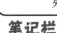

注意事项:①剃毛刀片应锋利;②备皮前将皂液棉球蘸取少量热水后再涂擦患者皮肤;③备皮时,应紧绷皮肤,不能逆行剃除毛发,以免损伤毛囊;④备皮后应检查皮肤有无刮痕、发红等损伤情况,如有异常应及时记录并告知医生;⑤操作过程动作轻柔、熟练,并注意为患者保暖。

(4)其他准备　拟行大手术前,应做好血型鉴定和交叉配血试验;根据用药方案做药敏试验。

(5)手术日晨的准备　手术当日早晨护士全面检查术前准备情况,测量体温、脉搏、血压,若发现患者有体温、血压升高或女性患者有月经来潮时,及时通知医生,必要时可延期手术;术前遵医嘱注射术前用药;患者进入手术室前取下义齿、发夹、眼镜、手表、首饰等,并交家属或专人保管;术前排尽尿液,根据手术情况必要时留置尿管,以免术中误伤膀胱;准备手术所需物品,如病例、X射线片、CT片、药品、引流袋(瓶)等,并随患者一同带入手术室。

2. 急症手术前护理　外科急症手术患者病情往往危急,为保证手术能及时、顺利地进行,应尽快做好必要的术前准备。①抗休克:如有休克征象,立即开放两条静脉通路,迅速补充血容量,并采取其他抗休克措施。②处理伤口:有伤口者应先用无菌敷料覆盖伤口,以防进一步污染或加重损伤。③禁饮食和胃肠减压:立即禁食、禁饮,对已进食者,应插胃管给予胃肠吸引减压。④完善术前准备:尽快采集标本,送检血常规、血凝分析、血型、尿常规等检查;做好皮肤准备、交叉配血、药敏试验、术前用药等;遵医嘱准时注射麻醉前用药,插胃管、尿管,备好术中必需物品并与手术室工作人员进行交接。

3. 特殊护理

(1)营养不良　术前血清蛋白在30～35 g/L的患者应补充富含蛋白质的食物。若血清蛋白低于30 g/L,则可在短期内通过输入血浆或人体清蛋白制剂等纠正低蛋白血症。

(2)脱水、电解质紊乱和酸碱失衡　对因大量呕吐或腹泻,导致的水、电解质失衡者应及时纠正。可根据病情,通过口服或静脉途径合理输液和补充电解质。

(3)心血管疾病　心血管疾病可直接影响患者对手术的耐受力,故心血管疾病患者应加强对原发病的治疗并加强监护。高血压患者血压在160/110 mmHg以下者不需要特殊准备,血压过高者术前应选择合适的降压药使血压平稳在一定水平,但并不要求一定降至正常后才做手术;心力衰竭的患者应在病情控制3～4周后再考虑手术;急性心肌梗死患者在发病6个月内不宜实施择期手术,6个月以上无心绞痛发作者可在严格监护下手术。

(4)肝、肾疾病　手术创伤和麻醉都将加重肝和肾的负荷,对有肝、肾疾病的患者须对症处理,最大限度地改善肝、肾功能,减少肝、肾负荷,提高患者对手术的耐受能力。术前做好各项肝、肾功能检查,了解肝、肾功能损害情况,损害越重,手术耐受力越差。患有活动性肝炎、肝功能损害严重者或有出血倾向者,除急诊外一般不宜手术。重度肾功能损害者需在有效透析后才能接受手术。

(5)糖尿病　糖尿病患者对手术的耐受力较差,术前应控制血糖在5.6～11.2 mmol/L、尿糖为(+)～(++)。原接受口服降糖药者,应继续服用至术前一天晚上,但是如果服用长效降糖药,应在术前2～3 d停服;禁食患者静脉输注葡萄糖加胰岛素维持血糖轻度升高状态为宜;平时用胰岛素者,在术日晨停用胰岛素;糖尿病患者在术中应根据血糖监测结果和患者情况,静脉滴注胰岛素控制血糖。

4.心理护理　护士热情、主动迎接患者入院,根据患者性别、年龄、职业、文化程度、性格和宗教信仰等个人特点,用通俗易懂的语言,从人文关怀、鼓励的角度出发,就病情、实施手术的必要性和重要性、术前准备、术中配合和术后注意要点进行必要的解释,建立良好的医患关系,缓解和消除患者及家属焦虑、恐惧的心理,使患者以积极的心态配合手术和术后治疗。术前介绍患者与类似手术经历的康复的患者进行交流,进行现身说教以克服患者紧张、焦虑等不良情绪;动员家属、朋友和同事给予安慰和鼓励。

【健康教育】

1.告知患者与疾病相关的知识,使之理解手术的必要性。

2.告知麻醉、手术的相关知识,使之了解术前准备的具体内容。

3.术前加强营养,注意休息和适当活动,提高抗感染能力。

4.术前戒烟、注意口腔卫生;注意保暖,预防上呼吸道感染。

5.指导患者做术前各种练习,包括呼吸功能锻炼、床上大小便等。

第二节　手术后患者的护理

患者手术完毕返回病房至基本康复出院的这一阶段称手术后期。术后护理的重点在于采取有效措施,纠正疾病、手术和麻醉所致生理功能紊乱。密切观察病情,帮助患者解决术后不适,防治并发症的发生,恢复患者正常的生理功能,促进切口愈合和患者全面康复,给予适当的健康指导。

一、手术后常规护理

手术切口根据是否污染分三类。①清洁切口(Ⅰ类切口):指缝合的无菌切口,如甲状腺大部切除术、疝修补术的切口。②可能污染切口(Ⅱ类切口):指手术时可能受细菌污染的缝合切口,如胃大部切除术,内经清创缝合的伤口,皮肤不易彻底灭菌的部位,新缝合又再度裂开的切口。③污染切口(Ⅲ类切口):指邻近感染区或组织直接接触感染物的切口,如化脓性阑尾炎、急性腹膜炎手术的切口。

切口的愈合分如下三级。①甲级愈合:指愈合优良,无不良反应。②乙级愈合:指愈合处有炎症反应但未化脓。③丙级愈合:指切口化脓,须做切开引流。

切口愈合记录则根据上述切口分类和愈合分级而定,疝修补术后如切口无感染,愈合良好。记录为Ⅰ/甲;如胃大部切除术,切口曾发生红肿、硬结,但完全吸收而愈合,记录为Ⅱ/乙;化脓性阑尾炎手术切口愈合优良,无感染发生,记录为Ⅲ/甲。

【护理评估】

1.麻醉方式和手术名称　患者已实施的手术名称、麻醉方式、术中输血、输液、用药情况,生命体征及切口引流管情况,手术是否顺利。

2.病情观察　患者的生命体征、意识、瞳孔是否正常。

3.切口情况　伤口有无出血、渗血、渗液情况,有无过度疼痛。

4.引流及输液是否通畅　无菌引流瓶放置位置是否正确,引流物的性质、量有无异常。输液是否通畅,速度是否符合病情要求。

5.肢体功能　肢体的感觉恢复情况和活动度,皮肤的完整性是否受损,有无皮肤压疮现象。

6.重要脏器功能　呼吸道是否通畅,有无气体交换障碍;有无心率、心律异常,肢端血液循环异常;有无恶心、呕吐,肠鸣音、腹胀及肛门排气等;尿量、颜色、性质等是否正常。

7.心理-社会状况　手术后患者心理反应比较复杂。

(1)术后恢复顺利,无并发症的产生,患者对康复充满自信,积极配合治疗和护理。

(2)焦虑、恐惧,对手术效果的期望值较高,担心治疗费用,术后疼痛。

(3)忧郁、悲观,某些器官、组织切除或并发症产生后,对以后的工作、生活等信心不足,心理负担加重。对术后正常的机体反应认识不足,不敢活动、翻身、咳嗽,从而产生心理压抑、忧郁。

【常见护理诊断/医护合作性问题】

1.焦虑　与术后不适、担心手术预后有关。

2.营养失调　低于机体需要量。

3.疼痛　与手术创伤、特殊体位等因素有关。

4.舒适的改变　与切口疼痛、恶心、呕吐、腹胀等有关。

5.知识缺乏　缺乏术后饮食、活动、康复等有关知识。

6.潜在并发症　内出血或休克、切口感染或裂开、肺部感染、下肢静脉血栓形成等。

【护理措施】

在患者手术结束送回病房前,整理好床单位,根据患者的手术种类备齐术后所需用品,如胃肠减压装置、吸引装置、气管切开包、胸腔引流瓶等。待患者送回病室后,将患者平稳地搬移至病床上,保护手术部位、输液管道及各种引流管,注意避免引流管脱出。做好保暖工作,勿使着凉,在患者未清醒或麻醉未恢复前,保持病室安静。

1.安置患者体位

(1)根据患者的手术部位、麻醉方法、病情可确定安置如下体位:①全麻未清醒患者取去枕平卧位,头偏向一侧或侧卧,防止误吸导致患者窒息或吸入性肺炎(图6-11)。②蛛网膜下腔麻醉患者应去枕平卧6~8 h,以防止脑脊液外渗所致腰麻后头痛。③硬膜外麻醉患者应平卧4~6 h,以防止血压波动。④局麻患者不强调体位。

(2)待麻醉恢复后,可根据手术部位调整体位。①颈、胸部手术患者取高半坐卧位。腹部手术患者取低半坐卧位或斜坡卧位,有利于呼吸和循环功能的改善;有利于腹腔炎性渗出物积聚于盆腔,防止发生膈下感染;有利于减轻腹壁切口张力,促进切口愈合(图6-12)。②颅脑术后、脑水肿、颅骨牵引患者取头高足低斜坡位,即抬高床头15°~30°,有利于脑部静脉回流,减轻脑水肿(图6-13)。③脊柱或臀部手术患者可取俯卧位或仰卧位(图6-14)。④休克患者应取平卧位,或头部和躯干抬高15°~20°、

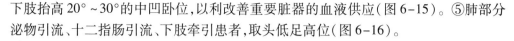

下肢抬高 20°～30°的中凹卧位,以利改善重要脏器的血液供应(图 6-15)。⑤肺部分泌物引流、十二指肠引流、下肢牵引患者,取头低足高位(图 6-16)。

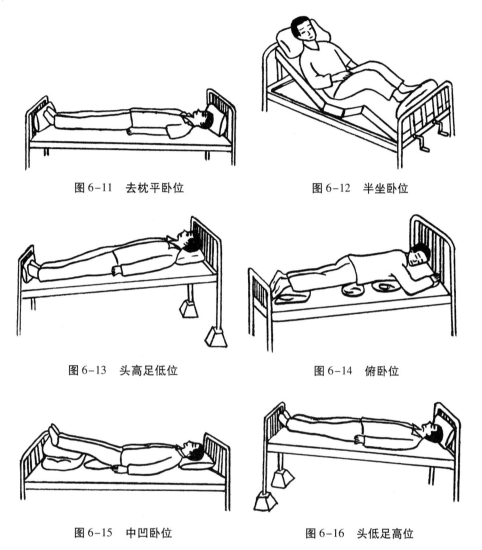

图 6-11 去枕平卧位 　　　　　　　　图 6-12 半坐卧位

图 6-13 头高足低位 　　　　　　　　图 6-14 俯卧位

图 6-15 中凹卧位 　　　　　　　　图 6-16 头低足高位

2.病情观察　严密监测生命体征,随时观察病情变化。

(1)血压　全麻或大手术患者每 15～30 min 监测一次,待病情稳定后改为 1～2 h 监测一次。中小型手术患者可每 1～2 h 监测一次;病情不稳定或特殊手术后的患者,应送入监护病室,随时动态监测生理指标,直至患者病情稳定。

(2)体温　术后患者对创伤的反应、各种理化、生物刺激的防御等,体温会略有升高,但一般低于 38 ℃。临床上称为外科热或吸收热。2～3 d 后可以恢复正常,无须特殊处理。术后 3～6 d 的发热,要考虑感染的可能,常见的有切口和肺部的感染、留置输液导致的静脉炎、留置尿管并发的尿路感染等。如持续不退,要密切注意并发症的发生,如腹腔手术后的腹腔脓肿。

(3)脉搏　随体温可略有变化。失血、失液引起循环容量不足时,脉搏可增快、细弱,血压下降,脉压变小。

(4)呼吸　随体温升高而加快,有时可因胸、腹带包扎过紧而受影响。若术后患者出现呼吸困难或急促时,应先检查胸、腹带的松紧度是否适当,同时应警惕肺部感染和急性呼吸窘迫综合征发生的可能。

3.常规护理

(1)饮食的护理　①非胃肠道手术:局麻或小手术后,其饮食不必限制,椎管内手术患者如无恶心、呕吐,4~6 h后可少量饮水或进食流质,以后可改半流质或普食;全麻手术后患者宜在麻醉作用消失后,先少量饮水或流食,次日进食。②胃肠道手术:一般在术后2~3 d内禁食,待胃肠道功能恢复、肛门排气后可进流质饮食,4~6 d后逐渐改为半流质,7 d以后改为软食至普食。③输液:在术后禁食或饮食不足期间,需静脉补液。对贫血、营养不良的患者可适量输血或血浆等。长期禁食或不能进食者,可给全胃肠外营养或管饲饮食。

(2)维护重要脏器的功能　①维持呼吸功能:保持呼吸道通畅。及时吸痰,有呕吐物及时清除,给氧。如发现患者烦躁不安、鼻翼扇动、呼吸困难,应立即查明原因,尽快处理。患者生命体征平稳后,鼓励床上翻身、变换体位,鼓励其做深呼吸和咳嗽咳痰。②维持有效循环血量和水、电解质平衡:给以静脉补液。记录24 h出入液量,保持各种管道通畅。记录尿液的颜色、性质和量,检查皮肤的温、湿度和颜色,观察敷料渗血情况。定期抽血检查电解质与血气分析,及时纠正体液失衡。③维护消化道功能:术后饮食的恢复由麻醉方法、手术的种类、患者的反应来决定。要鼓励患者及早恢复经口进食。腹部手术,尤其是胃肠道术后带有胃肠减压者,术后24~72 h禁食、禁饮,需静脉补充营养,待肠道功能恢复,肛门排气后拔除胃管,试行进食。④维护肾功能:术后需观察患者排尿情况,尿量、颜色、性质等是否正常。记录自行排尿的时间和24 h出入量。

(4)切口的护理　观察切口有无渗血、渗液、感染征象,保持敷料清洁、固定。

(5)早期活动　早期活动可促进机体功能的恢复,有利于增加肺通气量,减少肺部并发症的发生;促进血液循环,防止静脉血栓的形成;促进肠蠕动及早恢复,减轻腹胀或便秘;促进排尿功能的恢复,解除尿潴留。

1)病情危重或衰弱者　如休克、严重感染、开胸术后、颅脑术后、内出血等及某些术后要求限制活动的患者(如断肢再植、脊柱手术、肝或肾损伤术后、疝修补术后等)不宜过早离床活动。

2)卧床活动　麻醉解除后的患者,病情允许者可在床上进行深呼吸,有效的咳痰练习,翻身及四肢屈伸活动等。

3)离床活动　术后次日若无禁忌者,可协助患者半卧位或床边坐位,如病情许可随后可沿床边走动。观察患者情况,逐渐增加活动量。

4.术后不适的护理

(1)伤口疼痛　麻醉作用过后,切口开始感觉疼痛,术后24 h内伤口疼痛最明显,以后逐渐减轻。切口痛与切口的大小、切口的部位、体位和情绪状态等因素有关。①解释伤口疼痛的规律,持续时间,协助患者取舒适卧位。②分散患者的注意力,降低机体对疼痛的敏感性,如听音乐、与人交谈等。③遵医嘱给予镇静、止痛剂如地西泮、布桂嗪(强痛定)、哌替啶等药物。④解除致痛因素:膀胱膨胀所致者诱导排尿,必要时导尿;腹胀所致者,理疗解除腹胀;石膏固定过紧引起的,可松解石膏,恰当固定。

（2）恶心、呕吐　常见的原因是麻醉反应,麻醉作用消失后即可恢复。①患者呕吐时,嘱患者头偏向一侧,防止呕吐物误吸。记录呕吐物的量、颜色、性状,及时帮患者清理呕吐物,加强口腔护理。②保持室内空气清新,患者有呕吐反应时,嘱深吸气以抑制呕吐反射。针灸治疗或遵医嘱给予止吐药物、镇静药物及解痉药物。③呕吐持续不止者,应查明原因,注意有无水电解质紊乱、急性胃扩张、胃肠道梗阻等。

（3）腹胀　腹部手术后因胃肠蠕动抑制、肠腔内积气过多所致。随手术应激反应的逐渐消退,胃肠蠕动功能恢复、肛门排气后,症状可自行缓解。①术后禁食者、行有效胃肠减压管,必要时肛管排气;②鼓励患者进行床上活动、协助患者多翻身,尽早下床活动,促进胃肠功能恢复;③非胃肠道手术者,腹部热敷或新斯的明肌内注射等;④低血钾、腹膜炎、肠梗阻引起者,按医嘱相应处理。

（4）尿潴留　全麻后排尿反射抑制、切口疼痛引起膀胱和后尿道括约肌痉挛,患者不习惯床上排尿引起。多发生在腰麻及盆腔、肛门、会阴部手术后。①采用诱导排尿法,让患者采取习惯性排尿姿势或变换体位,也可行下腹部热敷或按摩等;②遵医嘱采用针灸、电兴奋治疗,促进膀胱功能的恢复;③以上措施无效时,可严格无菌操作下行导尿术。

5.心理护理　针对患者的不良心理状态,应根据患者性格、职业特点和社会背景、个性以及手术类型的不同,对每个患者提供个体化的心理支持,给予心理疏导和安慰,以增强战胜疾病的勇气。提高对生活和工作及社会活动的信心。

【健康指导】

1.饮食　进食含有适宜热量、蛋白质和丰富维生素的均衡饮食。

2.休息和活动　注意劳逸结合,可进行散步等轻体力活动,以逐渐恢复体力;术后6周内不宜提举重物。

3.服药和治疗　患者应遵医嘱按时、按量服用。肿瘤患者,应坚持定期接受化疗和放疗。

4.随诊和复诊　患者出院后若出现体温>38 ℃、伤口引流物有异味、切口红肿或有异常腹痛、腹胀,停止肛门排便、排气等,应及时就诊。

二、引流管的护理

①妥善固定引流管,防止移位和脱落;②保持引流通畅,切勿扭曲、压迫、阻塞,如有阻塞应以无菌等渗盐水缓慢冲洗;③如需用引流瓶引流时,注意无菌操作,并保持引流管腔内的无菌状态,引流管及引流瓶不得超过引流口的位置,每天更换接管及引流瓶1次;④观察记录引流液的量、性状、颜色和味道,如有异常及时与医师联系处理。

掌握各类引流管的拔管指征、时间和方法,拔管时间根据各种疾病手术后放置引流物的情况决定。一般引流管放置时间为24～48 h,乳胶引流片一般于术后1～2 d拔出,烟卷式引流管大多在4～7 d拔除,胃肠减压管一般在胃肠道功能恢复、肛门排气后即可拔出。

第三节　手术后并发症的预防和护理

手术后并发症可分为两类:一类是各种手术都有可能发生的并发症;另一类是某些特定手术后的特殊并发症如胃切除后的倾倒综合征、肺叶切除术后的支气管胸膜瘘等。后者将在有关章节介绍。并发症的发生,不仅增加患者身心痛苦,延长术后康复时间,重者还可造成手术失败,甚至患者死亡。因此,必须加强预防,及早发现,正确处理。术后常见并发症如下。

(一)术后出血

术后 24 h 内发生者称为原发性出血,术后 7~10 d 发生者称为继发性出血。术中止血不彻底、不完善及结扎血管的缝线松脱;原痉挛的小动脉断端舒张;患者凝血机制障碍等都是术后出血的常见原因。

临床表现:表浅手术后的原发性出血,表现为血肿,不引起严重后果,如疝修补术后的阴囊血肿;但甲状腺术后颈部血肿,可引起呼吸困难,甚至窒息;体腔内的原发性出血,引流管可流出大量鲜血或术后短期内出现休克。术后 1~2 周内,化脓伤口出现血块或有鲜血涌出,或大量呕血、黑便、尿血和咯血,是继发性出血的表现。

防护措施:手术止血要彻底,术毕用盐水冲洗,仔细结扎每个出血点,较大的血管出血应缝扎或双重结扎止血。术后积极预防感染,减少继发性出血。一旦发生大出血应立即输血输液,并做好再次手术止血准备。再次止血后仍应严密观察,防止再度出血。

(二)切口感染

切口感染是指清洁切口和可能污染切口并发感染。手术操作无菌技术不严格,手术粗暴、组织损伤多;术中止血不彻底、伤口有血肿、死腔、异物遗留;伤口保护不良或伤口敷料脱落;全身营养状况差等是切口感染的常见原因。

临床表现:手术后 3~4 d 切口疼痛未减轻,甚至加重,或减轻后又重新加重,并伴有体温升高、脉快、白细胞计数增高,即提示切口可能感染。切口局部肿胀、发红、发热、疼痛,甚至有脓性分泌物溢出,或有波动感,即可证实已发生切口感染。凡是症状和体征提示有切口感染者,应取切口分泌物做涂片染色和培养,不仅能明确诊断,而且可为选择有效抗生素提供依据。

防护措施:①严格无菌操作技术,认真细致手术操作;②合理使用抗生素;③严重污染切口应采取延期缝合;④定时更换切口敷料,保持切口敷料清洁、干燥;⑤加强患者营养护理,增强患者抵抗力等。

感染早期,勤换敷料,物理治疗,促进炎症吸收。如已形成脓肿应拆除缝线敞开引流,并剪去已经坏死的皮下组织、肌膜和腱膜。脓液应进行需氧菌和厌氧菌培养及药敏试验。为缩短治疗时间,肉芽新鲜的创面可行二期缝合。

(三)切口裂开

切口裂开多见于腹部手术后。营养不良,组织愈合能力差;切口感染;切口局部张力过大、缝扎不紧、缝合时腹膜撕破;剧烈咳嗽、用力排便和呕吐使腹腔内压突然增高;

术后胃肠胀气等是其常见原因。

临床表现:切口裂开常发生于手术后1周左右。表现为患者在一次腹部突然用力时自觉切口疼痛和突然松开,有时可听到缝线崩裂的响声。检查时可见腹部切口有不同程度的裂开,完全性裂开指腹壁各层组织均已裂开,伴内脏脱出;部分性裂开指皮肤完好,皮下层裂开,线脚处有渗血。

防护措施:①年老体弱,术前加强营养,必要时输血;②良好麻醉肌松下缝合切口;③应用张力缝线,手术后加强伤口包扎,延长拆线时间,拆线后继续腹带包扎数日;④预防处理腹内压增高。

切口部分裂开,按具体情况处理可用蝶形胶布固定切口,并用腹带加压包扎。若切口完全裂开,嘱患者平卧屈膝,并立即用无菌盐水纱布覆盖伤口,用腹带包扎,通知医生送患者至手术室做腹壁全层间断缝合,术后进行胃肠减压。切勿随便将脱出内脏还纳腹腔,以免引起脏器扭转或腹腔感染。切口裂开患者精神紧张恐惧应安慰患者,稳定情绪,卧床休息。

(四)肺不张与肺炎

肺不张与肺炎常发生在胸、腹部大手术后,特别是老年人,长期吸烟和患有急、慢性呼吸道感染。术中术后止痛药和镇静剂抑制了呼吸道的排痰功能、术后伤口疼痛使呼吸活动受到限制致使分泌物积聚在肺底部、肺泡和支气管内,堵塞支气管,造成肺不张。肺不张、分泌物积聚极易引起肺部感染。

临床表现:术后2~3 d开始烦躁不安,呼吸急促,心率增快。严重者伴有发绀、缺氧,甚至血压下降。患者常有咳嗽,但黏稠痰液不易咳出。合并感染时,出现体温升高,白细胞总数增加等。患侧肺叩诊呈浊音或实音,听诊时患侧呼吸音消失,有时呈管状呼吸音。胸部透视或拍片,出现典型的肺不张征象,可确诊。

防护措施:①术前2周禁烟,练习深呼吸,治疗原发感染;②全麻拔管前应将支气管内分泌物吸净;③术后避免限制呼吸的固定或绑扎;④有效胃肠减压,减少胃肠胀气影响呼吸;⑤鼓励患者定时深呼吸、有效咳嗽,协助排除支气管内的分泌物,保证液体的摄入量,防治痰液黏稠;⑥遵医嘱合理应用抗生素。

(五)尿路感染

尿潴留是术后并发尿路感染的常见原因,以膀胱炎最为常见,逆行向上可引起肾盂肾炎。

临床表现:急性膀胱炎主要表现为尿频、尿急和尿痛,有时伴有排尿困难。一般无全身症状,尿液检查有较多的红细胞和脓细胞。急性肾盂肾炎主要表现为寒战、发热、肾区疼痛,白细胞计数增高,中段尿做镜检可见大量白细胞和细菌。尿液培养不仅可查明病菌,而且为选择敏感有效抗生素提供依据。

防护措施:正确预防和治疗尿潴留是减少泌尿系感染的关键。已感染者:①多饮水,使每天尿量保持在1 500 mL以上,保持排尿通畅;②残余尿500 mL以上时应留置导尿,并严格无菌操作,做好留置导尿管的护理;③应用有效的抗生素,可根据药敏试验选择用药。

(六)血栓性静脉炎

血栓性静脉炎多发生在术后长期卧床、活动少的老年人或肥胖患者。常见原因为:患者卧床过久、活动少,导致下肢血流缓慢;血液凝固性增加,处于高凝状态;血管反复穿刺置管或反复输注刺激性较强药物造成血管内膜损伤。

临床表现:血栓性静脉炎以下肢多见,患者自觉小腿、腹股沟区疼痛、压痛。开始表现为小腿腓肠肌疼痛和紧束感,继之出现下肢凹陷性水肿;有时先出现下肢浅静脉发红、变硬,有明显触痛;常伴体温升高。血管造影可确定病变程度和部位。

防护措施:术后应早期下床活动,卧床时应加强主动、被动活动;高危患者,用弹力绷带或弹力袜;血液高凝者用阿司匹林、复方丹参、肝素、低分子右旋糖酐预防血栓形成。一旦发生血栓性静脉炎:①停止患肢静脉输液,抬高患肢并制动,局部用50%硫酸镁湿敷,局部禁止按摩,以防血栓脱落导致肺栓塞;②遵医嘱使用低分子右旋糖酐、复方丹参液、降纤酶等静脉滴注。

【健康教育】

1. 讲解手术后体位安置、饮食管理、携带引流管、早期活动的目的和注意事项。

2. 教会患者根据疾病性质和手术后的要求,建立良好的饮食及卫生习惯;规律作息,劳逸结合;按医嘱进行功能锻炼;切口缝线拆除1周后,若无特殊情况可洗澡。告知患者应保持良好心态,逐渐适应术后的身体状况和生活方式。

3. 告知继续使用药物治疗的患者,应严格执行医嘱,并注意药物的不良反应。

4. 说明复诊的必要性,并交代复诊的时间、地点和应携带的资料等。

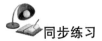

问题分析与能力提升

男性,39岁,午饭后约半小时出现上腹部钝痛,伴恶心、呕吐,后右下腹持续性疼痛难忍,前来就诊。腹部检查:右下腹麦氏点压痛、反跳痛。经B超检查显示阑尾肿胀,表面疑有结节。拟行阑尾切除术。入院体检:T 38.7 ℃,BP 128/80 mmHg,R 14 次/min,P 86 次/min。患者对疼痛比较恐惧,手术前比较紧张和焦虑。

讨论:①术前常规准备的措施有哪些? ②术中你作为手术护士和巡回护士的职责主要有哪些? ③术后的护理措施有哪些?

同步练习

1. 胃手术常采用的手术体位是 （ ）

A. 半卧位　　　　　B. 仰卧位　　　　　C. 侧卧位

D. 俯卧位　　　　　E. 半侧卧位

2. 手术人员洗手消毒完毕,应保持 （ ）

A. 双手上举姿势　　　　B. 双手下垂姿势　　　　C. 拱手姿势

D. 双手与肘平衡姿势　　E. 双手交叉姿势

3. 手术进行中的无菌原则的叙述,哪项不对 （ ）

A. 不可在手术人员背后传递器械

B. 手术台平面以下为污染区

C. 术中被肠内容物污染的器械必需冲洗后再用

D. 手套破损立即更换

E. 皮肤切开前及缝合之前均要用70%乙醇消毒皮肤一次

4.应用持针器夹持缝针的部位为　　　　　　　　　　　　　　　　　　　（　　）

　　A.中前1/3　　　　　　　　B.中后1/3　　　　　　　　C.中前3/4

　　D.中后3/4　　　　　　　　E.中1/2

5.张先生,35岁,突发十二指肠穿孔来院就诊,拟行胃大部切除术,已做好术前准备,第一助手为患者皮肤消毒时,手术皮肤消毒范围哪项不对　　　　　　　　　　　　　　　（　　）

　　A.上自乳头连线　　　　　　B.下至脐水平　　　　　　　C.右侧至腋后线

　　D.左侧至腋后线　　　　　　E.以上都不对

（徐文斌）

第七章 器官移植患者的护理

学习目标

1. 掌握:移植的分类、排斥反应;肾移植患者的护理诊断及护理措施;断肢(指)再植患者的急救及护理措施。
2. 熟悉:移植的概念;移植器官的保存方法。
3. 了解:移植前的准备;断肢(指)的分类。

器官移植是指通过手术的方法将某一个体的活性器官移植到自己体内或另一个体的体内,继续发挥原有的功能。用于移植的器官称移植物;提供移植物的个体称供体(供者);接受移植物的个体称受体(受者)。各种器官移植,如肾移植、肝移植、心脏移植、肺移植、胰腺移植、骨髓移植等,经过大量临床实践及研究,已成为治疗相应器官严重功能障碍及终末期病变的重要手段。器官移植是当今医学发展中最引人瞩目的成果之一。

第一节 器官移植概述

(一)器官移植分类

1. 按供体、受体是否为同一个体分类　分为自体移植和异体移植。

2. 按供体、受体的遗传学关系分类(移植物来源)　分为同质移植、同种异体移植和异种移植。

(1)同质移植　两者的基因完全相同,如同卵双生间的异体移植。移植后不会发生排斥反应。

(2)同种异体移植　种属相同,但基因不同,如人与人之间的移植。移植后会发生排斥反应。

(3)异种移植　不同种属之间的移植,如人与狒狒之间的移植。移植后会引起强烈的排斥反应。

3. 按移植物类型分类　分为细胞移植、组织移植和器官移植。

（1）细胞移植　是将大量游离的某种具有活力的细胞,输注到受体的血管、体腔和组织器官内。例如输注全血或浓缩红细胞治疗失血或贫血,输注骨髓和造血干细胞治疗遗传性联合免疫缺陷病、再生障碍性贫血、白血病等。

（2）组织移植　是将某一组织如皮肤、筋膜、肌腱、软骨、骨、血管等,或整体联合的几种组织如肌皮瓣等,移植到受体的某一部位,以修复某种组织的缺损。

（3）器官移植　是将有活力、有功能的某一器官移植到受体,以治疗受体原有器官的致命性疾病。

4.按照移植器官数量及位置分类　分为联合移植、多器官移植及一串性器官群移植。

（1）联合移植　一次移植2个器官的手术,如心肺联合移植。

（2）多器官移植　同时移植3个以上器官的手术。

（3）一串性器官群移植　移植多个腹部脏器(如肝、胃、胰、十二指肠、上段空肠)时,这些器官仅有1个总的血管蒂,移植时只需吻合动、静脉主干。

（二）器官移植前准备

1.供者选择

（1）免疫学检测　引起移植物排斥反应的抗原称为组织相容性抗原;人类组织相容性抗原由 ABO 血型和人类白细胞(HLA)抗原组成。免疫学检测是减少移植物与受者之间的组织相容性抗原的差异,尽可能避免超急性排斥反应的发生。①ABO 血型:ABO 血型抗原不仅在红细胞且在移植物的内皮细胞表达,因此,为避免超急性排异反应的发生,供者与受者的血型应当完全相同;②交叉配合与淋巴细胞毒性试验:交叉配合是指供者与受者间血清与淋巴细胞的相互交叉配合;③人类白细胞抗原(HLA)配型:器官移植中引起排异反应的主要原因是主要组织相容性复合体不相符;④移植器官的形态、质地及功能:移植的器官至少肉眼观察无畸形,功能检查在正常范围内。行肝移植的供体要求无肝炎及其他慢性肝疾病史,无脂肪肝和肝硬化等。行肾移植的供体,不应有高血压、糖尿病,无器质和功能性肾疾病。

（2）供者的非免疫学要求　①一般选择18～60 岁之间的供者,无心血管、肝和肾疾病,全身无感染性疾病,如果供者基本状况良好,年龄也可扩大到18 岁以下和60 岁以上;②供者应无系统性红斑狼疮等免疫方面的疾病,无血液病、恶性肿瘤、结核病、全身性的感染,身体健康,能承受大手术等;③同卵孪生>异卵孪生>同胞兄弟和姐妹、父母子女间、有血缘的亲属及无血缘者。

2.受者的选择　除需要移植的器官有病外,受者的其他器官功能应良好,无全身性疾病,也无感染性疾病。一般情况良好,能承受移植手术。最终供者与受者的选择是由负责器官移植的外科医生确定。

3.器官供体来源与处理

（1）器官供体来源　活体捐献者,无心跳供体(分为"有控制的"和"无控制的"心跳供体)。

（2）移植器官的保存　器官移植要求移植有活力的器官。在常温下,器官缺血超过30 min 即可发生不可逆性损害,失去功能。一般认为将器官从37 ℃降至0 ℃可延长器官保存时间12～13 h。目前常用的保存方法是冷贮存法,即将切取的脏器,用特制的冷溶液先做短暂的冲洗,使其中心温度降到10 ℃以下,然后保存于2～4 ℃的塑料容器中,直至移植。

(三)免疫抑制治疗

移植免疫学是免疫学领域重要组成部分,对移植免疫机制的认识和有效免疫抑制剂的开发及应用是非常重要的。

免疫系统对外来物质入侵所做出的总体协调性反应称之为免疫应答。可分为天然和获得性免疫应答(特异性免疫),移植免疫反应和抗体类物质介导的体液免疫反应。

1. 免疫抑制剂的种类及副作用

(1)肾上腺皮质激素和硫唑嘌呤 目前,这两类药物仍为异体器官移植时常规应用的免疫抑制药物,并发症有:①感染,包括肺、泌尿道、创口感染等;②骨髓抑制,主要表现为白细胞减少,与硫唑嘌呤有关;③胃肠道并发症,包括出血、穿孔,这与大剂量的皮质激素有关;④高血压,多数由肾上腺皮质激素治疗引起,少数系肾动脉吻合口狭窄或原有肾病所致,也可为排斥反应的表现;⑤骨病,主要表现为骨的无菌性坏死,尤以股骨头无菌性坏死发生率为高,系长期应用皮质激素所致;⑥癌症发生率较正常人群明显增高,可能与免疫抑制有关;⑦心血管疾病发生率较高,可能与应用皮质激素引起的脂肪代谢异常有关。

(2)环磷酰胺 环磷酰胺主要作用于细胞分裂的 C_2 期,B 细胞比 T 细胞更敏感。它能抑制淋巴细胞活性,减少抗体生成。使用该药时可引起恶心、呕吐等胃肠道反应。长期用药可发生白细胞、血小板、红细胞减少,大剂量可继发感染、恶性肿瘤,还可引起脱发、口腔溃疡、肝功能受损、肺间质纤维化、膀胱炎等。

(3)抗淋巴细胞免疫球蛋白(ALG) ALG 主要通过抑制 T 细胞引起的免疫反应,且能减轻排斥反应。其主要不良反应有:类流感样发热,畏寒,呼吸困难,肌内注射引起局部疼痛等。

(4)环孢素(CsA) CsA 的使用给器官移植带来了巨大的变化。它最大的优点是无骨髓抑制剂的副作用,不影响人体免疫系统防御感染的能力,安全范围较其他免疫抑制剂宽。它的主要副作用有:肾毒性发生率高,肝毒性、神经毒性、致高血压效应、多毛症、齿龈增生和震颤等。

(5)他克莫司(taerolirnus,FK506) 他克莫司是从筑波山土壤一种放线菌的发酵产物中分离出来,具有大环内酯结构的一种抗生素,它能抑制 T 细胞依赖的免疫反应,抑制 Th 细胞活性,从而抑制 T 细胞活化因子的产生及 IL-2 受体的表达,但不影响 Ts 细胞及 B 细胞功能,骨髓抑制较环孢素轻。

(四)器官移植排斥的类型

1. 宿主抗移植物反应 受者对供者组织器官产生的排斥反应称为宿主抗移植物反应(host versus graft reaction,HVGR),根据移植物与宿主的组织相容程度,以及受者的免疫状态,移植排斥反应主要表现为四种不同的类型。

(1)超急排斥反应 一般在移植后 24 h 发生。目前认为,此种排斥主要由于 ABO 血型抗体或抗 I 类主要组织相容性抗原的抗体引起的。受者反复多次接受输血,妊娠或既往曾做过某种同种移植,其体内就有可能存在这类抗体。超急排斥反应一旦发生,无有效方法治疗,终将导致移植失败。因此,通过移植前 ABO 及 HLa 配型可筛除不合适的器官供体,以预防超急排斥反应的发生。

(2)加速性排斥反应 亦称血管性排斥反应或延迟性超急排斥反应,表现为术后3~5 d发生剧烈排斥,程度进展快,并移植物逐渐恶化,最终发生衰竭,病理为小血管炎,如血管壁纤维素样坏死改变,治疗及时,是可逆的。

(3)急性排斥 是排斥反应中最常见的一种类型,一般于移植后5~7 d到6个月内发生,进行迅速。肾移植发生急性排斥时,可表现为体温度升高、局部胀痛、肾功能降低、少尿甚至无尿、尿中白细胞增多或出现淋巴细胞尿等临床症状。细胞免疫应答是急性移植排斥的主要原因,$CD_4^+T(Th1)$细胞和CD_8^+TC细胞是主要的效应细胞。即使进行移植前HLA配型及免疫抑制药物的应用,仍有30%~50%的移植受者会发生急性排斥。大多数急性排斥可通过增加免疫抑制剂的用量而得到缓解。

(4)慢性排斥 一般在器官移植后数月至数年发生,主要病理特征是移植器官的毛细血管床内皮细胞增生,使动脉腔狭窄,并逐渐纤维化。慢性免疫性炎症是导致上述组织病理变化的主要原因。目前对慢性排斥尚无理想的治疗措施。

2.移植物抗宿主反应 如果免疫攻击方向是由移植物针对宿主,即移植物中的免疫细胞对宿主的组织抗原产生免疫应答并引起组织损伤,则称为移植物抗宿主反应(graft versus host reaction,GVHR)。GVHR的发生需要一些特定的条件:①宿主与移植物之间的组织相容性不合;②移植物中必须含有足够数量的免疫细胞;③宿主处于免疫无能或免疫功能严重缺损状态。GVHR主要见于骨髓移植后。此外、脾、胸腺移植时,以及免疫缺陷的新生儿接受输血时,均可发生不同程度的GVHR。

急性GVHR一般发生于骨髓移植后10~70 d内。如果去除骨髓中的T细胞,则可避免GVHR的发生,说明骨髓中T细胞是引起GVHR的主要效应细胞。但临床观察发现,去除骨髓中的T细胞后,骨髓植入的成功率也下降,白血病的复发率,病毒、真菌的感染率也都升高。这说明,骨髓中的T细胞有移植物抗白血病的作用,可以压倒残留的宿主免疫细胞,避免宿主对移植物的排斥作用;也可以在宿主免疫重建不全时,发挥抗微生物感染的作用。因此,选择性地去针对宿主移植抗原的T细胞,而保留其余的T细胞,不但可以避免GVHR,而且可以保存其保护性的细胞免疫功能。

第二节　临床常见器官移植患者的护理

一、肾移植患者的护理

肾移植是临床各类器官移植中疗效最稳定和最显著的,开展最早、例数最多、技术最成熟。肾移植与透析疗法相结合已成为治疗不可逆的慢性肾功能衰竭的有效治疗方法,目前全球已有80万余人接受肾移植,最长尸体肾移植,移植肾有功能存活24年。我国尸体肾移植1年成功率85%~95%,5年移植肾存活率60%以上。

适应证:患者年龄范围以12~65岁为宜;慢性肾炎终末期或其他肾疾病而致的不可逆转的肾衰竭;经过血透或腹透治疗后,一般情况好,体内无潜在的感染病灶,能耐受肾移植手术者;无活动性溃疡、肿瘤、肝炎及结核病史,也无精神、神经系统病史;与供肾者的组织配型良好者;患者的年龄大于65岁,如心、肺及肝器官功能正常,血压平稳,精神状态良好者,也可考虑做肾移植术。

肾移植的禁忌证:转移性恶性肿瘤;慢性呼吸功能衰竭;严重心血管疾病;严重泌尿系统先天畸形;精神病和精神状态不稳定者;肝功能异常,如肝硬化;活动性感染,如肺结核、支气管扩张及活动性肝炎等;淋巴细胞毒抗体或 PRA 强阳性者。

手术方式:供肾的摘除和受者的肾移植术。首选左肾,移植部位首选右髂窝。因为右侧髂窝的血管较浅,手术时容易与新肾血管接驳。因而常将肾植入患者右下腹的髂窝内。一般多选择髂内动脉进行吻合,如果右髂内动脉管腔内出现动脉硬化、管腔狭小,术后恐血流量不足,亦可以与患者髂外动脉做吻合。

【护理评估】

1. 术前评估

(1)健康史 了解患者肾病的病因、病程及诊疗过程,心、肝、肺、脑等其他重要脏器功能是否良好。有无心肺、泌尿系统及糖尿病病史,有无手术及过敏史等。

(2)身体状况 患者生命体征是否平稳,有无并发症或伴随症状,肾区有无疼痛及疼痛的性质、范围、程度和相关免疫学检查情况。

(3)心理和社会支持状况 由于肾移植手术不同于一般手术,免疫抑制剂药物使用,造成患者体内内环境变化很大,并发症多,花费多,抑郁,悲观,消极,意志力低,与家属沟通十分重要。实验室检查、影像学检查、咽拭子细菌培养及尿培养、免疫学检查等。

2. 术后评估

(1)术中情况 了解血管吻合、出血、补液及尿量情况,是否输血及输血量,移植肾植入部位、是否切除病肾等。

(2)生命体征 尤其关注血压和中心静脉压的情况。

(3)移植肾功能 关注患者尿量、血肌酐及水电解质值的变化,移植肾区局部有无肿胀、疼痛等。

(4)心理和认识状况 移植后患者对移植肾的认同程度;患者及家属对肾移植后治疗、康复、保健知识的了解和掌握情况。

【常见护理诊断/医护合作性问题】

1. 焦虑与恐惧 与担心手术及其效果有关。

2. 营养失调:低于机体需要量 与食欲减退、胃肠道吸收不良及低蛋白饮食有关。

3. 有体液不足的危险 与术前透析过度或术后多尿期体液排出过多有关。

4. 潜在并发症 出血、感染、急性排斥反应等。

【护理措施】

1. 术前护理 除手术前常规准备外,还应做好与手术本身有关的准备。①查血型、交叉配合与细胞毒性试验和 HLA 定型;②术前 1~2 d 将患者转移至隔离病房;③保证充足的睡眠和休息;④遵医嘱给予抗生素、泼尼松、氢氧化铝、降压药等;⑤特别注意纠正肾衰竭存在的氮质血症、水电解质及酸碱失衡、低蛋白血症等,使机体有充分的储备力。

2. 术后护理

(1)病情观察 ①生命体征:术后 3 d 内每小时观察一次,以后根据情况改 4 h 一次;②尿液:观察尿液颜色,术后 3 d 内,每小时测量尿量及尿比重,3 d 后可 4~8 h 测量一次,每日查尿常规;③肾功能和体液平衡:早期每日或隔日查血常规、血肌酐、尿素氮、电解质等,每日测量体重;④排斥反应预兆:全身表现为突然精神不振、少语乏力、头痛、关节酸痛、食欲减退、心悸气短等,也可出现多汗、多语、恐惧、体温骤然升高、体重增加、血压增高、尿量减少、两肺啰音及喘鸣等,局部表现为移植肾区闷胀感、肾增大、压痛、质硬等;⑤糖皮质激素副作用:如皮疹、痤疮、脓疱疮、消化道出血等。

(2)卧位　安置平卧位,术侧下肢屈曲 15°~25°,以减少切口疼痛和血管吻合口张力。

(3)饮食　肠蠕动恢复后,给高热量、高维生素、低蛋白、低钠、易消化饮食,鼓励多饮水。

(4)预防并发症　①低钾、低钠血症:肾移植后 24 h 内尿量可达 5 000~10 000 mL,应根据尿量控制输液量,如尿量<200 mL/h,输液量等于尿量;尿量 200~500 mL/h,输液量为尿量的 2/3~3/4;尿量>500 mL/h,输液量为尿量的 1/2。②细菌和真菌感染:遵医嘱给抗生素,用大蒜液漱口,协助翻身、拍背、排痰,鼓励深呼吸、咳嗽,给雾化吸入等,有助于预防肺部感染。

3. 支架管及导尿管的护理　保持通畅,每日更换引流瓶,操作时戴无菌手套,每日用消毒剂擦拭尿道外口;拔管后每 1~2 h 鼓励患者排尿一次,以避免膀胱过度膨胀,影响吻合口愈合。

4. 急性排斥反应的预防和护理

(1)及时准确应用免疫抑制剂　定期监测血药浓度,每日测空腹体重,并根据血药浓度和体重及时调整免疫抑制剂量。

(2)加强观察　通过观察肾功能、尿量、体温、血压、移植肾区局部情况等来判断是否发生急性排斥反应。

(3)及时处理排斥反应　①甲泼尼龙(MP)静脉冲击疗法用法:MP 大剂量(0.8~1.0 g/d);中剂量(0.5~0.8 g/d);小剂量(0.2~0.4 g)/d,将 MP 加入 5% 葡萄糖注射液 250 mL 内 30 min 内滴完,3~5 d 为一疗程。警惕应激性消化道溃疡的发生。②抗淋巴细胞球蛋白(ALG)和抗胸腺细胞球蛋白(ATG)注射用法:ALG 20~25 mL/d,或 ATG 2~5 mg/(kg·d),根据排斥的程度使用 5~12 d 不等,一般限用一个疗程。

注意点:①过敏实验阴性时才可使用。②用药前静脉注射地塞米松 5 mg,以减轻不良反应。将 ATG 或 ALG 溶于 0.9% 氯化钠注射液 500 mL 中。静脉输注时宜慢,应在 4~6 h 内滴完,用药过程中需监测粒细胞及血小板。

(4)逆转指标　体温恢复正常、尿量增多、移植肾肿胀消退、压痛消失、血肌酐(Cr)、血尿素氮(BUN)下降,临床症状恢复在前,实验室检验指标恢复在后,因排斥后的移植肾病理改变尚需一定时间方能恢复。

5. 并发症观察及护理

(1)感染　是常见并发症。保护性隔离是保护患者避免受感染最有效的方法之一。常发生在切口、肺部、尿路、皮肤、口腔等部位,致病菌可为化脓性菌,也可为真菌,故应严密观察,细心护理。如针对口腔感染,除定时进行口腔护理外,每周应做 1~2 次咽拭子培养,一旦发现真菌性口腔炎征象,如咽峡、上颌及舌根有白膜黏附,应及时涂片找真菌。对真菌阳性者,及早给予制霉菌素及克霉唑治疗。若发现患者呼吸急促,应怀疑肺部感染,及时行肺部 X 射线检查。

(2)消化道出血　术前应行钡餐检查,排除溃疡病;术后可用保护胃黏膜药物及抗酸药物(如氢氧化铝凝胶、复方氢氧化铝、西咪替丁等)预防;一旦出血,局部和全身用止血药,静脉滴注抗酸药;严重者,应输血,必要时手术治疗。

(3)尿瘘和尿路感染　若发现尿量减少,切口有尿液外渗,表明有尿瘘存在,立即更换切口敷料,行负压吸引,一般能自行愈合;对不能自愈者,应手术修补。

(4)移植肾血管吻合处血肿　移植肾血管吻合口可有渗血,甚至形成血肿;渗血较多可出现血容量不足症状,血肿压迫输尿管可引起尿闭。手术后安置患者平卧1 周,是预防渗血和血肿的重要措施,一旦出现血肿,应行血肿清除及引流术。

(5)蛋白尿　肾移植术后有不同程度的蛋白尿,可在数周后自行消失。术后可每日测尿蛋白含量,一般在 2 周后下降至 0.1 g/L 以下。

(6)高血压　应明确原因,及时治疗。

(7)精神方面　由于药物因素影响,会出现情绪激动、猜疑、敏感等情况发生;应该给予及时的心理疏导,以防止意外事故发生。

【健康教育】

1. 教会患者出院后自我监测体温、血压和尿量等指标,以随时判断自身的健康状况。

2. 终身服用免疫抑制药物预防排斥反应。

3. 指导患者适当运动,合理膳食,促进各器官功能康复。

4. 避免交叉感染,注意保暖,预防感冒,注意个人卫生和饮食卫生。

5. 定期随访:出院后第 1 个月每周 1 次,第 2 个月每 2 周 1 次,半年后每个月 1 次。若病情有变化应及时就诊。

二、肝移植患者的护理

肝移植总数仅次于肾移植,在脏器移植中居第 2 位。在许多先进国家的大医院中,肝移植已成为常规手术。近年来,肝移植有较多的新进展,包括:①适应证的变化动向;②供肝的保存;③对原位肝移植时转流泵的评估;④异肝移植。

适应证:终末期良性肝病、胆道疾病、代谢障碍性疾病、肝肿瘤。

【护理评估】

1. 术前评估

(1)健康史　患者肝病的发生、发展、诊治情况

(2)身体状况　①症状和体征:肝区疼痛的性质、范围、程度及有无压痛,有无其他部位的感染灶。②全身情况:评估患者的生命体征;有无水肿、贫血及营养不良。③辅助检查:凝血机制、血型、HLA 配型;肝炎病毒相关指标;心、肺、肾、脑及神经系统功能等;注意咽拭子培养的结果。

(3)心理和社会支持状况　由于肝移植手术不同于一般手术,免疫抑制剂药物使用,造成患者体内内环境变化很大,并发症多,花费多,抑郁,悲观,消极,意志力低,与家属沟通十分重要。

笔记栏

2.术后评估

(1)术中情况　了解血管吻合、出血、补液及尿量情况,是否输血及输血量。

(2)生命体征　尤其关注血压和中心静脉压的情况。

(3)移植肝功能　关注患者肝功能、转氨酶、出凝血时间等指标的变化。

(4)心理和认识状况　移植后患者对移植肝的认同程度;患者及家属对肝移植后治疗、康复、保健知识的了解和掌握情况。

【常见护理诊断/医护合作性问题】

1.焦虑与恐惧　与担心手术及其效果有关。

2.营养失调:低于机体需要量　与食欲减退、胃肠道吸收不良及低蛋白饮食有关。

3.有体液不足的危险　与术前透析过度或术后多尿期体液排出过多有关。

4.潜在并发症　出血、感染、急性排斥反应等。

【护理措施】

1.严密监测体温的变化　由于长时间手术暴露,大剂量的液体输入和供肝的低温灌注,可致患者体温过低,应予以复温毯保温,防止感染及排斥反应的发生。

2.并发症　术后患者易发生肺不张,肺部感染,反应性胸腔积液等并发症,应尽早拔除气管插管,恢复自主呼吸,并保证吸入足够的氧气,维持呼吸功能。①术后观察呼吸频率、节律、深浅度;②监测血氧饱和度、血气分析;③观察患者咳嗽、咳痰情况,鼓励患者行深呼吸、有效咳痰,定时翻身、拍背,雾化吸入,以清除呼吸道分泌物和促进肺泡充盈;④观察患者有无肺水肿及胸腔积液的发生,拍胸片,动态掌握呼吸道的病理生理状况。

3.给患者以安慰和心理疏导　①及时向患者讲述手术的情况,消除患者的不安情绪;②寻求单位及家属的社会支持,鼓励其有信心,担任社会及家庭的责任;③帮助患者消除不良的情绪,如焦虑、恐惧等,增强自我控制能力。向患者提供有关疾病恢复过程中的相关知识,耐心听取患者的主诉,对患者周围环境进行调整,如看电视、听音乐,分散患者注意力。

4.出血　肝移植术后肝功能尚未完全恢复,凝血功能紊乱,加之手术创面大,术后易发生不同程度的出血。①术后监测 DIC、PT、APTT 及血液指标等;②应严密观察引流液的量、性质,防止腹腔内出血;③尽量减少动静脉穿刺;④观察神志变化及肢体活动情况,以防颅内出血。

5.严密注意排斥反应的发生

(1)超急性排斥反应　较少见。

(2)急性排斥反应　多发生在移植术后 1 个月内,多在移植后 5～10 d 出现,主要表现为肝区胀痛、畏寒、发热、自觉不适、乏力、食欲缺乏、黄疸和血胆红素及肝酶系急剧上升,最直接、反应最快的指标是胆汁量锐减、稀薄和色淡。

(3)慢性排斥反应　表现为易疲乏、胆红素增高。AST 升至 200～300 U/L。但上述症状并非都出现,因排斥程度的不同及个体差异而表现不一。①密切观察生命体征及化验值;②经常巡视病房,倾听患者主诉;③定时记录胆汁的色、量、透明度及引流袋有无絮状物;④观察有无黄疸及腹水,每日测腹围的变化;⑤免疫抑制剂副作用的观察及注意事项。

笔记栏

6. 免疫抑制剂的应用与护理 ①免疫抑制剂治疗是肝移植术后排斥反应预防和治疗的必要手段,必须终身服用;②免疫抑制药物毒副作用大,应在医生的指导下,根据血药浓度及肝、肾功能的情况进行合理用药;③患者应该知道服药时间,作用持续时间,大致的作用机制及其可能发生的副作用,加强患者在治疗中的参与意识;④合理正确的使用药物,早期发现副作用;⑤护士应对免疫抑制剂的使用、副作用及注意事项向患者家属及患者进行详细的宣教,以免患者滥用药或不了解副作用而造成对移植器官的损伤。

【健康教育】

1. 教会患者出院后自我监测体温、体重、血压,减少感染机会。
2. 终身服用免疫抑制药物预防排斥反应。
3. 指导患者适当运动,合理膳食,促进各器官功能康复。
4. 预防感染:避免感冒,保护 T 管。
5. 定期随访。

问题分析与能力提升

男性,45 岁。因原发性肾小球肾炎致慢性肾衰竭而行肾移植手术,手术过程顺利并安全返回病房。患者清醒,禁食,口唇稍干,尿量 100 mL/h。有颈内静脉留置导管。体检示:体温波动于 36.3～36.8 ℃,P 88 次/min,BP 102/65 mmHg,中心静脉压 0.29 kPa(3 cmH$_2$O)。临床诊断:肾移植术后。

讨论:①患者存在的最主要的护理诊断/问题是什么?②应采取哪些针对性护理措施?③你希望通过护理达到何种预期护理目标?

同步练习

1. 急性排斥反应是在移植术后多长时间出现 ( )

　A. <24 h 　　　　　B. 几日内 　　　　　C.6 个月内

　D.1 年内 　　　　　E. 几年内

2. 有一尿毒症患者,准备做肾移植,术前在免疫学和非免疫学方面需做的检查包括 ( )

　A. 血型 　　　　　　　　　　B. 淋巴细胞毒交叉配合试验

　C. 人类白细胞抗原的血清学测定 　　D. 心、肝、肺、脑等脏器功能检查

　E. 以上都是

3. 移植术后 24 h 内发生的排斥反应,首先考虑 ( )

　A. 超急性排斥反应 　　　　B. 急性排斥反应 　　　　C. 亚急性排斥反应

　D. 症状性排斥反应 　　　　E. 慢性排斥反应

4. 女性,45 岁,肝移植后 5 d,诊断为"急性排斥反应",首选的药物是 ( )

　A. 抗生素 　　　　　B. 止血药 　　　　　C. 环孢素

　D. 甲泼尼龙 　　　　E. 水溶性维生素

5. 男性,33 岁,肝移植术后第 7 天,黄疸逐渐消退,胆汁呈金黄色黏性液,约 55 mL/h;痰液增多、黏稠,不易咳出,伴体温逐渐升高。应首先考虑 ( )

　A. 急性排斥反应 　　　　B. 慢性排斥反应 　　　　C. 肺部感染

　D. 手术伤口感染 　　　　E. 排斥反应并感染

(6~9题共用题干)男性,42岁,肾移植术后第5天,诉全身乏力、失眠、移植肾区闷胀感。体检:T 38.5 ℃,P 94 次/min,BP 155/95 mmHg,尿量 20 mL/h,血肌酐 672 mmol/L。

6.首先应考虑 （ ）

A.心功能衰竭　　　　　　B.腹腔内感染　　　　　　C.急性排斥反应

D.急性肾小管坏死　　　　E.移植后正常反应

7.目前该患者最主要的护理诊断/问题为 （ ）

A.有移植肾功能受损的危险　B.有体液不足的危险　　　C.有体液过多的危险

D.有腹膜炎的危险　　　　　E.活动无耐力

8.最关键的处理措施为 （ ）

A.监测体温变化　　　　　　B.应用利尿药　　　　　　C.应用止血药物

D.MP 冲击治疗　　　　　　E.监测肝功能

9.在 MP 冲击治疗过程中,应注意观察 （ ）

A.大便颜色　　　　　　　　B.尿量及颜色　　　　　　C.皮肤颜色

D.巩膜颜色　　　　　　　　E.痰液的颜色

（徐文斌）

第八章

营养支持患者的护理

学习目标

1. 掌握：营养状况的评定指标、营养不良的分类及能量需要的计算方法,肠内营养和肠外营养的适应证和禁忌证。
2. 熟悉：肠外营养并发症及预防措施。
3. 了解：肠内营养制剂种类和给予途径。

第一节 概述

营养支持(nutritional support, NS)是指在饮食摄入不足或不能的情况下,通过肠内或肠外途径补充或提供维持人体必需的营养素的一种技术。营养支持治疗的概念不仅限于满足提供患者能量及蛋白质,也涉及代谢支持、营养素的药理和免疫作用。

(一)外科患者的营养变化

1. 单纯禁食、饥饿时的代谢变化 由于外科疾病本身常常造成进食困难或不能进食,如肠道梗阻,肠道手术后不能进食,使患者机体处于饥饿状态。饥饿初期患者发生一系列反应,如代谢率下降,血糖下降,从而抑制胰岛素分泌,刺激胰高血糖素分泌,导致糖原分解、脂肪分解和糖异生作用增加。超过 24 h 的饥饿状态,体内将贮存的葡萄糖全部利用,而体内的脑组织、周围神经组织和红细胞等仍需由葡萄糖供给能量,只能靠分解蛋白质和脂肪通过糖异生作用来实现。此时每日消耗蛋白质总量约 75 g,相当于 75 g 肌肉组织,每日由尿排出的氮 10 ~ 15 g。虽然随着时间推移,由于脑组织逐渐适应改由脂肪组织氧化生成的酮体来取代葡萄糖,肌肉组织分解速度相对下降,但每日仍从尿中排出 3 ~ 4 g 氮。因此,长期饥饿状态下体重下降明显,肌肉萎缩,机体免疫功能下降。

2. 创伤、手术后和感染时的代谢变化 在创伤、手术后和感染时机体代谢的主要特点是代谢增高、蛋白质丢失增加、糖代谢紊乱、脂肪分解利用增加。重度感染及严重创伤后代谢率增加 100% ~ 200%,其程度与创伤感染程度呈正比。此时由于体内类固醇、胰高血糖素和神经内分泌介质增加,蛋白质分解加速,因此骨骼肌的分解较单纯饥饿状态下更加严重,造成患者负氮平衡。

(二)营养状况评估与营养风险筛查

营养评定是由专业人员对患者的营养代谢、机体功能等进行全面检查和评估,以判断患者有无营养不良及营养不良的类型与程度,也是评估营养支持治疗效果的客观指标。

1. 健康史　需要结合病史给予营养状况评价的包括慢性消耗性疾病、手术、创伤、感染等应激状态,以及摄食量变化、体重变化,是否有呕吐、腹泻等都应列为影响营养状况的因素。

2. 人体测量指标

(1)体重　是评价营养状况的一项重要指标。短期内出现的体重变化,可受水钠潴留或脱水因素的影响,故应根据病前 3～6 个月的体重变化加以判断。当实际体重为理想体重以下时,即可视为体重显著下降。

(2)体质指数(body mass index,BMI)　BMI＝体重(kg)/身高(m)^2,BMI 正常参考值成人为 18.5 kg/(m)^2≥BMI≤24 kg/(m)^2,BMI<18.5 kg/(m)^2 为消瘦,BMI>24 为超重。

(3)三头肌皮褶厚度(triceps skinfold,TSF)　可间接判断体内脂肪量。正常参考值:男性 11.3～13.7mm;女性 14.9～18.1mm。三头肌皮褶厚度被世界卫生组织列为营养调查的必测项目。在相当于标准值的 80%～90% 为轻度营养不良,60%～80% 为中度营养不良,<60% 为重度营养不良。

(4)臂肌围(arm muscle circumference,AMC)　用于判断骨骼肌或体内瘦体组织群的量。计算公式为:AMC(cm)＝上臂中点周长(cm)－3.14×TSF(cm)。正常值:男性为 22.8～27.8 cm;女性为 20.9～25.5 cm。

3. 实验室检测指标

(1)肌酐身高指数(%)　肌酐是肌肉的代谢产物,肌酐/身高指数是观察肌蛋白消耗的指标。尿中肌酐排泄量与体内骨骼肌基本呈比例,故可用于判断体内骨骼肌含量。先检测患者 24 h 尿中肌酐排出量,再根据与身高相应的理想体重及肌酐系数(男 23 mg/kg,女 18 mg/kg 理想体重)计算理想排泄量。肌酐身高指数(%)＝ 实际排泄量/理想排泄量×100%。肌酐身高指数在 90%～110% 为正常,90%～80% 为轻度营养不良,80%～60% 为中度营养不良,低于 60% 为重度营养不良。

(2)血浆蛋白质　包括血浆清蛋白、转铁蛋白和前清蛋白等,是营养评定的重要指标。清蛋白浓度降低是营养不良最明显的生化特征,但清蛋白的半寿期较长(20 d),而转铁蛋白及前清蛋白的半寿期均较短,分别为 8 d 和 2 d,后者能较早反映营养状态变化,对营养不良早期诊断和评价营养支持效果有临床价值。

(3)氮平衡　反映体内蛋白质的平衡情况。当氮的摄入量大于排出量时为正氮平衡,反之则为负氮平衡。氮平衡(g/d)＝ 24 h 摄入氮量(静脉输入氮或食物中蛋白质/6.25)－24 h 排出氮量。24 h 排出氮量＝24 h 尿中尿素氮+4 g,其中 2 g 是从粪和汗液中排泄、分泌的氮,另 2 g 为尿中的其他含氮物质。食物中每 6.25 g 蛋白质含 1 g 氮。

(4)免疫指标 营养不良时常伴有免疫功能降低。外周血液总淋巴细胞计数低于 $1.5×10^9$/L,常提示营养不良。迟发性皮肤超敏试验,通常在双前臂不同部位皮内注射 5 种抗原,24 ~ 48 h 后观察皮肤的迟发超敏反应,注射皮丘直径≥5 mm 者为阳性,否则为阴性。观察皮肤的迟发超敏反应来了解免疫功能。人体细胞免疫能力与阳性反应程度呈正相关。

根据上述各项指标的检测结果与标准值比较,以判断患者有无营养不良及营养缺失程度。

(三)营养物质需要量

可选择以下方法估算患者能量需要量:

1. 预计公式估算法 ①基础能量消耗(basal energy expenditure,BEE)值:健康成年人按 Harris-Benedict 公式(H-B 公式)计算。男:$BEE(kcal) = 66.5+13.7×W+5.0×H-6.8×A$;女:$BEE(kcal) = 655.1+9.6×W+1.9×H-4.7×A$;[$H$ 为身高(cm),W 为体重(kg),A 为年龄(岁)]。②疾病状态下能量消耗(actual energy expenditure,AEE)值:$AEE = BEE×AF×IF×TF$,其中 AF 为活动系数(active factor):卧床 1.1;下床少量活动 1.4125;正常活动 1.3。IF 为应激系数(injury factor):严重感染/多发性创伤为 1.3 ~ 1.5;癌症 1.10 ~ 1.45。TF 为体温系数(thermal factor):38 ℃1.1;39 ℃1.2;40 ℃1.3;41 ℃1.4。

2. 体重估算法 根据患者性别、体重、应激情况估算。男性:非应激状态下,25 ~ 30 kcal/kg;应激状态下,30 ~ 35 kcal/kg。女性:非应激状态,20 ~ 25 kcal/kg;应激状态,25 ~ 30 kcal/kg。对高度应激、肥胖、多发性创伤患者,采用代谢仪测定可提供更为准确的信息。

三大营养素包括蛋白质、脂肪和碳水化合物,正常状态下,脂肪与碳水化合物提供非蛋白质热量,蛋白质作为人体合成代谢原料,热氮比为 125 ~ 150 kcal∶1 g。其供能各占总能量的一定比例(表 8-1)。严重应激状态下,营养素供给中应增加氮量、减少热量、降低热氮比,符合机体应激代谢状态下代谢的需要,即给予代谢支持,以防止过多热量引起的并发症。

表 8-1 正常和应激状态下三大营养素供能比例

机体状态	正常状态	应激状态
蛋白质	15%	25%
脂肪	25%	30%
碳水化合物	60%	45%

(四)营养不良的类型及特点

当蛋白质和能量的供给不足以满足或维持人体正常生理功能的需要时,即可发生蛋白质-能量营养不良(protein-energy malnutrition,PEM)。临床根据蛋白质或能量缺乏种类分为三种类型,且各有不同表现特点。

1. 消瘦型营养不良 为能量缺乏型,以人体测量指标值下降为主,临床表现为消瘦。

2.低蛋白型营养不良　为蛋白质缺乏型,主要表现为血浆蛋白质水平降低和组织水肿,故又称水肿型;体重下降不明显。

3.混合型营养不良　又称蛋白质-能量缺乏型营养不良,同时兼有上述两种类型的临床特征。

(五)营养支持的基本指征

当患者出现下列情况之一时,应提供营养支持:①近期体重下降大于正常体重的10%;②血浆清蛋白<30 g/L;③连续 7 d 以上不能正常进食;④已明确为营养不良;⑤具有营养不良风险或可能发生手术并发症的高危患者。

第二节　肠内营养支持患者的护理

肠内营养(enteral nutrition,EN)指经胃肠道,包括经口或喂养管,提供维持人体代谢所需营养素的一种方法。本节主要述及经管饲提供的肠内营养。随着对胃肠道结构和功能研究的深入,逐步认识到胃肠道在免疫防御中的重要地位。肠内营养的优点除体现在营养素的吸收、利用更符合生理外,还有助于维持肠黏膜结构和屏障功能的完整性。正因如此,"只要胃肠道有功能,就利用它"已成为共识。

【肠内营养适应证与禁忌证】

1.适应证　凡有营养支持指征、胃肠道有功能并可利用的患者都有指征接受肠内营养支持。包括:①吞咽和咀嚼困难;②意识障碍或昏迷致无进食能力;③消化道疾病稳定期,如消化道瘘、短肠综合征、炎症性肠病和胰腺炎等;④高分解代谢状态,如严重感染、手术、创伤及大面积烧伤患者;⑤慢性消耗性疾病,如结核、肿瘤等。

2.禁忌证　①肠梗阻;②消化道活动性出血;③腹腔或肠道感染;④严重腹泻或吸收不良;⑤休克。

【肠内营养制剂种类】

肠内营养制剂不同于通常意义的食品,指已经加工预消化,更易消化和吸收或无须消化即可吸收。美国食品药物署(FDA)使用医疗食品(medical foods,MF)肠内营养剂,系指具有特殊饮食目的或为保持健康、需在医疗监护下使用而区别于其他食品的食品。肠内营养剂按营养素预消化的程度,可分为大分子聚合物和要素膳两大类。按其配方成分,又分为用于营养支持的平衡制剂和用于治疗作用的特殊制剂。

1.按营养素的预消化程度分类

(1)大分子聚合物　①自制匀浆膳。可用牛奶、鱼、肉、水果、蔬菜等食物配制,具有自然食物良好口感的优点,不足之处在于家庭制备时不能保证完整的营养成分,且营养素含量难以精确计算。②大分子聚合物制剂。所含的蛋白质系从酪蛋白、乳清蛋白或大豆蛋白等水解、分离而来;糖类通常是淀粉及其水解物形式的葡萄糖多聚体;脂肪来源于植物油。大分子聚合物制剂可经口摄入或经喂养管注入,适合于胃肠功能完整或基本正常者。该类制剂调配成液体时,标准能量密度为 4.18 kJ/mL,非蛋白质能量与氮的比例约为 627 kJ∶1 g,渗透压为 300 ~ 450 mOsm/(kg·H_2O),适用于多数患者。高能量密度配方以较少容量提供较高能量,能量密度为6.27~8.36 kJ/mL,适用于需限制液体入量的患者。高蛋白质配方中的热氮比约为313 kJ∶1 g,适用于需补充大量蛋白质的患者。

(2)要素膳 特点是化学成分明确、无须消化、无渣,可直接被胃肠道吸收、利用。要素膳中的氮多由结晶氨基酸构成,部分可由短肽构成。要素膳中的糖类为部分水解的淀粉(麦芽糖糊精和葡萄糖寡糖);脂肪常为植物来源的中链三酰甘油(medium chain triglyceride,MCT)和长链三酰甘油(long chain triglyceride,LCT),少数制剂含有短链脂肪酸;不含乳糖和膳食纤维。此类配方亦含有足够的无机盐、微量元素和维生素。标准能量密度为4.18 kJ/mL,渗透压一般为400~700 mOsm/(kg·H_2O)。

要素膳较适合于消化功能弱的患者。由于该类配方的高渗透压趋于吸引游离水进入肠腔而易产生腹泻,应用时需加强护理。

2.按配方成分分类 平衡型配方制剂,多用于单纯营养不良的患者,起支持作用。

不平衡配方制剂,指在常用配方中增加或去除某种营养素以满足特殊疾病状态下患者代谢的需要。可分为两类:一类系根据遗传或代谢性疾病特点设计,较少见。另一类系根据某些疾病,如肝、肾功能障碍或衰竭的患者而设计,目的在于将衰竭脏器的代谢负荷减至最低或纠正脏器功能障碍所致的代谢异常,具有支持和治疗的双重作用。

(1)高支链氨基酸(BCAAs)配方 特点为支链氨基酸(亮氨酸、异亮氨酸和缬氨酸)的含量较高,占总氨基酸量的35%~40%及以上;而芳香族氨基酸(色氨酸、酪氨酸和苯丙氨酸)的含量较低。支链氨基酸可经肌代谢,增加其浓度后不增加肝负担,可与芳香族氨基酸竞争性进入血–脑脊液屏障,减少假性神经递质的产生,有助于防治肝性脑病和提供营养支持。

(2)必需氨基酸配方 含有足够的能量、必需氨基酸、组氨酸、少量脂肪和电解质,适用于肾衰竭患者。

(3)免疫增强配方 在平衡制剂配方的基础上增添某些营养素,如ω–3脂肪酸、核苷酸(RNA)、精氨酸和锌等,对免疫系统有正性调节作用。

(4)调节性制剂 又称组件配方,系指各类营养素,如蛋白质、糖和脂肪等为单独形式包装,应用时根据需要相混合或以单独形式提供,也可将某一成分的调节性制剂加入其他配方中,以增强该成分的比例。

【肠内营养的给予途径与输注方式】

肠内营养的给予途径有经口和管饲两种途径。可依据营养剂的类型、患者耐受程度加以选择,多数患者因经口摄入受限或不足而采用管饲。

1.肠内营养给予途径

(1)经鼻胃管或胃造瘘 适用于胃肠功能良好的患者。鼻胃管多用于仅需短期肠内营养支持者;胃造瘘可在术时或经内镜胃造瘘(percutaneous endoscopic gastrostomy,PEG),适用于需较长时期肠内营养支持的患者。

(2)经鼻肠管或空肠造瘘 适用于胃功能不良、误吸危险性较大或消化道手术后必须胃肠减压又需长期肠内营养支持者。鼻肠管有单腔和双腔之分。双腔鼻肠管中的一个管腔开口于鼻肠管的中下段,用做胃肠减压;另一管腔开口于鼻肠管的端部,用做营养治疗。空肠造瘘,常在伴随腹部手术时实施,近年来,经皮内镜空肠造瘘

(percutaneolJs endoscopic jejunostomy,PEJ),因能在门诊患者中实施而使需长期肠内营养的非手术患者得益。

2.输注方式 根据喂养管端部所在位置和胃肠道承受能力,选择分次或连续输注方式。

（1）分次给予 适用于喂养管尖端位于胃内及胃肠功能良好者。分次给予又分为分次静脉注射和分次静脉滴注,每次量为 100 ~ 300 mL。分次静脉注射时,每次入量在10 ~ 20 min 完成;分次输注时,每次入量在 2 ~ 3 h 完成,每次间隔2 ~ 3 h;可视患者耐受程度加以调整。

（2）连续输注 适用于胃肠道功能和耐受性较差、导管尖端位于十二指肠或空肠内的患者。

【常见护理诊断/医护合作性问题】

1.有误吸的危险 与患者的意识、体位、喂养管移位及胃排空障碍有关。

2.有黏膜、皮肤受损的可能 与长期留置喂养管有关。

3.腹胀、腹泻 与肠内营养液的浓度、温度、输注速度、喂养管放置位置和患者对肠内营养液的耐受性等有关。

4.潜在并发症 感染。

【护理措施】

1.预防误吸

（1）妥善固定喂养管 若经鼻胃管喂养时,应将喂养管妥善固定于面颊部,以避免鼻胃管移位至食管而导致误吸。

（2）取合适的体位 根据喂养管位置及病情,置患者于合适的体位。伴有意识障碍、胃排空迟缓、经鼻胃管或胃造瘘管输注营养液的患者应取半卧位,以防营养液反流和误吸。经鼻肠管或空肠造瘘管滴注者可取随意卧位。

（3）及时估计胃内残留量 在每次输注肠内营养液前及期间（每间隔 4 h）抽吸并估计胃内残留量,若残留量每次大于 100 ~ 150 mL,应延迟或暂停输注,必要时加用胃动力药,以防胃潴留引起反流而致误吸。

（4）加强观察 若患者突然出现呛咳、呼吸急促或咳出类似营养液的痰液,应疑有喂养管移位并致误吸的可能,应鼓励和刺激患者咳嗽,以排出吸入物和分泌物,必要时经鼻导管管镜清除误吸物。

2.避免黏膜和皮肤的损伤 长期留置鼻胃管或鼻肠管者,应每天用油膏涂拭鼻腔黏膜,起润滑作用;对胃、空肠造瘘者,应保持造瘘口周围皮肤干燥、清洁。

3.维持患者正常的排便形态 5% ~30% 的肠内营养治疗患者可发生腹泻。导致腹泻的相关原因:①肠内营养剂的类型,其中乳糖、脂肪、膳食纤维的种类和含量都可能影响肠道对营养液的耐受性;②营养液的渗透压,当患者伴有营养不良或吸收不良时,高渗透压更易引起类似倾倒综合征的症状和腹泻;③营养液的输注速度过快和温度过低;④伴同用药,如抗生素可改变肠道正常菌群的制衡作用而导致某些菌群过度生长,H_2 受体阻滞剂可通过改变胃液的 pH 值而易致细菌繁殖,某些药物、电解质和含镁的抗酸剂等未经完全稀释即经导管注入,可致肠痉挛和渗透性腹泻;⑤营养液污染;⑥低蛋白血症,因血浆胶体渗透压降低,组织黏膜水肿,影响营养底物通过肠黏膜上皮细胞;同时,大量液体因渗透压差进入肠腔而引起腹泻。

(1)控制营养液的浓度　从低浓度开始滴注营养液,再根据患者胃肠道适应程度逐步递增,以避免营养液浓度和渗透压过高引起的胃肠道不适、肠痉挛、腹胀和腹泻。

(2)控制输注量和速度　营养液宜从少量开始,250~500 mL/d,在5~7 d内逐渐达到全量。交错递增量和浓度将更有利于患者对肠内营养的耐受。输注速度以20 mL/h起,视适应程度逐步加速并维持滴速为100~120 mL/h。以输液泵控制滴速为佳。

(3)保持营养液的适宜滴注温度　营养液的滴注温度以接近正常体温为宜,过烫可能灼伤胃肠道黏膜,过冷则刺激胃肠道,引起肠痉挛、腹痛或腹泻。可在输注管近端自管外加热营养液,但需防止烫伤患者。

(4)用药护理　某些药物,如含镁的抗酸剂、电解质等可致肠痉挛和渗透性腹泻,须经稀释后再经喂养管注入。对严重低蛋白血症者,遵医嘱先输注人体清蛋白或血浆,以提高血浆胶体渗透压。

(5)避免营养液污染、变质　营养液应现配现用;保持调配容器的清洁、无菌;悬挂的营养液在较凉快的室温下放置时间小于6~8 h,若营养液含有牛奶及易腐败成分时,放置时间应更短;每天更换输液皮条、袋或瓶。

4. 观察和预防感染性并发症　与肠内营养相关的感染性并发症主要是误吸导致的吸入性肺炎,或因空肠造瘘管滑入游离腹腔及营养液流入而导致的急性腹膜炎;其次为肠道感染。

(1)吸入性肺炎　误吸导致的吸入性肺炎多见于经鼻胃管喂养者。原因:①胃排空迟缓;②喂养管移位;③体位不当,营养液反流;④咳嗽和呕吐反射受损;⑤精神障碍;⑥应用镇静剂及神经肌肉阻滞剂。

1)妥善固定喂养管　做胃或空肠造瘘时,应用缝线将之固定于腹壁;在喂养管进入鼻腔或腹壁处做好标记,每4 h检查1次,以识别喂养管有无移位。告知患者卧床、翻身时应避免折叠、压迫或拉脱喂养管。

2)预防误吸　参见本节护理措施中预防误吸的相关内容。

(2)急性腹膜炎　多见于经空肠造瘘输注营养液者。①加强观察:注意观察患者有无腹部症状。若患者突然出现腹痛、胃或空肠造瘘管周围有类似营养液渗出或腹腔引流管引流出类似营养液的液体,应怀疑喂养管移位、营养液进入游离腹腔。应立即停输营养液并报告医师,尽可能协助清除或引流出渗漏的营养液。②按医嘱应用抗生素以避免继发性感染或腹腔脓肿。

(3)肠道感染　避免营养液污染、变质。在配制营养液时,注意无菌操作;配制的营养液暂时不用时应放冰箱保存,以免变质而引起肠道感染。

5. 保持喂养管通畅　喂养管阻塞的常见原因:①营养液未调匀;②药丸未经研碎即注入喂养管;③添加药物与营养液不相容,形成凝结块;④营养液较黏稠、流速缓慢,黏附于管壁;⑤管径太细。为避免喂养管阻塞,于输注营养液前后及连续管饲过程中每间隔4 h及特殊用药前应用30 mL温开水或生理盐水冲洗喂养管。药丸经研碎、溶解后直接注入喂养管,避入营养液后与之不相容而凝结成块黏附于管壁或堵塞管腔。

第三节 肠外营养支持患者的护理

肠外营养(parenteral nutrition,PN)系指通过静脉途径提供人体代谢所需的营养素。当患者被禁食,所需营养素均经静脉途径提供时,称为全胃肠外营养(total parenteral nutrition,TPN)。

【肠外营养适应证与禁忌证】

1. 适应证 当外科患者出现下列病症且胃肠道不能充分利用时,可考虑提供肠外营养支持:①营养不良;②胃肠道功能障碍;③因疾病或治疗限制不能经胃肠道摄食;④高分解代谢状态,如严重感染、灼伤、创伤或大手术前后;⑤抗肿瘤治疗期间不能正常饮食者。

2. 禁忌证 ①严重水电解质、酸碱平衡失调;②出凝血功能紊乱;③休克。

【肠外营养制剂】

肠外营养制剂主要包括能量物质(糖类和脂类)、氨基酸、维生素、微量元素和无机盐等。

1. 葡萄糖 是肠外营养时主要的非蛋白质能源之一,成人需要量为 4~5 g/(kg·d)。当供给过多或输入过快时,部分葡萄糖可转化为脂肪沉积于肝,导致脂肪肝;故每天葡萄糖供给量不宜超过 300~400 g,占总能量的 50%~60%。为促进合成代谢和葡萄糖的利用,一般 8~10 g 葡萄糖给予 1 U 胰岛素(可从 10 g 葡萄糖:1 U 胰岛素开始,再按血糖、尿糖的监测结果调整胰岛素用量)。

2. 脂肪 脂肪乳剂是肠外营养的另一种重要能源。临床应用意义在于提供能量和必需脂肪酸、维持细胞膜结构和人体脂肪组织的恒定。临床常用的脂肪乳剂有两类:一类由长链三酰甘油(long chain triglyceride,LCT)构成;另一类则由中链三酰甘油(medium chain triglyceride,MCT)和等量的 LCT 物理混合而成。LCT 提供必需脂肪酸,进入线粒体代谢需要卡尼汀参与,而创伤、感染应激时组织内的卡尼汀水平下降,导致 LCT 代谢和利用障碍。MCT 进入线粒体代谢较少依赖卡尼汀,故 MCT 的氧化代谢速度快于 LCT,且对肝功能影响小,但 MCT 不能提供必需脂肪酸,当快速或大量输入后可产生毒性作用。因此临床上对于危重患者、肝功能不良者常选用中长链脂肪乳剂(MCT/LCT)混合液。

除上述两类脂肪乳剂外,如含有橄榄油或鱼油的新型脂肪乳剂,对维护机体免疫功能、减少炎症反应和血栓形成等有一定的临床价值。脂肪乳剂的供给量占总能量的 20%~30%,成人常用量为 1~2 g/(kg·d)。

3. 氨基酸 构成肠外营养配方中的氮源,用于合成人体蛋白质。可归纳为两类:平衡型与非平衡型。平衡型氨基酸溶液所含必需与非必需氨基酸的比例符合蛋白质合成和人体基本代谢所需,适用于多数营养不良患者;非平衡型氨基酸溶液的配方多系针对某一疾病的代谢特点而设计,兼有营养支持和治疗的双重作用。临床选择须以应用目的、病情、年龄等因素为依据。氨基酸的供给量为 1.0~1.5 g/(kg·d);占总能量的 15%~20%。

近年来,谷氨酰胺(Gln)在营养支持中的作用受到重视,谷氨酰胺属非必需氨基酸。在严重感染、手术、创伤等应激状态下,内源性产生的 Gln 不能满足机体需求,严重缺乏时将影响器官功能,故对需要营养支持的患者来说,Gln 应视为条件必需氨基酸。目前已有谷氨酰胺双肽制剂用于静脉营养支持。

4. 维生素和无机盐　是参与人体代谢、调节和维持内环境稳定所必需的营养物质。维生素的种类较多,按其溶解性可分为水溶性和脂溶性两大类。前者包括 B 族维生素和维生素 C,后者包括维生素 A、维生素 D、维生素 E、维生素 K。水溶性维生素在体内无储备,因此静脉营养支持时应每日给予,脂溶性维生素在体内有一定储备,短期禁食者一般不会缺乏。长期静脉营养支持时常规提供多种维生素可预防其缺乏。

5. 微量元素　机体所需的微量元素锌、铜、铁、硒、铬、锰、钼等。短期禁食者可不予补充,静脉营养支持超过 2 周时须重视微量元素补充。

【肠外营养液的输注途径与输注方式】

1. 肠外营养液输注途径　肠外营养液输注途径包括经周围静脉和中心静脉途径,其选择需视病情、营养支持时间、营养液组成、输液及护理条件等而定。当短期(<2 周)、部分补充营养或中心静脉置管和护理有困难时,可经周围静脉输注;但当长期、全量补充时则以选择中心静脉途径为宜。

2. 肠外营养液输注方式

(1)全营养混合(total nutrient admixture,TNA)输注　即将每天所需的营养物质,在无菌环境(层流室和层流台)中按次序混合入由聚合材料制成的输液袋或玻璃仪器后再输注。TNA 又称全合一(all in one,AIO)营养液,强调同时提供完全的营养物质和有效利用。即:①以较佳的热氮比和多种营养素同时进入体内,增加节氮效果;②简化输液过程,节省护理时间;③降低代谢性并发症的发生率;④减少污染机会。

(2)单瓶输注　在不具备以 TNA 方式输注条件时,采用单瓶输注方式。但由于各营养素非同步输入,不利于所供营养素的有效利用。此外,若单瓶输注高渗性葡萄糖或脂肪乳剂,可因单位时间内进入体内的葡萄糖或脂肪酸量较多而增加代谢负荷甚至并发与之相关的代谢性并发症,如高糖或高脂血症。单瓶输注时氨基酸宜与非蛋白质能量溶液合理间隔输注。

【常见护理诊断/医护合作性问题】

1. 不舒适　与长时间输注静脉营养液有关。

2. 有体液失衡的危险。

3. 潜在并发症　气胸、胸导管损伤、空气栓塞、导管移位、导管源性感染、糖或脂肪代谢紊乱、血栓性浅静脉炎。

【护理措施】

1. 静脉置管并发症

(1)气胸　当患者于静脉穿刺时或置管后出现胸闷、胸痛、呼吸困难、同侧呼吸音减弱时,应疑及气胸的发生;应立即通知医师并协助处理。

(2)血管损伤　在同一部位反复穿刺易损伤血管,表现为局部出血或血肿形成等,应立即压迫局部。

(3)胸导管损伤　多发生于左侧锁骨下静脉穿刺时。穿刺时若见清亮的淋巴液渗出,应退针或拔除导管;偶可发生乳糜瘘,多数患者可自愈,少数需做引流或手术处理。

(4)空气栓塞　大量进入可立即致死。故锁骨下静脉穿刺时,应置患者于平卧位、屏气;置管成功后及时连液管道;牢固连接;输液结束应旋紧导管塞。一旦疑及空气进入,立即置患者于左侧卧位以防空气栓塞。

2.输注营养液期间的并发症

(1)导管移位　锁骨下或其他深静脉穿刺置管后可因导管固定不妥而移位。临床表现为呼吸不畅或患者感觉颈、胸部酸胀不适,X射线透视可明确导管位置。一旦发生导管移位,应立即停止输液、拔管和做局部处理。

(2)感染　长期深静脉置管和禁食、TPN,易引起导管源性感染和肠源性感染,须加强观察和预防。

(3)血栓性浅静脉炎　多发生于经外周静脉时。主要因:①静脉管径细小,高渗营养液不能得到有效稀释,血管内皮受到化学性损伤;②导管跨越关节时导管与静脉壁的碰触致静脉受到机械性损伤。可见输注部位的静脉呈条索状变硬、红肿、触痛,少有发热现象。一般经局部湿热敷、更换输液部位或外涂可经皮吸收的具抗凝、消炎作用的软膏后逐步消退。

3.营养液的配制和管理　营养液配制应在空气层流室、按无菌操作技术配制;TNA液配制后若暂时不输注,保存于4 ℃冰箱内;输注前0.5～1 h取出,室温下复温后再输;保证配制的营养液在24 h内输完,避免某些成分降解或产生颗粒沉淀;TNA液输注系统和输注过程应保持连续性,期间不宜中断,以防污染。

4.导管护理　每天消毒静脉置管部位、更换敷料,加强局部护理。若患者发生不明原因的发热、寒战、烦躁不安,应考虑导管性感染,应及时通知医师,协助拔除导管并做微生物培养和药敏试验。避免经导管抽血或输血;输液结束时,可用肝素稀释液封管,以防血凝块堵塞导管。

5.尽早肠内营养或经口饮食　TPN患者可因长期禁食,胃肠道黏膜缺乏食物刺激和代谢的能量而致肠黏膜结构和屏障功能受损,通透性增加,导致肠内细菌和内毒素易位,并发肠源性的全身性感染。故当患者胃肠功能恢复或允许进食的情况下,鼓励患者经口饮食。

6.代谢紊乱

(1)糖代谢紊乱　当单位时间内输入的葡萄糖量超过人体代谢能力和胰岛素相对不足时,患者可出现高血糖,甚至非酮性高渗性高血糖性昏迷;主要表现为血糖异常升高,严重者可出现渗透性利尿、脱水、神志改变,甚至昏迷。对此,护士应立即报告医师并协助处理:停输葡萄糖溶液或含有大量糖的营养液;输入低渗或等渗氯化钠注射液,内加胰岛素,使血糖逐渐下降;但应避免因血浆渗透压下降过快所致的急性脑水肿。若因突然停输高渗葡萄糖溶液而出现反应性低血糖,则主要表现为脉搏加速、面色苍白、四肢湿冷和低血糖性休克;应立即协助医师积极处理,输注葡萄糖溶液。故肠外营养支持时葡萄糖的输入速度应小于5 mg/(kg·min),当发现患者出现糖代谢紊乱征象时,先抽血送检血糖值再根据结果予以相应处理。

(2)脂肪代谢紊乱　脂肪乳剂输入速度过快或总量过多并超过人体代谢能力时,患者可发生高脂血症或脂肪超载综合征;后者表现为发热、急性消化道溃疡、血小板减少、溶血、肝脾大、骨骼肌肉疼痛等。一旦发现类似症状,应立即停输脂肪乳剂。对长期应用脂肪乳剂的患者,应定期做脂肪廓清试验以了解患者对脂肪的代谢、利用能力。通常20%的脂肪乳剂250 mL需输注4~5 h。

问题分析与能力提升

患者,女,65岁,因重症胰腺炎需要通过中心静脉给予肠外营养,输注营养液的过程中,护士发现患者尿量突然增加,神志不清,即测血糖为27 mmol/L。

讨论:①该患者可能发生了什么?②中心静脉营养支持与置管相关并发症有哪些?③可能发生哪些感染性并发症?全营养混合液如何保存?

同步练习

1. 消瘦型营养不良患者主要缺乏　　　　　　　　　　　　　　　　　　　　　(　　)
   A. 蛋白质　　　　　　　　　　B. 能量　　　　　　　　　　C. 维生素
   D. 无机盐　　　　　　　　　　E. 微量元素

2. 下列有关营养支持的叙述正确的是　　　　　　　　　　　　　　　　　　　(　　)
   A. 营养支持仅提供能量
   B. 营养支持仅提供蛋白质
   C. 营养支持仅提供能量和蛋白质
   D. 营养支持仅涉及营养素的代谢调理、药理和免疫作用
   E. 营养支持不仅提供和满足能量和蛋白质的需要,还涉及代谢支持、营养素的代谢调理、药理和免疫作用

3. 胃肠内营养液渗透压过高,注入速度过快易引起　　　　　　　　　　　　　(　　)
   A. 有感染的危险　　　　　　　B. 腹泻　　　　　　　　　　C. 血栓性静脉炎
   D. 有误吸的危险　　　　　　　E. 空气栓塞

4. 营养支持的指征　　　　　　　　　　　　　　　　　　　　　　　　　　　(　　)
   A. 血清白蛋白水平34 g/L
   B. 具有营养不良风险或可能发生手术并发症的高危患者
   C. 近期体重下降大于正常体重的5%
   D. 体重<50 kg
   E. 3 d以上不能进食

5. 外科营养支持患者的营养液配制后冷藏的有效期是　　　　　　　　　　　　(　　)
   A. 2 h　　　　　　　　　　　　B. 4 h　　　　　　　　　　C. 8 h
   D. 12 h　　　　　　　　　　　E. 24 h

6. 肠内营养输入有经口和管饲两种。鼻胃管或胃造瘘多用于　　　　　　　　　(　　)
   A. 胃肠功能不良者
   B. 肠部手术后必须胃肠减压者
   C. 肠道耐受性差、营养管开口于肠腔者
   D. 消化道瘘、炎性肠疾病及短肠综合征者
   E. 胃肠功能好,需短期肠内营养支持或需长期肠内营养支持者

7. 女性,80岁,胃大部切除后,腹胀明显,禁食,肺部感染,需肠外营养支持,选择肠外营养输注途径即经中心静脉还是周围静脉时,最主要的决定因素是　　　　　　　　　(　　)

A.患者的基础疾病　　　　　　B.病房的护理条件　　　　　　C.患者的依从性

D.患者的经济条件　　　　　　E.肠外营养支持的量和天数

8.胃肠内营养液渗透压过高,注入速度过快易引起　　　　　　　　　　　(　　)

A.有感染的危险　　　　　　　B.腹泻　　　　　　　　　　　C.血栓性静脉炎

D.有误吸的危险　　　　　　　E.空气栓塞

9.下列哪项不是肠外营养的并发症　　　　　　　　　　　　　　　　　　(　　)

A.腹泻　　　　　　　　　　　B.导致败血症　　　　　　　　C.低血糖

D.高渗性非酮症性昏迷　　　　E.肝功能损伤

10.营养制剂分为平衡制剂和有治疗作用的特殊制剂,下列各项中不属于特殊制剂的是(　　)

A.肾功能衰竭用制剂　　　　　B.创伤用制剂　　　　　　　　C.大分子聚合物制剂

D.调节性制剂　　　　　　　　E.免疫增强制剂

11.脂肪乳剂输入速度过快或浓度过高　　　　　　　　　　　　　　　　(　　)

A.脂肪超载综合征　　　　　　B.非酮性高渗性高血糖昏迷　　C.肠源性感染

D.低血糖休克　　　　　　　　E.肝胆系统损害

12.下列适宜选用肠内营养支持的患者为　　　　　　　　　　　　　　　(　　)

A.麻痹性肠梗阻　　　　　　　　　　　B.食管静脉曲张出血期

C.克罗恩病,腹泻>10 次/d　　　　　　D.大面积烧伤休克期

E.短肠综合征术后稳定期

13.意识障碍者、胃排空延迟或体位不当易引起　　　　　　　　　　　　(　　)

A.有感染的危险　　　　　　　B.腹泻　　　　　　　　　　　C.血栓性静脉炎

D.有误吸的危险　　　　　　　E.空气栓塞

14.对患者进行肠外营养护理时要注意的主要护理问题是　　　　　　　　(　　)

A.注意有鼻、咽、食管损伤的危险

B.可能出现腹胀、腹泻

C.患者会有感染的可能,出现气胸等潜在并发症

D.有呛咳、误吸的可能

E.患者情绪烦躁,不合作

15.突然停输葡萄糖或液体中胰岛素浓度过高易产生　　　　　　　　　　(　　)

A.脂肪超载综合征　　　　　　B.非酮性高渗性高血糖昏迷　　C.肠源性感染

D.低血糖休克　　　　　　　　E.肝胆系统损害

(李广霞)

第九章

外科感染患者的护理

学习目标

1. 掌握：浅部软组织化脓性感染的概念、临床表现、治疗要点、护理措施,破伤风、气性坏疽的临床表现、护理措施等。
2. 熟悉：外科感染的概念、分类和全身性感染的临床表现、护理措施。
3. 了解：手部急性化脓性感染的治疗要点、护理措施。

第一节 概述

外科感染是指需要外科手术治疗的感染性疾病和发生在创伤、手术、器械检查后并发的感染。

外科感染有以下特点：①多数为几种细菌引起的混合感染；②感染多数与损伤或手术有关,细菌通过皮肤或黏膜伤口入侵；③大部分患者有明显的局部症状和体征；④感染常集中于局部,引起组织化脓、坏死,使局部组织遭到破坏,最终形成瘢痕而影响局部功能；⑤常需手术处理。

【分类】

1. 按致病菌种类及病变性质分类

（1）非特异性感染 又称化脓性感染或一般感染,临床上最常见。常见病原菌有金黄色葡萄球菌、溶血性链球菌、大肠埃希菌、变形杆菌和铜绿假单胞菌等非特异性致病菌。常见的化脓性感染有疖、痈、丹毒、蜂窝织炎、手部感染等。

（2）特异性感染 由特异的致病菌引起,如破伤风、气性坏疽、结核病等。其特点是不同的病菌分别引起比较独特的病变,其病程演变、预防措施、护理措施各有特点。

2. 按感染病程分类

（1）急性感染 指病程在3周以内的感染。大多数非特异性感染属于此类。

（2）慢性感染 指病程超过2个月的感染。部分急性感染迁延不愈可转为慢性感染。

（3）亚急性感染　指病程介于急性和慢性感染之间。

3.其他分类方法

（1）按病原菌来源分类　内源性感染指原存在体内的病原菌引起的感染；外源性感染指由体表或外环境中病原菌侵入人体引起的感染。

（2）按病原菌入侵时间分类　原发性感染指有伤口直接污染引起；继发性感染指在伤口愈合过程中发生的感染。

（3）按发生感染的条件分类　医院内感染指在住院期间发生的感染；机会性感染指一般情况下不致病的细菌，因机体抵抗力下降和（或）细菌毒性增强而引起的感染。

【病因】

外科感染的发生与致病菌的种类、数量、毒力、侵入途径及人体局部和全身抵抗力有关。当人体正常菌群变成致病菌或外界的病菌大量侵入组织内繁殖，同时伴人体的抗感染力下降时，机体就容易感染。

【病理】

随着致病菌的侵入，机体即产生防御反应，局部的病理变化主要是组织充血、水肿和坏死。随着炎症介质、细胞因子和病菌毒素等进入血液，引起体温升高、白细胞计数增加等全身反应。此类感染的典型临床表现是局部的红、肿、热、痛、功能障碍及体温增高。但由于病菌毒性和感染部位不同，病变的演变常出现以下结果。

1.炎症局限　当机体抵抗力占优势时，炎症消退、局限或形成局部脓肿。小脓肿自行吸收，较大的脓肿经切开引流或自行破溃后，排出脓液，肉芽组织逐渐生长，形成瘢痕而愈合。

2.炎症扩散　当病原菌毒力超过机体抵抗力时，感染迅速扩散，导致严重的全身感染，甚至发生感染性休克而危及生命。

3.转为慢性感染　当机体抵抗力与病原菌的毒力处于相持状态时，感染就转为慢性，一旦机体抵抗力降低，致病菌可再次繁殖，炎症又可再次演变为急性感染。

【临床表现】

1.局部表现　外科感染的急性期，局部表现为红、肿、热、痛和功能障碍。当感染未局限化时，病变与正常组织之间界限不清，脓肿形成后界限清晰，浅表脓肿有波动感，深部感染多缺乏局部表现。

2.全身症状　随感染程度不同而表现各异，轻者有寒战、发热、乏力、头痛、恶心、食欲减退及呼吸、心跳增快等全身不适症状；严重感染导致脓毒症时，可并发感染性休克和多器官功能衰竭。

【辅助检查】

1.实验室检查　血常规检查示白细胞及中性粒细胞比例增高，若白细胞计数大于$20×10^9$/L或低于$4×10^9$/L或发现未成熟白细胞，常提示感染严重。病情较重时可取脓液、血液、尿液分泌物做细菌培养及药敏试验，可明确致病菌。

2.影像学检查　B超检查可探测腹部脏器的化脓性病灶及胸、腹腔及关节腔内的积液。X射线、CT、MRT有助于诊断胸腹部或骨关节等处的病变，也可了解有无膈下游离气体等。

【治疗要点】

外科感染的治疗原则是去除感染病因及毒性物质,积极控制感染,增强机体抵抗力和组织修复能力。

1.局部治疗

(1)非手术治疗　患部制动,多休息,避免局部受压,抬高患肢,以减轻局部水肿。感染早期局部用药以促进局部血液循环,使肿胀消退和感染局限。局部应用超短波、红外线辐射等理疗方法,改善局部血供,使炎症吸收、消退。

(2)手术治疗　脓肿形成后及时切开引流排出脓液,深部脓肿可在超声、CT引导下行穿刺引流。

2.全身治疗

(1)应用抗生素　较轻或局限性感染可不用或口服抗菌药即可,对于较重、范围较大或有扩散趋势的感染,需全身用药。一般根据细菌培养和药敏试验结果选用有效抗菌药。

(2)全身支持疗法　保证患者充足休息和睡眠,给予高热量、高蛋白、高维生素易消化饮食。对不能进食、明显摄入不足或高分解代谢者,酌情给予肠内或肠外营养支持。严重贫血、低蛋白血症或白细胞减少者,适当输血或成分输血。

第二节　浅部软组织的化脓性感染患者的护理

软组织感染指发生于皮肤、皮下组织、淋巴管和淋巴结、肌间隙及疏松结缔组织等处的感染。本节主要介绍常见的几种,如疖、痈、急性蜂窝织炎、急性淋巴管炎和淋巴结炎、甲沟炎和脓性指头炎。

(一)疖

疖,俗称疔疮,是单个毛囊及所属皮脂腺的急性化脓性感染。好发于毛囊及皮脂腺丰富的部位,如头、面、颈项及背部等。身体不同部位发生几处疖,或在一段时间内反复发生疖,称为疖病。多发生于免疫力低的小儿和糖尿病患者。

【病因】

疖的发生与皮肤不洁、摩擦损伤、环境温度较高或机体抵抗力下降有关。致病菌大多为金黄色葡萄球菌。

【临床表现】

疖初起时,局部皮肤呈红、肿、痛的小硬结,逐渐呈锥形隆起,数日后逐渐扩大,结节中央组织,形成黄白色小脓栓,脓栓脱落、排尽脓液后,炎症消退。

疖一般无明显全身症状。发生在面部特别是"危险三角区"即上唇、鼻及周围的疖如被挤压或处理不当时,病菌可经内眦静脉和眼静脉进入颅内海绵状静脉窦,引起颅内化脓性海绵状静脉窦炎。患者表现为寒战、高热、头痛、呕吐、眼周红肿,甚至昏迷,病情危重,死亡率非常高。

【治疗要点】

早期红肿阶段可采用热敷或超短波、红外线理疗,也可外敷金黄散、鱼石脂软膏或玉露散等。当疖有脓栓时,可在顶部点涂 10% 碳酸烧灼,或用针头、刀尖将脓栓剔除,但禁忌挤压。形成脓肿时应及时切开引流并换药。

(二)痈

痈是相邻的多个毛囊及其周围组织的急性化脓性感染,或由多个疖融合而成。好发于皮肤韧厚的颈项、背部等,常见于体质较弱或糖尿病患者。

【病因】

痈的发生与皮肤不洁、局部擦伤和机体抵抗力低有关。致病菌主要为金黄色葡萄球菌。感染一般先从一个毛囊底部开始,沿阻力较小的皮下组织蔓延至皮下深筋膜,再沿深筋膜向外扩展,从而使多个毛囊受累。痈的自行破溃大多较慢,全身反应较重,甚至发生脓毒症。

【临床表现】

1.局部表现 早期局部皮肤呈稍隆起的大片红色浸润区,界限不清,质地坚韧,表面有几个凸出点形成脓点,继之中央皮肤坏死、溶解、塌陷,呈火山口状,有多个脓栓,患处剧痛。

2.全身表现 多伴有寒战、发热、食欲不振和全身不适。易发生淋巴管炎、淋巴结炎和静脉炎。周围血可出现白细胞计数和中性粒细胞比例增高,严重者可致脓毒症。唇痈也有导致海绵状静脉窦炎的危险。

【治疗要点】

1.局部治疗 初期仅有红肿时,可用 50% 硫酸镁湿热敷或用红外线、超短波理疗,亦可外敷鱼石脂软膏、金黄散等。当局部出现多个脓点,表面呈紫褐色或已破溃流脓时,应及时手术切开引流脓液,可采用“+”或“++”形切口,清除坏死组织,伤口内填塞生理盐水纱布,外加干纱布绷带包扎。之后每日更换敷料,或伤口内使用生肌散,以促进肉芽组织生长。但唇痈一般不采用手术治疗。

2.全身治疗 卧床休息、加强营养,及时、足量应用有效的广谱抗生素。

(三)急性蜂窝织炎

急性蜂窝织炎是指发生在皮下、筋膜下、肌间隙或深部疏松结缔组织的急性化脓性感染。

【病因】

致病菌主要是乙型溶血性链球菌,其次为金黄色葡萄球菌、大肠埃希菌等,亦可为厌氧菌。常因皮肤、黏膜损伤或皮下疏松结缔组织受细菌感染而引起。由链球菌引起的蜂窝织炎,病变不易局限,扩展迅速,易导致明显的毒血症;由葡萄球菌引起的蜂窝织炎,病变中心区可发生坏死,形成脓肿;而厌氧菌可导致皮下积气,可触及捻发音,脓液有恶臭。

【临床表现】

1.一般性皮下蜂窝织炎 浅表的蜂窝织炎局部皮肤和组织红、肿、热、痛较明显,向四周扩散且边界不清。病变中央呈暗红色,常出现缺血、坏死。深部的蜂窝织炎,局部红肿多不明显,但常有局部组织肿胀和深压痛,全身症状明显,如寒战、高热、头痛、乏力等。

2.产气性皮下蜂窝织炎　主要由厌氧菌引起,常发生在易被大小便污染的会阴或下腹部伤口处。早期症状与一般性皮下蜂窝织炎类似,严重时出现皮下组织及深筋膜坏死,脓液恶臭,局部出现捻发音,全身状况迅速恶化。

3.口底、颌下和颈部蜂窝织炎　起源于口腔或面部,可迅速波及咽喉部,发生喉头水肿,压迫气管,引起呼吸困难,甚至窒息。

4.新生儿皮下坏疽　是一种由金黄色葡萄球菌引起的急性蜂窝织炎,多见于新生儿易受压的背部和腰骶部。局部皮肤红肿、发硬,界限不清,数小时内病变迅速扩散,皮肤变软,中心区颜色转为暗红。由于皮下组织液化而形成脓液,触诊时皮下空虚,有波动感。后期,因皮肤及皮下血管血栓形成,皮肤出现坏死。患儿常有持续性发热、拒食、哭闹、腹泻等,严重者可出现昏迷。

【辅助检查】

1.实验室检查　白细胞计数和中性粒细胞比例增高;穿刺抽取脓液或分泌物做细菌培养及药敏试验可明确致病菌;有脓毒症时应做血培养和药敏试验以明确诊断和治疗。

2.影像学检查　有助于了解深部组织情况。

【治疗要点】

1.局部治疗　局部制动,中西药局部湿、热敷理疗。脓肿一旦形成,手术切开引流。产气性皮下蜂窝织炎应广泛切开引流,切除坏死组织,伤口用3%过氧化氢溶液冲洗伤口和湿敷。口底、颌下和颈部急性蜂窝织炎,应尽早切开减压,防止喉头水肿压迫气管引起窒息。新生儿皮下坏疽一旦确诊,立即做多处切开引流。

2.全身治疗　及时应用有效抗生素,一般选用青霉素,合并厌氧菌感染者加用甲硝唑。加强营养支持,注意休息。

(四)急性淋巴管炎和淋巴结炎

急性淋巴管炎指致病菌经破损的皮肤、黏膜或其他感染灶侵入淋巴管,引起淋巴管及周围组织的急性炎症。急性淋巴管炎波及所属的淋巴结时,即为急性淋巴结炎。

【病因】

致病菌多来源于口咽部炎症、皮下破损或皮下化脓性感染灶,下肢多由足癣引起。致病菌主要为乙型溶血性链球菌、金黄色葡萄球菌。浅部急性淋巴结炎好发于颈部、腋窝和腹股沟。

【临床表现】

1.急性淋巴管炎　分为网状淋巴管炎和管状淋巴管炎。

(1)网状淋巴管炎　又称丹毒,好发于下肢和面部。起病急,有寒战、发热、头痛等全身症状。病变部位皮肤为鲜红色片状红疹,略隆起,中央淡,周围深,界限清楚。局部有烧灼样疼痛,病变范围向外扩展时,中央红肿消退而变为棕黄色。下肢丹毒反复发作可引起"象皮肿"。

(2)管状淋巴管炎　常见于四肢,以下肢多见。可分为深、浅两种。浅层急性淋巴管炎在病灶表面出现一条或数条"红线",自病灶向近心端延伸,质硬而有压痛;深层急性淋巴管炎表面不出现红线,但患肢肿胀,局部有条索状触痛区。两种淋巴管炎都常伴有全身不适,发热、头痛、乏力和食欲不振等症状。

2.急性淋巴结炎 先有局部淋巴结肿大、疼痛和触痛,与周围软组织分界清晰,表面皮肤正常,感染加重时多个淋巴结肿大,融合形成肿块,皮肤局部出现红、肿、热,脓肿形成时有波动感,少数可破溃流脓。

【辅助检查】

血常规示白细胞计数和中性粒细胞比例增高;淋巴结炎形成脓肿时,可穿刺抽取脓液做细菌培养和药敏试验。

【治疗要点】

1.局部治疗 丹毒局部用50%硫酸镁湿敷,抬高患肢;管状淋巴管炎伴有红线时,可局部外敷黄金散、玉露散或用呋喃西林湿敷。若急性淋巴结炎形成脓肿时,应穿刺抽脓或切开引流。

2.全身治疗 卧床休息,全身应用抗生素。丹毒有接触性传染,应予以接触隔离。

(五)脓肿

脓肿是在急性感染过程中,组织、器官或体腔内出现的局限性脓液积聚,其周围有一完整的腔壁。

【病因】

常见致病菌为金黄色葡萄球菌。脓肿可原发于急性化脓性感染的后期,也可继发于远处原发感染灶经血液、淋巴管转移而来,有些脓肿还可发生在局部受损伤的血肿或异物存留处。炎症组织受细菌产生的毒素或酶的作用,发生坏死、溶解,形成脓腔,腔内的渗出物、坏死组织、脓细胞和细菌等共同组成脓液;后期,脓腔周围肉芽组织增生,形成脓腔壁。

【临床表现】

1.局部症状 浅表脓肿,局部隆起,有红、肿、热、痛和波动感;深部脓肿,一般无波动感,但脓肿局部表面有水肿、压痛;而结核杆菌所致的寒性脓肿,发展慢,病程长,表面无典型炎症表现,但可出现波动。

2.全身症状 小而浅的脓肿,多无明显的全身症状;大而深的脓肿,常有明显的全身症状,如发热、头痛、食欲不振、乏力和白细胞计数增加等。

【治疗要点】

1.脓肿尚未局限时,应给局部热敷、理疗或外敷金黄膏等。脓肿伴全身症状者,可选用适当的抗生素。

2.脓肿一旦形成,应及时切开引流。切口应做在压痛和波动最明显处,足够大,位置要低,术后每天换药,直到脓肿消失,创口愈合。

(六)手部感染

甲沟炎、脓性指头炎、急性化脓性腱鞘炎、化脓性滑囊炎和掌深间隙感染,均为临床上常见的手部急性化脓性感染,致病菌多为金黄色葡萄球菌。

【病因】

甲沟炎是指甲沟及周围组织的化脓性感染,常发生在手指微小刺伤、挫伤、剪指甲过深或逆剥皮刺等引起;脓性指头炎指末节手指掌面皮下组织的化脓性感染,可由甲沟炎扩散、蔓延所致,亦可发生于指头或指末节皮肤受伤后;急性化脓性腱鞘炎是手指屈指肌腱腱鞘的急性化脓性感染,多因手指掌面直接刺伤所致;化脓性滑囊炎是手掌尺侧滑液囊或桡侧滑液囊的化脓性感染,因拇指的腱鞘与桡侧滑液囊相通,小指的腱鞘与尺侧滑液囊相通,故滑液囊的化脓性感染可由小指或拇指腱鞘感染蔓延而来,也可因外伤将细菌带入滑液囊而引起;手掌深部间隙感染是手掌屈指肌腱和滑液囊深面的疏松组织间隙的急性化脓性感染。

【临床表现】

1. 甲沟炎 初起时,指甲一侧皮肤组织红、肿、热、痛,有的可自行消退,有的蔓延至甲根部及对侧甲沟,形成半环形脓肿,若未及时切开排脓,脓肿向下蔓延可形成指头下脓肿。若处理不及时或不当,可波及甲根部,发展为慢性甲沟炎或慢性指骨骨髓炎。甲沟炎一般无全身症状。

2. 脓性指头炎 起病初期,指尖有针刺样疼痛,继之指头肿胀、发红、搏动样跳痛,尤以肢体下垂时加重。患者多伴寒战、发热、全身不适等症状。若感染进一步加重,可出现组织缺血坏死,神经末梢因受压和营养障碍而麻痹,指头疼痛反而减轻,此时若治疗不及时,末节指骨因循环障碍而发生坏死或形成慢性骨髓炎,伤口经久不愈。

3. 急性化脓性腱鞘炎和化脓性滑囊炎

(1)急性化脓性腱鞘炎 患指疼痛剧烈,除末节外患指呈明显均匀性肿胀,皮肤极度紧张,患指呈半屈状,主动或被动伸指时剧痛,沿整个腱鞘均有明显压痛。

(2)化脓性滑囊炎 尺侧滑囊炎时小指和无名指呈半屈状,伸指可引起剧痛;小鱼际和小指腱鞘区肿胀、压痛;桡侧滑囊炎时拇指肿胀、微屈,外展和伸指可引起剧痛,拇指及大鱼际处压痛。

急性化脓性腱鞘炎和化脓性滑囊炎病情进展迅速,24 h 后即出现明显全身症状,可有高热、寒战、恶心、食欲不振、全身不适、头痛,白细胞计数及中性粒细胞比例增高。

4. 掌深间隙感染 掌中间隙感染表现为掌心凹消失,手掌肿胀隆起,紧张压痛,中指、无名指和小指呈半屈状,被动伸指可引起剧痛,手背组织因疏松也肿胀明显;鱼际间隙感染表现为大鱼际、拇指和示指指蹼明显肿胀、疼痛、压痛,但掌心凹存在,拇指外展略屈、不能对掌,食指半屈、活动受限,被动伸指可引起剧痛。掌深间隙感染常伴有全身症状,如寒战、发热、全身不适、头痛、脉快、白细胞计数和中性粒细胞增高等。

【辅助检查】

1. 实验室检查 血常规示白细胞计数和中性粒细胞比例增高。

2. 影像学检查 X 射线摄片可明确有无指骨坏死。

【治疗要点】

1. 甲沟炎 感染初期未形成脓肿时,予以局部热敷、理疗;形成脓肿后应尽早在甲沟处做纵向切开引流。形成甲下积脓者可行拔甲术,注意勿损伤甲床。

2. 脓性指头炎 感染初期,患手与前臂保持平置位,患指向上,避免下垂,可用鱼石脂、金黄散外敷指头;一旦出现指头明显肿胀和跳痛,应及时在患指侧面纵向切开减压引流(图 9-1)。

3. 急性化脓性腱鞘炎和化脓性滑囊炎 早期局部可外敷鱼石脂软膏或金黄散糊

剂、理疗(超短波或红外线)、患肢抬高,同时给予大剂量抗生素。感染严重时,应及时切开引流或减压,以防止肌腱缺血、坏死。化脓性腱鞘炎在手指侧面取纵向切口,切开腱鞘排出脓液。尺侧滑囊炎沿小鱼际的桡侧做切口。桡侧滑囊炎沿大鱼际内侧缘切口。术时要注意认清腱鞘和滑液囊,防止损伤神经、血管。术后每日换药,直至愈合。急性炎症控制后,尽早锻炼手指活动。

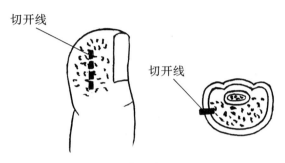

图 9-1　指头炎及切开线

(七)护理

【护理评估】

1. 健康史　询问或了解患者是否存在下列问题。

(1)皮肤黏膜病变或缺损,如开放性损伤、烧伤等,破坏皮肤的屏障作用,病菌易于入侵。

(2)留置血管或体腔内的导管护理不当,为病菌入侵开放了通道。

(3)管腔阻塞所致内容物淤积,利于细菌生长繁殖,如乳腺导管阻塞、乳汁淤积后发生急性乳腺炎。

(4)异物与坏死组织的存在,使吞噬细胞不能有效发挥功能。

(5)局部组织血流障碍或水肿、积液,使吞噬细胞、抗体等不能达到病原体入侵部位,降低了组织防御和修复的能力。

(6)局部组织缺氧不仅抑制吞噬细胞的功能,还有助于致病菌的生长,如压疮、下肢静脉曲张发生溃疡可引起继发感染。

(7)严重损伤、大面积烧伤或休克,使机体抗感染能力降低;糖尿病、尿毒症、肝硬化等慢性疾病,严重的营养不良、贫血、低蛋白血症等,使患者易受感染。

(8)使用免疫抑制剂、肾上腺皮质激素、接受抗癌药物或放射治疗,机体免疫功能降低;先天性或获得性免疫缺陷(艾滋病),因免疫障碍易发生各种感染性疾病等。

2. 护理体检　了解患者生命体征是否平稳,有无发热、脉速、血压下降,头面部感染有无神经精神症状及呼吸困难,感染局部有无波动感出现及红、肿、热、痛的演变情况,详细观察周围末梢血液循环及尿量的改变。病程较长时,患者是否出现消瘦、贫血、水肿。

3. 辅助检查

(1)血常规检查　白细胞总数增高,中性粒细胞增高,提示化脓性感染;有核左移或中毒性颗粒,提示重症感染。

(2)病原体鉴定 ①脓液涂片和革兰氏染色检查可初步明确病原菌种类;②脓液培养加药敏试验有助于进一步确定病原体种类和选择有效抗生素;疑有全身化脓性感染的患者,做血液培养。

4.心理和社会支持状况 化脓性感染较重或病程较长的患者要忍受病痛对身体的折磨;正常工作和生活秩序被扰乱,形成一种较强的精神压力;并且对手术的不理解和担心,都会使患者产生忧虑、压抑、焦虑、恐慌的心理反应。

【常见护理诊断/医护合作性问题】

1.体温过高 与细菌感染有关。

2.疼痛 与炎症刺激、局部肿胀,压痛神经纤维有关。

3.焦虑 与感染后的痛苦及对治疗预后的担忧有关。

4.营养失调:低于机体需要量 与营养摄入不足及高代谢状态有关。

5.潜在并发症 颅内化脓性海绵状静脉窦炎、脓毒症、呼吸困难或窒息、指骨坏死。

【护理措施】

1.控制感染,维持正常体温

(1)定时检测体温变化 当体温超过38.5 ℃时应采取物理降温,必要时遵医嘱给予药物降温,鼓励患者多饮水,适当静脉补液,监测24 h出入量。

(2)合理应用抗生素 采集分泌物或脓液做细菌培养和药敏试验,遵医嘱及时、合理应用抗生素。

(3)促进创口愈合 保持创面及周围皮肤清洁、干燥,防止感染扩散。脓肿切开引流后或感染灶破溃时,及时换药,促进创口愈合。

(4)注意休息和营养 嘱患者注意休息,加强营养,鼓励摄入高蛋白、高热量及高维生素饮食,以提高机体抵抗力。

2.缓解疼痛

(1)休息、制动 指导和协助患者抬高患肢并制动,以减轻局部肿胀,缓解疼痛。

(2)促进炎症消退 炎症初期遵医嘱给予药物外敷或理疗,促进炎症消退。遵医嘱使用抗菌药物,观察药物疗效及用药后不良反应。

(3)止痛 分散患者注意力,必要时遵医嘱使用止痛药。

3.防治并发症

(1)颅内化脓性海绵状静脉窦炎 避免挤压未成熟的疖,尤其是危险三角的疖,以免感染扩散引起颅内化脓性海绵状静脉窦炎。密切观察患者有无寒战、发热、头痛、呕吐及意识障碍等颅内化脓性感染征象,若发现异常及时报告医生。

(2)脓毒症 观察病情变化,有无突发寒战、头痛头晕、心率及脉搏加快及呼吸急促,有无血白细胞计数增多、血细菌培养阳性等全身化脓性感染征象,若发现异常及时报告医生。

(3)窒息 对颈、面部感染的患者,注意有无呼吸困难、发绀,甚至窒息等,若发现异常及时报告医生,并做好气管插管等抢救准备。

(4)指骨坏死 对甲沟炎或脓性指头炎患者密切观察患指局部症状,注意有无指头疼痛突然减轻,皮肤由红转白等指骨坏死现象。对经久不愈的创面,遵医嘱采集脓液做细菌培养以判断是否发生骨髓炎。

4.心理护理　护士应耐心向患者说明病情变化、治疗措施及治疗效果以缓解心理焦虑程度。并通过护士认真细致的工作和关心爱护患者的态度使患者树立战胜疾病的信心并能积极配合治疗。

5.健康教育

（1）注意个人日常卫生,勤洗澡、勤换衣服,保持皮肤清洁,多饮水,多吃蔬菜水果等。

（2）免疫力低的老人及糖尿病患者应加强防护

（3）做好新生儿护理,勤翻身,避免局部长期受压。

（4）保持手部清洁,指甲不宜剪得过短,加强劳动保护。手部任何微小损伤应及时正确处理,防止感染。

第三节　全身性感染患者的护理

全身性感染指致病菌侵入人体血液循环,并在体内生长繁殖,产生毒素,引起的严重的全身感染或中毒症状,包括脓毒症和菌血症。脓毒症是全身炎症反应的外科感染的统称。菌血症是脓毒症中的一种,即血培养检出致病菌,临床有明显感染中毒症状者。

全身感染主要诱发因素多是由于致病菌数量多、毒性强和机体抵抗力低下等引起,常继发于严重创伤后的感染和各种原发感染灶无很好治疗或治疗不及时。另外医源性原因亦可引起,如长期留置导管,抗生素及激素应用不当等。常见的致病菌是革兰氏阴性杆菌和金黄色葡萄球菌。

【临床表现】

全身性感染起病急、病情重、发展快。患者骤起寒战,继而高热,体温可达 40 ～41 ℃,伴头痛、头晕、恶心、腹胀、面色苍白或潮红、脉搏细速、呼吸急促甚至呼吸困难、神志淡漠或烦躁,甚至出现昏迷;严重者出现感染性休克、多器官功能障碍或衰竭等。

【辅助检查】

1.血常规　血白细胞计数显著增高,可达$(20 ～ 30) \times 10^9$/L,或降低、发现核左移、出现中毒颗粒。

2.尿常规　尿中出现蛋白、管型和酮体等。

3.细菌培养　在患者寒战、高热时采血做血细菌培养,较容易发现致病菌,多次血培养阴性,应考虑真菌感染或厌氧菌感染。

【治疗要点】

治疗原则为处理原发感染灶、控制感染和全身支持疗法三个方面同时进行。重点是处理原发感染灶。

1.处理原发病灶　首先明确感染的原发灶,及时、彻底的进行处理,包括清除坏死组织和异物、消灭无效腔、脓肿引流等,还要改善易发感染的相关因素,如血流障碍、梗阻等。如原发病灶一时不能明确者,应进行全面检查,特别注意一些潜在的感染源和感染途径。如怀疑静脉导管感染时,应尽快拔除导管并送检。

2.控制感染　细菌培养结果未明确前,先根据原发感染灶的性质来判断致病菌,及时有效应用足量的广谱抗生素,细菌培养及药敏检验结果出来后,调整敏感抗生素。对真菌性脓毒症,应尽量停用广谱抗生素,应用抗真菌药物。

3.全身支持疗法　纠正体液失衡,补充营养,反复多次输新鲜血,补充维生素,给予高热量、易消化食物,提高机体抵抗力。高热患者给予物理降温。

【护理评估】

1.健康史　引起全身化脓性感染的主要原因是细菌数量多、毒力强和(或)人体抵抗力下降所导致。常见致病菌:①革兰氏染色阴性杆菌(最常见);②革兰氏染色阳性球菌,常见为金黄色葡萄球菌,其次为表皮葡萄球菌和肠球菌;③无芽孢厌氧菌;④真菌。

2.护理体检　了解患者有无意识、皮肤色泽及温度、血压及脉压、脉搏、呼吸、体温、尿量及尿比重的变化,同时了解患者有无感染病灶及程度如何、是否存在感染性休克及程度如何。

3.辅助检查

(1)血常规检查　白细胞计数升高,中性粒细胞比例增高。

(2)血培养　是确立诊断的重要依据,最好是在寒战发热时抽血送检。

4.心理和社会支持状况　全身感染病情较重,患者有时会存在感染性休克。患者精神压力较大。

【常见护理诊断/医护合作性问题】

1.体温过高　与全身感染有关。

2.营养失调:低于机体需要量　与机体代谢偏高、营养摄入不够有关。

3.疼痛　与原发病灶、颅内压升高、感染等有关。

4.焦虑　与发病突然、病情严重有关。

5.生活自理能力低下　与感染造成的全身虚弱和功能障碍有关。

6.体液不足　与体液丢失过多及摄入不足有关。

7.潜在并发症　感染性休克、体液平衡失调。

【护理措施】

1.防治感染,维持正常体温

(1)病情观察　密切监测患者的生命体征。

(2)加强静脉留置导管的护理　每日坚持在无菌操作,清洁静脉留置管入口部位及更换敷料,防止留置导管感染。

(3)维持正常体温　遵医嘱给予物理或药物降温,并及时使用抗生素控制感染。

(4)及时做血培养　患者寒战、高热时,做血液细菌或真菌培养和药敏试验,为治疗提供可靠的依据。

(5)卧床休息　保证患者充分休息和睡眠。加强营养支持,增强机体抵抗力。

2.心理护理　关心体贴患者,给患者和家属心理安慰和支持。向患者解释病情的发展变化过程,使患者积极配合治疗,树立战胜疾病的信心。

3. 观察和防治并发症

（1）感染性休克　密切观察病情变化,注意患者有无意识障碍、体温降低或升高、脉搏及心率加快、呼吸急促、面色苍白或发绀、尿量减少、白细胞计数显著增多等感染性休克征象,若发现异常及时报告医生,配合抢救。

（2）水、电解质代谢紊乱　观察患者有无口渴、皮肤弹性降低、尿量减少等脱水表现。协助患者多饮水,增加液体摄入量,必要时给予静脉补液,纠正体液不足。定时监测水电解质水平的变化,发现异常及时报告医生。

4. 健康指导　①注意个人日常卫生,保持皮肤清洁,加强饮食卫生,避免肠源性感染;②指导患者发现局部感染应及早就诊,防止感染进一步发展;③加强营养、体育锻炼,提高机体抵抗力。

第四节　特异性感染患者的护理

（一）破伤风患者的护理

破伤风是指破伤风杆菌侵入人体伤口并生长繁殖、产生毒素而引起的一种特异性感染。常继发于各种创伤后,亦可发生于不洁条件下分娩的产妇和新生儿,尤以农村多见。

【病因】

破伤风杆菌为革兰氏阳性、有芽孢的厌氧梭形杆菌,广泛存在于自然界的泥土、尘埃和人畜粪便中。破伤风杆菌及其毒素不能侵入完整的皮肤和黏膜,必须经过伤口侵入人体内,在缺氧环境下方可生长繁殖,产生毒素而致病。因此,多见于伤口狭深、缺血,伤口内有坏死组织、血块堵塞、引流不畅等。

破伤风杆菌只有在缺氧的环境中繁殖,产生大量的外毒素。外毒素有痉挛毒素和溶血毒素两种。痉挛毒素具有高神经亲和力,经血液循环和淋巴系统作用于脊髓的前角灰质或脑干的运动神经核,引起全身的骨骼肌出现强直性收缩和阵发性痉挛。同时使交感神经兴奋致血压升高、心率加快、大汗等。而溶血毒素可引起局部组织坏死和心肌损害等。

【临床表现】

破伤风的临床表现一般分为3期:潜伏期、前驱期和发作期。

1. 潜伏期　破伤风的潜伏期长短不一,一般为 6 ~ 12 d,最短 24 h,长可达数月或半年。新生儿破伤风一般在出生后 7 d 左右发病,俗称"七日风"。潜伏期越短,预后越差。

2. 前驱期　前驱症状有乏力、头晕、头痛、咀嚼无力、反射亢进、烦躁不安、打哈欠等,症状常持续 12 ~ 24 h。

3. 发作期　发作期的典型表现为在肌肉紧张性收缩的基础上,呈阵发性强烈痉挛。

（1）肌肉紧张性收缩　最初是咀嚼肌,表现为咀嚼不便,张口困难,随后牙关紧闭;之后扩展到表情肌呈"苦笑面容";颈项肌收缩时,出现头后仰、颈项强直;四肢肌痉挛时,出现半握拳、屈肘、屈膝;膈肌、肋间肌痉挛可出现呼吸困难、面唇发绀,甚至窒息。

(2)阵发性痉挛和抽搐 在持续性强制性收缩的基础上,任何轻微的刺激,如光线、声响、接触或饮水等,均可诱发全身肌群强烈的阵发性痉挛和抽搐。患者表现为呼吸急促、面唇发绀、口吐白沫、流涎、磨牙、四肢抽搐、大汗淋漓、表情痛苦。每次发作持续数秒至数分钟,间歇时间长短不一。发作时神志清楚,一般无高热。发作越频繁,提示病情越严重。

发作期间由于肌肉强烈收缩可导致肌肉断裂、骨折;膀胱括约肌痉挛可引起尿潴留。肌痉挛和大量出汗可导致水、电解质紊乱及酸碱失衡,严重者可出现心力衰竭。

【辅助检查】

若合并肺部感染,血白细胞计数和中性粒细胞比例增高,伤口渗出液做涂片检查可发现破伤风杆菌。

【治疗要点】

治疗原则包括清除毒素来源、中和游离毒素、控制和解除痉挛及防治并发症。

1. 清除毒素来源 伤后在控制痉挛、良好麻醉的情况下,对伤口彻底清创,清除坏死组织和异物,敞开伤口,充分引流,并用3%过氧化氢溶液冲洗伤口。

2. 中和游离毒素 破伤风抗毒素(TAT)和破伤风人体免疫球蛋白可中和血液中的游离毒素,故应尽早使用。破伤风抗毒素一般用量1万~6万 U,肌内注射或加入5%葡萄糖注射液500~1000 mL缓慢静脉滴注,或用破伤风人体免疫球蛋白3 000~6 000 U,一般臀部深部肌内注射一次。

3. 控制和解除痉挛 对于症状轻者给予镇静安眠药,如地西泮、水合氯醛等。对重症者采用冬眠Ⅰ号合剂,即氯丙嗪50 mg、异丙嗪50 mg、哌替啶100 mg肌内注射或加入5%葡萄糖注射液250 mL缓慢静脉滴注。对痉挛发作频繁且不易控制者,可用硫喷妥钠和肌松剂。注意严密观察生命体征及神态变化并记录。

4. 防治并发症

(1)防治呼吸道并发症 维持呼吸道通畅,预防肺不张、窒息、肺部感染等。严重时尽早行气管切开术。

(2)防治水、电解质紊乱和营养不良 补充水、电解质以补充因痉挛、大量出汗等导致的水电解质失衡。

(3)防治感染 青霉素和甲硝唑对抑制破伤风杆菌最为有效,可联合用药,有其他混合感染时选用相应的敏感抗生素。

【护理评估】

1. 健康史 询问患者有无开放性损伤史,有无锈钉刺伤、开放性骨折、深部软组织开放伤、烧伤、火器伤等病史,受伤时间及状况。有无大汗、心慌及全身不适。伤口是否较深、较窄、污染较重,有无缺血、坏死组织。观察有无合并其他需氧菌感染。

2. 护理体检 评估患者受伤到发病的时间,期间有无前驱症状。了解最初痉挛的肌群及各肌群痉挛出现的先后顺序,了解每次肌肉痉挛的程度及时间间隔变化。每次痉挛有无诱因等。

3. 辅助检查 根据外伤史及典型临床症状诊断一般不难,伤口渗出物进行涂片检查发现有破伤风梭菌可帮助诊断。水、电解质平衡紊乱,CO_2CP 降低,酸中毒的检查可提供补液治疗的依据。

4. 心理和社会支持状况　由于痉挛的反复发作,患者十分痛苦,尤其是病情危重时,患者出现呼吸困难或窒息,使患者产生恐惧感、濒死感。由于忍受痉挛的反复发作,且必须采取隔离治疗,患者常有孤独感、无助感、悲伤感。了解患者家庭状况、是否享受社会保险及新型农村合作医疗,从而制订出恰当的治疗方案。

【常见护理诊断/医护合作性问题】

1. 疼痛　与肌肉的强制性收缩或痉挛有关。

2. 恐惧　与反复抽搐引起痛苦、病情危重、担忧疾病预后有关。

3. 有窒息的危险　与喉头痉挛、气道堵塞有关。

4. 有体液不足的危险　与痉挛性消耗、大量出汗有关。

5. 有受伤危险　与肌肉强直性痉挛有关。

6. 营养失调:低于机体需要量　与痉挛消耗和不能进食有关。

7. 有传播感染的危险　与医务人员消毒隔离制度执行不严有关。

【护理措施】

1. 做好消毒隔离措施、预防发作　①患者住单人隔离病室,病室避光、安静,急救药品和物品齐全;②减少各类干扰,医护人员走路轻、说话轻、操作轻,治疗和护理操作集中进行,尽量在使用镇静剂后 30 min 内完成;③严格执行消毒隔离制度,医护人员进入室内要穿隔离衣,戴帽子、口罩和手套,身体有伤口者不能参加护理,使用过的器械用1% 过氧乙酸浸泡10 min,再高压灭菌。用过的敷料应立即焚烧。患者的用品及排泄物应严格消毒,防止交叉感染。

2. 保持呼吸道通畅　床旁备气管切开包及吸氧装置,对频繁抽搐不易控制者,应尽早行气管切开并供氧,必要时行人工辅助呼吸。对痉挛发作控制后一段时间内,协助患者翻身、叩背,以利痰液咳出。

3. 维持体液平衡　轻症患者,在痉挛发作间歇期,给予高热量、高蛋白、高维生素的流质或半流质饮食,少量多次,以免呛咳、误吸;重症不能进食患者,可通过胃管进行鼻饲,但时间不宜过长,也可行静脉补充或行全胃肠外营养。

4. 保护患者,防止受伤　专人看护,使用带护栏的病床,必要时用约束带,防痉挛发作时坠床或自我伤害;抽搐发作时,使用牙垫防止舌咬伤;剧烈抽搐时勿强行按压肢体,防止肌腱断裂或骨折,可在关节部位放软垫保护。

5. 导尿护理　因膀胱括约肌持续痉挛造成尿潴留,故需留置尿管,做好留置尿管的护理,防止感染。

6. 用药护理　遵医嘱及时、准确给予 TAT、破伤风免疫球蛋白、解痉药、肌松药、抗生素等并观察药物疗效。

7. 健康指导　指导患者加强劳动防护,受伤后及时、正确的处理伤口;普及科学接生。

【预防措施】

由于破伤风痉挛毒素能迅速与神经组织发生不可逆性结合,故一旦发病,治疗就非常困难,所以预防尤为重要。

1. 正确处理伤口 由于破伤风杆菌是厌氧菌,其生长繁殖必须有缺氧的环境。因此,创伤后早期彻底清创,改善局部循环,是预防破伤风发生的关键;同时使用大剂量青霉素抑制细菌繁殖。

2. 主动免疫 主动免疫亦称自动免疫,方法是注射破伤风类毒素作为抗原,使机体产生抗毒素达到免疫的目的,是目前最有效、最可靠、最经济的预防方法。小儿可经计划免疫,注射百白破疫苗而获得免疫力。主动免疫共注射 3 次,第一次皮下注射,间歇 6 ~ 8 周,再进行第二次注射,可获得基础免疫;在半年至一年后注射第三次,可获得较稳定的免疫力;以后每 5 年加强注射一次。有基础免疫力的伤员,伤后只要皮下注射类毒素 0.5 mL,便可迅速强化机体的抗破伤风免疫力,不需要注射破伤风抗毒素。

2. 被动免疫 对伤前未接受主动免疫者,创伤发生后 24 h 内,皮下或肌内注射破伤风抗毒素(TAT)1 000 ~ 3 000 U。因为破伤风的发病有一个潜伏期,尽早注射有预防作用,但其作用短暂,有效期为 10 d 左右,因此,对深部创伤、污染严重的患者,可在一周后再注射 1 次。破伤风抗毒注射前必须常规做过敏试验,以免发生过敏反应。过敏试验结果为阳性者,则应进行脱敏注射。目前最佳的被动免疫是肌内注射 250 ~ 500 U 人体破伤风免疫球蛋白(TIG)。TIG 由人体血浆中免疫球蛋白提纯或基因重组技术制备而成,一次注射后在人体可存留 4 ~ 5 周,免疫效能 10 倍于破伤风抗毒素。TIG 无血清反应,故无须做过敏试验。

(二)气性坏疽患者的护理

气性坏疽指由梭状芽孢杆菌引起的一种以肌坏死或肌炎为特征的急性特异性感染。

【病因病理】

致病菌为革兰氏阳性梭状芽孢杆菌。此类致病菌在有氧环境下不能存活,但其芽孢抵抗力强,广泛存在于泥土和人畜粪便中。气性坏疽的发生除取决于梭状芽孢杆菌存在外,还决定于人体抵抗力和伤口缺氧环境。

梭状芽孢杆菌可产生多种有害于人体的外毒素和酶,可引起溶血并损害心、肝、肾等器官。部分酶可引起组织的糖和蛋白质分解,糖的分解产生大量气体,使组织膨胀,蛋白质的分解产生硫化氢,使伤口有恶臭。

【临床表现】

气性坏疽病情发展迅速,最早在伤后 8 ~ 10 h 即可发病,最迟为 5 ~ 6 d,潜伏期一般为 1 ~ 4 d。

1. 局部症状 早期患者主诉患肢沉重,有包扎过紧或疼痛感,持续加重,犹如胀裂,止痛剂不能缓解。局部肿胀明显,呈进行性加剧,并向上下迅速蔓延。伤口周围皮肤水肿、苍白、发亮如大理石斑纹,很快变为紫黑色。轻按伤口有气泡从伤口中溢出,可触及捻发音。伤口内流出稀薄、恶臭的血性或浆液性液体。肌肉坏死呈暗红色或土灰色,失去弹性。

2. 全身表现 患者极度衰弱,烦躁不安,伴有恐惧或欣快感;皮肤口唇变白,大量出汗,高热,呼吸急促并有进行性贫血。

【辅助检查】

1. 实验室检查 血红细胞计数和血红蛋白降低,白细胞计数增加。创面渗液涂片检查有革兰氏阳性杆菌。

2.影像学检查　X射线显示局部肌群间有积气的阴影。

【治疗要点】

气性坏疽一经确诊,立即积极治疗,以挽救患者生命和减少组织坏死或截肢率。

1.紧急手术清创　在紧急全麻下行彻底清创术,清创范围应达正常肌肉组织,可用3%过氧化氢冲洗、湿敷,敞开伤口,不予缝合,若整个肢体已广泛感染,应果断截肢以挽救生命,残端不缝合。术后伤口用氧化剂冲洗、湿敷,经常更换敷料,必要时再次清创。

2.应用抗生素　首选青霉素,剂量需大,每日应在1 000万U以上。大环内酯类及硝咪唑类也有一定疗效。

3.高压氧治疗　提高组织间含氧量,造成不适合梭状芽孢杆菌生长繁殖的环境。

4.全身支持疗法　纠正水、电解质失衡,必要时少量多次输新鲜血。

【护理评估】

1.健康史　梭状芽孢杆菌广泛存在于泥土和人畜粪便中,极易进入伤口,但只有在伤口缺氧环境下及机体抵抗力降低时才容易发生气性坏疽。因此,应详细询问患者有无开放性损伤史。对伤后大量出血、伤口较深、污染较重、体力衰弱,有大片组织坏死、开放性骨折伴有血管损伤患者要高度警惕,预防气性坏疽的发生。

2.护理体检　评估患者伤口有无肿胀、压痛,伤口周围皮肤紧张度、颜色变化及有无捻发感。观察伤口分泌物的气味及有无气泡逸出,观察伤口肌肉颜色及变化、肌肉弹性。评估患者有无高热、脉速、呼吸急促。

3.辅助检查　了解受伤局部及周围X射线检查是否显示肌群间有气体存在,有无进行性贫血,伤口渗出物涂片染色检查是否找到粗大革兰氏阳性杆菌。

4.心理和社会支持状况　气性坏疽患者受到创伤刺激,病情严重,甚至可能需要截肢,丧失大部分劳动能力,心理打击很大,易产生严重悲伤感、恐惧感。截肢后,患者可出现幻肢痛,即主观感已截掉的肢体仍然存在,还有剧烈疼痛。截肢也使患者失去生活乐趣及信心。易产生严重悲伤感、恐惧感。

【常见护理诊断/医护合作性问题】

1.疼痛　与创伤、感染及局部肿胀有关。

2.恐惧　与病情严重和可能截肢有关。

3.营养失调:低于机体需要量　与营养摄入不足、能量消耗过多有关。

4.有传播感染的危险　与隔离制度不严,措施不当有关。

5.潜在并发症　感染性休克、器官功能衰竭。

【护理措施】

1.严格隔离消毒　患者住单间病室,严格隔离消毒制度,详见破伤风的隔离措施。

2.缓解疼痛　及时应用止痛剂,亦可酌情应用非药物治疗技巧,如谈话、娱乐活动等方法。对扩大清创或截肢者,应协助患者变换体位,以减轻因外部压力和肢体疲劳所致的疼痛。

3.控制感染,维持正常体温　遵医嘱应用抗生素,监测体温,对高热患者给予物理降温或遵医嘱应用药物降温。

4.加强伤口护理　经紧急清创后的伤口,每日更换敷料。更换敷料时,伤口处用3%过氧化氢冲洗、湿敷。遵医嘱做好高压氧疗法的护理,观察每次氧疗后伤处的变化并做好记录。

5.心理护理　鼓励患者正确看待肢体残障。截肢后耐心倾听患者诉说,安慰并鼓励患者面对现实,指导患者适应性训练,使其逐渐适应自身形体变化。

【健康教育】

1.教育患者加强劳动保护,避免受伤,伤后及时、正确处理伤口。

2.对于伤残者,指导正确使用假肢和适当训练,制订出院后的功能锻炼计划,恢复其生活自理能力,提高生活质量。

问题分析与能力提升

黄先生,男,43岁,因足底被钉子刺伤 10 h 后,出现张口困难,全身肌肉强直性收缩,阵发性痉挛。护理体检:T 36.8 ℃、P 80 次/min、R 18 次/min、BP 110/70 mmHg,神志清楚,张口困难,苦笑面容,颈项强直,角弓反张,半握拳姿态。

讨论:①该患者最可能的诊断是什么? 其依据如何? ②列出该患者主要的护理措施。

同步练习

1.关于外科感染的特点,描述错误的是　　　　　　　　　　　　　　（　　）

　　A.感染多与损伤有关　　　　　B.病变以全身炎症为主　　　　C.常与手术有关

　　D.多为混合感染　　　　　　　E.当药物不能控制时,需要手术治疗

2.慢性感染一般指病程在多长时间以内　　　　　　　　　　　　　　（　　）

　　A.1 周　　　　　　　　　　　B.2 周　　　　　　　　　　　　C.3 周

　　D.1 个月　　　　　　　　　　E.2 个月

3.危险三角区的疖,首要的护理诊断是　　　　　　　　　　　　　　（　　）

　　A.潜在并发症:脓毒症　　　　B.潜在并发症:菌血症

　　C.潜在并发症:毒血症　　　　D.潜在并发症:颅内化脓性海绵状静脉窦炎

　　E.潜在并发症:休克

4.选择抗生素最理想的依据是　　　　　　　　　　　　　　　　　　（　　）

　　A.脓液的性质　　　　　　　　B.细菌的种类　　　　　　　　C.细菌药敏试验

　　D.感染的严重程度　　　　　　E.药物的抗菌谱

5.破伤风注射 TAT 的目的是　　　　　　　　　　　　　　　　　　（　　）

　　A.杀死破伤风杆菌　　　　　　B.中和与神经结合的毒素　　　C.中和游离的毒素

　　D.清除毒素来源　　　　　　　E.抑制破伤风杆菌生长

6.为提高脓毒症血培养阳性率,抽血时间最好选择在　　　　　　　　（　　）

　　A.发热开始时　　　　　　　　B.发热最高峰时　　　　　　　C.寒战结束时

　　D.预计发生寒战、发热前　　　E.体温正常时

7.患者,男,30岁,发热6 d,右背部脓肿切开引流后寒战,T 40.1 ℃。患者面色潮红、四肢温暖,右臂肿胀,穿刺抽血脓液,初步考虑是　　　　　　　　　　（　　）

　　A.革兰氏阳性菌感染　　　　　B.革兰氏阴性菌感染　　　　　C.真菌感染

　　D.厌氧菌感染　　　　　　　　E.衣原体感染

8.某患者鼻部疖挤压后,出现头痛、高热、昏迷、眼部红肿,首先应考虑的是 （ ）

    A.面部蜂窝织炎   B.菌血症   C.毒血症

    D.颅内化脓性海绵状静脉窦炎   E.脓毒症

9.患者,男,25岁,因颈部蜂窝织炎入院。患者颈部肿胀明显,观察中应特别注意下列哪项

（ ）

    A.呼吸   B.体温   C.神智

    D.血压   E.吞咽

10.患者,男,15岁,破伤风患者,抽搐时引起窒息,急救处理首先应是 （ ）

    A.口服水合氯醛   B.肌内注射苯巴比妥   C.立即气管切开

    D.静脉滴注 TAT   E.气管插管

（余晓齐）

第十章

损伤患者的护理

学习目标

1. 掌握:损伤的临床表现、分类、辅助检查、治疗原则和护理措施;烧伤的分度、分期、临床表现、护理措施;冻伤的护理措施;毒蛇咬伤的急救措施。
2. 熟悉:烧伤的治疗;冻伤的临床表现、治疗;毒蛇咬伤的临床表现;清创术的步骤。
3. 了解:烧伤、冻伤处理原则的不同。
◆能运用相关知识,识别烧伤程度,运用护理程序,为烧伤、冻伤、各种损伤患者制订护理计划。

第一节 创伤患者的护理

创伤指机械、物理、化学或生物等因素作用于机体所造成的组织结构完整性破坏或功能障碍。平时多见的是指机械性致伤因子如锐器切割、钝器撞伤、重物挤压引起的损伤。

【创伤的分类】

根据所受损伤的类型有助于认识发生机制,给予恰当准确的治疗和处理。

1. 按受损部位的皮肤和黏膜是否完整分类 分为开放性和闭合性两大类,有利于了解创伤后有无沾染。

(1)闭合性损伤 是指损伤时皮肤或黏膜保持着完整,包括挫伤、扭伤、挤压伤、爆震伤、脱位、骨折等。挫伤是软组织损伤,有局部肿胀、结缔组织或者肌纤维断裂等症状。扭伤是指外力作用使关节超过正常的活动范围,造成关节囊、韧带、肌腱等组织撕裂。爆震伤是指爆炸产生的强烈冲击波对胸腔、腹腔脏器造成的损伤,体表可无明显的损伤,但是胸腔、腹腔内器官或鼓膜发生出血、破裂、水肿等变化。挤压伤是指肢体或躯干肌肉丰富的部位长时间受到重物的挤压造成的严重损伤。受力面积很大,皮肤虽未破裂,但大范围的皮下组织和肌肉组织均受挤压或捻挫,压力解除后当即出现广泛的出血、血栓形成、组织坏死及严重的炎症反应,有可能发生挤压综合征。

（2）开放性损伤　是受伤部位皮肤或黏膜完整性遭到破坏,有伤口或创面,包括擦伤、刺伤、切伤、砍伤、撕裂伤、火器伤等。擦伤是指致伤物与受伤部位表面发生切线运动接触所致,可见表皮细胞剥脱,少量血液成分渗出,引起轻度炎症反应。刺伤是由尖锐而细长的致伤物穿入组织,由于尖端与体表的接触面积较小,伤口较深而小,可能伤及多层组织或内脏器官。切伤是刃器或边缘锐利的物体切割组织,伤口边缘整齐,切口长度、深度各不相同。砍伤为刃器造成,伤口较深,可伤及骨;如果刀口较钝,伤口边缘就较粗糙,可能有非接触组织的损伤。撕裂伤是人体某部位被运转的机器、车辆等动力牵拉所致,暴力作用强,损伤较重,造成浅表和深组织撕脱、断裂,伤口常不规则,呈瓣状、星状,或线形断裂,严重者皮肤成片撕脱,周围组织破坏多,出血多,容易感染。火器伤是子弹、弹片击中或意外的爆炸、事故所致,高速的致伤物具有较大动能,进入组织转变为压力、热力,甚至使非接触组织严重受损,可为贯通伤或非贯通伤,伤口大小、形状和深浅不一,损伤范围大,坏死组织多,伤口沾染较严重,常有异物存留。

2.按受损部位及组织器官分类　分为颅脑伤、面部伤、颈部伤、胸部伤、腹部伤、脊柱损伤、四肢损伤等。多个部位及器官同时发生损伤,称为多发性损伤。

3.按致伤原因分类　可把损伤分为烧伤、冻伤、火器伤、冲击伤、挤压伤、爆震伤、刃器伤、核放射伤等损伤。

4.按伤情轻重分类　一般分为轻度、中度、重度损伤。轻度损伤是指只有局部软组织损伤。中度损伤是指广泛的软组织损伤、四肢开放性骨折、肢体挤压伤、创伤性截肢及一般的腹部损伤。重度损伤是指危及生命或治愈后有严重的身体残疾,如有胸内、腹内或颅内的器官损伤,呼吸、循环、意识等重要生理功能发生障碍。

【病理生理】

损伤的病理变化有局部与全身两个方面。人体受伤后除了创伤直接造成的组织破坏和功能障碍外,还发生一系列反应。全身性反应是指创伤刺激、失血、失液、精神紧张等引起的神经内分泌系统、重要器官的功能改变及代谢变化,是机体对各种刺激因素的防御、代偿和应激反应。一般情况下,较轻的创伤全身反应轻,较重的创伤全身反应重,常引起并发症。

1.损伤性炎症反应　组织受伤后,局部有出血、血凝块、失活的细胞等,其周围未损伤的部分可发生多种炎症介质如缓激肽、补体碎片、血管活性胺、前列腺素等参与急性炎症组织改变。创伤性炎症反应有利于创伤的修复,如渗入伤口的纤维蛋白原变为纤维蛋白,可充填裂隙和作为细胞增生的网架。但反应强烈或广泛时则不利于创伤的愈合。

2.损伤性全身性反应　全身性反应是因为受到严重的创伤时,机体受到刺激引起的非特异性应激反应和代谢反应,是机体为维持自身稳定必需的。

（1）体温反应　伤后一部分炎症介质作用于体温中枢引起发热。并发感染时体温明显升高。

（2）神经内分泌系统的变化　因为精神紧张、疼痛、失血、失液等导致神经内分泌系统出现应激反应,从而使促肾上腺激素、抗利尿激素、儿茶酚胺等增多,使心率加快和心肌收缩增强,外周血管收缩,但是心、脑、肺仍保持一定的血液灌流,血压基本可以保持正常。抗利尿激素使肾小管回收水分增多,尿量减少。这些多有利于机体保持足

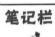

够的有效循环血容量,对重要的器官进行灌流供氧。但是伤后机体维持有效循环的代偿能力是有限的,如果创伤严重或失血过多,就会出现休克和器官衰竭。

(3)代谢的变化 损伤后机体的能量消耗增加,尤其在重伤后。糖原、脂肪和蛋白质的分解加速,可引起低蛋白血症、营养失调等。分解代谢亢进一方面可以提供能量,提供创伤修复所需的蛋白质,但另一方面导致细胞群减缩、肌无力、体重减轻、免疫力降低。

3.损伤的修复 损伤的修复是由伤后增生的细胞和细胞间质,充填、连接或代替缺损的组织,分为纤维蛋白充填、细胞增生、组织塑形三个阶段。理想的修复是组织缺损完全由原来的细胞来修复,恢复原来的结构和功能。创伤的愈合类型分为两种:一期愈合是组织修复以原来性质的细胞为主,仅含少量纤维组织,创缘对合良好;二期愈合是组织修复以纤维组织为主,创口较大,创缘不齐,主要通过肉芽组织增生和伤口收缩达到愈合。治疗和护理创伤,应尽力争取一期愈合。影响损伤修复的因素有以下几个方面:

(1)感染 是破坏组织修复的最常见因素。如金黄色葡萄球菌、大肠埃希菌、链球菌等都可以损害细胞,使局部化脓。

(2)局部血液循环障碍 伤口周围肿胀、伤口包扎或缝合过紧、止血带使用时间过长、受伤前有静脉曲张、肢体水肿等导致局部血液循环障碍,组织修复缓慢。

(3)局部制动不够 制动不够会继续损伤新生的组织。

(4)异物存留或失活组织过多 导致组织裂隙被此类物质充填。阻碍新生的细胞和基质连接。

(5)全身性因素 营养不良使细胞增生和基质形成缓慢或质量欠佳;免疫功能低下的疾病,如糖尿病影响组织的修复;使用糖皮质激素、吲哚美辛、细胞毒药物等使创伤炎症和细胞增生受到抑制。

【临床表现】

1.局部表现

(1)伤口或创面 是开放性创伤共有的征象。伤口的大小、形状、深浅不一,有出血或血块,还可能有泥土、弹片、木刺等异物存留。伤口按洁净程度分为:①清洁伤口,通常指无菌手术的切口,也包括经清创处理的无明显污染的创伤伤口;②沾染伤口,指沾有细菌,但尚未发展成感染的伤口,一般认为是伤后8 h以内处理的伤口,但时间不是绝对的指标;③感染伤口,伤口有脓液、渗出液及坏死组织等,周围皮肤常红肿。

(2)疼痛 伤处活动时疼痛加剧,制动后减轻,一般2~3 d后疼痛缓解。如果疼痛持续或加重表示可能并发感染。严重创伤或休克患者常不能主诉疼痛。

(3)局部肿胀 受伤部位浅者,肿胀处可伴有触痛、红肿、青紫。肢体严重肿胀会引起静脉血回流障碍,可致远侧肢体肿胀,出现远端肢体苍白、皮温降低等。

(4)功能障碍 局部疼痛常使患者活动受限。组织结构破坏直接造成功能障碍,如骨折、脱位的肢体不能正常运动。局部炎症也可引起功能障碍,如咽喉创伤后水肿可造成窒息。

2.全身表现

(1)体温升高 一般为38 ℃左右,不超过38.5 ℃,这是因为损伤区出血及其他组织成分的分解产物吸收而引起的发热,成为吸收热。脑损伤、并发感染时可引起高热。

（2）脉搏、血压、呼吸的改变　伤后大量儿茶酚胺释放使心率、脉搏加快。周围血管收缩，舒张压可上升，收缩压接近正常或稍高，脉压缩小。但大出血及休克时血压降低、脉搏细弱。呼吸一般无明显改变，较重创伤常使呼吸加快，以适应氧的需要和二氧化碳的排出。

（3）其他　创伤可出现口渴、尿少、尿比重增高等。较重的创伤可使胃肠道的消化、吸收和蠕动功能受抑制，患者食欲不振、饱胀等。脑血流量减少，可表现为焦虑不安、淡漠、抑郁，甚至昏迷。精神过度紧张可引起失眠或反应迟钝。头部伤或腹部伤的患者可能发生应激性溃疡。此外，糖原、蛋白质和脂肪的分解均加速。

3. 并发症　最常见的是化脓性感染，开放性创伤和闭合性创伤均可能并发各种感染，感染的伤口有疼痛、触痛、红肿、脓性分泌物、体温升高等症状。伤后还可能发生特异性感染如破伤风、气性坏疽等。伤后失血失液等导致有效循环血量减少、微循环障碍，发生低血容量性休克，表现为面色苍白、烦躁不安、脉搏细速、血压降低、皮肤湿冷等。

【辅助检查】

1. 实验室检查　血常规和红细胞压积可提示失血、感染或血液浓缩；尿常规、尿淀粉酶可提示泌尿系统和胰腺损伤；血气分析有助于判断体液失衡和血氧合状况；肝、肾功能检测有利于了解内脏功能。

2. 穿刺和导管检查　胸腔穿刺可证实血胸和气胸。腹腔穿刺可用于了解内脏破裂和出血。放置导尿管可诊断尿道和膀胱损伤。测中心静脉压可辅助判断血容量和心功能。

3. 影像学检查　X射线透视或拍摄平片可判断各部位的骨折、胸腹伤或异物存留。超声波检查可诊断伤后体腔有无积液及肝、脾等脏器损伤。电子计算机体层扫描辅助诊断颅脑损伤和某些腹部实质性脏器、腹膜后的损伤。

4. 内镜检查　直接观察气管、食管、直肠、膀胱等器官和胸腹腔内脏器的损伤。

5. 其他　放置导尿管、腹腔内留置导管、胸腔闭式引流管等，兼有诊断和治疗意义。血管造影可以确定血管损伤或外伤性动脉瘤、动静脉瘘。

【治疗要点】

1. 急救　妥善的现场救护是挽救患者生命的重要保证。在紧急情况下注意优先解决危及生命的紧急问题，如心搏骤停、窒息、大出血、开放性气胸、内脏脱出等，并将患者迅速安全运送至医院。急救原则是：保存生命第一，恢复功能第二，顾全解剖完整性第三。

2. 急救措施　包括止血、包扎、固定，创伤部位的制动，循环、呼吸功能的维持等。

【护理评估】

1. 健康史　详细询问受伤史，了解暴力直接作用的部位、致伤物的种类、受伤当时姿势及既往健康状况，伤后出现的症状及演变过程，经过何种处理和处理时间，现场急救措施的实施情况等，可估计创伤的性质和范围。

2. 身体状况　身体密切观察患者的神志、生命体征、面色、尿量等情况。

3. 心理和社会支持状况　了解患者的心理反应，患者及家属对疾病的态度和家庭经济状况等。

【常见护理诊断/医护合作性问题】

1.焦虑/恐惧　与创伤刺激、忧虑伤残等因素有关。

2.组织灌注量改变/体液不足　与伤后失血、失液,神经系统受强烈刺激导致有效循环血量减少有关。

3.疼痛　与局部受伤及创伤性炎症反应有关。

4.组织完整性受损　与组织器官受损伤、结构破坏有关。

5.有感染的危险　与伤口沾染、异物存留、机体免疫力低下有关。

6.潜在并发症　伤口感染、挤压综合征、休克和多器官功能衰竭等。

【护理措施】

1.生活护理　较重患者卧床休息,其体位应利于呼吸和促进伤处静脉回流,患肢抬高可减轻肿胀。伤处适当制动,骨折、脱位时先行复位,选用绷带、夹板、石膏、支架等固定方法制动,以缓解疼痛,利于修复。小范围的软组织挫伤,伤后早期局部冷敷,以减少组织内出血,24 h后可温敷和理疗,以利炎症的吸收消退。进食营养丰富的食物。

2.镇静、镇痛和心理支持　遵医嘱使用镇静镇痛药物,使患者安静休息,缓解其紧张、恐惧的心理,保持情绪稳定,配合治疗。

3.开放性伤口的处理　清洁伤口经过消毒处理可以直接缝合,达到一期愈合。沾染伤口应行清创术,使其转变或接近于清洁伤口,当即缝合或延期缝合,争取一期愈合。感染伤口须经引流、换药和肉芽组织形成,逐渐达到二期愈合。此外,有异物存留时原则上应取出感染病灶内的异物尤其应早期取出,使感染顺利治愈。某些深部异物或数量多而分散的,如果不损及重要组织器官,可以保留和观察。

4.纠正水、电解质和酸碱失衡及代谢紊乱　遵医嘱补充溶液,需要时补充钾盐。一般较重创伤后酸中毒比碱中毒常见或持续时间较长,临床需用平衡盐液或加用碳酸氢钠。重视创伤患者的营养供给,不能经口进食者选用肠内或肠外途径行营养支持。

5.预防和控制感染　尽早施行伤口的清洁、清创术及闭合伤的手术处理。根据伤情选用合适的抗生素,尽量早用,达到预防用药的目的。伤口感染较轻、引流充分者不必用抗生素,感染较重或全身性感染时必须使用抗生素,同时做细菌培养和抗生素敏感试验,选择有效抗生素并给予足够的剂量。对于伤口深的应注射破伤风抗毒素。

6.重要器官功能的维护　加强心、肺、肾、脑等器官功能的监测。密切观察病情,采取相应的措施防治休克和多器官功能不全。

7.功能锻炼　在促进组织修复的前提下,应积极进行身体各部位的功能锻炼,防止因制动引起关节僵硬、肌肉萎缩等并发症。如骨折的患者,伤后单纯行复位固定,而忽视功能锻炼,后期则发生肌萎缩、关节僵硬等,影响肢体运动功能。

8.健康指导

(1)向患者讲解创伤的病理、伤口修复的影响因素、各项治疗措施的必要性,鼓励其加强营养,以积极的心态配合治疗,促进康复。

(2)活动与休息指导:嘱患者生活要有规律,活动要循序渐进,可进行适当的户外活动。

(3)饮食指导:出院后宜进食少渣易消化的软食,忌食生、冷、辛辣刺激性食物,并做到定时少食多餐。

第二节　烧伤患者的护理

各种致热因子如热水、热蒸汽、热金属物、火焰、激光、电、放射线、酸、碱等均可引起烧伤。热液或蒸汽等导致的热烧伤称为烫伤。

【病理生理】

烧伤不仅限于皮肤,可深达肌肉、骨骼,重度烧伤还引起一系列全身变化。

热烧伤引起的病理变化,与热源的温度和持续时间有关,同时烧伤的发生、发展与个体条件有关。一方面,高温作用于人体皮肤、黏膜后,不同层次的细胞因蛋白质变性和酶失活发生变质、坏死,直接造成局部组织细胞的损害。邻近组织的毛细血管发生充血、渗出,通透性增加,血栓形成。另一方面,烧伤后机体反应可释放出多种生物活性物质,如儿茶酚胺、皮质激素、抗利尿激素等应激性激素释放增加;缓激肽、补体碎片、组胺等炎症介质释出;其他因子如血小板活性因子、白介素、肿瘤坏死因子释放,引起烧伤的局部炎症反应和一系列全身反应。小面积烧伤的全身反应多不明显,以局部表现为主。大面积深度烧伤的局部和全身反应均很严重,属全身性病变,其临床经过可分为三个阶段。

1.体液渗出期　烧伤48 h以内称为休克期。大面积烧伤时,热力使毛细血管的通透性增加,从而使血浆外渗至组织间隙和创面,引起血容量急剧下降,发生低血容量性休克。休克是烧伤后48 h内患者死亡的重要原因。体液渗出多自伤后2 h开始,6~8 h最快,36~48 h达高峰,然后逐渐吸收。烧伤面积愈大,体液丢失愈多,则休克出现愈早,且愈严重。

2.急性感染期　烧伤越深、面积越大,感染机会也越多,感染越重。感染贯穿于整个病程中,且常有三个高峰。

(1)早期　败血症凶险,出现在烧伤后3~7 d内。有效地抗休克,可减少早期暴发型败血症。

(2)中期　败血症多出现在伤后2~4周焦痂分离脱落后,为烧伤感染的主要阶段。

(3)后期　败血症多出现在烧伤1个月后,与创面长期不愈合、患者免疫力极度低下有关。

3.修复期　烧伤后在出现炎症反应的同时创面也开始了修复,包括创面修复期和功能修复期。Ⅰ~Ⅱ度烧伤能自行愈合,深广创面可因受感染而转化为Ⅲ度创面。Ⅲ度创面除早期切痂植皮,创面较大时必须出现健康肉芽,才能植皮修复。深Ⅱ度和Ⅲ度创面愈合后可形成不同程度的瘢痕。浅度烧伤可以自行修复,重度烧伤常需皮肤移植修复。

三期之间互相重叠、互相影响,不能截然分开。

【临床表现】

为了正确处理烧伤,首先要判断烧伤的面积和深度。患者疼痛程度不一。严重烧

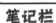

伤常伴有生命体征的改变。一般情况下,烧伤的严重程度与烧伤面积和深度密切相关。

1.烧伤的面积　我国评估烧伤面积的方法有两种:

(1)新九分法　此种方法将人体体表面积划分为11个9%的等份,再加1个1%,构成100%的体表面积,是我国创用的、符合我国成人人体实际的一种方法。12岁以下的小孩测算方法结合年龄进行计算。此法适合大面积烧伤的测算(表10-1)。

表10-1　烧伤面积中国九分法

部位	占成人体表面积(%)	占小孩体表(%)面积
头颈部9	发际3	9+(12-年龄)
	面部3	
	颈部3	
双上肢9×2	双手5	9×2
	双前臂6	
	双上臂7	
躯干9×3	胸腹部13	9×3
	背部13	
	会阴1	
双下肢5×9+1	臀部5	46-(12-年龄)
	双脚7	
	双小腿13	
	双大腿21	

注:成年女性臀部和双脚各占体表面积的6%

(2)手掌法　以患者本人的一个手掌(五指并拢)面积占体表面积1%来估计。手掌法适合于较小烧伤面积的测算。

2.烧伤的深度　按烧伤的深浅通常用三度四分法将烧伤分为Ⅰ度、浅Ⅱ度、深Ⅱ度、Ⅲ度。Ⅰ度、浅Ⅱ度属于浅度烧伤,深Ⅱ度、Ⅲ度属于深度烧伤(表10-2)。

(1)Ⅰ度烧伤　仅伤及表皮浅层,局部出现红斑,疼痛、烧灼感、皮肤温度稍高。3～5 d脱屑痊愈。又称为红斑性烧伤。

(2)Ⅱ度烧伤　伤达真皮,局部出现水疱,又称为水疱性烧伤。

浅Ⅱ度烧伤:伤及真皮浅层,部分生发层存在。局部出现大的水泡。破裂后出现潮湿红润的创面,感觉过敏,剧痛,皮肤温度升高。如果没有感染2周痊愈,短期有色素沉着。

深Ⅱ度烧伤:伤及真皮深层,残留皮肤的附件,水疱较小,破裂后创面红白相间,或见到网状栓塞的血管,感觉迟钝,皮肤温度稍低,如果没有感染,3～4周痊愈,留有瘢痕。

(3)Ⅲ度烧伤　Ⅲ度烧伤伤及皮肤全层,甚至深入皮下、肌肉、骨骼等,又称为焦

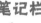

痂性烧伤。局部皮肤坏死,形成焦痂,创面没有水疱,蜡白或焦黄,可见树枝状栓塞的血管,感觉消失,皮肤温度低。因局部皮肤和附件已烧毁,无上皮再生来源,必须依靠植皮愈合。

表 10-2 烧伤各度区别

深度	组织学损伤	临床特点	感觉	皮肤温度	预后
Ⅰ度	表皮层	红斑	灼痛	稍高	3～5 d 痊愈,脱屑
浅Ⅱ度	表皮和真皮浅层	局部红肿明显、大水疱,水疱破裂见红湿潮润的创面	剧痛	高	2 周愈合,有色素沉着
深Ⅱ度	表皮和真皮深层	较小水疱,水疱破裂见红白相间的创面	迟钝	稍低	无感染,3～4 周愈合,有瘢痕
Ⅲ度	全层皮肤,甚至肌肉、骨骼、血管	创面苍白、焦黄,失去弹性,可见树枝状栓塞	无痛	发凉	3～4 周后焦痂脱落,需植皮

3. 烧伤的严重程度 我国通用的烧伤严重分度标准如下:
(1)轻度烧伤 Ⅱ度烧伤面积 9% 以下。
(2)中度烧伤 Ⅱ度烧伤面积 10%～29%;或Ⅲ度烧伤面积不足 10%。
(3)重度烧伤 总面积 30%～49%;或Ⅲ度烧伤面积 10%～19%;或Ⅱ、Ⅲ度烧伤面积虽不达上述百分比,但已发生休克、吸入性损伤或有较重的复合伤。
(4)特重度烧伤 总面积 50% 以上;或Ⅲ度烧伤 20% 以上,或已有严重并发症。

4. 烧伤的全身性反应
(1)血容量减少 伤后 24～48 h 内,创面失去皮肤的功能,毛细血管通透性增高,大量血浆成分渗出,水分蒸发加速,产生口渴、尿少症状,超过机体代偿能力,可造成低血容量性休克。表现为烦躁不安或表情淡漠、反应迟钝、脉率增快、血压下降、出冷汗或肢端湿冷、尿量减少等。
(2)能量不足和负氮平衡 伤后机体能量消耗明显增加,分解代谢加速,出现负氮平衡。
(3)红细胞丢失 因血管内凝血、被网状内皮系统吞噬而红细胞计数减少,可出现血红蛋白尿和贫血。
(4)免疫功能降低 伤后低蛋白血症及炎症因子的释放,使机体免疫力低下,容易发生感染,甚至发展成败血症。
(5)情绪反应 患者出现焦虑、恐惧、烦躁,甚至自伤。

5. 吸入性损伤 较常见,常与头面部烧伤同时出现,多为吸入火焰、蒸汽或刺激性烟尘、有毒的气体引起。轻度烧伤在咽喉以上,口、鼻、咽黏膜发白或脱落,分泌物增多,伴刺激性咳嗽、吞咽困难或疼痛。中度烧伤在支气管以上,声音嘶哑、呼吸困难。

重度烧伤深达细支气管,出现呼吸困难、发绀,甚至出现窒息。

【辅助检查】

1.血、尿常规和血生化检查　较重的烧伤有红细胞、血红蛋白减少、血红蛋白尿。

2.摄 X 射线胸片　了解肺部有无损伤及感染。

【治疗要点】

1.治疗原则　对于轻度烧伤的治疗,主要是处理创面和防止局部感染,并可使用少量镇静药。对于中度以上烧伤,因其余全身反应较大和并发症较多见,需要局部治疗和全身治疗并重。在伤后 24～48 h 内要着重防治低血容量性休克。对于创面,除了防治感染以外,要尽力使之早日愈合,对Ⅲ度者尤应如此。

2.治疗措施　①保护烧伤区域,防止进一步沾染;②预防和处理低血容量性休克;③预防和治疗全身和局部感染;④预防和治疗多器官功能衰竭;⑤促进创面尽快愈合,尽量减少瘢痕造成的畸形和功能障碍。

【护理评估】

1.健康史

(1)受伤史　了解烧伤原因、热源种类、温度、时间、部位、现场情况、急救措施。一般情况下,颜面部、生殖器、关节处烧伤比较严重;吸入性损伤死亡率高。

(2)年龄　小儿、老人、孕妇对烧伤的机体反应差。

(3)既往史　有无慢性病史。

2.身体状况　通过对解患者烧伤面积、烧伤的深度的估计,从而了解患者的全身状况、有无并发症、病情的严重程度和预后。

3.心理和社会支持状况　了解患者精神及情绪状态、人格类型、应对能力、信仰;了解患者及家庭的支持状况、经济状况;了解对疾病、治疗、预后等知识的掌握程度;了解患者对疾病预后的承受程度。

【常见护理诊断/医护合作性问题】

1.皮肤完整性受损　与创面烧伤有关。

2.疼痛　与组织损伤、局部炎症反应有关。

3.营养失调:低于机体需要量　与机体高分解代谢有关。

4.恐惧　与特殊部位烧伤、预见到的畸形功能障碍有关。

5.有窒息的危险　与吸入性损伤有关。

6.有感染的危险　与创面、免疫力下降有关。

【护理措施】

抗休克、抗感染与创面处理是烧伤治疗的三个主要问题,其中创面处理是贯穿始终的、对抗感染的效果和功能的恢复有决定性意义。

1.现场急救　及时恰当的急救是关系到患者生命安全及影响治疗的重要因素。现场急救的目的是迅速消除致伤原因,脱离现场,尽可能减轻伤情。

(1)脱离致热源,保护受伤部位　就地卧倒,滚动压灭火焰或跳入水中。也可用湿棉被或毛毯覆盖,使其与空气隔绝。切忌患者奔跑呼叫或用双手扑打。不可强行剥脱伤处的衣裤,防止加重局部损伤,可用剪刀剪开患者的衣裤。用清洁单覆盖创面,以减少沾染。酸碱烧伤时立即以大量清水冲洗、时间不少于半小时。

（2）抢救生命　配合医生处理心跳呼吸停止、窒息、气胸、大出血的患者。怀疑有吸入性损伤的患者给予吸氧,必要时气管切开。

（3）预防休克、镇静止痛　安慰鼓励伤者,保持情绪稳定。尽早实施补液防治休克。

（4）转运　尽快运送到有条件的医院,转运中保证患者的安全,用飞机或汽车转运时取头在后脚在前的体位。

2. 补液治疗　烧伤后48 h内,创面大量渗出会引起体液不足,因此要及时补充液体。根据Ⅱ、Ⅲ度烧伤面积按公式补液,以维持有效循环血量。

（1）早期补液的量和种类　伤后第一个24 h补液量按照每烧伤体表面积1%每千克体重补液1.5 mL(婴儿2.0 mL,小儿1.8 mL)计算,其中晶体和胶体溶液的比例一般为2∶1. 特重度烧伤为1∶1,晶体溶液首选平衡盐溶液,可避免单纯补充盐水时氯离子含量过高引起高氯血症,还可纠正或减轻休克所致代谢性酸中毒;胶体液首选血浆,以补充渗出丢失的血浆蛋白。全血因含红细胞,在烧伤后血液浓缩时不宜用,深度烧伤大量红细胞损害时可用。另加每日正常需要量2 000 mL。

伤后第二个24 h补液量是伤后第一个24 h补液量的一半再加上每日需要量2 000 mL。

伤后第三个24 h补液量是每日需要量2 000 mL。

（2）补液方法　迅速开放静脉,建立有效的周围或中心静脉通路。输液时遵循静脉输液原则:先快后慢,先晶后胶,先盐后糖,见尿补钾。由于烧伤后8 h内渗出迅速,可使血容量很快减少,因此,第一个24 h补液方法是第一个8 h补总量的1/2,第二个8 h补总量的1/4,第三个8 h补总量的1/4。第二个24 h补液方法是第一个8 h补总量的1/3,第二个8 h补总量的1/3,第三个8 h补总量的1/3。第3日起可减少静脉补液量,或仅用口服饮料(每1 000 mL含氯化钠3 g,碳酸氢钠1.5 g,适量糖、香料等)。补液期间注意合理安排输液的种类和量,监测心、肺、肾功能,根据监测结果调整输液速度。

3. 烧伤创面的处理　正确处理创面是治愈烧伤的关键环节。其目的是保护创面、防治感染、促进愈合,最大限度地恢复功能。

（1）创面初期处理　患者生命体征稳定后,在麻醉和无菌条件下尽早进行清创。修剪毛发和过长的指(趾)甲。擦洗创面周围的健康皮肤。以灭菌盐水或消毒液冲洗创面,轻轻拭去表面的沾附物,已破的水疱表皮也予清除,直至创面清洁。浅Ⅱ度烧伤创面的完整水疱予以保留,较大面积的Ⅱ度烧伤、水疱完整,或小面积的水疱已破者,剪去水疱表皮。Ⅲ度焦痂保持干燥,外涂碘酊,早期植皮。处理创面时动作轻柔,可用吗啡、哌替啶等药物止痛。清创后应注射破伤风抗毒素,必要时用抗生素。清创顺序为头部、四肢、胸腹部、背部和会阴部。

（2）创面的包扎疗法　适用于面积小或肢体的浅Ⅱ度烧伤、四肢或躯干部的烧伤。包扎有利于保护创面,减轻疼痛,防止创面加深,及时引流渗出液,减轻创面水肿。即在清创后用凡士林纱布覆盖创面,加盖多层消毒纱布与棉垫,以绷带加压包扎,全层敷料应有3~5 cm厚,必要时上石膏托固定四肢于功能位。包扎时压力应均匀,患肢远侧端虽无烧伤亦应包扎在内,防止肿胀。包扎后每日检查有无松脱、臭味或疼痛,注

笔记栏
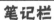

意肢端末梢循环情况,敷料浸湿后及时更换,以防感染。一般伤后5 d更换敷料。

(3)创面的暴露疗法　暴露疗法适用于头面部、会阴部及肢体一侧烧伤,严重大面积烧伤,污染重的或已感染的烧伤创面。即在清创后置伤员于消毒或清洁的床单纱布垫上,创面暴露在温暖而干燥的空气中室温28～32 ℃,湿度60%～70%,使创面烤干,有利于防治感染。大面积烧伤伤员睡翻身床,每日翻身4次。实施暴露疗法时,应整顿室内卫生,定时流通空气。做好床边接触隔离。接触创面时,必须注意无菌操作。创面有渗出物,随时用消毒棉球或吸干,保持创面干燥。床单或纱布垫如浸湿应随时更换。

(4)半暴露疗法　半暴露是用单层的抗菌药液纱布或凡士林纱布黏附于创面,任其暴露变干,用以保证去痂后的Ⅱ度创面,固定所植皮片,保护供皮区,控制创面感染等。

(5)去痂、植皮　深度烧伤创面愈合缓慢,瘢痕增生可造成畸形,因此须积极处理,尽早去除痂壳,植皮覆盖,使创面早日愈合。

脱痂,保持痂皮干燥。在痂下组织自溶、分离时逐步剪去痂壳,即蚕食脱痂法。此法简单,但治疗时间较长。为了减轻感染和加速痂皮分离,可在创面用抗生素、中药。

手术的切痂和削痂,48～72 h内即可开始,平面应达深筋膜,颜面、手背处,创面彻底止血后即植皮。此法出血较多,术前应充分备血。切痂、脱痂后多采用自体皮植皮。做好供皮区皮肤准备,消毒时仅用70%～75%乙醇。植皮后保护植皮区肉芽创面,勿受压。包扎敷料妥善固定,松紧适宜,防止皮片滑动。注意创面渗出,更换敷料时,观察皮片成活情况,防止感染和皮片脱落。

植皮目的是使创面早日愈合,减少烧伤的并发症。所用的自体皮为中厚或薄层,制成大张网状、小片邮票状、粒状。异种皮多取自小猪。

(6)感染创面的处理　常见致病菌为铜绿假单胞菌、金黄色葡萄球菌、大肠埃希菌等,近年来真菌感染逐渐增多。加强烧伤创面的护理,及时清除脓液和坏死组织,局部应用抗菌药液,已成痂的保持干燥完整。或选用湿敷、半暴露覆盖。待感染基本控制,肉芽组织生长良好,及时植皮促使创面愈合。

(7)重视基础护理　加强皮肤护理,保护骨隆突处,暴露的创面尽可能避免受压,定时翻身。及时发现痂下的感染,严格无菌操作。采取保护性隔离措施。

4.全身性感染的防治　全身性感染是大面积烧伤死亡的主要原因,常见病菌为金黄色葡萄球菌、铜绿假单胞菌和肠道的革兰氏阴性杆菌等。根据细菌学检查和药敏试验选用抗生素。积极处理创面、切除坏死组织。同时加强全身支持治疗,维持水、电解质代谢和酸碱平衡。

5.器官并发症的防治　严重烧伤伤情重、病程长,并发症也多,几乎包括各个系统,常见威胁较大的有:肺部感染和急性呼吸衰竭、肾功能不全、应激性溃疡、脑水肿、化脓性静脉炎、心律不齐等。预防烧伤后器官并发症的基本方法是及时纠正低血容量、迅速逆转休克及预防和减轻感染。

6.心理护理　要加强与患者沟通交流,同情安慰患者,稳定其情绪。帮助患者面对烧伤的事实,鼓励树立信心耐心解释,消除疑虑和恐惧,配合治疗。重视心理的康复,颜面部烧伤、手烧伤等遗留瘢痕、畸形或功能障碍,可采用心理疏导的方法,指导患者正确对待伤残,鼓励患者参与力所能及的自理活动。

笔记栏

7. 康复护理

(1)调动患者的积极性,制订康复计划,加强肢体的功能锻炼。

(2)与营养师、患者及家属共同制订营养食谱,保证患者的营养摄入,以加速身体的康复。

(3)给患者和家属讲解有关烧伤预后的知识。在烧伤早期纠正不良的舒适体位,维持各部位的功能位置,如颈部烧伤应取后伸位,四肢烧伤取伸直位,手部固定在半握拳的姿势且手指间垫油纱以防粘连。

(4)鼓励参与家庭、社会活动,指导其保护皮肤,防止紫外线、红外线的过多照射,避免对瘢痕组织的机械刺激等。

(5)普及防火、灭火、自救常识。

【特殊类型烧伤的特点】

1. 电损伤

(1)电击伤　是电流通过人体引起的全身性损伤。皮肤损伤较轻,主要损害心肌。电击伤后炎症反应和深部组织水肿较重,往往有成群肌肉坏死、骨骼破坏或肢体坏死,或发生继发性大出血。感染多较严重,坏死组织脱落后,遗留的肉芽创面愈合缓慢。触电时肢体肌肉强烈收缩,有时可发生骨折或脱位。轻度仅表现有恶心、心悸、头晕或短暂的意识丧失,恢复后多不留后遗症状。严重者引起电休克、心室纤颤或呼吸、心搏骤停。

(2)电烧伤　电流通过的组织细胞受到损害,发生变质和坏死。局部损伤的面积多不太大,呈椭圆形,但实际破坏较深,可达肌肉、骨骼或内脏。通常"入口"的损伤比"出口"严重。入口处是Ⅲ度烧伤,深达肌肉、骨骼,皮肤焦黄,有的形成了裂口。出口处一般也是Ⅲ度烧伤,但程度较轻。损伤的深度往往超过入口处,但是在早期往往难以判断。24 h后入口处周围开始肿胀、发红,范围开始增大。伤后1～2周坏死组织范围可以确定。

2. 化学烧伤

(1)酸烧伤　高浓度强酸如硫酸、硝酸、盐酸等酸烧伤的特点是使组织脱水、组织蛋白沉淀及凝固,一般迅速成痂,一定程度上限制了向深部侵蚀。创面初期呈黄色或棕黄色,后期转为棕褐色或黑绿色痂,较硬、凹陷。

苯酚腐蚀、穿透性均较强,创面开始时呈白色,后转为灰黄或青灰色,吸收后主要损害肾。急救用70%乙醇或白酒清洗,也可用清水冲洗,但是清水冲洗不能完全去除苯酚。

氟氢酸有溶解脂肪和脱钙的作用,烧伤皮肤开始时呈红斑或有水疱,皮革样焦痂,随即发生坏死,并向四周和深处侵蚀,形成难以愈合的溃疡,疼痛较剧。伤后先用清水冲洗,随即用含钙或镁的制剂湿敷。

(2)碱烧伤　常见于氢氧化钠、氢氧化钾、石灰及电石烧伤等,强碱可使组织细胞脱水与脂肪皂化。碱离子与蛋白结合形成可溶性碱性蛋白,引起剧痛。

石灰烧伤创面较干燥呈褐色。电石烧伤实际上是热力加石灰烧伤,即电石遇水后产生乙炔和氢氧化钙(石灰)并释放出大量热量。这类烧伤急救时首先要去掉伤处的颗粒、粉末,然后用大量清水冲洗。

氢氧化钠、氢氧化钾烧伤创面呈黏滑或皂状焦痂,色潮红,有小水疱,一般均较深。

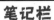

焦痂或坏死组织脱落后,创面凹陷,往往经久不愈。急救时用大量清水冲洗或浸浴较长时间,尽量洗出浸入组织的碱,然后使创面干燥尽早去痂。

第三节 冻伤患者的护理

冻伤是由于寒冷作用人体引起的局部或全身损伤。轻时可造成皮肤一过性损伤,重时可致永久性功能障碍,严重时可危及生命。当身体较长时间处于低温和潮湿刺激时,就会使体表的血管发生痉挛,血液流量因此减少,造成组织缺血缺氧,细胞受到损伤,尤其是肢体远端血液循环较差的部位,如脚趾。该病病程较长,冬季还会反复发作,不易根治。

【病因】

1. 气候因素 寒冷的气候,潮湿和风速都可加速身体的散热。

2. 局部因素 使局部血液循环发生障碍因素,如鞋袜过紧、长时间站立不动及长时间浸在冰水中。

3. 全身因素 过度疲劳、虚弱、紧张、饥饿、失血及创伤等均可减弱人体对外界温度变化调节和适应能力,使局部热量减少导致冻伤。

【临床表现】

多发生于末梢血液循环较差的部位和暴露部位,如手足、鼻、耳郭、面颊等处。患部皮肤苍白、冰冷、疼痛和麻木,复温后局部表现和烧伤相似,但局部肿胀一般并不明显。按其损伤深度和严重程度可分为四度。

1. 一度冻伤 为皮肤浅层冻伤。局部皮肤初为苍白色,渐转为蓝紫色,继之出现红肿、发痒、刺痛和感觉异常,无水疱形成。约1周后,症状消失,表皮逐渐脱落,愈后不遗留瘢痕。

2. 二度冻伤 为全层皮肤冻伤。局部皮肤红肿、发痒、灼痛,可于24～48 h内出现水疱,如无继发感染,经2～3周,水疱干涸,形成黑色干痂,脱落后创面有角化不全的新生上皮覆盖,局部可能有持久的僵硬和痛感,但不遗留瘢痕和发生痉挛。

3. 三度冻伤 皮肤全层及皮下组织被冻伤。皮肤由苍白逐渐变为蓝色,再转为黑色。皮肤感觉消失,冻伤周围组织出现水肿和水疱,并伴较剧烈的疼痛和灼痒。坏死组织脱落后留有创面,易继发感染。愈合缓慢,愈后遗留瘢痕,并可影响功能。

4. 四度冻伤 皮肤、皮下组织、肌肉甚至骨骼都被冻伤。伤部感觉和运动功能完全消失。患处呈暗灰色,与健康组织交界处可出现水肿和水疱。2～3周内有明显的坏死分界线出现,一般为干性坏疽,但有时由于静脉血栓形成,周围组织水肿及继发感染,形成湿性坏疽。往往留下伤残和功能障碍。

5. 冻僵 当人体在极低温度环境下过度停留,可导致全身冻伤,此情况称为冻僵,罕见。患者皮肤苍白,冰凉,有时面部和周围组织有水肿,神志模糊或昏迷,肌肉强直,瞳孔对光反射迟钝或消失,心动过缓,心律不齐,血压降低测不到,可出现心房和心室纤颤,严重时心跳停止。呼吸慢而浅,严重者偶尔可见一二次微弱呼吸。

【辅助检查】

1.辅助检查 观察冻伤局部皮肤、组织的血运情况,必要时行 B 超等相关检查血运情况。

2.组织病理 表皮和真皮水肿。血管充血,可见红色血栓形成,继之血管内膜增生,管腔变窄。皮肤附件萎缩或变性。脂肪组织呈现结晶及坏死,血管内有时有游离的和细胞内的脂滴(为冻伤独有特征)。随冻伤程度的加重,组织细胞变性坏死程度也更重,可表现为干、湿性坏疽的组织病理变化。

【治疗要点】

1.治疗原则 ①迅速脱离寒冷环境,防止继续受冻;②抓紧时间尽早快速复温;③局部涂敷冻伤膏;④改善局部微循环;⑤抗休克,抗感染和保暖;⑥应用内服活血化瘀等类药物;⑦二、三度冻伤未能分清者按三度冻伤治疗;⑧冻伤的手术处理,应尽量减少伤残,最大限度地保留尚有存活能力的肢体功能。

2.主要措施 冻伤的基本治疗目标是迅速复温,防止进一步的冷暴露及恢复血液循环。

(1)快速复温 尽快使伤员脱离寒冷环境后,如有条件,应立即进行温水快速复温,复温后在充分保暖的条件下后护送。如无快速复温条件,应尽早护送,护送途中应注意保暖,防止外伤。到达医疗单位后应立即进行温水快速复温。

具体方法:将冻肢浸泡于 42 ℃(不宜过高)温水中,至冻区皮肤转红,尤其是指(趾)甲床潮红,组织变软为止,时间不宜过长。对于颜面冻伤,可用 42 ℃的温水浸湿毛巾,进行局部热敷。在无温水的条件下,可将冻肢立即置于自身或救护者的温暖体部,如腋下、腹部或胸部,以达复温的目的。救治时严禁火烤、雪搓,冷水浸泡或猛力捶打患部。

(2)改善局部微循环 三度冻伤初期可应用低分子右旋醣酐,静脉滴注,以降低血液黏稠度,改善微循环。必要时也可采用抗凝剂(如肝素)或血管扩张剂。

3.预防感染 严重冻伤应口服或注射抗生素,常规进行破伤风预防注射。

【护理评估】

1.健康史

(1)受伤史 了解冻伤原因、种类、温度、时间、部位、现场情况、急救措施。

(2)年龄 小儿、老人、孕妇对烧伤的机体反应差。

(3)既往史 有无慢性病史。

2.身体状况 通过对解患者体温、四肢皮温、脉搏、呼吸及血压变化,局部冻伤、全身冻伤的临床表现,从而了解患者的全身状况、有无并发症、病情的严重程度和预后。

3.心理和社会支持状况 了解患者精神及情绪状态、人格类型、应对能力、信仰;了解患者及家庭的支持状况、经济状况;了解对疾病、治疗、预后等知识的掌握度;了解患者对疾病预后的承受程度。

【常见护理诊断/医护合作性问题】

1.皮肤完整性受损 与创面冻伤有关。

2.疼痛 与组织损伤、局部炎症反应有关。

3.营养失调:低于机体需要量 与机体高分解代谢有关。

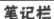

4.恐惧 与预见到的畸形功能障碍有关。

5.有感染的危险 与创面、免疫力下降有关。

【护理措施】

1.生活护理 应予以支持疗法,让患者卧床休息,给予高蛋白、高热量饮食。保护伤口及避免创伤。

2.遵医嘱使用抗凝剂 以预防血栓形成和坏疽。应用抗菌药物以预防感染,并及时免疫注射破伤风抗毒素。

3.局部处理

(1)局部用药 复温后局部立即涂敷冻伤外用药膏,指(趾)间均需涂敷,并以无菌敷料包扎,每日换药1~2次,面积小的一、二度冻伤,可不包扎,但注意保暖。

(2)水疱的处理 应在无菌条件下抽出水疱液,如果水疱较大,也可低位切口引流。

(3)感染创面和坏死痂皮的处理 感染创面应及时引流,防止痂下积脓,对坏死痂皮应及时蚕食脱痂。

(4)及时清除坏死痂皮的处理 肉芽创面新鲜后尽早植皮,消灭创面。

4.健康教育

(1)加强对寒冷气候条件下工作者的防冻教育,使其尽量减少体温散失,着装应宽松、保暖,尤其是肢端和耳鼻颊处,应注意保暖,鞋袜应保持干燥,手脚应保持干燥,在无法避免潮湿时,可外涂凡士林,以便预防,皮靴应较大而不紧,不透水,在潮湿地区,可于鞋外涂油或凡士林。

(2)应保证充足睡眠,避免过度疲劳,进食高脂、高蛋白、高维生素食物,一旦发生冻伤,应尽早进行治疗。

第四节　咬伤患者的护理

蛇咬伤以南方农村和山区为多。蛇分为毒蛇和无毒蛇,人被毒蛇咬伤后,蛇的毒液通过其毒牙灌注进入皮下或肌肉组织内,通过淋巴吸收进入血液循环,引起局部及全身中毒症状,如不及时处理,患者会中毒死亡。

【发病机制】

有毒蛇的头部一般呈三角形,有一对毒牙,根据所分泌的蛇毒性质,大致分为神经毒素、血液毒素和混合毒素。

1.神经毒素 这类毒素能阻断中枢神经和神经递质的传导,引起呼吸麻痹和肌肉麻痹。伤口流血少,红肿热病轻微。但是伤后数小时内出现急剧的全身症状,患者兴奋不安,痛苦呻吟,全身肌肉颤抖,吐白沫,吞咽困难,呼吸困难,最后卧地不起,全身抽搐,呼吸肌麻痹而死亡。如金环蛇、银环蛇。

2.血液毒素 这类毒素溶血、溶解组织和抗凝的作用,引起广泛的溶血和出血,对组织、血管内皮细胞、血细胞、心、肾有严重的破坏作用,而且使毒素在人体迅速扩散。被咬伤部位迅速肿胀、发硬、流血不止,剧痛,皮肤呈紫黑色,常发生皮肤坏死,淋巴结肿大。如竹叶青、五步蛇。如果咬伤后未得到有效治疗则最后因心力衰竭或休克而死亡。

3.混合毒素　兼有神经毒素和血液毒素的病理作用。局部伤口红肿,发热,有痛感,可能出现坏死。毒素被吸收后,全身症状严重而复杂,既有神经症状,又有血液循环毒素造成的损害,最后,死于窒息或心力衰竭。如蝮蛇、眼镜蛇,其中以蝮蛇咬伤最多见。

【临床表现】

1.创口反应　无毒蛇咬伤为一排或两排细牙痕;毒蛇咬伤则仅有一对较大而深的牙痕,从两牙痕之间的距离尚可推断蛇的大小。毒蛇咬伤后,牙痕是一可靠依据。

2.全身反应　相继出现程度不同的全身中毒症状。头晕、头痛、胸闷、恶心、呕吐、视觉模糊、全身酸痛、发热寒战、烦躁不安、言语不清、吞咽困难、呼吸抑制、肢体软瘫等。严重者可因全身出血、呼吸困难、血红蛋白尿、谵妄、昏迷、窒息和呼吸循环衰竭而死亡。

3.不同蛇毒引起的中毒症状有各自的特点

(1)神经毒素　神经毒素的吸收速度较快,主要作用于延髓和脊神经节细胞,可引起呼吸麻痹和肌肉瘫痪,对局部组织破坏较少,症状轻。局部症状在半小时左右消失或减退,但不久出现肢体麻木感,并向近侧蔓延。全身症状出现相对较晚,易被忽略,治疗不及时甚至迅速死亡。能度过 1~2 d 危险期,症状好转,很快痊愈,后遗症较少。

(2)血液毒素　血液毒素导致的局部症状出现早且重,局部剧烈疼痛,明显肿胀,迅速向近侧蔓延。有明显淋巴结炎及淋巴管炎。严重时会发生化脓性感染或肢体坏死。一般救治措施早,死亡率反较神经毒者低;但如治疗不及时,病程和危险期较长,伤后 5~7 d 还有死亡的可能。水肿消退慢,内脏并发症和后遗症较多。

(3)混合毒素　兼有上述两种毒素的特点。局部症状明显,全身症状发展也较快,但是造成死亡的主要原因仍为神经毒素。蛇毒如直接进入血液循环,可在短时间内引起死亡。

4.心理反应　患者常出现恐慌、惧怕,焦躁不安,不知所措。

【治疗要点】

1.急救处理　①绑扎:减少毒素的吸收。②冲洗:用大量清水、肥皂水冲洗伤口,以减少毒素的进入。③排毒:挤压患侧肢体,使毒素流出。

2.主要措施　①处理伤口:伤口敷药和局部组织治疗。②全身治疗:解毒治疗。

【护理评估】

1.健康史　①了解被蛇咬伤的原因,询问咬伤时间、部位,见到毒蛇的形态、颜色、种类,判断何种毒蛇咬伤,判断不清时,按毒蛇咬伤处理;②受伤当时的处理方法,是否用药、药物的种类等情况。

2.身体状况　了解患者被蛇咬伤后的局部症状和全身症状。

3.心理和社会支持状况　患者被毒蛇咬伤后常常出现恐惧感。

【常见护理诊断/医护合作性问题】

1.皮肤完整性受损　与毒蛇咬伤破坏有关。

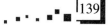

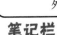

2.恐惧　与毒蛇咬伤、生命受到威胁有关。

3.疼痛　与局部咬伤及炎症反应有关。

4.有感染的危险　与组织破坏、坏死、治疗不及时有关。

5.潜在并发症　呼吸衰竭、循环衰竭等。

【护理措施】

1.急救措施　目的是防止蛇毒继续吸收中毒致死,并尽可能减少局部损害。由于蛇毒3~5 min内即被吸收,因此要争分夺秒进行急救,使毒液迅速排出,防止吸收与扩散。

(1)稳定情绪　咬伤后保持镇静,切忌奔跑,以免加快毒素的吸收。将伤肢制动后平放或放低运送,不宜抬高伤肢。用镇静药物使患者安静,但不宜用吗啡等抑制呼吸或神经中枢的药物。

(2)减少蛇毒吸收　立即在肢体咬伤部位的近心端距伤口5~10 cm处用止血带或手帕等绑扎,其松紧度以能阻止淋巴和静脉回流为宜,以减少毒素的吸收。一般在急救处理结束或服有效蛇药半小时后即可除去绑扎。不要反复绑扎和松放。

(3)伤口排毒　用大量清水和肥皂水清洗伤口及周围皮肤,再用等渗盐水、1∶5 000高锰酸钾溶液、过氧化氢溶液反复冲洗伤口。伤口内有蛇牙时,要取出。可用手挤压伤口周围,将毒液挤出。亦可用吸乳器或拔火罐的方法,将伤口内毒液吸出。

(4)局部降温　先将伤肢浸于冷水中(4~7 ℃)3~4 h,然后用冰袋。也可用1∶5 000冷高锰酸钾溶液浸泡或冲洗,从而减轻疼痛,减少毒素吸收。

2.密切观察病情　监测生命体征、神志、尿量,出现休克、器官衰竭、出血、生命体征不稳要及时报告医生。

3.进一步的治疗护理措施

(1)伤口处理　破坏残存在伤口的蛇毒,将胰蛋白酶加入0.5%普鲁卡因中,在牙痕周围注射,深达肌肉层。根据情况12~24 h后重复注射,可直接破坏蛇毒。病情严重者应彻底清创,用高锰酸钾溶液或双氧水溶液湿敷。季德胜蛇药片外敷或内服。

(2)减轻机体中毒症状　早期使用破伤风抗毒素和抗生素防治感染。用抗蛇毒血清中和毒素,缓解症状。内服具有解毒、消炎、止血等作用的蛇药,或外敷于伤口周围或肿胀部位,利于毒液排出、肿胀消退如季德胜蛇药片、广州蛇药。

(3)支持疗法　毒蛇咬伤后数日内病情常较严重,全身支持治疗甚为重要。①补充体液:由于大量体液渗入组织间隙,广泛肿胀,以及毒素作用引起低血压,应及时给予输液和其他抗休克治疗措施,溶血、贫血现象严重时予以输血,但忌用库存血。随时注意中毒性休克的发生,除抗过敏治疗外,应禁用激素,以免促进毒素吸收。②保持呼吸通畅:呼吸微弱时给予兴奋剂和氧气吸入,必要时进行辅助呼吸。

4.健康指导　①宣传毒蛇咬伤的知识,强化外出时自我防范意识,避开丛林茂密、草丛、人迹罕至处,避免意外伤害事故的发生;②在丘陵、山村行走时,不能赤脚行走,同时要将裤口、袖口扎紧;③教会被毒蛇咬伤的自救、互救知识。

【其他原因所致咬伤】

1.犬咬伤　除利牙造成的深细伤口外,尚有撕裂动作,周围组织、血管有不同程度的挫裂伤,较广泛地组织水肿、皮下出血,甚至大出血。伤口污染较重,利于细菌的繁殖,感染发展快且严重,尚可传染一些疾病。

处理原则:伤口小而浅,可不清创,用碘酒、乙醇消毒并包扎;其余伤口均应彻底清创,清除坏死组织和预防注射破伤风抗毒素,用大量生理盐水、3%过氧化氢溶液冲洗,敞开伤口。凡需清创的伤口均用抗生素。怀疑被狂犬咬伤,应立即注射狂犬病疫苗。

2. 蜂螫伤　一般只表现为局部红肿和疼痛,数小时后即自行消退,多无全身症状。若在红肿的中心可见一黑色小点则是蜂刺留在伤口内,可能引起局部感染。如被群蜂螫伤可出现全身中毒症状,有时可发生血红蛋白尿,急性肾衰竭。过敏患者则单一蜂螫伤也可发生荨麻疹、水肿、哮喘或过敏性休克。

处理原则:蜜蜂螫伤可用弱碱性溶液(3%氨水、2%~3%碳酸氢钠、肥皂水、淡石灰水等)冲洗,以中和酸性毒素;黄蜂螫伤用弱酸性溶液(醋、0.1%稀盐酸等)中和。小针挑拨或胶布粘贴,取出蜂刺,但不要挤压。局部症状较重者,给予止痛剂或抗组胺药物。也可选用中草药捣烂外敷。

3. 蜈蚣咬伤　蜈蚣有一对中空的利爪,咬(刺)人后,毒液经此注入皮下。局部痒、痛,严重者发生坏死、淋巴管炎和淋巴结炎。有的尚有全身中毒症状。

处理原则:咬伤后立即用弱碱性溶液清洗伤口和冷敷,严重者内服或外敷蛇药片,局部坏死感染或有急性淋巴管炎者加用抗菌药物。

4. 蝎螫伤　蝎毒性质为神经毒。被刺处发生一大片红肿、剧痛,重者出现全身中毒症状,甚至抽搐,发生胃、肠、肺出血,肺水肿或胰腺炎。处理原则同毒蛇咬伤。

5. 蚂蟥咬伤　以吸盘吸附皮肤上(多在暴露部位),并逐渐深入皮内而致伤。局部发生水肿性丘疹,中心有一瘀点,多不痛。由于其咽部分泌物有抗凝作用,故伤口流血较多。处理时如仍吸附于皮上,可用醋、酒、盐水、烟水、清凉油等涂抹吸附处周围,蚂蟥即自然脱出。不要强行拉扯以免吸盘断入皮内,引起感染。伤处碘酒消毒,严重者应行破伤风抗毒素预防注射。

第五节　清创术与更换敷料法

(一)清创术

清创术是用处理沾染伤口的一种最重要、最有效、最基本的方法,是用外科手术的方法,清除开放伤口内的异物,切除坏死、失活或严重污染的组织、缝合伤口,使之尽量减少污染,甚至变成清洁伤口,达到一期愈合,有利受伤部位的功能和形态的恢复。由各种原因导致的开放性损伤,特别是严重污染的开放性伤口,均需进行清创。通过清创,使开放性损伤变为闭合性损伤,污染伤口变为清洁伤口,争取伤口一期愈合。伤口初期处理的好坏,对伤口愈合、受伤部位组织的功能和形态的恢复起决定性作用,应予以重视。

清创目的:清除创口内的污染组织,切除失活组织,除去伤口内异物,修复其有功能的组织,沾染伤口变为清洁伤口,促使创伤早日愈合。

清创时机:一般争取在伤后6~8 h内进行。在此期间,细菌仅存在于伤口表面,没有形成污染伤口,是清创的最佳时期。如果污染轻、局部血液循环良好、环境温度低,清创时间即使超过8 h也可获良好的愈合。如果污染严重时,4~6 h即变为污染伤口。

【清创步骤】

1. 麻醉方式　根据损伤部位和程度选择麻醉方式,通常采用局部浸润麻醉或全身麻醉。

2. 清洗去污　分清洗皮肤和清洗伤口两步。

(1)清洗皮肤　用无菌纱布覆盖伤口,再用汽油或乙醚擦去伤口周围皮肤的油污。术者按常规方法洗手、戴手套,更换覆盖伤口的纱布,用软毛刷蘸消毒皂水刷洗皮肤,并用冷开水冲净,然后换另一只毛刷再刷洗一遍,用消毒纱布擦干皮肤。两遍刷洗共约 10 min。

(2)清洗伤口　去掉覆盖伤口的纱布,以生理盐水、3% 过氧化氢溶液冲洗伤口,用消毒镊子或小纱布球轻轻除去伤口内的污物、血凝块和异物。擦干伤口周围皮肤,用无菌纱布覆盖伤口。冲洗时注意掌握好压力,压力太小液体达不到伤口深处,压力太大时又易使细菌向四周扩散。

3. 消毒　手术者更换无菌手套,然后用2% 碘酊及 70% ~75% 乙醇或其他消毒液依次由内向外消毒伤口周围皮肤。消毒后铺无菌巾。

4. 清理伤口　仔细检查伤口。对浅层伤口,可将伤口周围不整皮肤缘切除0.2 ~ 0.5 cm,切面止血,消除血凝块和异物,切除失活组织和明显挫伤的创缘组织(包括皮肤和皮下组织等),并随时用无菌盐水冲洗。对深层伤口,应彻底切除失活的筋膜和肌肉(肌肉切面不出血,或用镊子夹镊不收缩者,表示已坏死),但不应将有活力的肌肉切除,以免切除过多影响功能。为了处理较深部伤口,有时可适当扩大伤口和切开筋膜,清理伤口,直至比较清洁和显露血液循环较好的组织。随时用无菌盐水冲洗,并彻底止血以免形成血肿。对颜面部、手指、关节附近的组织,不宜切除过多,以免影响缝合和功能,尽可能保留和修复重要的血管、神经和肌腱。

5. 修复组织　重新消毒铺巾,更换手术单、器械及术者手套。无菌生理盐水反复冲洗伤口,进一步止血。再根据污染程度、伤口大小和深度等具体情况,决定伤口是开放还是缝合,是一期还是延期缝合。未超过12 h 的清洁伤口可一期缝合;大而深的伤口,在一期缝合时应放置引流条;污染重的或特殊部位不能彻底清创的伤口,应延期缝合,即在清创后先于伤口内放置凡士林纱布条引流,待4 ~7 d 后,如伤口组织红润,无感染或水肿时,再做缝合。头、面部血运丰富,愈合力强,损伤时间虽长,只要无明显感染,仍应争取一期缝合。

6. 包扎　用厚纱布垫覆盖伤口,胶布按与伤口轴线相垂直的方向粘贴,不宜环行粘贴以免组织肿胀发生血液循环障碍。骨折或广泛软组织损伤时,用石膏托或夹板固定、绷带包扎。

【清创后的护理】

1. 术后应局部固定、制动,抬高患肢,以减少肿胀。保持有利于引流的体位和关节的功能位置。

2. 密切观察伤口引流情况。伤口大量渗出、敷料潮湿,应及时更换外层敷料,一般不宜频繁地更换内层敷料。出血过多应及时检查伤口并止血。

3. 根据全身情况输液或输血。

4.合理应用抗生素,防止伤口感染,促使炎症消退。伤后 24 h 内注射破伤风抗毒素。

5.指导患者早期活动,促进功能恢复。

6.注射破伤风抗毒素;如伤口深,污染重,应同时肌内注射气性坏疽抗毒血清。

7.伤口引流条,一般应根据引流物情况,在术后 24 ~ 48 h 内拔除。

8.伤口出血或发生感染时,应即拆除缝线,检查原因,进行处理。

(二)更换敷料

更换敷料又称换药,是指对创伤和手术后的伤口进行敷料更换,促使伤口愈合和防止并发症的方法。其目的是观察伤口的变化,清除或引流伤口分泌物,除去坏死组织,以利于伤口愈合。

【更换敷料步骤】

1.换药前准备内容

(1)换药者的准备 严格遵守无菌操作原则,戴口罩、帽子,肥皂及流水洗净双手。

(2)患者的准备 做好解释工作。

(3)准备物品 根据所需换药伤口的种类,准备所用物品。无菌换药碗内准备适量碘酊棉球、乙醇棉球、盐水棉球、纱布、油纱布、两把无菌镊、绷带、引流物、污物盘等。必要时备探针、刮匙和剪刀等。特殊伤口需备所需溶液及药品。

2.体位 帮助患者取舒适体位,暴露创面,注意保暖。伤口下垫治疗巾以防污染床单。如腹部伤口取平卧位。

3.操作步骤

(1)去除敷料 先用手取下伤口外层绷带及敷料。撕胶布时应自伤口由外向里,可用手指轻轻推揉贴在皮肤上的胶布边沿,待翘起后用一只手轻压局部皮肤,另一只手牵拉翘起的胶布,紧贴皮面(即与皮肤表面平行)向相反的方向慢慢取下,切不可垂直地向上拉掉,以免产生疼痛或将表皮撕脱。还可用一只手指伸至敷料边缘与皮肤之间,轻柔地用手指向外推压皮肤或分离胶布与皮肤的黏合部分。若遇胶布黏着毛发时,可剪去毛发或用汽油、乙醚、松节油等湿润后揭去。

伤口内层敷料及引流物,应用无菌镊取下,揭起时应沿伤口长轴方向进行。若内层敷料与创面干结成痂,则可将未干结成痂的敷料剪去,留下已干结成痂的敷料使其愈合;若创面内层敷料被脓液浸透,可用过氧化氢或生理盐水浸湿,待敷料与创面分离后再轻轻地顺创口长轴揭去。在换药过程中两把换药镊要保持其中一把始终处于相对的无菌状态,不可污净不分,随意乱用。

取下的污秽敷料均放在弯盘内,不得随意丢弃,以防污染环境或交叉感染。

(2)创周皮肤处理 去除敷料后,1% 活力碘或用 70% 乙醇棉球在创口周围由内向外消毒,注意勿使消毒液流入伤口内。若创周皮肤黏有较多胶布痕迹及污垢,则用松节油或汽油棉棒擦去,以减少对皮肤的刺激。

(3)处理创面 手术一期缝合的清洁伤口,可用碘酊、乙醇棉球依次由内向外消毒切口、缝线和周围皮肤。消毒范围稍大于敷料覆盖的范围。

切口继发感染时,可见针眼周围暗红、肿胀,针眼处有脓点或见脓液溢出。小的脓点可先用无菌干棉球压出脓液,再涂以碘酊和乙醇。感染较深、切口周围明显红肿时应拆除该处缝线,敞开引流脓液。

感染伤口处理时先以碘酊棉球、乙醇棉球由外向内擦拭消毒伤口周围皮肤,再以生理盐水棉球吸去创口内的分泌物及脓液,较深时用镊子伸入脓腔去除脓液,坏死组织、痂皮等给予剪除。坏死组织较多时用优琐液湿敷;肉芽水肿时用3%~5%氯化钠溶液湿敷;铜绿假单胞菌感染可用0.5%苯氧乙醇。根据创面、伤口情况选用引流物,浅部伤口常用凡士林或液状石蜡纱布;伤口较小而深时,应将凡士林纱条送达创口底部,但不可堵塞外口。根据创面大小、深度和分泌物的量、性状,创缘和创底组织变化,肉芽生长情况,结合细菌培养结果、体温变化、血常规改变,明确致病菌种类。特殊感染的伤口如破伤风、气性坏疽时,遵守接触性隔离原则,用3%过氧化氢冲洗和湿敷,剪除已坏死的组织。

常见致病菌感染的特点:

金黄色葡萄球菌引起的感染可见到黄白色、较黏稠、无臭的脓液,创面肉芽上沾有脓液,尚可生长。

溶血性链球菌引起的感染可见到红褐色、较稀薄、无臭的脓液,创面肉芽少,周围皮肤浸润发红。

铜绿假单胞菌引起的感染可见到绿色,有甜腥味的脓液,创面肉芽不生长,或生长后溶化。

多种菌混合引起的感染可见到红褐色,黄褐色,有或无臭味的脓液,肉芽生长慢,创面可见坏死组织。

厌氧菌引起的感染可见到红褐色、棕色、较稀薄、有腥臭味、可有气泡的脓液,创面可见肌坏死。

白念珠菌引起的感染可见到色暗、量少的脓液,创面有霉斑或颗粒,肉芽水肿。

(4)包扎固定　创面处理完毕,用70%~75%乙醇再次消毒周围皮肤一遍,覆盖无菌干纱布,胶布粘贴固定。敷料覆盖的大小以不暴露伤口外3 cm左右为宜,数量视渗出情况而定,无渗出时6~8层纱布,分泌物增多,相应增加敷料。胶布固定时,粘贴方向应与皮纹平行。换药完毕帮助取舒适安全卧位,整理床单位。

(5)污物处理　换药毕,整理好患者床单,并将污秽敷料倒入污物桶内,所用器械浸泡在消毒液中预处理,再进一步消毒灭菌。特殊感染的敷料应焚烧销毁,器械做特殊灭菌处理。

【换药的注意事项】

1.下列情况一般不换药:如患者进餐时、睡眠时、晨间护理时。

2.换药时严格遵守无菌操作原则。换药动作轻柔,减少创面损伤,减少患者的痛苦。

3.若有几个患者同时换药时,先处理清洁的和轻度感染的伤口,再处理感染较重的伤口;先换分泌物少、创面小的伤口,后换创面大、分泌物多的创口;先换一般细菌感染的创面,再换特异性感染的创面;换药时分清伤口和周围皮肤的沾染程度,既不让伤口的感染扩散到周围,也不让周围皮肤上的细菌进入伤口。

4.严重污染伤口或特异性感染伤口的换药,应在执行其他无菌操作如静脉输液、注射等之后进行,以免交叉感染。

5. 换药所用两把镊子,必须分开,不可混用,一把用来夹持无菌棉球、纱布等,另一把夹持接触伤口的敷料。

6. 换药时注意观察伤口生长情况,了解患者全身状况,估计伤口的进一步演变,采取相应措施。

7. 采取引流、灌洗、吸引等方法充分引流脓液。注意引流物周围有无渗漏、引流物有无脱出移位,引流口敷料及时更换。

8. 换药时间依伤口情况和分泌物多少而定。清洁伤口可在缝合后 2~3 d 换药一次,至伤口愈合或拆线。感染化脓伤口脓液较多时,每日至少换药一次,保持外层敷料不被分泌物浸湿。放置引流的伤口,渗出较多时应及时更换。

问题分析与能力提升

病例1:患者,女性,30 岁。不慎被开水烫伤,自觉剧烈疼痛,头面部、颈部、右下肢均有水疱,背部有一个手掌大小的水疱。

讨论:①估计该患者烧伤面积?②该患者的烧伤深度属于几度?③实施补液疗法时,该患者第一天输入的总量是多少?

病例2:患者,男性,50 岁。冬季在户外时间过长,现在脚趾红肿,伴有水疱,水疱中伴有血水,伴有疼痛加重的感觉。

讨论:①该患者诊断名称是什么?②该患者的冻伤深度属于几度?

病例3:患者,男性,51 岁,已婚,汉族。3 h 前在地里干活时不小心被蝮蛇咬伤右拇指,当即局部刺痛,随后局部肿胀,并向上蔓延,随后出现头昏、轻度眼花、恶心、呕吐一次,为胃内容物。无呼吸困难,无血尿,在家未做其他处理,上述症状逐渐加重而急来我院,门诊以毒蛇咬伤收住院治疗。右手及前臂肿胀,右拇指尖端可见一个被毒蛇咬伤牙痕,伤口内未见毒牙残留,伤口周围有数个小血泡,大者直径不到 1 cm,肿胀部位压痛明显。生理反射健在,病理反射未引出。

讨论:①请写出护理诊断。②请写出护理措施。

同步练习

1. 以下不属于开放性损伤的是 （   ）
   A. 擦伤 　　　　　　 B. 挫伤 　　　　　　 C. 刺伤
   D. 割伤 　　　　　　 E. 火器伤

2. 不会影响伤口修复的因素有 （   ）
   A. 维生素 C 缺乏 　　 B. 糖尿病 　　　　　 C. 长期使用糖皮质激素
   D. 血浆白蛋白 25 g/L 　 E. 红细胞 $5.0×10^9$/L

3. 易引起急性肾衰竭的创伤是 （   ）
   A. 扭伤 　　　　　　 B. 挤压伤 　　　　　 C. 冲击伤
   D. 裂伤 　　　　　　 E. 挫伤

4. 男,15 岁,小腿挫裂伤 1 周,创面有较多坏死组织与脓液。上述创面换药时应选用下列哪种溶液湿敷 （   ）
   A. 优琐溶液 　　　　 B. 5%氯化钠 　　　　 C. 0.1%依沙吖啶
   D. 0.02%呋喃西林 　　 E. 3%过氧化氢

5.男,30岁,右大腿被钝性暴力打击,形成闭合性损伤,其局部处理下列哪项是错误的 （　　）

　　A.局部制动　　　　　　　　B.抬高患肢　　　　　　　　C.血肿加压包扎

　　D.早期局部热敷　　　　　　E.血肿若进行性增大,需切开止血

6.男,60岁。被沸水烫伤,右手掌焦痂呈皮革样,不痛,面部红斑,表面干燥,左上肢、颈部、胸腹部、双足和双小腿均为水疱,有剧痛。并发生低血容量性休克。估计该患者Ⅱ度烧伤面积为（　　）

　　A.54%　　　　　　　　　　B.49%　　　　　　　　　　C.58%

　　D.45%　　　　　　　　　　E.39%

7.烧伤患者,体重50 kg,其烧伤面积Ⅰ度15%、Ⅱ度28%、Ⅲ度12%,输液时除生理需要量外,第一个24 h应补胶、晶体液约 （　　）

　　A.2 500 mL　　　　　　　　B.3 000 mL　　　　　　　　C.3 500 mL

　　D.4 000 mL　　　　　　　　E.4 500 mL

8.某伤员同时存在下列伤情,应该首先处理的是 （　　）

　　A.右侧胫骨开放性骨折　　　B.头皮血肿　　　　　　　　C.右肩关节脱位

　　D.张力性气胸　　　　　　　E.右前臂皮肤擦伤

9.大面积烧伤患者24 h内主要护理措施是 （　　）

　　A.镇静止痛　　　　　　　　B.自理护理　　　　　　　　C.预防感染

　　D.保持呼吸道通畅　　　　　E.保证液体输入

10.伤口污染轻,清创术可延长时限至 （　　）

　　A.12 h甚至更长　　　　　　B.16 h内　　　　　　　　　C.20 h内

　　D.24 h内　　　　　　　　　E.以上均不对

（盛晓燕）

第十一章

肿瘤患者的护理

🌀 学习目标

1. 掌握:肿瘤、良性肿瘤、恶性肿瘤的概念,恶性肿瘤患者围术期的护理和三级预防措施,肿瘤的治疗原则。
2. 熟悉:肿瘤的症状、体征、辅助检查和治疗原则。
3. 了解:肿瘤的病因及发病机制、病理生理、分类和分期。
◆ 能运用肿瘤护理的知识对肿瘤患者实施整体护理。

第一节 概述

肿瘤是机体正常细胞在不同始动与促进因素长期作用下产生的过度增殖或异常分化所形成的新生物。新生物一旦形成后,不因病因消除而停止增生。它不受生理凋节,而是破坏正常组织与器官。

【病因及发病机制】

肿瘤的病因迄今尚未完全了解。目前认为肿瘤是环境因素和基因相互作用引起的(表11-1),是多因素协同作用的结果。据估计约80%以上的恶性肿瘤与环境因素有关,但环境因素的单一作用并不足以产生肿瘤,必须通过与基因相互作用才能最终导致肿瘤,否则就无法解释暴露于相同特定环境的人群,一部分人发生肿瘤,而一部分人不发生肿瘤。

1. 环境因素

(1)化学因素 化学致癌物种类繁多,根据与人类肿瘤关系的强度将其分为3种类型。①肯定致癌物:如多环芳香烃类化合物(煤焦油、沥青等)可致皮肤癌和肺癌;石棉可致肺与呼吸道癌变;金属砷、镉和镍等可致肺癌。②可能致癌物:如亚硝胺类与食管癌、胃癌和肝癌有关;黄曲霉毒素可致肝癌、肾癌、胃癌与结肠腺癌等。③潜在致癌物:烷化剂(有机农药、硫芥等)可致肺癌及造血器官肿瘤;氨基偶氮类化合物染料易诱发膀胱癌、肝癌。

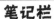

（2）物理因素 ①电离辐射：X射线防护不当可致皮肤癌、白血病等；吸入放射性粉尘可致骨肉瘤和甲状腺瘤等，也属医源性致癌原因之一。②紫外线：可引起皮肤癌。③木棉纤维和肺癌有关，滑石粉与胃癌有关。

表11-1 环境或行为因素与相关恶性肿瘤的发生部位

环境或行为	因素	相关肿瘤发生部位
职业因素	接触石棉、沥青	肺、皮肤
	接触煤烟	阴囊、皮肤
生物因素	病毒、细菌	肝、胃、子宫颈、鼻咽
生活方式	烟草	肺、胰腺、膀胱、肾
饮食	硝酸盐、亚硝酸盐	胃、肝
	低维生素C、真菌毒素	大肠、胰腺、乳腺、前列腺、卵巢、
	高脂、低纤维、煎或烤焙食物	子宫内膜
多种因素	烟与酒	口腔、食管
	烟与石棉	肺、呼吸道
	酒与病毒	肝
医源性因素	放射线、药物	皮肤造血系统

（3）生物因素 主要为病毒，如EB病毒与鼻咽癌、伯基特淋巴瘤相关，单纯疱疹病毒与宫颈癌有关，乳头瘤病毒与宫颈癌相关，乙型肝炎病毒与肝癌有关，C型RNA病毒与白血病、霍奇金病相关。另外，少数寄生虫和细菌也可引起肿瘤：如华支睾吸虫与肝癌的发生有关，埃及血吸虫与膀胱癌有关，日本血吸虫与大肠癌的发生有关；幽门螺杆菌与胃癌有关。

2.机体因素 ①遗传因素：与癌症的关系虽无直接证据，但有遗传倾向性，如乳腺癌、胃癌、食管癌、肝癌、鼻咽癌。②内分泌因素：较明确的是雌激素与乳腺癌、子宫内膜癌，催乳素与乳腺癌发病有关，生长激素具有促癌作用。③免疫因素：具有先天或后天免疫缺陷者易患恶性肿瘤，如艾滋病（AIDS,获得性免疫缺陷综合征）患者易患恶性肿瘤，器官移植后长期使用免疫抑制剂者，肿瘤的发生率较高。④心理-社会因素：人的性格、情绪、工作压力及环境变化等，可通过影响人体内分泌、免疫功能等而诱发肿瘤。流行病学调查发现，经历重大精神刺激、剧烈情绪波动或抑郁者交其他人群易患恶性肿瘤。

【病理生理】

细胞学上良性肿瘤近似正常细胞，少有核分裂象。恶性肿瘤则有去分化或不典型增生（间变），表现为浸润性生长并伴转移。

1.恶性肿瘤的发生发展 包括癌前期、原位癌和浸润癌三个阶段。从病理形态上看癌前期上皮增生明显，伴有不典型增生；原位癌变仅限于上皮层内，系未突破基底膜的早期癌；浸润癌则突破基底膜向周围组织浸润、发展、破坏和侵蚀周围组织的正常结构。

2.肿瘤细胞的分化 依据恶性肿瘤的分化程度不同,其恶性程度和预后也不一。恶性肿瘤细胞分为高分化、中分化和低分化(或未分化)三类,或称Ⅰ、Ⅱ、Ⅲ级。高多化(Ⅰ级)细胞接近正常,恶性程度低;未分化(Ⅲ级)细胞核分裂较多,恶性程度高,预后差;中分化(Ⅱ级)的恶性程度介于两者之间。分化程度与肿瘤的恶性程度及预后密切相关。

3.转移 恶性肿瘤不仅可以在原发部位浸润生长,而且因细胞间黏附力小,易脱落向远处扩散,形成转移。转移方式包括四种。①直接蔓延:肿瘤细胞由原发部位直接侵入毗邻组织,如直肠癌、宫颈癌侵及骨盆壁。②淋巴转移:多数情况为区域淋巴转移,也可出现"跳跃式"转移,此外,还可发生皮肤真皮淋巴管转移,有些可形成卫星结节。③血行转移:由血液循环将原发病灶的癌细胞带到肺、肝、骨骼及脑部的微血管床,造成转移,如腹内肿瘤可经门脉系统转移到肝、四肢肉瘤可经体循环静脉系转移到肺。④种植性转移:肿瘤细胞脱落后在体腔或空腔脏器内的转移,如肝癌、骨癌种植转移至盆腔。

4.良恶性肿瘤的区别 良性肿瘤和恶性肿瘤在生物学特点上是明显不同的。可以从组织分化程度,核分裂,生长速度,生长方式,继发改变,转移,复发和对机体的影响几方面加以区别(表11-2)。

表11-2 良性肿瘤和恶性肿瘤的鉴别

生物特性	良性肿瘤	恶性肿瘤
生长方式	膨胀性或外生性	侵袭性
生长速度	缓慢	迅速
边界、包膜	清楚/有包膜	不清楚/无包膜
侵袭性	无,少数局部浸润	侵袭、蔓延
转移	不转移	转移
复发	完整切除不复发	易复发

5.肿瘤的分期 恶性肿瘤的临床分期有助于合理制定治疗方案,正确评价治疗效果,判断预后。TNM法是目前广泛使用的肿瘤分期法。T指原发肿瘤、N为淋巴结、M为远处转移。再根据肿块大小、浸润深度等在字母后标以0至4的数字,表示肿瘤发展程度。0代表无,1至4数字越大,程度越高;有远处转移为M_1,无为M_0。根据TNM的不同组合,诊断为不用的期别。临床无法判断的肿瘤体积则以Tx表示。

M代表远处转移,M_0代表无远处转移,M_1代表有远处转移。早期是无淋巴结转移,中期是有局部淋巴结转移但仍可切除,晚期是不能手术切除的同义语。这些概念沿用至今,可以看出有些虽然是不足的,从现在角度来看,应当再有M_2、M_3,分别代表都有哪些组织或器官受侵,也应标明受侵的程度。各种肿瘤的TNM分类标准,均有各专业会议协定。

【临床表现】

肿瘤因其细胞成分、发生部位和发展程度有所不同,可呈现多种多样的临床表现。

一般而言,早期肿瘤很少有症状或症状不明显,肿瘤发展后表现就比较显著。

1.局部表现

(1)肿块　常是体表或浅在的肿瘤的首要症状。因肿瘤性质不同而致硬度、移动度及边界活均可不同。位于深部或内脏的肿块不易触及,但可出现周围组织受压或空腔脏器梗阻症状。

(2)疼痛　良性肿瘤除直接压迫神经干外,一般无疼痛。恶性肿瘤晚期侵犯神经,疼痛比较明显,可出现局部刺痛、跳痛、隐痛、烧灼痛或放射痛,常难以忍受,尤以夜间为重。空腔脏器肿瘤可致痉挛而产生绞痛。

(3)梗阻　肿瘤膨胀后造成空腔脏器阻塞,可发生绞痛及相应的梗阻表现。胃癌伴幽门梗阻可致呕吐。大肠癌可致肠梗阻。胰头癌可压迫胆总管而出现黄疸。支气管癌可引起肺不张等。梗阻的程度有完全性和不完全性之分。

(4)溃疡　体表或空腔脏器的肿瘤若生长迅速,可因供血不足继发坏死,或因继发感染而发生溃烂,可有恶臭及血性分泌物。

(5)出血　体表及与体外相交通的肿瘤,发生破溃、血管破裂可致出血。发生在上消化道肿瘤可有呕血或黑便。发生在下消化道肿瘤可有血便或黏液血便。在胆道与泌尿道肿瘤,除血便和血尿外,常伴局部绞痛。肺癌可有咯血或血痰。子宫颈癌可有血性白带或阴道出血。肝癌破裂可致腹腔内出血。

(6)浸润与转移症状　恶性肿瘤通过直接蔓延、血行或淋巴转移和种植性转移。当肿瘤转移至淋巴结,可有区域淋巴结肿大。若发生其他脏器转移可有相应表现,如骨转移可有疼痛、病理性骨折等,肺转移可有咳嗽、胸痛等。

2.全身表现　良性及恶性肿瘤的早期多无明显的全身症状。恶性肿瘤中晚期患者常出现非特异性的全身症状,如贫血、低热、乏力、消瘦等,发展至全身衰竭时可表现为恶病质,尤其消化道肿瘤患者可较早出现恶病质。某些部位的肿瘤可呈现相应的功能亢进或低下,继而引起全身性改变,如肾上腺嗜铬细胞瘤引起高血压,甲状旁腺腺瘤引起骨质改变,颅内肿瘤引起颅内压增高和神经系统定位症状等。

【辅助检查】

1.实验室检查

(1)常规检查　包括血尿及大便常规检查,其阳性结果并非是恶性的特异性标志,但该类阳性结果常可提供诊断线索。如恶性肿瘤患者常可伴红细胞沉降率加快;泌尿系统肿瘤患者可见血尿;胃癌患者可伴贫血及大便隐血;大肠肿瘤患者可有黏液血便或大便隐血阳性。

(2)血清学检查　用生化方法测定人体内由肿瘤细胞产生的,分布在血液、分泌物、排泄物中的肿瘤标记物,如酶、激素、糖蛋白和代谢产物,可间接了解肿瘤的情况。大多数肿瘤标记物在恶性肿瘤和正常组织之间并无质的差异,因此特异性较差。但肿瘤标记物的检测和动态观察有助于肿瘤的诊断和鉴别、判断疗效和预后、提示治疗后是否复发和转移。常用的血清学检查有碱性磷酸酶(AKP)、酸性磷酸酶(ALP)、乳酸脱氢酸(LDH)。

(3)免疫学检查　近年来肿瘤的诊断主要采用胚胎抗原、相关抗原和病毒抗原来检查自体内肿瘤。随着抗人白细胞分化抗原单克隆抗体(单抗)的不断研制及多色多指标流式细胞计的应用,肿瘤的临床诊断有了很大的进展。常用的肿瘤免疫学标志物如甲胎蛋白(AFP)对肝癌、前列腺特异性抗原(PSA)对前列腺癌、人绒毛膜促性腺激素(HCG)对滋养层肿瘤的诊断均有较高的特异性及敏感性,但也存在一定的假阳性。

(4)基因或基因产物检查 基因诊断主要利用了核酸中碱基排列具有极其严格的特异序列的特征,根据检测样品中有无特定序列以确定是否存在肿瘤或癌变的特定基因,从而做出诊断。基因检测敏感而特异,常早于临床症状出现之前,因可对手术切缘组织进行检测,如阳性则易复发,有助于估计预后。

2.磁共振成像(MRI)和正电子发射断层成像(PET) 可明确有无肿块,明确肿块部位、形态和大小等性状,有助于肿瘤的诊断及性质的判断。

3.内镜检查 应用金属或纤维光导的内镜可直接观察空腔脏器、胸腔、腹腔及纵隔等部位的病变,同时可取活体组织做病理学检查,并能对小的病变进行治疗,如息肉做摘除治疗;还可向输尿管、胆总管或胰管插入导管做X射线造影检查。常用的有食管镜、胃镜、结肠镜、直肠镜、支气管镜、腹腔镜、膀胱镜、阴道镜及子宫镜等。

4.病理学检查 为目前确定肿瘤的最直接而可靠的依据,包括细胞学与组织学两部分。细胞学检查包括胸水、腹水、尿液沉渣及痰液与阴道涂片检查;食管拉网、胃黏膜洗脱液、宫颈刮片及内镜下肿瘤表面刷脱细胞检查;细针穿刺抽取肿瘤细胞进行涂片染色检查。组织学检查则根据肿瘤所在部位、大小及性质等,通过钳取活检、经手术完整切除肿瘤,然后进行石蜡切片或术中冷冻切片检查。活组织检查有可能促使恶性肿瘤扩散,应在术前短期内或术中进行。

5.放射性核素检查 显示脏器内的占位性病变。

6.手术探查 适用于高度怀疑又难确诊的恶性肿瘤,诊断和治疗同时进行。

【治疗要点】

良性肿瘤凡部位重要,易恶变或近期内生长较快、出现症状者,原则上应及早连同包膜浆肿块完整切除,送病理检察;肿瘤较小,部位不重要,生长缓慢,毫无症状者,可暂不手术,但需定期检查。临界肿瘤必须尽早彻底切除,否则受激惹极易恶性变或复发。恶性肿瘤常伴浸润与转移,可根据病情采用手术、放射治疗(放疗)、化学药物治疗(化疗)、生物治疗(免疫治疗、基因治疗)、内分泌治疗、中医药治疗及心理治疗等综合疗法。Ⅰ期以手术治疗为主;Ⅱ期以局部治疗为主,如原发肿瘤切除或放疗,必须包括转移灶的治疗,辅以有效的全身化疗;Ⅲ期采取综合治疗,手术前、后及术中放疗或化疗;Ⅳ期以全身治疗为主,辅以局部对症治疗。

1.手术治疗 早期手术切除是恶性肿瘤最主要和最有效的治疗方法。根据目的的不同,可将手术分为如下几种。①预防性手术:通过手术早期切除癌前病变以预防其发展成恶性肿瘤,如大肠腺瘤性息肉、黏膜白斑等。②诊断性手术:包括切取活检术和剖腹探查术,能为准确的诊断、分期,合理的治疗提供可靠依据。③根治性手术:适用于早、中期患者。包括彻底切除全部肿瘤组织及可能累及的周围组织和区域淋巴结,以求达到彻底治愈的目的。广义的根治术包括瘤切除术、广泛切除术、根治术及扩大根治术。④姑息手术:适用于晚期癌症有远处转移或肿块无法切除的患者,非彻底性肿瘤切除,改道、缝扎肿瘤的营养血管。其目的是为了改善生存质量、减少并发症和缓解症状。如晚期大肠癌伴肠梗阻时行肠造口术以减轻患者痛苦,延长生命。⑤减瘤手术:是指对于体积较大、单纯手术无法根治的恶性肿瘤,宜行大部切除,术后继以化疗、放疗、生物治疗等以控制残余肿瘤细胞。但减瘤手术仅适用于原发病灶大部切除后,残余肿瘤能用其他治疗方法有效控制者,如卵巢癌、Burkitt 淋巴瘤、睾丸癌等。经减瘤手术后,体内瘤负荷减小,有利于采用化疗或放疗杀伤残余的肿瘤细胞。⑥复发或转移灶手术:复发肿瘤应根据具体情况及手术、化疗、放疗对其疗效而定,凡能手术者应考虑再行手术。如乳腺癌术后局部复发可再行局部切除术。转移肿瘤手术切除适合于原发灶已能得到较好的控制,而转移灶可切除者。软组织肉瘤和骨肉瘤肺转移患者手术治疗的 5 年生存率可达 30%。⑦重建和康复手术:生活质量对恶性肿瘤患者而言显得尤为重要,外科手术在患者术后的重建和康复方面发挥重要的作用。如乳腺癌改良根治术后经腹直肌皮瓣转移乳房重建,头颈部肿瘤术后局部组织缺损的修复等均能提高肿瘤根治术后患者的生活质量。

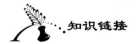

肿瘤外科手术的原则

实施肿瘤外科手术除遵循外科学一般原则外,还应遵循肿瘤外科的基本原则。这些原则自 1894 年 Halsted 发明了经典的乳腺癌根治术以来就已奠定,以后有人提出了"无瘤技术"的概念,使这些原则不断得到发展和完善。其基本思想是防止术中肿瘤细胞的脱落种植和血行转移。

1. 不切割原则 手术中不直接切割癌肿组织,而是由四周向中央解剖,一切操作均应在远离癌肿的正常组织中进行,同时尽可能先结扎切断进出肿瘤组织的血管。

2. 整块切除原则 将原发病灶和所属区域淋巴结做连续性的整块切除,而不应将其分别切除。

3. 无瘤技术原则 无瘤技术的目的是防止手术过程中肿瘤的种植和转移。主要是指手术中的任何操作均不接触肿瘤本身,包括局部的转移病灶。

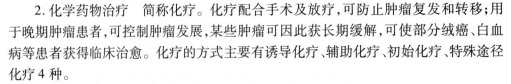

2. 化学药物治疗 简称化疗。化疗配合手术及放疗,可防止肿瘤复发和转移;用于晚期肿瘤患者,可控制肿瘤发展,某些肿瘤可因此获长期缓解,可使部分绒癌、白血病等患者获得临床治愈。化疗的方式主要有诱导化疗、辅助化疗、初始化疗、特殊途径化疗 4 种。

(1)药物分类

1)传统分类法 根据药物的化学结构、来源及作用机制分为 7 类。①细胞毒素类药物:烷化剂类,可破坏 DNA、干扰细胞增殖,终致细胞死亡;其中,环磷酰胺:主治肺癌、淋巴肉瘤、鼻咽癌等;噻替派:治疗乳腺癌、淋巴肉瘤等有效。②抗代谢类药:可封闭某些重要的酶系,阻断 DNA 和蛋白质合成。代表药物有氟尿嘧啶:广泛用于肝癌、胃癌、大肠癌等。此外,还有甲氨蝶呤、阿糖胞苷等。③抗生素类:主要从放射菌族中提炼而来,通过干扰细胞代谢,来抑制或破坏肿瘤细胞。丝裂霉素常用于治疗肺癌、淋巴肉瘤;博来霉素可治皮肤癌、阴茎癌。另外,还有如多柔比星、放线菌素 D 等,一

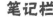

般联合用药。④生物碱类:有效成分为生物碱,可抑制细胞的有丝分裂。常用长春新碱:主治肺癌、淋巴肉瘤,另有长春碱、羟喜树碱等。⑤激素和抗激素类:常用的有己烯雌酚、黄体酮、甲状腺素等。手术切除性腺的疗法与激素使用原理相同,目的都在于人为地扰乱原来适宜肿瘤细胞增殖的内环境,抑制肿瘤细胞的分裂。⑥分子靶向药物:单抗类常用药物有曲妥珠单抗、西妥昔单抗和贝伐单抗等;小分子化合物常用药物有伊马替尼、吉非替尼等。⑦其他:如铂类、羟基脲、丙卡巴肼等。

2)细胞动力学分类 ①细胞周期非特异性药物:对增殖或非增殖细胞均有作用,如氮芥类和抗生素类。②细胞周期特异性药物:作用于细胞增殖的全部或大部分周期时相,如氟尿嘧啶等扰代谢类药物。③细胞周期时相特异性药物:选择作用于某一时相,如阿糖胞苷、羟基脲抑制 S 期,长春新碱对 M 期有抑制作用。

(2)给药方式 ①全身性用药:可通过静脉、口服、肌内注射给药。②局部用药:为了提高药物在肿瘤局部的浓度,有些药物可通过肿瘤内注射、腔内注射、动脉内注入或局部灌注等途径。③介入治疗:是近年来应用较多的一种特殊化疗途径,可通过动脉插管行局部动脉化疗灌注栓塞,也可经皮动脉插管配合皮下切口植入导管药盒系统进行长期灌注、栓塞化疗,提高肿瘤局部的药物浓度并阻断肿瘤的营养、血液供应,减少全身毒性反应。可采用同时给药或序贯给药的方式,以提高疗效,减少毒副作用。

(3)化疗方法 根据患者全身情况及肿瘤的特性而定,可酌情选择大剂量冲击疗法(3~4 周给药 1 次,毒性较大)、中剂量尖端疗法(每周 1~2 次,4~5 周为一个疗程)、小剂量维持疗法(每日或间日给药 1 次)。化疗必须联合用药,多疗程用药(两个疗程之间,至少间隔 4~6 周)。

目前用药物杀伤肿瘤细胞的同时,也杀伤体内增殖较快的正常细胞,故毒性较大,可致骨髓抑制、消化道反应、毛发脱落、肾毒性反应、口腔黏膜及皮肤反应、免疫功能降低等副作用。此外,化疗若通过静脉给药,可造成血管损伤,导致静脉炎。药液渗入皮下,会引起局部组织的变性、坏死。

3.放射治疗 简称放疗。是肿瘤治疗的主要手段之一。它是利用放射线,如 α、β、γ 射线和 X 射线、电子线、中子束、质子束及其他粒子束等抑制或杀灭肿瘤细胞。放射治疗有外照射和内照射两种方法。各种肿瘤对放射线敏感度不一,分化程度越低、代谢越旺盛的癌细胞对放射线越敏感,治疗效果也越好。反之,则治疗效果差,不宜选用。主要副作用是骨髓抑制、皮肤黏膜改变、胃肠道反应、疲劳,另外,还有脱发等其他副作用。

4.生物治疗 应用生物学方法治疗肿瘤患者,改善宿主个体对肿瘤的应答反应及直接效应的治疗,包括免疫治疗和基因治疗。免疫疗法是通过刺激宿主的免疫机制,促使肿瘤消散。如接种卡介苗、注射干扰素、接种自体或异体瘤苗等。基因治疗是通过改变基因结构及功能等方法赋予靶细胞新的功能特性来治疗人体的失调和疾病。

5.其他治疗 如内分泌治疗及中医药治疗等。内分泌治疗也叫激素治疗,用于某些发生发展与激素密切相关的肿瘤,如卵巢癌可用黄体酮类药物、乳腺癌可用他莫昔芬(三苯氧胺)治疗。中医药治疗应用扶正祛邪、通经活络、化瘀散结、清热解毒、以毒攻毒的机制,配合手术、放疗、化疗,减轻毒副作用,可改善机体全身情况,提高免疫能力。

6.预防与控制 恶性肿瘤是环境、营养、饮食遗传、病毒感染及生活方式等多种因素相互作用所致,所以目前尚无可利用的单一预防措施。国际抗癌联盟认为1/3恶性肿瘤是可以预防的,1/3恶性肿瘤若能早期诊断是可以治愈的、1/3恶性肿瘤可以减轻痛苦,延长寿命。并据此提出了恶性肿瘤三级预防概念。

(1)一级预防 为病因预防,目的是消除或减少可致癌的因素,降低癌症发病率。预防措施:保护环境,控制大气、水源、土壤污染;改变不良的饮食习惯、生活方式,倡导戒烟、酒,多食新鲜蔬果,忌食高盐、霉变食物;减少职业性接触致癌物质时间过长,如苯、甲醛;接种疫苗等。

(2)二级预防 是指早期发现、早期诊断和早期治疗,其目的是提高生存率、降低癌症死亡率。预防措施:在无症状的自然人群中进行以早期发现癌症为目的的普查工作。一般在某种肿瘤的高发区及高危人群中进行筛查,可改善检出肿瘤的预后。

(3)三级预防 是指治疗后的康复,目的在于提高生存质量、减轻痛苦、延长生命。预防措施:对症治疗,如癌痛的管理。近年来开展的化学预防和免疫预防为癌症预防开拓了新领域。

预防是控制癌症最好的方法。临床上通常以3年、5年、10年生存率衡量恶性肿瘤的疗效。但恶性肿瘤多年后,仍有可能复发,宜终生随访。

【护理评估】

1.健康史及相关因素 了解患者有无不健康的行为及生活方式,如长期大量吸烟,酗酒等。了解近期有无遭受重大生活事件,如丧偶、离婚等。了解有无慢性炎症、溃疡等疾病史,如经久不愈的窦道和溃疡可因长期局部刺激而发生癌变,胃癌与萎缩性胃炎、慢性胃溃疡、胃息肉有关;有无病毒、细菌、寄生虫感染史。观察患者所处的生活及工作环境,是否有致癌物暴露,如长期从事炼钢、染料、橡胶、塑料等工作,有无化学物质的长期接触史等;了解患者饮食、营养情况及个人生活习惯、特殊嗜好,如是否进食霉变事物、腌制食品等;了解患者癌前病史及家族病史。

2.护理体检 重点了解肿瘤部位、大小、形状、硬度、活动度、边界是否清楚;肿瘤有无坏死、溃疡、出血等继发症状及区域淋巴结情况。掌握疼痛的性质、程度及范围;了解患者食欲、进食量、体重;全身情况应注意患者有无恶病质,如乏力、极度消瘦、贫血、低热等;其生活自理能力和对事物的认知能力;消化道、尿道、皮肤黏膜有无出血征象;有无全身转移症状;观察放、化疗副反应;各种检查结果评估:包括实验室检查、影像学检查、病理学检查等。

3.心理和社会支持状况

(1)认知程度 评估患者对疾病诱因、常见症状、拟采取的手术方式、手术过程、手术可能导致的并发症、化疗、放疗、介入治疗、疾病预后、康复知识的认知及配合程度。

(2)心理反应 评估患者的心理状况,包括疾病诊断的心理承受能力,对治疗效果、预后等的心理反应。

(3)经济和社会支持状况 评估家庭对患者手术、化疗、放疗的经济承受能力;家属对本病及其治疗方法、预后的认知程度及心理承受能力;家属与患者的关系和态度;患者的社会支持系统等。

【常见护理诊断/医护合作性问题】

1.焦虑与恐惧 与担忧疾病预后和手术、化疗、放疗,在家庭和社会的地位及经济状况改变有关。

2.营养失调:低于机体需要量　与肿瘤所致高代谢状态、摄入减少、吸收障碍、化疗、放疗所致味觉改变、食欲下降、进食困难、恶心、呕吐等有关。

3.急性疼痛　与肿瘤生长侵及神经、肿瘤压迫周围组织及神经、手术创伤及化疗及放疗致组织损伤有关。

4.知识缺乏　缺乏肿瘤预防、术后康复、放疗化疗反应等知识。

5.潜在并发症　感染、出血、皮肤和黏膜受损、静脉炎、静脉栓塞及脏器功能功能障碍。

【护理措施】

1.一般护理

(1)营养支持　充分的营养是保证患者细胞代谢、促进康复的重要条件。由于恶性肿瘤对营养的消耗,患者进食量的减少或消化吸收障碍,患者常存在营养不良,影响机体组织的修复。因此,应积极采取措施改善营养状况,鼓励患者进食高蛋白、高碳水化合物、高维生素、清淡、易消化的饮食,注意食物色、香、味及温度,避免粗糙、辛辣食物。化疗、放疗期间患者常有食欲减退、恶心、呕吐等消化道反应,可餐前适当应用药物控制症状。严重呕吐、腹泻者,给予静脉补液,防止脱水,必要时遵医嘱给予肠内、外营养支持。晚期癌症患者因营养障碍而出现恶病质,应为患者营造舒适的就餐环境,鼓励进食,必要时允许进食一些微辛、微辣的食品,以刺激患者食欲。指导术后康复期患者少量多餐、循序渐进恢复饮食,做好饮食指导。

(2)疼痛护理　肿瘤迅速生长、浸润神经或压迫邻近脏器可引起患者疼痛,是晚期癌症患者常见的症状之一。护理人员除观察疼痛的位置、性质、特点、持续时间外,还应注意提供增进患者舒适感的方法,保持病室安静,减少环境中对患者造成压力的因素。鼓励患者适当参与娱乐活动以分散注意力,并指导患者使用不同的方法控制疼痛,如松弛疗法、音乐疗法等。在护理过程中,应鼓励家属关心、参与止痛计划。晚期难以控制的疼痛对患者威胁很大,可按世界卫生组织提出的三级阶梯止痛方案遵医嘱进行处理,有效改善晚期肿瘤患者的生存质量。①一级止痛法:适用于疼痛较轻者,可用阿司匹林等非麻醉性解热镇痛药。②二级止痛法:适用于中度持续性疼痛者,当上述药物效果不显著时,改用可待因等弱麻醉剂。③三级止痛法:疼痛进一步加剧、上述药物无效者,改用强麻醉剂,如吗啡、哌替啶等,仍无效者可考虑药物以外的止痛治疗。用药原则:小剂量开始,视止痛效果逐渐增量;先口服,若无效则直肠给药,最后注射给药;定期给药,亦可采用患者自控止痛法(PCA)。

2.手术治疗的护理　手术可破坏机体的正常功能,如失语、截肢、人工肛门等,常致自我形象紊乱。这样的患者在手术前就应给患者解释手术的必要性及重要性,手术后指导患者进行功能锻炼并介绍功能重建的可能及所需条件,训练患者的自理能力,提高自信心。肿瘤患者手术后可能发生呼吸系统、泌尿系统、切口或腹腔内感染等。因此,手术前应充分准备。手术后常规监测生命体征、加强引流管和切口护理;密切观察病情;保持病室环境清洁;鼓励患者翻身、深呼吸、有效咳嗽、咳痰;加强皮肤和口腔护理;早期下床活动,注意保暖。总之,采取有效措施,减少并发症,促进康复。

3.放射疗法的护理

(1)放疗患者感染的预防　①病室通风和空气消毒:保持病室空气新鲜,每日通

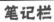

风 2 次,每日 2 次紫外线空气消毒。②监测体温及白细胞计数:若白细胞计数低于 $3.0×10^9$/L,应保护性隔离、限制人员探视,并用升白细胞药物治疗。③放射前准备:放射前要做好定位标志,放疗前后患者应静卧 3 min 避免干扰,保证充足的休息与睡眠。④休息与活动:放疗期间应适当减少活动、多休息,逐渐增加日常活动量。

(2)防止皮肤、黏膜损伤 ①保护照射野皮肤:保持清洁干燥,尤注意腋下、腹股沟、会阴部等皮肤皱褶处,洗澡禁用肥皂、粗毛巾搓擦,局部用软毛巾吸干。②穿着要求:穿棉质、柔软、宽松内衣并勤更换。③避免各种刺激:避免热刺激、理化刺激,外出时防止日光直射,局部皮肤红斑时禁用乙醇、碘酒等涂擦及使用粘贴胶布。④黏膜保护:放疗期间加强局部黏膜清洁,如口腔含漱、阴道冲洗、鼻腔用抗生素及润滑剂滴鼻等。

(3)脏器功能障碍的预防和护理 观察照射器官的功能状态变化,若发现严重副作用时,如膀胱照射后血尿、胸部照射后放射性肺纤维变等,应暂停放疗。

4.化学疗法的护理

(1)组织坏死的预防及护理 因强刺激性药物不慎漏入皮下可致组织坏死。外科护士应掌握正确的给药方法,以保护血管。妥善固定针头以防滑脱、药液外漏。一旦发现药液漏出,应立即停止用药,尽量向外抽吸药液,局部皮下注入解毒剂如硫代硫酸钠、碳酸氢钠等,冷敷 24 h,同时报告医生并记录。

(2)栓塞性静脉炎的预防 化疗药物注射方法不当可致血管硬化、血流不畅,甚至闭塞。治疗时选择合适的给药途径和方法。若为静脉给药,应根据药性选用适当的溶媒稀释至规定浓度;合理选择静脉并安排给药顺序;提高注射技能,提高一针见血成功率。

(3)胃肠道反应的护理 化疗患者常表现出恶心、呕吐、食欲减退等;应做好化疗重要性及药物副作用的解释工作。进食前用温盐水漱口,必要时在晚餐后或入睡前给予镇痛止吐剂。口腔炎或溃疡剧痛者,可用 2% 利多卡因喷雾,改用吸管吸取流质饮食,必要时行肠外营养;合并真菌感染时,用 3% 碳酸氢钠液和制霉菌素液含漱;溃疡创面涂布 0.5% 金霉素甘油。

(4)骨髓抑制的护理 由于骨髓抑制作用,化疗患者常出现白细胞、血小板减少,应常规监测血常规变化每周 1~2 次,注意有无皮肤瘀斑、牙龈出血及感染等。红细胞降低时给予必要的支持治疗,如中药调理、成分输血,必要时遵医嘱应用升血细胞类药。血小板降低时需注意安全、避免受伤。白细胞降低时要加强病室空气消毒,减少探视,预防医源性感染。对大剂量强化化疗者实施严密的保护性隔离或置于层流室。

(5)肾毒性反应的护理 癌细胞崩解易致高尿酸血症,严重者可形成尿酸结晶,甚至导致肾衰竭。应鼓励患者大量饮水,准确记录出入水量,对入量已足而尿少者酌情利尿。

(6)口腔黏膜反应的护理 大剂量应用抗代谢药物易致严重口腔炎,应保持口腔清洁,出现口腔溃疡可用相应漱口水含漱。

(7)皮肤反应的护理 出现皮肤反应时,应防止皮肤破损。甲氨蝶呤、巯基嘌呤常引起皮肤干燥、全身瘙痒,可用炉甘石洗剂止痒,严重的患者出现剥脱性皮炎,需用无菌单行保护性隔离。

(8)脱发的护理 多柔比星、环磷酰胺等常引起脱发,影响患者容貌。化疗时用冰帽局部降温、预防脱发。若脱发严重,可协助患者选购合适的发套。

多抗癌药物对皮肤黏膜、眼睛及其他组织有直接刺激作用,直按接触细胞毒性药物可发生局部毒性反应或过敏反应,也可致癌或致畸。接触细胞毒性化疗药的护士,应注意自我防护。有条件的单位应使用特制防毒层流柜配药,防止含毒微粒的气溶液或气雾外流。操作过程中穿专用长袖防护衣,戴好帽子、口罩和化疗手套、防护镜。长期从事化疗工作的护理人员应定期体格检查,发现骨髓抑制等副作用应及时治疗,严重者暂停化疗工作。

5.心理护理 肿瘤患者因各自的文化背景、心理特征、病情性质及对疾病的认知程度不同,会产生不同的心理反应。分析患者不同时期的心理改变,有助于有的放矢地进行心理疏导,增强患者战胜疾病的信心。肿瘤患者可经历一系列的心理变化。

(1)震惊否认期 明确诊断后,患者震惊,表现为不言不语,知觉淡漠,眼神呆滞甚至晕厥。继之极力否认,希望诊断有误,要求复查,甚至辗转多家医院就诊、咨询,企图否定诊断。这是患者面对疾病应激所产生的保护性心理反应,但持续时间过长易导致延误治疗。震惊期最好的护理是以非语言的陪伴,协助满足其生理需要,给予患者安全感,以增进护士与患者之间的人际关系。允许其有一定时间接受现实。不阻止其发泄情绪,但要小心预防意外事件发生。在否认期医护人员的态度要保持一致性,肯定圆答患者的疑问,减少患者怀疑及逃避现实的机会。同时鼓励患者家属给予其情感上的支持、生活上的关心,使之有安全感。

(2)愤怒期 当患者不得不承认自己患癌后,随之表现出恐慌、哭泣、愤怒、悲哀、烦躁、不满的情绪。部分患者为了发泄内心的痛苦而拒绝治疗或迁怒于家人和医务人员,甚至出现冲动性行为。此虽属适应性心理反应,但若长期存在,将导致心理障碍。此期护士应在患者面前表现出严肃且关心的态度,切忌谈笑风生。做任何检查和治疗前,应详细解说。同时向家属说明患者愤怒的原因,让家属理解患者的行为。并请其他病友介绍成功治疗的经验,教育和引导患者正视现实。

(3)磋商期 此时期的患者求生欲最强,会祈求奇迹出现。患者易接受他人的劝慰,有良好的遵医行为。因此,护士应加强对患者及家属的健康教育,维护患者的自尊、尊重患者的隐私,增强患者对治疗的信心,从而减少患者病急乱投医的不良后果。

(4)抑郁期 此阶段患者虽然对周围的人、事、物不再关心,但对自己的病情仍很注意。护士应利用恰当的非语言沟通技巧对患者表示关心,定时探望,加强交流,鼓励患者发泄情绪,减轻心理压力反应。鼓励其家人陪伴,预防意外事故发生。在此期间,由于病情加重,心情抑郁,患者常会疏忽个人卫生的处理,护士应鼓励患者维持身体的清洁与舒适,必要时协助完成。

(5)接受期 有些患者经过激烈的内心挣扎,开始认识到生命终点的到来,心境变得平和,通常不愿多说话。在此期间,护士应尊重其意愿,替患者限制访客,主动发现患者的需要并尽量满足需要。为患者制订护理计划时,应考虑患者的生理状况,最好能集中护理,以免增加患者痛苦。

以上心理变化可同时或反复发生,且不同心理特征者在心理变化分期方面存在很大差异,另外,各期的持续时间、出现顺序也不尽相同。因此,护士对患者的心理反应,应随时注意观察,并给予适当的护理。

【健康教育】

1. 保持心情舒畅　负性情绪对机体免疫系统有抑制作用,可促进肿瘤的发生和发展。故肿瘤患者应保持乐观开朗的心境,避免不必要的情绪刺激,勇敢面对现实。可根据患者、家属的理解能力,深入浅出、有针对性地提供正确、有价值的信息资料,使患者能够积极配合治疗。

2. 注意营养　肿瘤患者虚均衡饮食,摄入高热量、高蛋白、富含膳食纤维的各类营养素,做到不偏食、不忌食、荤素搭配、粗细混食。多饮水,多进食水果、蔬菜。忌辛辣、油腻等刺激性食物及熏烤、腌制、霉变食物。

3. 功能锻炼　适当的运动有利于机体增强抗病能力,减少并发症的发生。手术后器官、肢体残缺引起功能障碍者应早期进行功能锻炼,以利于功能重建及提高自理能力。

4. 提高自理能力及自我保护意识　合理安排日常生活,注意休息,避免过度疲劳,不吸烟、少饮酒,讲究卫生。指导患者进行皮肤、口腔、黏膜护理,保持皮肤、口腔清洁,教育患者减少与有感染人群的接触,外出时注意防寒保暖。

5. 继续治疗　肿瘤治疗以手术为主,并辅以放疗、化疗等综合手段。手术后患者应按时接受各项后续治疗,以利于缓解临床症状、减少并发症、降低复发率。

6. 定期复查　放、化疗患者应坚持血常规及重要脏器功能检查,每周 1～2 次,以尽早发现异常,及时处理。

7. 加强随访　随访可早期发现有无复发或转移病灶:评价、比较各种治疗方法的疗效,且对患者有心理治疗和支持的作用。因此,肿瘤患者的随访应在恶性肿瘤治疗后最初 3 年内至少每 3 个月随访 1 次,以后每半年复查 1 次,5 年后每年复查 1 次。

8. 动员社会支持系统的力量　社会支持可满足患者的爱和归宿感的需要及自尊的需要。因此应鼓励患者家属给患者更多的关心和照顾,提高其生活质量。

第二节　常见体表肿瘤

体表肿瘤是指来源于皮肤、皮肤附件、皮下组织等浅表软组织的肿瘤。需与非真性肿瘤的肿瘤样肿块鉴别。

1. 皮肤乳头状瘤　是表皮乳头样结构的上皮增生所致,同时向表皮下乳头状伸延,有蒂,单发或多发,表面常角化,伴溃疡,好发躯干、四肢及会阴,易恶变为皮肤癌,如阴茎乳头状瘤极易癌变为乳头状鳞状细胞癌。手术切除为首选治疗方法。

2. 黑痣　为色素斑块。①皮内痣:痣细胞位于表皮下,真皮层,常高出皮面,表面光滑,可存有汗毛(称毛痣),少见恶变。②交界痣:痣细胞位于基底细胞层,向表皮下延伸,局部扁平,色素较深,该痣细胞易受激惹,局部受外伤或感染后易恶变。多位于手和足,易受外伤处,较少见的位于眼睑(闭合痣)。③混合痣:皮内痣与交界痣同时存在。当黑痣色素加深、变大,或有瘙痒、疼痛时,为恶变可能,应及时做完整切除,送做病理检查。如有破溃及出血,更应提高警惕。切忌做不完整的切除或化学烧灼。冷冻、电灼虽可消除,但无病理诊断难以明确有无恶变,不宜推广。

3. 脂肪瘤　为正常脂肪样组织的瘤状物,好发于四肢、躯干。境界清楚,呈分叶状,质软可有假囊性感、无痛。生长缓慢,但可达巨大体积。深部者可恶变,应及时切除。多发者瘤体常较小,常呈对称性,有家族史,可伴疼痛(称痛性脂肪瘤)。

4.纤维瘤及纤维瘤样病变 位于皮肤及皮下纤维组织肿瘤,瘤体不大,质硬,生长缓慢,常见有以下几类。①纤维黄色瘤:位于真皮层及皮下,多见于躯干、上臂近端。常由不明的外伤或瘙痒后小丘疹发展所致。因伴有内出血、含铁血黄素,故可见褐色素,呈咖啡色。质硬,边界不清呈浸润感,易误为恶性。直径一般在1 cm以内,如增大应疑有纤维肉瘤变。②隆突性皮纤维肉瘤:多见于躯干。来源于皮肤真皮层,故表面皮肤光薄,似菲薄的瘢痕疙瘩样隆突于表面。低度恶性,具假包膜。切除后局部极易复发,多次复发恶性度增高,并可出现血道转移。故对该类肿瘤手术切除应包括足够的正常皮肤及足够的深部相应筋膜。③带状纤维瘤:位于腹壁,为腹肌外伤或产后修复性纤维瘤,常夹有增生的横纹肌纤维。虽非真性肿瘤,但无明显包膜,应完整切除。

5.神经纤维瘤 来源于神经鞘膜的纤维组织及鞘细胞。常位于四肢屈侧较大的神经干上,多发、对称,大多无症状,也可伴明显疼痛或感觉过敏。手术切除时应注意避免伤及神经干。

6.血管瘤 多为先天性,生长缓慢,按其结构分为三类,临床过程和预后各不相同。

(1)毛细血管瘤 多见于婴儿,大多数是女性。出生时或生后早期见皮肤有红点或小红斑,逐渐增大、红色加深并可隆起。如增大速度比婴儿发育更快,则为真性肿瘤。瘤体境界分明,压之可稍褪色,释手后恢复红色。大多数为错构瘤,1年内可停止生长或消退。早期瘤体较小时容易治疗,施行手术切除或以液氮冷冻治疗,效果均良好。瘤体增大时仍可用手术或冷冻治疗,但易留有瘢痕。亦可用^{32}磷敷贴或X射线照射,使毛细血管栓塞,瘤体萎缩。个别生长范围较广的毛细血管瘤,可试用泼尼松口服治疗。

(2)海绵状血管瘤 一般由小静脉和脂肪组织构成。多数生长在皮下组织内,也可在肌,少数可在骨或内脏等部位。皮下海绵状血管瘤可使局部轻微隆起。皮肤正常,或有毛细血管扩张,或呈青紫色。肿块质地软而境界不太清,有的稍有压缩性,可有钙化结节,可触痛。肌海绵状血管瘤常使肌肥大、局部下垂,在下肢者久站或多走时有发胀感。治疗应及早施行血管瘤切除术,以免增长过大,影响功能且增加治疗困难。术前需充分估计病变范围,必要时可行血管造影。术中要注意控制出血和尽量彻底切除血管瘤组织。辅助治疗可在局部注射血管硬化剂(如5%鱼肝油酸钠或40%尿素等)。

(3)蔓状血管瘤 由较粗的迂曲血管构成,大多数为静脉,也可有动脉或动静脉瘘。除了发生在皮下和肌肉,还常侵入骨组织,范围较大,甚至可超过一个肢体。血管瘤外观常见蜿蜒的血管,有明显的压缩性和膨胀性。或可听到血管杂音,或可触到硬结。在下肢者皮肤可因营养障碍而变薄、着色甚至破溃出血。累及较多的肌群者影响运动能力。累及骨组织的青少年,肢体可增长、增粗。治疗应争取手术切除。术前做血管造影检查,详细了解血管瘤范围,设计好手术方案。必须充分做好准备,包括准备术中控制失血及大量输血等。

7.囊性肿瘤及囊肿

(1)皮样囊肿 为囊性畸胎瘤,浅表者好发于眉梢或颅骨骨缝处,可与颅内交通呈哑铃状。手术摘除前应有充分估计和准备。

（2）皮脂囊肿　非真性肿瘤，为皮脂腺排泄受阻所致储留性囊肿。多见于皮脂腺分布密集部位如头面及背部。表面可见皮脂腺开口的小黑点。囊内为皮脂与表皮角化物集聚的油脂样"豆渣物"，易继发感染伴奇臭，感染控制后手术切除治疗。

（3）表皮样囊肿　为明显或不明显的外伤致表皮基底细胞层进入皮下生长而成的囊肿。囊肿壁由表皮所组成，囊内为角化鳞屑。多见于易受外伤或磨损部位，如臀部、肘部，间或发现于注射部位。手术切除治疗。

（4）腱鞘或滑液囊肿　非真性肿瘤，由浅表滑囊经慢性劳损诱致。多见于手腕、足背肌腱或关节附近，屈曲关节时有坚硬感。可加压击破或抽出囊液，但易复发，手术治疗较为彻底。

问题分析与能力提升

男性，44岁，工人，右上腹痛半年，加重伴上腹部包块1个月，半年前无明显诱因出现右上腹钝痛，为持续性，有时向右肩背部放射，无恶心呕吐，自服索米痛片缓解。1个月来，右上腹痛加重，服止痛药效果不好，自觉右上腹饱满，有包块，伴腹胀、食欲缺乏、恶心，在当地医院就诊，B超显示肝占位性病变。为进一步明确诊治，转我院。患者自发病来，无呕吐、腹泻，偶有发热（体温最高37.8 ℃），大小便正常，体重下降约5 kg。既往有乙型肝炎病史多年，否认疫区接触史，无烟酒嗜好，无药物过敏史，家族史中无遗传性疾病及类似疾病史。查体：T 36.7 ℃，P 78 次/min，R 18 次/min，BP 110/70 mmHg，发育正常，营养一般，神清合作，全身皮肤无黄染，巩膜轻度黄染，双锁骨上窝未触及肿大淋巴结，心肺（-）。腹平软，右上腹饱满，无腹壁静脉曲张，右上腹压痛，无肌紧张，肝大肋下5 cm，边缘钝，质韧，有触痛，脾未及，墨菲征（-），腹叩鼓音，无移动性浊音，肝上界叩诊在第5肋间，肝区叩痛，听诊肠鸣音8 次/min，肛门指诊未及异常。辅助检查：血红蛋白89 g/L，白细胞5.6×10⁹/L，谷丙转氨酶（ALT）84 IU/L，谷草转氨酶（AST）78 IU/L，总胆红素（TBIL）30 mmol/L，直接胆红素（DBIL）10 mmol/L，碱性磷酸酶（ALP）188 IU/L，谷氨酰转肽酶（GGT）64 IU/L，甲胎蛋白（AFP）880 ng/mL，癌胚抗原（CEA）24 mg/mL。B超：肝右叶实质性占位性病变，8 cm，肝内外胆管不扩张。

讨论：①该患者发病的可能原因有哪些？②列出患者存在的三个主要护理诊断。③应对该患者进行怎样的健康教育？

同步练习

1. 确诊恶性肿瘤，最重要的依据是　　　　　　　　　　　　　　　　　　　（　　）
　　A.CT　　　　　　　　　　B.B超　　　　　　　　　C.X射线造影
　　D.症状和体征　　　　　　E.病理检查

2. 下列有关恶性肿块特征的描述不正确的是　　　　　　　　　　　　　　　（　　）
　　A.边界不清楚　　　　　　B.表面高低不平　　　　　C.早期出现疼痛
　　D.质地坚硬　　　　　　　E.固定、不活动

3. 恶性肿瘤患者化疗期间白细胞降至3×10⁹/L，首先应　　　　　　　　　　（　　）
　　A.加强营养　　　　　　　B.减少用药量　　　　　　C.少量输血
　　D.服用升血药　　　　　　E.暂停用药

4. 恶性肿瘤的TNM分期法中N表示　　　　　　　　　　　　　　　　　　　（　　）
　　A.预后情况　　　　　　　B.淋巴结　　　　　　　　C.恶性程度

D.原发肿瘤 　　　　　　　　　E.远处转移

5.为预防肿瘤放疗局部的皮肤反应应该 　　　　　　　　　　　　　　（　）

A.局部使用2%甲紫 　　　B.局部使用0.2%薄荷淀粉 　　C.局部理疗

D.每天用肥皂清洁皮肤 　　E.保持局部清洁干燥

6.患者,男性,72岁。确诊为胃癌,辅助化疗治疗时,注射部位出现水肿、条索状红线,正确的处理措施是 　　　　　　　　　　　　　　　　　　　　　　　　　　　　　（　）

A.局部湿敷 　　　　　　　B.局部按摩 　　　　　　　　C.局部冷敷

D.加快注射速度 　　　　　E.抗生素治疗

7.患者,女性,50岁,鼻腔自发性流血2月余,触诊右颈部淋巴结肿大,鼻腔镜检查示鼻咽后壁增厚,最可能的诊断是 　　　　　　　　　　　　　　　　　　　　　　　　　　　　（　）

A.鼻咽腺样体增生 　　　　B.鼻咽癌 　　　　　　　　　C.淋巴瘤

D.脊索瘤 　　　　　　　　E.恶性纤维组织细胞瘤

（赵江瑞）

第十二章

颅脑损伤患者的护理

学习目标

1. 掌握:颅内压增高、脑疝、颅脑损伤、颅内肿瘤等患者的护理评估和护理措施及脑疝急救。
2. 熟悉:颅内压增高、颅脑损伤等疾病的病因及治疗原则。
3. 了解:颅内压正常的生理调节;颅脑损伤、颅内肿瘤等疾病的分类。
◆ 运用所学知识对颅内压增高、脑疝常见并发症进行预防和护理。

第一节　颅内压增高与脑疝患者的护理

(一)颅内压增高

颅内压(intracranial pressure,ICP)是指颅腔内容物对颅腔壁所产生的压力。一般以脑脊液静水压来表示,可通过侧卧位腰椎穿刺或直接穿刺脑室测定。正常成年人颅内压为 $0.7 \sim 2.0$ kPa($70 \sim 200$ mmH$_2$O),儿童为 $0.5 \sim 1.0$ kPa($50 \sim 100$ mmH$_2$O)。当各种原因导致颅内压力持续升高,成人超过 2.0 kPa(200 mmH$_2$O)、儿童超过 1.0 kPa(100 mmH$_2$O),并出现头痛、呕吐、视盘水肿等临床综合征时,即为颅内压增高。持续颅内压增高可导致脑疝,脑疝是颅脑疾病患者死亡的主要原因。

【病因及发病机制】

1. 颅内容物体积或量的增加　①脑体积增加:如脑组织损伤、炎症、缺血缺氧、中毒等导致脑水肿。②脑脊液过多:脑脊液分泌过多、吸收障碍或脑脊液循环受阻导致脑积水。③脑血流增加:如颅内动静脉畸形、恶性高血压、高碳酸血症等。④颅内占位性病变:如肿瘤、血肿、脓肿和脑寄生虫病等。

2. 颅腔容量缩减　如狭颅畸形、颅底陷入症、向内生长的颅骨肿瘤、大片凹陷性颅骨骨折等使颅腔狭小。

【病理生理】

1. 颅内压的调节　正常人颅内压是有一定波动的。脑脊液的总量占颅腔容积的

10%,血液则依据血流量的不同占总容积的2%~10%。为保证脑组织代谢对营养的最低需要,血液只能提供有限的代偿容积。颅内压的调节主要依靠脑脊液量的增减来达到。当颅内压低于0.7 kPa(70 mmH$_2$O)时,脑脊液分泌增多而吸收减少,颅内脑脊液量增多,颅内压可维持不变。而当颅内压增高时,有一部分脑脊液会被挤入脊髓蛛网膜下腔而吸收,颅内压高于2.0 kPa(200 mmH$_2$O)时,脑脊液分泌减少而吸收增多,两方面作用可协同调节颅内压。一般来说,允许颅内增加的临界容积约为5%,若颅腔内容物体积增大或颅腔容量缩减超过此范围即会出现颅内压增高,若超过8%时,则会产生严重的颅内压增高,最终导致脑疝。

2. 与颅内压增高相关的因素

(1)年龄 婴幼儿颅缝未闭合时,颅内压增高时,颅缝可裂开增加颅腔容积;老年人脑组织萎缩,颅内代偿空间增大,可延缓病情进展。

(2)病变进展速度 1965年Langlitt以狗实验,研究颅腔容积和压力之间的关系,得出了颅内体积/压力关系的曲线(图12-1),该曲线表明颅内压力与体积之间呈指数关系,即机体在颅内压的调节上存在一个临界点,当颅内容积的增加超过该临界点时,即使仅有细微的变化,都可引起颅内压的急剧上升,从而导致致命的脑疝。

(3)病变部位 病变若位于颅脑中线或颅后窝,脑脊液的循环通路易被阻断,病变不大也可导致较严重的颅内高压;若位于颅内大静脉附近,可压迫静脉窦使颅内静脉回流和脑脊液吸收出现障碍,颅内压增高症状可早期出现。

(4)伴发脑水肿程度 脑组织的炎性疾病如脓肿、结核、肉芽肿等,均可伴明显脑水肿,早期就可出现颅高压。

(5)全身性疾病 尿毒症、肝昏迷、严重的酸碱失衡都可引起继发性脑水肿,高热也可加重颅高压症状。

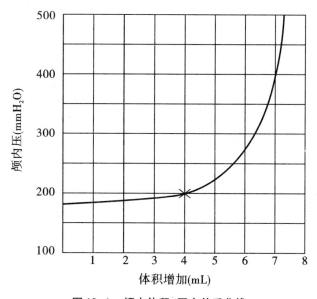

图12-1 颅内体积/压力关系曲线

体积/压力关系已达到"×"处时,若再增加体积,颅内压上升速度将明显增快

$(1~cmH_2O=0.098~kPa)$

3.颅内压增高的后果　颅内压持续性增高可以引起一系列病理变化和临床综合征。

（1）脑组织灌注不足　因调节颅内压,脑血流量减少,脑组织缺血缺氧,加重脑水肿,使颅内压更趋增高。当脑灌注压低于 40 mmHg 时,脑血流调节作用失效,颅内压接近平均动脉压时,脑灌注基本停止。

（2）脑疝　脑疝是颅内压增高的严重并发症,即脑组织从压力高处向压力低处移位,压迫脑干、血管和神经而产生的一系列严重病变。小脑幕切迹疝(颞叶钩回疝),是颞叶的海马回、钩回通过小脑幕裂孔向幕下移位。枕骨大孔疝(小脑扁桃体疝),是小脑扁桃体及延髓经枕骨大孔向椎管移位。

（3）库欣(Cushing)反应　又称全身血管加压反应。当颅内压急剧增高时,脑组织处于严重缺血缺氧状态。为保持必需的脑血流量,机体通过自主神经反射,使全身周围血管收缩,血压升高、心排血量增加,以提高脑灌注压,同时呼吸减慢加深,以提高血氧饱和度。这种以升高动脉压并伴心率减慢、心排血量增加和呼吸减慢的三联反应,即为库欣反应。

【临床表现】

1.颅内压增高"三主征"　即头痛、呕吐和视神经盘水肿,是颅内压增高的典型表现,三者出现的早晚轻重均不一,常以其中一项为首发症状。

（1）头痛　是颅高压最主要的症状。以清晨和晚间严重,多位于前额及两侧颞部,可自颈枕部向前方放射至眼眶;头痛程度随颅内压的持续增高而进行性加重,咳嗽、打喷嚏、用力排便、弯腰、低头时还可加重。

（2）呕吐　头痛剧烈时,可出现喷射状呕吐,常出现于饭后,可伴恶心,患者常因此而拒食。

（3）视盘水肿　是颅内压增高的客观证据。早期视力无明显影响,若持续时间长,可引起视神经萎缩和失明。

2.意识障碍　发生急性颅高压者,常有进行性意识障碍,甚至昏迷;慢性颅内压增高者则表现为神志淡漠,反应迟钝。

3.生命体征改变　表现为典型的库欣反应,即"两慢一高"表现:脉搏缓慢而洪大有力,呼吸深慢,血压升高,尤其是收缩压增高显著,脉压增大等,此为颅高压时机体的代偿反应。失代偿时,严重者可因出现呼吸、循环衰竭而死亡。

4.其他表现　如复视、头晕、猝倒、外展神经麻痹症状等;婴幼儿可见头皮静脉怒张、囟门饱满甚至骨缝分离等。

【辅助检查】

1.影像学检查　CT 扫描、核磁共振检查(MRI)、头颅 X 射线摄片、脑血管造影等检查,可以显示颅内压增高的征象,也有助于判断病因和确定病变的性质。CT 是目前诊断占位性颅内病变的首选检查方法。

2.腰椎穿刺　可测定颅内压,但对已有明显颅内压增高症状和体征者应视为禁忌,因为此时腰椎穿刺可引发急性脑疝。脑脊液送检可做生化检查。

【处理原则】

1.去除引起颅内压增高的原发病因　颅内占位性病变者行切除肿瘤或肉芽肿等;

颅内血肿者手术清除血肿、脑积水患者可采用脑脊液分流术将脑室内液体经特殊导管引入腹腔或心房。

2.原因不明或一时不能解除病因者　可进行以下疗法。①脱水治疗:使用高渗性脱水和利尿药物,如20%甘露醇、氢氯噻嗪、乙酰唑胺、氨苯蝶啶、呋塞米、20%尿素转化糖等。②激素治疗:肾上腺糖皮质激素类常用地塞米松、氢化可的松、泼尼松等。③过度换气:可增加血液中 PaO_2,降低 $PaCO_2$,使脑血管收缩,脑血流量减少,从而降低颅内压力,$PaCO_2$ 每下降 1 mmHg,脑血流量递减 2%。④冬眠低温治疗:能降低脑代谢率和脑组织的耗氧量,防止脑水肿的发生和发展。

【护理评估】

1.健康史　①了解有无导致颅内压增高的病因:如脑外伤、颅内炎症、脑肿瘤、脑脓肿、颅内血肿、狭颅症、脑积水、颅底凹陷症、缺氧、中毒等。②了解有无引起颅内压突然增高的因素:如呼吸道急性梗阻、便秘、剧烈咳嗽、癫痫发作等。③了解患者的病情进展情况、是否接受过及时有效治疗及治疗效果等。

2.身体状况

(1)症状体征　了解患者头痛的部位、性质、程度、持续时间、疼痛变化规律、疼痛加重的原因;呕吐的性质、严重程度、有无影响进食导致水、电解质失衡和营养不良;有无意识障碍、视力障碍等。

(2)辅助检查　查看患者颅脑 CT 及 MRI、头颅 X 射线摄片、脑血管造影等检查结果,对判断有无颅内压增高及原因有重要意义。此外,还应查看实验室检查结果,了解是否合并水、电解质和酸碱平衡失调。

3.心理-社会状况　颅内压增高的各种症状如头痛、呕吐可使患者出现紧张、焦躁的心理状态;了解患者和家属对该疾病的认知程度、经济承受能力和是否有可利用的社会支持等。

【常见护理诊断/医护合作性问题】

1.疼痛:头痛　与颅内压增高有关。

2.组织灌流改变　与颅内压增高有关。

3.体液不足或有体液不足的危险　与颅内压增高引起的呕吐及应用脱水剂有关。

4.潜在并发症　脑疝。

【护理措施】

1.一般护理

(1)卧位　使患者处于床头抬高15°~30°卧位,利于颅内静脉回流,减轻脑水肿。

(2)吸氧　持续或间断给氧,以改善脑缺氧,降低颅内压。

(3)饮食与补液　意识清楚者给予普通饮食,但应限制摄入钠盐;控制液体总入量,对不能进食者行静脉补液,成人补液量不宜超过 2 000 mL/d,其中含钠液不超过 500 mL,保持尿量不少于 600 mL/24 h 即可。

2.防止颅内压骤然升高

(1)休息与镇静　劝慰患者安心休养,保持安静,避免情绪激动,必要时给予镇静药物。

(2)防止剧烈咳嗽和便秘　要避免和及时控制呼吸道感染,防止出现剧烈咳嗽;

鼓励患者多食蔬菜水果,必要时给予缓泻剂,也可用开塞露或低压小剂量灌肠,保持大便通畅。

(3)保持呼吸道通畅　对于意识障碍者,应将其置于适当卧位;及时清除呼吸道分泌物和呕吐物,防止气道受压;有舌根后坠者可托起下颌或置口咽通气道;必要时配合医师尽早行气管切开。

(4)配合医生控制癫痫　应按医嘱定时、定量给予抗癫痫药物,若有发作,应及时遵医嘱药物降颅压。

3.症状护理

(1)头痛　可适当应用止痛剂,但忌用吗啡、哌替啶等,因可抑制呼吸中枢;告知患者尽量避免咳嗽、喷嚏、用力等加重颅内压的活动。

(2)发热　及时给予有效降温措施,物理降温或化学药物使用,必要时可行冬眠疗法;

(3)躁动　找到病因及时处理,忌强制约束。

(4)呕吐　及时清除呕吐物,防止误吸,注意观察记录呕吐物的量、性状。

4.特殊治疗的护理

(1)应用脱水药物　遵医嘱定时、按量给予脱水剂,用药后,注意观察疗效,并注意有无水、电解质平衡失调或颅内压反弹等不良反应。常有药物有:20% 甘露醇 250 mL,15 ~ 20 min 内输完,2 ~ 4 次/d;呋塞米 20 ~ 40 mg 口服、静脉或肌内注射,2 ~ 4 次/d。

(2)应用糖皮质激素　常与脱水药物同时应用。常用药物有:地塞米松 5 ~ 10 mg 静脉或肌内注射,2 ~ 3 次/d;氢化可的松 100 mg 静脉注射,1 ~ 2 次/d。用药期间,应观察使用激素的副作用如消化道应激性溃疡、继发感染等。

(3)辅助过度换气　按医嘱给肌松药,调整呼吸机的参数,定时做动脉血气分析,维持 PaO_2 在 12 ~ 13.33 kPa(90 ~ 100 mmHg)、$PaCO_2$ 于 3.33 ~ 4.0 kPa(25 ~ 30 mmHg),可产生显著的脑血管收缩效果。过度换气可导致脑血流量减少,加重脑缺氧,故使用时间不宜过长。

(4)冬眠低温疗法　应用药物和物理的方法降低患者体温,降低脑组织的氧耗量和代谢率,改善细胞膜通透性,可增加脑对缺血缺氧的耐受性。

降温方法:先给冬眠药物,半小时后,再采用综合性物理降温措施。戴冰帽、在体表大血管处放冰袋。降温速度以每小时下降 1 ℃ 为宜,肛温降到 32 ~ 34 ℃。过低易引起心律失常、低血压、凝血障碍等并发症。

低温期护理:冬眠低温疗程一般为 3 ~ 5 d。低温期应严密观察生命体征并记录。若收缩压低于 100 mmHg(13.3 kPa),应停止冬眠疗法。每天入液量保持在 1 500 mL 左右,3 d 内由静脉输液,胃肠功能恢复后鼻饲流质;应观察患者有无胃潴留、腹胀、便秘、胃黏膜出血;注意眼睛保护;观察局部皮肤、肢体末端和耳郭处血液循环情况,以免冻伤,并防止肺炎、压疮的发生。

复温:要缓慢复温,先停物理降温,再逐渐停冬眠药物。

【健康教育】

告知患者和家属可导致颅内压突然增高的因素有:呼吸道梗阻、用力、剧烈咳嗽、便秘、烦躁、癫痫发作等,应避免这些因素的出现;应遵医嘱采取卧位、定时翻身和排痰;避免用力搬重物、剧烈咳嗽等;患者烦躁时可适当约束,但不能采用强制性措施。

(二)脑疝

当颅腔内某分腔有占位性病变时,该分腔的压力高于邻近分腔,可使脑组织由高压区向低压区移动,若部分脑组织被挤入颅内生理空间或裂隙,产生相应的临床症状和体征,即发生了脑疝。各种原因引起的颅内高压发展最严重的后果就是脑疝,它也是患者死亡的主要原因。

【病因和分类】

临床引发脑疝的常见病因有:外伤所致的颅内血肿、脑脓肿、脑肿瘤、寄生虫病及各种肉芽肿性病变等。

根据移位的脑组织及通过的硬脑膜间隙和孔道不同,一般脑疝可见如下三类(图12-2)。

1.小脑幕切迹疝　又称作颞叶沟回疝,是指颞叶的海马回、沟回经小脑幕切迹被推移至幕下。

2.枕骨大孔疝　又称作小脑扁桃体疝,是指小脑扁桃体和延髓经枕骨大孔被推向椎管内。

3.大脑镰下疝　又称作扣带回疝,是指一侧大脑半球的扣带回经镰下孔被挤入对侧颅分腔。

临床上以小脑幕切迹疝和枕骨大孔疝最为重要,故本章仅讲解前两种脑疝。

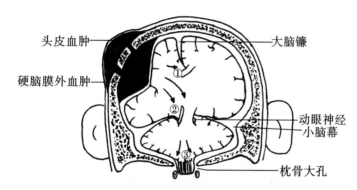

图12-2　常见脑疝及与临床病征的关系
①大脑镰下疝　②小脑幕切迹疝　③枕骨大孔疝

【病理】

移位的脑组织在脑疝发生时,在小脑幕切迹或枕骨大孔上挤压脑干,使其实质内血管受牵拉,严重时可发生脑干内出血,有时出血可达到内囊。同侧大脑脚受挤压可造成病变对侧偏瘫,同侧动眼神经受挤压可出现动眼神经麻痹症状。由于大脑后动脉受挤压,枕叶皮质可发生缺血坏死。脑脊液的循环通路被阻塞后可进一步加重颅内高压,使病情迅速恶化。

【临床表现】

1.小脑幕切迹疝

(1)典型颅内压增高症状和 Cushing 反应　剧烈头痛,进行性加重,躁动不安,呕吐频繁,视盘水肿;早期有生命体征代偿表现:血压逐渐升高、脉洪大缓慢、呼吸深慢。

笔记栏

末期,会出现生命体征紊乱表现,最终患者可因呼吸、循环衰竭而死亡。

(2)进行性意识障碍 由于脑干内网状结构上行激活系统的通路被阻断,患者可逐渐出现嗜睡、浅昏迷、深昏迷等。

(3)瞳孔变化 患侧瞳孔在初期会有短暂缩小,但随着病情进展,动眼神经麻痹,该侧瞳孔逐渐散大,直接和间接对光反射也消失,伴上睑下垂及眼球外斜。对侧动眼神经在晚期因脑干移位受挤压,也会相继出现类似变化。

(4)运动障碍 锥体束受累后,病变对侧的肢体会出现肌力减弱或麻痹,病理征阳性。而当脑干严重受损时,患者可出现双侧肢体自主活动消失,甚至出现去大脑强直。

2.枕骨大孔疝 由于颅后窝容积较小,对颅高压的代偿能力小,此种脑疝病情变化较快。发生枕骨大孔疝时,生命体征紊乱出现早,而意识障碍出现晚。位于延髓的呼吸中枢受损严重,患者在早期可突发呼吸骤停而死亡。但只有在严重缺氧时,患者才开始出现意识障碍,有些患者甚至在呼吸骤停前还呼之能应。患者表现为进行性颅内压增高,剧烈头痛、频繁呕吐、可出现颈项强直或强迫头位;脑干缺氧瞳孔可忽大忽小。

【治疗原则】

脑疝的治疗重在早期发现,早期采取措施降颅压。

1.一般处理 快速静脉输甘露醇、呋塞米等脱水剂,静脉给糖皮质激素等药物;保持呼吸道通畅,吸氧。

2.确诊后,积极术前准备 以期尽快手术去除病因,如清除颅内血肿、切除颅内肿瘤等。如病因难以确诊或虽确诊但病变无法切除,可采用侧脑室外引流术、脑脊液分流术、减压术等姑息手术,以迅速降颅压,缓解病情。

【护理措施】

1.严密观察患者病情变化,注意患者意识、生命体征、瞳孔、肢体活动等变化。对颅高压患者,若发生头痛加剧,呕吐频繁,意识障碍进行性加重,应警惕脑疝发生。

2.脑疝的急救护理:①床头抬高,保持病室安静,减少患者情绪受环境影响波动;②遵医嘱静脉注射甘露醇、呋塞米、地塞米松等药物,并观察疗效;③保持呼吸道通畅,立即给予氧气吸入,如有呼吸功能障碍,配合医师行气管插管或呼吸机辅助呼吸;④做好术前准备,协助医生尽快完成有关术前检查,做好急症手术准备。

第二节 颅脑损伤患者的护理

颅脑损伤占全身损伤的 15%~20%,仅次于四肢损伤,在各种损伤中致残率和病死率均居首位。多见于交通事故、工伤、自然灾害、跌倒、坠落、爆炸、各种火器伤、锐器伤、钝器伤等。颅脑损伤可分为头皮损伤、颅骨损伤、脑损伤,三者可单独出现,也可合并存在。

一、头皮损伤

头皮由浅入深分为五层(图12-3),即皮肤、皮下组织、帽状腱膜、帽状腱膜下疏松结缔组织和颅骨骨膜,其中浅部三层连接紧密,不易分离,而深部两层则连接疏松,较易分离。头皮损伤,根据致伤原因和表现特点可分为三种:头皮血肿、头皮裂伤和头皮撕脱伤。

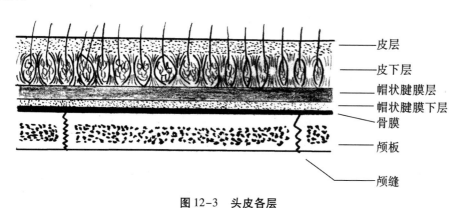

——皮层

——皮下层

——帽状腱膜层

——帽状腱膜下层

——骨膜

——颅板

——颅缝

图12-3 头皮各层

【病因和病理】

1.头皮血肿 头皮血肿多因钝器伤所致,按血肿的部位分为皮下血肿、帽状腱膜下血肿和骨膜下血肿。①皮下血肿:位于皮肤层和帽状腱膜之间,因皮肤借纤维隔与帽状腱膜紧密连接,血肿不易扩散,范围较局限,体积较小。②帽状腱膜下血肿:位于帽状腱膜和骨膜之间,常因倾斜暴力使头皮发生剧烈滑动,撕裂层间血管所致,该处组织松弛,出血易扩散,可蔓延至全头部,失血量多。③骨膜下血肿:位于骨膜和颅骨外板之间,常由颅骨骨折引起,因骨膜在骨缝处紧密连接,血肿多以骨缝为界,局限于某一颅骨范围内。

2.头皮裂伤 是常见的开放性损伤,多为锐器或钝器打击所致。锐器伤者,伤口整齐,污染轻。钝器伤者,裂伤创缘常不整齐,伴皮肤挫伤,可有明显污染。头皮血管丰富,出血较多。

3.头皮撕脱伤 是最严重的头皮损伤,因头皮受到强力牵拉,大块头皮自帽状腱膜下层连同颅骨骨膜被撕脱或整个头皮甚至连额肌、颞肌及骨膜一并撕脱,使骨膜或颅骨外板暴露。因剧烈疼痛和大量失血常导致创伤性休克。

【临床表现】

1.头皮血肿 皮下血肿范围局限,张力高,边缘隆起,中央凹陷,压痛明显。帽状腱膜下血肿范围可延及整个头部,头颅增大,肿胀,明显波动感。骨膜下血肿多局限于某一颅骨范围内,以骨缝为界,张力较高。

2.头皮裂伤 伤口大小、深度不一,创缘多不规则,可有组织缺损,出血量大,可伴有休克。

3.头皮撕脱伤 头皮缺失,颅骨外露,出血量大,常伴休克,是最严重的头皮损伤。

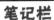

【辅助检查】

单纯头皮损伤的诊断一般不难,要注意检查有无颅骨骨折和颅脑损伤及休克等发生,必要时做 X 射线、CT 及 MRI 等检查。

【治疗要点】

1. 头皮血肿　小血肿无须特殊处理,1～2 周可自行吸收,伤后给予冷敷以减少出血和疼痛,24 h 后改用热敷以促进血液吸收,忌用力揉搓;血肿较大时在无菌操作下穿刺抽血后加压包扎。处理头皮血肿同时,应警惕合并颅骨损伤及脑损伤的可能。

2. 头皮裂伤　现场急救可加压包扎止血,及早进行清创缝合,因头皮血供丰富,清创缝合时间可放宽至 24 h。注射破伤风抗毒素,应用抗生素预防感染。

3. 头皮撕脱伤　用无菌敷料覆盖创面,加压包扎止血,同时注射破伤风抗毒素、抗生素及止痛药。完全撕脱的头皮不做任何处理,用无菌敷料包裹,干燥冷藏法随患者一起送至医院。不完全撕脱者争取在伤后 6～8 h 内清创后行头皮再植,无法再植者,做全厚或中厚皮片植皮,术后加压包扎。及时止血和补充血容量,防治休克。

【护理评估】

1. 健康史　了解受伤经过,如暴力的大小、方向,患者当时有无意识障碍和口鼻出血等,初步判断患者是否有脑损伤;了解患者有无合并其他疾病。

2. 身体状况和辅助检查　明确患者有无脑脊液外漏,对于伤后随即出现的外耳道出血、口鼻出血要做出鉴别,结合 X 射线和 CT 检查,确定骨折的部位和性质。

3. 心理-社会状况　患者对于头部外伤出现的焦虑、恐惧等心理反应,家属对疾病的认识和心理反应如何;出现消极情绪时有无有效的社会支持途径。

【常见护理诊断/医护合作性问题】

1. 疼痛:头痛　与头皮损伤有关。

2. 焦虑/恐惧　与头皮损伤及出血有关。

3. 潜在并发症　感染、失血性休克。

【护理措施】

1. 病情观察　观察生命体征、尿量、神志变化,注意有无休克和脑损伤表现,观察有无颅骨骨折、脑损伤、局部感染等征象。

2. 现场救护及伤口护理　注意创面有无渗血,包扎伤口,保持敷料整洁和干燥。如发生撕脱伤,要妥善保护撕脱下来的头皮,将其用无菌敷料或清洁布单包裹,装入塑料袋内,再放置于有冰块的容器中,随伤员一起送往医院,争取清创后再植。有休克者,应现场抗休克处理。

3. 预防感染　严格无菌操作,遵医嘱使用抗菌药物,及早使用 TAT 预防感染。

4. 心理护理　给予患者心理上的支持和鼓励,使患者对疾病持积极正确的态度。消除患者紧张、恐惧的心理,必要时给予镇静剂和镇痛剂。

二、颅骨骨折

颅骨骨折是指颅骨受暴力作用后出现的结构改变。颅骨骨折的临床意义并不在于骨折本身,而在于可能同时存在的脑膜、脑组织、脑血管和脑神经损伤,以及合并的脑脊液漏、颅内血肿及颅内感染等并发症。颅骨骨折按骨折部位分为颅盖骨折和颅底骨折；按骨折形态分为线性骨折和凹陷性骨折；按骨折是否与外界相通分为开放性骨折和闭合性骨折。

【发病机制】

颅骨有一定弹性和相当抗压缩、抗牵张的能力。当颅骨受到较大外力打击时，着力点局部会下陷变形外，整个颅腔也可随之变形。外力若只局限于使颅骨呈圆锥体内陷时，颅骨内板出现骨折而外板可弹回原位，保持完整性。内板骨折片可戳破硬脑膜，引起以后的头痛和外伤性癫痫，当时因病变局限常不被重视。若外力再大些，外板可断裂，形成凹陷性骨折。当外力使整个颅骨变形，受力面积较大时，可在较为薄弱的颞骨鳞部或颅底发生线形骨折。颅底骨折可撕裂硬脑膜而引起脑脊液外漏，由此可导致颅内感染。

【临床表现】

1. 颅盖骨折　以线性骨折最常见。骨折局部头皮压痛、肿胀，常伴局部骨膜下血肿，主要靠颅骨 X 射线摄片或 CT 扫描确诊。X 射线摄片可显示骨折片陷入颅内的深度，CT 有助于了解骨折情况和有无合并脑损伤。凹陷性骨折好发于额骨及顶骨，多为全层凹陷，成人凹陷性骨折多为粉碎性骨折，婴幼儿可呈"乒乓球凹陷样骨折"。若骨折片损伤脑的重要功能区，可有偏瘫、失语或局部癫痫等神经系统定位病征。

2. 颅底骨折　常为线性骨折，颅底部的硬脑膜与颅骨附着紧密，颅底骨折时易撕裂硬脑膜，产生脑脊液外漏。按其发生部位分为颅前窝、颅中窝和颅后窝骨折，临床表现可因累及穿越各骨孔的脑神经而表现出不同症状（表 12-1）。临床上常根据脑脊液外漏而确诊颅底发生了骨折。

表 12-1　颅底骨折的临床表现

骨折部位	脑脊液漏	瘀斑部位	可能累及的脑神经
颅前窝	鼻漏	眶周、球结膜下（"熊猫眼"征）	嗅神经、视神经
颅中窝	鼻漏和耳漏	乳突部（Battle 征）	面神经、听神经
颅后窝	无	乳突部、枕下部	少见

【治疗要点】

1. 单纯线性骨折　无须特殊处理，只需卧床休息，对症处理即可。伤后 24 h 可冷敷局部。

2. 凹陷性骨折　若在脑重要功能区表面，凹陷深度超过 1 cm，有脑受压者，应手术整复、摘除骨碎片。

3. 开放性骨折　如颅底骨折合并脑脊液漏时，必须使用抗生素及 TAT 预防感染；大部分漏在伤后 1~2 周自愈，若超过 4 周未愈，要行硬脑膜修补术。对伤后出现视力减退者，疑为骨折片或血肿压迫视神经，应在伤后 12 h 内行视神经探查减压术。

【护理评估】

1. 健康史　了解受伤过程，如暴力的性质、大小、方向和着力点等，了解患者当时

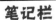

有无意识障碍及口鼻流血等情况,初步判断有无脑损伤,了解有无合并其他疾病。

2.身体状况 了解患者的症状和体征,判断伤情严重程度,确定有无发生脑脊液外漏。将口鼻流出物滴于白色滤纸上,若看到血迹外周有月晕样淡红色浸渍圈,即确定为脑脊液;也可用尿糖试纸测定,因脑脊液含糖而鼻腔分泌物不含糖。结合 X 射线和 CT 检查,确定骨折部位和性质,注意有无昏迷、局部症状及颅内压增高等表现。

3.心理-社会状况 患者常因头部损伤而表现焦虑、恐惧等心理反应,对病情预后会灰心,应充分评估。了解家属对疾病的认知及对患者的关心支持程度。

【常见护理诊断/医护合作性问题】

1.疼痛 与损伤和颅内压增高有关。

2.知识缺乏 缺乏有关脑脊液外漏的护理知识。

3.焦虑/恐惧 与担心颅脑损伤治疗效果有关。

4.潜在并发症 颅内出血、颅内压增高、颅内感染等。

【护理措施】

1.预防颅内感染 为颅底骨折合并脑脊液漏的护理重点。

(1)保持清洁 保持耳道、鼻腔、口腔清洁,每天 2~3 次清洁、消毒,但不可滴药和冲洗。

(2)抬高头部促进漏口封闭 采取床头抬高30°,患侧卧位,维持这种体位至脑脊液漏愈合后 3~5 d,以后可变换为其他体位。

(3)观察脑脊液漏出量 放置干棉球于外耳道、鼻前庭,但不可填塞,渗湿后及时更换,统计棉球的数量,估计脑脊液的漏出量。

(4)预防颅内压增高因素 告知患者避免打喷嚏、用力咳嗽、擤鼻涕、用力排便等,避免颅内压突然升降导致气颅或脑脊液逆流。

(5)操作禁忌 有脑脊液漏者,禁止腰穿;脑脊液鼻漏者,禁止鼻饲、经鼻吸痰或行鼻导管给氧等。

(6)预防给药 遵医嘱预防性应用抗生素和破伤风抗毒素。

2.观察病情 观察有无体温升高、头痛等感染征象。骨折合并脑组织、脑血管损伤或脑水肿时,患者还可有癫痫、颅内压增高、脑疝等症状出现。脑脊液漏可推迟颅内压增高症状出现的时间,故患者一旦出现症状,提示病情已较重,救治困难。因此,应严密观察意识状态、生命体征、瞳孔及肢体活动等情况,及时发现颅内压增高及脑疝征象。

3.心理护理 指导患者正确面对已经发生的疾病,帮助调整心态,使其配合治疗。

4.健康教育 指导患者如何摆放体位和预防颅内感染;告知患者勿挖鼻、抠耳,勿用力排便、咳嗽、擤鼻涕或打喷嚏等,以防引起颅内感染。若有颅骨缺损,告知其如何保护头颅,伤后半年左右可行颅骨成形术。

三、脑损伤

脑损伤是指脑膜、脑组织、脑血管及脑神经在收到外力作用后所发生的损伤。

根据伤后脑组织是否与外界相通分为开放性和闭合性脑损伤。前者多为锐器或火器所致,常伴头皮裂伤、颅骨骨折和脑膜破裂,可有脑脊液漏;后者多为钝器伤或间接暴力所致,脑膜完整,无脑脊液漏。

根据伤后病理改变的先后分为原发性和继发性脑损伤。原发性脑损伤是指暴力作用于头部后随即发生的脑损伤,主要有脑震荡、脑挫裂伤等;继发性脑损伤是指头部受伤一段时间后出现的脑部病变,主要有脑水肿和颅内血肿等。

脑损伤常是多种应力的共同结果。脑损伤机制按照暴力作用于头部的方式不同分为:直接损伤、间接损伤和旋转损伤。直接损伤是外力直接导致颅骨变形,使头颅产生加速或减速运动,或直线性或旋转性运动,脑组织受到压迫、牵拉、滑动及负压吸附等多种应力后发生的损伤;间接损伤是暴力作用于身体其他部位后传导至头部造成的脑损伤;旋转损伤是外力作用方向没有通过头部轴心,而使头颅沿其他轴线做旋转运动,脑组织在颅内发生急速移位,与颅底发生摩擦或与大脑镰、小脑幕牵拉作用而发生多处损伤。通常将受力侧的脑损伤称为冲击伤,其对侧损伤称为对冲伤。

开放性脑损伤除受伤原因、有创口、可发生失血性休克、易导致颅内感染、需要清创外,其他与闭合性脑损伤无大区别,故本节以闭合性脑损伤为代表介绍。

(一)脑震荡

脑震荡是指头部受暴力作用后,呈现的一过性脑功能障碍。无肉眼可见的神经病理改变,是最常见的轻度原发性脑损伤。

【临床表现】

患者在伤后立即出现短暂的意识障碍,持续数秒或数分钟,一般不超过 30 min,同时伴皮肤苍白、出汗、血压下降、生理反射迟钝或消失等症状。患者清醒后多不能回忆起伤前及当时的情况,称为逆行性遗忘。常有头痛、头昏、恶心、呕吐等症状。神经系统检查无阳性体征;脑脊液检查及 CT 检查均无阳性发现。

【治疗要点】

无须特殊治疗,一般卧床休息 1~2 周即可完全恢复。必要时可给予镇静、镇痛药物。对少数神经官能症症状持续时间较长者,可给予心理治疗。

(二)脑挫裂伤

脑挫裂伤为脑实质性损伤,包括脑挫伤和脑裂伤。前者是指脑组织遭受破坏较轻,软脑膜完整;后者是指软脑膜、血管和脑组织均有破裂,并伴外伤性蛛网膜下腔出血。临床上两者常同时并存,又不易清晰区别,故常合称脑挫裂伤。

【病理】

损伤主要发生在大脑皮质,可单发,也可多发,好发于额极、颞极及其基底面。脑挫裂伤后会继发出现脑水肿和血肿形成,这比脑挫裂伤本身更具有临床意义。脑水肿早期多属于血管源性,随后因缺血、缺氧和脑细胞直接损害,可发生细胞毒性脑水肿。伤后 3~7 d 内脑水肿发展到高峰,此期间易出现颅高压,甚至脑疝。伤情轻者,脑水肿可逐渐消退,日后伤灶形成的瘢痕、囊肿或与硬脑膜粘连,则成为外伤性癫痫的其中一个原因。蛛网膜若与软脑膜发生粘连,会影响脑脊液循环,形成外伤性脑积水。广泛的脑挫裂伤可在数周以后形成外伤性脑萎缩。

【临床表现】

1. 意识障碍　是最突出的症状。伤后立即出现昏迷,其程度和持续时间与损伤程度、范围直接相关,绝大多数在半小时以上,严重者可表现为长期昏迷。

2.局灶症状和体征　依损伤程度和部位而不同,如在功能区,可立即出现相应症状和体征。如失语、失聪、锥体束征、偏瘫等。若损伤发生于如额、颞叶前端等"哑区",可无局灶症状和体征。

3.头痛、呕吐　与颅内压增高、自主神经功能紊乱及外伤性蛛网膜下腔出血等有关。

4.颅内压增高与脑疝　由颅内血肿或脑水肿所致。表现为颅高压"三主征"、意识障碍和瞳孔改变,同时可伴有血压升高、心率缓慢及锥体束征等体征。

5.原发性脑干损伤症状　表现为严重的生命体征紊乱,呼吸节律不齐、心率及血压明显波动,体温升高等。原发性脑干损伤是脑挫裂伤中最严重的特殊类型,常与弥散性脑损伤并存。表现为伤后即出现昏迷,且程度深、持续时间长;两侧瞳孔改变;四肢肌张力增高、中枢性瘫痪、病理反射阳性等锥体束征,"去大脑强直"等;还可有中枢性高热和消化道出血。

【辅助检查】

CT为首选的检查方法。可了解脑挫裂伤的部位、范围及脑水肿的程度、有无血肿形成等,还可借以了解有无脑室受压和中线结构移位等情况。也可用MRI检查。

【治疗原则】

脑挫裂伤一般以非手术治疗为主,目的是减轻脑损伤后的病理生理反应和预防并发症。

1.非手术治疗

(1)一般处理　①静卧休息,床头抬高15°～30°,宜取侧卧位;②保持呼吸道通畅,对严重脑损伤者做气管切开或气管内插管辅助呼吸;③对症处理,如镇静、止痛、抗癫痫等,但禁用吗啡和哌替啶;④遵医嘱使用抗生素预防感染;⑤营养支持,维持水、电解质和酸碱平衡。

(2)加强病情观察　定期观测生命体征、意识状态、瞳孔变化及肢体活动情况,及时发现和有效处理颅高压症状和脑疝等并发症。

(3)防治脑水肿　是治疗脑挫裂伤的关键环节。包括应用脱水剂、利尿剂、激素、过度换气、给氧、严格限制入水量、冬眠低温疗法等。

(4)应用神经营养药物　如三磷酸腺苷(ATP)、辅酶A、细胞色素C等,供应能量,改善细胞代谢,促进脑细胞功能恢复。

2.手术治疗　当非手术治疗无效、颅内压持续增高并出现脑疝迹象时,可行脑减压术或局部病灶清除术。

(三)颅内血肿

颅内血肿是临床上很常见的危险却又可逆的继发性脑损伤。血肿直接压迫脑组织,常引起局灶性脑功能障碍和颅内压增高等病理改变,若未得到及时处理,可致脑疝而危及生命。

【病因分类】

根据血肿的来源和部位分为硬脑膜外血肿(epidural hematoma,EDH)、硬脑膜下血肿(subdural hematoma,SDH)和脑内血肿(intracerebral hematoma,ICH)3种(图

12-4)。

根据发病急缓分为急性型(<3 d内出现症状)、亚急性型(3 d～3 周出现症状)和慢性型(>3 周出现症状)3 种。

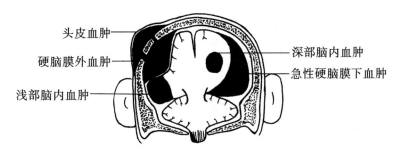

图 12-4　颅内血肿

【临床表现及辅助检查】

1. 硬脑膜外血肿　出血积聚于颅骨与硬脑膜之间,与颅骨损伤有密切关系。临床症状取决于血肿部位和扩张速度。

(1)意识障碍　典型的 EDH 意识障碍表现为原发性意识障碍经过"中间清醒期"后再度出现意识障碍,并进行性加重。原发性意识障碍由原发性脑损伤直接导致,再度意识障碍则是血肿致颅压增高和脑疝产生的症状。"中间清醒期"为数小时或更长,但很少超过 24 h。若原发性脑损伤较重或血肿形成较快,也可无"中间清醒期",而表现为意识障碍进行性加重。少数患者早期可无昏迷,而在血肿形成引起脑疝后才出现昏迷。

(2)颅内压增高及脑疝表现　一般成人若出现幕上血肿大于 20 mL,幕下血肿大于 10 mL 时,即可引起颅内压增高症状,即头痛、呕吐、视神经盘水肿,患侧瞳孔先缩小后扩大,对光反射迟钝或消失。幕上血肿者大多先经历小脑幕切迹疝,后合并枕骨大孔疝,故意识障碍和瞳孔改变之后可出现严重的呼吸循环障碍。幕下血肿者可直接发生枕骨大孔疝,较早发生呼吸骤停。

(3)CT 检查　可显示颅骨内板与脑表面之间有双凸镜形或弓形密度增高影,常伴颅骨骨折和颅内积气。

2. 硬脑膜下血肿　出血积聚在硬脑膜下腔,是最常见的颅内血肿。

(1)急性和亚急性硬脑膜下血肿　多见于额颞部,常继发于对冲性脑挫裂伤,出血多来自挫裂的脑实质血管。症状类似硬脑膜外血肿,但脑实质损伤较重,原发性昏迷时间长,"中间清醒期"不很明显,颅高压和脑疝征象常在 1～3 d 内进行性加重。

(2)慢性硬脑膜下血肿　出血来源及发病机制尚不完全清楚。好发于老年人,大多有轻微头部外伤史,有的患者伴有脑萎缩、血管性或出血性疾病。由于致伤外力小,出血缓慢,患者可有慢性颅高压表现,如头痛、恶心、呕吐和视神经盘水肿等,并有间歇性神经定位体征,有时也可有智力下降、记忆力减退和精神失常。

(3)CT 检查　急性硬脑膜下血肿显示为颅骨内板与脑组织表面之间有高密度、等密度或混合密度的新月形或半月形影;慢性硬脑膜下血肿显示为颅骨内板下低密度

笔记栏

的新月形、半月形或双凸镜形影。

3.脑内血肿 出血积聚在脑实质内,有浅部和深部血肿两种类型。浅部血肿出血来自脑挫裂伤灶,多伴有颅骨凹陷性骨折或严重的脑挫裂伤,好发于额颞叶,常与硬脑膜下和硬膜外血肿并存。深部血肿多见于老年人,因脑受力变形或剪力作用使深部血管撕裂所致,血肿位于白质深处,脑表面可无明显挫伤。

(1)症状和体征 主要表现为意识障碍进行性加重,与急性硬脑膜下血肿相似,若血肿累及重要脑功能区,可出现偏瘫、失语、癫痫等局灶症状。有颅高压和脑疝的症状体征。

(2)CT检查 显示脑挫裂伤灶附近或脑深部白质内有圆形或不规则高密度血肿影,周围有低密度水肿区。

【治疗原则】

一经确诊,立即手术,进行颅内血肿清除。

(四)脑损伤护理

脑损伤患者病情变化多样,护理的目标在于:为脑功能恢复创造条件,预防和治疗多种并发症,保全生命,争取最大程度的康复。

【护理评估】

1.健康史及相关因素 详细了解受伤经过,如暴力性质、大小、方向、速度和身体状况,有无意识障碍及程度和持续时间,有无中间清醒期、逆行性遗忘,有无恶心、呕吐、头痛等症状,有无口鼻耳流血和脑脊液外漏。了解及急救情况及既往健康状况。

2.护理体检 结合X射线、CT、MRI等检查结果判断损伤的类型和严重程度,评估伤后的症状和体征,确定是开放性还是闭合性损伤,了解有无局灶症状及颅内压增高征象,了解患者生命体征、意识状况、瞳孔及神经系统体征的动态变化,确定脑损伤是原发性还是继发性,了解患者的营养状况和自理能力等。

3.心理和社会支持状况 了解患者及家属对颅脑损伤及其功能恢复的心理反应,了解家属对患者的关心程度和支持能力。

【常见护理诊断/医护合作性问题】

1.意识障碍 与脑损伤、颅内压增高有关。

2.清理呼吸道无效 与意识障碍有关。

3.营养失调:低于机体需要量 与呕吐、长期不能进食有关。

4.焦虑、恐惧 与脑损伤和担心治疗效果有关。

5.潜在并发症 颅内压增高、脑疝、癫痫、感染、压疮、废用综合征等。

【护理措施】

1.紧急救护

(1)保持呼吸道通畅 抢救时应马上将患者置于平卧位,头偏向一侧,或侧卧位,迅速清理口鼻分泌物、血液、呕吐物等;必要时可放置口咽通气道或行气管切开;若有舌后坠,应托起下颌;禁用吗啡止痛,因可引起呼吸抑制。

(2)包扎伤口 若为开放性脑损伤有脑组织外露,应在伤口周围垫以消毒纱布卷保护,再做适当包扎,以避免局部脑组织受压。

(3)控制出血,防治休克　局部加压包扎止血;若出现休克征象,应安置患者平卧位,遵医嘱补充血容量,注意保暖,同时协助医师检查是否合并有多发性骨折、内脏破裂等。

(4)做好记录　准确记录受伤经过、初期检查发现、急救处理经过及生命体征、意识、瞳孔、肢体活动等情况,供进一步处理时参考。

2.病情观察　颅脑损伤病情重,变化快,应动态观察病情,尤其意识、生命体征、瞳孔、锥体束征等的变化、颅高压症状,及时发现继发性脑损伤;有条件者进行颅内压监测,及早发现颅高压危象或脑疝。其中意识状态是最重要的观察指标。

(1)意识　意识障碍是脑损伤最常见的症状。意识障碍的程度可反映脑损伤的程度;其出现的早晚及有无加重是判断原发和继发脑损伤的依据。

临床上现对于意识障碍的分级方法不一,常见的有两种:

1)传统方法　将意识状态分为清醒、模糊、浅昏迷、昏迷和深昏迷5级(表12-2)。

表12-2　一般意识障碍分级法

意识状态	语言刺激反应	疼痛刺激反应	生理反应	大小便能否自理	配合检查
清醒	灵敏	灵敏	正常	能	能
模糊	迟钝	不灵敏	正常	有时不能	尚能
浅昏迷	无	迟钝	正常	不能	不能
昏迷	无	无防御	减弱	不能	不能
深昏迷	无	无	无	不能	不能

2)Glasgow昏迷评分法　即评定患者睁眼、语言及运动反应三项,以三者得分之和判断意识状态。最高15分,表示意识清醒,8分以下为昏迷,最低3分,分数越低,表明意识障碍越严重(表12-3)。

表12-3　Glasgow昏迷评分法

睁眼反应	评分	语言反应	评分	运动反应	评分
自动睁眼	4	回答正确	5	遵命动作	6
呼唤睁眼	3	回答错误	4	*定痛动作	5
痛时睁眼	2	吐词不清	3	*肢体回缩	4
不能睁眼	1	只发音	2	*异常屈曲	3
		不能发音	1	*无动作	1

*痛刺激时肢体出现的运动反应

(2)生命体征　脑损伤后可出现持续的生命体征紊乱。观察的顺序是先呼吸,次脉搏,再血压,最后体温,以防止患者受刺激后出现躁动而影响观察结果的准确性。

早期,由于组织创伤反应,可出现中等程度发热,为吸收热;若间脑或脑干损伤,可导致体温调节功能紊乱,出现体温不升或中枢性高热;若伤后马上发生高热,多为视丘下部或脑干损伤;伤后数天体温升高,常提示有感染性并发症。

若出现血压上升、脉搏缓慢而有力、呼吸深而慢,常提示急性颅内压增高,应警惕颅内血肿或脑疝。若患者呼吸缓慢不规则,或出现叹息样呼吸,表明病情恶化,突然发生呼吸停止,应怀疑枕骨大孔疝。若闭合性脑损伤者出现失血性休克征象,应考虑内脏出血如脾破裂、消化道出血等。

(3)瞳孔 密切注意观察瞳孔大小、形态、对光反射、眼球位置和活动情况,并做两侧对比。正常瞳孔等大等圆、在自然光线下直径 3 ~ 4 mm,直接和间接反射灵敏。若伤后立即出现一侧瞳孔散大,考虑原发性动眼神经损伤;伤后一侧瞳孔先缩小,继之进行性散大,伴对侧肢体瘫痪、意识障碍,提示脑受压和脑疝;双侧瞳孔都散大、直接间接反应均消失、眼球固定,伴深昏迷或去大脑强直,多为原发性脑干损伤或临终表现;双侧瞳孔大小多变、光反应消失,伴眼球分离,多为中脑损伤所致。另外,注意有些药物也可引起瞳孔变化,如吗啡可使瞳孔缩小,阿托品可使瞳孔散大。

(4)锥体束征 伤后若立即出现一侧上下肢运动障碍,且相对稳定,多为对侧大脑皮质运动区损伤所致。伤后一段时间出现的一侧肢体运动障碍且进行性加重,多为幕上血肿引起的小脑幕切迹疝使中脑受压、锥体束受损所致。

(5)颅内压监护 有条件者可做颅内压的监护,时间一般不超过 1 周,监护期间应严格无菌操作,防止发生感染。成人颅内压持续超过 200 mmH$_2$O 为增高,200 ~ 270 mmH$_2$O 为轻度增高,270 ~ 530 mmH$_2$O 为中度增高,530 mmH$_2$O 以上为重度增高。颅内压若持续重度增高,提示预后较差,进行性增高,提示有引发脑疝的可能。

(6)其他 如脑脊液漏、头痛等,还应注意 CT 检查结果的变化。

3. 昏迷患者的护理 脑损伤患者常有不同程度的意识障碍,对于昏迷患者应注意以下方面:

(1)保持呼吸道通畅 及时清除呼吸道分泌物,呕吐时将头转向一侧,防止发生误吸;深昏迷患者应抬起下颌或放置口咽通气道,避免舌后坠引起的呼吸受阻;对行气管插管或气管切开患者,做好相关护理。

(2)采取合适体位 脑水肿患者,抬高床头 15° ~ 30°,维持头与脊柱同一直线上,以促进脑静脉回流;深昏迷患者宜取侧卧位或侧俯卧位,以利于口腔内分泌物的排出。

(3)营养支持 创伤后的应激反应使机体处于高分解代谢状态,营养支持很有必要。早期可采用肠外营养,肠蠕动恢复后,逐步过渡至肠内营养。

(4)预防并发症 昏迷患者长期卧床可引起多种并发症,如压疮、尿路感染、肺部感染、暴露性角膜炎、关节挛缩、肌萎缩等,应加强观察与护理。

4. 躁动的护理 对躁动患者应适当加以约束和保护,以防发生意外损伤,同时应积极查找原因,如颅内压增高、缺氧、膀胱过度充盈、排便反射及冷、热、饥饿等均可引起躁动,应行对因处理。不可盲目使用镇静剂,以防掩盖病情,也不要做强制性约束,以免患者挣扎导致颅内压进一步增高。值得注意的是患者由躁动转为安静或由安静变为躁动,均提示病情有变化。

5. 并发症护理 对于颅内压增高和脑疝、蛛网膜下腔出血、外伤性癫痫及消化道应激性溃疡出血等并发症遵医嘱给予相应处理。

6. 手术护理

(1)手术前护理 严密观察病情变化,在积极采取降颅压措施的同时,尽快做好急症手术准备,包括局部皮肤准备、交叉配血、药敏试验、麻醉前用药等。

（2）手术后护理　同脑挫裂伤,还应注意以下几点:

1）病情观察　①定时测量生命体征,观察瞳孔、意识、肢体活动等情况,注意保持呼吸道通畅,判断颅内血肿清除后的效果及有无术后血肿复发征象;②必要时进行颅内压、心电和血氧饱和度监护;③记录液体出入量。

2）卧位　安置床头抬高 15°～30°卧位,以利于颅内静脉引流,减轻术后脑水肿。

3）脑室引流管护理　脑室引流是经侧脑室穿刺或于手术结束前将引流管放入侧脑室将脑脊液引流至体外。安置患者于平卧位或头低脚高患侧卧位,引流袋低于创腔 30 cm,保持引流管通畅,观察引流液的性质和量,保持引流管口处敷料清洁、干燥,更换时注意无菌操作。一般引流 3 d 左右,CT 检查证实血肿消失,即可拔管。

4）对症护理　头痛、躁动、发热是术后患者的常见问题,给予对症处理。

5）营养与补液　一般手术,术后第 1 天可进流质,第 2～3 天给半流质,逐渐过渡到普通饮食;较大手术或全麻术后,应禁食 1～2 d,待病情稳定后逐步进食,禁食期间给予静脉补液;术后长期昏迷者,可采用鼻饲及静脉营养支持。为避免术后有脑水肿加重,每天补液量应限制在 2 000 mL 以内,其中生理盐水不超过 500 mL;因使用脱水剂、气管切开、脑室引流、呕吐、高热等可引起的体液丢失,故应注意补液量的调节,以维持水、电解质平衡。

【健康教育】

1. 心理指导　告知患者及家属脑损伤后恢复需要一定的时间,除促进脑功能恢复的药物应用外,患者的自我锻炼和康复很重要,在恢复期间,可有头痛、耳鸣、记忆力减退等症状,可随着时间延长逐渐减轻或消失。另外,家属的情绪支持也很重要,可通过暗示、例证和权威性疏导等方式,指导家属使患者尽可能多的感受到自己是被关怀的、有支持的。

2. 加强安全意识教育　外伤性癫痫患者,应按时服药,症状完全控制后,还需坚持服药 1～2 年,不可单独外出、登高、游泳等。防止意外伤害。

3. 康复训练　脑外伤遗留的语言、运动和智力障碍,伤后 1～2 年内有部分恢复的可能,制订康复计划,进行废损功能训练,尽可能改善患者的生活自理能力和社会适应能力。

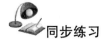 问题分析与能力提升

患者李某,男性,43 岁,骑自行车被汽车撞倒,头部着地,当即昏迷约 10 min,醒后诉头痛,在运送过程中呕吐 2 次,为胃内容物。体格检查:T 37 ℃,R 16 次/min,P 84 次/min,BP 110/70 mmHg。嗜睡状,呼唤时睁眼,回答问题正确。右颞部头皮触及 4 cm×5 cm 血肿,右耳后乳突区有瘀斑,双侧瞳孔等圆等大,直径约 2.5 mm,对光反应灵敏,双眼底视神经盘无水肿,右耳道流血性液体。脑神经检查无异常,四肢肌张力稍增高,病理反射未引出。CT 检查提示颅底骨折。医生嘱安静休息,观察病情变化。

讨论:①该患者的护理要点有哪些? ②该患者应从哪几方面进行观察,如何观察? ③患者出现哪些表现提示发生硬脑膜外血肿?

同步练习

1. 颅内压增高患者三主征是　　　　　　　　　　　　　　　　　　　　　　　（　　）

　　A. 头痛、呕吐、眩晕　　　　　　B. 头痛、呕吐、视神经盘水肿　　　C. 头痛、呕吐、昏迷

笔记栏

D. 高热、呕吐、视神经盘水肿　　　E. 高热、头痛、呕吐

2. 颅内压增高的严重后果是　　　　　　　　　　　　　　　　　　　（　　）

　　A. 脑疝形成　　　　　　　　B. 脑卒中　　　　　　　　C. 脑血肿

　　D. 脑干缺氧　　　　　　　　E. 脑水肿

3. 小脑幕切迹疝患者瞳孔变化及肢体瘫痪的特点是　　　　　　　　　（　　）

　　A. 病变同侧瞳孔变化及同侧肢体瘫痪　　B. 病变同侧瞳孔变化及对侧肢体瘫痪

　　C. 病变对侧瞳孔变化及同侧肢体瘫痪　　D. 病变对侧瞳孔变化及对侧肢体瘫痪

　　E. 双侧瞳孔变化及对侧肢体瘫痪

4. 颅脑手术后留置脑室引流,每日引流量不宜超过　　　　　　　　　（　　）

　　A. 600 mL　　　　　　　　　B. 500 mL　　　　　　　　C. 400 mL

　　D. 300 mL　　　　　　　　　E. 250 mL

5. 不符合枕骨大孔疝表现的是　　　　　　　　　　　　　　　　　　（　　）

　　A. 剧烈头痛　　　　　　　　B. 反复呕吐　　　　　　　C. 意识改变出现早

　　D. 无瞳孔改变　　　　　　　E. 呼吸骤停发生早

6. 急性硬脑膜外血肿患者意识障碍的典型表现是　　　　　　　　　　（　　）

　　A. 短暂昏迷　　　　　　　　B. 中间清醒期　　　　　　C. 持续昏迷

　　D. 昏迷程度时重时轻　　　　E. 昏迷进行性加重

7. 以下不符合脑震荡的表现是　　　　　　　　　　　　　　　　　　（　　）

　　A. 昏迷 30 min 以上　　　　　B. 有逆行性遗忘　　　　C. 清醒后可出现头痛、恶心症状

　　D. 神经系统检查无阳性体征　　E. CT 检查颅内无异常发现

8. 患者,男性,60 岁,颅内压升高,医嘱给予输注 20% 甘露醇 250 mL,输注时间至多　　　（　　）

　　A. 10 min　　　　　　　　　B. 30 min　　　　　　　　C. 60 min

　　D. 90 min　　　　　　　　　E. 120 min

9. 患者,女性,33 岁,被汽车撞倒,头部受伤,唤之睁眼,回答问题错误,检查时躲避刺痛,其格拉斯哥昏迷评分为　　　　　　　　　　　　　　　　　　　　　　　　　　　　　　　（　　）

　　A. 15 分　　　　　　　　　　B. 12 分　　　　　　　　C. 11 分

　　D. 8 分　　　　　　　　　　 E. 5 分

10. 患者,女性,58 岁,因颅内压增高,头痛逐渐加重,行腰椎穿刺脑脊液检查后突然呼吸停止,双侧瞳孔直径 2 mm,以后逐渐散大,血压下降,该患者最可能出现了　　　　　　　　（　　）

　　A. 小脑幕切迹疝　　　　　　B. 枕骨大孔疝　　　　　　C. 大脑镰下疝

　　D. 脑干缺血　　　　　　　　E. 脑血管意外

11. 患者,女性,56 岁,因脑肿瘤、颅内压增高,行脑室引流术后 3 h,引流管无脑脊液流出,不正确的处理方法是　　　　　　　　　　　　　　　　　　　　　　　　　　　　　　（　　）

　　A. 将引流瓶(袋)降低　　　　B. 报告医师　　　　　　　C. 将引流管轻轻旋转

　　D. 生理盐水冲洗　　　　　　E. 必要时换管

12. 患者,男性,30 岁,头部外伤急诊来院。体检意识不清,面色青紫,有痰鸣音,CT 检查显示脑内血肿。其护理要点是　　　　　　　　　　　　　　　　　　　　　　　　　　（　　）

　　A. 病情观察　　　　　　　　B. 做好术前准备　　　　　C. 保持呼吸道通畅

　　D. 通知医生进行急救　　　　E. 药物治疗

（赵江瑞）

第十三章
颈部疾病患者的护理

学习目标

1. 掌握:常见甲状腺疾病的症状、体征、护理诊断和护理措施。
2. 熟悉:常见甲状腺疾病的处理原则和辅助检查、颈部肿块的病因和临床表现。
3. 了解:常见甲状腺疾病的分类、病因和病理生理变化。

第一节 甲状腺疾病患者的护理

(一)甲状腺功能亢进患者的护理

甲状腺功能亢进(简称甲亢),是由多种因素引起血液中甲状腺激素水平异常增高,作用于全身组织,所导致的高代谢状态的临床综合征。

甲状腺合成、储存和分泌甲状腺素。甲状腺素包括三碘酪氨酸(T_3)和四碘酪氨酸(T_4)两种,其中90%为T_4,10%为T_3。其主要作用:①促进人体新陈代谢;②增加热量;③促进生长发育。

【病因及分类】

按其发病原因可分为原发性甲亢、继发性甲亢、高功能腺瘤三种。

1.原发性甲亢 临床最常见,好发于20~40岁的女性,在甲状腺肿大的同时出现功能亢进症状,常伴有眼球突出,又称突眼性甲状腺肿。本节以此病为例重点介绍。

2.继发性甲亢 较少见。患者年龄多在40岁以上。常继发于结节性甲状腺肿的基础之上多年以后出现甲亢症状,无眼球突出,容易发生心肌损害。

3.高功能腺瘤 少见。甲状腺内有单发的自主高功能结节。无眼球突出。

目前多数学者认为原发性甲亢是一种自身免疫性疾病。

【临床表现】

1.高代谢症状 主要表现为烦躁、易怒、怕热多汗、失眠、无力、易疲劳、消瘦、手足震颤等,心率增快、脉压增大尤为重要,常可作为判断病情轻重和疗效的重要指标。

2.甲状腺肿大 出现不同程度的弥漫性、对称性肿大,表面光滑,质地柔软,无压痛。重症患者可触及震颤或听到血管杂音,为本病重要体征(图13-1)。

3.突眼征 双侧眼球突出、眼裂增宽,严重时上下眼睑闭合困难(图13-2)。

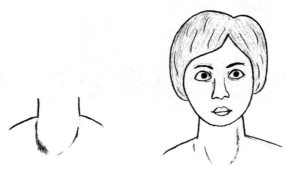

图 13-1 甲状腺肿大   图 13-2 突眼征

【辅助检查】

1.基础代谢率(BMR)测定 需在清晨空腹静卧时进行。常用计算公式:BMR(%)=脉率+脉压(mmHg)−111。正常值为±10%,+20%～+30%为轻度甲亢,+30%～+60%为中度甲亢,+60%以上为重度甲亢。

2.甲状腺摄^{131}I率测定 正常甲状腺24 h内摄取的^{131}I量为人体总量的30%～40%。如果2 h内甲状腺摄取的^{131}I量超过总量的25%,或在24内超过总量的50%,且吸^{131}I高峰前移,可诊断为甲状腺功能亢进。

3.血清T_3、T_4测定 甲亢患者血清T_3可高于正常值4倍,T_4可高于正常值2.5倍,T_3测定更有价值。游离T_3(FT_3)、游离T_4(FT_4)均增高,较T_3、T_4更准确,是临床诊断甲亢的首选指标。

4.其他 B超检查、X射线检查、心电图检查、血清钙磷测定等可协助诊断。

【治疗原则】

甲状腺大部分切除术仍是目前治疗中度以上甲亢的有效方法。

1.适应证 ①中度以上原发性甲亢;②继发性甲亢和高功能腺瘤;③有恶变者;④有明显压迫症状或胸骨后甲状腺肿者;⑤内科治疗无效或复发者;⑥妊娠早、中期甲亢患者且具有上述指征者。

2.禁忌证 ①症状较轻者;②青少年患者;③老年患者或有严重器质性病变不能耐受手术者;④未实施或未完成术前药物准备者。

【护理评估】

1.健康史 ①询问发病前有无感染、损伤、劳累、精神刺激等情况发生;②了解有无甲状腺疾病病史;③询问病情变化经过。

2.身体状况 ①有无食量、体重、情绪的变化;②心率、血压是否正常,有无眼球突出等;③了解基础代谢率、血清甲状腺素水平等检查结果;④术后注意观察并发症的发生,及时评价治疗效果。

3.心理-社会状况 甲亢患者交感神经兴奋性增高,患者易怒、敏感多疑等社交障碍。颈部肿块压迫时常出现焦虑不安。当需手术时,更易产生恐惧,甚至不合作,拒绝手术。

【常见护理诊断/医护合作性问题】

1. 营养不良　与代谢率增高有关。

2. 焦虑　与神经系统功能亢进,担心手术和预后有关。

3. 有受伤风险　与突眼及甲状腺肿大有关。

4. 潜在并发症　甲状腺危象,甲状腺功能亢进性心脏病,呼吸困难,窒息,喉返神经损失,喉上神经损失,手足抽搐等。

【护理措施】

1. 术前护理

(1)病情观察　观察患者生命体征、体重变化、突眼症状和甲状腺肿大程度。

(2)一般护理　①提供安静适宜的休息环境,重症患者提供单人病室,绝对卧床休息,必要时可遵医嘱给予镇静或催眠药物;②睡眠时垫高枕头侧卧,减轻肿大的甲状腺对气管的压迫;③提供高热量、高蛋白、高维生素饮食,多饮水,忌食海带、紫菜等含碘丰富食物,忌咖啡、茶叶等兴奋性饮料;④术前教会患者练习颈过伸体位,指导患者深呼吸、有效咳嗽。

(3)完善术前各项检查　颈部 X 射线摄片,喉镜检查,心电图检查,B 超检查,血清钙、磷测定,血常规、出凝血时间检查,肝、肾功能检查等。

(4)术前药物准备　是术前准备的关键。先用硫氧嘧啶类药物,控制甲亢症状。待甲亢症状基本控制后,停服药物,改服碘剂。常用复方碘化钾溶液(又称卢戈溶液),每次 3 滴开始,每日 3 次口服,逐日递增 1 滴,至每次 16 滴维持到手术日。服用碘剂一般不超过 3 周。当患者情绪稳定,体重增加,睡眠好转,心率稳定在 90 次/min 以下,BMR 低于+20%,腺体缩小变硬,即可手术。

对常规服用硫氧嘧啶类药物和碘剂效果不佳、无效或过敏者,可单用普萘洛尔或合用碘剂,每 6 h 服用 20~60 mg,一般 4~7 d 即可达到术前准备要求。

(5)注意保护眼睛　点眼药水,佩戴眼罩,外出时戴墨镜。

(6)心理护理　①关爱患者多与其交流,改善患者的人际关系;②保持患者情绪稳定,消除其顾虑和恐惧;③必要时给予镇静或安眠药物。

2. 术后护理

(1)一般护理　①体位:麻醉清醒后取半卧位,便于呼吸和引流。②饮食:麻醉清醒后,先给少量温水,若无呛咳、误咽等不适,可进流质饮食,逐渐给半流质,高热量、高蛋白、高维生素饮食。③病床旁常规准备清创缝合包和气管切开包备用。

(2)病情观察　①密切监测患者生命体征;②观察患者伤口渗血、渗液情况;③保持呼吸道畅通,协助排痰;④了解发音情况;⑤及时发现并发症。

(3)碘剂应用　术后继续使用复发碘化钾溶液,每日 3 次,每次 16 滴开始,逐日递减 1 滴,至每次 3 滴,每日 3 次为止。

(4)并发症观察及护理

1)呼吸困难和窒息　多见于手术后48 h 内,是最危急的并发症。①常见病因:血肿压迫、喉头水肿、气管塌陷、分泌物堵塞、喉返神经双侧损失等。②处理:切口内血肿压迫气管者,立即床旁拆除缝线,清除血肿,重新止血缝合;喉头水肿者,立即给予肾上腺皮质激素及雾化吸入;气管塌陷者,可手术悬吊固定气管;分泌物堵塞者,应及时清除,必要时可行气管插管或气管切开;双侧喉返神经损失者,立即气管插管或气管切开,再行神经修复。

2)甲状腺危象　多发生于术后 12～36 h,是最严重的并发症。①常见病因:甲状腺危象多因术前准备不充分、甲亢症状未很好控制或手术应激引起。②主要表现:高热、烦躁、脉快而弱(>120 次/min)、血压增高、恶心呕吐、腹泻,甚至昏迷,若不及时抢救,可危及生命。③处理:绝对卧床休息,避免一切刺激;物理或药物降温,维持正常体温;冬眠疗法;持续吸氧;维持水电解质平衡,维持酸碱平衡;使用糖皮质激素、碘剂。

3)喉返神经损伤　①常见病因:术中钳夹、牵拉、缝扎或切断喉返神经。②主要表现:若单侧喉返神经损伤,患者表现声音嘶哑或发音困难,若双侧同时损伤,患者表现呼吸困难甚至窒息。③处理:一侧损伤,可由对侧代偿,后经针灸、理疗等多可好转;双侧损伤需行手术修复。

4)喉上神经损伤　①主要表现:喉上神经分内、外两支,内支主管咽喉部感觉功能,若损伤则进食易发生误咽、呛咳;外支主管运动,若损伤则患者环甲肌瘫痪,声带松弛,音调降低。②处理:喉上神经损伤一般经针灸、理疗后可恢复。

5)手足抽搐　多发生于术后 1～4 d。①常见病因:术中挤压或误切甲状旁腺而至低钙抽搐。②主要表现:手足抽搐、口唇麻木,重者喉肌和膈肌痉挛、呼吸困难。③处理:应立即缓慢静脉注射 10% 葡萄糖酸钙 10～20 mL,以解除痉挛。饮食应注意限磷补钙。

【护理措施】

1.鼓励患者早期下床活动,保护头颈部。

2.保持患者情绪稳定,心情愉快,维持充足睡眠。

3.劳逸结合,合理膳食,促进各器官功能康复。

4.加强颈部功能锻炼,防止瘢痕挛缩。

5.指导患者术后用药及有关并发症的防护。

(二)单纯性甲状腺肿患者的护理

单纯性甲状腺肿是多种原因引起的甲状腺素合成障碍,不伴有甲状腺功能亢进或减退的代偿性甲状腺肿大。由于机体缺乏足够的甲状腺素,反馈性引起垂体促甲状腺素(TSH)分泌增高,刺激甲状腺增生与代偿性肿大。女性多见,根据临床观察,可分为地方性和生理性两类。

【病因】

1.碘缺乏　最常见。高原、山区水土流失,导致饮水和食物中含碘量不足,故称为地方性甲状腺肿。

2.需求量增加　青春发育期、妊娠期、哺乳期或绝经期妇女多见,故称为生理性甲状腺肿。

3.合成或分泌障碍　少见。

【临床表现】

1.甲状腺肿大　早期呈轻度或中度弥漫性肿大,两侧对称,表面光滑,质地柔软,无压痛,随吞咽动作上下移动。晚期可出现结节性肿大,生长缓慢,质地较硬。

2.压迫症状　压迫气管可引起咳嗽,呼吸困难,甚至造成气管壁软化;压迫食管引起不同程度的吞咽困难;压迫喉返神经引起声音嘶哑;压迫颈交感神经节可引起霍纳(Horner)综合征(表现为患侧眼睑下垂,瞳孔缩小,眼球内陷,面部无汗等);压迫上腔静脉,出现头面部及上肢瘀血、水肿等。

3.结节性甲状腺肿　可继发甲状腺功能亢进或恶变。

【辅助检查】

放射性核素显像、B超、颈部X射线检查,细针穿刺细胞学检查等协助诊断。

【治疗原则】

1.非手术治疗　生理性甲状腺肿,多吃含碘丰富的食物,如海带、紫菜等;食用加碘盐可以有效地缓解单纯性甲状腺肿;20岁以下的弥漫性甲状腺肿患者,可给予小剂量甲状腺素片,抑制甲状腺的增生和肿大。

2.手术治疗　甲状腺大部切除术。适应证:①有明显压迫症状者;②巨大甲状腺肿影响工作和生活者;③胸骨后甲状腺肿;④结节性甲状腺肿继发甲亢者;⑤结节性甲状腺肿恶变者。

【护理评估】

1.健康史　①询问甲状腺肿大的时间,对饮食、睡眠有无影响,居住地区有无本病流行;②了解有无甲状腺疾病病史;③询问病情变化经过。

2.身体状况　①有无食量、体重、情绪的变化;②心率、血压是否正常,有无眼球突出等;③了解基础代谢率、血清甲状腺素水平等检查结果;④术后注意观察并发症的发生,及时评价治疗效果。

3.心理-社会状况　由于缺乏对本病的认识,颈围逐渐增粗造成的形象改变感到自卑。当需手术时,更易产生恐惧,甚至不合作,拒绝手术。

【常见护理诊断/医护合作性问题】

1.自我形象改变　与颈部变形增粗有关。

2.知识缺乏　缺乏有关的防治常识。

3.潜在并发症　与肿大的甲状腺压迫、恶变等有关。

【护理措施】

1.病情观察　观察患者甲状腺肿大的程度、范围、质地,有无结节和压痛,有无并发症等。

2.生活护理　保持乐观,注意休息;多食含碘丰富的食物,如海带、紫菜等;避免食用含抑制甲状腺合成的食物,如花生、菠菜、包心菜、萝卜等,以及部分药物如保泰松、硫氰酸盐、碳酸锂等。

3.用药护理　对轻症患者、青少年患者及海产品过敏者,给予甲状腺素制剂治疗。若有不适,立即报告医生。

4.手术治疗的护理　参照甲亢章节相关内容。

5.心理护理　关心患者,多与患者沟通交流,讲解有关防治该病知识,使患者增强信心,消除自卑,有助于疾病的康复。

【健康教育】

1. 根据地区特点,推广使用加碘盐。

2. 指导青春期、妊娠期、哺乳期等人群多吃含碘丰富食品。

3. 指导患者正确使用药物,学会观察不良反应。

4. 手术后患者要注意颈部活动及护理。

(三)甲状腺肿瘤患者的护理

【病理】

甲状腺肿瘤有良性和恶性两种。

1. 良性肿瘤　最常见的是甲状腺腺瘤,病理形态学显示具有完整的包膜,分为滤泡状腺瘤和乳头状囊性腺瘤,以滤泡状腺瘤多见,40岁以下妇女多发。

2. 恶性肿瘤　最常见的是甲状腺癌,病理形态学显示呈浸润性生长,无完整包膜。可分为四种类型:

(1)乳头状腺癌　约占60%,恶性程度低,多见于30~45岁女性,生长较缓慢,转移多局限于颈部淋巴结,预后尚好。

(2)滤泡状腺癌　约占20%,恶性程度中等,多见于中年人,发展较迅速,主要经血液循环转移至肺和骨,预后较差。

(3)未分化癌　约占15%,恶性程度高,多见于老年人,发展迅速,早期即可发生局部淋巴结转移,并常经血液转移至肺、骨等处,预后最差。

(4)髓样癌　较少见,约占5%,恶性程度中等,较早出现淋巴结转移,且可血行转移至肺和骨,常有家族史,预后较好。

【临床表现与诊断】

1. 症状与体征

(1)甲状腺腺瘤　多数为无意中或体检时发现颈部肿物,生长较慢,无症状;若乳头状囊性腺瘤发生囊内出血,肿瘤体积可在短期内迅速增大,并伴有局部胀痛。检查可见甲状腺部位发现圆形或椭圆形肿块,多为单发,表面光滑,边界清楚,无压痛,能随吞咽上下移动。

(2)甲状腺癌

1)肿块　为常见的主要症状。肿块多为单发、固定、质硬、表面高低不平、随吞咽可上下移动或移动度较差。

2)压迫症状　晚期可压迫喉返神经、气管或食管,出现声音嘶哑、呼吸困难或吞咽困难;若压迫颈交感神经丛,可产生Horner综合征,表现为患侧瞳孔缩小、上眼睑下垂、眼球内陷、同侧面部无汗等。

3)转移症状　常见颈部淋巴结肿大、骨(多见于颅骨、椎骨、胸骨、盆骨等扁骨)和肺转移。有的甲状腺肿块并不明显,而以颈、肺、骨骼的转移癌为突出症状。

4)其他　髓样癌本身可产生激素样活性物质如5-羟色胺和降钙素,可出现腹泻、心悸、颜面潮红和血钙降低等症状。

2. 辅助检查

(1)B超检查　可测定甲状腺肿块的位置、大小、数目及与邻近组织的关系。区别囊性或实体性结节。

（2）放射性^{131}碘或^{99}锝扫描　甲状腺腺瘤可表现为温结节、冷结节或凉结节，其边缘较清晰，也可略模糊。甲状腺癌均为冷结节，边缘一般较模糊。

（3）穿刺细胞学检查　将细针自 2～3 个不同方向直接穿刺结节并抽吸、涂片，诊断正确率达 80% 以上。

（4）X 射线检查　摄颈部正侧位片，可了解有无气管狭窄、移位、肿块钙化及上纵隔增宽；甲状腺部位出现细小的絮状钙化影，可能为癌。胸部及骨骼摄片，可了解有无肺及骨转移。

（5）血清降钙素测定　有助于髓样癌的诊断。

【治疗原则】

甲状腺腺瘤约 20% 可继发甲亢，约 10% 可发生癌变，诊断明确应及早行患侧大部分切除术，术中常规行快速冷冻切片检查。甲状腺癌除未分化癌采用放疗外，其他类型均应采取手术治疗。根据肿瘤情况，行患侧腺体、峡部及健侧腺体的大部切除术或全腺体切除术，如有淋巴结转移应同时行颈淋巴结清扫术。

【护理评估】

1. 健康史　了解发病情况及病程长短；既往健康情况，有无甲状腺肿块史；有无肿瘤或甲状腺疾病家族史；有无手术史；患病后的治疗情况及效果。

2. 身体状况　了解肿块生长的速度，有无伴随症状如声音嘶哑、呼吸困难、吞咽困难等；检查甲状腺肿块的数目、大小、形状、质地、活动度，有无压痛；有无 Horner 综合征表现及甲亢症状；有无颈部淋巴结肿大或肺、骨转移症状。

3. 辅助检查　了解 B 超、放射性^{131}碘或^{99}锝扫描、X 射线及穿刺细胞学等检查结果，有助于病情评估。

4. 心理-社会状况　偶然发现颈部肿块或较长时间颈部包块突然增大，患者因担忧肿块的性质和预后可出现焦虑或恐惧心理，部分年轻女性还担心手术瘢痕影响美观，上述心理反应可能更为明显。

【常见护理诊断/医护合作性问题】

1. 焦虑、恐惧　与颈部包块性质不明、担心手术及预后有关。

2. 潜在并发症　同甲亢，但不合并甲亢的甲状腺瘤和甲状腺癌术后不会发生甲状腺危象。

3. 自我形象紊乱　与甲状腺癌手术后造成的颈部外形改变有关。

【护理措施】

1. 手术前护理　做好心理护理，减轻患者的焦虑和恐惧，过分紧张者，遵医嘱给予镇静剂；指导手术体位练习；做好皮肤准备；备气管切开包和无菌手套；甲状腺癌根治术前遵医嘱备血。

2. 手术后护理

（1）体位　患者回病室后取平卧位。麻醉作用消失生命体征平稳后，改半卧位。

（2）病情观察　监测生命体征，观察有无并发症表现如呼吸困难或窒息、声音改变（嘶哑、音调降低或失音）、呛咳、手足抽搐等，对合并甲亢者，还应注意有无甲状腺危象表现，发现异常情况及时协助处理。

（3）饮食和营养　同甲亢。但甲状腺癌颈部淋巴结清扫术后，因手术创伤较大，

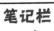

患者全身和局部反应较重,多在术后 2~3 d 才开始进食,不能进食期间应遵医嘱补充水电解质和必要的营养素。

(4)切口和引流管护理　观察敷料有无渗血,必要时予以更换;甲状腺癌术后引流管接负压吸引,观察引流液的量和性质,一般术后 48 h 拔除。

(5)特殊用药　甲状腺全切除术后,应遵医嘱给予甲状腺制剂进行替代疗法。

【健康教育】

1.功能锻炼　指导颈淋巴结清扫术后患者,在切口愈合后开始肩关节和颈部的功能锻炼,坚持 3 个月,以促进颈肩部功能的恢复。

2.掩饰颈部形态缺陷　指导颈部淋巴结清扫术后患者,选择高领衣服或扎丝巾等遮掩颈部,掩饰颈部形态缺陷。

3.定期复诊　指导患者定期复诊,甲状腺癌术后随访期限应坚持 10 年以上;还应教会自行颈部检查的方法,如发现肿块、结节,及时复查。

4.指导用药　告知全甲状腺切除的患者,应遵医嘱终身服用甲状腺制剂做替代疗法。服药期间若出现心慌、手颤或倦怠、无力、怕冷等症状,应考虑药物过量或药量不足,应及时到医院检查,并接受有关处理。

第二节　常见颈部肿块患者的护理

颈部肿块可以是颈部和非颈部疾病的共同表现。据统计,恶性肿瘤、甲状腺疾病及炎症、先天性疾病和良性肿瘤各占颈部肿块的 1/3。

【病因】

1.肿瘤

(1)原发性肿瘤　良性肿瘤有甲状腺瘤、舌下囊肿、血管瘤等;恶性肿瘤有甲状腺癌、恶性淋巴瘤(包括霍奇金病、非霍奇金淋巴瘤)、唾液腺癌。

(2)转移性肿瘤　原发病灶多在口腔、鼻咽部、甲状腺、肺、纵隔、乳房、胃肠道、胰腺等处。

2.炎症　急、慢性淋巴结炎,淋巴结结核,唾液腺炎,软组织化脓性感染等。

3.先天性畸形　甲状舌管囊肿或瘘、胸腺咽管囊肿或瘘、囊状淋巴管瘤(囊状水瘤)、颏下皮样囊肿等。

【临床表现】

1.慢性淋巴结炎　多继发于头、面、颈部的炎性病灶。肿大的淋巴结常散见于颈侧区或颌下、颏下区。需与恶性病变区别,必要时切除肿大的淋巴结做病理检查。

2.转移性肿瘤　约见颈部恶性肿瘤的 3/4,在颈部肿块发病率中仅次于慢性淋巴结炎和甲状腺疾病。原发癌灶以鼻咽癌和甲状腺癌转移最多见。锁骨上窝转移性淋巴结的原发病灶多在胸腹部(肺、纵隔、乳房、胃肠道、胰腺等),但胃肠道、胰腺癌肿多经胸导管转移至左锁骨上淋巴结。

3.恶性淋巴瘤　包括霍奇金病和非霍奇金淋巴瘤,是来源于淋巴组织恶性增生的实体瘤,多见于男性青壮年。肿大的淋巴结常先出现于一侧或两侧颈区,继之逐渐融合成团,伴腋窝、腹股沟等全身淋巴结肿大,病情发展迅速。需依靠淋巴结病理检查确诊。

4.甲状舌管囊肿　是与甲状腺发育有关的先天畸形,多见于 15 岁以下儿童,男性为女性的 2 倍。表现为颈前区中线、舌骨下方有直径 1～2 cm 的圆形肿块,边界清楚、表面光滑,有囊性感,并随吞咽或伸、缩舌而上下移动。囊肿可多年无症状也无变化,感染性囊肿破溃后可形成经久不愈的瘘管。

【辅助检查】

血常规和肿瘤标志物测定有助于区别恶性肿瘤和炎性肿块;X 射线、B 超、CT、MRI 及动脉造影等有助于胸、腹腔肿瘤的诊断;纤维胃镜、结肠镜等不仅能发现胃肠道早期病变,还可同时取组织标本做病理检查;诊断不明确的肿块亦可做细针穿刺或切取组织行病理检查。

【诊断】

根据肿块部位(表 13-1),结合病史和检查,选择适当的辅助检查,必要时可穿刺或切取组织活检,来明确诊断。

表 13-1　颈部各区常见肿块

部位	原发性肿块	继发性肿块
颌下、颏下区	颌下腺炎、颏下皮样囊肿	急、慢性淋巴结炎
颈前正中区	甲状舌管囊肿、各种甲状腺疾病	
颈侧区	胸腺咽管囊肿、囊状淋巴管瘤、颈动脉瘤、血管瘤	急、慢性淋巴结炎,淋巴结结核,转移性肿瘤,恶性淋巴瘤
锁骨上窝		转移性肿瘤、淋巴结结核
颈后区	纤维瘤、脂肪瘤	急、慢性淋巴结炎
腮腺区	腮腺炎、腮腺混合瘤或癌	

【处理原则】

慢性淋巴结炎本身无须治疗,重点在于控制原发炎症病灶;恶性淋巴瘤以放疗、化疗为首选治疗方法,其他肿瘤仍以早期手术为原则;若为转移性肿瘤,应全面细致查找原发病灶,以明确诊断并治疗;先天性囊肿或瘘应彻底切除囊肿及其残留的管状结构。

【护理措施】

1.术前、术后护理　参见第一节相关内容。

2.健康教育

(1)自我检查　教会患者自查颈部的方法,注意观察肿块生长情况,包括大小、质地、活动度、是否有局部压痛及与全身症状的关系。

(2)定期随访　指导患者加强随访,尽早明确病因,以确定治疗方案。

笔记栏

问题分析与能力提升

患者,女,32岁,半年来自感心慌、手颤、易出汗、食量增加、消瘦、失眠、烦躁。体格检查:HR 110次/min,R 22次/min,BP 140/80 mmHg,双侧甲状腺弥漫性肿大,两侧对称,心、肺查无异常。

讨论:①患者目前出现何种问题?为什么?②如何评估患者当前的身体状况?③如患者需要手术,手术前后的护理措施有哪些?④怎样做好患者的健康教育工作?

同步练习

1. 甲状腺大部切除术,术前服用碘剂的作用是 （　）
   A. 抑制甲状腺合成　　　　　B. 对抗甲状腺素作用　　　　　C. 促进甲状腺素合成
   D. 抑制甲状腺素释放　　　　E. 减少促甲状腺激素分泌

2. 甲状腺功能亢进患者术后出现误咽、呛咳,是因损伤了 （　）
   A. 喉上神经内支　　　　　　B. 喉上神经外支　　　　　　C. 单侧喉返神经
   D. 双侧喉返神经　　　　　　E. 甲状旁腺

3. 单纯性甲状腺肿最常见的原因是 （　）
   A. 饮食缺碘　　　　　　　　B. 生长发育快　　　　　　　C. 自身免疫学原因
   D. 服用致甲状腺肿物质　　　E. 感染或精神刺激

4. 甲状腺大部切除术后突发呼吸困难、发绀最常见的原因是 （　）
   A. 切口内出血形成血肿压迫气管　B. 双侧喉返神经损伤　　　　C. 气管软化塌陷
   D. 黏痰堵塞气管　　　　　　E. 急性喉头水肿

5. 患者女性,42岁,甲亢病史3年,清晨空腹、静卧时测得其T 37 ℃,BP 135/90 mmHg,P 107次/min。其基础代谢率为 （　）
   A. +2%　　　　　　　　　　B. +14%　　　　　　　　　　C. +33%
   D. +41%　　　　　　　　　　E. +86%

6. 患者女性,23岁,患甲亢拟行手术治疗,经使用抗甲状腺药物和碘剂后,下列病情未达到手术标准的是 （　）
   A. P 100次/min　　　　　　　B. 基础代谢率+15%　　　　　C. 情绪稳定,睡眠好转
   D. 体重增加　　　　　　　　E. 甲状腺缩小变硬

(7~8题共用题干)女性,28岁,近期食欲亢进,伴消瘦,情绪易激动。体检:颈部增粗,双侧甲状腺均增大,P 100次/min,基础代谢率+40%,^{131}I摄取率2 h达40%。

7. 原发性甲亢与继发性甲亢的主要鉴别点为 （　）
   A. 脉搏增快程度　　　　　　　　　　　　B. 脉压增大,收缩压升高
   C. 甲状腺肿大与甲亢症状之间的先后关系　D. 基础代谢率增高程度
   E. ^{131}I摄取率增高与甲亢症状之间的先后关系

8. 若该患者需行手术治疗,下列哪项术前药物准备必不可少 （　）
   A. 普萘洛尔　　　　　　　　B. 镇静剂　　　　　　　　　C. 碘剂
   D. 卡比马唑　　　　　　　　E. 丙硫氧嘧啶

(杜　天)

第十四章 胸部损伤患者的护理

学习目标

1. 掌握:胸部损伤的病因、急救方法和治疗原则,胸部损伤患者的护理诊断及护理措施。
2. 熟悉:胸部损伤的临床表现和治疗要点。
3. 了解:胸部损伤的病理生理变化、诊断和鉴别诊断。

第一节 肋骨骨折患者的护理

肋骨骨折是最常见的胸部损伤。人类的肋骨共 12 对,左右呈对称性排列,连接于胸骨与胸椎之间,构成骨性胸廓的一部分。第 1 ~ 3 肋骨较粗短,肋骨前方有锁骨,后方有肩胛骨的保护,较少发生骨折,若发生骨折,常伴有锁骨或肩胛骨骨折;第 4 ~ 7 肋骨较长,前端与胸骨连接处肋软骨较少,后端与胸椎相连处比较固定,是骨折的好发部位;第 8 ~ 10 肋骨虽较长,其前端以肋软骨形成肋弓与胸骨连接,富有弹性,不宜折断;第 11、12 肋骨前端游离,活动度大,骨折最少见。

【病因】

1. 直接暴力 直接暴力所致的骨折发生在承受打击的部位,骨折断端易向内移位,刺破胸膜、肺脏或肋间血管,引起血胸、气胸或血气胸等并发症;老年人骨质疏松,脆弱,容易骨折,偶尔因咳嗽、喷嚏、胸部肌肉突然剧烈收缩亦可引起骨折。

2. 间接暴力 间接暴力所致的肋骨骨折一般发生在直接承受暴力以外的部位,多在肋骨中段,骨折断端易向外移位形成开放性骨折。

3. 病理因素 多见于恶性肿瘤发生肋骨转移或骨质疏松的患者,可因咳嗽、喷嚏或病灶处轻微受力而骨折。

【病理生理和分类】

肋骨骨折的程度和类型与胸部所受暴力的性质、大小和方向有关。

1. 单根肋骨骨折 分单根单处和单根多处肋骨骨折,其上下缘有完整的肋骨和肋间肌的支撑,骨折断端一般少有移位,对呼吸和循环功能影响不大。

2.多根肋骨骨折　分多根单处和多根多处肋骨骨折,相邻多根多处肋骨骨折,骨折处失去完整肋骨的支撑而软化,吸气时,软化区的胸壁向内凹陷,呼气时,向外凸起,即呈反常呼吸运动,又称连枷胸或浮动胸壁(图14-1)。这种反常呼吸运动多发生在前胸壁或侧胸壁。若软化区范围较大,可引起呼吸时双侧胸腔内压力不均衡,使纵隔左右扑动,影响换气和静脉血回流,致使体内缺氧和二氧化碳潴留,严重者可发生呼吸和循环衰竭。

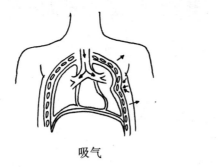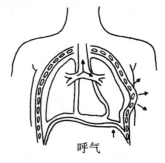

吸气　　　　　　　　　　　呼气

图14-1　反常呼吸运动

【临床表现】

1.症状　骨折部位疼痛,深呼吸、咳嗽或体位改变时加重;如骨折断端刺破肺组织可有咯血。根据损伤程度不同,可有不同程度的气促、呼吸困难、发绀或休克等。

2.体征　受伤胸壁肿胀,可有畸形;局部压痛;有时可触及骨折断端和骨摩擦感;呼吸动度受限,呼吸浅快和肺泡通气减少;多根肋骨骨折者,伤处可见反常呼吸运动;部分患者可有皮下气肿。

【辅助检查】

1.胸部X射线　是诊断肋骨骨折最常用的方法,可显示骨折部位、骨折端移位、血气胸等,但对于肋软骨骨折,骨折无移位,或肋骨中段骨折在胸片上因两侧的肋骨相互重叠,均不易发现。

2.肋骨三维重建CT　可以很好地显示肋骨骨折情况。

【治疗要点】

肋骨骨折的治疗原则为镇痛、建立人工气道、固定胸廓和防治并发症。

1.闭合性肋骨骨折

(1)急救　对多根多处肋骨骨折,胸壁软化范围大、反常呼吸明显的连枷胸患者,急救现场应用厚棉垫加压包扎,以减轻或消除胸壁的反常呼吸运动,促进患侧肺复张。

(2)镇痛　可根据患者疼痛情况口服吲哚美辛、布洛芬、可待因、吗啡、地西泮等镇痛镇静药,也可应用患者自控镇痛装置、1%普鲁卡因封闭骨折部位或做肋间神经阻滞。

(3)建立人工气道　对有多根多处肋骨骨折、咳嗽无力、不能有效排痰或呼吸衰竭者,应实施气管插管或切开,以利吸痰、给氧或施行呼吸机辅助呼吸。

(4)固定胸廓　对于闭合性单根单处肋骨骨折的患者,可直接用弹性胸带固定,也可采用多带条胸带或宽胶布条叠瓦式固定胸廓。对多根多处肋骨骨折,反常呼吸明显的患者,可行牵引固定。

2.开放性肋骨骨折　此类患者除按上述相关处理外,还需做一下处理。①清创与固定:开放性肋骨骨折伤口需彻底清创后行内固定术。②胸腔闭式引流术:肋骨骨折致胸膜穿破造成血胸、气胸或血气胸者,需做胸腔闭式引流术。③止痛。④防治并症:术后抗生素和破伤风抗毒素,以防感染。

【护理评估】

1.健康史　①一般情况:患者的性别、年龄、职业、社会、文化背景等。②受伤史:了解患者受伤部位、时间、经过,暴力大小、方向,受伤后意识状况,是否接受过处理等。③既往史:包括手术史、过敏史、服药史等。

2.身体状况

(1)局部　评估受伤部位及性质:有无开放性伤口,有无活动性出血,是否为肿胀瘀血;骨折端是否外露;有无反常呼吸运动和纵隔扑动。

(2)全身　评估生命体征是否平稳,是否有呼吸困难或发绀,有无意识障碍;是否有咳嗽、咳痰,痰量和性质;有无咯血,咯血次数和量等。

(3)辅助检查　根据胸部 X 射线等检查结果,评估骨折的部位、类型、数量;评估有无气胸、血胸或胸腔内其他脏器损伤。

【常见护理诊断/医护合作性问题】

1.疼痛　与胸部组织损伤有关。

2.气体交换障碍　与肋骨骨折导致的疼痛、胸廓运动受限、反常呼吸运动有关。

3.潜在并发症　肺部和胸腔感染有关。

【护理措施】

1.非手术治疗护理(术前护理)

(1)减轻疼痛　①妥善固定受伤部位,咳嗽、咳痰时,协助或指导患者用双手按压患侧胸壁,以减轻疼痛;②遵医嘱镇痛。

(2)维持有效气体交换　①鼓励患者正常呼吸或有效咳嗽;②昏迷或咳嗽无力患者,及时清理呼吸道分泌物;③对气管插管或切开、应用呼吸机辅助呼吸者,应加强呼吸道护理,主要包括湿化气道、吸痰及保持管道通畅等。

(3)病情观察　①密切观察生命体征、神志,特别注意观察有无骨折断端刺破血管或胸腔内脏器引起的出血或呼吸功能障碍;②注意观察胸腹部活动,若有异常,及时报告医师并协助处理;③观察患者有无皮下气肿。

(4)术前护理　①做好心理护理;②遵医嘱做好术区备皮、备血、术前用药等准备工作。

2.术后护理

(1)病情观察　①密切观察心率、血压、脉搏及神志的变化;②观察呼吸道通畅情况,出现呼吸困难、发绀或咳嗽无力、痰液不能咳出等情况时应及时通知医师并协助处理。

(2)防治感染　①监测体温变化,若体温超过38.5 ℃且持续不退,通知医师及时处理;②协助并鼓励患者深呼吸、咳嗽、排痰,以减少呼吸系统并发症;③及时更换创面敷料,保持敷料清洁、干燥和引流管通畅。

第二节　气胸患者的护理

正常胸膜腔内只有少量滑液,平静呼吸时,胸膜腔内压始终低于大气压,即为负压。胸膜腔内负压不仅可使肺处于扩张状态,还能促进静脉血和淋巴的回流。胸部创伤累及胸膜、肺或气管,空气经创口进入胸膜腔,导致胸膜腔内积气,称为气胸。根据伤口特点和胸膜腔压力情况,气胸可分为闭合性气胸、开放性气胸和张力性气胸。

(一)闭合性气胸

闭合性气胸多为肋骨骨折的并发症,胸部的开放性损伤和闭合性损伤均可引起。空气经胸壁或肺的伤道进入胸膜腔后,伤道随即闭合,气体不再进入胸膜腔,胸腔内负压被部分抵消,但仍低于大气压,造成患侧肺部分萎陷、有效气体交换面积减少,影响肺的通气和换气功能。

【临床表现】

闭合性气胸的临床表现取决于胸膜腔积气量的多少和发生的快慢。小量气胸肺萎陷在30%以下,对呼吸循环功能影响较小,多无明显症状。中量气胸指肺萎陷在30%～50%,50%以上则为大量气胸,可出现限制性通气障碍。

根据积气量的多少,患者有胸闷、胸痛和气促等症状。查体见气管向健侧移位,伤侧肺部叩诊呈鼓音,听诊呼吸音减弱或消失。X射线胸片见肺萎陷,胸膜腔内积气伴少量积液。

【治疗要点】

少量气胸无须特殊治疗,胸膜腔内积气可逐渐吸收;中量和大量气胸需进行胸膜腔穿刺抽气或行胸膜腔闭式引流术,以减轻积气对肺和纵隔的压迫,促使肺复张,同时应用抗生素预防感染。

(二)开放性气胸

开放性气胸多是由弹片、火器或锐器等造成胸壁缺损或胸壁穿透伤引起,使胸膜腔与外界相通,伤侧负压消失,肺萎陷而丧失呼吸功能。双侧胸膜腔压力不等,吸气时健侧胸膜腔负压升高,与伤侧压力差增大,纵隔向健侧移位;呼气时双侧胸膜腔压力差减少,纵隔又向伤侧移位,致使纵隔来回摆动,影响静脉血液的回流,可导致循环功能紊乱。纵隔移位,健侧肺部分压缩,肺内气体交换量减少;呼气时,健侧肺部分残气进入伤侧气道,而吸气时伤侧呼吸道内的无效腔气随健侧肺膨胀复流入健肺,使具有呼吸功能的健侧肺泡内氧分压降低;伤侧萎缩的肺有血流而无通气,形成动-静脉血分流。以上诸因素均造成通气、换气功能紊乱,引起严重的缺氧(图14-2)。

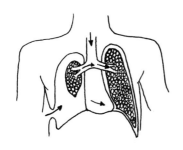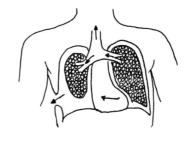

图14-2 开放性气胸的纵隔扑动

【临床表现】

患者有明显呼吸困难、鼻翼扇动和发绀,重者伴有休克等症状。体检可见胸壁有开放性伤口,颈静脉怒张,可听到空气随呼吸进出胸膜腔时发出的吸吮样声;心脏、气管向健侧移位;患侧叩诊呈鼓音,听诊呼吸音减弱或消失。

【治疗要点】

现场急救用无菌凡士林纱布,外加棉垫封盖伤口,再用胶布和绷带包扎固定,变开放性气胸为闭合性气胸,然后穿刺胸膜腔抽气减压。并给予吸氧、输血、输液,纠正休克。待患者呼吸循环改善后,手术清创缝闭胸壁伤口,行胸膜腔闭式引流。

(三)张力性气胸

张力性气胸常由肺裂伤、支气管损伤或胸壁穿透伤所引起。创口与胸膜腔相通,形成单向活瓣。吸气时,空气通过活瓣进入胸膜腔;呼气时,活瓣闭合,空气不能排出。胸膜腔压力不断升高,压缩伤侧肺,并将纵隔推向健侧,挤压健侧肺。另外,纵隔移位,心脏大血管扭曲及胸膜腔内高压,使血液回流受阻,迅速导致呼吸循环功能紊乱。由于胸膜腔内压高于大气压,使气体经支气管、气管周围疏松结缔组织或壁层胸膜裂口处进入纵隔或胸壁软组织,并向皮下扩散,形成纵隔气肿或颈、面、胸部等处的皮下气肿。

【临床表现】

患者表现为极度呼吸困难,缺氧严重时出现发绀、烦躁不安和休克。体检可见伤侧胸部饱满,常有皮下气肿,叩诊呈高调鼓音,听诊呼吸音消失。X射线胸片见胸膜腔大量积气,肺完全萎缩,纵隔明显向健侧移位。

【治疗要点】

急救处理是立即抽气减压,用粗针头在伤侧锁骨中线第2肋间刺入胸膜腔。在转送时可于针尾部缚一橡胶指套,顶端剪开1 cm的小口,呼气时,气体经剪开的小口排出;吸气时指套塌陷,阻止气体进入,以保证转运途中安全。入院后,行胸膜腔闭式引流术。若胸膜腔引流管不断漏气,呼吸困难未见改善,往往提示肺、支气管有较大裂伤,应及时剖胸探查,行手术修补。

笔记栏

（四）护理

【护理评估】

1. 健康史　①一般情况：了解患者的年龄、性别、职业、经济状况、社会、文化背景等。②受伤史：了解患者受伤经过与时间、受伤部位、暴力大小，有无恶心、呕吐、昏迷等，是否接受过处理。③既往史：有无胸部手术史、服药史和过敏史等。

2. 身体状况　①局部：评估受伤部位及性质；有无开放性伤口，有无活动性出血，伤口是否肿胀；是否有肋骨骨折、反常呼吸运动或呼吸时空气进出伤口的吸吮样音，气管位置是否偏移；有无颈静脉怒张或皮下气肿，肢体活动情况。②全身：评估生命体征是否平稳，是否有呼吸困难或发绀，有无休克或意识障碍；是否有咳嗽、咳痰；有无咯血，咯血次数和量等。③辅助检查：根据胸部 X 射线等检查结果，评估气胸的程度、性质及有无胸腔内器官损伤等。

3. 心理-社会状况　了解患者有无恐惧或焦虑，程度如何。患者及家属对损伤和预后的认知、心理承受能力及对本次损伤相关知识的了解程度。

【常见护理诊断/医护合作性问题】

1. 气体交换障碍　与胸部损伤、疼痛、胸廓活动受限或肺萎陷有关。

2. 疼痛　与组织损伤有关。

3. 潜在并发症　胸腔或肺部感染。

【护理措施】

1. 非手术治疗护理（术前护理）

（1）现场急救　患者若出现危及生命的征象时，护士应协同医师施以急救。对开放性气胸者，立即用敷料封闭胸壁伤口，使之成为闭合性气胸，阻止气体继续进入胸腔。闭合性或张力性气胸积气量多者，应立即协助医师行胸膜腔穿刺抽气或胸腔闭式引流。

（2）保持呼吸道通畅　呼吸困难和发绀者，及时给予吸氧，协助和鼓励患者有效咳嗽、排痰，及时清理口腔、呼吸道内的呕吐物、分泌物、血液及痰液等，保持呼吸道通畅，预防窒息。痰液黏稠不易咳出者，应用祛痰药物、超声雾化吸入，以稀释痰液利于排出，必要时鼻导管吸痰。不能有效排痰或呼吸衰竭者，实施气管插管或气管切开给氧、吸痰或呼吸机辅助呼吸。病情稳定者取半卧位，以使膈肌下降，有利呼吸。

（3）缓解疼痛　因疼痛不敢咳嗽、咳痰时，协助或指导患者及其家属用双手按压患侧胸壁，以减轻伤口震动产生疼痛；必要时遵医嘱给予镇痛药。

（4）病情观察　观察血压、心率、意识等变化；观察患者呼吸的频率、节律和幅度；有无气促、呼吸困难、发绀和缺氧等症状；有无气管移位或皮下气肿的情况；是否发生低血容量性休克等。

（5）预防感染　对开放性损伤者，遵医嘱注射破伤风抗毒素及合理使用抗生素。

（6）术前护理　①输液管理：病情危重，有胸腔内器官、血管损伤出血或呼吸困难未能缓解者除做好手术准备外，还应遵医嘱及时输血、补液并记录液体出入量，避免输液过快、过量而发生肺水肿。②术前准备：急诊手术患者，做好血型、交叉配血及药敏试验，术区备皮；择期手术者，鼓励其摄入营养丰富、易消化食物，术前晚禁食禁水。

2.术后护理

(1)病情观察　患者术后返回病房,妥善安放、固定各种管路并保持通畅。密切观察患者生命体征的变化,给予心电监测,并详细记录。

(2)呼吸道管理　①协助患者咳嗽咳痰:卧床期间,定时协助患者翻身、坐起、叩背、咳嗽;指导鼓励患者做深呼吸运动,促使肺扩张,预防肺不张或肺部感染等并发症的发生。②气管插管或切开的护理:实施气管插管或气管切开呼吸机辅助呼吸者,做好呼吸道护理,主要包括气道湿化、吸痰及保持管道通畅等,以维持有效气体交换。

3.胸腔闭式引流的护理　参见第三节血胸患者的护理相关内容。

第三节　血胸患者的护理

胸膜腔内积血称为血胸。血胸是胸部损伤严重的并发症之一,常与气胸并存,称为血气胸,是创伤早期死亡的重要原因之一。

【病因】

1.肺组织裂伤出血　最为多见。出血来自循环压力较低的肺循环,一般出血量较少,出血速度慢,多可自行停止。

2.胸壁血管破裂出血　出血多来自体循环,压力较高,出血量大,不易自止。

3.心脏或大血管出血　多为急性大出血,常因失血性休克而当场或转送途中死亡。

【病理生理】

1.急性大量失血　可使有效循环血容量锐减,心排血量降低,产生失血性休克,甚至死亡。

2.胸腔内大量积血　胸腔内压力升高,肺脏受压萎陷,纵隔向健侧移位,引起呼吸和循环功能障碍。

3.去纤维蛋白作用　心、肺和膈肌的不断运动,对胸腔内积血有去纤维蛋白的作用,故胸腔内血液多不凝固。若出血过快,积血量大,去纤维蛋白作用不完全,血液可发生凝固,易形成凝固性血胸。

4.血块机化　形成纤维组织束缚肺和胸廓,限制呼吸运动,损害呼吸功能,且容易并发感染,形成脓胸。

【临床表现和分类】

血胸的临床表现取决于出血量和出血速度及并发症的程度。胸腔内积血≤500 mL者为小量血胸,500~1 000 mL为中量血胸,>1 000 mL为大量血胸。

1.小量血胸　临床上可无明显症状。立位 X 射线检查时可见肋膈角消失。

2.中量血胸　患者有明显的血容量不足的表现:面色苍白、脉搏细弱、血压下降,呼吸困难,伤侧胸部呼吸运动减弱,叩诊为浊音,X 射线检查可见积液达肩胛角或肺门平面。

3.大量血胸　表现为面色苍白、脉搏细弱、烦躁不安、呼吸急促、血压逐渐下降等低血容量性休克症状。伴有胸膜腔内积液的明显体征:伤侧呼吸运动明显减弱,肋间隙变宽,胸廓饱满,气管向对侧移位,呼吸音减弱以致消失;X射线检查可见伤侧胸膜腔内有大片积液阴影,纵隔向健侧移位。

【辅助检查】

1.实验室检查　血常规检查显示血红蛋白和血细胞比容下降。继发感染者,血白细胞计数和中性粒细胞比例增高,血涂片和细菌培养可发现致病菌。

2.影像学检查　①胸部X射线:是血胸最常用的检查方法,详见临床表现。②胸部B超:可明确胸腔积液的位置和量。③胸膜腔穿刺:是诊断血胸传统的直接方法,抽出血液即可确诊。

【治疗要点】

1.非进行性小量血胸　可自行吸收,不必穿刺抽血。

2.中大量血胸　早期行胸腔穿刺抽出积血,必要时行胸腔闭式引流并使用抗生素预防感染。

3.进行性血胸　要在输血、补液,纠正低血容量性休克的同时,及时剖胸探查,手术止血。

4.凝固性血胸　少量凝固性血胸,早期可向胸膜腔内注入链激酶,24 h后将已溶解的积血抽出。大量血胸闭式引流无效时,伤后2~3 d行血块清除术。伤后如未及时治疗,一般在2周左右行纤维板剥脱术。

【常见护理诊断/医护合作性问题】

1.外周组织灌注无效　与失血引起的血容量不足有关。

2.气体交换障碍　与肺组织受压有关。

3.潜在并发症　感染。

【护理措施】

1.现场急救　胸部有较大异物者,不宜立即拔出,以免出血不止。

2.维持有效的心排出量和组织灌注量

(1)建立静脉通路　保持其通畅,积极补充血容量和抗休克;按医嘱,合理安排和输注晶体和胶体溶液,根据血压和心、肺功能状态等控制补液速度。

(2)动态观察病情变化　①严密监测生命体征,尤其注意呼吸型态、频率和呼吸音的变化,有无缺氧征象,如有异常,立即报告医师予以处理;②观察胸腔引流液的量、色、质和性状。若每小时引流量超过200 mL并持续3 h以上、引流出的血液很快凝固,持续脉搏加快,血压降低,补充血容量后血压仍不稳定,血红细胞计数、血红蛋白及血细胞比容持续下降,胸部X射线显示胸腔大片阴影,则提示有活动性出血的可能,应积极做好开胸手术的术前准备。

(3)促进气体交换,维持呼吸功能　①观察:密切观察呼吸型态、频率、呼吸音变化和有无反常呼吸运动。②吸氧:根据病情给予鼻导管或面罩吸氧,观察血氧饱和度。③体位:若生命体征平稳,可取平卧位,以利呼吸。④排痰:协助患者拍背、咳痰、有效清除呼吸道分泌物,指导患者有效呼吸和深呼吸。⑤镇痛:对因胸部伤口疼痛影响呼吸者,按医嘱予以镇痛。

(4)预防并发症　①遵医嘱合理使用抗生素;②密切观察体温、局部伤口和全身情况的变化;③鼓励患者咳嗽、咳痰,保持呼吸道通畅,预防肺部并发症的发生;④在进行胸膜腔闭式引流护理过程中,严格遵循无菌操作原则,保持引流通畅,以防发生肺部继发感染。

(5)胸腔闭式引流的护理

目的:①引流胸膜腔内积气、血液和渗液;②重建胸膜腔负压,保持纵隔的正常位置;③促进肺复张。

适应证:外伤性或自发性气胸(中、大量)、血胸、脓胸或心胸手术后引流。

置管和置管位置:由于积气多向上聚集,因此气胸引流一般在胸壁锁骨中线第2肋间隙;胸腔积液在腋中线与腋后线间第6或第7肋间隙插管引流;脓胸通常选择脓液集聚的最低位置进行置管(图14-3)。

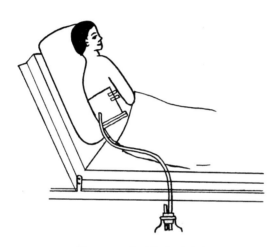

图14-3　胸腔闭式引流术

胸管种类:①用于排气,引流管宜选择质地较软,既能引流又可减少局部刺激和疼痛,管径为1 cm的塑料管;②用于排液,引流管宜选择质地较硬、不易打折或堵塞且利于通畅引流、管径为1.5~2.0 cm的橡皮管。

胸膜腔引流的装置:目前临床广泛应用的是一次性使用的单瓶、双瓶和三瓶胸腔闭式引流装置(图14-4)。

1)单瓶水封闭式引流　集液瓶的瓶塞上有两个孔,分别带有长、短塑料管。瓶中盛约500 mL无菌生理盐水,短管下口远离液面,使瓶内空气与外界大气相通,而长管的下口插至液面下3~4 cm。使用时,长管上的橡皮管与患者的胸膜腔引流管相连接,接通后即可见长管内水柱升高至液面以上8~10 cm,并随着患者呼吸上下波动;若无波动,则提示引流管不通畅。

2)双瓶水封闭式引流　包括与上述相同的集液瓶和1个水封瓶,在引流液体时,水封下的密闭系统不会受到引流量的影响。

3)三瓶水封闭式引流　在双瓶式基础上增加一个施加抽吸力的控制瓶。通常,抽吸力取决于通气管没入液面的深度。若通气管没入15~20 cm,则对该患者所施加的负压抽吸力即为15~20 cmH$_2$O(1.47~1.96 kPa)。若抽吸力超过没入液面的通气管的高度所产生的压力时,就会将外界空气吸入此引流系统中。因此,压力控制瓶中必须始终有水泡产生方表示其具有功能。

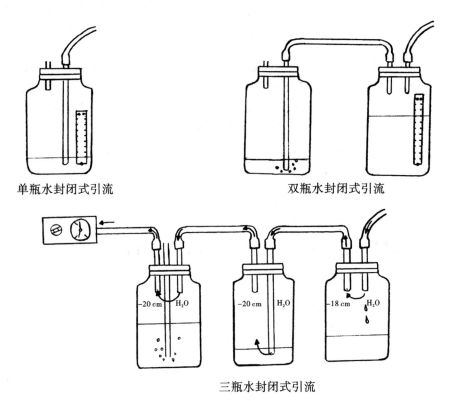

单瓶水封闭式引流　　　　　　　双瓶水封闭式引流

三瓶水封闭式引流

图 14-4　单瓶、双瓶或三瓶水封闭式引流装置

护理:①保持胸闭引流的密闭性,引流管周围应用油纱布严密包盖;随时检查引流装置是否密闭及引流管有无脱落;若引流管从胸腔滑脱,立即用手捏闭伤口处皮肤,消毒处理后,以凡士林纱布封闭伤口,并协助医师进一步处理;若引流瓶损坏或引流管连接处脱落,立即用双钳夹闭胸壁引流导管,并更换引流装置;水封瓶长管没入水中 3～4 cm,并始终保持直立;更换引流瓶或搬动患者时,先用止血钳双向夹闭引流管,防止空气进入;放松止血钳时,先将引流瓶安置低于胸壁引流口平面的位置。②保持胸闭引流的通畅性,患者可取半卧位,鼓励患者咳嗽和深呼吸,以利胸腔内液体和气体排出,促进肺复张;经常改变体位,有助于引流。观察引流管的水柱波动情况,水柱波动不仅可以观察胸闭引流的通畅性,还可反映肺膨胀的程度。正常平静呼吸时水柱波动为 4～6 cm,若水柱波动幅度过大,提示可能存在肺不张;若水柱无波动,提示引流管不通畅或肺已经完全扩张;若患者出现气促、胸闷、气管向健侧偏移等肺受压症状,提示血块阻塞引流管,积极采取措施,通过捏挤或使用负压间断抽吸引流瓶中的短管,促使其通畅,并立即通知医师处理。操作时双手握住引流管 10～15 cm 处,双手前后相接,一手手心向上,贴近胸壁,将引流管置于指腹与大鱼际之间,另一手在距前面一只手的下端 4～5 cm 处阻断引流管,前面的手高频快速用力地挤压引流管,随后两只手同时松开,利用引流管内液体或空气冲击将堵塞引流管的血凝块或组织块冲出,如此反复。也可用滑石粉捋管:将滑石粉涂抹胸管表面,右手卡住上端胸管,左手自上而下卡住胸管向下滑行,致胸管下段后右手松开。此方法可加大胸管负压,引流出不太坚

固的血凝块或凝固的纤维素。③严格无菌技术操作,防止逆行感染,保持引流装置无菌,定时更换引流装置,并严格遵守无菌技术操作原则。胸壁引流口处敷料清洁、干燥,一旦渗湿,及时更换;引流瓶低于胸壁引流口平面 60~100 cm,依靠重力引流,以防瓶内液体逆流入胸膜腔。④拔管,胸腔闭式引流术后 48~72 h,临床观察引流瓶中无气体溢出且引流液颜色变浅、24 h 引流量<50 mL、脓液<10 mL、胸部 X 射线摄片显示肺复张良好无漏气、患者无呼吸困难或气促,即可考虑拔管。协助医师拔管,嘱患者先深吸一口气,在吸气末迅速拔管,并立即用凡士林纱布和厚敷料封闭胸壁伤口,包扎固定。拔管 24 h 内,应注意观察患者是否有胸闷、呼吸困难、发绀、切口漏气、渗液、出血和皮下气肿等,如发现异常及时通知医师处理。

【健康教育】

1.刺入心脏　若刺入心脏的致伤物尚留存在胸壁,不宜急于拔除。

2.有效咳嗽、咳痰　向患者讲解腹式呼吸和有效咳嗽、咳痰的意义并给予指导,出院后仍应坚持腹式呼吸和有效咳嗽。腹式呼吸方法:患者仰卧,腹部放置 3~5 kg 重沙袋,吸气时保持胸部不动,腹部上升鼓起,呼气时尽量将腹壁下降呈舟状;呼吸动作缓慢、均匀,每分钟 8~12 次或更少。

3.功能锻炼　告知患者恢复期胸部仍有轻微不适或疼痛,但不影响患侧肩关节功能锻炼,锻炼应早期进行并循序渐进;但在气胸痊愈的 1 个月内,不宜参加剧烈的体育活动,如打球、跑步、抬举重物等。

4.定期复诊　胸部损伤严重的患者,出院后须定期来院复诊,发现异常及时治疗。伴有肋骨骨折患者术后 3 个月应复查胸部 X 射线,以了解骨折愈合情况。

第四节　心脏损伤患者的护理

心脏损伤占胸部伤的 2%~4%。平时多为钝性损伤,战伤多为穿透伤。随着心血管病介入诊断与治疗,以及心血管外科的发展,医源性心脏大血管损伤的发生率近年有增高趋势。

(一)钝性心脏损伤

【病因】

1.直接暴力　多为方向盘或重物等撞击胸背部。

2.间接暴力　高处坠落,心脏受到猛烈震荡;腹部和下肢突然受挤压后大量血液涌入心脏,使心脏内压力骤增;突然加速或减速使心脏碰撞胸骨或脊柱。

【病理生理】

钝性心脏损伤的严重程度与暴力撞击的速度、质量、作用时间和心脏受力面积有关。临床上常见的是心肌挫伤,轻者仅引起心外膜至心内膜下心肌出血,部分心肌纤维断裂;重者可发生心肌广泛挫伤及大面积心肌出血坏死,甚至瓣膜、腱索和室间隔等心内结构损伤。心肌挫伤修复后可能遗留瘢痕,导致日后可能发生室壁瘤。严重心律失常或心力衰竭为严重心肌挫伤的主要致死原因。此外,钝性损伤亦可致心脏破裂,此类伤员大多死于事故现场。

笔记栏

【临床表现】

1. 症状 轻者无明显症状,中、重度挫伤可能出现胸痛,伴心悸、气促、呼吸困难,甚至心绞痛等症状。

2. 体征 偶可闻及心包摩擦音,部分患者有前壁软组织损伤和胸骨骨折。

【辅助检查】

1. 实验室检查 传统检测方法为乳酸脱氢酶(LDH)及其同工酶和磷酸肌酸激酶(CK)及其同工酶活性测定。今年来已采用单克隆抗体微粒子化学发光或电化学法检查磷酸肌酸同工酶(CK-MB-mass)的质量测定和心肌肌钙蛋白(cTn)I 或 T(cTnI or cTnT)测定。

2. 心电图检查 可见心动过速、S-T 段抬高、T 波低平或倒置、房性或室性期前收缩等心律失常的表现。

3. 超声心动图 可显示心脏结构和功能的改变,如腱索断裂、室间隔穿破、瓣膜反流、室壁瘤形成等;食管超声心动图可提高心肌挫伤的检出率,同时减少患者胸部损伤时胸探头检查的痛苦。

【处理原则】

1. 非手术治疗 ①卧床休息。②严密观察病情,持续心电监护。预防危及生命的并发症,如心律失常和心力衰竭,一般在伤后早期即可出现,也有迟发者。心肌挫伤后,是否发生严重并发症难以预测,若患者血流动力学不稳定、心电图异常或实验室检查上述心肌标志物异常,宜转入 ICU 监护治疗。③补充血容量,输液速度宜慢,以防心力衰竭。④吸氧,纠正低氧血症。⑤有效镇痛。

2. 手术治疗 根据患者心脏受损情况,在全麻体外循环下实施房、室间隔缺损修补术、瓣膜置换术、腱索或乳头肌修复术、冠状动脉旁路移植术或室壁瘤切除术等。

(二)穿透性心脏损伤

穿透性心脏损伤多数由锐器伤及心脏所致,少数可由钝性暴力导致。穿透性心脏损伤好发的部位依次为右心室、左心室、右心房和左心房;此外,还可导致房间隔、室间隔和瓣膜损伤。

【病因】

多由锐器如刃器、火器、子弹或弹片等穿透胸壁而导致心脏损伤;火器伤多导致心脏贯通伤,多数伤员死于受伤现场;近年来,由于心脏介入诊断与治疗的普及,医源性心脏穿透伤多有所增多;也可因暴力撞击前胸、胸骨或肋骨断端移向心脏所致。

【病理生理】

当心脏破裂时、心包裂口持续开放且流出道通畅时,出血外溢,可从胸壁伤口涌出或流入胸膜腔,患者迅速发生低血容量性休克。当心包无裂口或裂口较小、流出道不太通畅时,出血不易排出而积聚于心包腔内;由于心包缺乏弹性,只要心包腔内急性少量积血(0.1~0.2 L)就可使心包腔内压力急剧升高并压迫心脏,阻碍心室舒张,导致心脏压塞。随着回心血量和心排出量的降低,静脉压增高、动脉压下降,即可发生急性循环衰竭。

【临床表现】

穿透性心脏损伤的临床表现取决于心包、心脏损伤程度和心包引流情况。

1. 症状 开放性胸部损伤导致心脏破裂者,可见胸壁伤口不断涌出血液;患者面色苍白、皮肤湿冷、呼吸浅快,很快出现低血容量性休克,甚至死亡。患者出现心律失常和心力衰竭。少数患者因伤后院前时间短,就诊早期生命体征平稳,虽有胸部受伤史,但仅有胸部小伤口,易延误诊断和最佳抢救时机。

2. 体征

(1)心脏压塞征 致伤物和致伤动能较小时,心包和心脏裂口小,心包裂口易被血凝块阻塞而引流不畅,导致心脏压塞,表现为 Beck 三联征,即:①静脉压增高,>15 cmH$_2$O(1.47 kPa),颈静脉怒张;②心音遥远、脉搏微弱;③脉压小,动脉压降低,甚至难以测出。

(2)心脏杂音 若有室间隔损伤,则可闻及收缩期杂音;若有瓣膜损伤,可闻及收缩期或舒张期杂音。

【辅助检查】

1. 影像学检查 X 射线有助于诊断,超声心动图可明确有无心包积血及积血量。

2. 心包穿刺 抽出血液即可确诊。

因穿透性心脏损伤的病情进展迅速,胸部 X 射线、心电图、超声心动图,甚至心包穿刺术明确诊断都比较耗时,因此一旦不能排除心脏损伤者,应立即送具备全身麻醉手术条件的手术室,在局麻下扩探伤道以明确诊断,避免延误抢救的最佳时机。

【处理原则】

已有心脏压塞或失血性休克者,应立即行开胸手术。心脏介入诊治过程中发生的医源性心脏损伤,多为导管尖端戳伤。因其口径较小,发现后应立即终止操作,拔除心导管,给予鱼精蛋白中和肝素抗凝作用,进行心包穿刺抽吸积血,多能获得成功,避免开胸手术。

【常见护理诊断/医护合作性问题】

1. 外周组织灌注无效 与心脏破裂和心脏及胸腔内出血、心律失常和心力衰竭有关。

2. 急性疼痛 与组织损伤有关。

3. 潜在并发症 胸膜腔和肺部感染。

【护理措施】

1. 术前护理

(1)急救 对怀疑有心脏压塞者,立即配合医师行心包腔穿刺减压术,并尽快做好剖胸探查术前准备。

(2)补充血容量 迅速建立至少2条以上的静脉通路,在监测中心静脉压的前提下输血和补液,维持有效血容量和水、电解质及酸碱平衡。经急救和抗休克处理后,若病情无明显改善且出现胸腔内活动性出血者,立即做好剖胸探查止血的准备。

(3)密切观察病情变化 包括生命体征、神志、瞳孔、中心静脉压、末梢血氧饱和度、尿量及有无心脏压塞等表现。

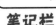

笔记栏

(4)缓解疼痛 遵医嘱给予麻醉镇痛药;积极处理、包扎胸部伤口。

(5)抗感染 遵医嘱合理、足量、有效应用抗生素,预防感染。

2.术后护理和健康教育 参见第二节气胸部分的相关内容。

问题分析与能力提升

患者,男性,27岁,10 min前左上胸部被汽车撞伤。既往体健。体检:BP 80/50 mmHg,P 148 次/min。神清合作,痛苦状,呼吸急促,吸氧下呼吸紧迫反而加重,伴口唇青紫,颈静脉怒张不明显。气管移向右侧。左胸廓饱满,呼吸运动较右胸弱。左胸壁(第4、5、6肋处)有骨擦音,局部压痛明显,有皮下气肿,范围为上自颈部、胸部,下至上腹部。左胸叩诊呈鼓音,呼吸音消失,心律齐,HR 148 次/min,未闻及杂音。

讨论:①该病例的诊断是什么? ②该病例的处理原则是什么? ③患者可能出现哪些主要护理诊断/护理问题? ④该病例手术前后的护理目标是什么?

同步练习

1.胸部损伤患者首要的康复指导是 （ ）
　　A.保持有效的咳嗽和呼吸　　　B.心理护理　　　　　C.营养支持
　　D.防止便秘　　　　　　　　　E.劳逸结合

2.可发生反常呼吸运动的胸部疾病是 （ ）
　　A.多根多处肋骨骨折　　　　　B.闭合性气胸　　　　C.张力性气胸
　　D.急性脓胸　　　　　　　　　E.慢性脓胸

3.胸腔闭式引流导管脱出后首先应 （ ）
　　A.将引流导管重新放入胸腔　　B.捏紧导管　　　　　C.更换引流导管
　　D.双手捏紧放置引流导管皮肤处　E.缝合引流口

4.现场急救开放性气胸患者的首要措施是 （ ）
　　A.吸氧、输液　　　　　　　　B.镇静、止痛　　　　C.清创与缝合
　　D.封闭胸壁伤口　　　　　　　E.应用抗生素

5.气胸患者闭式胸膜腔引流的装置,下列错误的是 （ ）
　　A.锁骨中线第2肋间插管　　　B.长玻璃口在水面下3 cm　C.短玻璃管与大气相通
　　D.整个装置均须密封　　　　　E.水封瓶距离引流口30 cm

6.下列哪项是判断开放性气胸的体征 （ ）
　　A.呼吸困难　　　　　　　　　B.发绀　　　　　　　C.脉搏细数
　　D.气管向健侧移位　　　　　　E.伤口有气体出入的吮吸样声音

7.某男,30岁,因车祸引起胸部损伤,极度呼吸困难,发绀,肺呼吸音消失,并有严重的皮下气肿,判断为张力性气胸,急救应立即 （ ）
　　A.吸氧　　　　　　　　　　　B.快速静脉输液　　　C.输血
　　D.气管切开　　　　　　　　　E.胸腔穿刺排气

8.患者,男,29岁,右胸部受伤后2 h,P 130 次/min,BP 78/50 mmHg,听诊右胸呼吸音减弱。胸部X射线示右胸膜腔大量积液,纵隔向左移位;胸腔穿刺抽出血液,迅速凝固。应采取的主要治疗措施为 （ ）
　　A.应用止血药　　　　　　　　B.应用大量抗生素　　C.剖胸探查
　　D.输血　　　　　　　　　　　E.继续观察

9.患者,男,24 岁,胸外伤致血气胸,病情观察期间判断其为进行性血胸的依据是　　　（　　）

A.经输血补液治疗后血压回升　　B.血红蛋白、红细胞计数升高　　C.体温升高

D.胸腔闭式引流每小时引流血量超过 200 mL　　　　　　　E.白细胞计数升高

10.患者,男性,45 岁。车祸术后放置胸腔闭式引流管。护士观察胸腔闭式引流通畅的标志是

（　　）

A.体温正常　　　　　　B.引流量减少　　　　　　C.无呼吸困难

D.胸透肺已完全扩张　　E.长玻璃管内水柱有波动

（余晓齐）

第十五章

乳房疾病患者的护理

🌸 学 习 目 标

1. 掌握:急性乳腺炎、乳腺癌患者的病因病理、临床表现、治疗要点、脓肿切开引流的护理及乳腺癌术后的护理措施等。
2. 熟悉:能对乳腺炎、乳腺腺癌患者进行整体护理和进行乳房自查。
3. 了解:在护理乳房疾病的过程中,护理计划的制订。

成年女性乳房是两个半球形的性征器官,主要由腺体、导管、脂肪和结缔组织构成,位于胸大肌浅面,在第 2~6 肋骨水平的浅筋膜浅、深层之间。内侧缘达胸骨旁,外侧缘至腋前线,外上方形成乳腺腋尾部伸向腋窝。乳头位于乳房中心,周围的色素沉着区称为乳晕。

乳腺有 15~20 个腺叶,每一腺叶分成很多腺小叶,腺小叶由小乳管和腺泡组成,是乳房的基本单位。每一腺叶有其单独的导管(乳管),腺叶和乳管均以乳头为中心呈放射状排列。小乳管汇至乳管,乳管开口于乳头,乳管靠近开口的 1/3 段略为膨大,是乳管内乳头状瘤的好发部位。若病变侵犯导管,可导致乳头凹陷、位置不对称或溢液。每个腺叶间有许多与皮肤垂直的纤维束,上连浅筋膜浅层,下连浅筋膜深层,称Cooper 韧带(又称乳房悬韧带),起支撑与固定作用。若肿瘤侵犯时此韧带缩短,牵拉皮肤形成"酒窝征"。正常乳房腺体最多的是在外上象限,因此,此处患病机会也最多。

乳腺是许多内分泌腺的靶器官,其生理活动受垂体前叶、卵巢及肾上腺皮质等分泌的激素影响。妊娠及哺乳时乳腺明显增生,腺管延长,腺泡分泌乳汁。哺乳期后,乳腺又处于相对静止状态。平时,育龄期女性在月经周期的不同阶段,乳腺的生理状态在各激素影响下呈周期性变化。绝经后腺体逐渐萎缩,为脂肪组织所替代。

乳房的淋巴网非常丰富,其淋巴液输出有四个途径。①外界侧:乳房大部分淋巴液经胸大肌外侧缘淋巴管至腋窝淋巴结,再流向锁骨下淋巴结。部分乳房上部淋巴液可经胸大、小肌间淋巴结(Rotter 淋巴结),直接到达锁骨下淋巴结。通过锁骨下淋巴结后,淋巴液继续流向锁骨上淋巴结。②内侧:部分乳房内侧的淋巴液通过肋间淋巴管流向胸骨旁淋巴结,再流向锁骨上淋巴结。③对侧:两侧乳房间皮下有交通淋巴管,并与胸壁、颈部、腹壁的皮下淋巴网有广泛联系,一侧乳房的淋巴液可流向另一侧。

④下侧:乳房深部淋巴网可沿着腹直肌鞘和肝镰状韧带的淋巴管流向肝。

第一节　急性乳腺炎患者的护理

急性乳腺炎是指乳房的急性化脓性感染。多发生于产后哺乳期妇女,以初产妇多见,好发于产后3～4周。因乳房血管丰富,早期就可出现寒战、高热及脉搏增快等脓血症表现。

致病菌多为金黄色葡萄球,少数为化脓性链球菌。细菌从乳头入侵后沿淋巴管蔓延到乳腺组织及其间的结缔组织,或直接侵入乳管,上行至腺小叶,引起急性化脓性感染。

【病因】

除患者产后抵抗力下降外,尚与下列因素有关:

1.乳汁淤积　乳汁是理想的培养基,乳汁淤积有利于入侵细菌的生长繁殖。

(1)乳头发育不良　乳头过小或凹陷,影响乳汁排出,妨碍正常哺乳。

(2)乳汁分泌过多、婴儿吸乳过少　使乳汁不能完全排空或乳汁淤积。

(3)乳管不通畅　影响乳汁排出。

2.细菌入侵　乳头破损或皲裂是细菌沿淋巴管入侵感染的主要原因。婴儿患口腔炎或含乳头睡眠,易致细菌直接侵入乳管;6个月以后的婴儿多已长牙,吸吮乳汁时可引起乳头破损。

【病理】

急性乳腺炎局部可出现炎性肿块,一般在数天后可形成脓肿。脓肿可以是单房,也可是多房性的。表浅脓肿向外溃破或破入乳管经乳头流出;深层的脓肿缓慢向外破溃的同时,也会向内穿破乳房和胸肌间的疏松组织中,形成乳房后脓肿。感染严重者,可并发脓毒症。

【临床表现】

1.局部表现　初期患侧乳房胀痛,局部红肿,可触及发热、压痛明显的炎性肿块。多在数天后形成脓肿,脓肿可以是单方或多方性。浅表脓肿形成后肿块可有波动感。深部脓肿的波动感不明显,但乳房肿胀明显,有局部深压痛。表浅脓肿可向外破溃或破入乳管自乳头流出。深部脓肿除可缓慢向外破溃外,也可穿至乳房与胸肌间的疏松组织中形成乳房后脓肿。患侧腋窝淋巴结可肿大、疼痛,检查有压痛(图15-1)。

2.全身表现　随着炎症的发展,可出现寒战、高热、脉搏加快、食欲不振等感染中毒症状。严重感染者可并发脓毒症。

【辅助检查】

1.实验室检查　血常规检查可见白细胞计数及中性粒细胞比例升高。

2.影像学检查　B超检查可帮助定位。

3.诊断性穿刺　在波动最明显处或压痛最明显处穿刺,抽出脓液表示脓肿已形成,脓液应做细菌培养及药敏试验。

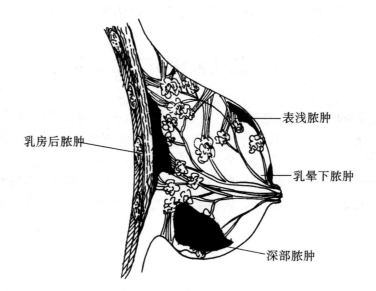

图 15-1　乳房脓肿的位置
1. 表浅脓肿　2. 乳晕下脓肿　3. 深部脓肿　4. 乳房后脓肿

【治疗要点】

1. 治疗原则　控制感染,排空乳汁。脓肿形成前,以抗菌治疗为主。脓肿形成后及时切开引流。

2. 治疗措施

(1)非手术治疗

局部处理:①患侧乳房停止哺乳,排空乳汁;②患乳热敷、理疗或以鱼石脂软膏或金黄散等药物外敷;③局部水肿明显者,可用 25% 硫酸镁溶液湿热敷每次 20～30 min,每天 3～4 次。

控制感染:①抗生素应用原则为早期、足量。可选用 β-内酰胺类抗生素治疗,如青霉素或苯唑西林钠(新青霉素Ⅱ);若患者对青霉素过敏,则应用红霉素或根据细菌培养结果选用有效抗生素。抗生素可被分泌至乳汁,故四环素、氨基糖苷类、磺胺药和甲硝唑等药物应避免使用,以免影响婴儿。②中药治疗:清热解毒。③断乳:感染严重或脓肿切开后并发乳瘘者应终止乳汁分泌,可用炒麦芽 60 mg,用水煎服分两次服用,每日 1 剂,连用 2～3 d。也可口服溴隐亭 1.25 mg,每日 2 次,服用 7～14 d;或己烯雌酚 1～2 mg,每日 3 次,共 2～3 d;或肌内注射苯甲酸雌二醇,每次 2 mg,每日 1 次,至乳汁停止分泌为止。

手术治疗:脓肿形成后,应及时做脓肿切开引流。脓肿切开引流时应注意:①为避免损伤乳管而形成乳瘘,手术切口多选择以乳头为中心的放射状切口;乳晕下脓肿应沿乳晕边缘做弧形切口;深部脓肿或乳房后脓肿可沿乳房下缘做弧形切口,经乳房后间隙引流(图 15-2)。②切开后分离脓肿的多房间隔膜,以利引流。③脓腔较大时,可在脓腔的最低部位另加切口做对口引流。

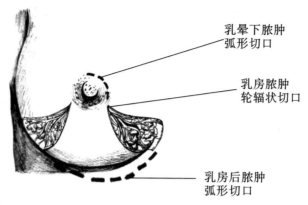

图 15-2　乳房脓肿切口方式

【护理评估】

1. 健康史　重点评估急性乳腺炎的各种危险因素,包括有否乳汁淤积、乳头破损、乳头发育不良,造成新生儿吸吮障碍等。

2. 护理体检　重点评估乳房胀痛、局部红肿、发热、压痛对日常生活的影响。观察肿块有无波动感,有无脓液自皮肤或乳头排出,患侧腋窝淋巴结有无肿大疼痛。全身是否出现寒战、高热、脉搏加快、食欲不振等感染中毒症状。严重感染者有无并发脓毒症。

3. 心理-社会状况　在感染期间,母亲因不能有效的母乳喂养而担心婴儿的营养不足,由此可产生焦虑。另外手术后的疼痛也可增加母亲的焦虑感。

【常见护理诊断/医护合作性问题】

1. 疼痛　与乳房炎症、脓肿、乳汁淤积有关。
2. 体温过高　与乳房炎症有关。
3. 知识缺乏　缺乏乳房保健、正确哺乳的相关知识。

【护理措施】

1. 缓解疼痛　①防止乳汁淤积:患侧乳房应停止哺乳,并用吸乳器吸空乳汁。改变侧卧位哺乳习惯,防止乳房受压。②托起乳房:用宽松的胸罩托起两侧乳房,以减轻疼痛和肿胀。③局部热敷、理疗或药物外敷:以减轻疼痛,促进局部血液循环,有利于早期炎症消散;局部皮肤水肿明显者,可用25%硫酸镁溶液湿热敷。

2. 控制体温和感染　①应用抗菌药:遵医嘱早期应用抗菌药物。②病情观察:定时测量体温、脉搏、呼吸,监测血白细胞计数及分类变化,必要时做血培养及药敏试验。③采取降温措施:高热者予以物理降温,必要时遵医嘱应用解热镇痛药物。④脓肿切开引流后的护理:保持引流通畅,定时更换敷料。

【健康教育】

1. 纠正乳头内陷　乳头内陷者于分娩前 3 ~ 4 个月开始每天挤捏、提拉乳头。也可用吸乳器吸引,使乳头外突。个别需手术矫正。

2. 保持乳头和乳晕清洁　孕妇经常用肥皂及温水清洗两侧乳头;妊娠后期每天清

洗一次;产后每次哺乳前、后均需清洁乳头,以保持局部干燥和洁净。

3.及时处理乳头破损　暂停哺乳,用吸乳器吸出乳汁哺育婴儿;局部用温水清洗后涂以抗生素软膏,待愈合后再行哺乳。症状严重时应及时就诊。

4.养成良好的哺乳习惯　定时哺乳,每次哺乳时让婴儿吸净乳汁,如吸不净应及时用吸乳器或手法按摩排空乳汁;发现乳汁淤积,应及早按摩、理疗,防止炎症发生。纠正婴儿含乳头睡眠的不良习惯;注意婴儿口腔卫生,预防或及时治疗婴儿口腔炎症。

第二节　乳腺囊性增生患者的护理

乳腺囊性增生病是女性多发病,常见于中年女性。由于对本病的不同认识,有多种命名,如乳房小叶增生症、乳腺结构不良症、纤维囊性病等。

本病的发生与内分泌失调有关。一是体内雌、孕激素比例失调,黄体素分泌减少、雌激素量增多导致乳腺实质增生过度和复旧不全;二是部分乳腺实质中女性雌激素受体的质与量的异常,致乳腺各部分发生不同程度的增生。

【病理】

乳腺囊性增生属于乳腺实质的良性增生,其病理情况复杂,增生可发生于腺管周围并伴有大小不等的囊肿形成;或发生于腺管内,表现为不同程度的乳头状增生伴乳管囊性扩张;也有发生于小叶实质者,主要为乳管及腺泡上皮增生。由于本病的临床表现有时与乳腺癌混淆,因此正确认识本病十分重要。

【临床表现】

1.乳房疼痛　特点是胀痛,具有周期性,表现为月经来潮前疼痛加重,月经结束后减轻或消失。有时整个月经周期都有疼痛。

2.乳房肿块　一侧或双侧乳腺有弥漫性增厚,可呈局限性改变,多位于乳房外上象限,轻度触痛;也可分散于整个乳腺。肿块呈结节状或片状,大小不一,质韧而不硬,增厚区与周围乳腺组织分界不明显。

3.乳头溢液　少数患者可有乳头溢液,呈黄绿色或血性,偶为无色浆液。

【辅助检查】

1.超声检查　病变区回声根据分型的不同可稍低于或高于周围乳腺组织,形态和轮廓不规则,境界不清,无包膜回声。

2.钼靶X射线摄片　不同年龄段腺体增生及分型的不同所见X射线征有差异,但以增生腺体密度增高,形态不一,边缘模糊不清,不规则为主。

3病理检查　肿物定位诊断性穿刺或手术切除肿物,病理检查可证实。

【治疗要点】

1.治疗原则　主要是观察、随访和对症治疗。

2.治疗措施

(1)非手术治疗　主要是观察和药物治疗。观察期间可用中医中药调理,或口服乳康片、乳康宁等;抗雌激素治疗仅在症状严重时采用,可口服他莫昔芬。由于本病有恶变可能,应嘱患者每隔2～3个月到医院复查,有对侧乳腺癌或乳腺癌家族史者应密切随访。

（2）手术治疗　若肿块周围乳腺组织局灶性增生较为明显、形成孤立肿块，或 B 超、钼靶 X 射线摄片发现有沙粒样钙化灶者，应尽早手术切除肿块并做病理学检查。

【常见护理诊断/医护合作性问题】

疼痛：与内分泌失调致乳腺实质过度增生有关。

【护理措施】

1. 减轻疼痛　①心理护理：解释疼痛发生的原因，消除患者的思想顾虑，保持心情舒畅；②用宽松乳罩托起乳房；③按医嘱服用中药调理或其他对症治疗药物。

2. 复查　定期复查和乳房自我检查，以便及时发现恶变。

第三节　乳房良性肿块患者的护理

女性乳房肿瘤的发病率很高，多发于青年妇女，大多为无痛性肿物，多在无意中发现。初期较小，但生长较快，呈圆形或卵圆形，边界清晰，多较隆突，扁平者较少，表面不甚光滑，细触之为小结节状，有些呈明显分叶状，中度硬，多无压痛，可自由推动。主要可以分为乳腺纤维腺瘤、乳腺导管内乳头状瘤、乳腺脂肪瘤、乳腺平滑肌瘤、乳腺错构瘤、乳腺神经纤维瘤和乳腺血管瘤等，其中乳房良性肿瘤中以乳房纤维瘤为最常见，约占良性肿瘤的 3/4，其次为乳管内乳头状瘤，约占良性肿瘤的 1/5。

一、乳房纤维腺瘤

乳房纤维瘤是女性常见的乳房良性肿瘤，本病的发生与雌激素的作用活跃密切相关，故好发年龄为 20~25 岁，月经来潮前或绝经后妇女少见。

本病产生的原因是小叶内纤维细胞对雌激素的敏感性异常增高，可能与纤维细胞所含雌激素受体的量或质的异常有关。雌激素是本病发生的刺激因子，所以纤维腺瘤发生于卵巢功能期。

【临床表现】

乳房纤维腺瘤主要为乳房肿块。肿块多发生于乳房外上象限，约 75% 为单发，少数为多发。肿块增大缓慢，质似硬橡皮球的弹性感，表面光滑，易于推动。月经周期对肿块大小的影响不大。患者常无自觉症状，多为偶然扪及。

【辅助检查】

1 超声检查　肿块边界清楚，有包膜，内部呈均质低回声，可见侧壁声影，后方回声无变化或增强。巨纤维腺瘤可见内部呈不均质低回声，其内夹杂条索状高回声反射，呈分叶状改变。

2 钼靶 X 射线摄片　腺体内见圆形或椭圆形、边缘清楚平滑、均质的高密度肿块影，巨纤维腺瘤肿块实质呈分叶状改变。

3 病理检查　粗针穿刺或手术切除后，病理证实为乳腺纤维腺瘤。

【治疗要点】

乳房纤维腺瘤虽属良性，癌变可能性很小，但有肉瘤变可能，故手术切除是唯一有效的治疗方法。由于妊娠可使纤维瘤增大,所以妊娠前后发现的乳房纤维腺瘤一般应手术切除。

【常见护理诊断/医护合作性问题】

知识缺乏:缺乏乳房纤维腺瘤诊治的相关知识。

【护理措施】

1. 告之患者乳房纤维腺瘤的病因及治疗方法。

2. 行肿瘤切除术后,嘱患者保持切口敷料清洁干燥。

3. 暂不手术者应密切观察肿块的变化,明显增大者应及时到医院诊治。

二、乳管内乳头状瘤

乳管内乳头状瘤好发于大乳管近乳头的壶腹部的良性肿瘤,瘤体很小,带蒂而有绒毛,且有很多壁薄的血管,容易出血。多见于40～50岁的中年女性。

【临床表现】

临床特点一般无自觉症状,常因乳头溢液污染内衣而引起注意。溢液可为血性、暗棕色或黄色液体。因瘤体小,常不能触及;偶可在乳晕区扪及质软、可推动的小肿块,轻压此肿块,常可见乳头溢出血性液。

【辅助检查】

乳腺导管造影可明确乳管内肿瘤的大小和部位;也可行乳管内镜检查,即将一根内径小于1 mm的光导管,自乳头的溢液管口插入,通过内镜成像技术观察乳腺导管内的情况。

【治疗要点】

诊断明确者以手术治疗为主,行乳腺区段切除并做病理学检查,若有恶变应实施根治性手术。

【常见护理诊断/医护合作性问题】

焦虑与乳头溢液、缺乏乳管内乳头状瘤诊治的相关知识有关。

【护理措施】

1. 告知患者乳头溢液的病因、手术治疗的必要性,解除患者的思想顾虑。

2. 术后保持切口敷料清洁干燥,按时回院换药。

3. 定期回院复查。

第四节 乳腺癌患者的护理

乳腺癌多见于40～64岁的女性,以更年期45～50岁及老年人60～64岁居多,是女性最常见的恶性肿瘤之一,仅次于子宫颈癌。在我国发病率呈逐年上升趋势,占全身各种恶性肿瘤的7%～10%,部分城市已跃居于女性恶性肿瘤的首位。

【病因】

病因尚不清楚,目前多认为与下列因素相关:

1. 雌酮及雌二醇与乳腺癌直接相关 20 岁以前本病少见,20 岁以后发病率迅速上升。45 ~ 50 岁较高,可能与更年期卵巢功能逐渐减退,垂体前叶功能增强,促使肾上腺皮质产生雌激素有关;绝经后发病率继续上升,与年老者雌酮含量升高相关。激素变化使乳腺腺体上皮细胞过度增生。各种雌激素中,雌酮有明显的致癌作用。

2. 月经史及生育史 月经初潮年龄早于 12 岁、绝经年龄晚于 50 岁、不孕(>40岁)、未哺乳及初次足月产的年龄晚于 35 岁者发病率高。

3. 遗传 一级亲属中有乳腺癌病史者,发病危险性是普通人群的 2 ~ 3 倍。

4. 营养过剩、肥胖、高脂饮食 可加强或延长雌激素对乳腺上皮细胞的刺激。

5. 癌前疾病史 如乳腺增生病发生恶变。

6. 其他因素 在早期乳房接受过放射线照射、致癌药物的应用、环境因素与生活方式等。

【病理】

1. 病理分型 根据乳房癌的病理特点分为以下几种类型:

(1)非浸润性癌 又称为原位癌。包括导管内癌(癌细胞未突破导管壁基底膜)、小叶原位癌(癌细胞未突破末梢乳管或腺泡基底膜)、乳头湿疹样乳腺癌。此型属于早期,预后较好。

(2)早期浸润性癌 若癌细胞突破管壁基底膜、末梢乳管或腺泡基底膜,开始向间质浸润,但仍局限于小叶内,则称为早期浸润性癌。包括早期浸润性导管癌(癌细胞突破管壁基底膜,开始向间质浸润)、早期浸润性小叶癌(癌细胞突破管壁基底膜、末梢乳管或腺泡基底膜,开始向间质浸润,但仍局限于小叶内)。此型仍属于早期,预后较好。

(3)浸润性特殊癌 包括乳头状癌、髓样癌(伴大量淋巴细胞浸润)、小管癌(高分化腺癌)、腺样囊性癌、黏液腺癌、大汗腺样癌、鳞状细胞癌等。此型分化一般较高,预后尚好。

(4)浸润性非特殊癌 是乳腺癌中最常见的类型,占 70% ~ 80%,包括浸润性小叶癌、浸润性导管癌、硬癌、髓样癌(无大量淋巴细胞浸润)、单纯癌、腺癌等。其中硬癌最多见。此型一般分化低,预后较上述类型差。

(5)其他罕见癌或特殊类型乳腺癌 如炎性乳腺癌和乳头湿疹样乳腺癌。

2. 转移途径

(1)局部浸润 癌细胞沿导管或筋膜间隙蔓延,继而浸润皮肤、胸肌、胸膜等周围组织。

(2)淋巴转移 主要途径有:①癌细胞经胸大肌外侧缘淋巴管侵入同侧腋窝淋巴结(腋窝淋巴结转移率约为 60%),然后侵入锁骨下淋巴结以至锁骨上淋巴结,进而可经胸导管(左)或右淋巴导管侵入静脉血流而向远处转移。②癌细胞沿内侧淋巴管侵入胸骨旁淋巴结(胸骨旁淋巴结转移率为 20% ~ 30%),继而至锁骨上淋巴结,再经同样途径侵入静脉血流而发生远处转移。

上述两条途径中,以前一途径更为多见,根据我国各地乳腺癌根治术后的病理学检查结果,腋窝淋巴结转移率为 60%,胸骨旁淋巴结转移率为 20% ~ 30%,后者原发灶大多数在乳房内侧和中央区。

(3)血运转移 癌细胞可经淋巴途径进入静脉,也可直接侵入血液循环而致远处转移。早期乳腺癌亦可发生血运转移。最常见的远处转移部位依次为肺、骨和肝。

【临床表现】

1.常见乳腺癌的临床表现

（1）乳房肿块

1）早期　表现为患侧乳房无痛性、单发小肿块，患者多在无意中（洗澡、更衣）发现。肿块多位于乳房外上象限，质硬、表面不甚光滑，与周围组织分界不清，尚可推动。

2）晚期　①肿块固定：癌肿侵入胸膜和胸肌时，固定于胸壁而不易推动。②卫星结节、铠甲胸：癌细胞侵犯大片乳房皮肤时皮肤表面出现多个坚硬小结或条索，呈卫星样围绕原发病灶。结节彼此融合、弥漫成片。可延伸至背部及对侧胸壁，致胸壁紧缩呈铠甲状时，呼吸受限。③皮肤溃破：癌症侵犯皮肤并破溃形成溃疡，常有恶臭，易出血。

（2）乳房外形的改变　乳房肿瘤增大可致乳房局部隆起。若肿瘤累及乳房Cooper韧带，可使其缩短而致肿瘤表面皮肤凹陷，即所谓"酒窝征"（图15-3）。邻近乳头或乳晕的癌肿因侵及乳管使之缩短，将乳头牵向癌肿一侧，可使乳头扁平、回缩、内陷。若皮下淋巴管被癌细胞堵塞，可引起淋巴回流障碍，出现真皮水肿，乳房皮肤呈"橘皮样"改变（图15-4）。

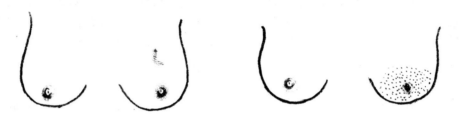

图15-3　乳房外观改变——"酒窝征"　　图15-4　乳房外观改变——"橘皮样"改变

（3）转移征象

1）淋巴转移　最初多见于患侧腋窝。肿大淋巴结先是少数散在，质硬、无痛。可被推动，继之数目增多并融合成团，甚至与皮肤或深部组织粘连（图15-5）。

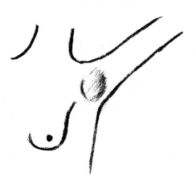

图15-5　乳腺癌淋巴结转移征象

2）血运转移　乳腺癌转移至肺、骨、肝时，可出现相应受累器官的症状。肺转移者可出现胸痛、气急,骨转移者可出现局部疼痛,肝转移者可出现肝大或黄疸。

2.特殊类型乳腺癌的临床表现

(1)炎性乳腺癌　多见于年轻女性。表现为乳房皮肤红、肿、增厚、热且硬,犹似急性炎症,但无明显肿块。癌肿迅速浸润整个乳房;常可累及对侧乳房。恶性程度高,早期即发生转移,预后极差,患者常在发病数月内死亡。

(2)乳头湿疹样乳腺癌(Paget 病)　乳头有瘙痒、烧灼感,之后出现乳头和乳晕区皮肤发红、糜烂、潮湿,如同湿疹样,进而形成溃疡;有时覆盖黄褐色鳞屑样痂皮,病变皮肤较硬。部分患者于乳晕区可扪及肿块。恶性程度低,发展慢,腋窝淋巴结转移晚。

【辅助检查】

1.影像学检查

(1)X 射线检查　乳房钼靶 X 射线摄片可作为乳癌的普查方法,是早期发现乳腺癌的最有效方法。可发现乳房内密度增高的肿块影,边界不规则,或呈毛刺征,或见细小钙化灶。

(2)B 超检查　能清晰显示乳房各层次软组织结构及肿块的形态和质地,能显示直径在 0.5 cm 以上的乳房肿块。

(3)近红外线扫描　利用红外线透照乳房,根据不同密度组织显示的灰度阴影不同而显示乳房肿块。

(4)热图像　系根据恶性肿瘤代谢旺盛、产热较周围组织高的原理,远红外图和液晶膜可显示异常热区而进行诊断。

2.细胞学和活组织病理学检查　对疑为乳房癌者,可用:①细针穿刺肿块,将抽吸出的细胞做细胞学诊断;②用空心针穿刺肿块,将取出的肿瘤组织条做病理学检查;③完整切下肿块连同周围乳腺组织做快速病理学检查;④有乳头溢液但未扪及肿块者可行溢液涂片细胞学检查。

3.其他　乳腺导管内镜检查。

【临床分期】

乳腺癌的临床分期多采用国际抗癌联盟(UICC)建议的 T(原发癌肿)、N(区域淋巴结)、M(远处转移)分期法。2003 年 UICC 修订的乳腺癌 TNM 分期方法见表 15-1。

表 15-1　乳腺癌的 TNM 分期(UICC,2003 年修订)

T_x	原发肿瘤无法评估
T_0	原发肿瘤未查出
T_{is}	原位癌(导管原位癌、小叶原位癌及未查到肿块的乳头湿疹样乳腺癌)
T_1	癌瘤长径≤2 cm
T_2	癌瘤长径>2 cm,≤5 cm
T_3	癌瘤长径>5 cm
T_4	癌瘤大小不计,但侵及皮肤或胸壁(肋骨、肋间肌、前锯肌),炎性乳腺癌亦属之
N_x	区域淋巴结无法评估

续表 15-1

N_0	同侧腋窝无肿大淋巴结
N_1	同侧腋窝有肿大淋巴结,尚可推动
N_2	同侧腋窝肿大淋巴结彼此融合,或与周围组织粘连
N_3	有同侧胸骨旁淋巴结转移,同侧锁骨上淋巴结转移
M_0	无远处转移
M_1	有远处转移
分期	
0 期	$T_{is}N_0M_0$
Ⅰ期	$T_1N_0M_0$
Ⅱ期	$T_{0\sim1}N_2M_0,T_2N_{1\sim2}M_0,T_3N_0M_0$
Ⅲ期	$T_{0\sim2}N_2M_0,T_3N_{1\sim2}M_0,T_4$任何$NM_0$,任何$TN_3M_0$
Ⅳ期	包括 M_1 的任何 TN

【治疗要点】

手术治疗为主,辅以化疗、放疗、内分泌、生物等综合治疗措施。

1. 外科手术治疗 是最根本的治疗方法。手术适应证为 TNM 分期的 0 期、Ⅰ期、Ⅱ期和部分Ⅲ期患者。已有远处转移、全身情况差、主要脏器有严重疾病、不能耐受手术者禁忌手术治疗。目前主张缩小手术范围,同时加强术后综合辅助治疗。

(1)乳腺癌改良根治术 有两种术式:一是保留胸大肌,切除胸小肌;二是保留胸大肌、胸小肌。该术适用于Ⅰ期、Ⅱ期乳腺癌患者。由于该术式保留了胸肌,术后外观效果较好,目前已成为常用的手术方式(15-6)。

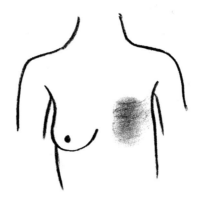

图 15-6 乳腺癌改良根治术后

(2)保留乳房的乳腺癌切除术 完整切除肿块及肿块周围 1 cm 的组织,并行腋淋巴结清扫。术后必须辅以放疗、化疗。适用于Ⅰ期、Ⅱ期乳腺癌患者。

（3）乳腺癌根治术　切除包括整个乳房、胸大肌、胸小肌、腋窝及锁骨下淋巴结。适用于局部晚期乳腺癌中、高位腋窝淋巴结转移或肿瘤浸润胸大小肌的患者。

（4）全乳房切除术　切除整个乳房，包括腋尾部及胸大肌筋膜。适用于原位癌、微小癌及年迈体弱不能耐受根治术者或晚期乳腺癌尚能局部切除者。

（5）乳腺癌扩大根治术　在传统根治的基础上再行胸廓内动、静脉及其周围的淋巴结（即胸骨旁淋巴结）清除术。该术式，目前较少适用。

2. 化学药物治疗　乳腺癌是实体瘤中应用化疗最有效的肿瘤之一，化疗在整个治疗中占有重要的地位。

（1）术前化疗　术前化疗也称新辅助化疗，多用于Ⅲ期病例。术前化疗的意义：①尽早控制微转移灶；②使原发癌及其周围扩散的癌细胞产生退变或部分被杀灭，以减少术后复发及转移；③进展期乳腺癌应用术前化疗可使肿瘤缩小，以便手术切除；④可以根据术前化疗效果，作为术后选择化疗方案的参考。

（2）术后化疗　浸润性乳腺癌术后应用化疗非常重要。由于手术尽量去除了肿瘤负荷，残存的肿瘤细胞易被化学抗癌药物杀灭。一般认为：术后化疗宜术后早期应用，争取在术后2周应用，最迟不能超过术后1个月；联合化疗比单药化疗疗效好；对乳腺癌术后主张连续6个疗程化疗。

3. 放射治疗　属局部治疗手段。可降低Ⅱ期以上患者的局部复发率。放疗指征：①病理证实有腋中或腋上组织淋巴结转移者；②阳性淋巴结占淋巴总数1/2以上或有4个淋巴结阳性者；③病理证实胸骨旁淋巴结阳性者；④原位癌灶位于乳房中央或内侧并做根治术后，尤其是淋巴结阳性者。

4. 内分泌治疗　主要是应用药物治疗。

（1）他莫昔芬　是最常用的药物，可降低乳腺癌术后的复发及转移，同时可减少对侧乳腺癌的发生率。作用机制是在靶器官内与雌二醇争夺雌激素受体（ER），形成复合物影响肿瘤DNA基因转录，从而抑制肿瘤细胞生长。因此，适用于雌激素受体（ER）和孕酮受体（PgR）阳性的绝经妇女。每日20 mg，至少服用3年，一般为5年。该药的主要不良反应有潮热、恶心、呕吐、静脉血栓形成、眼部不良反应、阴道干燥或分泌物多。他莫昔芬的第二代药物是托瑞米粉（法乐通）。

（2）芳香化酶抑制剂（来曲唑等）　能抑制肾上腺分泌的雄激素转变为雌激素，从而降低雌二醇，达到治疗乳腺癌的目的。适用于绝经后患者，效果优于他莫昔芬。

5. 生物治疗　近年来临床上逐渐推广使用的曲妥珠单抗注射液，系通过转基因技术制备，对Cerb-2（HER-2）过度表达的乳腺癌患者有一定效果，特别是对其他化疗药无效的乳腺癌患者也能有部分疗效。

【护理评估】

1. 健康史　询问患者的月经、妊娠、生育史，有无乳腺肿瘤手术、长期使用雌激素病史，有无乳腺癌家族史。

2. 护理体检　除确认肿瘤部位、生长状况、淋巴转移、分期外，需要了解患侧胸部皮肤、胸肌及肩关节的活动状况。了解术式、术中情况，观察伤口引流、包扎固定、上肢血液循环状况；了解患者术侧上肢功能锻炼和康复状况。

3. 心理-社会状况　了解患者对乳腺癌的治疗，特别是对手术的认知程度和情绪变化；了解患者的工作、家庭经济状况和角色关系型态等；了解患者与家属对乳癌手术健康内容的掌握程度和出院前的心理状态。

【常见护理诊断/医护合作性问题】

1. 自我形象紊乱　与手术前担心乳房缺失、术后乳房切除影响自我形象与婚姻质量有关。

2. 有组织完整性受损的危险　与留置引流管、患侧上肢淋巴引流不畅、头静脉被结扎、腋静脉栓塞或感染有关。

3. 知识缺乏　缺乏有关的术后患肢功能锻炼的相关知识。

【护理措施】

1. 心理护理

(1)做好患者的心理护理　护理人员应有针对性地进行心理护理,多了解和关心患者,向患者和家属耐心解释手术的必要性和重要性,鼓励患者表述手术创伤对自己今后角色的影响,介绍患者与曾接受过类似手术且已经痊愈的妇女联系,通过成功者的现身说法帮助患者度过心理调适期,使之相信一侧乳房切除将不影响正常的家庭生活、工作和社交;告知患者今后行乳房重建的可能,鼓励其树立战胜疾病的信心,以良好的心态面对疾病和治疗。

(2)取得其丈夫的理解和支持　对已婚患者,应同时对其丈夫进行心理辅导,鼓励夫妻双方坦诚相待,让丈夫认识其手术的必要性和重要性及手术对患者的影响,取得丈夫的理解、关心和支持,并能接受妻子手术后身体形象的改变。

2. 并发症预防

(1)术前严格备皮　对手术范围大、需要植皮的患者,除常规备皮外,同时做好供皮区(如腹部或同侧大腿区)的皮肤准备。乳房皮肤溃疡者,术前每天换药至创面好转,乳头凹陷者应清洁局部。

(2)体位　术后麻醉清醒、血压平稳后取半卧位,以利呼吸和引流。

(3)加强病情观察　术后严密观察生命体征的变化,观察切口敷料渗血、渗液情况,并予以记录。乳腺癌扩大根治术后有损伤胸膜可能,患者若感胸闷、呼吸困难,应及时报告医师,以便早期发现和协助处理肺部并发症,如气胸等。

(4)加强伤口护理

1)保持皮瓣血供良好　①手术部位用弹性绷带加压包扎,使皮瓣紧贴胸壁,防止积液积气。包扎松紧度以能容纳一手指、能维持正常血运、不影响患者呼吸为宜。②观察皮瓣颜色及创面愈合情况,正常皮瓣的温度较健侧略低,颜色红润,并与胸壁紧贴;若皮瓣颜色暗红,则提示血循环欠佳,有可能坏死,应报告医生及时处理。③观察患侧上肢远端血循环情况,若手指发凉、皮肤发绀、皮温下降、动脉搏动不能扪及,提示腋窝部血管受压,应及时调整绷带的松紧度。④绷带加压包扎一般维持 7 ~ 10 d,包扎期间告知患者不能自行松解绷带,瘙痒时不能将手指伸入敷料下搔抓。若绷带松脱,应及时重新加压包扎。

2)维持有效引流　乳腺癌根治术后,皮瓣下常规放置负压引流管并接负压吸引,以便及时、有效地吸出残腔内的积液、积血,并使皮肤紧贴胸壁,从而有利于皮瓣愈合。护理时应注意如下几方面。①保持有效的负压吸引:负压吸引的压力要大小适宜。若负压过高可致引流管腔瘪陷而致引流不畅;过低则不能达到有效引流的目的,易致皮下积血、积液。若引流管外形无改变,但未闻及负压抽吸声,应观察连接是否紧密,压力调节是否适当。②妥善固定引流管:引流管的长度要适宜,患者卧床时将其固定于床旁,起床时固定于上身衣服。③保持引流通畅:防止引流管受压和扭曲。引流过程中若有局部积液、皮肤不能紧贴胸壁且有波动感,应报告医生及时处理。④观察引流液的颜色、量、性质:术后1~2 d每日引流血性液体50~200 mL,以后颜色及量逐渐变淡、减少。⑤拔管:术后4~5 d,每日引流液转为淡黄色,量少于10~15 mL,创面与皮肤紧贴,手指按压伤口周围皮肤无空虚感(即皮下无积液、皮瓣与胸壁紧贴)即可拔管。若拔管后仍有皮下积液,可在严格消毒后抽液并局部加压包扎。

(5)预防患侧上肢肿胀　患侧上肢肿胀系患侧腋窝淋巴结切除、头静脉被结扎、腋静脉栓塞、局部积液或感染等因素导致上肢淋巴回流不畅静脉回流障碍所致。护理:①勿在患侧上肢测血压、抽血、做静脉或皮下注射等。②指导患者保护患侧上肢:平卧时患肢下方垫枕抬高10°~15°,肘关节轻度屈曲;半卧位时屈肘90°放于胸腹部;下床活动时用吊带托扶或用健侧手将患肢抬高于胸前,需他人扶持时只能扶健侧,以防腋窝皮瓣滑动而影响愈合;避免患肢下垂过久。③按摩患肢或进行握拳、屈、伸肘运动,以促进淋巴回流。肢体肿胀严重者,可戴弹力袖促进淋巴回流;局部感染者,及时应用抗生素治疗。

3.指导患者做患侧肢体功能锻炼　手术时切除了胸部肌肉、筋膜和皮肤,可使患肩活动明显受限。随时间推移,可出现肩关节挛缩而致冰冻肩。因此,术后加强肩关节活动可增强肌肉力量、松解和预防粘连,最大限度地恢复肩关节的活动范围。应鼓励和协助患者早期开始患侧上肢功能锻炼,以减少或避免术后残疾。

(1)术后24 h内　活动手指及腕部,可做伸指、握拳、屈腕等锻炼。

(2)术后1~3 d　进行上肢肌肉的等长收缩,利用肌肉泵的作用促进血液、淋巴液回流;可用他人或健侧上肢协助患侧上肢进行屈肘、伸臂等锻炼,逐渐过渡为肩关节的小范围前屈(小于30°)、后伸(小于15°)运动。

(3)术后4~7 d　患者可坐起,鼓励患者用患侧手进食、洗脸、刷牙,并做以患侧手触摸对侧肩部及同侧耳朵的锻炼。

(4)术后1~2周　术后1周皮瓣基本愈合后,开始肩关节活动,以肩部为中心,前后摆臂。术后10 d左右皮瓣与胸壁黏附已较牢固,循序渐进地做抬高患侧上肢、手指爬墙运动、梳头等的锻炼。指导患者做患肢功能锻炼时应注意锻炼的内容和活动量应根据患者的实际情况而定,一般应每天3~4次,每次20~30 min为宜;应循序渐进,功能锻炼的内容应逐渐地增加;术后7~10 d内不外展肩关节,不要以患侧肢体支撑身体,以防皮瓣移动而影响创面愈合(图15-7)。

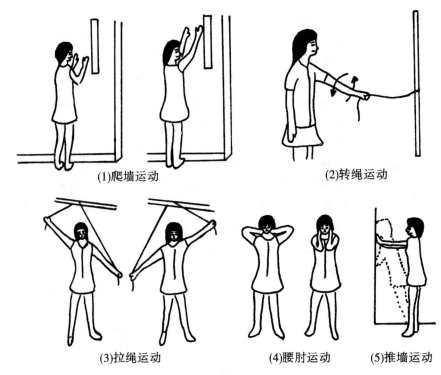

(1)爬墙运动   (2)转绳运动

(3)拉绳运动   (4)腰肘运动   (5)推墙运动

图15-7　乳房切除术后功能锻炼

【健康教育】

1.乳房自我检查　20岁以上的女性应每月自我检查乳房一次,宜在月经周期的第7~10天进行;绝经后妇女宜在每月固定时间到医院体检。40岁以上妇女和乳腺癌术后患者需每年行钼靶X射线摄片检查,以早期发现乳腺癌或乳腺癌复发征象。乳腺癌患者的姐妹和女儿属发生乳腺癌的高危人群,更要高度警惕。乳房自查方法包括视诊和触诊。

(1)视诊　站在镜前以各种姿势(两臂放松垂于身体两侧、向前弯腰或双手上举置于头后),观察双侧乳房的大小和外形是否对称;有无局限性隆起、凹陷或皮肤橘皮样改变;有无乳头回缩或抬高。

(2)触诊　仰卧位,肩下垫软薄枕,被查侧的手臂枕于头下,使乳房完全平铺于胸壁。对侧手指并拢平放于乳房,从乳房外上象限开始检查,依次为外上、外下、内下、内上象限,然后检查乳头、乳晕,最后检查腋窝注意有无肿块,乳头有无溢液(图15-8)。若发现肿块和乳头溢液,应及时到医院做进一步检查。

2.活动　术后近期避免用患侧上肢搬动、提取重物,继续行功能锻炼。

3.避孕　术后5年内避免妊娠,以免促进乳房癌复发。

4.放疗或化疗　放疗期间应注意保护皮肤,出现放射性皮炎时及时就诊。化疗期间应定期检查肝、肾功能,每次化疗前1 d或当天查血白细胞计数,化疗后5~7 d复查血白细胞计数,若白细胞数$<3\times10^9/L$,需及时就诊。放疗、化疗期间因抵抗力低,应少到公共场所,以减少感染机会;加强营养,多食高蛋白、高维生素、低脂肪的食物,以增

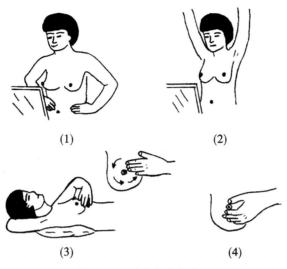

（1）　　　　　　　　（2）

（3）　　　　　　　　（4）

图 15-8　乳房自查方法

强机体的抵抗力。

5. 义乳或假体　提供患者改善自我形象的方法：①介绍假体的作用和应用；②出院时暂佩戴无重量的义乳（有重量的义乳在治愈后佩戴），乳房硕大者为保持体态匀称，待伤口一期愈合后即可佩戴有重量的义乳；③避免衣着过度紧身；④根治后 3 个月可行乳房再造术，但有肿瘤转移或乳腺炎者，严禁假体植入。

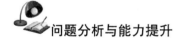

问题分析与能力提升

患者，女，30 岁。20 d 前生产一健康女婴。自诉 3 d 前出现左侧乳房胀痛，局部红肿、发热，今日体温升高，浑身发冷，来院就诊。体格检查：T 39.5 ℃，P 93 次/min，BP 100/75 mmHg，左侧乳房有压痛性肿块，左侧腋窝淋巴结肿大。

讨论：①患者最可能的诊断是什么？②患者目前主要的护理诊断是什么？③患者主要的护理措施有哪些？④如何预防该疾病的再次发生？

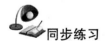

同步练习

1. 女性患者，48 岁，近 3 个月间断出现右侧乳头溢血性液，挤捏乳头时血性溢液增多，无痛，乳房内未扪及肿块。首先考虑的疾病是　　　　　　　　　　　　　　　　（　　）

　　A. 乳房纤维腺瘤　　　　　B. 乳腺囊性增生病　　　　　C. 乳管内乳头状

　　D. 乳腺癌　　　　　E. 急性乳腺炎

2. 患者，女，行乳腺癌根治术后第 2 天，下列护理措施中，不正确的是　　　　（　　）

　　A. 患侧垫枕，抬高患肢　　　　　B. 保持伤口引流管通畅

　　C. 观察患侧肢端的血液循环　　　　　D. 指导肩关节的活动

　　E. 禁止在患侧手臂测血压、输液

（王靖凯）

第十六章

脓胸患者的护理

学习目标

1. 掌握：急、慢性脓胸患者的护理评估及护理措施。
2. 熟悉：急、慢性脓胸患者的心理和社会支持状况、护理诊断和护理目标。
3. 了解：急、慢性脓胸患者的临床表现、辅助检查、治疗。

脓胸是指脓性渗出液积聚于胸膜腔内的化脓性感染。根据脓胸的范围大小，脓胸分为局限性脓胸和全脓胸；按引起感染的致病菌不同则分为化脓性、结核性和特异病原性脓胸；按病理发展过程可分为急性脓胸和慢性脓胸。

第一节 急性脓胸患者的护理

急性脓胸主要是由于胸膜腔的继发性感染所致。

【病因】

急性脓胸多为继发性感染，常见的致病菌为金黄色葡萄球菌、肺炎双球菌、链球菌、大肠埃希菌、真菌等。若为厌氧菌感染，则成腐败性脓胸。感染的途径：①患者可有肺的感染病史，如肺炎、肺脓肿，直接由化脓病灶侵入或破入胸膜腔；②各种原因引起的继发性感染，如外伤、异物存留、手术污染、食管或支气管胸瘘或血肿等；③血源性播散所引起，尤其是发生菌血症（脓毒症）及近期身体其他部位的化脓性感染病史；④淋巴途径，如膈下脓肿、肝脓肿、纵隔脓肿、化脓性心包炎等，通过淋巴管侵犯胸膜腔。

【病理】

感染侵入胸膜后，引起大量炎性胸水渗出。早期渗出液稀薄，呈浆液性。在此期内若能排出渗液，肺易复张。随着病程进展，脓细胞及纤维蛋白增多，渗出液逐渐由浆液性转为脓性。病变局限者称局限性脓胸，常见部位在肺叶间、膈肌上方、胸膜腔后外侧部及纵隔面等部位的一处或多处；病变广泛者，脓液布满全胸膜腔时称全脓胸（图16-1）。

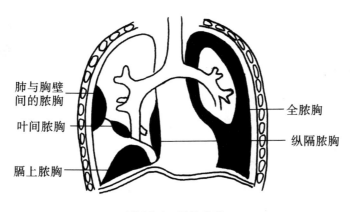

图 16-1 脓胸分类

纤维组织机化引起粘连,使脓液局限于一定范围内,形成局限性或包裹性脓胸,常位于肺叶间、膈肌上方、胸膜腔后外侧及纵隔面等处。脓液被分隔为多个脓腔时称多房脓胸;若伴有气管食管瘘,则脓腔内可有气体,出现液平面,称为脓气胸。脓胸可穿破胸壁,成为自溃性脓胸或外穿性脓胸。

【临床表现】

1. 症状 常有高热、脉速、胸痛、食欲减退、呼吸急促、全身乏力,积脓较多者尚有胸闷、咳嗽、咳痰症状,严重者可出现发绀和休克。

2. 体征 患侧呼吸运动减弱,肋间隙饱满。患侧语颤音减弱;叩诊呈浊音,脓气胸者上胸部叩诊呈鼓音,下胸部叩诊呈浊音;听诊呼吸音减弱或消失。

【辅助检查】

1. 实验室检查 急性期患者血白细胞计数和中性粒细胞升高;慢性期患者血白细胞计数、血细胞计数、血细胞比容和血清蛋白降低。

2. 胸膜腔穿刺 可抽取脓液。

3. 胸部 X 射线检查 急性期可显示胸腔积液。

【治疗要点】

1. 治疗原则 控制感染、排除脓液、全身治疗三个方面。

2. 主要措施

(1)控制感染 根据致病微生物对药物的敏感性,选用有效抗菌药,以静脉给药为好,观察疗效及时调节药物和剂量,控制全身和胸膜腔内感染。

(2)排除脓液 是脓胸治疗的关键。应尽早穿刺抽出脓液,若脓液黏稠、量多或脓气胸者应及时施行胸腔闭式引流。

(3)全身支持疗法 如补充营养和维生素、注意水和电解质的平衡、纠正贫血等。

【护理评估】

1. 健康史 了解患者发病情况及诊治经过,既往有无肺部疾病。

2. 护理体检 注意观察患者中毒症状,胸膜腔积液对呼吸和循环的影响,抗感染治疗、胸腔引流的效果等。术后了解术式、术中出血量,观察有无血容量不足、呼吸功能障碍、胸壁反常运动,胸带是否固定良好等。

3.心理-社会状况 了解患者有何不良心理反应。需要手术治疗者,了解患者对手术带来的胸廓畸形的认知程度如何,术后的心理状态,家属的关心照顾,家庭、社会经济支持等情况。

【常见护理诊断/医护合作性问题】

1.气体交换受损 与脓液压迫肺组织、胸壁运动受到限制有关。

2.疼痛 与炎症刺激有关。

3.体温过高 与感染有关。

【护理措施】

1.改善呼吸功能

(1)患者常取半卧位,以利于呼吸和引流。有支气管胸膜瘘者,根据脓腔部位采取体位,避免脓液流向健侧或发生窒息。

(2)术后帮助并鼓励患者有效咳嗽、排痰,采用深呼吸及吹气球等方法进行肺功能训练,以增加通气容量。

(3)保持胸腔引流管通畅,定时更换敷料,保证引流管周围局部清洁。急性脓胸大量积液引流时,脓液应缓慢引出,同时注意观察呼吸和循环功能变化。

(4)胸廓成形术者,术后定时检查、调整胸带。胸带松紧度适宜才能起到治疗作用,并减少胸壁运动。

2.降温 高热患者采用药物或物理方法降温。

3.疼痛护理 指导胸廓成形术患者做腹式深呼吸,减少胸廓运动,酌情采用镇痛措施。

4.保持皮肤清洁

(1)协助患者定时翻身和肢体活动,给患者擦洗身体,按摩背部及骶尾部皮肤,以改善局部血液循环,增加机体抵抗力。

(2)及时更换汗湿的衣被,保持床单平整干净,减少摩擦,避免汗液、尿液对皮肤的不良刺激,预防压疮的发生。

(3)开放式引流时应保持局部清洁,及时更换敷料,妥善固定引流管,防止滑脱。引流口周围皮肤涂氧化锌软膏,防止发生皮炎。

5.心理护理 急性期的患者发病急,病情重,在严密观察病情变化的同时,注意消除患者的紧张情绪。

【健康教育】

1.尽早治疗 积极有效地治疗脓胸。

2.康复训练 胸廓成形术患者,由于手术所需切断某些肌群,特别是肋间肌,使之功能受损,易引起脊柱侧弯及术侧肩关节的运动障碍,故患者需采取正直姿势,坚持练习头部前后左右回转运动,练习上半身的前屈运动及左右弯曲运动。自术后第1日起即开始上肢运动,如上肢屈伸、抬高上举、旋转等,使之尽可能恢复到健康时的活动水平。

第二节　慢性脓胸患者的护理

急性脓胸经过4~6周治疗脓肿未见消失,脓液稠厚并有大量沉积物,提示脓胸已进入慢性期。

【病因】

慢性脓胸主要原因有以下几个方面:①急性脓胸未及时治疗或处理不当,如引流太迟、引流管拔除过早、引流管过细、引流位置不当等致排脓不畅。②脓腔内有异物存留如弹片等,使感染难以控制。③特殊病原菌存在,如结核菌、放线菌等慢性炎症,导致纤维层增厚,肺膨胀不全,使脓腔长期不愈。④合并支气管或食管瘘而未及时处理。⑤慢性胸膜腔比邻的病灶,如膈下脓肿、肝脓肿、肋骨骨髓炎等感染的反复传入。

【病理】

慢性脓胸是在急性脓胸的病理基础上发展,毛细血管及炎症细胞形成肉芽组织,纤维蛋白沉着并在壁、脏胸膜上形成韧厚致密的纤维板,构成脓腔壁。纤维板日益增厚,机化形成瘢痕而固定紧束肺组织、牵拉胸廓使之内陷,纵隔向患侧移位,并限制胸廓的活动,从而降低呼吸功能。由于壁胸膜变厚,使肋间肌萎缩,可出现肋骨畸形及脊柱侧凸。

【临床表现】

1. 症状　常有长期低热、食欲减退、消瘦、营养不良等慢性全身中毒症状;有时尚有气促、咳嗽、咳脓症状。

2. 体征　可见胸廓内陷,呼吸运动减弱,肋间隙变窄;支气管及纵隔偏向患侧;听诊示呼吸音减弱或消失。可有杵状指(趾);严重者有脊椎侧凸。

【辅助检查】

1. 实验室检查　慢性期患者血白细胞计数、血细胞计数、血细胞比容和血清蛋白降低。

2. 胸膜腔穿刺　可抽取脓液。

3. 胸部X射线检查　慢性期示胸壁及肺表面均有增厚层阴影或钙化,也可见气液平面或支气管及气管移向患侧。

【治疗要点】

1. 治疗原则　慢性脓胸的治疗原则是消除致病原因,闭合脓腔。绝大多数患者需要手术治疗。

2. 主要措施

(1)非手术治疗　①改善患者全身情况,消除中毒症状和纠正营养不良;②积极治疗病因,消灭脓腔;③尽量使受压的肺复张,恢复肺的功能。

(2)手术治疗　①胸膜纤维板剥脱术(图16-2);②胸廓成形术;③胸膜肺切除术;④引流手术。

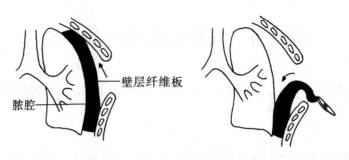

图 16-2 胸膜纤维板剥离术

【护理评估】

1. 健康史 了解患者发病情况及诊治经过,既往有无肺部疾病。

2. 护理体检 慢性期注意患者营养状态,有无贫血,心肺功能状况,胸廓内陷程度,有无脊柱侧弯,上肢运动障碍等。术后了解术式、术中出血量,观察有无血容量不足、呼吸功能障碍、胸壁反常运动,胸带是否固定良好等。

3. 心理-社会状况 了解患者有何不良心理反应。需要手术治疗者,了解患者对手术带来的胸廓畸形的认知程度如何,术后的心理状态,家属的关心照顾,家庭、社会经济支持等情况。

【常见护理诊断/医护合作性问题】

1. 气体交换受损 与脓液压迫肺组织、胸壁运动受到限制有关。

2. 营养失调:低于机体需要量 与营养素摄入不足、代谢增高、消耗增加有关。

【护理措施】

1. 生活护理

(1)改善营养状况 营养差的患者合理调配饮食,鼓励患者进高蛋白、高热量和富含维生素的食物。注意纠正贫血、低蛋白血症。

(2)改善呼吸功能 ①患者常取半卧位,以利于呼吸和引流。有支气管胸膜瘘者,根据脓腔部位采取体位,避免脓液流向健侧或发生窒息。②术后帮助并鼓励患者有效咳嗽、排痰,采用深呼吸及吹气球等方法进行肺功能训练,以增加通气容量。③保持胸腔引流管通畅,定时更换敷料,保证引流管周围局部清洁。急性脓胸大量积液引流时,脓液应缓慢引出,同时注意观察呼吸和循环功能变化。④胸廓成形术者,术后定时检查、调整胸带。胸带松紧度适宜才能起到治疗作用,并减少胸壁运动。

2. 对症护理

(1)降温 高热患者采用药物或物理方法降温。

(2)保证有效引流 应注意引流管不能过细,引流位置适当,勿插入太深,以免影响脓液排出。若浓腔明显缩小,脓液不多,纵隔已固定,可将闭式引流改为开放式引流。

(3)保持皮肤清洁 ①协助患者定时翻身和肢体活动,给患者擦洗身体,按摩背部及骶尾部皮肤,以改善局部血液循环,增加机体抵抗力。②及时更换汗湿的衣被,保持床单平整干净,减少摩擦,避免汗液、尿液对皮肤的不良刺激,预防压疮的发生。

③开放式引流时应保持局部清洁,及时更换敷料,妥善固定引流管,防止滑脱。引流口周围皮肤涂氧化锌软膏,防止发生皮炎。

3.心理护理 慢性期的患者一般情况较差,常表现情绪低落、顾虑重重,应使患者了解手术的作用和意义,建立战胜疾病的信心。

【健康教育】

1.预防宣教 加强营养,坚持锻炼,提高机体抵抗力。积极预防和治疗上呼吸道及其他部位感染,防止感染扩散至胸膜腔。

2.康复训练 嘱患者出院后逐步进行增加肺活量、改善肺功能的锻炼。胸廓成形术患者,由于手术所需切断某些肌群,特别是肋间肌,使之功能受损,易引起脊柱侧弯及术侧肩关节的运动障碍,故患者需采取正直姿势,坚持练习头部前、后、左、右回转运动,练习上半身的前屈运动及左右弯曲运动。自术后第1日起即开始上肢运动,如上肢屈伸、抬高上举、旋转等,使之尽可能恢复到健康时的活动水平。

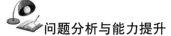

问题分析与能力提升

患者,男性,60岁,胸闷、咳嗽气短,右侧季肋区不适二十余天。患者于15 d前受凉后发热,T 38.2 ℃,伴有刺激性咳嗽、咳痰,院外行抗感染治疗无效,来院就诊。查体:T 38 ℃,P 104 次/min,R 20 次/min,BP 140/72 mmHg。胸部CT示:左侧包裹性胸腔积液,左下肺炎症。术前行胸腔抽出恶臭脓液800 mL,于昨日行胸腔闭式引流术,术中抽出恶臭脓液480 mL。

讨论:①该患者常见的护理诊断。②胸腔闭式引流管应如何护理?③出院后患者应做哪些康复训练?

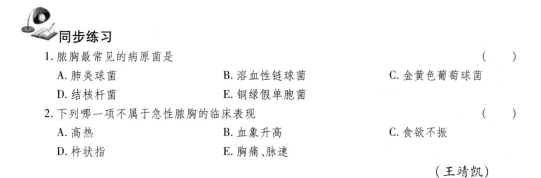

同步练习

1.脓胸最常见的病原菌是 （ ）

  A.肺炎球菌 　　　　　B.溶血性链球菌 　　　　　C.金黄色葡萄球菌

  D.结核杆菌 　　　　　E.铜绿假单胞菌

2.下列哪一项不属于急性脓胸的临床表现 （ ）

  A.高热 　　　　　B.血象升高 　　　　　C.食欲不振

  D.杵状指 　　　　　E.胸痛、脉速

（王靖凯）

第十七章
肺癌患者的护理

学习目标

1. 掌握:肺癌的护理措施和健康指导。
2. 熟悉:肺癌的临床表现、辅助检查和治疗原则。
3. 了解:肺癌的发病情况、病因及病理。

肺癌多数起源于支气管黏膜上皮,因此也称支气管肺癌。近50年来,全世界的发病率和死亡率明显增高,对人类健康和生命威胁最大的恶性肿瘤之一。目前在我国,肺癌是发病率增长最快的恶性肿瘤之一,在欧美某些国家和我国大城市中,其发病率已跃居男性各种肿瘤的首位。发病年龄大多在40岁以上,以男性多见,男女之比为(3~5)∶1。但近年来女性肺癌发病率也明显增高。肺癌的病因至今尚不完全明确,但已有研究证明:长期大量吸烟者及被动吸烟者,患肺癌的概率会明显增高。城市居民肺癌的发病率比农村高,这可能与城市大气污染和烟尘中含有致癌物质有关。因此应该提倡不吸烟,并加强城市环境卫生工作。对于肺癌患者的治疗应采用以手术治疗为主的综合治疗,可辅助放射治疗、化学药物治疗、中医中药治疗及免疫治疗等。

【病因】

肺癌的病因尚不完全明确,现认为与下列因素密切相关:

1. 长期大量吸烟 是患肺癌的一个重要致病因素。烟草当中含有超过3 000种化学物质,其中多链芳香烃类化合物(如苯并芘)和亚硝胺均有很强的致癌活性。多链芳香烃类化合物和亚硝胺可通过多种机制导致支气管上皮细胞DNA损伤,使得癌基因(如Ras基因)激活和抑癌基因(如p53,FHIT基因等)失活,进而引起细胞的转化,最终癌变。资料表明,多年每日吸烟达40支以上者,肺鳞癌和小细胞癌的发病率比不吸烟者高4~10倍。

2. 某些化学物质、放射性物质 肺癌是职业癌中最重要的一种。长期接触石棉、铬、镍、铜、锡、砷等放射性物质的,肺癌的发病率较高。

3. 人体内在因素 如免疫状态、代谢活动、遗传因素、肺部慢性感染等,也可能对肺癌的发生产生影响。

4. 大气污染因素 室内和室外空气环境的污染,发达国家肺癌发病率高,主要原因是由于工业和交通发达地区,石油、煤等燃料燃烧后和沥青公路尘埃产生的含有苯并芘致癌烃等有害物质污染大气有关。

5.其他 近年来分子生物学方面的研究表明,p53 基因、nm23－H、EGFR 等基因突变等与肺癌的发生有密切关系。

【病理】

肺癌起源于支气管黏膜上皮,癌肿可向支气管腔内或邻近的肺组织生长,并可通过淋巴、血行或经支气管转移扩散。

肺癌的分布以右肺多于左肺,上叶多于下叶。起源于主支气管、肺叶支气管的癌肿,位置靠近肺门者称为中心型肺癌;起源于肺段支气管以下的癌肿,位置在肺的周围部分者称为周围型肺癌。

1.分类 1998 年 7 月国际肺癌研究协会(LASLC)与世界卫生组织对肺癌病理分类进行修改,按细胞类型将肺癌分为九类:鳞状细胞癌、小细胞癌、腺癌、大细胞癌、腺鳞癌、多型性,肉瘤样或含肉瘤成分癌、类癌、唾液腺型癌、未分类癌。临床最常见为下列四种:

(1)鳞状细胞癌(鳞癌) 肺癌中最常见,约占 50%。患者年龄大多在 50 岁以上,男性占多数。大多起源于较大的支气管,常为中心型;生长速度较缓慢,病程较长,通常先经淋巴转移,血行转移发生较晚。

(2)小细胞癌(未分化小细胞癌) 细胞形态与小淋巴细胞相似,形如燕麦碎粒,因而又称燕麦细胞癌。发病年龄较轻,多见于男性。小细胞癌发病率比鳞癌低,一般起源于较大支气管,多为中心型;恶性程度高,生长快,较早出现淋巴和血行转移,在各型肺癌中预后较差。

(3)腺癌 发病年龄较小,女性相对多见。多数起源于较小的支气管上皮,多为周围型肺癌,少数则起源于大支气管。一般生长缓慢,少数在早期即发生血行转移,淋巴转移发生较晚。

(4)大细胞癌 甚为少见,约半数起源于大支气管,多为中心型;癌细胞分化程度低,常在发生脑转移后才被发现,预后很差。

此外,少数病例是不同类型的癌组织并存的混合型肺癌,如腺癌内有鳞癌组织,鳞癌内有腺癌组织或鳞癌与小细胞癌并存。

2.转移途径

(1)直接扩散 癌肿沿支气管管壁向支气管腔内生长,可造成支气管腔内部分或全部阻塞;亦可直接扩散侵入邻近肺组织,并穿越肺叶间裂侵入相邻的其他肺叶。还可侵犯胸壁、胸内其他组织和器官。

(2)淋巴转移 是最常见的扩散途径。小细胞癌在较早阶段可经淋巴转移扩散。鳞癌和腺癌也常经淋巴转移。癌细胞经支气管和肺血管周围的淋巴管,先侵入邻近的肺段或肺叶支气管周围的淋巴结,然后到达肺门或气管隆嵴下淋巴结,最后累及锁骨上前斜角肌淋巴结和颈部淋巴结。纵隔和气管旁及颈部淋巴结转移一般发生在肺癌同侧,但也可以在对侧,即所谓交叉转移。肺癌侵入胸壁或膈肌后,可自腋下或主动脉旁淋巴结转移。

(3)血行转移 多发生在肺癌的晚期。小细胞癌和腺癌的血行转移较鳞癌更为常见。通常癌细胞直接侵入肺静脉,然后经左心随体循环血流转移到全身各处器官和组织,常见有肝、骨骼、脑、肾上腺等。

【临床分期】

肺癌的临床分期对治疗方案的选择具有指导意义(表17-1)。

表17-1　1997年UICC修订的肺癌TNM分期

原发癌肿(T)

T_0:无原发肿瘤证据

Tis:原位癌

T_1^*:癌肿直径≤3 cm;在叶支气管或以远;无局部侵犯,被肺脏胸膜包绕

T_2:癌肿直径>3 cm;在主支气管(距隆凸≥2 cm);或伴肺不张或阻塞性肺炎影响肺门,侵及脏胸膜,但未累及全肺

T_3:肿瘤可以任何大小;位于主支气管(距隆凸<2 cm);或伴有累计全肺的肺不张或阻塞性肺炎;侵及胸壁(包括肺上沟癌)、膈肌、纵隔胸膜或壁心包

T_4:肿瘤可以任何大小;同侧原发肿瘤所在肺叶内出现散在肿瘤结节;侵及纵隔、心脏、大血管、气管、食管、椎体、隆凸或有恶性胸腔积液或心包积液

淋巴结(N)

N_x:不能确定局部淋巴结受累

N_0:无局部淋巴结转移

N_1:转移到同侧支气管旁和(或)同侧肺门(包括直接侵入肺内的淋巴结)淋巴结

N_2:转移到同侧纵隔和(或)隆凸下淋巴结

N_3:转移到对侧纵隔、对侧肺门、同侧或对侧斜角肌或锁骨上区淋巴结

远处转移(M)

M_x:不能确定有远处转移

M_0:无远处转移

M_1:有远处转移(包括同侧非原发肿瘤所在肺叶内出现癌肿结节)

TNM分期

0期($TisN_0M_0$)

Ⅰ$_A$期($T_1N_0M_0$)

Ⅰ$_B$期($T_2N_0M_0$)

Ⅱ$_A$期($T_1N_1M_0$)

Ⅱ$_B$期($T_2N_1M_0$,$T_3N_0M_0$)

Ⅲ$_A$期($T_3N_1M_0$,$T_{1\sim3}N_2M_0$)

Ⅲ$_B$期(T_4任何NM_0,任何TN_3M_0)

Ⅳ期(任何T任何NM_1)

注:*不多见的表浅肿瘤,不论大小,局限于支气管壁,即使在主支气管仍属于T_1

【临床表现】

肺癌的临床表现与癌肿的部位、大小、是否压迫和侵犯邻近器官及有无转移等情况有关。

1.早期　特别是周围型肺癌多无症状。癌肿增大后,常出现:①刺激性咳嗽,但癌

肿继续长大且继发肺部感染时,可有脓性痰液,痰量也较前增多。②血性痰,痰中带血点、血丝或断续地少量咯血;大量咯血则很少见。③部分肺癌患者,由于癌肿造成较大的支气管不同程度的阻塞,可出现胸闷、哮鸣、气促、发热和胸痛等症状。

2.晚期　除食欲减退、体重减轻、倦怠及乏力等全身症状外,可出现癌肿压迫、侵犯邻近器官、组织或发生远处转移时的征象:①压迫或侵犯膈神经,同侧膈肌麻痹;②压迫或侵犯喉返神经,声带麻痹、声音嘶哑;③压迫上腔静脉,面部、颈部、上肢和上胸部静脉怒张,皮下组织水肿,上肢静脉压升高;④侵犯胸膜,胸膜腔积液常为血性;大量积液可引起气促;⑤癌肿侵犯胸膜和胸壁,有时可引起持续性胸痛;⑥侵入纵隔,压迫食管,引起吞咽困难;⑦上叶顶部肺癌,亦称 Pancoast 肿瘤。可侵入纵隔和压迫位于胸廓上口的器官或组织,如第 1 肋间、锁骨下动静脉、臂丛神经、颈交感神经等而产生剧烈胸肩痛、上肢水肿、臂痛、上肢静脉怒张和运动障碍,同侧上眼睑下垂、瞳孔缩小、眼球内陷、面部无汗等颈交感神经综合征等。肺癌血行转移后,按侵入的器官而产生不同的症状。

少数患者可出现非转移全身症状:如骨关节病综合征(杵状指、骨关节痛、骨膜增生等)、库欣综合征、重症肌无力、男性乳腺增大多发性肌肉神经痛等。

【辅助检查】

1.胸部 X 射线和 CT 检查　在肺部可见块状阴影,边缘不清或呈分叶状,周围有毛刺。若有支气管梗阻,可见肺不张;若癌肿坏死液化可见空洞。

2.痰细胞学检查　肺癌中尤其较大支气管的中心型肺癌,表面脱落的癌细胞随痰咳出,在痰中找到癌细胞即可明确诊断。

3.纤维支气管镜检查　诊断中心型肺癌的阳性率较高,可直接观察到肿瘤大小、部位及范围,并可取或穿刺组织做病理学检查,亦可经支气管取肿瘤表面组织或取支气管内分泌物进行细胞血检查。

4.其他检查　有纵隔镜、放射性核素肺扫描、经胸壁穿刺活组织检查、转移病灶活组织检查、胸腔积液检查等。

【治疗要点】

1.治疗原则　以手术治疗为主的综合治疗,可辅助放射治疗、化学药物治疗、中医中药治疗及免疫治疗等。

2.主要措施

(1)手术治疗　目的是彻底切除肺部原发癌肿病灶和局部及纵隔淋巴结,尽可能保留健康的肺组织。

(2)放射治疗　是从局部消除肺癌病灶的一种手段,主要用于手术后残留病灶的处理和配合化疗;晚期患者采用姑息性放射疗法以减轻症状;为提高肺癌病灶的切除率,部分病例可在手术前进行放射治疗。一般于术后 1 个月左右,患者健康状况改善后开始放射疗法,剂量 40~60 Gy,疗程约 6 周。

在各种类型的肺癌中,小细胞癌对放射疗法敏感性较高,鳞癌次之,腺癌和细支气管肺泡癌最低。放射疗法可引起疲乏、食欲减退、低热、骨髓造血功能抑制、放射性肺炎、肺纤维化和癌肿坏死液化空洞形成等放射反应和并发症,应给予相应的处理。

(3)化学疗法　对于分化程度低的肺癌,特别是小细胞癌,疗效较好。

（4）中医中药治疗　按患者临床症状、脉象、舌苔等辨证论治,一部分患者的症状可得到改善并延长生存期。

（5）免疫治疗　①特异性免疫治疗:用经过处理的自体肿瘤细胞或加用佐剂后皮下注射。②非特异性免疫治疗:用卡介苗、短小棒状杆菌、转移因子、干扰素、胸腺素等生物制品,或左旋咪唑等药物激发和增强人体免疫功能。

【护理评估】

1.健康史

（1）一般情况　年龄、性别、婚姻、职业、有无吸烟史、吸烟的时间和数量等。

（2）家族史　家庭中有无肺部疾病、肺癌或其他肿瘤患者;患者有无其他部位肿瘤病史或手术治疗史,有无其他伴随疾病,如糖尿病、冠心病、高血压、慢性支气管炎等。

2.护理体检　患者有无咳嗽、是否为刺激性;有无咳痰,痰量及性状;有无痰中带血、咯血,咯血的量及次数;有无疼痛,部位和性质,有无牵涉痛;有无呼吸困难;营养状况如何;患者有无发绀、贫血;有无杵状指（趾）。术后有无大出血、感染、肺不张、支气管胸膜瘘等并发症。辅助检查有无低蛋白血症;X射线胸片、CT、各种内镜及其他有关手术耐受性检查等有无异常发现。

3.心理-社会状况　①患者对疾病的认知程度,对手术有何顾虑及思想负担。②家属对患者的关心程度、支持程度;家庭的经济承受能力等。

【常见护理诊断/医护合作性问题】

1.气体交换受损　与肺组织病变、手术、麻醉、肿瘤阻塞支气管、肺膨胀不全、呼吸道分泌物潴留、肺换气功能降低等因素有关。

2.营养失调:低于机体需要量　与疾病消耗、手术创伤有关。

3.焦虑与恐惧　与担心手术、疼痛、疾病的预后等因素有关。

4.潜在并发症　出血、感染、肺不张、急性肺水肿、心律失常、压疮等。

【护理措施】

1.改善肺泡的通气功能

（1）戒烟　指导或劝告患者术前应戒烟。因为吸烟会刺激肺、气管及支气管,使气管、支气管分泌物增加,妨碍纤毛的清洁功能,使支气管上皮活动减少或丧失活力而致肺部感染。

（2）保持呼吸道通畅　若有大量支气管分泌物,应先行体位引流,痰液黏稠不易咳出者,可行超声雾化吸入,必要时经支气管镜吸出分泌物,同时注意观察痰液的量、颜色、黏稠度及气味;遵医嘱给予支气管扩张剂、祛痰剂等药物,以改善呼吸状况。

（3）机械通气治疗　对呼吸功能失常的患者,根据需要应用机械通气治疗。

（4）预防及治疗并发症　注意口腔卫生,若有龋齿或上呼吸道感染应先治疗,以免手术后并发肺部感染。遵医嘱给予抗菌药物。

（5）手术前指导　①练习腹式深呼吸、有效咳嗽和翻身,可促进肺复张,利于术后配合;②练习使用深呼吸训练器,以便在手术后能有效配合术后康复,预防肺部并发症的发生;③介绍胸腔引流的设备,并告诉患者在手术后安放引流的目的及注意事项。

（6）加强手术后呼吸道护理

1）氧气吸入。

2）观察呼吸频率、幅度及节律，双肺呼吸音；有无气促、发绀等缺氧征象及动脉血氧饱和度等情况，若有异常及时通知医师予以处理。

3）对术后带气管插管返回病房者，应严密观察导管的位置，防止滑出或移向一侧支气管，造成通气量不足。

4）鼓励并协助患者深呼吸及咳嗽：每1~2 h一次。定时给患者叩背，叩背时由下向上，由外向内轻叩震荡，使存在肺叶、肺段处的分泌物松动流至支气管中并咳出。患者咳嗽时，固定胸部伤口，减轻疼痛。手术后最初几日由护士协助完成，以后可指导患者自己固定。方法有两种（图17-1）：①护士站在患者术侧，一手放在术侧肩膀上，并向下压，另一手置于伤口下，支托胸部协助。当患者咳嗽时，护士的头转向患者身后，以避免被咳出的分泌物溅到。②护士站在患者健侧，双手紧托伤口部位，以固定胸部伤口。固定胸部时，手掌张开，手指并拢，指导患者先慢慢轻咳，再将痰咳出。

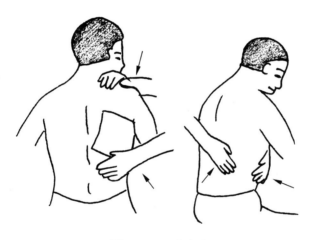

图17-1　固定方法

5）稀释痰液，若患者呼吸道分泌物黏稠，可用糜蛋白酶、地塞米松、氨茶碱、抗菌药物行药物超声雾化，以达到稀释痰液、解痉、抗感染的目的。

2.纠正营养和水分的不足

（1）建立令人愉快的进食环境、提供色香味俱全的均衡饮食，注意口腔清洁，以促进食欲。

（2）伴营养不良者，经肠内或肠外途径补充营养，以改善其营养状况。

（3）术后维持液体平衡和补充营养：①严格掌握输液的量和速度，防止前负荷过重而导致肺水肿。全肺切除术后应控制钠盐摄入量，24 h补液量宜控制在2 000 mL以内，速度宜20~30滴/min为宜。②记录出入水量，维持体液平衡。③当患者意识恢复且无恶心现象，拔除气管插管后即可开始饮水。④肠蠕动回复后，即可开始进食清淡流质、半流质饮食；若患者进食后无任何不适，可改为普食，饮食宜为高蛋白、高热量、丰富维生素、易消化，以保证营养，提高机体抵抗力，促进伤口愈合。

3.减轻焦虑

(1)给患者发问的机会,认真耐心地回答患者所提出的任何问题,以减轻其焦虑不安或害怕的程度。

(2)向患者及家属详细说明手术方案及手术后可能出现的问题,各种治疗护理的意义、方法、大致过程、配合要的与注意事项,让患者有充分的心理准备。

(3)给予情绪支持,关心、同情、体贴患者,动员亲属给患者以心理和经济方面的全力支持。

4.观察病情,预防和治疗并发症

(1)观察和维持生命体征平稳 ①手术后 2～3 h 内,每 15 min 测生命体征一次;②脉搏和血压稳定后改为 30 min 至 1 h 测量一次;③注意有无呼吸窘迫的现象,若有异常,立即通知医师;④手术后 24～36 h,血压常会有波动,需严密观察。若血压持续下降,应考虑是否为心脏疾病,出血、疼痛、组织缺氧或循环血量不足所造成。

(2)安置合适体位 ①麻醉未清醒时取平卧位,头偏向一侧,以免呕吐物、分泌物吸入而致窒息或并发吸入性肺炎;②血压稳定后,采用半坐卧位;③肺叶切除者,可采取平卧或左右侧卧位;④肺段切除术或楔形切除术者,应避免手术侧卧位,尽量选择健侧卧位,以促进患侧肺组织扩张;⑤全肺切除者,应避免过度侧卧,可采取 1/4 侧卧位,以预防纵隔移位和压迫健侧肺而导致呼吸循环功能障碍;⑥有血痰或支气管瘘者,应取患侧卧位;⑦避免采用头低足高仰卧位,以防因横隔上升而妨碍通气。若有休克现象,可抬高下肢及穿弹力性袜以促进下肢静脉血液回流。

(3)活动与休息

1)鼓励患者早期下床活动 目的是预防肺不张,改善呼吸循环功能,增进食欲,振奋精神。术后第 1 日,生命体征平稳,鼓励及协助患者下床或在床旁站立移步;带有引流管者要妥善保护;严密观察患者病情变化,出现头晕、气促、心动过速、心悸和出汗等症状时,应立即停止活动。术后第 2 日起,可扶患者围绕病床在室内行走 3～5 min,以后根据患者情况逐渐增加活动量。

2)促进手臂和肩关节的运动 预防术侧胸壁肌肉粘连、肩关节强直及失用性萎缩。患者麻醉清醒后,可协助患者进行臂部、躯干和四肢的轻度运动,每 4 h 一次;术后第 1 日开始做肩、臂的主动运动。全肺切除术后的患者,鼓励取直立的功能位,以恢复正常姿势。

(4)伤口护理 检查敷料是否干燥,有无渗血,发现异常,及时通知医师。

(5)维持胸腔引流通畅 ①按胸腔闭式引流常规进行护理。②密切观察引流液量、色和性状,当引流出多量血液(每小时 100～200 mL)时,应考虑有活动性出血,需立即通知医师。③对全肺切除术后所置的胸腔引流管一般呈钳闭状态,以保证术后患侧胸腔内有一定的渗液,减轻或纠正明显的纵隔移位。一般酌情放出适量的气体或引流液,维持气管、纵隔于中间位置。每次放液量不宜超过 100 mL,速度宜慢,避免快速多量放液引起纵隔突然移位,导致心搏骤停。

(6)采用相应的护理措施 预防肺部感染、出血、肺水肿及心律失常等并发症的发生。

【健康教育】

1.早期诊断 对 40 岁以上者应定期进行胸部 X 射线普查;中年以上,久咳不愈或出现血痰者,应提高警惕,做进一步的检查。

2. 戒烟 使患者了解吸烟的危害,建议戒烟。

3. 出院前指导

(1)告诉患者出院回家后数星期内,仍应进行呼吸运动及有效的咳嗽。

(2)保持良好的口腔卫生,避免出入公共场所或与上呼吸道感染者接近,避免居住或工作于布满灰尘、烟雾及化学刺激物品的环境。

(3)保持良好的营养状况,注意每天保持充分休息与活动。

(4)若有伤口疼痛,剧烈咳嗽及咯血等症状,或有进行性倦怠,应返院复诊。

(5)接受化学药物治疗者,在治疗过程中应注意血象的变化,定期返院复查血细胞和肝功能等。

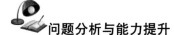 问题分析与能力提升

患者,男,58岁,刺激性干咳,偶有少量咯血3个月,近日出现胸痛入院,T 36 ℃,P 72 次/min,BP 110/70 mmHg,X射线检查发现左肺门处有块状阴影,周围有毛刺。血常规检查:白细胞5×10⁹/L,中性粒细胞65%。无手术禁忌,择期在全麻下行左肺全切术。胸腔闭式引流管钳闭术后第2日。左胸部切口敷料完整固定无渗出。胸腔闭式引流管钳闭,遵医嘱开放引流管,引流量约150 mL,颜色淡红。

讨论:①最可能的诊断是什么? ②还可做哪些辅助检查以明确诊断? ③全麻清醒后应给予患者采取何种体位? 为什么? ④胸腔闭式引流为什么处于钳闭状态而不是持续开放?

同步练习

1.肺癌的病理分类中最常见的为 （ ）

　　A.鳞癌　　　　　　　　B.腺癌　　　　　　　　C.未分化小细胞癌

　　D.大细胞癌　　　　　　E.细支气管肺泡癌

2.肺癌的主要转移途径 （ ）

　　A.局部蔓延　　　　　　B.脱落细胞种植　　　　C.淋巴转移

　　D.血行转移　　　　　　E.直接蔓延

3.患者男性,40岁,10年前曾患肺结核,平素健康,近2个月以来出现刺激性咳嗽,痰中偶有血丝,有时发热。入院后X射线检查显示右肺叶前段有2 cm×2.5 cm的块状阴影,边缘不整,呈分叶状,有毛刺。诊断首先考虑 （ ）

　　A.肺结核　　　　　　　B.肺脓肿　　　　　　　C.肺囊肿

　　D.肺癌　　　　　　　　E.肺良性肿瘤

4.患者男性,60岁,因咳嗽,痰中带血2个月就诊。胸片示右上叶肺门处有一5 cm×5 cm阴影,形状不规则,边缘有毛刺。为进一步确诊,首选的检查方法是 （ ）

　　A.支气管镜检　　　　　B.胸腔镜检查　　　　　C.痰细胞检查

　　D.剖胸探查　　　　　　E.B超检查

（王靖凯）

第十八章

食管癌患者的护理

学习目标

1. 掌握:食管癌患者的护理诊断及护理措施。
2. 熟悉:食管癌的辅助检查、临床表现和治疗要点。
3. 了解:食管癌的病因及病理。

食管癌是一种常见的消化道肿瘤。全世界每年有三十余万人死于食管癌,我国国民占十五余万人。我国是世界上食管癌高发地区之一,以河南省林县为最高,此外江苏、山西、河北、福建、陕西、安徽、湖北、山东、广东等省均为高发区。男多于女,发病年龄多在 40 岁以上。

【病因】

病因目前尚未明确,据流行病学调查可能与下列因素有关:

1. 慢性刺激　长期饮酒,吸烟,进食过快、食物过热、过硬等因素致食管黏膜的损伤,增加了对致癌物的敏感性。

2. 缺乏某些维生素和微量元素　饮食缺乏蔬菜、水果,引起维生素 A、维生素 B_2、维生素 C 等缺乏;食物和饮用水中的微量元素如钼、铁、锌、硒等含量低。

3. 化学因素　亚硝胺是公认的致癌物质,高发区食物、腌制菜、泡菜、唾液中监测到亚硝胺含量高于低发区。

4. 生物因素　有些真菌本身有致癌性,有些真菌促使亚硝胺及前体的形成。高发区粮食中、消化道中、切除标本中分离出多种真菌,其中某些真菌有致癌性,某些真菌与亚硝胺有密切关系,可以促使亚硝胺前体形成,促使癌肿发生。

5. 慢性食管病史　如慢性食管炎、食管白斑病、食管瘢痕狭窄、食管憩室、贲门失弛缓症等病变,可发生癌变。

6. 遗传因素　食管癌的发病常有家族聚集性等。

【病理】

食管按解剖部位分为颈、胸、腹三段,临床上将食管分为颈、胸两段。颈段:自食管入口到胸廓入口处。胸段:自胸廓入口至胃食管交界处;胸段又分为上、中、下三段。

胸上段自胸廓入口至气管分叉平面;胸中段自气管分叉平面至胃食管交界处全长

的上1/2,胸下段自气管分叉平面至胃食管交界处全长的下1/2。食管癌好发于胸中段,下段次之,上段较少。90%以上食管癌为鳞癌,其次是腺癌。

1.按病理形态分类 食管癌可分为髓质型、蕈伞型、溃疡型及缩窄型。

(1)髓质型 最常见。向食管壁全层浸润,呈管状肥厚。早期局限在食管黏膜层,中晚期浸润食管全层,穿透食管向腔内外扩展。癌瘤的上下缘呈坡状隆起,切面呈灰白色,恶性程度高。

(2)蕈伞型 瘤体呈蘑菇状向腔内生长。

(3)溃疡型 瘤体的黏膜面呈深陷且边缘隆起的溃疡,溃疡大小、形状不一,可深入食管肌层。

(4)缩窄型(硬化型) 癌肿向食管壁环形浸润生长,形成明显的环形狭窄,累及食管周径,较早出现梗阻症状。

2.转移途径

(1)直接扩散 自黏膜下向食管全层及上、下扩散,也可向肌层浸润,由于食管外缺乏浆膜层,因此极易侵入邻近组织和器官,如纵隔、心包、气管、主动脉。

(2)淋巴转移 是食管癌的主要转移途径。一般颈段转移到喉部、颈深、锁骨上淋巴结;胸段转移到食管旁淋巴结后侵及纵隔淋巴结,向下转移到贲门、胃周淋巴结;胸中、下段转移至腹主动脉旁淋巴结和腹腔淋巴结。

(3)血行转移 较少见,主要见于晚期病例,最常见的转移部位是肺、肝、肾和骨骼等。

【临床表现】

食管癌早期无典型症状和体征,部分患者可有进食时胸骨后针刺样疼痛、哽噎感、烧灼感,食管内异物感。症状时轻时重,进展缓慢。

中晚期典型症状是进行性吞咽困难,先是难咽下干硬的食物,继而半流食,最后流质饮食也难以下咽。患者逐渐消瘦及脱水。

晚期患者明显体重减轻、贫血、乏力、低蛋白血症等,最后呈现恶病质状态。癌肿侵犯喉返神经可出现声音嘶哑;侵犯肋间神经,引起持续性胸背部痛;侵入主动脉破裂时,可引起大量呕血;侵入气管可形成食管气管瘘;食管严重梗阻者,食管内分泌物或食物可流入气管,引起呛咳及肺内感染。此外,还可出现锁骨上淋巴结肿大,肝大,有胸、腹水等远处转移体征。

【辅助检查】

1.食管吞钡造影 早期食管癌表现为局限性黏膜皱襞增粗、断裂,管壁僵硬,小的龛影或溃疡;中、晚期可见充盈缺损、管腔狭窄和梗阻等。

2.纤维食管镜检查 对临床已有症状或怀疑而又未能明确诊断者,应早做纤维食管镜检查。可直观癌肿的部位、大小、形态及钳取活组织进行病理检查。

3.食管拉网脱落细胞学检查 我国首创的检查,其方法是将带有丝网罩的气囊导管,经口腔插入胃内,然后注气膨胀,缓慢拉出。将黏附于丝网上的黏液或血性液体涂片,查找癌细胞。早期病变阳性率可达90%~95%,常用于食管癌普查或早期诊断。

4.CT和EUS(超声内镜检查) 可用于判断食管癌的浸润层次、向腔外扩展深度及有无纵隔、腹腔内脏器或淋巴结转移等。

【治疗原则】

1. 手术治疗　早、中期食管癌首选手术治疗。常用的方法有:根治性切除术适于早期病例,可彻底切除肿瘤,以胃、结肠或空肠做食管重建术,适用于全身情况和心肺功能储备良好、无明显远处转移征象的患者;对较大的鳞癌估计切除可能性不大而患者全身情况良好者,可先术前放疗,待瘤体缩小后再手术;对晚期食管癌不能根治、进食困难者,可做姑息性减状手术,如食管腔内置管术或胃造瘘术等,以达到改善营养、延长生命的目的。

2. 放射治疗　单纯放疗多用于颈段、胸上段食管癌,也可用于有手术禁忌证,尚能耐受放疗者;与手术治疗综合应用于术前放疗,使癌肿缩小,可增加手术切除率,提高远期生存率;以及术后辅助治疗。

3. 化学治疗　主要用于术后辅助治疗,可缓解晚期病情进展。

4. 其他　中医中药及免疫治疗也有一定疗效。

【护理评估】

1. 健康史　了解患者的年龄、性别、婚姻、职业、生活地区及饮水,是否有食管炎、食管息肉、瘢痕性食管狭窄等癌前病变;有无喜食过热、过硬食物的习惯;有无长期吸烟和酗酒史;家族中有无肿瘤患者等。

2. 身体评估　评估患者有无吞咽困难、呕吐;能否正常进食,进食的种类等;患者有无疼痛,疼痛的部位和性质,是否因疼痛而影响睡眠;有无体重减轻;有无消瘦、贫血、脱水或乏力;有无触及锁骨上淋巴结和肝肿块等。

3. 辅助检查　了解食管吞钡 X 射线双重对比造影、脱落细胞学检查、纤维食管镜检查、CT、EUS 等结果,以判断肿瘤的位置、性质、有无扩散或转移。

4. 心理-社会评估　评估患者对食管癌的认知程度,因开胸手术风险比较大,手术能否彻底切除干净,患者是否存在焦虑、精神紧张或恐惧失眠,甚至绝望等;家属对患者的支持程度、关心程度、家庭经济承受能力等。

【常见护理诊断/医护合作性问题】

1. 营养失调:低于机体需要量　与进食减少或不能进食和癌肿消耗有关。

2. 体液不足　与水分摄入不足、吞咽困难有关。

3. 清理呼吸道无效　与伤口疼痛,不能有效咳嗽有关。

4. 焦虑/恐惧　与对癌肿的预后、手术结果及术后是否能正常进食有关。

5. 潜在并发症　出血、肺部感染、肺不张、吻合口瘘、乳糜胸等。

【护理措施】

1. 生活护理

(1)口腔护理　口腔内细菌可随食物或唾液进入食管,而食管梗阻可造成食物积存,易引起细菌繁殖,造成局部感染,影响术后吻合口愈合;手术后饮食习惯的改变,暂时或永久无法由口进食等因素均可使口腔黏膜的完整性受到威胁,其护理措施如下:①指导患者刷牙重要性;②不能进食的患者每日用淡盐水漱口;③餐后或呕吐后,给予漱口或口腔清洁;④术后不能进食期间,每天检查口腔黏膜,给予口腔清洁,积极治疗口腔疾病。

(2)营养支持　保证患者的营养摄入,维持水、电解质平衡。指导患者合理进食高热量、高蛋白、高维生素的流质或半流质饮食。对营养状况差的不能进食的患者,可补充液体、电解质或提供肠内、肠外营养。

(3)饮食护理　严格控制饮食。食管缺乏浆膜层,故吻合口愈合较慢,术后3～4 d吻合口处于充血水肿期,应严格禁食、禁饮。禁食期间,每日由静脉补液。术后3～4 d肠功能恢复、肛门排气可拔除胃管,停止胃肠减压24 h后,若患者无吻合口瘘的症状可开始进食。先试饮少量水,术后5～6 d可给全清流质,每2 h给100 mL,每日6次,一般术后第8～10天起进半流食。术后3周患者无不适可进普通饮食,但短期内仍要遵循少食多餐的原则,防止进食过多、速度过快,避免坚硬食物、大块食物咽下,以免导致晚期吻合口瘘。食管胃吻合术后的患者,可能会出现进食后胸闷、气短,主要是因为胃拉入胸腔压迫肺引起,建议患者少食多餐,1～2个月后此症状多可减轻。食管癌术后出现胃液反流者较多,应避免餐后马上卧床休息,最好室外散步片刻,睡眠时将枕头垫高。

2.呼吸道护理　术后胃上提至胸腔使肺受压,易发生肺炎、肺不张。对吸烟者,应术前2周戒烟;对于有慢性肺疾病史的患者,应做好对症处理。指导并训练患者进行有效咳痰和腹式深呼吸,以减少术后呼吸道分泌物,有利于排痰,增加肺部通气量,改善缺氧,预防肺部并发症。胸腔闭式引流者,注意维持引流通畅,观察引流液的颜色、性状和量并记录。

3.胃肠道护理

(1)术前胃肠道准备　①术前3 d改为流质饮食,术前1 d禁食,对梗阻明显有食物滞留者可给予冲洗食管或胃,用抗生素加生理盐水100 mL经鼻胃管冲洗,以减轻局部充血水肿,减少术中污染,防止吻合口瘘。②结肠代食管手术患者,术前3～5 d口服新霉素、庆大霉素或甲硝唑,术前2 d进无渣流食,术前晚进行清洁灌肠。③术前放置胃管,如果通过梗阻部位困难时,不能强行置入,以免戳穿食管。可将胃管留在梗阻上方食管内,待手术中再放入胃内。

(2)术后胃肠减压的护理　严密观察引流量、性状、气味并准确记录,术后6～12 h内可从胃管内抽吸出少量血性液或咖啡色液,以后引流液颜色将逐渐变浅。若引流出大量鲜血或血性液体,患者出现休克症状,如烦躁、脉搏增快、血压下降、尿量减少等,应考虑吻合口出血,需立即通知医师并配合处理。经常挤压胃管,勿使管腔堵塞。胃管不通畅者,可用少量生理盐水低压冲洗并及时回抽,避免胃扩张使吻合口张力增加而并发吻合口瘘。严密观察病情,脱出的胃管不应盲目再插入,以免戳穿吻合口,造成吻合口瘘。

(3)结肠代食管(食管重建)术后护理　保持置于结肠袢内的减压管通畅;注意观察腹部体征,发现异常及时通知医师处理;若从减压管内吸出大量血性液体或呕吐大量的咖啡样液体伴全身中毒症状,应考虑代食管的结肠袢坏死,应立即通知医师并配合抢救;结肠代食管后,因结肠逆蠕动,患者常会嗅到粪臭味,需向患者解释原因,并指导其注意口腔卫生,一般此情况于半年后能逐步缓解。

(4)胃造瘘患者的护理　对于食管癌晚期出现食管完全阻塞,而又不能手术切除癌肿的患者,实施胃造瘘术是解决进食的简单、有效方法。胃造瘘术是从腹部切口,进入腹腔后切开胃前壁,置入一根橡胶管。手术72 h后,胃与腹壁的腹膜开始粘连,即可由导管小心灌食。灌食的方法和注意事项如下:①饮食准备,患者及家属应学会选择合适的食物及配制方法。通常一天需要 2 000 ~ 2 500 mL 流质饮食,每 3 ~ 4 h 灌一次,每次 300 ~ 500 mL,可灌入牛奶、果汁、蛋花、肉沫、米汤等。备用的饮食存放在冰箱内,灌食前取出,加热到与体温相同的温度。②用物准备及灌食的环境,治疗盘上放置灌食物品,包括灌食器、温水、导管、纱布、橡皮筋。患者取半坐卧位。如果患者不能适应这种摄食方式,可用屏风遮挡。灌食前依据患者的肠蠕动状况,以便决定灌入量。③灌食操作,将导管一端接在瘘口内的管子上,另一端连接灌食器;将食物放入灌食器,借重力作用使食物缓慢流入胃内,进食过程中要防止气体进入胃内;借助灌食器的高度或卡压管子来调节进食速度,勿过快过多;灌完后用 20 ~ 30 mL 温水冲洗导管以免残留的食物凝固阻塞,并能保持管道内清洁,减少细菌滋生;取下灌食器,将瘘口内的管子折曲,纱布包裹,用橡皮筋绑紧,再适当地固定在腹壁上。④胃造瘘口周围皮肤护理,每次灌食后用温水擦净皮肤,必要时在瘘口周围涂氧化锌软膏,以防皮肤糜烂。⑤胃造瘘管处理,灌食初期胃造瘘管可数天更换一次,管子只要求清洁,不需无菌(图18-1)。几个星期后也可拔去管子,在灌食前插入导管即可。

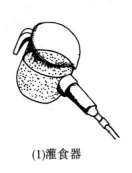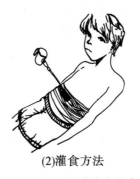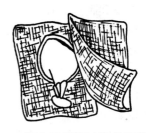

(1)灌食器　　　　　　　(2)灌食方法　　　　(3)灌食后瘘管口纱布包裹

图 18-1　胃造瘘术灌食法

4.心理护理

(1)加强与患者及家属的联系和沟通,必要时进行心理疏导,鼓励并安慰患者,使其树立治疗信心,配合医疗护理工作。

(2)讲解手术和各种操作的意义、方法、大致过程与注意事项,尽可能减轻其不良心理反应。

(3)了解患者家属对患者的关心程度、支持程度、家庭经济承受能力等。

(4)晚期患者在接受治疗的基础上,参与共同商讨与选择解决进食的方法。

5.并发症护理

(1)吻合口出血　严密观察胃管引流液的量、颜色和性状并准确记录。若引流出大量鲜血或血性液,患者出现脉搏增快,血压下降、口渴等低血容量表现,应考虑有活动性出血,及时报告医师,并做好再次开胸的准备。

(2)吻合口瘘　多发生在术后 5 ~ 10 d,是食管癌患者术后最严重的并发症。表现为患者进食后胸痛、呼吸困难、胸腔积液或积气、寒战、高热,严重时发生休克,一旦出现上述症状,立即通知医生。其护理措施有:患者应立即禁食,直至吻合口瘘愈合;禁食期间,指导患者尽量不要咽唾液,以免造成感染;能进食后应少量多餐,温度适宜,避免生、硬食物。保证胃管通畅,避免胃排空不畅增加吻合口张力;发生吻合口瘘后,行胸腔闭式引流,抗感染治疗及营养支持疗法。

（3）乳糜胸　常发生在术后2～10 d,是食管癌术后比较严重的并发症,多因伤及胸导管所致。术后早期由于禁食,乳糜液含脂肪很少,胸腔闭式引流液可为淡血性或淡黄色液,量较多;恢复进食后,乳糜液漏出增多,大量积聚在胸腔内,可压迫肺及纵隔。由于乳糜液中95%以上是水,并含有大量脂肪、蛋白质、胆固醇、酶、抗体和电解质等,若未及时治疗,可在短时间内造成全身消耗、衰竭而死亡,须积极预防和及时处理。故需密切观察病情,如有胸闷、气短、心悸和血压下降,要迅速处理,必要时置胸腔闭式引流,使肺膨胀;给予充分的肠外营养支持治疗。

（4）肺不张、肺部感染　参见第十七章肺癌患者护理。

【健康教育】

1.注意饮食调节,做到进食适当　少食多餐,由稀到干,逐渐增加食量,并注意进食后的反应;避免过硬、过热及刺激性的食物,以免导致吻合口瘘。

2.合理安排体位与活动　患者餐后取半卧位,以防止进食后反流、呕吐,同时有利于肺膨胀和引流。注意劳逸结合,逐渐增加活动量。

3.加强自我观察　若术后3～4周再次出现吞咽困难时,可能为吻合口狭窄,应及时就诊。

4.定期复查　坚持后续治疗。

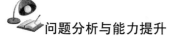

患者,男,66岁,河南林州人,农民,有吸烟和饮酒史30年。平时爱吃咸菜和玉米面糊,吃蔬菜水果较少。父亲因食管癌去世。近半年来患者在进食粗硬食物时有轻微的哽噎感,吞咽时食管内有烧灼样疼痛,食物通过缓慢,并有停滞感,但通过饮水哽噎感和停滞感通常缓解而消失,胸骨后有胀闷不适感。患者症状时轻时重。用带网气囊食管细胞采集器做食管拉网脱落细胞学检查结果为阳性。

讨论:①该患者的初步诊断是什么?②该患者现存的护理诊断/医护合作性问题有哪些?(写出2～3个)③患者术后饮食指导有哪些?

1.食管癌患者出现持续性胸背痛多提示　　　　　　　　　　　　　　　　（　　）

　A.癌肿部位有炎症　　　　　B.癌肿已侵犯食管外组织　　　C.有远处血行转移

　D.有食管气管瘘　　　　　　E.癌肿较大

2.男,66岁,诊断为食管癌半年,今晨突然出现大量呕血,提示癌肿　　　　（　　）

　A.侵犯喉返神经　　　　　　B.侵犯主动脉　　　　　　　　　C.组织脱落

　D.致食管穿孔　　　　　　　E.细胞坏死

3.食管癌切除术后早期最严重的并发症是　　　　　　　　　　　　　　　（　　）

　A.胸腔感染　　　　　　　　B.反流性食管炎　　　　　　　　C.吻合口水肿狭窄

　D.吻合口瘘　　　　　　　　E.肺不张或感染

4.患者男性,55岁。食管癌切除、食管胃吻合术第5天,出现高热、寒战、呼吸困难、胸痛,白细胞20×10⁹/L,高度怀疑发生了　　　　　　　　　　　　　　　　　　　　（　　）

A.肺炎、肺不张　　　　　　B.吻合口瘘　　　　　　　　C.吻合口狭窄

    D.乳糜胸　　　　　　　　　E.出血

5~6题共用题干

    患者男性,60岁,因"进行性吞咽困难6个月就诊"入院,食管镜检查显示:食管中段有6 cm长的管腔狭窄,局部黏膜中段,病理报告为鳞癌。查体:锁骨上无淋巴结肿大,无声音嘶哑。

5.手术后最严重的早期并发症有　　　　　　　　　　　　　　　　　　　　　　　(　　)

    A.胸膜腔感染　　　　　　　B.反流性食管炎　　　　　　C.吻合口瘘

    D.吻合口狭窄　　　　　　　E.肺不张或肺部感染

6.若出现该并发症,护理措施不妥的是　　　　　　　　　　　　　　　　　　　(　　)

    A.改流质饮食　　　　　　　B.行胸腔闭式引流　　　　　C.遵医嘱予以抗感染治疗

    D.营养支持　　　　　　　　E.严密观察生命体征变化

(7~9题共用题干)

    患者男性,50岁。进行性吞咽困难半年,X射线钡餐透视诊断为食管癌。

7.此患者最初期症状应是　　　　　　　　　　　　　　　　　　　　　　　　　(　　)

    A.食管内异物感　　　　　　B.吞咽困难　　　　　　　　C.持续性胸背部痛

    D.声音嘶哑　　　　　　　　E.喝水时呛咳

8.为了解肿瘤向外扩展情况,该患者还需行的检查是　　　　　　　　　　　　　(　　)

    A.B超　　　　　　　　　　B.拍胸部正侧位片　　　　　C.CT

    D.食管纤维镜检查　　　　　E.食管拉网检查

9.该患者于术后护理重点注意是　　　　　　　　　　　　　　　　　　　　　　(　　)

    A.术后48 h内吸氧　　　　　B.适当止痛　　　　　　　　C.尽量避免咳嗽

    D.病情平稳后取半卧位　　　E.拔除胸腔引流管后尽早下床

(李广霞)

第十九章
心脏疾病患者的护理

🐾 **学习目标**

1. 掌握:动脉导管未闭、房间隔缺损、室间隔缺损、法洛四联症、二尖瓣狭窄、二尖瓣关闭不全、主动脉狭窄、主动脉瓣关闭不全、冠状动脉粥样硬化性心脏病的概念。
2. 熟悉:各心脏疾病的临床表现、处理原则及护理措施。
3. 了解:先天性、后天性心脏疾病患者的围手术期护理。

心脏疾病是一类比较常见的循环系统疾病。循环系统由心脏、血管和调节血液循环的神经体液组织构成,循环系统疾病也称为心血管病,包括上述所有组织器官的疾病,在外科疾病中属于常见病,其中以心脏病最为多见,能显著地影响患者的劳动力。常见的心脏疾病有:冠状动脉粥样硬化性心脏病,冠状动脉发生病变所引起;风湿性心脏病,A族溶血性链球菌引起;心脏瓣膜病,心脏瓣膜缺损引起;先天性心脏病,如房间隔缺损、室间隔缺损等。心脏疾病的病因相关因素有很多,如胆固醇高、高血压、糖尿病、长期吸烟、过度肥胖、生活紧张或缺乏运动等。常见症状有心悸、呼吸困难、发绀、咳嗽、咯血、胸痛、水肿、少尿等。目前心脏疾病患者的治疗,外科主要以手术治疗为主,药物和介入疗法相结合。

第一节　概述

心脏是一个近似圆锥形的空心球体,位于纵隔中部,被双肺所覆盖;前面紧靠胸骨柄及剑突,后面是胸椎,下贴膈肌。心脏接受来自静脉系统的、未氧合的血液,并将已氧合的血液泵入动脉系统,从而供应全身组织代谢所需的氧和营养素。心脏通过传导系统和心肌收缩发挥功能。

心

1. 心包　覆盖心脏,由内向外分为脏层和壁层,两层心包之间的间隙为心包腔,内含 10~20 mL 浆液,起润滑作用,能减少心脏搏动时与心包壁层的摩擦。

2. 心脏　由内向外分为三层并构成心壁。最内层是由内皮细胞组成的心内膜,从心脏内面覆盖心脏和瓣膜;中层是肌组织,心外膜即心包脏层。心脏由房间隔和室间

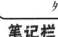

隔分隔为左右两部分;每一部分的上部是心房,下部是心室,分别称为左、右心房和左、右心室。右心房接受来自上、下腔静脉和冠状窦的回心血液,而后将血挤入右心室;后者在舒张期接受来自右心房的静脉血,然后收缩并将血射入肺动脉而入肺。左心房接受来自肺静脉的氧合血,然后将之排入左心室;后者在收缩期将其射入主动脉而供应全身。由于左心室要将血液灌注到各组织和器官,必须克服较高的全身循环阻力,所以其室壁肌厚达 8~15 mm。

3.瓣膜　心脏共有四个瓣膜,分为房室瓣和半月瓣两类。瓣膜损伤时可能形成狭窄或关闭不全。房室瓣分隔心房和心室,右心房室之间的瓣膜是三尖瓣,左心房室之间是二尖瓣。两个半月瓣分别位于和隔离于肺动脉、主动脉相连的右心室和左心室。

4.心脏的血供　供应心脏的动脉有左冠状动脉和右冠状动脉。左冠状动脉起自升主动脉根部左侧,起始部分称为左冠状动脉主干,向左下方分出前降支到心尖部、回旋支到左心后部,负责供血至室间隔前部、左心室大部、右心室前部和左心房;右冠状动脉起自升主动脉右侧,供血至室间隔后部、右心房和右心室。

5.静脉　与动脉相伴随,左右心的静脉汇合成心大静脉,在心脏后面注入冠状静脉窦,然后回流至右心房。

6.神经支配　由交感、副交感神经纤维支配,但它们只影响心率的快慢,而不能代替传导系统。

7.传导系统　从窦房结开始,以每分钟 60~100 次的电流冲动引起心房收缩,再依次传导到房室结、房室束、左右束支和浦肯野纤维,从而调节心脏的收缩与舒张。

8.心音　正常心脏搏动时产生四个心音,但一般听不到第三、四心音。第一心音因二尖瓣和三尖瓣关闭时振动而产生,标志心室收缩开始,呈浊音,音调比第二心音低钝,在心尖部听诊最清楚。第二心音由主动脉瓣和肺动脉瓣关闭时振动产生,标志心室舒张的开始,音调比第一心音高而清脆,在心尖波动之后出现,在心底部听诊最清楚。第三心音主要是心室舒张早期、血液从心房急流入心室使心室振动而产生。第四心音在第一心音开始前 0.1 s 出现,是由于心房收缩振动而产生。杂音是由于血流加速形成旋涡、致心壁或血管产生振动而产生;如血流通过狭窄的瓣膜口部位时、瓣膜关闭不全致血液反流时、心脏内或大血管之间存在异常通路时均可产生杂音。

第二节　先天性心脏病患者的护理

先天性心脏病是先天性畸形中最常见的一种,是胚胎发育时期(孕 2~3 个月),由于心脏及大血管的形成障碍而引起的局部解剖结构异常,或出生后应自动关闭的通道未能闭合的心脏。可能与遗传及周围环境因素有关,临床上以心功能不全、发绀以及发育不良等为主要表现。常见的有:动脉导管未闭、房间隔缺损、室间隔缺损、法洛四联症。

目前,对于先天性心脏病的治疗有了新的进展,比如:应用先天性心脏病介入治疗关闭动脉导管、房间隔缺损和室间隔缺损;应用球囊导管扩张狭窄的瓣膜和血管。同时,体外循环、深低温麻醉下心脏直视手术、带瓣管道等技术的应用为复杂心脏畸形在婴幼儿、新生儿的治疗大大提高了治疗效果。

（一）房间隔缺损

房间隔缺损是指因左、右心房之间的间隔先天发育不全、遗留缺损而导致的、存在于两心房之间的异常通路,可分为原发孔型和继发孔型。房间隔缺损可单独发生,也可与其他类型的心血管畸形并存,女性多见,男女比例约1∶3。

房间隔缺损是由于胎儿期两心房之间的间隔发育异常所致。近年来认为引起胎儿心脏发育畸形的主要原因与胎儿发育的宫内环境因素、母体情况和遗传基因有关。

【分类】

房间隔缺损可分为原发孔缺损和继发孔缺损两类,以后者多见,也可两种同时存在。

1. 原发孔缺损　位于冠状静脉窦口的前下方,缺损下缘靠近二尖瓣环,多伴有二尖瓣裂缺,称之为部分性房室共同通道。

2. 继发孔缺损　位于冠状静脉窦后上方。根据缺损的解剖部位又可分为中央型(卵圆孔型)、上腔型、下腔型和混合型四类。单孔缺损占大多数,少数为多孔,也有筛状者。一般缺损直径2～4 cm,偶见完全缺损而成为单心房。

【病理】

由于左心房压力(8～10 mmHg)高于右心房(3～5 mmHg),左心房血通过缺损向右心房分流,分流量取决于两侧心房压力差和缺损大小。幼儿阶段,两心房压力接近,分流量不大;随年龄增大,房压差增加,左向右分流量渐多,可达到体循环血量的2～4倍。右心负荷加重,致使右心房、右心室和肺动脉逐渐扩张,肺动脉压力升高;先是引发肺小动脉反应性痉挛,长期痉挛使之管壁内膜和中层加厚和纤维化,管腔狭小,阻力加大,最终导致梗阻性肺动脉高压。右心房室压力随之增高,分流量减低,甚至发生右心房向左心房的逆流。引起发绀,发生艾森曼格(Eisenmenger)综合征,最终可死于右心衰竭。原发孔缺损伴二尖瓣裂缺时所致的反流增加了左向右的分流量,使肺动脉高压出现比较早,病理生理改变较明显,病程进展也较快。

【临床表现】

1. 症状

(1)原发孔缺损　症状主要为轻度劳动后气急、心悸或反复呼吸道感染等;也有的患者症状出现早而重,常发生在婴儿和儿童期,病程进展也较快,早期出现明显的心脏扩大和严重的肺部充血等现象。

(2)继发孔缺损　在儿童期多无明显症状,一般到青年期症状才开始出现,包括劳力性气促、心悸、乏力、心房颤动,肺循环血量增多时易发生右心衰竭和呼吸道感染。

2. 体征

(1)右心室明显肥大,左侧前胸廓略膨隆,可触及心搏增强,少数可触及震颤。

(2)肺动脉瓣区,即胸骨左缘第2～3肋间可闻及Ⅱ～Ⅲ级吹风样收缩期杂音,伴第二心音亢进和分裂。分流量大者心尖部可闻及柔和的舒张期杂音。肺动脉高压者,肺动脉瓣区收缩期杂音减轻,第二心音更加亢进和分裂。原发孔缺损伴二尖瓣裂缺者,可闻及心尖部Ⅱ～Ⅲ级收缩期杂音。

(3)可出现发绀、杵状指,多发生于有右向左分流者。

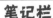

【辅助检查】

1. 心电图检查　原发孔缺损者电轴左偏,P-R 间期延长,可有左心室高电压、肥大。继发孔缺损者电轴右偏,呈不完全性或完全性右束支传导阻滞、右心室肥大、P 波高大。

2. 胸部 X 射线检查　可见右心增大,肺动脉圆锥突出,主动脉弓缩小,呈典型梨形心。原发孔缺损可见左心室扩大,肺门血管影增粗。

3. 超声心动图检查　继发孔缺损者显示右心房、室增大,原发孔缺损可见右心和左心扩大,二尖瓣裂缺及其所致的二尖瓣反流。

【治疗要点】

1. 治疗原则　以手术治疗为主。

2. 主要措施

(1)手术适应证　无症状但有右心房、右心室扩大者应手术治疗;房间隔缺损合并肺动脉高压者应尽早手术;合并有心房纤颤或内科治疗能控制的心衰患者也可以考虑手术治疗;Eisenmenger 综合征是手术禁忌证。

(2)手术方法　在体外循环下切开右心房,直接缝合或修补缺损;近年来开展的导管伞封堵术无须开胸,具有创伤小、术后恢复快的特点,但费用较高。

【护理评估】

1. 术前评估

(1)健康史　患者基本信息,包括姓名、年龄、性别、种族、身高、体重等;患者家族史、过敏史、手术史、既往有无出血性疾病和出凝血系统的异常,有无颅脑外伤史或其他伴随症状。

(2)护理体检　①局部表现:评估患者的生命体征及心肺功能状况。②全身表现:全面体格检查,了解重要器官功能情况;评估患者饮食习惯、生长发育、营养状况等。

(3)辅助检查　包括各项实验室检查、心电图检查、X 射线、超声心动图检查等。

(4)心理-社会状况　①认知程度:评估患者和家属对疾病、治疗、手术前后及预后知识的了解和掌握情况。②心理状态:评估患者和家人对疾病治疗、可能会发生的并发症、生理功能的改变和预后是否存在焦虑、恐惧和无助的心理,评估患者目前的心理反应。③社会支持:评估患者家庭经济情况,医疗保险情况。

2. 术后评估

(1)术中情况　详细了解手术方式、名称和麻醉方式,术中出血、补液、输血、用药情况;术中各系统器官功能状况,以及术中有无意外情况等

(2)护理体检　①生命体征:包括血压、脉搏、呼吸、心率、心律、体温等。评估身体各个系统功能状况,尤其循环系统和呼吸系统。②意识状况:评估全麻后患者的清醒程度,清醒后有无异常。③伤口及引流情况:评估患者手术切口情况,有无出血、感染等;评估引流管的位置、引流情况等。

(3)心理-社会状况　评估患者术后的心理感受,有引起心理改变的原因存在。

【常见护理诊断/医护合作性问题】

1. 活动无耐力　与氧的供需失调有关。

2.低效性呼吸型态　与缺氧、手术、麻醉、应用呼吸机、体外循环、术后伤口疼痛有关。

3.潜在并发症　急性左心衰竭、肺功能不全等。

【护理措施】

1.生活护理　卧床休息,嘱患者减少活动量,密切观察其有无心力衰竭、感冒或肺部感染等症状。

2.加强呼吸道护理　①充分给氧,特别是吸痰前后应增加给氧浓度,以维持充分的氧合状态,防止低氧血症对各主要器官的损害,又能降低肺动脉压;②吸痰动作轻柔敏捷,每次吸痰时间少于 15 s,以免缺氧。

3.并发症防治

(1)急性左心衰竭　①加强观察,当患者表现为呼吸困难、发绀和咳泡沫痰时,应警惕急性肺水肿,需及时报告医师;②遵医嘱及时应用吗啡,强心剂、利尿剂、血管扩张剂,并吸出气管内分泌物;③应用呼吸机辅助呼吸者,采用呼气末正压通气(PEEP)。

(2)肺功能不全　应用呼吸机辅助呼吸的患者,若血气分析结果仍表现为肺通气或弥散功能异常,或不能脱离呼吸机者,即为呼吸功能不全,应继续采用呼吸机治疗,并根据血气分析结果和医嘱,协助调整各项参数或采用 PEEP,同时加强呼吸道管理。

4.其他　术后应 24 h 持续监测心率和心律变化,出现心率过缓或过速、室性期前收缩、房室传导阻滞等应及时通知医师处理。

【健康教育】

1.疾病知识教育　加强孕期保健,积极预防或治疗风疹、流感等病毒性疾病,保持良好健康的生活方式。

2.疾病控制知识的教育

(1)合理饮食　高蛋白、高维生素、易消化饮食,保证充足的营养,以利于生长发育。

(2)休息与活动　养成良好的生活习惯,逐步增加活动量,避免劳累。

(3)遵医嘱服药　严格按照医嘱服药,严禁随意自行调节药物剂量,并定期复查。

(4)自我保健　教会患儿家属观察用药后的反应及疾病的康复情况。

(二)室间隔缺损

室间隔缺损是由胚胎期室间隔发育不良,在左、右心室形成异常通道。室间隔缺损引起血液自左向右分流,导致血流动力学异常。室间隔缺损是最常见的先天性心脏病,约占到先天性心脏疾病的 20%。根据缺损的位置不同,分为膜部缺损、漏斗部缺损和肌部缺损三大类。

室间隔缺损是由于胎儿期两心室之间的间隔发育异常而导致。近年来研究认为其主要原因与胎儿发育的宫内环境因素、母体情况和遗传基因有关。

根据缺损的解剖位置不同,通常分为膜部缺损、漏斗部缺损和肌部缺损三大类。其中以膜部缺损最常见,肌部缺损最少见。绝大多数是单个缺损,偶见多个缺损。

【病理】

室间隔缺损时,左心室血液向右分流,分流量取决于两侧心室间的压力阶差、缺损大小和肺血管阻力。肺动脉压力随右心负荷增大而逐渐增高。早期肺小动脉痉挛,管壁内膜和中层增厚,阻力增加,导致梗阻性肺动脉高压,左向右分流明显减少,后期出现右向左分流,导致 Eisenmenger 综合征。

【临床表现】

缺损小者无症状,缺损大者在出生 2~3 个月后即开始出现症状。

1. 症状 ①婴儿期可反复发生呼吸道感染,甚至左心衰竭,但随生长发育缺损逐渐缩小,症状也逐渐减轻;2 岁后症状好转,但常见劳累后气促、心悸等。②进行性阻塞性肺动脉高压者,年幼即可出现发绀和右心衰竭。

2. 体征 ①心前区轻度隆起。②胸骨左缘第 2~4 肋间能扪及收缩期震颤,并闻及Ⅲ级以上粗糙响亮的全收缩期杂音。高位漏斗部缺损者,杂音和震颤位于第 2 肋间。听诊肺动脉瓣区第二心音明显亢进;分流量大者心尖部可闻及柔和的功能性舒张中期杂音;肺动脉高压导致分流量减少者,收缩期杂音逐渐减轻,甚至消失,而肺动脉瓣区第二心音亢进分裂明显,并可伴有肺动脉瓣关闭不全的舒张期杂音。③发育迟缓和不良。

【辅助检查】

1. 心电图检查 缺损小者心电图正常或电轴左偏;缺损较大者左心室高电压或左、右心室肥大。重度肺动脉高压时,显示双心室肥大或伴劳损。

2. 胸部 X 射线检查 中度以上缺损时,心影轻到中度扩大,左心缘向左下延长,肺动脉段突出,肺纹理增多提示因左向右分流使肺血增多;重度梗阻性肺动脉高压时,肺门血管影明显增粗,肺外周纹理减少,甚至肺血管影呈残根征。

3. 超声心动图检查 示左心房、左心室内径增大。二维超声可明确缺损大小和部位。多普勒超声证实有左心室向右心室的分流。

【治疗要点】

1. 治疗原则 以手术治疗为主。

2. 主要措施 ①缺损小、无血流动力学改变者,可暂观察,部分病例可自行闭合。②缺损大、分流量大于 50% 或伴有肺动脉高压的婴幼儿,应早期在低温体外循环下行心内直视修补术。合并心力衰竭或细菌性心内膜炎者需控制后才能手术。③严重肺动脉高压、有右向左逆行分流者,即 Eisenmenger 综合征者禁忌手术。④导管伞封堵法是治疗室间隔缺损的新方法,该方法创伤小,但目前仅适用于严格选择的病例,尚需进一步评估其远期效果。

【常见护理诊断/医护合作性问题】

参阅本节房间隔缺损部分的相关内容。

【护理措施】

参加本节房间隔缺损部分的相关内容。

【健康教育】

1. 指导患者家属学会观察病情变化的知识。

2. 适当户外活动,增强抵抗力,防止各种感染。

3. 指导患者进食高热量、高蛋白、丰富维生素饮食,多吃蔬菜、水果,少食多餐,避免因进食过量、便秘等增加心脏负担。

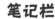

4.术后一年内避免剧烈运动。定期到医院就诊检查。

第三节　心脏瓣膜病变患者的护理

心脏瓣膜病是我国一种常见的心脏疾病,约占我国心脏外科患者的30%,其中以风湿热导致的瓣膜损害最为常见。正常人的心脏有四组瓣膜,分别是二尖瓣、三尖瓣、主动脉瓣和肺动脉瓣。心脏瓣膜的功能是维持心内血液的正常流向,瓣膜张开时让血液流过,关闭时则防止血液倒流,使血液正常地循环全身。当其病变形成狭窄或闭锁不全后,即产生血流动力学改变。引起心脏瓣膜病变的主要原因是风湿热,最常累及二尖瓣,其次是主动脉瓣,三尖瓣很少见,肺动脉瓣则极为罕见。风湿性病变可单独损害一个瓣膜区,也可以同时累及几个瓣膜区,常见的是二尖瓣合并主动脉瓣病变。

心脏瓣膜的瓣叶、腱索及乳头肌受到炎症侵袭后易引起结构破坏、纤维化、粘连、缩短,黏液瘤样变性,缺血性坏死,钙质沉着或者先天发育畸形,均为心脏瓣膜病变。心脏瓣膜疾病导致心脏瓣膜张开的幅度不够,引起心脏瓣膜狭窄;关闭时不能完全封闭通道,引起心脏瓣膜关闭不全。

（一）二尖瓣狭窄

二尖瓣狭窄是指二尖瓣膜受损害、瓣膜结构和功能异常所导致瓣口狭窄。以20～30岁女性发病率较高。

二尖瓣狭窄主要是风湿热所致。女性发病率高于男性,儿童或青年时期发生风湿热后,往往在20～30岁后才出现临床症状。

【病理】

二尖瓣由瓣环、瓣叶、腱索、乳头肌和相关的左心室肌构成,质地柔软。风湿病反复发生并侵及二尖瓣后,两个瓣叶在交界处相互粘着融合,导致瓣口狭窄,瓣叶增厚、挛缩、变硬和钙化等都进一步加重瓣口狭窄,并限制瓣叶活动。一般后瓣(小瓣)病变比前瓣(大瓣)更严重。僵硬的瓣叶将失去开启、闭合功能。狭窄可分为隔膜型和漏斗型。

1.隔膜型　大瓣病变较轻,活动受限较少,主要是交界处增厚粘连。

2.漏斗型　大瓣和小瓣均增厚、挛缩或有钙化,病变波及腱索和乳头肌,将瓣叶向下牵拉,瓣口狭窄如鱼口状,多半有关闭不全。

正常成人二尖瓣口面积为4～5 cm^2,若<1.5 cm^{2}时,即可产生血流障碍,在运动后血流量增大时更为明显。若瓣口面积≤1 cm^{2}时,血流障碍更趋严重,可致左心房压力升高、左心房逐渐扩大;继之,肺静脉和肺毛细血管扩张、淤血,造成肺部慢性梗阻性淤血,影响肺泡换气功能;运动时肺毛细血管压力增高则更为明显。当压力升高达5.3 kPa(40 mmHg),大于正常血浆胶体渗透压4.0 kPa(30 mmHg)时即可发生急性肺水肿。疾病早期,患者极易发生急性肺水肿,但至晚期,因为毛细血管和肺泡之间的组织增厚,毛细血管渗液不容易进入肺泡内,则肺水肿的发生率减少。但由于肺小动脉阻力和肺动脉压力均增高,加重了右心室排血负担,致右心室逐渐肥厚、扩大,最终导致右心衰竭。

【临床表现】

临床表现取决于瓣口狭窄的程度和活动程度。

1. 症状　①患者表现为气促、咳嗽、咯血和发绀等。瓣口面积在 2.5 cm^2 者,静息时不出现症状;当瓣口面积<1.5 cm^2 时,患者即可出现症状。气促通常出现在活动时,其轻重程度与活动量大小密切相关;剧烈体力活动、情绪激动、呼吸道感染、妊娠、房颤等均可诱发阵发性气促、端坐呼吸或急性肺水肿。咳嗽多见于活动、夜间入睡后或肺淤血加重时,10% ~20% 的患者会出现咯血。②常有心悸、乏力和心前区闷痛等表现。

2. 体征　①二尖瓣面容:面颊和口唇轻度发绀。②并发房颤者,脉率不齐;右心室肥大者,心前区可扪及收缩期抬举样搏动;多数患者在心尖部能扪及舒张期震颤。心尖部可闻及第一心音亢进和舒张中期隆隆样杂音;在胸骨左缘第 3、4 肋间可闻及二尖瓣开瓣音;肺动脉瓣区第二心音增强,轻度分裂;重度肺动脉高压伴肺动脉瓣功能性关闭不全者,可闻及胸骨左缘第 2、3 或第 4 肋间舒张早期高音调吹风样杂音,呼气末减弱,而吸气末增强。③右心衰竭者可表现为肝大、腹水、颈静脉怒张和踝部水肿。

【辅助检查】

1. 心电图检查　轻度狭窄者心电图正常;中度以上狭窄者表现为电轴右偏、P 波增宽、呈双峰或电压增高;肺动脉高压者可出现右束支传导阻滞或右心室肥大;病程长者常有房颤。

2. X 射线检查

(1)胸部 X 射线检查　轻度狭窄者无明显异常,而中度、重度异常者可见到左心房扩大。肺间质性水肿者表现为肺野下部的横向线条状阴影,称之为 Kerley 线。长期肺淤血者可出现致密的粟粒型或网型阴影,是肺组织含铁血黄素沉着所致。

(2)食管吞钡检查　可见左房向后压迫食管,心影右缘出现左右心房重叠的双心房阴影,以及二尖瓣型心特征,即主动脉结缩小,肺动脉段隆出,左心房隆起,肺门区血管纹理增粗。

3. 超声心动图检查

(1)M 型超声心动图　表现为瓣叶活动受限,大瓣正常活动波形消失,代之以城墙垛样的长方波,大瓣与小瓣呈同向活动;左心房前后径增大。

(2)二维或切面超声心动图　可直接显示二尖瓣叶增厚和变形、活动异常、瓣口狭窄、左心房增大。还可判断左心房内有无血栓、瓣膜有无钙化,并估算肺动脉压力增高的程度,排除左心房黏液瘤等情况。

【治疗要点】

1. 治疗原则　外科治疗的目的是扩大二尖瓣瓣口面积,解除左心房排血障碍,缓解症状,改善心功能。

2. 主要措施

(1)非手术治疗　无症状或心功能Ⅰ级者,不主张手术。应避免剧烈活动,注意休息、控制钠盐摄入和预防感染等,定期(6 ~12 个月)复查;呼吸困难者应减少体力活动,限制钠盐摄入,口服利尿剂,避免和控制诱发急性肺水肿的因素,如急性感染、贫血等。

（2）手术治疗　心功能Ⅱ级以上者均宜手术治疗。重度狭窄伴心衰、房颤者，术前应给予强心、利尿、纠正电解质失衡等措施，待全身情况和心功能改善后再进行手术。常用手术方法有以下3种。①经皮穿刺球囊导管二尖瓣交界扩张分离术：适用于隔膜型二尖瓣狭窄，尤其是瓣叶活动好、无钙化、心尖部第一心音较脆、有开瓣音、无房颤及左心房内无血栓者。②闭式二尖瓣交界分离术：适用于单纯性二尖瓣狭窄，估计瓣膜无或少有钙化，发生房颤不到半年，无血栓形成者。但约10%患者在术后5年内因再度发生狭窄而需再次手术，故该手术目前很少采用。③直视分离术：需在体外循环下进行。若瓣膜重度纤维化、硬化、挛缩或钙化，病变严重，则需切除瓣膜，行人工瓣膜二尖瓣替换术。

【常见护理诊断/医护合作性问题】

1.低效性呼吸型态　与缺氧、手术、麻醉、应用呼吸机、体外循环和术后伤口疼痛有关。

2.心输出量减少　与心脏疾病、心功能减退、血容量不足、心律失常和水、电解质失衡有关。

3.潜在并发症　术后出血、感染、脑功能障碍等。

【护理措施】

1.生活护理

（1）休息　减少活动量。

（2）吸氧　气促和呼吸困难者，提供吸氧，以改善缺氧情况。

（3）加强呼吸道护理　术后定时协助患者翻身、拍背，指导其咳嗽咳痰；对留有气管插管的患者，及时吸痰和湿化气道，以保持气道通畅。

（4）注意气管插管拔除的指征　明确患者自主呼吸情况，定时做血气分析，使患者逐渐适应自主呼吸后再拔管。拔管后加强雾化吸入，拍背促进咳嗽和分泌物的排出，并加强深呼吸锻炼。

2.维持有效血容量和改善心功能　①密切观察血压、心率、尿量、外周循环和中心静脉压的变化，注意有无血容量不足的表现，一旦发生及时补足；②控制心律失常：根据医嘱，提供控制心律失常的药物。

3.并发症的防治

（1）术后出血　若术后3～4 h内，心包、纵隔引流呈鲜红色，量>100 mL/h，或有较多血细胞凝聚块，伴血压下降、脉搏增快、躁动、出冷汗等低血容量表现，提示有活动性出血的可能，应立即通知医师处理。

（2）感染　遵医嘱应用抗菌药预防感染。

（3）脑功能障碍　术后密切观察患者的意识、瞳孔、运动和感觉有无异常，若出现神志不清、烦躁和定位体征，提示脑功能障碍的可能，应立即通知医师处理。

4.其他　①对服用洋地黄的患者，注意观察其有无洋地黄中毒、低血钾或高血钾等不良反应；若发现心率慢、胃肠道不适、黄绿视等，应立即报告医师处理。②术前对进行机械瓣膜置换手术的患者，做好终生抗凝的宣教，使之了解其重要意义，以利于配合治疗。

【健康教育】

1.疾病知识教育　注意个人卫生,减少细菌和病毒入侵;注意保暖,预防呼吸道感染。出现感染时,应及时应用抗生素。

2.疾病控制知识教育

(1)饮食指导　高蛋白、高纤维、低脂肪均衡饮食,少食多餐。少吃维生素 K 含量较高的食物,以免降低抗凝药物作用。

(2)休息与活动　术后注意休息,避免劳累,保持良好的生活习惯,适当锻炼。

(3)用药指导　遵医嘱用药,联合用药,不得擅自调节药物剂量,并教会患者观察药物的不良反应。

(4)自我保健　定期复查,若出现心悸、胸闷、呼吸困难、皮下出血等不适症状应及时就诊。

(二)二尖瓣关闭不全

二尖瓣关闭不全指可由风湿性病变、退行性病变、细菌性心内膜炎、缺血性心脏病等病因导致的二尖瓣膜受损害、瓣膜结构和功能异常,瓣口关闭不全,多合并有狭窄。

二尖瓣关闭不全主要由于风湿性炎症累及二尖瓣所致。半数以上的二尖瓣关闭不全的患者常合并二尖瓣狭窄。病因包括:①风湿热所致的心脏瓣膜病;②感染性心内膜炎所致二尖瓣叶赘生物或穿孔;③各种原因所致的腱索断裂、乳头肌功能不全或二尖瓣脱垂等。

【病理】

二尖瓣瓣叶和腱索增厚、挛缩、瓣膜面积缩小和瓣叶活动受限,致二尖瓣瓣环扩大。因两个瓣叶闭合不全,左心室收缩时部分血液反流入左心房,使排入体循环的循环血量减少。左心房则因血量增多而压力随之升高,逐渐发生代偿性扩大或肥厚。继左心房左心室的扩大,二尖瓣瓣环也相应扩大,加重了关闭不全,并导致肺静脉淤血、肺循环压力升高而引起右心衰竭;左心室负荷长期加重,最终发生左心衰竭。

【临床表现】

病变较轻、心功能代偿良好者可无明显症状;但患者一旦出现临床症状,病情可在短时间内迅速恶化。

1.症状　①气促:病变重、病程长者出现心悸、乏力和劳累后气促等。②急性肺水肿和咯血:此症状的发生率明显低于二尖瓣狭窄者。

2.体征　①心尖冲动增强,且向左下移位;②心尖部可闻及全收缩期杂音,向左腋中线传导;肺动脉瓣区第二心音亢进,第一音减弱或消失;③晚期患者出现右心衰竭体征,如肝大和腹水等。

【辅助检查】

1.心电图检查　轻者可以正常,较重者则常出现电轴左偏、二尖瓣型 P 波、左心室肥大和劳损。

2.X 射线检查　胸部 X 射线检查示左心房和左心室明显扩大,钡餐 X 射线检查可见食管受压向后移位。

3.超声心动图检查　M 型检查显示二尖瓣大瓣曲线呈现双峰或单峰型,上升和下降速率均增快。左心室和左心房前后明显增大,左心房后壁呈现明显凹陷波。合并狭窄者可出现城墙垛样长方波。二维或切面超声心动图可直接显示心脏收缩时二尖瓣口不能完全闭合。多普勒超声显示舒张期血流湍流,可估计关闭不全的轻重程度。

4. 心导管检查 右心导管检查可显示肺动脉和肺毛细血管压力增高,心排血指数降低。

5. 左心室造影 向左心室内注入造影剂,心脏收缩时可见造影剂反流入左心房,严重关闭不全者造影剂反流量多,但左心室排血指数降低。

【治疗要点】

1. 非手术治疗 主要为药物强心,利尿,纠正水、电解质失衡和心律失常,改善心功能和全身症状,可给予洋地黄制剂、血管扩张剂和利尿剂等。

2. 手术治疗 症状明显、心功能受影响、心脏扩大者均应及时在体外循环下实施直视手术。①二尖瓣修复成形术:适用于瓣膜病变轻、活动度较好者,即利用患者自身组织和部分人工代用品修复二尖瓣,以恢复其功能。②二尖瓣替换术:适用于二尖瓣损伤严重、不宜实施修复成形术者。

【常见护理诊断/医护合作性问题】

参见本节二尖瓣狭窄患者的护理内容。

【护理措施】

参见本节二尖瓣狭窄患者的护理内容。

(三)主动脉瓣狭窄

主动脉瓣狭窄指主动脉瓣受损害导致的瓣叶增厚粘连和瓣口狭窄。病程长久者可发生钙化或合并细菌性心内膜炎等。单纯性的主动脉瓣狭窄较为少见,通常会合并有主动脉瓣关闭不全和二尖瓣狭窄。

主动脉瓣狭窄多由于风湿热累及主动脉瓣所致,也可见于先天性畸形或老年退行性、钙化性主动脉瓣狭窄。单纯主动脉瓣狭窄者少见,多合并主动脉瓣关闭不全和二尖瓣病变等。

【病理】

主动脉瓣口面积正常为 3 cm²,当面积减小到 1 cm² 以下时,左心室排血受阻、左心室收缩压升高和排血时间延长闭合时间也延迟;静息状态排血量尚可接近正常,但运动时不能相应加强。左心室和主动脉出现收缩压力阶差,其大小反映主动脉瓣狭窄的程度。中度狭窄者压力阶差常为 30 ~ 50 mmHg(4.0 ~ 6.7 kPa),重度狭窄者可达 50 ~ 100 mmHg(6.7 ~ 13.3 kPa),甚至更高。左心壁逐渐肥厚,最后导致左心衰竭;重度狭窄者,因左心室高度肥厚,心肌耗氧量增大,而主动脉平均压又低于正常,进入冠状动脉的血流量减少,常致心肌供血不足。

【临床表现】

1. 症状 轻度狭窄者无明显症状。中度和重度狭窄者可表现为乏力、眩晕或昏厥、心绞痛、劳累后气促、端坐呼吸、急性肺水肿等,还可并发感染性心内膜炎或猝死。

2. 体征 胸骨右缘第 2 肋间能扪及收缩期震颤。主动脉瓣区可闻及粗糙喷射性收缩期杂音,向颈部传导,主动脉瓣区第二心音延迟并减弱。重度狭窄者脉搏细小、血

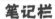

压偏低、脉压小。

【辅助检查】

1.心电图检查　示电轴左偏,左心室肥大、劳损,T波倒置,部分人可出现左束支传导阻滞、房室传导阻滞或房颤。

2.胸部X射线检查　早期心影无改变,后期呈现左心室增大,心脏左缘向左向下延长,升主动脉显示狭窄后扩大。

3.超声心动图　M型检查显示主动脉瓣叶开放、振幅减小,瓣叶曲线增宽,舒张期可呈多线;二维或切面超声图像显示主动脉瓣增厚、变形或钙化,活动度减小和瓣口缩小等。

4.心导管检查　①左心导管检查可测定左心室和主动脉之间的收缩压力阶差,明确狭窄程度;②选择性左心室造影可明确狭窄的瓣口、左心室腔大小及是否伴有二尖瓣关闭不全。

【治疗要点】

1.治疗原则　消除主动脉瓣跨膜压力阶差,减轻左心室后负荷,缓解左心室肥厚。

2.主要措施

(1)非手术治疗　①无症轻度狭窄者每2年复查1次;中、重度狭窄者应避免剧烈体力活动,每6～12个月复查1次。②心绞痛者可使用硝酸酯类药物,如硝酸甘油片0.3 mg舌下含服。③心力衰竭者限制钠盐摄入,可用洋地黄类药物和利尿剂。

(2)手术治疗　①人工瓣膜主动脉瓣膜替换术:出现心绞痛、晕厥或心力衰竭等症状且严重狭窄者应尽早实施手术。②经皮穿刺气囊导管扩张分离术:适用于单纯性主动脉瓣狭窄、瓣膜无钙化且不适合手术者。但本方法难以完善解除瓣膜狭窄,且易致关闭不全或钙化赘生物脱落、导致栓塞等并发症。

【常见护理诊断/医护合作性问题】

1.活动无耐力　与氧的供需失调有关。

2.低效性呼吸型态　与缺氧、手术、麻醉、应用呼吸机、体外循环、术后伤口疼痛有关。

3.心排出量减少　与心脏疾病、心功能减退、血容量不足、心律失常及水、电解质失衡有关。

4.潜在并发症　出血、脑功能障碍等。

【护理措施】

1.生活护理

(1)限制患者活动量　注意观察心率和血压情况,防止心绞痛或晕厥。

(2)呼吸道管理　①保持人工气道通畅,定时拍背,及时吸痰,注意无菌操作。②观察气管插管深度和双肺呼吸音:固定气管插管,测量气管插管距门齿的距离并做好标记,防止其滑脱或脱出;若双侧呼吸音强弱不等,常见原因是气管插管过深进入一侧支气管、痰多、肺不张等,应通知医师及时查找原因及时处理。③定时监测血气分析结果,根据患者的生命体征和血气情况,随时调整呼吸机参数。④遵医嘱适当给予镇静剂、肌肉松弛剂、止痛剂,以减少患者呼吸肌做功。⑤尽早拔除气管插管,拔管后加强雾化吸入、拍背、促进咳嗽排痰,并加强呼吸功能锻炼。

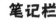

2. 对症护理　心排出量减少的观察和护理:①密切观察心率、心律、血压、尿量、中心静脉压的变化,并监测心电图,注意有无血容量不足、心律失常的表现,一旦发生,遵医嘱及时补充血容量,并纠正心律失常。②保持引流通畅,对放置的心包、纵隔、胸腔引流管,每2 h 挤压1 次,记录每小时引流量和24 h 引流总量,若单位时间内突然引流量减少,且有中心静脉压升高、血压下降,提示心包引流不畅、心脏压塞,应立即通知医师并协助处理。

3. 并发症的防治

(1)出血的预防和护理　术后严密观察病情变化,测血压、脉搏、中心静脉压等,分析有无出血所致血容量不足和心脏压塞等现象。

(2)用药指导　关心换瓣术后患者应用抗凝药物的情况,并作好服药指导:①按时、按量服药;②注意饮食对抗凝药物的影响;③加强自我监测,如有皮肤青紫瘀斑、牙龈出血等现象应及时就医。

(四)主动脉瓣关闭不全

主动脉瓣关闭不全指主动脉瓣膜受损害引起的瓣叶纤维化、增厚和缩短,影响舒张期瓣叶边缘对合和导致瓣口关闭不全。常与不同程度的主动脉瓣狭窄同时发生。

风湿热、梅毒、感染性心内膜炎、马方综合征、先天性主动脉瓣畸形、主动脉夹层瘤等均可引起主动脉瓣关闭不全,常伴有不同程度的主动脉瓣狭窄。本病既可单独存在,也可合并其他瓣膜病变。

【病理】

主动脉瓣关闭不全时,左心室由于在舒张期同时接受来自左心房和主动脉反流的血液而过度充盈,致肌纤维伸长、收缩力增强,并逐渐扩大、肥厚。在心功能代偿阶段,左心室排血量可高于正常;当左心室功能失代偿时,心排血量减低、左心房和肺动脉压力升高,可导致左心衰竭。由于舒张压低,冠状动脉灌注量降低,而左心室高度肥厚时耗量增加,可导致心肌供血不足。

【临床表现】

1. 症状　早期心前区不适、心悸、头部强烈波动感。重者常发生心绞痛、端坐呼吸或急性肺水肿。

2. 体征　心界向左下方增大、心尖部可见抬举样搏动,在胸骨左缘第3、4肋间和主动脉瓣区可闻及叹息样舒张早、中期全舒张期杂音,向心尖部传导。重者出现水冲脉、动脉枪击音、毛细血管搏动等征象。

【辅助检查】

1. 心电图检查　电轴左偏,左心室肥大和劳损。

2. 胸部 X 射线检查　左心室明显增大,向左下方延长;主动脉结隆起,升主动脉和弓部增宽,左心室和主动脉搏动幅度增加;逆行性升主动脉造影剂在舒张期从主动脉反流入左心室,可根据反流量多少估计关闭不全的程度。

3. 超声心动图检查　提示主动脉关闭和开放速度均增快,舒张期呈多线。舒张期血流反流入左心室时冲击二尖瓣,可见二尖瓣大瓣高速颤动。左心室内径增加,流出道增宽。二维或切面超声心动图表现为主动脉瓣叶未能在舒张期对拢闭合。多普勒超声检查可估计反流程度。

笔记栏

【治疗要点】

若患者有心绞痛、左心室衰竭或心脏逐渐扩大等征象,可在数年内死亡,所以应尽早实施人工瓣膜替换术。

【常见护理诊断/医护合作性问题】

参见本节主动脉瓣狭窄患者的护理内容。

【护理措施】

参见本节主动脉瓣狭窄患者的护理内容。

【健康教育】

1. 注意环境卫生,避免患风湿性心脏病;若心脏瓣膜已有病变,应该在拔牙或做其他手术时通知医生,减少细菌乘虚而入的机会。

2. 在生活中,若突然出现不明原因的发热,明显的心慌、气促、水肿,突然晕厥、血尿等应及时就诊。

3. 患者出院后要保持生活有规律,精神愉快,心情舒畅,冷暖适宜;严防感冒,避免劳累,防止受伤、感染和传染性疾病。

4. 饮食要粗细荤素搭配,不可集中食用过多的蔬菜和高脂食物,以免影响抗凝效果或增加心脏负担。服排钾利尿药者,应多食含钾的食物,如海产类、豆类、蕈类和水果类,不要吃太咸的食物。

5. 适当进行室内外活动,要量力而行,循序渐进,以不引起心慌、气喘为度。术后3~6个月易发生栓塞,故应以休养为主,不要参加体力劳动。6个月后视心功能情况,逐步恢复正常工作。若出现呼吸困难或夜间发生阵发性呼吸困难,是左心衰竭的早期表现,应让患者半卧位或两腿下垂,减少回心血量以减轻肺水肿,并立即到医院就诊。

6. 心脏瓣膜置换术后的患者要定时服用抗凝药物,常规每天口服抗凝药1次,每次服药时间应按医嘱执行;如漏服抗凝药物,须补服。术后的前6个月应1~2周复查一次凝血酶原,6个月后为2~3个月复查一次,一年以后可3个月复查一次,每次检验须有正常标本做对照。

7. 手术后结婚的育龄妇女应避孕,2~3年后才能生育。妊娠期间应在医生指导下使用抗凝药物。

问题分析与能力提升

患者,女,42岁,因"反复发作心悸、气促17年,加重3周入院"。3周前因上呼吸道感染致心悸、乏力、呼吸困难明显,休息时亦感气促。护理体检:T 36.8 ℃,P 120次/min,R 24次/min,BP 120/80 mmHg。消瘦,呈二尖瓣面容,听诊心率126次/min,心尖部第一心音亢进,可闻及舒张期隆隆样杂音。辅助检查:心电图显示快速型房颤。

讨论:①患者目前的诊断是什么?②如何降低该患者可能发生的栓塞危险?③该患者发生下肢动脉栓塞,应该如何护理?

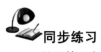

同步练习

1. 风湿性二尖瓣病变最常见的并发症及主要死因是   ( )

  A. 脑出血   B. 心房纤颤   C. 急性肺水肿

  D. 充血性心力衰竭   E. 亚急性感染性心内膜炎

2. 患者,59 岁,劳累后乏力、心悸两周。查体:HR 81 次/min,律齐,心尖部闻及全收缩期吹风样杂音且向左腋下传导,应首先考虑   ( )

  A. 主动脉瓣狭窄   B. 二尖瓣狭窄   C. 二尖瓣关闭不全

  D. 主动脉瓣关闭不全   E. 主动脉狭窄伴主动脉瓣关闭不全

3. 女性,20 岁,反复关节红肿疼痛 5 年,活动后心悸气促 4 d。心尖部闻及舒张期隆隆样杂音。应诊断为   ( )

  A. 二尖瓣狭窄   B. 主动脉瓣狭窄   C. 二尖瓣关闭不全

  D. 主动脉瓣关闭不全   E. 主动脉瓣狭窄伴主动脉瓣关闭

（王靖凯）

第二十章 腹外疝患者的护理

学习目标

1. 掌握:腹外疝患者常见的护理诊断和腹外疝手术前后的护理措施。
2. 熟悉:常见腹外疝的临床表现及治疗原则。
3. 了解:腹外疝的病因、病理解剖和临床类型。
◆ 能运用护理程序进行腹外疝手术患者的手术前后护理;能运用所学知识,预防腹外疝手术后并发症的发生。

第一节 概 述

体内任何脏器或组织离开其正常的解剖部位,经过先天或后天形成的薄弱点、缺损或孔隙进入另一部位称作疝。腹腔内脏器或组织离开原来的部位,通过腹壁或盆壁的薄弱区或缺损处向体表突出所形成的包块,称腹外疝。如通过腹腔内的孔道或裂隙,进入相邻的腔隙中,称腹内疝。临床上以腹外疝最常见,约占95%。腹外疝是腹部外科最常见的疾病之一,男性多于女性,以中老年和儿童最为常见。以突出的解剖部位命名,其中以腹股沟疝发生率最高,占90%以上,股疝次之,占5%左右,较常见的腹外疝还有切口疝、脐疝和白线疝等。

【病因及发病机制】

腹壁强度降低和腹内压力增高是腹外疝发病的两个主要原因。

1. 腹壁强度降低 有先天性或和后天性因素两种情况。先天性因素,如腹膜鞘状突未闭,脐环闭锁不全,腹白线发育不全或某些组织穿过腹壁造成局部腹壁强度降低,如精索或子宫圆韧带穿过腹股沟管,股动脉或股静脉穿过股管,脐血管穿过脐环等。后天性因素则包括手术切口愈合不良、外伤、感染等。

2. 腹内压力增高 慢性咳嗽、长期便秘、腹水、妊娠、婴儿经常啼哭等均是引起腹内压力增高的常见原因。

【病理解剖】

典型的腹外疝有疝囊、疝环、疝内容物和疝外被盖组成。①疝环:又称疝门,是疝突向体表的门户,也是腹壁薄弱区或缺损所在。如腹股沟斜疝的疝环为腹股沟管的内环口。常以疝环所在的解剖部位为疝命名,如腹股沟疝、股疝、脐疝等。②疝囊:是壁腹膜经疝环向外突出的囊袋。由疝囊颈、疝囊体、疝囊底三部分组成。③疝内容物:是进入疝囊的腹腔内脏器或组织,以小肠多见,大网膜次之,其他如盲肠、阑尾、乙状结肠、横结肠、膀胱等均可进入疝囊,但较少见。④疝外被盖:指覆盖于疝囊外表的腹壁各层组织,常为筋膜、肌肉、皮下组织和皮肤。

【临床类型】

腹外疝有易复性疝、难复性疝、嵌顿性疝、绞窄性疝4种临床类型。

1. 易复性疝　凡患者站立行走、劳动或腹内压骤增时疝内容物进入疝囊,平卧休息或用手向腹腔推送时又可完全回纳于腹腔内的,称易复性疝。

2. 难复性疝　疝内容物反复突出,摩擦疝囊颈发生粘连使内容物不能完全回纳于腹腔中称难复性疝,此类疝的内容物多为大网膜。有时腹膜后的某些脏器如乙状结肠、降结肠、盲肠、膀胱等经较大的疝环滑入疝囊并成为疝囊壁的一部分,这种疝称滑动性疝,也属难复性疝。

3. 嵌顿性疝　疝环较小而腹内压骤然增加,疝内容物强行通过疝环进入疝囊,并随即被弹性回缩的疝环卡住使其不能回纳,称嵌顿性疝。

4. 绞窄性疝　嵌顿若不能及时解除,造成疝内容物血液循环障碍,即为绞窄性疝。

嵌顿性疝和绞窄性疝实际上是一个病理过程的两个阶段,临床上很难截然区分。儿童的疝因其疝环组织一般较柔软,嵌顿后很少发生绞窄。

第二节　腹股沟疝患者的护理

腹腔内脏器或组织从腹股沟区的间隙或薄弱处突向体表者称腹股沟疝,以男性多见。凡从腹股沟管的深环突出,经过腹股沟管并可进入阴囊的疝称为腹股沟斜疝。若经腹股沟三角向前突出者称腹股沟直疝(表20-1)。

表20-1　腹股沟斜疝与直疝相鉴别

鉴别	腹股沟斜疝	腹股沟直疝
发病年龄	多发于儿童及青壮年	多发于老年
突出途经	经腹股沟管突出可进阴囊	由直疝三角突出不进阴囊
疝块外形	梨形,上部呈蒂柄状	半球形,基底较宽
回纳疝块后压迫深环	疝块不再突出	疝块仍可突出
精索与疝囊的关系	精索在疝囊后方	精索在疝囊前外方
疝囊颈的位置	疝囊颈在腹壁下动脉外侧	疝囊颈在腹壁下动脉内侧
嵌顿发生	较多	较少

【病因及分类】

1.腹股沟斜疝

(1)先天性因素 胚胎早期,随着睾丸的下降,带动内环处的腹膜下移,形成腹膜鞘状突;在婴儿出生后,若鞘突仍不能闭锁或闭锁不完全,则与腹腔相通,此时若有引起腹内压增加的因素如啼哭、排便等则可使未闭锁的鞘状突扩大,肠管、大网膜等即可进入鞘状突形成疝,鞘突成为疝囊。因为右侧睾丸下降比左侧慢,鞘突闭锁也较迟,所以右侧腹股沟疝多见。

(2)后天性因素 当腹股沟区解剖缺损,腹壁肌肉或筋膜发育不全时,腹内压增加,内环处的腹膜则从腹壁薄弱处向外突出形成疝囊,腹腔脏器组织也随之进入疝囊。

2.腹股沟直疝 腹股沟直疝的发生是由后天性因素所致。如腹横筋膜与腹内斜肌发生退行性变则导致张力减弱。腹压增高时腹内脏器或组织经腹股沟三角突出,不经过内环,一般不进入阴囊。若跨过腹壁下动脉形成复合疝则可进入阴囊。

【临床表现】

1.腹股沟斜疝

(1)易复性疝 腹股沟区出现肿块,斜疝肿块的上界多不清,成带蒂梨形。患者早期多无自觉症状,偶有轻度坠胀感。肿块常在站立行走、咳嗽或用力时出现,斜疝块可经腹股沟管降至阴囊或大阴唇,平卧或用手将肿块送回腹腔后,症状也可以改善。疝内容物若是肠祥,则肿块柔软、光滑,叩之呈鼓音,回纳时常先有阻力,一旦回纳肿块可迅速消失。内容物如为大网膜则肿块坚韧呈浊音,回纳缓慢。

(2)难复性疝 若疝块不能完全回纳,同时伴有胀痛感则形成了难复性疝。

(3)嵌顿性疝 嵌顿性疝表现为疝块突然增大,伴有明显疼痛且不能回纳,肿块硬且紧张,有明显触痛,内容物若是肠祥可伴有腹部绞痛、恶心、呕吐、便秘、腹胀等机械性肠梗阻症状。

(4)绞窄性疝 嵌顿性疝若不及时处理将发展成绞窄性疝。绞窄性疝的内容物若为肠祥,则在坏死穿孔时疼痛因疝内压力骤降而暂时缓解,此时肿块仍然存在。绞窄时间越长,疝内容物越易感染,侵及周围组织引起疝外被盖的急性炎症,严重时可发生脓毒血症。

2.腹股沟直疝 腹股沟直疝常见于年老体弱者,站立时在腹股沟区出现一半球形肿块,平卧后因疝囊颈宽大,疝块多能自行回位于腹腔而消失,故极少发生嵌顿。

【辅助检查】

1.透光试验 腹股沟斜疝透光试验阴性,可与鞘膜积液鉴别。

2.实验室检查 非感染时血常规正常,嵌顿疝合并继发感染时,血常规检查示白细胞计数和中性粒细胞计数比例均升高;粪便检查显示隐血试验阳性或见白细胞。

3.X射线检查 嵌顿疝或绞窄疝时X射线检查可见肠梗阻征象。

【治疗要点】

1.非手术治疗 大多数腹外疝均应及早采用手术治疗,但1岁以内的患儿,腹壁肌可随其生长发育而逐渐增强,腹外疝可以自愈,可采用压迫疝环的方法,避免疝内容物脱出。如妊娠后期并发腹外疝,分娩后大多也能自愈,不需手术治疗。年老体弱或伴有严重疾病,不能耐受手术者,可佩戴特制的疝带压迫或托起。

2.手术治疗　手术修补是治疗腹外疝最有效的方法。基本原则是高位结扎疝囊、加强或修补腹股沟管管壁。

（1）传统的疝修补术　①疝囊高位结扎术：在疝囊颈以上结扎疝囊，同时切除多余的疝囊，以消除腹膜的袋状突起。单纯性疝囊结扎仅适用于婴幼儿及绞窄性斜疝因肠坏死而局部有严重感染，暂不宜行疝修补术者。②疝修补术：加强或修补腹股沟管管壁，是最常用的治疗方法。在疝囊高位结扎的基础上，用周围的健康组织修补疝囊脱出部位的腹壁薄弱或缺损。

（2）无张力疝修补术　传统的疝修补术张力较大，术后手术部位有牵扯感、疼痛等缺点使修补的组织愈合力差、易复发。近年来，临床强调无张力疝修补术。随着高分子材料合成技术和工艺的发展，现临床常用的修补材料为合成纤维网片，具有创伤小、术后疼痛轻、康复快、复发率低等优点。

（3）经腹腔镜疝修补术　其基本原理是从腹腔内部用网片加强腹壁缺损或用缝线使内环缩小。

（4）嵌顿性疝和绞窄性疝的处理原则　嵌顿性疝具备下列情况者可先试行手法复位：①嵌顿时间在3～4 h内，局部压痛不明显，无腹膜刺激征者；②年老体弱或伴有其他较严重疾病而估计肠袢尚未绞窄坏死者。复位方法是使患者取头低足高卧位，注射吗啡或哌替啶，以止痛和镇静并松弛腹肌。用手托起阴囊，持续缓慢地将疝块推向腹腔，同时用左手轻轻按摩浅环以协助疝内容物回纳。复位手法须轻柔，切忌粗暴；复位后必须严密观察腹部体征，一旦出现腹膜炎或肠梗阻的表现，应尽早手术探查。

除上述情况外，嵌顿性疝原则上应紧急手术治疗，尽快解除肠梗阻，以防疝内容物坏死。应在患者全身情况允许的前提下，切除坏死段段肠管并进行一期吻合。患者情况不允许肠切除吻合时，可将坏死或活力可疑的肠管外置于腹外，7～14 d后，全身情况好转，再施行肠切除吻合术。

【护理评估】

1.健康史　询问病史，如有无慢性咳嗽、习惯性便秘、排尿困难、多次妊娠、大量腹水、从事重体力劳动或婴儿经常性啼哭。另外观察患者有无因手术切口愈合不良、外伤或感染所致的腹壁缺损。

2.护理体检　腹股沟区或外阴部有无隆起的肿块，疝块的部位、大小、形状、质地、有无压痛、能否回纳，有无肠梗阻或肠绞窄征象。有无因疝发生嵌顿或绞窄引起肠梗阻而导致脱水或电解质紊乱的迹象，有无感染中毒症状。

3.辅助检查　了解阴囊透光试验结果。若为鞘膜积液，多为透光阳性，疝块则不能透光。周围血白细胞计数和中性粒细胞比例是否升高；粪便检查是否显示隐血试验阳性或见白细胞；X射线检查是否有肠梗阻表现。

4.心理-社会状况　患者由于疝块反复脱出和坠涨不适而引起焦虑。另外由于担心治疗效果和手术疼痛及家庭经济支持情况也会影响患者的心理变化。

【常见护理诊断/医护合作性问题】

1.知识缺乏　缺乏预防腹内压增高的有关知识。

2.疼痛　与疝块突出或嵌顿有关。

3.潜在并发症　术后阴囊血肿、疝复发。

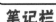

【护理措施】

1. 非手术治疗患者的护理

（1）患者的教育　指导患者消除引起腹内压增高的因素；疝块突出时及时回纳，有条件时卧位休息；遵医嘱使用棉纱束带、绷带或医用疝带压迫疝环，期间应定期到医院随访；若疝块突出伴有急性疼痛、呕吐或腹胀、停止排气和排便等，应及时到医院就诊。

（2）配合手法复位　对嵌顿疝行手法复位者，应遵医嘱给予镇静和解痉药物；安置患者仰卧位，并用枕头将臀部垫高，使腹肌松弛，并可减低腹内压对疝块的冲击力；医生复位时应扶持患者，协助固定体位。复位后安置患者平卧休息，并观察有无腹痛、呕吐、腹膜刺激征或疝块再次脱出等表现，若出现上述情况，应及时通知医生，必要时做好手术治疗准备。

2. 手术治疗患者的护理

（1）手术前护理

1）心理护理　向患者和家属说明手术的目的和必要性，减轻其恐惧心理，使其能积极配合治疗和护理。

2）消除引起腹内压增高的因素　除嵌顿疝、绞窄疝需急症手术外，对择期手术患者应采取有效措施控制咳嗽、解除便秘、消除排尿困难等能使腹内压增高的因素。指导患者注意保暖，避免感冒；多饮水，进食蔬菜、水果等富含纤维素的食物，以保持大便通畅。

3）卧床休息　对巨大疝患者，应安置其卧床休息，以防疝内容物反复突出造成疝囊水肿，给手术治疗带来不便。

4）严格备皮　嘱患者洗澡，对手术部位皮肤要仔细准备，阴囊皮肤皱褶较多，应仔细准备，既要剃尽毛发又要防止剃破皮肤，如有皮肤破损应暂停手术。

5）灌肠和排尿　手术前晚用肥皂水灌肠1次，以排空结肠，防止术后发生腹胀和便秘；进入手术室前嘱患者排尿，以防手术中误伤膀胱。

6）急症手术前护理　当嵌顿疝手法复位失败或怀疑绞窄疝时，应按急诊做好术前准备，包括禁饮食、胃肠减压、纠正水电解质及酸碱平衡失调、营养支持、使用抗菌药物等。

（2）手术后护理

1）生活护理　术后取平卧位，膝下垫一软枕，使膝、髋关节微屈，以松弛腹股沟切口的张力，减轻腹腔内压力，有利于伤口愈合并减轻切口疼痛，次日可改为半卧位。术后6~12 h若患者无恶心呕吐症状，可进流质饮食，逐步改为半流质、普食。行肠切除吻合术者术后应禁食，待肠道功能恢复后才可进流质饮食，再逐渐过渡至半流质。

术后6~7 d可离床活动，这样即能保证手术伤口愈合的牢固，又可避免腹内压的增高。采用无张力疝修补术的患者可以提早离床活动，但年老体弱、复发性疝、绞窄性疝、巨大疝的患者应延长离床活动的时间。卧床期间应加强进食和排便护理。

2）用药护理　除一般护理外，还需输液、胃肠减压、抗感染及纠正水、电解质失调和酸碱平衡紊乱等一系列措施。绞窄性疝行肠切除、肠吻合术后，易发生切口感染，术后须及时、合理使用抗菌药。

3）对症护理　消除腹内压增高的因素，除紧急手术外，术前若有咳嗽、便秘、排尿困难等引起腹内压增高的因素均应做相应处理,待症状控制后再择期手术,否则易导致疝修补手术失败、术后疝复发。术前2周患者应戒烟,注意保暖,防止着凉感冒。多饮水、多吃蔬菜等粗纤维食物,以保持大便通畅。嵌顿性或绞窄性腹外疝,尤其是合并急性肠梗阻的患者,应紧急行手术治疗。手术前一晚应灌肠,清洁肠内粪便,以防止术后腹胀及便秘。患者进手术室前嘱其排尽尿液,防止术中误伤膀胱。

4)心理护理 向患者解释腹外疝的发病原因,手术治疗的必要性、手术方案及注意事项,同时注意消除患者的各种顾虑。若患者希望用无张力补片修补,应向其介绍补片材料的优点及费用。

5)并发症防治

预防阴囊血肿:观察阴囊有无水肿,必要时可用"丁"字带托起阴囊,若已形成阴囊血肿,则应协助穿刺抽血,并用加压包扎、冰袋冷敷等方法处理。

预防感染:切口感染是疝复发的主要原因之一,所以应保持敷料清洁、干燥,避免大小便污染,若发现敷料污染或脱落应及时更换。绞窄性疝行肠切除、肠吻合术后易发生切口感染,术后需用抗生素。注意观察体温、脉搏的变化及切口有无红肿、疼痛,一旦出现感染症状应尽早处理。

防止腹内压增高:剧烈咳嗽和用力大小便均可使腹内压升高。因此术后应注意保暖,以防受凉引发咳嗽。如有咳嗽除及时用药物治疗外,还应指导患者在咳嗽时用手掌按压以保护伤口,以免腹压增高不利于切口的愈合。注意保持排便通畅。

【健康教育】

1.患者出院后仍需注意休息,可进行一般性工作或活动,3个月内应避免重体力劳动或提举重物。

2.戒烟并注意避免腹内压增高的因素,及时防治咳嗽、便秘、排尿困难等。

3.若出现伤口处红肿、疼痛及包块复发等不适症状,应及早诊治。

第三节 其他腹外疝患者的护理

一、股疝

腹腔内脏器通过股环,经股管向股部卵圆窝突出形成的疝称股疝。女性骨盆较宽,联合肌腱和腔隙韧带较薄弱,导致股管上口宽大松弛,所以股疝好发于中年以上的妇女。妊娠引起腹内压增高也是引起股疝的主要原因。

【病因及发病机制】

1.腹壁强度降低 女性骨盆较宽大、联合肌腱和腔隙韧带较薄弱,使股管上口宽大松弛腹内压增高时,腹内器官、组织连同壁而易发病。腹膜和腹膜外脂肪组织可经股环进入股管中,至卵圆窝后向前突出至皮下而形成疝。股疝的疝囊是腹膜,其被盖有脂肪、筋膜和皮肤。疝内容物常为小肠或大网膜。由于股管几乎是垂直的,疝块在卵圆窝处向前转折时形成锐角,又因股环较小,周围是坚韧的韧带,故易发生嵌顿,而且极易发展为绞窄性疝。

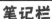

2.腹内压力增高　妊娠是腹内压增高的主要原因。

【临床表现】

疝块一般不大,仅在腹内压增高时,在腹股沟韧带下方卵圆窝处有一半球形突起,有轻度胀痛感,平卧时疝块可消失。易复性股疝的症状较轻,常不被患者所注意,尤其是肥胖者更难以觉察。若发生嵌顿,呈阵发性或持续性腹痛并伴阵发性加重,同时有明显的急性肠梗阻症状,严重者甚至可以掩盖股疝的局部症状而导致股疝漏诊。

【治疗要点】

因其容易嵌顿,又可迅速发展为绞窄性疝,所以一旦确诊后应及早行手术治疗。若股疝较小或年老体弱者可采用经股部股疝修补术,而较大股疝或嵌顿性股疝可采用经腹股沟进行修补。

【护理措施】

参考本章腹外疝患者的护理。

二、切口疝

腹腔内脏器经腹壁手术切口处突出而形成的疝。最常见的腹壁切口疝是经腹直肌切口疝。

【病因】

1.解剖因素　除腹直肌外,腹壁各层肌肉及筋膜、鞘膜等组织的纤维大多为横向走行,而腹部手术若采用纵向切口必然切断这些纤维,缝合时缝线易在纤维间脱落,已缝合的组织受到肌肉的横向牵引而发生切口裂开。

2.腹内压增高　术后由于剧烈咳嗽、胃肠胀气、腹水等原因均能导致腹内压增高,引起切口处腹膜、筋膜、腱膜等裂开,仅皮肤、皮下组织愈合形成切口疝。

3.手术因素　切口处留置引流物过久,切口过长以及切断肋间神经过多,腹壁切口缝合不严密或缝合时强拉创缘而致组织撕裂。

4.瘢痕愈合　切口严重感染形成瘢痕愈合。部分瘢痕愈合组织较薄弱,不能承受腹内压力,腹腔内器官组织在切口瘢痕处膨出形成切口疝。

5.其他　腹部多次手术、严重创伤、腹壁组织缺损过多、过度肥胖、营养不良等均可形成切口疝。

【临床表现】

腹壁切口处逐渐膨隆,出现肿块。在站立或用力时更明显,平卧休息时缩小或消失。较大的切口疝患者有腹部牵拉感,同时有食欲减退、恶心、便秘、腹部隐痛等症状。多数切口疝无完整疝囊,疝内容物易与腹膜外腹壁组织粘连形成难复性疝。疝内容物以小肠和大网膜多见,若为肠管可见肠型和蠕动波,闻及肠鸣音。切口疝的疝环一般比较宽大,很少发生嵌顿。

【治疗要点】

在消除腹腔内压增高因素的基础上进行疝修补术。对较小的切口疝,可切除原手术切口瘢痕,回纳疝内容物后在无张力的基础上拉拢疝环边缘,逐层缝合健康的腹壁组织。对较大的切口疝可用自体筋膜组织或植入纤维网片加以修补。若患者全身状况欠佳或无法消除腹内压增高因素者,可在疝块回纳后用腹带包扎,以减轻患者的负担和不适感。

【护理措施】

参考本章腹外疝患者的护理。

三、脐疝

腹腔内脏器通过脐环突出形成的疝称脐疝,以小儿脐疝多见。

【病因】

由于患儿脐环闭锁不全或脐部瘢痕组织不够坚强,加之婴儿经常啼哭,使腹内压增高所至。成人脐疝较少见,多发生在中年以上妇女,常因过度肥胖,多次妊娠导致腹壁薄弱,或因腹内压增高的疾病所引起。

【临床表现】

常见临床表现为脐部出现肿块。婴儿啼哭、用力排便、站立时肿块增大,紧张,平卧后肿块消失,很少发现嵌顿。成人脐疝因疝环较小,多为难复性疝。若发生嵌顿还可出现腹痛、恶心、呕吐等症状。

【治疗要点】

1.小儿脐疝　由于未闭锁的脐环至 2 岁时多能自行闭锁,因此除了嵌顿或穿破等紧急情况行手术治疗外,2 岁以前可采用非手术治疗。即在疝块回纳后,用一大于脐环,外包纱布的硬币或小木片抵住脐环,然后用胶布或绷带加以固定。6 个月以内的婴儿用此法治疗效果较好。经该法治疗 1 年后未见效,或 2 岁后疝环直径仍大于1.5 cm,可行手术治疗。

2.成人脐疝　成人脐疝应尽早进行手术治疗,切除疝囊,缝合疝环。

【护理措施】

参考本章腹外疝患者的护理。

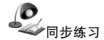

问题分析与能力提升

患者,男性,35 岁,两年前发现右腹股沟肿块,约 3 cm×3 cm 大小,站立或咳嗽时出现,平卧后消失,两年来肿块逐渐增大至 10 cm×5 cm 大小,质软,无压痛,坠入阴囊,回纳后压迫内环,不再出现。

讨论:①根据病史,该病最可能的诊断是什么?怎样治疗?②如准备做手术,手术前后的护理要点是什么?③如何对患者进行出院健康指导?

同步练习

1.腹外疝最主要的发病原因是　　　　　　　　　　　　　　　　　　　　(　　)

 A.慢性咳嗽　　　　　　　　　　B.长期便秘

 C.排尿困难　　　　　　　　　　D.腹壁有薄弱点或腹壁缺损

E.经常从事导致腹内压增高的工作

2.嵌顿疝与绞窄疝的主要区别在于 （　　）

 A.疝块的大小   B.疝内容物能否回纳   C.有无肠梗阻表现

 D.疝块的有无压痛   E.疝内容物有无血运障碍

3.易复性腹外疝最常见的疝内容物的是 （　　）

 A.小肠   B.盲肠   C.大网膜

 D.阑尾   E.膀胱

4.最易发生嵌顿的腹外疝是 （　　）

 A.易复性疝   B.腹股沟直疝   C.腹股沟斜疝

 D.切口疝   E.难复性疝

5.下列叙述中错误的是 （　　）

 A.直疝不进入阴囊   B.斜疝易发生嵌顿   C.斜疝疝内容物主要是小肠

 D.直疝以老人多见   E.斜疝压住内环仍出现

6.郑先生,69岁,右侧腹股沟斜疝嵌顿2 h,手法复位成功。留院观察重点是 （　　）

 A.疝块有无再次嵌顿   B.呼吸、脉搏、血压   C.腹痛、腹膜刺激征

 D.呕吐、腹胀、发热   E.疝块部位红、肿、痛

（余晓齐）

第二十一章
急性化脓性腹膜炎患者的护理

学习目标

1. 掌握:急性化脓性腹膜炎的分类、病因、临床表现及护理措施;腹腔脓肿的临床表现、护理措施。
2. 熟悉:急性化脓性腹膜炎的辅助检查、治疗原则;腹腔脓肿的分类、治疗原则。
3. 了解:急性化脓性腹膜炎的病理生理。
◆运用所学知识对急性化脓性腹膜炎及其常见并发症进行观察。

第一节　急性化脓性腹膜炎患者的护理

　　腹膜炎是指发生于腹腔壁腹膜和脏腹膜的炎症,由细菌感染、化学刺激(如胃液、胆汁、血液)或物理损伤等因素引起。按病因可分为细菌性和非细菌性两类;按累及范围分为弥漫性腹膜炎和局限性腹膜炎两类;按发病机制可分为原发性与继发性两类。临床所称急性腹膜炎多指继发性的化脓性腹膜炎,由化脓性细菌包括需氧菌和厌氧菌或两者混合引起的腹膜的急性炎症,是一种常见的外科急腹症。其病情急,变化快,抢救不及时常可导致患者死亡。

　　【病因】

　　1.继发性腹膜炎　占化脓性腹膜炎的98%,是急性化脓性腹膜炎中最常见的一种。继发性腹膜炎的主要致病菌为肠道内的常驻菌群,主要为大肠埃希菌,其次为厌氧菌和化脓性链球菌等,多数为混合感染(图21-1)。

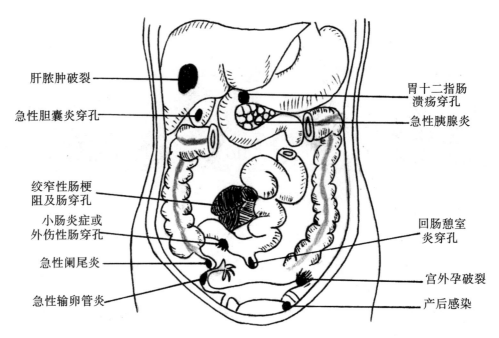

肝脓肿破裂

急性胆囊炎穿孔

绞窄性肠梗阻及肠穿孔

小肠炎症或外伤性肠穿孔

急性阑尾炎

急性输卵管炎

胃十二指肠溃疡穿孔

急性胰腺炎

回肠憩室炎穿孔

宫外孕破裂

产后感染

图 21-1　继发性腹膜炎的常见原因

（1）腹腔内脏器破裂或穿孔　最常见于胃、十二指肠溃疡急性穿孔及腹部损伤引起腹腔内脏器破裂，常先引起化学性腹膜炎，继发细菌感染后发展为化脓性腹膜炎。其次是急性阑尾炎穿孔或急性坏疽性胆囊炎穿孔等。

（2）腹腔内脏器缺血、渗出及炎症扩散　多见于急性化脓性阑尾炎、急性胰腺炎、绞窄性肠梗阻、绞窄性疝、女性生殖器官化脓性感染等，炎症或含有细菌的渗出液扩散而引起腹膜炎。

（3）其他因素　如腹部手术时污染了腹腔、胃肠吻合口瘘等原因。

2. 原发性腹膜炎　临床上少见，是指腹腔内无原发性病灶，细菌经血液循环、淋巴循环、泌尿道及女性生殖道等途径侵入腹腔引起的腹膜炎症。致病菌多为溶血性链球菌、肺炎双球菌或大肠埃希菌。多见于营养不良或抵抗力低下的儿童。

【病理生理】

腹膜受胃肠内容物、细菌、血液和尿液等物质的刺激后，立即发生炎症反应，表现为腹膜充血，水肿，表面失去光泽，并产生大量浆液性渗出液稀释毒素，使腹膜炎的症状减轻。渗出液中大量吞噬细胞、中性粒细胞及坏死组织、细菌和凝固的纤维蛋白等使渗出液逐渐混浊而成为脓液。病变较重、炎症涉及范围广者，腹膜严重充血、水肿并渗出大量液体，引起水、电解质紊乱，使机体体液平衡失调。腹腔内器官浸泡在大量脓液中，导致麻痹性肠梗阻；腹腔内大量积液，加之感染所造成的呕吐、高热等，血容量明显减少，加重体液平衡紊乱的程度。同时，肠管因毒素麻痹扩张、胀气使膈肌抬高，影响心肺功能，使血液循环和气体交换受到影响。大量细菌入侵和毒素吸收易致感染性休克，严重者可导致死亡。机体抗病能力强、病变较轻者，病灶可被移过来的大网膜包裹、粘连，使炎症局限于腹腔内某一部位，形成局限性腹膜炎，渗液可被腹膜逐渐吸收，炎症消散而痊愈。如脓液局限积聚于膈下、肠袢间、盆腔等处,可形成腹腔脓肿。腹膜炎治愈后腹腔内会遗留不同程度的纤维性粘连,若粘连带压迫肠管或粘连后使肠管形成锐角、过度扭曲等,可引起粘连性肠梗阻。

【临床表现】

根据病因不同,腹膜炎的症状可以是突然发生,也可能是逐渐出现的。如空腔脏器损伤破裂或穿孔引起的腹膜炎发病较突然,而阑尾炎、胆囊炎等引起的腹膜炎多先有原发病的症状,以后才逐渐出现腹膜炎的表现。

1. 症状

(1)腹痛 是最主要的症状,疼痛程度与病因、病情的轻重、年龄、身体素质等有关。疼痛的性质通常为难以忍受的持续性剧烈疼痛。转动体位、深呼吸、咳嗽等腹压增加时疼痛加重。疼痛开始于原发病灶部位,随炎症扩散逐渐波及全腹,但仍以原发病灶部位为重。

(2)恶心、呕吐 发病早期呕吐物多为胃内容物,为腹膜受刺激引起的反射性呕吐;后期可呕吐粪样肠内容物,为发生麻痹性肠梗阻导致。

(3)体温、脉搏的变化 其变化与炎症的程度有关。开始时正常,以后体温逐渐升高,脉搏逐渐加快。原有炎症性病变,在发生腹膜炎之前体温已升高,继发腹膜炎后更高,如急性阑尾炎,但年老体弱者体温可不升。脉搏加快多与体温呈正比,若脉搏加快体温反而下降,常为病情恶化的征象之一。

(4)感染中毒症状 多数患者迅速出现高热、脉快、呼吸浅快、大汗、口干,伴有体液丢失引起等渗性缺水、电解质紊乱及代谢性酸中毒。病情严重者可出现四肢发凉、呼吸急促、面色苍白、脉搏细弱、血压下降、体温骤升或下降、神志不清等休克征象。

2. 体征

(1)一般体征 患者多呈急性病容,常取仰卧位,双下肢屈曲,不愿意改变体位,腹部拒按。体征随腹膜炎的轻重、早晚和原发病因而有所变化。

(2)腹部体征 ①视诊:明显腹胀,腹式呼吸减弱或消失。②触诊:腹部有压痛、反跳痛和腹肌紧张,称为腹膜刺激征,是腹膜炎的标志性体征,尤以原发病灶部位最为明显。腹肌紧张程度与病因和患者全身情况有关。腹肌极度紧张呈"木板样"强直,常为胃肠或胆囊穿孔;而老年人、幼儿或身体极度衰弱者则腹肌紧张多不明显,常被忽视。③叩诊:胃肠胀气时呈鼓音;胃肠穿孔时则呈现肝浊音界缩小或消失;腹腔内积液较多时移动性浊音阳性。④听诊:肠鸣音减弱或消失。

(3)直肠指检 直肠前壁有隆起,触痛,表示盆腔已有感染或形成盆腔脓肿。

【辅助检查】

1. 实验室检查 血常规检查可见白细胞计数及中性粒细胞比例升高,严重者可出现中毒颗粒。病情危重或机体反应能力下降者,白细胞计数可不升高。血生化检查有水、电解质及酸碱平衡紊乱的表现。

2. 影像学检查 腹部 X 射线检查可见小肠胀气或多个液气平面,胃肠穿孔时立位平片可见膈下有游离气体;B 超及 CT 检查对腹腔内实质性脏器病变及腹腔内渗液量有诊断价值,并能明确并发脓肿的位置及大小。

3. 诊断性腹腔穿刺及腹腔灌洗 是准确率较高的辅助检查措施。

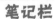

【治疗要点】

积极处理处理原发病灶,消除引起腹膜炎的病因,清理或引流腹腔,控制炎症,促使脓性渗液局限;形成脓肿做脓腔引流。化脓性腹膜炎的治疗包括非手术和手术两种治疗方法。

1.非手术治疗　对病情较轻或病程较长已超过24 h、腹部体征已减轻或炎症已有局限化趋势及原发性腹膜炎者可行非手术治疗。非手术治疗措施包括:半卧位;禁食、胃肠减压;静脉补液,纠正水、电解质紊乱;合理使用抗生素;营养支持;镇静、止痛、吸氧等对症处理。

2.手术治疗　多数继发性腹膜炎患者需手术治疗,手术类型视病情而定。

(1)手术适应证　①经非手术治疗6~8 h后,腹膜炎症状不缓解或反而加重者;②腹腔内原发病严重,如胃肠、胆囊穿孔、绞窄性肠梗阻或腹腔内器官破裂等;③腹腔内炎症较重,出现严重的肠麻痹或中毒症状,或合并休克者;④腹膜炎病因不明且无局限趋势者。

(2)手术原则　处理原发病灶、彻底清理腹腔、充分引流。

【护理评估】

1.健康史　询问既往病史,尤其注意有无胃、十二指肠溃疡病史及慢性阑尾炎发作史,其他腹腔内器官疾病和手术史;近期有无腹部外伤史;了解有无酗酒、暴饮暴食等不良生活习惯,发病前有无饱食、剧烈运动等诱因;对女性患者还应了解生殖器官感染等妇产科疾病史。

2.身体评估　了解腹痛发生的时间、部位、性质、程度、范围及伴随症状等;注意腹部压痛、反跳痛、肌紧张及其部位、程度和范围;了解肠鸣音有无减弱或消失,有无移动性浊音;了解患者的精神状态、生命体征的改变;有无感染中毒反应及水、电解质紊乱、酸碱失衡和休克等征象。术后评估麻醉方式、手术类型、原发病变类型及腹腔内炎症的情况,重点了解腹腔引流管放置的部位、引流液性状、切口愈合情况等。

3.心理-社会状况　了解患者患病后的心理反应。询问患者对本病的认知程度和心理承受能力;了解家属及亲友的态度、经济承受能力等。

【常见护理诊断/医护合作性问题】

1.疼痛　与腹膜受炎症刺激或手术创伤有关。

2.焦虑　与担心疾病预后及不了解治疗方式等有关。

3.体温过高　与腹腔感染、毒素吸收有关。

4.体液不足　与禁食、呕吐及腹膜渗出有关。

5.低效性呼吸型态　与腹腔渗液及肠管膨胀有关。

6.潜在并发症　腹腔脓肿、粘连性肠梗阻、感染性休克。

【护理措施】

1.非手术治疗及手术前护理

(1)一般护理　半卧位有利于腹腔炎症局限于盆腔,减轻中毒症状,同时使膈肌下移,有利于呼吸和循环的改善,故在无休克的情况下,患者应取半卧位。休克患者可取平卧位或休克体位(头、躯干和下肢均抬高20°)。同时加强病情观察,定时观察腹部症状和体征变化;观察有无腹腔脓肿形成;动态监测血常规及生化等有关检查结果;

定时测量生命体征和尿量;记录 24 h 液体出入量;观察有无水、电解质和酸碱平衡紊乱及休克的表现。如病情突然变化或加重,或非手术治疗期间出现手术指征,应立即报告医生处理。

(2)禁食、胃肠减压 患者入院后即暂禁饮食,对诊断不明或病情较重者必须严格禁饮食。胃肠道穿孔或肠梗阻患者,必须禁食并及时行胃肠减压,吸出胃肠道内容物和气体,减少消化道内容物自穿孔部位继续流入腹腔,以减轻腹胀和腹痛,同时改善胃肠道血液循环。

(3)维持体液平衡 大量消化液丢失易造成体液失衡和酸碱平衡紊乱,应迅速建立通畅的静脉通道,遵医嘱静脉输液,补充足够的水、电解质和营养物质,必要时输全血或血浆,以维持有效循环血量。要安排好输液顺序,根据病情和补液监测指标及时调整输液速度、量和种类,保持每小时尿量达 30 mL 以上;合并休克时给予抗休克治疗。

(4)抗感染 根据细菌培养及药敏试验结果使用抗生素,用药过程中注意观察,注意给药途径及配伍禁忌等。

(5)对症处理 患者腹痛较重,已确诊或治疗方案已定者,可适当使用止痛剂;但对诊断不明仍需观察或治疗方案未确定的患者,禁用吗啡、哌替啶等镇痛剂,以免掩盖病情。同时要做好高热降温的护理及口腔护理、生活护理等。

(6)心理护理 注意关心、体贴患者,对患者及家属做好解释安慰工作,消除或减轻患者焦虑情绪。帮助患者树立战胜疾病的信心,使其积极配合治疗和护理。

2. 手术后护理

(1)一般护理 术后患者麻醉作用消失、血压平稳后取半卧位。继续禁饮食并行胃肠减压术后 2~3 d,肠蠕动恢复、肛门排气后,可拔除胃管,逐渐恢复饮食。先进流质饮食,少量多餐;如无呕吐、腹痛、腹胀等不适,逐渐改为半流质饮食或普食,注意饮食要清淡易消化。胃肠吻合术者,术后进食时间及食物性质须严格控制。病情缓解允许时,鼓励患者及早翻身或下床活动,以促进肠蠕动恢复,预防肠粘连及下肢静脉血栓等并发症。

(2)病情观察 观察生命体征;观察腹部症状和体征变化;注意手术伤口的情况;观察腹腔引流液颜色、性状和引流量。注意判断有无伤口感染、腹腔内活动性出血、腹腔脓肿以及粘连性肠梗阻等并发症。如发现异常,及时通知医生。

(3)抗感染及维持体液平衡 术后遵医嘱适当应用镇痛剂减轻疼痛,术后遵医嘱继续使用抗生素,以控制感染。禁食期间遵医嘱静脉输液,以维持水、电解质及酸碱平衡;加强营养支持,必要时输新鲜全血或血浆,以补充机体需要。

(4)切口护理 观察切口敷料是否清洁、干燥,敷料被污染或有渗血渗液时应及时更换;观察切口愈合情况,及早发现切口愈合不良、切口感染征象。对腹胀明显的患者可加用腹带,以使患者舒适及防止切口裂开。

(5)腹腔引流护理 ①严格无菌操作;②生命体征平稳后取半卧位,经常改变体位,以利引流;③掌握每根引流管的作用和引流部位,正确连接并妥善固定引流管,保持引流通畅、有效;④准确观察并记录引流液的量、颜色和性状;⑤当患者腹部症状、体征缓解,无发热和腹胀,白细胞计数恢复正常,引流液量少于每日 10 mL、色清时,即可考虑拔管。

3.健康指导　①向患者提供疾病的护理、治疗知识,说明禁食、胃肠减压和半卧位的重要性;②有消化系统疾病者应及时治疗;③解释术后早期活动的重要性,指导患者早期进行适当活动,防止肠粘连;④进行饮食指导,嘱进食易消化食物,少食多餐,避免进食过凉、过硬及辛辣食物,防止在肠粘连的基础上诱发肠梗阻。

第二节　腹腔脓肿患者的护理

脓液在腹腔内积聚于某一部位,由肠襻、内脏、肠壁、网膜或肠系膜等粘连包裹,与游离腹腔隔离而形成腹腔脓肿。腹腔脓肿可为一个或数个,位于原发病灶附近,常继发于急性化脓性腹膜炎或腹腔内手术后,以膈下脓肿、盆腔脓肿和肠间脓肿多见(图21-2)。

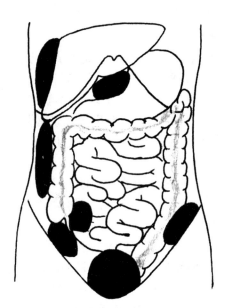

图21-2　腹腔脓肿发生常见的部位

一、膈下脓肿患者的护理

脓液积聚于一侧或两侧的膈肌下与横结肠及其系膜以上的间隙内者,统称为膈下脓肿。患者平卧时膈下部位最低,急性腹膜炎时,腹腔内的脓液易积聚在此处。膈下腹膜淋巴网非常丰富,细菌可由门静脉和淋巴系统到达膈下。脓肿的位置与原发病有关;十二指肠穿孔、胆囊及胆管化脓性感染、阑尾炎穿孔,脓液常积聚在右膈下;胃穿孔、脾切除术后感染,脓肿常发生在左膈下。小的膈下脓肿经非手术治疗可吸收;较大的脓肿,因长期感染使身体消耗而致衰竭,死亡率很高。膈下感染还可引起反应性胸腔积液、胸膜炎,穿透胸腔时可发生脓胸;穿透消化道管壁可引起反复出血或内瘘,如肠瘘或胃瘘;也可扩散并发脓毒症。

【临床表现】

膈下脓肿一旦形成,可出现明显的全身及局部症状。

1.全身症状　发热,初为弛张热,脓肿形成后呈持续高热。患者脉率快弱而无力、血压下降。逐渐出现乏力、衰弱、厌食、消瘦。

2.局部症状　脓肿部位可有持续的钝痛,深呼吸时加重。疼痛常位于肋缘下或剑突下。脓肿刺激膈肌可引起顽固性呃逆。膈下感染可引起胸膜、肺反应,出现胸腔积液或肺不张,患者可出现咳嗽和胸痛。有季肋区叩痛,严重时出现局部皮肤凹陷性水肿,皮温升高。右膈下脓肿可使肝浊音界扩大。患侧胸部下方呼吸音减弱或消失。

【辅助检查】

1.血常规检查　白细胞计数和中性粒细胞比例增加。

2.影像学检查　X射线检查可见患侧膈肌升高,肋膈角模糊,或胸腔积液。B超或CT检查对膈下脓肿的诊断价值较大。也可在B超引导下行诊断性穿刺。

【治疗要点】

感染早期,脓肿尚未形成时,采用非手术治疗,以大剂量抗生素控制感染,加强支持治疗,必要时输全血、血浆。一旦脓肿形成,须定位后引流。多采用经皮穿刺置管引流,该引流创伤小,引流效果较好。也可根据脓肿所在位置行手术切开引流,如经前腹壁肋缘下切口或经后腰部切口,手术创伤大。消耗严重的患者,应加强营养、输液、输血及血浆等支持治疗。

二、盆腔脓肿患者的护理

盆腔处于腹腔的最低位,腹腔内的炎性渗出物或脓液易积聚于此而形成盆腔脓肿,为腹腔内感染最常见的并发症。由于盆腔腹膜面小,吸收的毒素能力也较小、因此盆腔脓肿的全身中毒症状较轻。

【临床表现】

①常发生在急性腹膜炎治疗过程中,或阑尾穿孔、结直肠手术后。②腹部手术后体温下降后又升高,脉速,而腹部检查常无阳性发现。③出现典型的直肠或膀胱刺激症状,如里急后重、排便次数增多而量少、黏液便、尿频、排尿困难等。④直肠指检时直肠前窝饱满有触痛,部分患者可触及波动感。B超检查可明确脓肿的位置及大小。

【治疗要点】

盆腔脓肿较小或未形成时,多采用非手术治疗,包括应用抗生素、热水坐浴、温盐水保留灌肠及物理治疗等,多数患者的炎症能吸收消散。脓肿较大者须经手术切开引流,可经直肠前壁切开排脓。已婚女性可经阴道后穹窿切开引流。

三、肠间脓肿患者的护理

脓液被包围在肠管、肠系膜与网膜之间,可形成单个或多个大小不等的脓肿。由于脓肿周围广泛粘连,常伴发不同程度的粘连性肠梗阻。如脓肿穿入肠管或膀胱,则形成内瘘,脓液即随大小便排出。临床表现为腹胀、腹痛、腹部压痛,有时可扪及压痛性包块。B超可明确脓肿的部位、大小及数目。确诊而非手术治疗无效时,应考虑剖腹探查引流术。

【护理措施】

1. 术前护理

(1)维持体液平衡、控制感染　遵医嘱补液,纠正水、电解质及酸碱失衡,迅速建立静脉输液通道,安排好输液的顺序,根据患者临床表现和补液的监测指标及时调整输液的种类、量和速度,保持每小时尿量达 30 mL 以上。遵医嘱合理应用抗生素,控制感染,注意观察用药效果及副作用。必要时输全血、血浆及相关营养素,维持有效的循环血量,提高患者自身的抗感染能力。

(2)减轻不适、对症护理　无休克的情况下,患者取半卧位,利于改善呼吸、循环和使炎症局限于盆腔。给予禁食、胃肠减压,以减轻胃肠道内积气、积液,减轻腹胀不适,注意尽量减少搬动患者和按压腹部,以减轻疼痛。高热患者,给予物理降温或遵医嘱给降温药物。

(3)密切观察病情变化　加强巡视,多询问患者主诉,观察患者腹部症状和体征的变化,注意治疗前后对比、动态观察。注意生命体征,定时测量体温、脉搏、呼吸和血压,必要时监测尿量,记录液体出入量。

(4)心理护理　关心体贴患者及家属,做好解释安慰工作,稳定情绪,减轻患者焦虑;介绍有关腹腔脓肿的相关知识,使患者提高认识并积极配合治疗和护理;帮助其勇敢面对病痛,增加战胜疾病的信心。

2. 术后护理

(1)一般护理　患者术毕回病室后,给予平卧位。全麻未清醒者头偏向一侧,注意呕吐情况,保持呼吸道通畅;全麻清醒或硬膜外麻醉患者平卧 6 h 后,若血压、脉搏平稳改为半卧位。正确连接各引流装置,有多根引流管时,注意标明名称、引流部位,避免混淆。并鼓励患者多活动、勤翻身,防止并发粘连性肠梗阻。

(2)禁食、胃肠减压　术后继续禁食、胃肠减压,肠蠕动恢复,肛门排气后,拔出胃管,逐步恢复经口饮食,注意饮食宜清淡易消化。禁食期间每日 2 次做好口腔护理,防止口腔及呼吸道感染。

(3)观察病情变化　术后注意监测生命体征的变化,定时测量体温、脉搏、呼吸和血压。经常巡视患者,注意症状及腹部体征的变化,继续观察有无腹腔脓肿的表现;发现异常,及时通知医师,配合护理。病情危重者尤应注意呼吸、循环、肾功能的监测和维持。

(4)抗感染和维持体液平衡　术后继续应用有效抗生素,进一步控制腹腔内感染,用药期间注意效果和副作用。根据病情变化,遵医嘱合理补充水、电解质和相关营养素,必要时输新鲜全血及血浆,维持水、电解质及酸碱平衡;根据患者进食情况给予肠内、外营养支持,促进合成代谢和内环境稳定,提高机体自身的防御能力。

(5)切口和腹腔引流管的护理　观察切口愈合情况,及早发现切口感染的征象。注意无菌操作,保持切口敷料清洁干燥,有渗血、渗液或被污染时及时更换。妥善固定引流管,密切观察腹腔引流情况,负压引流者要及时调整负压。观察并记录引流液的性状、颜色和量;防止血块或脓痂堵塞,保持引流通畅、预防腹腔内残余感染。当患者体温及白细胞计数恢复正常,引流液量少、色清无脓时,可考虑拔管。

3. 健康指导

（1）指导疾病治疗、护理知识，加强护患沟通，教会患者注意腹部症状和体征的变化，学会基本的自我护理方法。

（2）做好患者出院时的健康指导，术后定期门诊随访。

（3）指导饮食：耐心给患者讲解术后恢复饮食的方法，鼓励其循序渐进、少量多餐，进食富含蛋白质、能量和各种营养素的食物，提高机体自身的修复能力，促进手术创伤的修复和切口愈合。

（4）康复指导：向患者说明术后早期活动的优点和重要性，鼓励患者卧床期间进行床上活动，体力恢复可下床后尽早下床走动，促进胃肠功能恢复，防止术后肠粘连。

 问题分析与能力提升

患者，女性，50 岁。急性胃穿孔腹膜炎手术修补后 7 d，患者突发寒战、高热等全身中毒症状，伴有上腹痛、呃逆及季肋部压痛、叩击痛。

讨论：①该患者发生了什么情况？导致的原因是什么？②我们对该患者要采取哪些急救护理措施？③患者常见的护理诊断及合作性问题有哪些？

同步练习

1. 下列哪项是原发性腹膜炎的病因 （　　）

 A. 胃、十二指肠溃疡急性穿孔　　B. 腹腔内脏损伤　　C. 急性阑尾炎穿孔

 D. 病原菌经血行进入腹腔　　E. 绞窄性肠梗阻

2. 原发性腹膜炎与继发性腹膜炎的主要区别是 （　　）

 A. 腹痛性质不同　　B. 腹膜刺激征有无　　C. 腹胀程度

 D. 腹腔内有无原发性病变　　E. 全身感染现象

3. 急性腹膜炎术后，护士在护理过程中应特别注意 （　　）

 A. 各种管道的护理　　B. 严密观察病情变化　　C. 有无腹腔脓肿症状

 D. 心理护理　　E. 营养支持

4. 以下哪种体位可减少腹腔毒素的吸收 （　　）

 A. 平卧位　　B. 侧卧位　　C. 俯卧位

 D. 半卧位　　E. 头低足高位

5. 引起继发性腹膜炎的最常见的致菌病是 （　　）

 A. 肺炎球菌　　B. 变形杆菌　　C. 大肠埃希菌

 D. 厌氧类杆菌　　E. 链球菌

6. 诊断急性腹膜炎最可靠的体征是 （　　）

 A. 腹胀　　B. 肝浊音界缩小或消失　　C. 移动性浊音阳性

 D. 肠鸣音减弱或消失　　E. 压痛、反跳痛和肌紧张

7. 腹腔脏器穿孔引起继发性腹膜炎腹痛的特点是 （　　）

 A. 与进食有关　　B. 阵发性全腹绞痛　　C. 逐渐加重的腹痛

 D. 持续性剧烈腹痛，原发部位显著　　E. 高热后腹痛

8. 急性化脓性腹膜炎早期呕吐的原因是 （　　）

 A. 神经性呕吐　　B. 反射性呕吐　　C. 胃肠痉挛所致

D. 肠麻痹所致　　　　　　E. 肠梗阻所致

9. 急性化脓性腹膜炎的治疗中最为重要的是　　　　　　　　　　　　　　（　　）

A. 大剂量抗生素的应用　　B. 禁食、胃肠减压　　　　C. 原发病灶的处理

D. 有效的腹腔引流　　　　E. 冲洗腹腔、吸尽脓液

10. 急性腹膜炎手术后 1 周体温升高至 38 ℃,伴腹泻、里急后重,下列检查最有意义的是
　　　　　　　　　　　　　　　　　　　　　　　　　　　　　　　　　　（　　）

A. 内镜检查　　　　　　　B. 腹部 X 射线平片　　　C. 大便常规化验

D. 腹腔穿刺术　　　　　　E. 直肠指检

11. 患者,男性,50 岁,与朋友聚餐后突发上腹部剧烈疼痛,体检发现腹部膨隆,上腹压痛明显,
有反跳痛和腹肌紧张,下列处理不妥的是　　　　　　　　　　　　　　　　（　　）

A. 禁食　　　　　　　　　B. 应用哌替啶止痛　　　　C. 应用抗生素控制感染

D. 静脉输液　　　　　　　E. 半卧体位

12. 患者,女性,55 岁,急性化脓性腹膜炎术后第 1 天,对应用胃肠减压的作用不理解,护士的下
列解释中不妥的是　　　　　　　　　　　　　　　　　　　　　　　　　　（　　）

A. 可以预防胃出血　　　　　　　　　　B. 有利于胃肠功能的恢复

C. 可以减轻腹胀　　　　　　　　　　　D. 避免胃肠内液体漏入腹腔

E. 有利于胃肠吻合口的愈合

13. 患者,男性,42 岁,上腹部突然剧烈疼痛,迅速遍及全腹。查体:上腹及右下腹均有压痛、反
跳痛、腹肌紧张如木板,肠鸣音及肝浊音界消失,首先考虑为　　　　　　　　（　　）

A. 急性阑尾炎　　　　　　B. 急性胰腺炎　　　　　　C. 绞窄性肠梗阻

D. 胆囊穿孔、腹膜炎　　　E. 胃溃疡穿孔、腹膜炎

（赵江瑞）

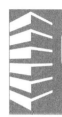

第二十二章 腹部损伤患者的护理

🌸学习目标

1. 掌握:腹部损伤患者的护理评估、护理诊断及护理措施。
2. 熟悉:叙述腹部损伤患者的临床表现、处理原则。
3. 了解:腹部损伤的病因分类,常见腹部脏器损伤的特征及处理。
◆ 运用所学知识识别常见腹部损伤并作出正确的护理评估;注意加强腹部损伤患者的心理护理并体现出高度的责任心和爱心。

第一节 概 述

腹部损伤是常见的外科急症,多数腹部损伤因涉及内脏而伤势严重,死亡率高达10%左右。因此早期、正确地诊断,及时、准确地处理是降低腹部损伤患者死亡率的关键。

【病因与分类】

1. 根据体表有无伤口分类

(1)腹部开放性损伤 多由利器或火器如刀刺、枪弹等所致。根据腹膜是否破损,又分为:①穿透伤,腹壁伤口穿破腹膜,多伴腹腔内器官损伤;②非穿透伤,腹壁伤口未穿破腹膜,偶伴腹腔内器官损伤。其中致伤物有入口和出口者为贯通伤,有入口无出口者为非贯通伤。

(2)腹部闭合性损伤 常为钝性暴力如坠落、碰撞、冲击、挤压、拳打脚踢等所致。损伤可能仅局限于腹壁,也可兼有腹腔内器官损伤。

2. 根据损伤的腹内脏器性质分类

(1)实质性脏器损伤 肝、脾、肾、胰等位置比较固定,组织结构脆弱,血供丰富,腹部外伤后比其他内脏器官更容易受到损伤。临床上最常见的是脾破裂,其次为肾、肝、胰损伤。

(2)空腔脏器损伤 上腹部受到挤压或碰撞时,可使比较固定的胃窦、十二指肠水平部等压在脊柱上而发生损伤;上段空肠、回肠末端也因比较固定而容易受到损伤;膀胱充盈比空虚时更容易发生破裂。临床上常见小肠、胃、结肠、膀胱损伤,其发生概率依次递减,直肠因位置较深在腹部损伤时较少受损。

【病理】

根据损伤的腹腔内脏器性质分类,可分为实质性器官损伤和空腔脏器损伤。肝、脾、肾、胰等位置比较固定,组织结构比较脆弱、血供丰富,受到暴力打击后,比其他内脏器官更容易破裂。实质性腹腔内器官损伤的排列依次为脾、肾、肝、胰。胃窦、十二指肠等可因受到碰撞、挤压而断裂;上段空肠、末端回肠因比较固定而易受损伤;充盈的空腔脏器(胃、膀胱)比排空时更易受损破裂。空腔脏器损伤的排序依次是小肠、胃、结肠、膀胱等,直肠因位置较深而损伤的发生率较低。

【临床表现】

根据致伤原因、受损脏器及损伤的严重程度、以及是否伴有合并伤等而有不同的临床表现。轻微的腹部损伤,临床上可无明显症状和体征,合并腹腔内脏损伤时症状严重、体征明显。其表现根据受伤器官的性质不同而异。

1. 实质性脏器破裂　如肝、脾、胰、肾等或大血管损伤时,腹腔内或腹膜后出血是主要的临床表现。患者面色苍白,脉搏细弱,脉压变小,严重时出现休克;腹痛呈持续性,无明显的腹肌紧张和压痛、反跳痛,但可伴明显腹胀和移动性浊音;若肝损伤伴有肝内外胆管的断裂或胰腺的破裂伴有胰管断裂时,因胆汁或胰液进入腹腔而出现剧烈腹痛和腹膜刺激征;泌尿系损伤时可有血尿。

2. 空腔脏器破裂　如肠、胃、胆囊、膀胱等破裂,主要以腹膜炎的症状和体征为主要表现。上消化道损伤时,因胃液、胆汁或胰液对腹膜产生强烈的化学刺激,立即出现典型的腹膜炎症状。下消化道损伤时,腹膜炎体征出现较晚,程度也较轻,但造成的细菌污染较重。随着腹膜炎的发展,可出现肠麻痹、腹胀,甚至感染性休克。

若实质性脏器和空腔脏器同时破裂,则出血和腹膜炎表现可同时出现。

【辅助检查】

1. 实验室检查　腹腔内实质性脏器破裂出血时,红细胞计数、血红蛋白、血细胞比容等数值明显下降,白细胞计数略有增高,白细胞计数和中性粒细胞比例明显上升时则见于空腔脏器的损伤;胰、十二指肠损伤时血尿淀粉酶多有升高;若尿常规检查发现血尿,则提示泌尿系统的损伤。

2. 影像学检查　B超检查可发现脏器内直径 1~2 cm 的血肿,对肝、脾、肾等实质性脏器的损伤有较高的确诊率;胸腹部 X 射线检查可发现有无气胸、膈下积气、腹腔内积液等;CT 检查能清晰地显示肝、脾、肾等脏器的大小、形态结构、包膜是否完整、出血量的多少。

3. 诊断性腹腔穿刺和腹腔灌洗术　诊断性腹腔穿刺,通常采用局麻下在脐与髂前上棘连线的中外 1/3 交界处穿刺,穿刺抽得的液体若为不凝固血液,则提示有实质性脏器或大血管破裂所致的内出血,因腹膜的脱纤维作用使血液不凝固。根据抽出液的性质(胃肠内容物、混浊的腹水、胆汁或尿液)可提示相应脏器的损伤。另外胰腺或胃、十二指肠损伤时,穿刺液中淀粉酶含量增高。如果肉眼观察不能确定抽出液的性质,可对标本做实验室检验。必要时采用腹腔灌洗术(实训 9 腹腔穿刺及灌洗术)。

【治疗要点】

1. 单纯性腹壁损伤　按一般软组织损伤处理。

2. 诊断不明确者　对一时不能明确有无腹内脏器损伤者,应严密观察病情变化,观察期间采取急性腹膜炎非手术治疗措施。治疗措施包括:①使用广谱抗生素、注射TAT,防治腹腔内感染和破伤风;②输血、输液,防治休克;③禁食,疑有空腹脏器破裂或有明显腹胀者进行胃肠减压;④营养支持。

3. 诊断明确者　对已确诊或高度怀疑腹内脏器损伤者,应做好紧急术前准备,尽早施行剖腹探查,待明确损伤部位或器官后再做针对性处理。剖腹探查术包括探查、止血、修补、切除、清除腹腔内残留液和引流。

4. 处理合并伤　对伴有其他部位损伤者,应全面权衡轻重缓急,首先处理对生命威胁最大的损伤,如窒息、心搏骤停、开放性气胸和大出血等。

【护理评估】

1. 健康史　询问患者受伤的原因、时间、部位、姿势、暴力强度,注意有无合并其他部位损伤。对严重或昏迷患者,应询问陪同人员或现场目击者。询问患者伤情、受伤至就诊这段时间的病情变化、就诊前的急救措施及伤后是否接受过治疗、有何效果,既往有无其他慢性疾病及不良嗜好。

2. 护理体检　局部有无腹部压痛、腹肌紧张和反跳痛,其程度和范围;腹部有无移动性浊音;肝浊音界是否缩小或消失;肠蠕动是否减弱或消失。神志是否清楚、有无昏迷或呼吸困难;有无面色苍白、出冷汗、脉搏细数、脉压减小等休克的早期征象;伤后是否出现全身中毒症状;有无合并头部、胸部、躯干和四肢等损伤或骨折。

3. 辅助检查　①血常规是否见红细胞、血红蛋白、血细胞比容等数值明显下降,白细胞计数和中性粒细胞比例是否明显升高;血、尿淀粉酶是否正常;尿常规检查是否见红细胞。②腹腔穿刺或腹腔灌洗术有无阳性结果。③影像学及腹腔镜检查有无异常发现

4. 心理-社会状况　腹部损伤绝大多数在意外情况下突然发生,尤其是腹壁有伤口、流血、内脏脱出或被紧急通知手术者。患者多有焦虑、紧张、痛苦、恐惧等心理变化。另外应了解患者及家属对腹部损伤有关知识的认知程度和心理、经济承受能力。

【常见护理诊断/医护合作性问题】

1. 体液不足　与损伤致腹腔内出血、渗出及呕吐有关。

2. 疼痛　与腹腔内脏器损伤及漏出的消化液刺激腹膜有关。

3. 焦虑/恐惧　与意外创伤的刺激及担心治疗和预后有关。

4. 潜在并发症　腹腔感染、失血性休克、出血及脓肿形成。

【护理措施】

1. 急救护理　腹部损伤常合并其他部位或脏器损伤,急救时应分清轻重缓急。首先处理可危及生命的心搏骤停、窒息、张力性气胸、大出血等。对已发生休克者,应尽快建立静脉通路,输液、输血。对开放性腹部损伤者,应妥善处理伤口、及时止血和包扎固定。若有肠管脱出,可用消毒或清洁器皿覆盖保护后再包扎,以免肠管受压、缺血而坏死,切忌现场还纳入腹腔,以防加重腹腔污染。

2.非手术治疗患者的护理

（1）卧床休息　怀疑有肝、脾被膜下血肿者,应绝对卧床休息10~14 d,不要随意搬动患者或让患者下床大小便,以防血肿突然破裂发生大出血。血压、脉搏平稳者,可取半卧位。

（2）禁饮食、胃肠减压　遵医嘱通知患者禁饮食、插胃管,并保持胃肠减压通畅,待腹膜炎症状和体征消失、肠蠕动恢复、肛门排气后拔除胃管,给予流质饮食,若无不适,逐渐过渡到半流质饮食和普食。禁饮食期间,应做好口腔护理。

（3）补液与营养支持　应建立通畅的静脉通路,遵医嘱补充适当的晶体液和胶体液,安排好输液的速度和顺序;对实施肠外营养的患者,应按要求做好相关护理。

（4）镇静止痛　非手术治疗期间,切忌盲目应用止痛剂,以免掩盖病情,贻误治疗。如诊断明确,病情稳定,疼痛剧烈者可遵医嘱给予镇静解痉药物,同时应加强病情观察。

（5）预防感染　遵医嘱应用广谱抗生素防治腹腔感染,开放性损伤者应同时注射破伤风抗毒素。

（6）病情观察　每15~30 min测量一次脉搏、呼吸、血压;每30 min进行一次腹部检查,尤应注意腹膜刺激征范围和程度、肝浊音界、移动性浊音、肠鸣音等变化;对疑有腹腔内出血者,每30~60 min复查一次血常规,以判断腹腔内有无活动性出血;必要时协助B超、诊断性腹腔穿刺和腹腔灌洗等。观察期间禁止使用泻剂、禁灌肠,以防肠破裂时肠内容物进一步溢出加重腹腔感染。

若患者存在下列情况之一,提示有腹内脏器损伤,应及时通知医生,同时做好急症手术准备。①早期出现明显的失血性休克表现;②持续性剧烈腹痛呈进行性加重,伴恶心、呕吐等消化道症状;③明显的腹膜刺激征;④肝浊音界缩小或消失;⑤腹部明显胀气、肠蠕动减弱或消失;⑥腹部出现移动性浊音;⑦有便血、呕血或尿血;⑧直肠指检示前壁有压痛或波动感,或指套血染。

（7）对症护理　如遵医嘱给高热患者降温,对疼痛患者使用止痛药物,为盆腔脓肿患者做温盐水灌肠等。

（8）心理护理　主动与患者及其家属沟通交流,讲解有关腹部损伤治疗、护理的一般知识;抢救中体现对患者的爱护和尊重,沉着冷静,以稳定患者和家属的情绪,使其有安全感,减轻焦虑和恐惧,能积极配合治疗和护理。

3.手术治疗患者的护理

（1）手术前护理　同非手术治疗患者的护理,同时做好手术前各项准备工作。

（2）手术后护理

1)体位与活动　患者返回病房后安置平卧位,麻醉作用消失、血压和脉搏平稳后改为半卧位。卧床期间指导患者深呼吸和有效咳嗽、协助勤翻身和活动肢体等;病情允许时应尽早下床活动,以促进肠蠕动,预防肠粘连。

2)观察病情　密切监测体温、脉搏、呼吸、血压等生命体征变化;经常巡视患者,倾听患者主诉,同时注意腹部体征的变化,以了解有无膈下或盆腔脓肿的表现。对危重患者,尤应注意循环、呼吸、肾功能的监测,若发现异常,及时通知医师,并配合处理。

3)禁饮食、胃肠减压　术后继续禁食、胃肠减压,一般2~3 d后肠蠕动功能恢复、肛门排气便可拔除胃管,逐步恢复经口饮食。禁饮食期间应做好口腔护理。

笔记栏

4）补液与营养支持 遵医嘱继续补充水、电解质、维生素、血浆及人体白蛋白或全血等，维持水、电解质及酸碱平衡；继续做好肠外营养支持的护理，提供足够的能量和蛋白质，以保证切口顺利愈合，预防术后并发症。

5）控制感染 遵医嘱继续应用有效抗菌药物，进一步控制腹腔内感染。

6）切口护理 观察切口敷料有无渗血、渗液或其他污染，必要时应及时更换；注意切口愈合情况和有无感染征象，发现异常及早协助处理。

7）引流管护理 正确连接各引流装置，有多根腹腔引流管时，应贴上标签注明各管位置，以免混淆。妥善固定引流管，防止脱出、滑入或受压；观察并记录引流液的性质和量，经常挤捏引流管，以防引流物堵塞，保持引流通畅；对使用负压引流者，应及时调整负压，维持有效引流；对进行腹腔灌洗治疗者，应根据引流液情况调整灌入液量和灌入速度，并维持出入量相等。当引流液量明显少、灌洗液澄清、患者体温及白细胞计数恢复正常时，可考虑拔管。

8）其他护理 如遵医嘱给予止痛剂减轻患者痛苦，保证有效休息；做好皮肤护理，预防压疮。

【健康教育】

1. 加强宣传劳动保护、安全生产、遵守交通规则的知识，避免意外损伤的发生。

2. 普及各种急救知识，若突发意外事故能进行简单的急救或自救。损伤发生后应经专业医务人员检查以免贻误诊治。

3. 病情恢复期间注意饮食的调节，避免暴饮暴食，同时应保持大便通畅。

4. 出院后要适当休息，增强营养，合理锻炼，促进健康。若出现腹痛、腹胀、肛门停止排气、排便等不适，应及时就诊，以防粘连性肠梗阻的发生。

第二节 器官损伤患者的护理

一、常见实质性脏器损伤患者的护理

（一）脾破裂

临床上脾破裂很常见，发生率约占各种腹部损伤的 40% ~ 50%，已有病理改变（如门脉高压症、血吸虫病、传染性单核细胞增多症、淋巴瘤等）的脾更易因损伤而破裂。

【分类及临床表现】

脾破裂可分为：①中央型破裂，为脾实质深部破裂；②被膜下破裂，为脾被膜下实质部分破裂；③真性破裂，为脾被膜和脾实质均破裂。前两种脾破裂，因被膜完整，出血量受到限制，临床上无明显内出血征象，可形成血肿而被吸收。但较大的，尤其是被膜下血肿，在某些微弱外力的作用下，可以突然转为真性破裂。

中央型破裂和被膜下破裂因被摸完整，出血量受到限制，故临床上并无明显内出血现象而不易被发现，可形成血肿而被吸收，有些血肿也可在外力作用下突然破裂使脾破裂转变为真性破裂。临床上约85%的脾破裂为真性破裂，出血量较大，可迅速发展为出血性休克。患者面色苍白,脉搏细弱,脉压变小;腹痛呈持续性,无明显的腹肌紧张和压痛、反跳痛,但可伴明显腹胀和移动性浊音,抢救不及时可发生死亡。

【辅助检查】

B 超、CT 检查能清晰地显示脾的大小、形态结构、包膜是否完整、出血量的多少,后者更为精确。

【治疗要点】

1. 非手术治疗　无休克或容易纠正的一过性休克,影像学检查证实脾裂伤局限、表浅,无其他腹腔脏器合并伤者,可在严密观察生命体征、腹部体征、影像学变化的条件下进行非手术治疗。

2. 手术治疗

(1)观察中如发现继续出血或发现有其他脏器损伤,应立即手术。不符合非手术治疗条件的伤员,应尽快剖腹探查,以防延误。

(2)彻底查明伤情后明确可能保脾者,可根据伤情,采用生物胶黏合止血、物理凝固止血、单纯缝合修补、脾破裂捆扎、脾动脉结扎、脾部分切除。

(3)脾中心部破裂、脾门撕裂或有大量失活组织,高龄、多发伤情况严重者脾切除。

(4)野战条件下或原先已呈病理性肿大的脾发生破裂,脾切除。

(5)被膜下破裂形成的血肿和少数真性破裂等被网膜等周围组织包裹形成的局限性血肿,脾切除。

【护理】

参考本章第一节。

(二)肝破裂

肝破裂在各种腹部损伤中占 15% ～ 20%。右肝破裂较左肝破裂多见,原有肝硬化与慢性肝病的肝更容易因损伤而破裂。

【分类及临床表现】

肝破裂的致伤因素和病理类型都与脾破裂极为相似,肝损伤可分为:①中央型破裂,为肝实质深部破裂;②被膜下破裂,为被膜下实质部分破裂;③真性肝破裂,肝被膜和实质均破裂,被膜下破裂可转为真性破裂;中央型肝破裂易发展为继发性肝脓肿;较深的肝裂伤常伴有大血管和胆管损伤,引起严重出血和化学性腹膜炎,短时间内引起休克。

【辅助检查】

B 超、CT 检查可明确肝破裂的程度,后者更有诊断意义。

【治疗要点】

1. 非手术治疗　生命体征平稳或经补充血容量后保持稳定的伤员,可在严密观察生命体征、腹部体征、影像学变化的条件下进行非手术治疗。

2. 手术治疗　不符合非手术治疗条件的伤员,应尽快剖腹探查,以防延误。

【护理】

参考本章第一节。

(三)胰腺损伤

胰腺损伤占腹部损伤的 1%~2%。胰腺位于上腹部腹膜后脊柱前,损伤常系上腹部强大挤压性暴力直接作用于脊柱所致,以胰颈、体部损伤多见,由于胰腺位于腹膜后,胰腺损伤所引起的内出血量一般不大,早期不易发现,但常并发胰液漏或胰瘘而导致弥漫性腹膜炎。

【临床表现】

胰腺损伤后,胰液经网膜孔进入腹腔,可致弥漫性腹膜炎,出现上腹部压痛和腹肌紧张,部分患者伴有肩部放射痛。部分患者渗液被局限在网膜囊内,形成胰腺假性囊肿。

【辅助检查】

B 超、CT 检查可明确胰腺的轮廓,有助于胰腺损伤的诊断。

【治疗要点】

高度怀疑胰腺损伤或确诊为胰腺损伤者,应立即手术。

【护理】

参考本章第一节。

二、常见空腔脏器损伤患者的护理

(一)胃、十二指肠损伤和小肠损伤

【临床表现】

1. 胃损伤　腹部闭合性损伤时胃很少受累,只在胃膨胀时偶可发生。上腹或下胸部的穿透伤则常导致胃损伤,且多伴有肝、脾、横隔及胰等脏器的损伤。胃镜检查及吞入锐利异物也可引起胃穿孔。若损伤未波及胃壁全层,可无明显症状;胃壁全层破裂,胃内容物流入腹腔,则引起急性弥漫性腹膜炎,并有气腹征。

2. 十二指肠损伤　十二指肠大部分位于腹膜后,损伤的发生率很低,占腹部损伤的 3.7%~5.0%。腹腔内部分的十二指肠损伤破裂时,胰液、胆汁流入腹腔则引起严重的腹膜炎,并出现气腹。

3. 小肠损伤　小肠占据中下腹大部分空间,发生损伤的机会较多。小肠破裂后,大量肠内容物流入腹腔,引起急性弥漫性化脓性腹膜炎,只有少数出现气腹;部分病例裂口较小或裂口被食物残渣、纤维素膜甚至突出的肠黏膜堵塞,可能不出现弥漫性腹膜炎。

【辅助检查】

早期 X 射线检查,对诊断有帮助。

【治疗要点】

一旦确诊,应立即手术。

【护理】

参考本章第一节。

（二）结肠及直肠损伤

【临床表现】

1.结肠损伤　结肠损伤的发病率较小肠为低,但由于其内容物液体成分少而细菌含量多,故腹膜炎出现较晚,但较严重。位于腹膜后的结肠损伤,常导致严重的腹膜后感染。

2.直肠损伤　直肠损伤在腹膜反折之上,其病理生理改变与结肠损伤基本相同;腹膜反折之下损伤,可导致严重的直肠周围感染,并不引起腹膜炎。

【辅助检查】

早期 X 射线检查,直肠指诊或直肠镜检查等有助于诊断。

【治疗要点】

一旦确诊,应立即手术。

【护理】

参考本章第一节。

 问题分析与能力提升

患者,女性,35 岁,2 h 前因车祸,左上腹部被撞伤,出现腹部剧痛,不能站立和行走,头晕心慌,并有呕吐。T 36 ℃,P 136 次/min,R 26 次/min,BP 80/60 mmHg,神志清,痛苦面容,面色苍白,出冷汗,腹式呼吸弱,全腹压痛、反跳痛,肌紧张以左上腹明显。移动性浊音(+),肠鸣音减弱,诊断性腹腔穿刺,抽出不凝血 18 mL。

讨论:①根据病史,该患者可能的诊断是什么?诊断依据有哪些?②目前主要的护理诊断有哪些?③该患者手术后的护理要点是什么?

同步练习

1.腹部外伤合并低血容量性休克,首要护理措施是　　　　　　　　　　　　（　　）

A.快速补充液体　　　　B.补充血容量　　　　C.大量抗生素控制感染

D.给予大量镇静药物　　E.积极抗休克的同时手术探查止血

2.左上腹部闭合性损伤时,最常见的实质性脏器损伤为　　　　　　　　　（　　）

A.肝　　　　　　　　　B.脾　　　　　　　　C.肾

D.胰　　　　　　　　　E.膈

3.腹部闭合性损伤早期诊断有困难时宜施行　　　　　　　　　　　　　　　（　　）

A.腹腔穿刺　　　　　　B.插胃管胃肠减压　　C.肌内注射吗啡止痛

D.清洁灌肠　　　　　　E.禁食、静脉输液

4.男性,25 岁。因车祸撞伤腹部,患者诉腹痛难忍,伴恶心、呕吐,X 射线腹透见膈下游离气体,拟诊为胃肠道外伤性穿孔。下列对诊断胃肠道穿孔最有意义的表现是　　　　　（　　）

A.腹膜刺激征　　　　　B.肠鸣音消失　　　　C.腹腔穿刺抽出混浊液体

D.白细胞计数增高　　　E.感染中毒症状

5.怀疑空腔脏器破裂的护理措施不正确的是　　　　　　　　　　　　　　　（　　）

A.禁食、输液　　　　　B.胃肠减压　　　　　C.应用抗生素

D.给予吗啡止痛　　　　　E.尽快术前准备

6.空腔脏器破裂腹膜炎患者可减少腹腔毒素吸收的体位是　　　　　　　（　　）

A.平卧位　　　　　　　　B.侧卧位　　　　　　　C.俯卧位

D.半卧位　　　　　　　　E.头低足高位

7.患者上腹部不慎被汽车撞伤4 h,面色苍白,四肢湿冷,BP 60/40 mmHg,P 140 次/min,出现腹膜刺激征及移动性浊音,首先应考虑　　　　　　　　　　　　　　　　　　　（　　）

A.十二指肠破裂　　　　　B.胃破裂　　　　　　　C.腹膜后血肿

D.严重腹壁软组织挫伤　　E.肝、脾破裂

8.患者,女性,30 岁,从马背上跌下,局部腹壁瘀斑,阵发性腹痛,住院期间若需手术探查,下列哪项指征属错误　　　　　　　　　　　　　　　　　　　　　　　　　　　　　　（　　）

A.腹痛进行性加重　　　　B.血压明显下降　　　　C.全腹胀、肠鸣音消失

D.X 射线检查示膈下游离气体　　　　　　　　　E.腹部透视发现胃扩张

9.患者,男性,25 岁。受伤后有休克、昏迷、脾破裂、开放性气胸、开放性胫腓骨骨折等危急情况,抢救时的首要措施是　　　　　　　　　　　　　　　　　　　　　　　　　（　　）

A.输血、输液　　　　　　B.手术止血　　　　　　C.骨折固定

D.封闭胸壁伤口　　　　　E.用升压药物

（赵江瑞）

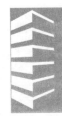

第二十三章
胃、十二指肠疾病患者的护理

学习目标

1. 掌握:胃十二指肠溃疡出血、穿孔、幽门梗阻及胃癌患者的术前、术后护理措施。
2. 熟悉:胃十二指肠溃疡、胃癌的病因病理、临床表现和治疗原则。
3. 了解:胃、十二指肠的解剖生理特点。
◆具有运用胃十二指肠疾病护理知识对患者实施护理的能力,指导胃十二指肠疾病患者养成健康的生活方式。

胃、十二指肠疾病属于消化道疾病,常见的有消化性溃疡、胃癌等。消化性溃疡属于良性病变,新型制酸剂和抗幽门螺杆菌药物的应用使大部分溃疡患者经内科治疗即可痊愈,外科治疗主要用于急性穿孔、出血、幽门梗阻、药物治疗无效的患者及恶变等情况。胃癌属于消化系统常见的恶性肿瘤,外科以手术治疗为主。对胃、十二指肠疾病患者应实施身心整体护理,尤其强调并发症的预防和护理。

第一节 胃、十二指肠溃疡患者的护理

胃十二指肠溃疡主要指发生在胃和十二指肠的慢性溃疡,即胃溃疡和十二指肠溃疡。由于溃疡的形成与胃酸及胃蛋白酶的消化作用有关,故称为消化性溃疡。临床上十二指肠溃疡较胃溃疡为多见,两者发病比例为3:1~4:1。十二指肠溃疡可见于任何年龄,但以青壮年居多,胃溃疡的发病年龄较迟,平均晚10年,约5%的胃溃疡可发生恶变。

急性穿孔是消化性溃疡的严重并发症,起病急,病情重,变化快,需要紧急处理,若诊治不当可危及生命。消化性溃疡出血是上消化道出血中最常见的原因,溃疡侵蚀动脉引起大出血时表现为大量呕血和柏油样便,甚至发生休克。幽门管、幽门溃疡或十二指肠球部溃疡反复发作可形成瘢痕狭窄,合并幽门痉挛水肿时可引起幽门梗阻。

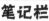

一、胃、十二指肠溃疡急性穿孔患者的护理

【病因与病理】

溃疡穿孔是活动期胃十二指肠溃疡向深部侵蚀、穿破浆膜的结果。90%的十二指肠溃疡穿孔发生在球部前壁偏小弯侧,60%的胃溃疡穿孔发生在近幽门的胃前壁,多偏胃小弯。急性穿孔后,具有强烈刺激性的胃酸、胆汁、胰液和食物等进入腹腔,引起化学性腹膜炎,导致剧烈腹痛和大量腹腔渗出液,6～8 h后细菌开始繁殖并逐渐转化为化脓性腹膜炎。因强烈的化学刺激、细胞外液大量丢失及细菌毒素吸收等因素,可导致患者休克。病原菌以大肠埃希菌、链球菌较多。

【临床表现】

1. 症状　多数突然发生于夜间空腹或饱食后,表现为骤起上腹部刀割样或烧灼样剧痛,迅速扩散至全腹,但以上腹为重,患者有面色苍白、出冷汗、脉搏细速、血压下降等表现。常伴有恶心、呕吐,有时伴有肩部或肩胛部牵涉痛。继发细菌感染后,腹痛加重。

2. 体征　患者呈急性面容,表情痛苦,蜷曲位、不远移动;全腹有明显的压痛、反跳痛和肌紧张,呈"板样"强直,以左上腹部最为明显;腹式呼吸减弱或消失;肠鸣音减弱或消失;肝浊音界缩小或消失,可有移动性浊音;随着感染加重,患者可出现发热、脉快,甚至肠麻痹、感染性休克。

【辅助检查】

1. 实验室检查　血常规检查可发现白细胞及中性粒细胞比例增高。血清淀粉酶轻度升高。

2. 影像学检查　立位腹部X射线检查80%可见膈下新月状游离气体影。

3. 诊断性腹腔穿刺　穿刺抽出液可含胆汁或食物残渣。

【治疗要点】

1. 非手术治疗

(1)适应证　①症状和体征较轻的空腹状态下溃疡穿孔;②胃十二指肠造影证实穿孔已封闭;③穿孔超过24 h,腹膜炎已局限;④无出血、癌变、幽梦梗阻等并发症。

(2)治疗措施:①禁食禁饮,持续胃肠减压;②维持水、电解质平衡,给予营养支持;③应用 H_2 受体阻断剂或质子泵拮抗剂等制酸药物;④全身性应用抗生素,控制感染。若治疗6～8 h后病情仍继续加重,应立即改为手术治疗。

2. 手术治疗　是胃十二指肠溃疡急性穿孔的主要治疗方法,应根据患者情况结合手术条件选择手术方式。手术方式包括单纯穿孔缝合术、胃大部切除术、穿孔缝合术加高选择性迷走神经切断或选择性迷走神经切断术加胃窦切除术。胃大部切除术是治疗胃、十二指肠溃疡的首选式,切除范围是胃远端2/3～3/4,包括部分胃体、胃窦部、幽门和十二指肠球部的近胃部分。胃大部切除术的消化道重建术式包括毕 I 式胃大部切除术和毕 II 式胃大部切除术。

(1)毕 I 式胃大部切除术　即在胃大部切除术后将残胃与十二指肠吻合,多用于胃溃疡。其优点是重建后的胃肠道接近正常解剖生理状态,胆汁、胰液反流入残胃较少,术后因胃肠功能紊乱引起的并发症较少。缺点是有时为避免残胃与十二指肠吻合口张力过大致切除胃的范围不够,增加术后溃疡复发机会。

(2)毕Ⅱ式胃大部切除术 即在胃大部切除术后将残胃与空肠吻合,十二指肠残端关闭。适用于各种胃十二指肠溃疡,尤其是十二指肠溃疡者。其优点是即使胃切除较多,胃空肠吻合口也不致张力过大,术后溃疡复发率低。缺点是胃空肠吻合改变了正常解剖生理关系,术后发生胃肠道功能紊乱的可能性较毕Ⅰ式多。

【护理评估】

1.术前评估

(1)健康史 评估患者的年龄、性别、职业、饮食、生活习惯、性格特征、药物使用情况,特别是有无非甾体类抗炎药和皮质类固醇等药物服用史,了解患者既往是否有溃疡病史及胃手术病史等。

(2)护理体检 了解患者上腹部疼痛的情况,有无腹部压痛和反跳痛,腹痛的范围是否扩大,是否存在放射痛;评估患者的体位、体温、脉搏、呼吸、血压等;叩诊患者的肝浊音界,听诊肠鸣音情况。评估患者的血常规检查结果,了解是否存在白细胞计数和中性粒细胞比例升高;评估 X 射线检查结果是否存在膈下游离气体;评估诊断性腹腔穿刺结果是否抽出草绿色混浊液体或食物残渣。

(3)心理-社会状况 评估患者对疾病的态度,情绪是否稳定,对检查、治疗和护理是否配合;对住院环境是否适应;对手术是否接受及程度;家属对患者的关心程度、支持力度、家庭对手术的经济承受能力。

2.术后评估 应评估以下几个方面。①术中情况:了解麻醉和手术的方式,术中出血、补液、输血情况。②康复情况:评估患者术后生命体征的变化,胃肠减压引流液的色、质、量,伤口愈合情况及肠蠕动恢复情况。③并发症发生情况:有无术后出血、十二指肠残端破裂、吻合口瘘、术后梗阻、倾倒综合征、胃排空障碍、胃小弯坏死和穿孔等并发症。

【常见护理诊断/医护合作性问题】

1.焦虑 与缺乏疾病知识、环境改变及担心手术有关。

2.急性疼痛 与胃十二指肠溃疡穿孔后消化液对腹膜的强烈刺激有关。

3.体液不足 与溃疡急性穿孔后消化液的大量丢失有关。

4.营养失调:低于机体需要量 与禁食、摄入不足及消耗增加有关。

5.潜在并发症 感染、休克等。

【护理措施】

1.非手术治疗护理(术前护理)

(1)体位 伴有休克者采用中凹卧位或平卧位,生命体征稳定后改为半卧位,利于漏出的消化液积聚于盆腔最低位,减少毒素吸收,同时也降低腹壁张力和减轻疼痛。

(2)心理护理 了解患者的认知水平和心理状态,理解和关心患者,告知疾病和治疗的有关知识及手术治疗的必要性,解答患者的各种疑问,使患者能积极配合治疗和护理。

(3)禁食禁饮、胃肠减压 减少消化液的分泌和漏出,做好引流管的护理,保持有效的引流负压和引流通畅,注意观察和记录引流液的色、质和量。

(4)补液护理 遵医嘱合理安排补液的种类,调整好输液的速度,准确记录出入液量,维持水、电解质和酸碱平衡。禁食期间通过静脉途径提供患者所需营养物质。

(5)预防和控制感染　遵医嘱合理应用抗生素。

(6)密切观察病情变化　严密观察患者的生命体征及腹部情况的变化,如腹膜刺激征、肠鸣音变化等。若病情不见好转反而加重,应做好急诊手术准备。

2. 术后护理

(1)病情观察　术后早期密切监测生命体征,每30 min测一次呼吸、脉搏和血压,病情平稳后延长间隔时间。同时观察患者的神志、体温、尿量、切口渗血、渗液及引流情况等。针对患者疼痛性质适当应用止痛药。

(2)休息与活动　患者术后取平卧位,血压平稳后取低半卧位,以减轻腹部切口张力,减轻疼痛,有利于呼吸和循环。若病情允许,鼓励患者早期活动,促进胃肠蠕动的恢复,预防术后肠粘连和下肢深静脉血栓形成等并发症。活动量因人而异,对年老体弱或病情较重者,适当减少活动量。

(3)保持体液平衡　禁食者做好口腔护理,禁食期间应静脉补充液体,维持水、电解质平衡;准确记录24 h出入水量,为合理补液提供依据;必要时给予血浆、全血或营养支持,以改善患者营养状况或贫血,有利于吻合口及切口愈合。

(4)引流管护理　术后患者常留置有胃管、腹腔引流管、导尿管等。要妥善固定引流管并准确标记,保持引流通畅,观察并记录引流液的色、质、量。术后胃肠蠕动恢复,肛门排气后,可拔除胃管。

(5)饮食护理　拔胃管后当日可饮少量水或米汤;如无不适,第2日进半量流质饮食,每次50～80 mL;第3日进全量流质,每次100～150 mL;进食后无不适,第4日可进半流质饮食。少量多餐,食物做到温、软、易于消化。开始时每日5～6餐,逐渐减少进餐次数并增加每次进餐量,逐步恢复正常饮食。

(6)早期并发症的观察和护理

1)术后胃出血　术后短期内从胃管引流出大量鲜血,甚至呕血和黑便。多采用非手术疗法,包括禁食、应用止血药物、输新鲜血,或用冰生理盐水洗胃。若非手术疗法不能达到止血效果或出血量>500 mL/h,应积极完善术前准备。

2)十二指肠残端破裂　是毕Ⅱ式胃大部切除术后早期最严重的并发症。一般多发生在术后3～6 d。表现为右上腹突发剧痛和局部明显压痛、腹肌紧张等急性弥漫性腹膜炎症状,发热,白细胞计数增加,腹腔穿刺抽出胆汁样液体。应立即手术处理,术后持续负压吸引,全身应用广谱抗生素。

3)吻合口破裂或吻合口瘘　多发生在术后1周左右。多数因吻合处张力过大、低蛋白血症、组织水肿等致组织愈合不良而发生。临床表现为高热、脉速等全身中毒症状,腹膜炎及腹腔引流管引流出含肠内容物的混浊液体。需立即行手术处理。部分患者可向外穿破而发生腹外瘘,经局部引流、胃肠减压和积极的支持治疗,一般在数周后吻合口瘘常能自行愈合。

4)胃排空障碍　又称胃瘫。常发生在术后4～10 d,表现为上腹饱胀、钝痛和呕吐,呕吐含胆汁的胃内容物。消化道 X 射线造影检查可见残胃扩张、无张力、蠕动波减少而弱,且通过胃肠吻合口不畅。多数患者经保守治疗而好转,包括禁食、胃肠减压,肠外营养支持,纠正低蛋白,维持水、电解质和酸碱平衡,应用促胃动力药物等。

5)术后梗阻　根据梗阻部位分为输入袢梗阻、输出袢梗阻和吻合口梗阻,前两者

见于毕 Ⅱ 式胃大部切除术后。

输入袢梗阻:可分为急、慢性两类。①急性完全性输入袢梗阻临床表现为突起上腹部剧烈疼痛、频繁呕吐,量少,多不含胆汁,呕吐后症状不缓解,上腹部有压痛性肿块。系输出袢系膜悬吊过紧压迫输入袢,或输入袢过长穿入输出袢与横结肠系膜的间隙空形成内疝所致,属闭袢性肠梗阻,易发生肠绞窄,应紧急手术治疗。②慢性不完全性输入袢梗阻表现为进食后出现上腹绞痛或胀痛,随即突然喷射性呕吐出大量不含食物的胆汁,呕吐后症状缓解。多由于输入袢过长扭曲或输出袢过短在吻合口处形成锐角,使输入袢内胆汁、胰液和十二指肠液排空不畅而滞留所致。

输出袢梗阻:患者表现为上腹部饱胀、呕吐含胆汁的胃内容物。常由胃肠吻合口下方输出袢因粘连、大网膜水肿、炎性肿块压迫所致的梗阻。若非手术治疗无效,应及时手术解除梗阻。

吻合口梗阻:常由于吻合口过小或水肿引起。患者表现为进食后上腹饱胀,呕吐;呕吐物含或不含胆汁。X 射线检查可见造影剂完全停留在胃内,经非手术治疗不能解除梗阻者,需手术治疗。

(7)晚期并发症的观察和护理

1)倾倒综合征　根据症状出现早晚分为两种类型。

早期倾倒综合征:多发生在餐后 10～30 min 内,因胃容积减少及失去对胃排空的控制,多量高渗食物快速进入十二指肠或空肠,大量细胞外液转移至肠腔,循环血量骤然减少。同时,肠道遭受刺激后释放多种消化道激素,引起一系列血管舒缩功能的紊乱。出现的胃肠症状包括上腹饱胀不适,恶心、呕吐、肠鸣音频繁,可有绞痛,继而腹泻;循环系统症状有全身无力、头昏、晕厥、面色潮红或苍白、大汗淋漓、心悸、心动过速等。症状持续 60～90 min 后自行缓解。多数患者经调整饮食后,症状可减轻或消失。包括少食多餐,避免过甜、过咸、过浓流质,宜进低糖、高蛋白饮食,进餐后平卧 10～20 min。多数患者在术后半年到 1 年内能逐渐自愈。

晚期倾倒综合征:又称低血糖综合征,为高渗食物迅速进入小肠、快速吸收后血糖升高,使胰岛素大量释放,继而发生反应性低血糖。表现为餐后 2～4 h,患者出现心慌、无力、眩晕、出汗、手颤、嗜睡,也可导致虚脱。出现症状时稍进食,尤其是糖类即可缓解。饮食中减少糖类含量,增加蛋白质比例,少量多餐可防止其发生。

2)溃疡复发　术后患者再次出现溃疡病症状,可采取保守治疗,无效后再考虑手术。

3)残胃癌　术后 5 年以上,残留胃发生的原发性癌。患者出现进食后饱胀、上腹部疼痛不适、贫血、消瘦等症状,好发于术后 20～25 年。

4)碱性反流性胃炎　患者出现上腹部或胸骨后烧灼痛、呕吐胆汁样液体及体重减轻。一般应用胃黏膜保护剂、胃动力药及胆汁酸结合药物。

5)营养性并发症　患者出现贫血、营养不良、体重减轻等症状。通过调节饮食,给予高蛋白、低脂饮食,补充铁剂和维生素,结合药物治疗,可改善营养状况。

【健康教育】

1.告知患者有关胃十二指肠溃疡的知识,使之能更好地配合手术等治疗和护理。

2.指出患者保持情绪稳定,避免精神过度紧张,避免或消除工作、家庭等方面的精神刺激等,有利于疾病的康复。

3. 帮助患者纠正不良的生活、饮食习惯,如合理安排生活和工作,保证充足的睡眠和休息,避免过度劳累;定时进食,进食时保持心情舒畅,少食多餐,细嚼慢咽,防过饥过饱,忌暴饮暴食,禁食辛辣、过酸的食物和油炸食品,不吃过冷或过热的食物,禁喝咖啡、红茶、酒类等饮料;戒烟、禁酒。

4. 教会患者药物的正确使用方法,介绍常用药物的不良反应及不良反应的预防,嘱患者按医嘱坚持治疗和忌用或慎用对胃黏膜有损害的药物,如阿司匹林、吲哚美辛、糖皮质激素等。

5. 告知患者及家属有关手术后期可能出现的并发症的相关知识,定期门诊随访,若有不适应及时就诊。

二、胃、十二指肠溃疡大出血患者的护理

【病因与病理】

溃疡基底部的血管壁被侵蚀并导致破裂会引起大出血。胃溃疡大出血好发于胃小弯,出血来自胃左、右动脉及其分支或肝胃韧带内较大的血管。十二指肠溃疡大出血好发于球部后壁,出血来自胰十二指肠上动脉或胃十二指肠动脉及其分支。大出血后因血容量减少、血压降低、血流变缓、血管破裂处血凝块形成等原因可暂时止血。因胃肠蠕动和胃十二指肠内容物与溃疡病灶的接触,暂时停止的出血可再次出血。

【临床表现】

1. 症状　呕血和黑便是主要症状。迅猛的出血常表现为大量呕血与排紫黑色血便。呕血前患者常有恶心,便血前可有心悸、头晕、目眩和晕厥。短期内失血量超过400 mL 时,患者可出现口渴、面色苍白、脉快有力、血压正常或偏高的循环系统代偿表现。当短期内失血量超过 800 mL,可出现焦虑不安、四肢厥冷、脉搏细速、呼吸浅快、血压降低等休克症状。

2. 体征　腹部体征不明显,可稍胀。上腹部可有轻度的深压痛,肠鸣音亢进。

【辅助检查】

1. 血常规检查　血常规示红细胞计数、血红蛋白值和血细胞比容随着出血的增多呈进行性下降。

2. 血管造影　选择性动脉造影可明确出血的部位,并可采取溶栓治疗或动脉注射垂体加压素等介入性措施止血。

3. 内镜检查　胃十二指肠纤维内镜检查可明确出血的原因和部位,出血 24 h 内其阳性率可达70% ~80% 。

【治疗要点】

1. 非手术治疗

(1)补充血容量　快速输血、输液,可选择血浆、血浆代用品、右旋糖酐、浓缩红细胞,必要时输全血。

(2)应用止血、制酸等药物　静脉或肌内注射止血药物;静脉给予 H_2 受体拮抗剂、质子泵抑制剂或生长抑素奥曲肽等。

(3)纤维胃镜下止血　胃镜下施行电凝、激光灼凝、注射或喷洒药物等局部止血

措施。

(4)禁食、置胃管　用生理盐水冲洗胃腔,清除血凝块,直至胃液变清。

2.手术治疗　考虑紧急手术止血的指征包括:①出血量大,短期内出现休克;②60 岁以上的老年患者伴有动脉硬化症,难以自行止血;③近期出现过类似大出血或合并穿孔或幽门梗阻;④正在应用药物治疗的胃、十二指肠溃疡患者发生大出血;⑤内镜检查发现动脉搏动性出血或溃疡底部血管显露,再出血危险大者。

手术方法有:①胃大部切除术;②贯穿缝扎术;③在贯穿缝扎处理溃疡出血后,可行迷走神经干切断加胃窦切除后幽门成形术。

【护理评估】

重点评估患者是否有溃疡病史,近期可有服用非甾体类抗炎药物、疲劳、饮食不规律等;评估患者腹部情况,听诊肠鸣音情况;评估患者的检查结果,了解是否存在红细胞计数和血红蛋白质下降;评估患者情绪是否稳定,对手术是否接受及程度。

【常见护理诊断/医护合作性问题】

1.焦虑、恐惧　与突发胃、十二指肠溃疡大出血有关。

2.体液不足　与胃、十二指肠溃疡大出血致血容量降低有关。

【护理措施】

1.非手术治疗护理(术前护理)

(1)心理护理　安慰患者的情绪,缓解焦虑与恐惧。情绪过度紧张者适当给予镇静剂。

(2)体位　平卧位休息,有呕血者头偏向一侧,避免造成窒息。

(3)禁食禁饮　暂禁食,待出血停止后,可进流质或无渣半流质饮食。

(4)补液护理　建立多条静脉通道,快速输血、输液,积极预防或治疗休克。

(5)应用止血药　遵医嘱应用止血药物或给予冷生理盐水洗胃。

(6)密切观察病情　严密观察血压、脉搏、尿量、中心静脉压或周围循环情况,观察有无鲜红色血液持续从胃管引出,以判断有无出血及止血的效果。

(7)术前准备　急诊手术者紧急做好备皮、配血和输液等准备。

2.术后护理　参见本节第一部分胃、十二指肠溃疡急性穿孔患者的术后护理。

【健康教育】

参见本节第一部分胃、十二指肠溃疡急性穿孔患者的健康教育。

三、胃、十二指肠溃疡瘢痕性幽门梗阻患者的护理

【病因与病理】

溃疡引起幽门梗阻的原因有痉挛、炎症水肿及瘢痕三种。痉挛、炎症水肿引起的梗阻是暂时的,瘢痕性幽门梗阻则是永久性的,必须手术治疗。梗阻初期,为克服幽门狭窄,胃蠕动增强,胃壁肌层代偿性增厚。后期,胃的代偿功能减退,失去张力、胃高度扩张,蠕动减弱甚至消失。为内容物滞留,促使胃泌素分泌增加及胃酸分泌亢而致胃黏膜糜烂、充血、水肿和溃疡。由于为内容物潴留引起呕吐而致水、电解质的丢失,导致脱水、低钾低氯性碱中毒。胃内食物不能进入十二指肠,导致患者吸收不良而引起

贫血、营养不良等。

【临床表现】

1. 症状 瘢痕性幽门梗阻的典型症状为呕吐,患者进食后上腹饱胀不适,呕吐反复发作,呕吐量大,一次达 1 000 ~ 2 000 mL;常发生在晚间或下午,多为隔夜宿食,有酸臭味,不含胆汁。呕吐后患者感觉胃部舒适,故患者常自行诱发呕吐以缓解症状。长期呕吐可导致营养不良,出现消瘦、皮肤干燥、贫血及水、电解质酸碱失衡。

2. 体征 体检可发现胃型和肠蠕动波,上腹部可闻及振水声。

【辅助检查】

1. 纤维胃镜检查 胃内可见大量潴留的胃液和食物残渣。

2. X 射线钡餐检查 如 6 h 胃内尚有 1/4 钡剂存留者,提示胃潴留,24 h 仍有钡剂存留者可诊断瘢痕性幽门梗阻。

3. 盐水负荷试验 空腹情况下置胃管,注入 0.9% 的氯化钠注射液 700 mL,30 min 后经胃管回吸,若回吸液超过 350 mL,提示幽门梗阻。

【治疗要点】

幽门梗阻以手术治疗为主,最常用的术式是胃大部切除术。术前需要充分准备,主要措施包括:禁食、胃肠减压,以温生理盐水洗胃,直至洗出液澄清;纠正贫血和低蛋白血症,改善营养状况;纠正水、电解质紊乱,纠正脱水、低钾低氯性碱中毒。

【护理评估】

重点评估者是否有溃疡病史;近期是否出现呕吐宿食或腹部胀痛;若患者发生呕吐,则评估呕吐的量和性质;评估患者是否出现消瘦和皮肤干燥;评估影像学检查结果,以明确是否存在梗阻及梗阻的原因;评估患者情绪是否稳定,对手术是否接受及程度。

【常见护理诊断/医护合作性问题】

1. 营养失调:低于机体需要量 与幽门梗阻呕吐致丢失过多、摄入不足等有关。

2. 体液不足 与大量呕吐、胃肠减压引起水、电解质的丢失有关。

3. 焦虑 与反复发生呕吐、营养不良等有关。

【护理措施】

1. 非手术治疗护理(术前护理)

(1)心理护理 稳定患者情绪,缓解焦虑与恐惧。

(2)体位 呕吐时头偏向一侧,避免引起误吸和呛咳。

(3)营养支持 不完全梗阻者给予无渣半流质饮食,完全梗阻者手术前禁食,遵医嘱静脉补充营养液、输血或其他血制品,纠正营养不良、贫血和低蛋白血症。

(4)补液护理 遵医嘱合理安排输液,控制好输液的种类和速度,纠正脱水和低钾低氯性碱中毒。密切观察生命体征和记录出入液量,并据此调整输液种类和速度。

(5)洗胃护理 完全梗阻者持续胃肠减压排空胃内潴留物。术前 3 d 每晚用 300 ~ 500 mL 温生理盐水洗胃,以减轻胃壁水肿和炎症,促进术后吻合口愈合。

2. 术后护理 参见本节第一部分胃、十二指肠溃疡急性穿孔患者的术后护理。

【健康教育】

参见本节第一部分胃、十二指肠溃疡急性穿孔患者的健康教育。

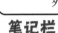

第二节 胃癌患者的护理

胃癌是我国最常见的恶性肿瘤之一,全国平均年死亡率约为 16～21/10 万,死亡率占我国恶性肿瘤死亡率的第 3 位,居消化道肿瘤死亡原因的首位。其发病率在不同年龄、地区和种族间有较大差异。本病的高发年龄为 40～60 岁,男性居多,男女之比约为 2～3∶1。胃癌起病隐匿,临床表现缺乏特异性,早期诊断较为困难。

【病因】

胃癌的病因迄今尚未完全阐明,一般认为与以下因素有关:

1. 胃的慢性疾病　慢性胃溃疡的恶变率为 5%,内镜发现癌变发生于溃疡周围反复出现炎症、糜烂的区域。萎缩性胃炎患者胃黏膜常伴肠上皮化生,并可出现非典型性增生,约 10% 最终并发胃癌。胃息肉的恶变率为 10%,特别是直径超过 2 cm 者。这些易恶变的疾病和状态,与残胃癌等均被视为癌前病变。

2. 环境、饮食与遗传因素　胃癌的发生因地区和人种等的不同出现相对高发区,表明生活方式、饮食习惯等对其发生有较大影响。流行病学研究结果表明,长期食用霉变粮食、霉制食品、咸菜、烟熏和腌制鱼肉及高盐食品,可增加胃癌发生的危险性。这些食品中有的含有高浓度的硝酸盐,在胃内受硝酸盐还原酶的作用形成亚硝酸盐,再与胺结合形成致癌的亚硝胺;高浓度盐可能造成胃黏膜损伤,使黏膜易感性增加协同致癌。食物中缺乏新鲜蔬菜和水果与发病有一定关系。吸烟与发病也有一定关系。另外有调查发现 A 型血者发生率高于其他血型,胃癌又常见于近亲中,说明遗传在胃癌发生中起作用。

3. 幽门螺杆菌感染　大量流行病学资料提示,幽门螺杆菌(Hp)感染人群胃癌的发生率是 Hp 阴性者的 3～6 倍,实验室中也成功通过 Hp 在大鼠胃中诱发胃癌。可能原因是 Hp 感染产生的氨中和胃酸,利于细菌生长,并促进硝酸盐降解为亚硝胺而致癌,同时 Hp 的代谢产物,包括一些酶和毒素也可能直接损害胃黏膜细胞的 DNA 而诱发基因突变。

【病理】

胃癌好发于胃窦部,其次为贲门部,胃体部较少。绝大多数为腺癌,其他包括腺鳞癌、鳞癌、未分化癌和类癌等。根据肿瘤侵犯胃壁的程度,可分为早期和进展期胃癌。

早期胃癌指病变仅侵犯黏膜及黏膜下,不论病灶大小及是否淋巴转移。其中局限于黏膜内者为原位癌。肉眼形态分为隆起型、浅表型、凹陷型和混合型。进展期胃癌指病变超过黏膜下层,又称为中晚期胃癌。按国际传统的 Borrmann 分类法分为四型:①结节型,凸入胃腔的菜花状肿块,边界清;②溃疡局限型,边缘清楚、略隆或中央凹陷的溃疡;③浸润型,边缘不清的溃疡,癌组织向四周浸润;④弥漫浸润型,癌组织沿胃壁向四周浸润生长,边界不清。若全胃受累胃腔缩窄、胃壁僵硬如革囊状,称为皮革胃。此型恶性程度最高,转移最早,预后最差。

胃癌的转移途径有直接蔓延、淋巴转移、血行转移和盆腔种植等。①直接蔓延是胃癌向纵深浸润发展,穿破浆膜后侵犯临近组织和器官。②淋巴转移是胃癌的主要转移途径,发生较早,胃黏膜下有丰富淋巴网,癌细胞可沿淋巴管转移至所属区域,甚至直接侵犯远处淋巴结。③血行转移多发生于晚期,最常见的是肝转移,其他如肺、脑、肾、骨、皮下组织等。④盆腔种植是癌细胞穿透浆膜层,脱落种植于腹膜、大网膜或其他脏器表面,广泛散播可形成血性腹水。根据胃癌的转移情况,采用国际抗癌联盟制定的 TNM 标准进行分期,可分为 Ⅰ～Ⅳ期,对治疗方法的选择具有重要意义。

【临床表现】

1. 症状　早期可无明显表现,最常见的初发症状是嗳气、反酸,食欲减退、上腹不适等,类似慢性胃炎或十二指肠溃疡的非特异性表现。进展期胃癌患者出现上腹部痛,可急可缓,无明显规律;有时为上腹饱胀不适,餐后加重,继而隐痛,偶呈节律性溃疡样痛,最后逐渐加重不能缓解。

因癌肿的部位不同,临床症状不尽相同。胃窦部癌肿导致幽门部分或全部梗阻时,可表现为恶心、餐后饱胀、呕吐等。贲门癌肿累及食管下端时可出现吞咽困难。胃壁受累时可有易饱感。溃疡性胃癌、癌肿破溃或侵犯血管时,可有出血;一般仅为粪便隐血试验阳性,出血量较多时可有黑便,少数患者出现呕血。

晚期患者因胃食欲缺乏、进食减少,以及癌肿导致的异常代谢和全身消耗,患者出现消瘦、乏力、贫血,最后表现为恶病质。如癌肿转移到身体其他脏器可出现相应症状;如转移到骨骼时,可有全身骨骼剧痛,如转移到胰腺可出现持续性上腹痛并放射至背部。

2. 体征　早期患者无明显体征,偶可查到上腹部深压痛。进展期胃癌可扪及上腹部肿块,呈结节状,坚实有压痛。如出现肝等远处转移时,可有肝大、腹水;远处淋巴结转移常见于左锁骨上淋巴结;如直肠前突种植转移时,直肠指诊可摸到肿块。

【辅助检查】

1. 实验室检查　血常规检查多数患者有缺铁性贫血;大便隐血试验持续阳性;胃液分析在进展期胃癌患者表现为无酸或低胃酸分泌。

2. X 射线钡餐检查　是诊断胃癌常规方法之一,确诊率达 80%～90%。早期胃癌表现为局限性表浅的充盈缺损,或边缘呈锯齿状不规则的龛影;也可表现为黏膜灶性积钡,胃小区模糊不清等征象。进展期胃癌因病理类型不同而表现不同,结节性胃癌表现为向腔内、较大而不规则的充盈缺损;溃疡性胃癌表现为胃壁内龛影,边缘不整齐,黏膜集中、中断、紊乱,局部蠕动波不能通过;浸润性胃癌可见胃壁僵直、蠕动消失,呈狭窄的革袋状胃。

3. 纤维胃镜检查　是诊断早期胃癌的有效和可靠的方法,可在内镜直视下观察病变部位,并进行活检确定诊断。早期胃癌可呈现一片变色的黏膜,或局部黏膜粗糙不平呈颗粒状;进展期胃癌可表现为凹凸不平、表面污秽的肿块,或不规则的较大溃疡,常见渗血及溃烂。超声胃镜能观察到黏膜以下各层次和周围临近脏器的图像,有助于术前对胃癌做出临床分期。

【治疗要点】

早期发现、早期诊断和早期治疗是提高胃癌疗效的关键,手术治疗仍是首选方法,对中晚期患者可辅以化疗、放疗及免疫治疗等。

1. 手术治疗　按肿块部位及转移的情况,可实施根治性或姑息性手术。根治性手

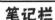

术是整块切除受累胃部及相应的大、小网膜和区域淋巴结,并重建消化道,切除端应离癌肿边缘 5 cm 以上;若癌肿范围较大或侵犯周围脏器,可采用胃癌扩大根治术或联合脏器(包括胰体、尾及脾在内)切除。近年来胃癌的微创手术不断发展,可在腹腔镜下行胃楔形切除、胃部分切除甚至全胃切除术。姑息性手术是癌肿浸润并广泛转移,无法完全切除,为缓解梗阻、出血等症状,并延长生存期而进行的胃次全切除术或胃空肠吻合、食管空肠吻合等改道手术。

2.内镜下治疗 原位癌可在胃镜下行胃黏膜病灶切除;早期胃癌可在内镜下用电灼、激光或微波做局部灼除;中晚期胃癌不能手术者,可在内镜下局部注射抗肿瘤药物、免疫增强剂等。

3.其他治疗 全身治疗有化疗、生物免疫治疗、中医中药治疗等,局部治疗有放疗、腹腔灌注疗法、动脉介入治疗等。化疗是最主要的一种辅助治疗方法,可在术前、术中或术后使用,以抑制癌细胞的扩散和杀伤残存的癌细胞,联合化疗亦可用于晚期胃癌不能施行手术者。另外,支持疗法可通过高能量静脉营养增强患者体质,并使用免疫增强剂提高患者的免疫力。

【护理评估】

1.术前评估

(1)健康史 了解患者一般情况,包括患者的年龄、性别、性格特征、职业、饮食习惯,以及用药史(特别是皮质类固醇药物及非甾体类抗炎药等);同时了解家族中有无胃癌或其他肿瘤患者;对于既往有慢性胃病者应掌握疾病相关内容,特别是溃疡、慢性萎缩性胃炎、胃息肉及胃部手术史等可能诱发肿瘤的癌前病变。另外,应询问患者的饮食、烟酒嗜好等,了解患者是否喜好熏烤、腌制食品等。

(2)护理体检 早期胃癌患者由于身体状况良好,相关症状和体征较少。应了解患者上消化道相关症状及程度,如上腹饱胀、隐痛、反酸、嗳气、食欲不振等。后期患者出现上腹疼痛,应评估疼痛的性质、程度、发作规律、与饮食的关系等特点。如出现溃疡或梗阻症状,应密切观察恶心、呕吐的发生情况,特别是呕吐物的特点,同时观察粪便的颜色和量,判断是否出血和梗阻的程度等;晚期患者应观察全身情况,包括是否出现消瘦、乏力、贫血和恶病质;对于可能出现的远处器官转移症状亦应密切观察,及时发现。及时了解大便隐血试验、胃酸分析结果,特别是 X 射线钡餐检查和胃镜检查的结果等。

(3)心理-社会状况 了解患者的心理状况,包括对癌症的认识和接受程度,掌握患者的情绪反应,是否出现恐惧、愤怒、否认、消沉等不良情绪,观察患者对治疗的配合程度;同时了解疾病对经济、工作状况、家庭关系、社会关系的影响,以及家人及社会对患者的反应和支持。

2.围手术期评估

(1)手术相关情况 了解术前准备是否完成,判断患者对手术的耐受程度;掌握麻醉、手术方式的选择,了解患者及家属对手术的认知程度、应对方式等。

(2)术后康复情况 密切观察生命体征、引流液性状,切口愈合情况等,是否存在手术引起的疼痛和不适,掌握呼吸、循环、神经、泌尿等各个系统的功能变化和康复状况,了解饮食、生活自理能力、心理状态等,评估可能发生的并发症及原因、临床表现、处理效果等。

(3)心理和认知情况　了解患者对手术及术后改变的认知和接受情况,掌握患者在术后不同阶段的情绪反应。

【常见护理诊断/医护合作性问题】

1. 焦虑/恐惧　与环境改变、担心手术及胃癌预后有关。

2. 疼痛　与癌症及手术创伤有关。

3. 营养失调:低于机体需要量　与进食不足、术后禁食、机体消耗增加等有关。

4. 有体液不足的危险　与呕吐、胃肠减压、术后禁食等有关。

5. 知识缺乏　缺乏胃癌治疗和护理的知识。

6. 潜在并发症　出血、穿孔、梗阻、吻合口破裂或瘘、感染、伤口裂开、倾倒综合征等。

【护理措施】

1. 非手术治疗护理(术前护理)

(1)疼痛的护理　应密切观察疼痛的性质、程度、持续时间、伴随症状等,并采取有效措施控制疼痛。如为晚期肿瘤引起的癌痛,应采取循序渐进的方式,制定镇痛药使用的计划,有效缓解疼痛,提高患者生活质量。对于病情突然改变、程度加剧的疼痛,应考虑穿孔、化学性腹膜炎等的发生,必须及时采取外科治疗措施。

(2)改善营养状况　术前患者应消化道不适症状,以及可能存在的出血、溃疡及梗阻情况影响食物的正常摄入,应采取有效措施缓解症状,并鼓励患者少量多餐,进食高蛋白、高热量、富含维生素、易消化、无刺激的饮食,为手术做好准备。

(3)缓解焦虑与恐惧　术前应向患者解释胃癌的相关知识,根据患者个体情况提供信息,帮助分析有利条件和因素,帮助患者接受事实并增强对治疗和预后的信心。同时应向患者讲述手术相关的知识,包括手术环境、方法、相关人员和需要的配合等,并介绍成功手术的案例,克服对手术的恐惧。

2. 术后护理

(1)常规护理　胃癌手术相对于溃疡病而言有相似之处,应密切观察病情,监测生命体征、脉搏、呼吸、血压并记录。按照医嘱输入各种液体和药物,维持水、电解质和酸碱平衡。

(2)伤口及引流管的护理　术后应定期观察伤口及敷料情况,保持切口干燥、清洁,并定时换药。保持胃肠减压管通畅,避免打折、堵塞等现象。观察引流量及性状并准确记录,如发现大量血性引流物可能为术后出血,必须立即采取外科干预措施。胃管必须妥善固定,并做好刻度标记,不得随意调整位置、自行拔出和插入,以免造成意外损伤、穿孔或吻合口瘘。

(3)饮食护理　术后暂禁食,遵医嘱静脉补充营养素。肠蠕动恢复后可拔出胃管,由试验饮水或米汤,逐渐过渡到半量流质饮食、全量流质饮食、半流质饮食、软食至正常饮食。注意少量多餐,少食产气食物,忌生、冷、硬和刺激性食物。

(4)生活与活动的护理　患者术后血压平稳后给予半卧位,以保持腹肌松弛,减轻疼痛,也有利于改善呼吸和循环。协助患者翻身拍背,注意口腔护理,鼓励患者早期活动,促进肠蠕动恢复和预防肠粘连。为患者做好全面的生活护理,满足患者生理需求。

(5)并发症的观察和护理　参见本章第一节。

笔记栏

【健康教育】

1. 知识宣教　在患者住院期间,有计划地向患者介绍胃癌的相关知识,教会患者调节情绪的方法,同时与家属及亲友共同努力,帮助患者树立战胜疾病的信心和决心

2. 饮食指导　向患者解释胃部疾病的发展进程和治疗方法,使其理解胃肠道的改变和适应需要的过程,帮助患者了解这一过程,并执行促进康复的饮食计划。指导患者戒除烟酒、劳逸结合,避免刺激胃肠道的食物,帮助患者养成良好的生活习惯。

3. 并发症　预防指导指导患者正确服药,缓解不适症状,教会患者预防和处理并发症的方法,提高生活质量。

4. 定期复查　嘱患者定期门诊随访,若有不适及时就诊。

问题分析与能力提升

男性,50岁,3个月前开始出现上腹不适、疼痛、食欲减退,有反酸、嗳气,服抗酸药无明显好转,3个月来体重下降5 kg。经胃镜检查确诊为胃癌,患者在全身麻醉下行胃癌根治术,术后留置胃管和腹腔引流管,现麻醉未醒。

讨论:①术后应重点观察哪些并发症? ②胃肠减压的护理要点有哪些? ③术后第2周,患者进食后10~20 min出现上腹饱胀、头晕、心悸、出冷汗、恶心呕吐。考虑可能发生了什么问题? 应如何处理?

同步练习

1. 胃、十二指肠溃疡瘢痕性幽门梗阻易发生的电解质紊乱是　　　　　　　　　( )

　　A. 低氯低钾性碱中毒　　　B. 高氯低钾性碱中毒　　　C. 低氯高钾性碱中毒

　　D. 低氯低钾性酸中毒　　　E. 低氯高钾性酸中毒

2. 早期胃癌指的是　　　　　　　　　　　　　　　　　　　　　　　　　　( )

　　A. 局限于胃窦内　　　　　B. 尚未侵及浆膜层　　　C. 直径在2 cm以内

　　D. 无淋巴结转移　　　　　E. 局限于黏膜及黏膜下层

3. 毕Ⅱ式胃大部切除术后若伴有输出袢梗阻,其呕吐物的特点是　　　　　　　( )

　　A. 食物和胆汁　　　　　　B. 食物,无胆汁　　　　C. 粪臭性呕吐物

　　D. 血性呕吐物　　　　　　E. 胆汁,无食物

4. 胃、十二指肠溃疡穿孔非手术治疗护理中,最重要的是　　　　　　　　　　( )

　　A. 禁食水　　　　　　　　B. 给予半坐位　　　　　C. 严密监测病情变化

　　D. 维持水、电解质平衡　　E. 持续有效地胃肠减压

5. 女性,52岁,胃大部分切除术后8 d,在进食高渗性流食后20 min,感腹胀 不适、心悸乏力、呕吐,并有肠鸣和腹泻,应考虑为　　　　　　　　　　　　　　　　　　( )

　　A. 吻合口梗阻　　　　　　B. 吻合口出血　　　　　C. 十二指肠残端瘘

　　D. 倾倒综合征　　　　　　E. 输出段肠襻梗阻

6. 男性,65岁,胃溃疡伴瘢痕性幽门梗阻。今晨在气管内麻醉下行毕Ⅱ式胃大部切除术,术毕返回病房。术后留置胃管、腹腔引流管。现麻醉未醒。目前该患者最重要的护理问题是　　( )

　　A. 疼痛　　　　　　　　　B. 潜在并发症:窒息　　　C. 潜在并发症:出血

　　D. 潜在并发症:感染　　　E. 潜在并发症:吻合口瘘

(余小柱)

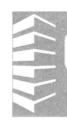

第二十四章 小肠疾病患者的护理

外科小肠疾病包括肠梗阻和肠瘘,属于腹部消化系统疾病。肠梗阻按病理机制不同分为不同的类型,它们各有自身特点,但也具有共同表现,且随着病情的发展,某些类型的肠梗阻在一定条件下可以相互转换。绞窄性肠梗阻多采用手术治疗,术后护理不当则会引起肠瘘等并发症,多数肠瘘经非手术治疗能自愈,如不能自愈,则行手术治疗。随着社会的发展,腹腔镜成为治疗粘连性肠梗阻的新术式。

第一节 肠梗阻患者的护理

肠梗阻是肠内容物不能正常运行,或通过障碍。90%的肠梗阻发生于小肠,特别是最狭窄的回肠部,而结肠梗阻最常发生于乙状结肠。肠梗阻是外科常见急腹症之一,病情多变,发展迅速,常可导致全身的生理上紊乱,危及患者生命。

【病因及分类】

1. 按梗阻发生的基本病因分类　可分为机械性肠梗阻、动力性肠梗阻和血运性肠梗阻。

(1)机械性肠梗阻　最常见。由于肠腔堵塞(如蛔虫团、粪石堵塞)、肠壁病变(如肿瘤)、肠管受压(如肠粘连、疝嵌顿)等原因引起肠腔狭窄,使肠内容物通过发生障碍,以下三种最为常见:

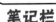

1)粘连性肠梗阻　临床上最常见,且以腹部手术后发生的肠粘连最多见,主要为机械性肠梗阻的表现。常在腹腔内手术、炎症、创伤、出血、异物等(腹膜有修复作用,形成纤维性粘连)引起肠粘连的基础上,由于肠功能紊乱、饮食不当、剧烈活动、体位突然改变等因素诱发肠梗阻的发生。

2)肠扭转　肠扭转是一段肠袢沿其系膜长轴旋转而致的闭袢性肠梗阻。最常发生于小肠,其次是乙状结肠。小肠扭转多见于青壮年,常在饱餐后立即进行剧烈活动而发病;乙状结肠扭转多见于男性老年人,常有便秘习惯。

3)肠套叠　一段肠管套入其相连的肠腔内称为肠套叠。多见于2岁以内的儿童,以回肠末端套入结肠最多见。幼儿型肠套叠有腹痛、腹部包块和便血三大典型症状;成人型肠套叠有不完全性肠梗阻表现和腹部包块。

(2)动力性肠梗阻　是由于神经反射或毒素刺激引起肠壁肌功能紊乱导致肠内容物不能正常运行。可分为麻痹性肠梗阻和痉挛性肠梗阻。麻痹性肠梗阻常见于急性弥漫性腹膜炎、腹部大手术、腹膜后血肿或感染等。痉挛性肠梗阻较少见,可继发于尿毒症、慢性铅中毒和肠道功能紊乱等。

(3)血运性肠梗阻　较少见,由于肠系膜血管受压、栓塞或血栓形成,使肠管血运障碍,继而发生肠麻痹。随着人口老龄化,动脉硬化等疾病增多,血运性肠梗阻已不属少见。

2.按肠壁有无血运障碍分类　分为单纯性肠梗阻和绞窄性肠梗阻。绞窄性肠梗阻指不仅有肠内容物通过受阻,同时发生肠管血运障碍。

3.按梗阻程度分类　分完全性肠梗阻和不完全性肠梗阻。

4.按病情缓急分类　可分为急性肠梗阻和慢性肠梗阻。

5.其他分类方法　按梗阻部位分为高位肠梗阻和低位肠梗阻。

【病理生理】

各种类型的肠梗阻的病理生理变化不完全相同。

1.肠管局部的病理生理变化　当肠管梗阻时,首先引起梗阻以上的肠道蠕动加剧,试图克服阻力通过障碍;数小时后肠道蠕动无力,肠腔内压力暂时有所减小。梗阻使肠腔内不断积气、积液,积气主要来自咽下的气体,部分由肠道内容物细菌分解和发酵产生;积液主要来自胃肠道内分泌液,正常情况下,小肠分泌7~8 L肠液。大量的积气、积液引起近端肠管扩张、膨胀,因小肠较为狭窄,蠕动活跃,这一变化出现更早,小肠分泌大量的肠液,后果更为严重。

随着梗阻时间延长和加剧,肠腔内压力不断增加,压迫肠壁导致血运障碍,先是肠壁静脉回流受阻,肠壁淤血、水肿,呈暗红色;如压力进一步增加无法缓解,肠壁动脉血流受阻,血栓形成,肠壁失去光泽,呈暗黑色,最后因缺血而坏死、穿孔。

2.全身性病理生理变化　当肠腔梗阻时,部分肠液无法重吸收,保留在肠管内,而部分因呕吐而被排出体外,导致循环血容量明显减少,患者出现低血压、低血容量性休克,肾血流和脑血流相应减少。同时,由于体液减少,血细胞和血红蛋白相对增加,血液黏稠,血管梗阻性疾病的发生率增加,如冠心病、脑血管疾病和肠系膜栓塞。

大量的呕吐和肠液吸收障碍还导致水、电解质丢失,高位肠梗阻患者因严重呕吐丢失大量胃酸和氯离子,低位肠梗阻患者钠、钾离子丢失更多,脱水、缺氧状态使酸性代谢产物剧增,患者出现严重的水、电解质紊乱和酸碱平衡失调。

肠腔内积气、积液产生巨大的压力使肠道的吸收能力减弱,静脉回流减少,静脉充血,血管通透性增加,致使体液自肠壁渗透至肠腔和腹腔;同时,肠壁通透性增加,肠内细菌和毒素渗入腹腔,肠腔内容物潴留导致细菌繁殖并产生大量毒素,可引起腹膜炎、脓毒症,甚至全身感染。

另外,肠腔膨胀使腹内压力增高,膈肌上升,腹式呼吸减弱,影响肺气体交换功能。同时下腔静脉回流受到阻碍,加剧循环功能障碍。

【临床表现】

1.症状 肠梗阻患者临床表现取决于受累肠管的部位和范围、梗阻对血运的影响、梗阻是否完全、造成梗阻的原因等多方面因素,主要表现为腹痛、呕吐、腹胀和停止排便排气等,可简化为四个字:痛、吐、胀、闭。

(1)腹痛 腹痛在不同类型的肠梗阻表现不尽相同。阵发性剧烈腹痛是机械性肠梗阻的腹痛特点,绞窄性肠梗阻表现为腹痛发作间歇时间缩短,呈持续性剧烈腹痛伴阵发性加重。麻痹性肠梗阻呈持续性胀痛。

(2)呕吐 呕吐常为反射性。根据梗阻部位不同,呕吐出现的时间和性质各异。高位肠梗阻时呕吐出现早且频繁,呕吐物主要为胃及十二指肠内容物;低位肠梗阻时呕吐迟而少,呕吐物为粪便;麻痹性肠梗阻时呕吐呈溢出性;若呕吐物呈棕褐色或血性,表明肠管有血运障碍。

(3)腹胀 腹胀一般出现较晚,其程度与梗阻部位有关。高位肠梗阻时腹胀不明显;低位肠梗阻腹胀明显;麻痹性肠梗阻为均匀性腹胀;腹胀不对称为绞窄性肠梗阻的特征。

(4)停止排便排气 见于急性完全性肠梗阻,但发病早期,尤其是高位肠梗阻,其梗阻以下的肠腔内尚残留的气体或粪便,可以自行或灌肠后排出;不完全性肠梗阻可有多次少量的排气、排便;绞窄性肠梗阻,可排出血性黏液样粪便。血便或果酱样便见于绞窄性肠梗阻、肠套叠、肠系膜血管栓塞等。

2.体征

(1)视诊 单纯性肠梗阻可见肠型和蠕动波,麻痹性肠梗阻时全腹膨隆,肠扭转时腹胀不对称。

(2)触诊 单纯性肠梗阻腹部轻压痛,无腹膜刺激征;绞窄性肠梗阻腹部有固定性压痛和腹膜刺激征,有时可触及有压痛的肠袢包块。

(3)叩诊 绞窄性肠梗阻时腹腔内有渗液,可有移动性浊音。

(4)听诊 机械性肠梗阻时,可闻及肠鸣音亢进,有气过水声或金属音;麻痹性肠梗阻时则肠鸣音减弱或消失。

【辅助检查】

1.实验室检查 单纯性肠梗阻的早期,变化不明显。随着病情的发展,因缺水和血液浓缩而使血红蛋白值及红细胞比容升高。绞窄性肠梗阻时,可有明显的白细胞计数及中性粒细胞增加。合并有电解质和酸碱失衡时可有血钠、钾、氯及血气分析值的变化。

2.X射线检查 一般在肠梗阻发生4~6 h,X射线立位平片可见胀气的肠袢及多数阶梯状液平面;空肠胀气可见"鱼肋骨刺"状的环形黏膜纹。绞窄性肠梗阻,X射线检查可见孤立、突出胀大的肠袢,不因时间而改变位置。

3.指肠指检 若见指套染血,应考虑绞窄性肠梗阻;若触及肿块,可能为直肠肿瘤等。

【治疗要点】

1.治疗原则 治疗原则是解除肠道梗阻和矫正全身生理紊乱。根据梗阻情况可采取非手术治疗或手术治疗。

2.主要措施

(1)基础治疗 ①胃肠减压:是治疗肠梗阻的重要措施之一。通过胃肠减压,吸出胃肠道内的气体和液体,从而减轻腹胀、降低肠腔内压力、减少肠腔内的细菌和毒素,改善肠壁血运。②纠正水、电解质及酸碱平衡紊乱:输液的量和种类根据呕吐及脱水情况、尿量并结合血液浓度、血清电解质值及血气分析结果决定。肠梗阻已存在数日、高位肠梗阻及呕吐频繁者,需补充钾。必要时输血浆、全血或血浆代用品,以补偿已丧失的血浆和血液。③防治感染:使用针对肠道细菌的抗生素防治感染、减少毒素的产生。

(2)解除梗阻 ①非手术治疗:适用于单纯性粘连性肠梗阻、动力性肠梗阻、蛔虫或粪块堵塞引起的肠梗阻,可通过基础疗法,使肠管得到休息,症状缓解,避免刺激肠管运动。②手术治疗:适用于绞窄性肠梗阻、肿瘤、先天性肠道畸形引起的肠梗阻,以及经手术治疗无效的肠梗阻患者。原则是在最短时间内,以最简单的方法解除梗阻或恢复肠腔的通畅。方法包括粘连松解术、肠切开取出异物、肠切除吻合术、肠扭转复位术、短路手术和肠造口术等。

【护理评估】

1.术前评估

(1)健康史 评估患者的年龄,有无感染,饮食不当、过劳等诱因,既往有无腹部手术及外伤史、克罗恩病、溃疡性结肠炎、结肠憩室、肿瘤等病史。

(2)护理体检 评估腹部和全身各种体征出现的时间及动态变化的过程。评估X射线检查结果,如是否出现气液平面及变化情况;评估指肠指检是否出现指套染血等。

(3)心理-社会状况 评估患者情绪是否稳定,是否存在焦虑或恐惧;对手术是否接受及程度;家属对患者的关心程度、支持力度。

2.术后评估

(1)术中情况 了解患者拟采用的麻醉、手术方式及术中输血、输液情况。

(2)术后情况 评估患者术后的生命体征、切口情况;评估腹腔引流管是否通畅,以及引流液的色、质和量;了解患者是否存在切口疼痛、腹胀、恶心、呕吐等不适;评估术后有无发生肠粘连、腹腔感染或肠瘘等并发症;评估切口愈合和术后康复情况。

【常见护理诊断/医护合作性问题】

1.疼痛 与肠内容物不能正常运行或通过肠道障碍有关。

2.舒适的改变 腹胀、呕吐,与肠梗阻致肠腔积液积气有关。

3.体液不足 与呕吐、禁食、肠腔积液、胃肠减压有关。

4.营养失调:低于机体需要量 与禁食、呕吐有关。

5.体温升高 与肠腔内细菌繁殖有关。

6.潜在并发症 肠坏死、腹腔感染、休克。

【护理措施】

1.非手术治疗的护理

（1）饮食护理　肠梗阻患者应禁食,如梗阻缓解,患者排气、排便,腹痛、腹胀消失后可进流质饮食,忌易产气的甜食和牛奶等。

（2）胃肠减压　胃肠减压是治疗肠梗阻的重要措施之一,通过连接负压,持续实行胃肠减压,吸出胃肠道内的积气积液,减轻腹胀、降低肠腔内的压力,改善肠壁的血液循环,有利于改善局部和全身情况。胃肠减压期间注意观察和记录引流液的颜色、性状和量,如发现有血性液,应考虑有绞窄性肠梗阻的可能。

（3）缓解疼痛　在确定无肠绞窄或肠麻痹后,可应用阿托品类抗胆碱药物,以解除胃肠道平滑肌痉挛,使患者腹痛得以缓解。但不可随意应用吗啡类止痛剂,以免影响观察病情。

（4）呕吐的护理　呕吐时应坐起或头侧向一边,及时清除口腔内呕吐物,以免误吸引起吸入性肺炎或窒息;观察记录呕吐物的颜色、性状和量。呕吐后给予漱口,保持口腔清洁。

（5）记录出入液量　准确记录输入的液体量,同时记录胃肠引流管的引流量、呕吐及排泄的量、尿量,并估计出汗及呼吸的排出量等,为补液治疗提供依据。

（6）缓解腹胀　除行胃肠减压外,热敷或按摩腹部,针灸双侧足三里穴;如无绞窄性肠梗阻,也可从胃管注入液状石蜡,每次 20～30 mL,可促进肠蠕动。

（7）纠正水、电解质和酸碱平衡紊乱　是一项极为重要的措施。基本溶液为葡萄糖及等渗盐水,重者尚须输入全浆或全血。输液所需的种类和量根据呕吐情况、胃肠减压量、缺水体征、尿量并结合血清钠、钾、氯和血气分析结果而定。

（8）防治感染和毒血症　应用抗生素可以防治细菌感染,减少毒素产生。

（9）严密观察病情变化　定时测量记录体温、脉搏、呼吸、血压、严密观察腹痛、腹胀、呕吐及腹部体征情况,若患者症状与体征不见好转或反而有加重,应考虑有肠绞窄的可能。

绞窄性肠梗阻可能发生严重的后果,必须及时发现,尽早处理。绞窄性肠梗阻的临床特征为:①腹痛发作急骤,起始即为持续性剧烈疼痛,或在阵发性加重之间仍有持续性剧烈疼痛,肠鸣音可不亢进,呕吐出现早、剧烈而频繁;②病情发展迅速,早期出现休克,抗休克治疗后改善不显著;③有明显腹膜刺激征,体温升高,脉率增快,白细胞计数增高;④腹胀不对称,腹部有局部隆起或触及有压痛的肿块;⑤呕吐物、胃肠减压抽出液、肛门排出物为血性,或腹腔穿刺抽出血性液体;⑥经积极非手术治疗而症状体征无明显改善;⑦腹部 X 射线,符合绞窄性肠梗阻的特点。此类患者病情危重,多处于休克状态,一旦发生需紧急做好术前准备,为抢救患者争取时间。

2.术后护理

（1）观察病情变化　观察生命体征变化。观察有无腹痛、腹胀、呕吐及排气等。如有腹腔引流时,应观察纪录引流液颜色、性质及量。

（2）体位　血压平稳后给予半卧位。

（3）饮食　术后禁食,禁食期间应给予补液。肠蠕动恢复并有排气后,可开始进少量流质,进食后无不适,逐步过渡至半流质;肠吻合进食时间应适当推迟。

（4）早期活动　术后应鼓励患者早期活动,以利肠功能恢复,防止肠粘连。

笔记栏

（5）术后并发症的观察与护理　术后尤其是绞窄性肠梗阻后,如出现腹部胀痛,持续发热、白细胞计数增高,腹部切口处红肿,以后流出较多带有恶臭味液体,应警惕腹腔内感染及肠瘘的可能,并积极处理。

【健康教育】

1.告知患者注意饮食卫生,不吃不洁的食物,避免暴饮暴食及生冷饮食。

2.嘱患者出院后进食易消化食物,少食刺激性食物;避免腹部受凉和饭后剧烈活动;保持大便的通畅。

3.老年便秘者应及时服用缓泻剂,以保持大便通畅。

4.出院后若有腹痛、腹胀、停止排气排便等不适,及时就诊。

第二节　肠瘘患者的护理

肠瘘是指肠管之间、肠管与其他脏器或者体外出现病理性通道,造成肠内容物流出肠腔,引起感染、体液丢失、营养不良和器官功能障碍等一系列病理生理改变。肠瘘可分为内瘘和外瘘两类。肠瘘穿破腹壁与外界相通者,称为外瘘,如小肠瘘,结肠瘘;与其他空腔脏器相通,肠内容物不流出腹壁外者称内瘘,如胃结肠瘘、直肠膀胱瘘等。

【病因】

肠瘘的常见原因有手术、创伤、腹腔感染、恶性肿瘤、放射线损伤、化疗及肠道炎症与感染性疾病等方面。临床上肠外瘘主要发生在腹部手术后,是术后发生的一种严重并发症,主要的病因是术后腹腔感染、吻合口裂开、肠管血运不良造成吻合口瘘。小肠炎症、结核、肠道憩室炎、恶性肿瘤及外伤伤道感染、腹腔炎症、脓肿也可直接穿破肠壁而引起肠瘘。有些为炎性肠病本身的并发症,如克罗恩病引起的内瘘或外瘘。根据临床资料分析,肠瘘中以继发于腹腔脓肿、感染和手术后肠瘘最为多见。肠内瘘常见于恶性肿瘤,放射治疗和化疗也可导致肠瘘,比较少见。

【发病机制】

典型肠瘘的发生发展一般经历4个阶段,相继出现以下病理改变:

1.腹膜炎期　主要发生于创伤或手术后1周以内,由于肠内容物经肠壁缺损处漏出,对漏口周围组织产生刺激,引起腹膜炎症反应,其严重程度依瘘口的位置、大小,漏出液的性质和数量不同而异,高位、高流量的空肠瘘,漏出液中含有大量胆汁、胰液,具有强烈的消化、腐蚀作用,而且流量大,常常形成急性弥漫性腹膜炎。瘘口小、流量少的肠瘘则可形成局限性腹膜炎。

2.局限性脓肿期　多发生于肠瘘发病后7～10 d。由于急性肠瘘引起腹腔炎症反应,腹腔内纤维素渗出、引流作用、大网膜的包裹、肠漏周围器官的粘连等,使渗漏液局限、包裹形成局限性脓肿。

3.瘘管形成期　上述脓肿在没有及时人为引流情况下,可发生破溃,使脓腔通向体表或周围器官,从肠壁瘘口至腹壁或其他器官瘘口处,形成固定的异常通路,脓液与肠液经过此通道流出。

4.瘘管闭合期　随着全身情况的改善和有效治疗,瘘管内容物引流通畅,周围组织炎症反应消退及纤维组织增生,瘘管最后被肉芽组织充填并形成纤维瘢痕而愈合。

【病理生理】

肠瘘出现后,除了原有疾病引起的病理生理改变外,肠瘘本身也会引起一系列特有的病理生理改变,主要包括体液失衡、营养不良、消化酶的腐蚀作用、感染及器官功能障碍等方面,依据瘘口的位置、大小、流量及原有疾病的不同,对机体造成的影响也不相同。

1. 水、电解质和酸碱失衡　肠瘘按其流出量的多少,分为高流量瘘(500 mL以上)与低流量瘘(500 mL以内)。消化液丢失量的多少取决于肠瘘的部位,十二指肠、空肠瘘丢失肠液量大,也称高位肠瘘;而结肠及回肠瘘肠液损失少称低位肠瘘。大量肠液流失引起脱水,电解质和酸碱失衡,甚至危及患者生命。

2. 营养不良　因肠液丢失,肠液中营养物质和消化酶丢失,消化吸收功能发生障碍,加上感染等因素,更是加重了营养不良,其后果与短肠综合征相同。

3. 消化酶的腐蚀作用　肠液腐蚀皮肤可使皮肤发生糜烂和溃疡甚至坏死,消化液积聚在腹腔或瘘管内,可能腐蚀其他脏器,也可能腐蚀血管造成大量出血,伤口难以愈合。

4. 感染　肠瘘一旦发生后,由于引流不畅而造成腹腔内脓肿形成,肠腔内细菌污染周围组织而发生感染。又因消化酶的腐蚀作用使感染难以局限,如肠瘘与胆道、膀胱相通则引起相应器官的感染,甚至发生败血症。

【临床表现】

腹部手术后1周左右,患者出现腹膜炎、腹壁瘘口、全身脓毒症和水、电解质酸碱失衡的症状和体征。

1. 局部表现

(1)腹膜炎症状和体征　一旦肠瘘发生,即有局限性或弥漫性腹膜炎,患者出现腹痛、肌紧张及反跳痛。

(2)腹壁瘘口　是肠外瘘的主要表现,可有一个或多个,系腹腔穿破切口或引流口所形成。创口内可见脓液、消化液和气体流出。腹部手术后腹腔引流管若引出黄绿色液或大量气体,要警惕是否有肠瘘的发生。严重的肠瘘可在创面直接观察到破裂的肠管和外翻的肠黏膜及大量肠内容物流出。

(3)瘘口周围皮肤受累　尤其是高位肠瘘,漏出肠液中含有大量消化酶,对皮肤组织有很强的腐蚀性,常引起瘘口周围皮肤潮红、糜烂和轻度肿胀。部分患者可发生感染、脓痂、溃疡或出血,感觉疼痛难忍。

2. 全身表现　主要表现为精神不振、食欲下降、消瘦、水肿及严重的水、电解质失衡及酸碱平衡紊乱,并发严重感染者,可出现寒战、高热、呼吸急促、脉率加速等脓毒症表现。若病情得不到及时控制,最终发展为多器官功能衰竭。

【辅助检查】

1. 实验室检查　①血常规:可见血红蛋白值、红细胞计数下降;严重感染时白细胞计数及中性粒细胞比例升高。②肝功能检查:肝酶及胆红素升高。③血清蛋白质和免疫指标:反映营养状态的血清白蛋白、转铁蛋白、前白蛋白水平和总淋巴细胞计数下降。

2.特殊检查　①口服染料:口服或胃管内注入亚甲蓝后,定时观察,记录亚甲蓝从瘘口排出的时间和量,并据此粗略判断瘘的部位和瘘口大小。②瘘管组织活检:明确有无结核、肿瘤等病变。

3.影像学检查　①B超及CT检查:有助于发现腹腔深部脓肿、积液和占位性病变。②瘘管造影:适用于瘘管已形成者。有助于明确瘘的部位、大小、长短、走行及脓腔范围,同时还可以了解与肠瘘相关部位肠管的情况。

【治疗要点】

1.治疗原则　纠正内稳态失衡,控制感染,加强瘘口护理,重视营养支持,维护重要器官功能和防治并发症。

2.主要措施

(1)全身治疗　①控制感染:是挽救生命的关键,主要包括充分引流腹腔内肠液和渗液,全身应用抗生素。②纠正水、电解质及酸碱平衡紊乱:根据出入液量,监测电解质及血气分析结果,及时补充和调整液体。③营养支持:早期以完全胃肠外营养为主,待腹膜炎得到控制、肠功能恢复、漏出量减少和无肠道梗阻时,即可给予肠内营养。

(2)局部治疗　①充分负压引流:经手术或瘘管放入双套管行负压引流,促使局部炎症及水肿消退、组织修复,瘘口逐渐收缩由大变小,管状瘘多可愈合。②堵塞瘘管:感染控制后,在瘘管内放置硅胶片或乳胶片等,使肠液不再外流,患者即可经口进食补充营养,又利于全身情况的改善。

(3)手术治疗　待感染控制和营养状况改善后,可考虑手术。

1)手术适应证　唇状瘘伴有肠梗阻;管状瘘已上皮化或瘢痕化;特异性病变;多个瘘存在等。

2)手术方式　根据肠瘘位置、病变情况选择不同的术式。①肠切除吻合术:方法是切除包括肠瘘在内的楔形肠壁或部分肠管后行肠吻合,这是最常用、效果最好的一种方式。其手术创伤小,损失肠管少,适用于大多数空肠瘘、回肠瘘和结肠瘘。②肠瘘局部楔形切除术:适合瘘口小、肠壁周围组织正常者。③肠瘘旷置术:瘘管近远端做短路手术,适合于肠瘘口大、情况复杂、肠液流出量多、局部感染严重、肠外和肠内营养难以长期维持又不能耐受一次性彻底手术者。可待患者情况好转后再切除旷置肠段。④小肠浆膜补片覆盖修补术。

【护理评估】

评估患者有无腹部外伤史、手术史及全身营养状况;评估肠瘘发生的时间,有无腹痛腹胀,外漏肠液的性状及排出量;评估患者有无外瘘及瘘口周围皮肤受损程度;评估患者辅助检查结果、心理状况及对手术的接受程度。

【常见护理诊断/医护合作性问题】

1.体液不足　与禁食、肠液大量外瘘及胃肠减压有关。

2.体温升高　与腹腔感染有关。

3.营养失调:低于机体需要量　与禁食、肠液大量丢失、炎症和创伤引起的机体高消耗有关。

4.皮肤完整性受损　与瘘口周围皮肤被消化液腐蚀有关。

5.潜在并发症　堵片移位或松脱、肝肾功能障碍、胃肠道或瘘口出血、腹腔感染、粘连性肠梗阻等。

【护理措施】

1.维持体液平衡

(1)禁食、胃肠减压　保持有效吸引,避免因食物引起的神经及体液调节所致的肠液大量分泌,减少消化液的持续漏出。

(2)回输引流的消化液　收集和回输引流的消化液过程中应严格无菌技术操作,避免污染。

(3)病情观察　严密监测患者的生命体征及症状的变化;正确记录出入量;遵医嘱收集血标本,分析血清电解质及血气分析结果等。若患者出现口渴、少尿、皮肤弹性差及生命体征的改变,应及时调整输液种类、速度和电解质。

2.控制感染

(1)体位　取低半坐卧位,以利漏出液积聚于盆腔和局限化、减少毒素吸收,同时有利于呼吸和引流。

(2)合理应用抗生素　观察患者腹部疼痛、腹胀及腹膜刺激征有无缓解,并遵医嘱应用有效抗菌药控制感染。

(3)加强负压引流及灌洗护理

1)调节负压大小　一般情况下负压以 10~20 kPa(75~150 mmHg)为宜,具体应根据肠液黏稠度及日排出量调整。注意避免负压过小致引流不充分或负压太大造成肠黏膜吸附于管壁引起损伤和出血。当瘘管形成,漏出液少时,应降低压力。

2)保持引流管通畅　妥善固定引流管,保持各处连接紧密,避免扭曲、脱落。定时挤压引流管,及时清除双腔套管内的血细胞凝集块、坏死组织等,以免堵塞。可通过灌洗和吸引的声音判断引流效果,若吸引过程中听到明显气过水声,表明引流效果好。若出现管腔堵塞,可顺时针方向缓慢旋转松动外套管;若无效应通知医生,另行更换引流管。通过灌洗和吸引量判断进出量是否平衡,若灌洗量大于吸引量,常提示吸引不畅,须及时处理。

3)调解灌洗液的量及速度　通过腹腔灌洗可稀释浓稠的肠液,减少其对周围组织的刺激,同时有利于保持负压吸引的通畅。灌洗液的量及速度取决于引流液的量及性状。一般每天的灌洗量为 2 000~4 000 mL 左右,速度为 40~60 滴/min,若引流液量多且黏稠,可适当加大灌洗的量及速度;而在瘘管形成,肠液溢出减少后,灌洗量可适当减少。灌洗液以等渗盐水为主,若有脓腔形成或腹腔内感染严重,灌洗的等渗盐水内可加入敏感抗生素。灌洗时,注意保持灌洗液的温度在 30~40 ℃,避免过冷所造成的不良刺激。

4)观察和记录　灌洗过程中应观察患者有无畏寒、心慌气急、面色苍白等不良反应,一旦发现应立即停止灌洗,对症处理。观察并记录引流液的量及性状,并减去灌洗量,以计算每日肠液排出量。多发瘘者常有多根引流管同时冲洗和引流,应分别标记冲液瓶和吸引瓶,并分别观察、记录。

3.营养支持　由于大量营养物质从瘘流失,加之禁食、感染及消耗,若不注重营养补充,机体将迅速发生衰竭。因此,必须重视营养支持并根据医嘱提供肠外或肠内营养支持的相应护理。当处于瘘的早期时,多为经中心静脉置管行全胃肠外营养,应注意输液的速度和中心静脉导管的护理,避免导管性感染;随着病情的稳定、漏出液减少、肠功能恢复,逐渐恢复肠内营养;此时多通过鼻导管或空肠造瘘管给予肠内营养剂,应注意温度,逐渐增加灌注量及速度,避免引起渗透性腹泻;加强喂养管的护理。

4. 漏口周围皮肤的护理 漏管渗出的肠液有较强的腐蚀性,常造成周围皮肤的糜烂,甚至溃疡、出血,因此,保持充分有效的腹腔引流、减少肠液的漏出是预防皮肤损伤的关键。①加强观察,保持引流通畅:应定期观察负压吸引是否通畅,及时处理引流管堵塞。②瘘口护理:及时发现并吸净漏出的肠液,保持皮肤清洁、干燥;局部清洁后涂抹复方氧化锌软膏保护。清洁皮肤时应选用中性皂液或 0.5% 氯己定。若局部皮肤发生糜烂,可采取红外线或超短波等理疗处理。

5. 并发症的预防和护理

(1)堵片移位或松脱 对用堵片治疗的患者,须注意观察,预防堵片移位或松脱;若发现异常,应及时通知医生,予以调整或更换合适的堵片。

(2)肝、肾功能障碍 严重肠瘘患者因丧失大量肠液及营养物质,发生严重的体液失调、组织灌注量减少及腹腔内感染等,可诱发肝、肾功能障碍。护理时应注意:①及时纠正水、电解质及酸碱失衡,有效控制感染、减少毒素吸收,改善组织灌注,慎用可致肝、肾功能损害的药物。②加强监测:注意观察患者对肝、肾有毒性作用的药物的反应。定期复查肝、肾功能,以便及早发现肝、肾功能损害或障碍。③补充热量和氮量,尽早恢复经口进食。

(3)胃肠道或瘘口出血 ①病情监测:严密监测生命体征的变化,观察伤口渗血、渗液情况,以及引流液的性状、颜色和量。若发现出血或引流液呈血性,应及时通知医生并协助处理;同时安慰患者。②保持有效吸引:避免负压吸引力过大、损伤肠黏膜而导致出血。根据引流情况及时调整负压吸引压力,保持引流通畅。③应用止血药物:若明确出血且出血量较大,应根据医嘱应用止血药物并观察用药效果。必要时做好手术准备。

(4)腹腔感染

1)术前 ①肠道准备:术前 3 d 进少渣半流质饮食,并口服肠道不吸收的抗生素;术前 2 d 进无渣流食,术前 1 d 禁食。术前 3 d 开始以生理盐水灌洗瘘口,术日晨从肛门及瘘管行清洁灌肠。②保持口腔卫生:由于患者长期未经口进食,可发生口腔溃疡等,应予生理盐水或漱口液漱口 2 次/d,并观察口腔黏膜改变,及时处理口腔病变。

2)术后 ①饮食:禁食期间继续全胃肠外营养支持,并做好相应护理;此后逐步恢复肠内营养或经口饮食。②加强引流护理:肠瘘术后留置的引流管较多,包括腹腔负压引流管、胃肠减压管、导尿管等。应妥善固定并标明各种管道,避免扭曲、滑脱;每天更换引流袋,严格无菌技术操作,注意连接紧密,勿错接;保持各管道引流通畅;观察并记录各引流液的颜色、性状和量。③应用抗菌药:遵医嘱合理应用抗菌药并观察其效果。④病情观察:经常巡视,询问患者有无伤口或腹部疼痛、腹胀、恶心呕吐等不适;观察腹部切口有无红肿、发热;腹部有无压痛、反跳痛、肌紧张等腹膜刺激征及生命体征的变化,以及早发现感染征象。

(5)粘连性肠梗阻 ①体位和活动:术后患者麻醉反应消失、生命体征平稳,可予半坐卧位。指导患者在术后早期进行床上活动,如多翻身、肢体伸屈运动;在病情允许的前提下,鼓励患者早下床活动,以促进肠蠕动恢复,避免术后发生肠粘连。②病情观察:监测患者有无腹痛、腹胀、恶心呕吐、停止排便排气等肠梗阻症状。若发生,应及时通知医师和协助处理,同时好手术治疗的准备。

【健康教育】

1.饮食指导,肠瘘患者由于长时间禁止经口进食及切除部分肠断,肠道的消化吸收功能有所下降,故应告知患者出院后切忌暴饮暴食,早期应以低脂肪、适量蛋白质、高碳水化合物、清淡低渣饮食为宜;随着肠道功能的恢复,可逐步增加蛋白质及脂肪含量。

2.保持心情舒畅,坚持每天进行适量户外锻炼。

3.定期门诊随访,如出现腹痛、腹胀、呕吐、排便不畅等现象应及时就医。

问题分析与能力提升

患者,女性,40岁,因"腹痛、腹胀、停止排便排气2天"入院。既往曾于5年前行胃大部切除术。查体:心肺无异常,腹膨隆,可见肠型,全腹轻度压痛、无反跳痛、肌紧张,叩鼓音,肠鸣音亢进,偶可闻气过水声。立位腹平片,可见多个液平面。

讨论:①本病例最可能患什么疾病? 诊断依据是什么? ②治疗原则是什么? ③患者可能出现的主要护理诊断/护理问题有哪些? ④如何对患者进行出院健康指导?

同步练习

1.单纯性机械性肠梗阻的腹痛特点是 （ ）

　A.持续性隐痛　　　　B.阵发性胀痛　　　　C.持续性钝痛,肠鸣音消失

　D.持续性绞痛伴呕吐　E.阵发性绞痛伴肠鸣音亢进

2.提示绞窄性肠梗阻的是 （ ）

　A.阵发性绞痛　　　　B.呕出粪样物　　　　C.全腹膨隆

　D.肠鸣音亢进　　　　E.有明显腹膜刺激征

3.低位肠梗阻呕吐的特点是 （ ）

　A.出现早、量多　　　B.出现早、量少　　　C.出现迟、量多

　D.出现迟、量少　　　E.出现早而频繁

4.患儿,男,8个月,阵发性哭闹,进乳后即呕吐,曾有果酱样便一次,中上腹明显肌紧张,可触及1.5～3.0 cm压痛性肿物,应考虑为 （ ）

　A.肠套叠　　　　　　B.阑尾炎　　　　　　C.腹腔肿瘤

　D.肠扭转　　　　　　E.急性肠炎

5.李女士,56岁,体重52 kg,因"肠梗阻"入院,呕吐多次,目前生命体征稳定,尚无明显缺水征象,以下护理诊断比较确切的是 （ ）

　A.组织灌注量改变　　B.体液不足　　　　　C.心输出量减少

　D.有体液不足的危险　E.营养失调:低于机体需要量

6.女性,69岁,因回肠瘘需行腹腔灌洗及负压引流。患者在一次灌洗(等渗盐水)过程中突发心悸、畏寒,面色苍白,此时护理人员应 （ ）

　A.减慢灌洗速度　　　B.立即停止灌洗　　　C.改等渗盐水为高渗盐水

　D.尽量将灌洗液抽出　E.快速将剩余液体注入后嘱患者平卧

(余小柱)

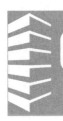

第二十五章

阑尾炎患者的护理

学习目标

1. 掌握：急性阑尾炎临床表现、护理措施及特殊类型阑尾炎的临床特点。
2. 熟悉：急性阑尾炎的病因和病理类型；急性阑尾炎的治疗要点。
3. 了解：急性阑尾炎患者的护理评估内容。

阑尾炎是外科常见病之一，临床上分为急性阑尾炎和慢性阑尾炎。

第一节　急性阑尾炎患者的护理

急性阑尾炎是外科常见病，是最常见的急腹症之一。多发生于青壮年，以 20～30 岁多见，男性发病率高于女性。

【解剖生理】

阑尾位于右髂窝内，外形呈蚯蚓状，长 5～10 cm，直径 0.5～0.7 cm。起于盲肠根部，附于盲肠后内侧壁，三条结肠带的会合点。因此，沿盲肠的三条结肠带向顶端追踪可寻到阑尾基底部。体表投影约在脐与右髂前上棘连线中外 1/3 交界处，称为麦氏点（McBurney）。麦氏点是选择阑尾手术切口的标记点。阑尾位置多变，一般在右下腹部，但也可高到肝下方，低至盆腔内，甚而越过中线至左侧。阑尾尖端指向有六种类型：①回肠前位，尖端指向左上；②盆位，尖端指向盆腔；③盲肠后位，在盲肠后方，髂腰肌前，尖端向上，位于腹膜后，此种阑尾炎的临床体征轻，易误诊，手术显露及切除有一定难度；④盲肠下位，尖端向右下；⑤盲肠外侧位，位于腹腔内，盲肠外侧；⑥回肠后位，在回肠后方。

阑尾为一管状器官，远端为盲端，近端开口于盲肠。阑尾系膜为两层腹膜包绕阑尾形成的一个三角形皱襞，其内含有血管、淋巴管和神经。阑尾系膜短于阑尾本身，可使阑尾卷曲。阑尾动脉系回结肠动脉的分支，是一种无侧支的终末动脉，当血运障碍时，易导致阑尾坏死。阑尾静脉与阑尾动脉伴行，最终回流入门静脉。当阑尾炎症时，菌栓脱落可引起门静脉炎和细菌性肝脓肿。阑尾的神经由交感神经纤维经腹腔丛和内脏小神经传入,由于其传入的脊髓节段在第10~11胸节,所以当急性阑尾炎发病开始时,常表现为脐周的牵涉痛,属内脏性疼痛。

【病因及发病机制】

1.阑尾管腔梗阻　是急性阑尾炎最常见的原因。导致阑尾管腔阻塞的原因有:①淋巴滤泡的明显增生,使管腔狭窄,最常见(约占60%);②腔内粪块(石)、异物、食物残渣、蛔虫、肿瘤等阻塞,其中粪石较多见(约占35%);③胃肠功能紊乱,反射性引起阑尾壁肌痉挛;④阑尾的管腔细小、开口狭窄,系膜短,使阑尾卷曲,是阑尾腔易阻塞的解剖基础。阑尾管腔梗阻后阑尾黏膜仍继续分泌黏液,导致腔内压力进一步上升,发生血运障碍,使阑尾炎症加剧。

2.细菌入侵　阑尾管腔阻塞后,肠内致病菌繁殖并产生内毒素和外毒素,损伤黏膜上皮,并产生溃疡,细菌经溃疡面进入阑尾肌层,引起或加重感染;肠道炎性疾病蔓延也可引起阑尾炎。致病菌多为肠道内的各种革兰阴性杆菌和厌氧菌。

【病理】

根据临床过程和病理解剖学变化,可分为4种病理类型。

1.急性单纯性阑尾炎　属轻型阑尾炎或病变早期。炎症仅局限于黏膜及黏膜下层,阑尾外观轻度肿胀、浆膜面充血,失去正常光泽,有少量纤维素性渗出物。镜下见阑尾各层水肿和中性粒细胞浸润,黏膜表面有小溃疡和出血点。临床症状和体征均较轻。

2.急性化脓性阑尾炎　又称急性蜂窝织性阑尾炎。常由急性单纯性阑尾炎发展而来。阑尾肿胀明显,浆膜高度充血,并覆有脓性分泌物。阑尾黏膜溃疡面增大并深达肌层和浆膜层,各层均有小脓肿,腔内有积脓。阑尾周围炎性渗出物积聚,形成局限性腹膜炎。临床症状和体征均较重。

3.坏疽性及穿孔性阑尾炎　属重型阑尾炎。炎症继续发展,阑尾腔内压力增高,发生血运障碍,使阑尾管壁发生坏死,呈暗紫色或黑色,70%以上的病例可发生穿孔,穿孔多发生在阑尾根部或近端。若穿孔后未能被大网膜包裹,感染扩散,可引起急性弥漫性腹膜炎。

4.阑尾周围脓肿　急性阑尾炎化脓、坏疽或穿孔时,大网膜可移至右下腹部,将阑尾包裹并形成粘连,即形成炎性肿块或阑尾周围脓肿。发生率占急性阑尾炎的4%~10%。

急性阑尾炎可有以下4种转归。①炎症消退:部分单纯性阑尾炎经及时药物治疗后炎症消退,无解剖学上的改变。②炎症局限:部分化脓、坏疽或穿孔性阑尾炎被大网膜包裹粘连后,炎症局限,形成阑尾周围脓肿,经药物治疗后,炎症可逐渐被吸收。③炎症扩散:阑尾炎症较重,发展快,若未经及时药物治疗或手术切除,可发展为弥漫性腹膜炎、化脓性门静脉炎或感染性休克等。④转为慢性:化脓性阑尾炎经非手术治疗后,即使炎症消退,也可遗留阑尾管腔狭窄、管壁增厚、阑尾粘连扭曲,炎症易复发,转变成慢性阑尾炎。

【临床表现】

1.症状

(1)腹痛　典型表现为转移性右下腹痛。腹痛多开始于中上腹和脐周,疼痛位置不固定,系阑尾管腔阻塞后扩张、收缩引起的内脏神经反射性痛所致;6~8 h 后腹痛转移并固定于右下腹,腹痛为持续性,并阵发性加剧,这是由于炎症侵及浆膜,刺激壁腹膜而引起体神经的定位疼痛。70%~80%的患者具有此典型的腹痛特点,少数患者在发病初始即表现为右下腹痛。不同病理类型的急性阑尾炎,腹痛有差异,如单纯性阑尾炎表现为轻度隐痛;化脓性阑尾炎呈阵发性胀痛和剧痛;坏疽性阑尾炎呈持续性剧烈腹痛;穿孔性阑尾炎因阑尾管腔压力骤减,腹痛可暂时减轻,但易并发腹膜炎使疼痛和全身中毒症状加重。

(2)胃肠道症状　早期可有反射性恶心、呕吐,后因弥漫性腹膜炎导致麻痹性肠梗阻而使症状加重。部分患者可有便秘、腹泻等胃肠功能紊乱症状,但多不严重。盆腔位阑尾炎或盆腔积脓时,可有大便次数增多、里急后重等直肠刺激症状。

(3)全身反应　早期体温正常或轻度升高,一般在 38 ℃以下;随着炎症发展,阑尾发生化脓、坏疽、穿孔后体温明显升高,并出现口渴、出汗、脉搏增快等症状;若发生门静脉炎,可出现寒战、高热和轻度黄疸等症状。

2.体征

(1)右下腹固定压痛　是急性阑尾炎最常见的重要体征。压痛点通常位于麦氏点(即右髂前上棘与脐连线的中外1/3交界处),亦可随阑尾的解剖位置变化而改变,但始终固定在一个位置,压痛程度与病变程度相关(图 25-1)。当阑尾炎症波及周围组织时,压痛范围亦相应扩大,但仍以阑尾所在部位的压痛最明显。

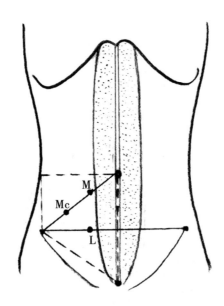

图 25-1　阑尾炎的压痛点
M:莫氏点　Mc:麦氏点　L:兰氏点
四条虚线围成的四边形为 Rapp 压痛点

(2)腹膜刺激征　当阑尾化脓、坏疽或穿孔时,炎症扩散波及壁腹膜,除右下腹明显压痛外,还可出现腹肌紧张和反跳痛,并有肠鸣音减弱或消失。但小儿、老人、孕妇、肥胖、虚弱者或发生盲肠后位阑尾炎时,腹肌紧张可不明显。

(3)结肠充气试验(Rovsing 征)　患者仰卧位,检查者一手压住左下腹降结肠部,另一手反复按压其上端,结肠内气体可传至盲肠和阑尾,若出现右下腹疼痛,为结肠充气试验阳性,表示阑尾有炎症。

(4)腰大肌试验 患者左侧卧位,右下肢用力向后伸,出现右下腹疼痛者为阳性。提示阑尾位置较深或盲肠后位靠近腰大肌处,或炎症已波及腰大肌。

(5)闭孔内肌试验 患者仰卧位,右髋及右膝均屈曲90°并内旋大腿,引起右下腹疼痛者为阳性。提示阑尾位置较低,靠近闭孔内肌。

(6)直肠指诊 直肠右前方有触痛者为阳性,提示阑尾位置指向盆腔或炎症已波及盆腔。若直肠右前方触及肿块或有波动感,表示已经形成盆腔炎块或脓肿。

【辅助检查】

1.实验室检查 多数急性阑尾炎患者血白细胞计数和中性粒细胞计数比例增高,但新生儿、老年人可不升高或升高不明显。尿液检查一般无阳性发现,但盲肠后位阑尾炎可刺激右输尿管,尿中可出现少量红细胞或白细胞。血清淀粉酶和脂肪酶检查有助于排除急性胰腺炎。

2.B超检查 有时可发现肿大的阑尾或脓肿。

3.X射线检查 立位腹部平片,在穿孔性阑尾炎合并腹膜炎时,可见盲肠扩张和液气平面,偶尔可见钙化的粪石和异物影,可帮助诊断。

4.螺旋CT扫描 可获得与B超相似的效果,尤其有助于阑尾周围脓肿的诊断。

但是必须强调,这些特殊检查在急性阑尾炎的诊断中不是必需的,当诊断不肯定时可选择应用。在有条件的医院,腹腔镜或后穹窿镜检查也可用于诊断急性阑尾炎并同时做阑尾切除术。

【治疗要点】

1.急性阑尾炎 一旦确诊,绝大多数应尽早手术治疗。但部分成人单纯性阑尾炎、轻度的化脓性阑尾炎,可试行抗感染、补液、中药等非手术疗法。

2.阑尾周围脓肿 对有局限化倾向者不宜手术,应先采用抗炎等非手术治疗,待肿块消失3个月以后,再行阑尾切除术;如脓肿逐渐增大、全身中毒症状不断加重,无局限趋势,宜先行B超检查,确定切口部位后行手术切开引流,以防脓肿破裂造成急性扩散。

【护理评估】

1.健康史 了解患者既往病史,尤其注意有急性阑尾炎的发作史;有无急慢性肠炎、蛔虫病等病史;发病前有无剧烈活动、不洁饮食等诱因。

2.护理体检 了解腹痛发生的时间、部位、性质、程度及范围等,有无转移性右下腹痛的特点;有无恶心、呕吐、便秘、腹泻或大便次数增多、里急后重、黏液便等;有无发热、口渴、寒战等症状。检查有无右下腹痛固定压痛,是否伴有腹肌紧张和反跳痛;结肠充气试验、腰大肌试验、闭孔内肌试验和直肠指检有无阳性结果。

3.辅助检查 了解血常规、B超及腹部X射线检查结果,以评估阑尾炎的严重程度。

4.心理-社会状况 应了解患者和家属对疾病的态度、对拟行麻醉及手术的认知程度和心理承受能力。急性阑尾炎发病急、腹痛明显,且需行急诊手术治疗,患者和家属可出现焦虑反应。

【常见护理诊断/医护合作性问题】

1. 焦虑　与缺乏疾病相关知识有关。

2. 疼痛:腹痛　与炎症反应和手术创伤有关。

3. 体温过高　与化脓性感染毒素吸收有关。

4. 潜在并发症　切口感染、腹腔内出血、腹腔脓肿、粘连性肠梗阻等。

【护理措施】

1. 非手术治疗与手术前的护理

(1)观察病情　观察生命体征、腹部的症状和体征、辅助检查结果等变化。若上述情况趋于正常,表示炎症得到控制,病情好转,否则表示病情加重,应做好手术治疗准备。观察期间禁用泻药和灌肠,以免肠蠕动加快,肠内压增高,导致阑尾穿孔或炎症扩散。

(2)生活护理　卧床休息,取半卧位,以减轻疼痛。疾病观察期间,患者应禁饮食,以减少肠蠕动,利于炎症局限;禁食期间给予静脉补液,以满足水分和营养的供给。

(3)用药护理　遵医嘱给予有效抗菌药物,以控制感染。

(4)对症处理　遵医嘱给予解痉止痛药物,但未诊断明确之前禁用吗啡类镇痛剂,以免掩盖病情。

(5)术前准备　术前常规准备,按手术要求准备麻醉床、氧气及监护仪等用物。对老年患者还应做心、肺、肾功能等全面检查。

2. 手术后护理

(1)卧位与活动　先按不同麻醉方法安置体位;待麻醉作用消失、血压平稳后,改为半卧位。若无特殊情况,术后24 h即可下床活动,促进肠蠕动,防止肠粘连。

(2)观察病情　定时测量体温、血压及脉搏,并准确记录;观察腹部体征的变化;观察有无并发症的症状和体征。

(3)饮食和营养　病情轻者术后禁食1 d,第2日可进流质饮食,以后逐渐过渡到普食。病情重者术后禁饮食、胃肠减压,待肠蠕动恢复、肛门排气后,拔出胃管开始流质饮食,以后逐步过渡到普通饮食。禁饮食期间,经静脉补充水、电解质和营养。

(4)用药护理　术后继续遵医嘱使用有效的抗菌药物,以控制感染和预防感染性并发症。

(5)并发症的观察及护理

1)腹腔内出血　较少见,但较严重。常发生于术后24 h内。多因阑尾系膜动脉的结扎线松脱所致。表现为面色苍白、脉速、出冷汗、血压下降或腹腔引流管有血液流出等。一旦发生,立即安置患者平卧位、给氧、输液、输血,必要时紧急手术止血。

2)切口感染　是阑尾炎术后最常见的并发症。多见于化脓性或穿孔性阑尾炎术后,为手术时伤口污染或腹腔引流不畅所致。表现为术后3~5 d体温升高,切口局部胀痛及周围皮肤红肿、压痛等。应拆除缝线,敞开引流,定时换药,全身使用抗菌药物。

3)腹腔脓肿　多发生于化脓性或坏疽性阑尾炎术后,由于腹腔残余感染或阑尾残端处理不当所致。常发生于术后5~7 d,主要表现为体温持续升高或体温下降后又上升,并有腹痛、腹胀、腹部包块、直肠膀胱刺激症状及全身中毒症状等。应采取半坐位、给予抗菌药物、理疗等,未见好转者,应及时切开引流。

4）粪瘘　多因阑尾残端结扎线脱落或术中损伤盲肠所致。表现为持续性低热、腹痛、切口不能愈合且有粪便样物流出。应及时更换伤口敷料，并涂氧化锌软膏保护局部皮肤，全身应用抗菌药物。大多数粪瘘能自行闭合痊愈，如长期不愈应查明原因，做相应手术治疗。

【健康教育】

指导非手术疗法的患者注意饮食卫生，避免暴饮暴食，防止过度劳累，以防再次发作，一旦出现与本次发作类似症状，应及时就医。告知阑尾周围脓肿的患者，3个月后来院行阑尾切除术。指导阑尾切除术后患者，摄入营养丰富的饮食，若出现腹痛、腹胀等不适，应及时就诊。

第二节　其他常见类型的阑尾炎患者的护理

一般成年人急性阑尾炎诊断多无困难，早期治疗的效果非常好。如遇到婴幼儿、老年人及妊娠妇女患急性阑尾炎时，诊断和治疗均较困难，值得格外重视。

（一）特殊类型的急性阑尾炎患者的护理

1. 新生儿急性阑尾炎　新生儿阑尾呈漏斗状，开口大，引流通畅，不易发生淋巴滤泡增生或者粪石所致阑尾管腔阻塞。因此，新生儿急性阑尾炎很少见。又由于新生儿不能提供病史，其早期临床表现又无特殊性，仅有厌食、恶心、呕吐、腹泻和脱水等，发热和白细胞增高均不明显，因此术前难于早期诊断，穿孔率可高达80%，死亡率也很高。诊断时应仔细检查右下腹部压痛和腹胀等体征，并应早期手术治疗。

2. 小儿急性阑尾炎　急性阑尾炎是儿童常见的急腹症之一。临床特点：①病情发展快，全身反应重，早期即有高热、呕吐、腹泻等症状，易造成脱水、酸中毒；②腹痛部位及转移性右下腹痛陈述不清，就诊时多已发生腹膜炎；③右下腹体征不明显，不典型；④由于小儿大网膜发育不全，不能包裹发炎的阑尾，炎症难以局限；⑤小儿阑尾壁薄，管腔小，一旦梗阻，血运很快发生障碍，容易坏疽穿孔并发腹膜炎。

诊断小儿急性阑尾炎须仔细认真，取得患儿的信赖和配合，再经轻柔的检查，左右下腹对比检查，仔细观察患儿对检查的反应，做出判断。治疗原则是早期手术，并配合输液，应用广谱抗生素等，因小儿常有高热、呕吐和腹泻，易造成缺水、酸中毒，手术前应予以纠正，术后加强护理，避免并发症的发生。

3. 妊娠期急性阑尾炎　较常见，临床特点：①腹痛和压痛部位随子宫增大而上移；②子宫将腹壁推向前方，肌紧张、压痛、反跳痛均不明显；③阑尾穿孔时，因子宫增大，大网膜不易包裹阑尾，易并发弥漫性腹膜炎；④炎症刺激子宫，使子宫收缩，易引起流产或早产，威胁母子安全。

治疗早期做阑尾切除术。妊娠后期的腹腔感染难以控制，更应早期手术，围手术期应加用黄体酮。手术切口须偏高，操作要轻柔，以减少对子宫的刺激。尽量不用腹腔引流。术后使用广谱抗生素。加强术后护理。临产期的急性阑尾炎如并发阑尾穿孔或全身感染症状严重时，可考虑经腹剖宫产术，同时切除病变阑尾。

4. 老年人急性阑尾炎　老年人急性阑尾炎较少见。临床特点：①由于对疼痛感觉

笔记栏

迟钝,腹肌薄弱,故转移性右下腹疼痛不明显;②临床表现与病理变化不符,腹痛和全身反应虽较轻,但炎症可能已很严重,即使坏疽性和穿孔性阑尾炎,因腹壁肌肉萎缩,腹膜刺激征也可不明显;③常伴发血管硬化,穿孔率高,易引起急性腹膜炎;④由于常合并心脑血管病、呼吸系统疾病、糖尿病等,可使病情更为复杂。

一旦诊断,应及时手术,同时应了解有无心血管疾病、糖尿病及肾功能不全等病史,并及时处理。

(二)慢性阑尾炎患者的护理

慢性阑尾炎多由急性转变而来,如管壁纤维结缔组织增生、管腔狭窄或闭塞、阑尾扭曲,与周围组织粘连等。在某些情况下可出现急性发作。

慢性阑尾炎可分为两种类型:

1.原发性慢性阑尾炎 其特点为起病隐匿,症状发展缓慢,病程持续较长,几个月到几年。病初无急性发作史,病程中也无反复急性发作的现象。

2.继发性慢性阑尾炎 特点是首次急性阑尾炎发病后,经非手术治疗而愈或自行缓解,其后遗留有临床症状,久治不愈,病程中可再次或多次急性发作。

临床表现主要是反复发作的右下腹不规则的疼痛,其特点是间断性隐痛或胀痛,时重时轻,部位比较固定。多数患者在饱餐、运动、劳累、受凉和长期站立后,诱发腹痛发生。病程中可能有急性阑尾炎的发作。患者常有轻重不等的消化不良、食欲下降。右下腹部压痛是唯一的体征,一般范围较小,位置恒定,重压时才能出现,无肌紧张和反跳痛,一般无腹部包块,但有时可触到胀气的盲肠。胃肠钡餐和纤维结肠镜检查有一定帮助。

手术治疗是唯一有效的方法,但在决定行阑尾切除术时应特别慎重。慢性阑尾炎确诊后,治疗原则上应手术,特别是有急性发作史的患者,更应及时手术。对诊断可疑的患者或有严重器官功能不全的高龄患者,应暂行非手术治疗,主要观察病情变化。

问题分析与能力提升

患者李某,男,25岁,2 d前脐周持续性疼痛,伴恶心、呕吐、腹泻、发热,呕吐胃内容物。7 h后腹痛转移并固定于右下腹,腹痛加重。

查体:T 38.7 ℃,P 118 次/分,BP 100/70 mmHg,腹肌紧张,全腹压痛及反跳痛,以右下腹麦氏点周围为著。

辅助检查:白细胞计数 $18×10^9/L$,中性粒细胞比例 0.85。右下腹穿刺抽出黄色稀脓液 4 mL,略带臭味。腹部 X 射线检查未见膈下游离气体。

讨论:①根据病史,该患者可能的诊断是什么?诊断依据有哪些?②列出患者现存的主要护理诊断。③患者术后的护理措施有哪些?

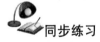**同步练习**

1.急腹症诊断不明时,哪项处理不正确　　　　　　　　　　　　　　　　　　(　)

　A.禁饮食　　　　　　　　　B.密切观察生命体征　　　C.灌肠通便,观察大便性质

　D.定时检查腹部体征

2. 急性阑尾炎最常见的原因是 （ ）

    A. 细菌感染　　　　　　　　B. 阑尾腔梗阻　　　　　　C. 暴饮暴食

    D. 剧烈运动

3. 急性阑尾炎最重要的症状是 （ ）

    A. 恶性、呕吐　　　　　　　B. 转移性右下腹痛　　　　C. 体温升高

    D. 全身中毒症状

4. 急性阑尾炎最重要的体征是 （ ）

    A. 右下腹固定性压痛　　　　B. 右下腹肿块　　　　　　C. 结肠充气试验阳性

    D. 腰大肌试验阳性

5. 坏疽性阑尾炎患者术后 4 d，体温 39 ℃，无咳嗽，大便正常，首先应考虑 （ ）

    A. 肺部感染　　　　　　　　B. 盆腔脓肿　　　　　　　C. 切口感染

    D. 粘连性肠梗阻

6. 阑尾切除后患者早期下床活动的主要目的是预防 （ ）

    A. 肺部并发症　　　　　　　B. 尿潴留　　　　　　　　C. 压疮

    D. 肠粘连

7. 关于急性阑尾炎患者的护理，下列错误的是 （ ）

    A. 观察期间不注射止痛剂　　B. 腹痛减轻说明病情好转　C. 术后应早期下床活动

    D. 术后 6 h 不可进食

8. 老年人急性阑尾炎临床表现的特点是 （ ）

    A. 常发生于上呼吸道感染后

    B. 腹痛及腹部压痛均较轻，腹肌紧张不明显

    C. 常出现高热

    D. 胃肠道症状明显

9. 急性阑尾炎患者寒战、高热、黄疸时应警惕 （ ）

    A. 化脓性胆管炎　　　　　　B. 盆腔脓肿　　　　　　　C. 脓毒症

    D. 门静脉炎

（10~12 题共用题干）

    男，15 岁，急性阑尾炎行阑尾切除术后 12 h，腹痛未见缓解，烦躁不安，未排小便。体格检查：T 36.8 ℃，P 110 次/min，R 24 次/min，BP 80/60 mmHg，面色苍白，皮肤湿冷，腹稍胀，肠鸣音减弱。

10. 该患者目前情况应考虑可能为 （ ）

    A. 术后疼痛所致　　　　　　B. 术后尿潴留　　　　　　C. 术后肠麻痹

    D. 术后内出血

11. 为明确诊断，以下最好的选择措施的是 （ ）

    A. 密切观察病情　　　　　　B. 腹部 B 超　　　　　　　C. 腹部 X 射线透视

    D. 诊断性腹腔穿刺

12. 诊断明确后应采取的治疗方法是 （ ）

    A. 镇静、止痛　　　　　　　B. 持续胃肠减压　　　　　C. 输血、输液

    D. 剖腹探查

（王　鸽）

1. 掌握：直肠肛管良性疾病、结肠癌及直肠癌的护理措施。
2. 熟悉：结肠、直肠和肛管疾病的病理、临床表现及治疗原则。
3. 了解：肛裂、肛瘘、痔的定义、病因及分类。

第一节　直肠肛管良性疾病患者的护理

（一）肛裂患者的护理

肛裂是肛管皮肤全层裂开后形成的慢性溃疡，常发生在肛管后正中线。

【病因及发病机制】

肛裂的病因尚不清楚，可能与多种因素有关。主要是由于干硬的粪便通过肛管时，引起肛管皮肤撕裂和继发感染所致。肛裂常为一单发纵向、椭圆形溃疡或感染的裂口（图26-1）。肛管外括约肌浅部在肛管后方形成的肛尾韧带伸缩性差、较坚硬；肛管与直肠成角相延续，排便时，肛管后壁承受压力最大，故后正中线处易受损伤。

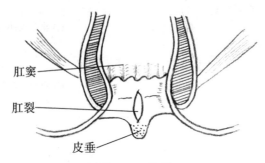

图26-1　肛裂

由于反复损伤与感染，基底部纤维化后变硬，肉芽灰白。裂口上端的肛瓣炎症，肛乳头肥大;下端皮肤因炎症水肿及静脉、淋巴回流受阻,形成外痔样的袋状皮垂,称为前哨痔。肛裂、前哨痔和肥大肛乳头,称为肛裂三联征。

【临床表现】

1．疼痛　是最主要的症状,表现为排便时和排便后肛门剧烈疼痛,出现两次高峰,排便时肛管扩张刺激溃疡面的神经末梢,出现肛门剧烈疼痛,便后疼痛可暂时缓解,数分钟后由于肛门括约肌痉挛性收缩,再次剧痛,疼痛可持续较长时间,甚至达数小时。

2．便秘　便秘既是病因,又是症状。由于排便时剧烈疼痛,使患者惧怕排便,便秘加重,而干燥的粪便在排出时,又使肛裂加重,如此形成恶性循环。

3．出血　排便时肛裂加深,创面有少量出血,表现为粪便表面带血、便时滴血或手纸上染血。

检查时可见肛管后或前正中线部位有梭形创面和前哨痔。新鲜肛裂,色鲜红,边缘皮肤薄而软;慢性肛裂,创面深,色灰白,边缘皮肤较硬。如有肛裂"三联征"即可明确诊断。已确诊肛裂者,禁做直肠指检及镜检,以免引起疼痛。

【治疗要点】

急性或初发的肛裂可用坐浴和润便的方法治疗;慢性肛裂可坐浴、润便加扩肛治疗;经久不愈的肛裂,非手术治疗无效且症状较重者,可采用手术治疗。

1．非手术治疗　目的是保持大便通畅;解除肛门括约肌痉挛,消除疼痛,促进局部溃疡愈合。

（1）保持大便通畅　口服缓泻剂或液状石蜡,使大便松软、润滑,增加饮水和膳食纤维,以保持大便通畅。

（2）坐浴　温水坐浴可改善局部血液循环,促进炎症吸收,缓解括约肌痉挛,减轻疼痛,保持局部清洁,促进裂口愈合。

（3）扩肛疗法　局麻下,患者侧卧位,先用示指扩肛后,逐渐深入两中指维持扩张5 min。扩肛后可解除肛门括约肌痉挛,使之松弛,消除疼痛,促进溃疡愈合。

2．手术治疗　适用于非手术治疗无效或经久不愈的陈旧性肛裂者。手术方式有肛裂切除术、肛管内括约肌切断术等。

【护理评估】

1．健康史　了解患者有无不喜食蔬菜、水果、饮水较少等不良饮食习惯,评估患者便秘情况。

2．护理体检　患者有无疼痛、便秘和便血的表现。

3．心理-社会状况　由于疼痛、便血,给患者带来痛苦和不适,而产生焦虑和恐惧的心理。

【常见护理诊断/医护合作性问题】

1．疼痛　与排便时肛门扩张和排便后肛门括约肌痉挛有关。

2．便秘　与惧怕排便时疼痛有关。

3．尿潴留　与麻醉作用、手术切口疼痛等有关。

4．潜在并发症　切口出血、肛门失禁等。

【护理措施】

1．非手术治疗患者的护理　①保持大便通畅:大便通畅可以减轻排便时疼痛,减轻对肛裂的刺激,防止肛裂加重,并有利于肛裂愈合。指导患者增加饮水和膳食纤维,口服缓泻剂或液状石蜡,定时排便,必要时用开塞露通便。②肛门坐浴:用1∶5 000高锰酸钾坐浴;每次排便后应坐浴,清洁溃疡面或创面,减少污染,促进创面愈合;水温40~46 ℃,每日2~3次,每次20~30 min。③疼痛护理:遵医嘱口服止痛药物。

2.手术治疗患者的护理

(1)肠道准备 术前3 d少渣饮食,术前1 d流质饮食,术前日晚灌肠。尽量避免术后3 d内排便,有利于切口的愈合。

(2)术后观察 术后密切观察有无并发症的发生。①切口出血:多发生在术后1~7 d,常因术后便秘、剧烈咳嗽使创面裂开而出血。因此,应避免用力排便、剧烈咳嗽等增加腹内压的动作,并密切观察有无伤口出血情况,一旦发生出血,及时通知医生,并协助处理。②肛门失禁:多因术中不慎切断肛管直肠环所致。一旦出现肛门失禁现象,应指导患者进行提肛和肛门括约肌舒缩运动,并做好臀部和肛门皮肤护理,保持局部皮肤清洁、干燥,防止粪便刺激引起肛门周围皮肤炎症。

(二)直肠肛管周围脓肿患者的护理

直肠肛管周围脓肿是指发生在直肠肛管周围软组织或其周围间隙的急性化脓性感染,并形成脓肿。多见于青壮年。多数脓肿在自行穿破或切开后形成肛瘘。

【病因与发病机制】

绝大部分直肠肛管周围脓肿是由肛腺感染引起,少数因肛管直肠损伤后感染所致。肛腺开口于肛窦,肛窦开口向上,便秘、腹泻时易发生感染并累及肛腺,感染极易向上、向下、向外扩散至直肠肛管周围间隙,形成三种不同部位的脓肿。向上可引起骨盆直肠间隙脓肿,向下可导致肛门周围脓肿,向外则造成坐骨肛管间隙脓肿(图26-2)。常见致病菌是大肠埃希菌。

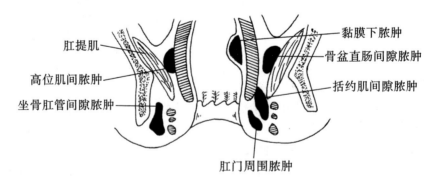

图26-2 直肠肛管周围脓肿

【临床表现】

1.肛门周围脓肿 最多见,位于肛门周围皮下,位置浅,全身症状不明显。主要表现为肛门周围持续性跳痛,排便时加重,行走不便。炎症初起时肛门周围皮肤红肿、发硬或有压痛,脓肿形成后有波动感。

2.坐骨肛管间隙脓肿 较多见,位于肛提肌以下的坐骨、肛管之间的软组织间隙内。因位置较深,全身症状较重。局部从持续性胀痛逐渐加重为显著性跳痛,有时因炎症刺激直肠、膀胱引起里急后重或排尿困难。炎症较重时局部可有红、肿、热、压痛等体征。直肠指检患侧有触痛性隆起,压痛明显,脓肿形成后有波动感。

3. 骨盆直肠间隙脓肿　较少见,位于肛提肌以上腹膜反折以下的骨盆、直肠间隙内。因位置深,间隙较大,全身症状严重,甚至有脓毒症表现;常因炎症刺激直肠和膀胱,而出现排便疼痛、里急后重、排尿困难等。直肠指检于深处可触及局限性隆起和压痛,或有波动感。

【辅助检查】

1. 局部穿刺检查　有确诊价值,若抽出脓液即可确定诊断。

2. 实验室检查　有全身感染症状时血常规检查,可见白细胞计数和中细粒细胞比例增高。

3. B 超检查　对诊断脓肿的位置、大小有重要意义。

【治疗要点】

1. 非手术治疗　早期用抗菌药物、理疗、温水坐浴、口服缓泻剂等治疗,重症患者应给予物理降温、输液和支持疗法等。

2. 手术治疗　切开引流是治疗直肠肛管周围脓肿的主要方法。一旦诊断明确,即应切开引流,术后定时换药治疗。

【常见护理诊断/医护合作性问题】

1. 疼痛　与炎症刺激、手术创伤有关。

2. 体温过高　与局部感染毒素吸收有关。

3. 便秘　与惧怕排便时疼痛有关。

4. 潜在并发症　肛门狭窄、肛瘘等。

【护理措施】

1. 非手术治疗患者的护理

(1)体位　协助患者采取舒适体位,急性炎症期应卧床休息。

(2)保持大便通畅　指导患者少吃辛辣刺激性食物,避免饮酒;多饮水,多吃新鲜蔬菜水果;口服缓泻剂或液状石蜡,必要时用开塞露通便,以减轻排便刺激造成的疼痛。

(3)肛门坐浴　便后给予 1∶5 000 高锰酸钾坐浴,也可行局部热敷或温盐水灌肠。

(4)对症护理　疼痛严重者,遵医嘱给予止痛药物;高热者,给予物理降温或药物降温。

(5)给予抗菌药物　遵医嘱给予抗生素、甲硝唑等控制感染。

(6)观察病情　观察患者的意识、生命体征、面色、尿量等,注意有无脓毒症的症状和体征。

2. 手术治疗患者的护理

(1)手术前护理　除非手术治疗的护理措施外,还应遵医嘱做好手术前准备,术前嘱患者排空大、小便,必要时给予灌肠通便。

(2)手术后护理　①安置仰卧位或侧卧位,以利于引流;保持大便通畅;遵医嘱给予抗生素控制感染。②伤口护理:观察有无伤口渗血,注意引流液的性质和量,及时更换敷料;指导患者坐浴,必要时遵医嘱进行脓腔冲洗。③观察并发症:若脓肿切开引流后,经长时间换药伤口不愈,并逐渐形成慢性腔道样伤口,肉芽生长缓慢,应考虑形成肛瘘,报告医生,并指导患者按肛瘘治疗。

(三)肛瘘患者的护理

肛瘘是肛管或直肠下端与肛周皮肤之间形成的感染性管道。任何年龄均可发病,多见于青壮年。

【病因与发病机制】

多数为直肠肛管周围脓肿自行破溃或经手术切开后形成,少数为结核分枝杆菌感染或损伤引起。典型的肛瘘由内口、瘘管、外口三部分组成,内口多位于齿状线附近,外口位于肛周皮肤。直肠肛管周围脓肿自行溃破或切开引流后,若引流不畅、脓腔内肉芽组织和周围纤维组织增生,加之粪便的不断侵入,使感染不易控制而形成慢性肉芽肿性管道。由于管道外口的皮肤生长较快可形成假性愈合,而使管道内脓液排出不畅再次形成脓肿,脓肿可再次溃破又表现为肛瘘。如此反复发作,经久不愈。

【分类】

1. 按瘘管部位分类 ①低位肛瘘:瘘管位于肛管直肠环以下。②高位肛瘘:瘘管位于肛管直肠环以上。

2. 按瘘管数目分类 ①单纯性瘘:仅有一个外口、一个内口和一个管道。②复杂性瘘:一个内口、多个外口和多个管道(图26-3)。

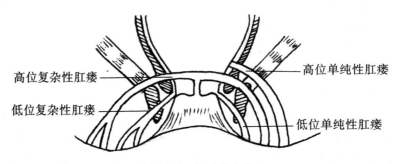

图26-3 肛瘘的分类

3. 按瘘管与括约肌的关系分类

(1)肛管括约肌间型 约占70%,多因肛管周围脓肿引起。瘘管位于内外括约肌之间,内口在齿状线附近,外口大多在肛缘附近,为低位肛瘘。

(2)经肛管括约肌型 约占25%,多因坐骨肛管间隙脓肿引起,可为低位或高位肛瘘。瘘管穿过外括约肌、坐骨直肠间隙,开口于肛周皮肤上。

(3)肛管括约肌上型 为高位肛瘘,较为少见,约占4%,瘘管在括约肌间向上延伸,越过耻骨直肠肌,向下经坐骨直肠间隙穿透肛周皮肤。

(4)肛管括约肌外型 最少见,仅占1%,多为骨盆直肠间隙脓肿合并坐骨肛管间隙脓肿的后果。瘘管自会阴部皮肤向上经坐骨直肠间隙和肛提肌,然后穿入盆腔或直肠。这类肛瘘常因外伤、肠道恶性肿瘤、克罗恩病引起,治疗较为困难(图26-4)。

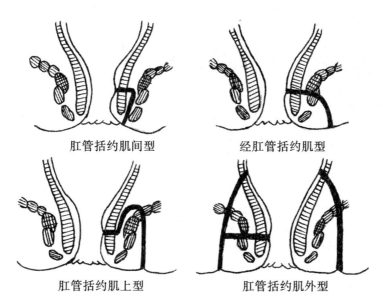

肛管括约肌间型　　　　　经肛管括约肌型

肛管括约肌上型　　　　　肛管括约肌外型

图 26-4　肛瘘的四种解剖类型

【临床表现】

1. 症状　典型症状是肛周外口不断有少量脓性分泌物、粪汁或气体排出,脓液刺激肛周皮肤引起瘙痒和湿疹。当外口阻塞或假性愈合时,瘘管内脓液不能排出,可出现直肠肛管周围脓肿表现,当脓肿再次破溃或切开引流后,症状又缓解。反复形成脓肿是肛瘘的特点。

2. 体征　肛周皮肤可见有红色乳头状突起的外口,压之有少量脓液或血性分泌物排出。直肠指检可触及较硬的索条状瘘管,内口处有轻度压痛。

【辅助检查】

1. 探针检查　用软质探针由外口沿内管方向轻轻探入,经过整个瘘管,直达内口。

2. 亚甲蓝实验　将白色纱布条填塞于肛管至直肠下端,再由肛瘘外口注入亚甲蓝溶液 1～2 mL,通过观察纱布条染色情况,以判断内口的位置。

3. 影像学检查　碘油瘘管造影是临床常规检查方法,可明确瘘管分布;MRI 检查可清晰显示瘘管位置及其与括约肌的关系。

【治疗原则】

肛瘘一旦形成,不能自愈,常反复形成脓肿,因此必须手术治疗。

1. 肛瘘切开术　适用于低位单纯性肛瘘。切开瘘管,清除瘘管内肉芽组织,凡士林纱布填塞创面,使其由内向外逐渐愈合。

2. 肛瘘切除术　适用于低位单纯性肛瘘。将瘘管壁全部切除至健康组织,敞开创面,用凡士林纱布填塞,使其由内向外逐渐愈合。

3. 挂线疗法　适用于高位或低位单纯性肛瘘,是利用橡皮筋或有腐蚀作用药线的机械性压迫作用,缓慢地切开瘘管,以达到边切开边愈合,最大的优点是不会造成肛门失禁(图 26-5)。具体方法是:一手示指伸入肛门触摸内口,另一手持探条自外口探入内口,在肛门内手指的引导下探条折出肛门外,末端系上橡皮筋,牵动探条,将橡皮筋带入瘘管,橡皮筋自外口牵出后去掉探条,牵拉橡皮筋两端紧贴皮肤切口用丝线结扎。

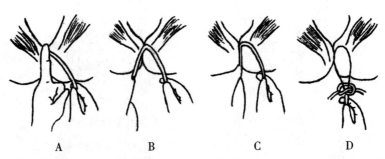

图26-5 肛瘘挂线疗法

A.一手示指伸入肛门触摸内口,另一手持探条自外口探入内口 B.在肛门内手指的引导下探条折出肛门外,末端系上橡皮筋 C.牵动探条,将橡皮筋带入瘘管 D.橡皮筋自外口牵出后去掉探条,牵拉橡皮筋两端紧贴皮肤切口用丝线结扎

【护理评估】

1. 健康史 询问患者的年龄、症状及发展过程。本病以青壮年居多,多有反复发作的肛周肿痛,脓液自行破溃流出,症状缓解病史。

2. 护理体检 肛周时有少量脓性分泌物流出;局部皮肤瘙痒;当外口阻塞引起引流不畅时,常反复发生脓肿。

3. 辅助检查 了解直肠指诊、探针检查、亚甲蓝试验及瘘管造影检查的结果,以协助护理。

4. 心理-社会状况 由于疾病经久不愈,且自外口排出脓性分泌物甚至气体和粪便,担心个人形象破坏,患者可出现厌恶、焦虑的心理。

【常见护理诊断/医护合作性问题】

1. 皮肤完整性受损 与肛门周围皮肤瘙痒有关。

2. 便秘 与肛周疼痛惧怕排便有关。

3. 潜在并发症 伤口感染、肛门失禁等。

【护理措施】

1. 手术前护理 ①保持大便通畅;②肛门坐浴,术前每日1次,急性炎症期每日2～3次;③肛周皮肤护理,告知患者肛周皮肤瘙痒时不要搔抓,必要时可遵医嘱外用消炎止痒药膏等;④防治感染:必要时遵医嘱给予抗菌药物;⑤术前排空大、小便。

2. 手术后护理

(1)保持大便通畅 指导患者调整饮食,必要时使用缓泻剂,以保持大便通畅。每次大便后用1∶5 000高锰酸钾溶液坐浴。

(2)肛瘘切开或切除术后 第2日打开敷料,用1∶5 000高锰酸钾溶液坐浴,坐浴后更换敷料。以后每日安排好大便、坐浴和换药顺序,即打开敷料后大便,大便后坐浴,坐浴后消毒伤口重新覆盖和固定敷料。

(3)肛瘘挂线术后 术后第2日开始大便后和睡前坐浴。指导患者术后5～6 d到门诊收紧橡皮筋,等待其自然脱落。橡皮筋脱落后,局部可涂抗生素软膏或生肌散,以促进伤口愈合。

（4）并发症护理　观察有无伤口感染征象；若有肛门括约肌松弛现象,术后3 d开始指导患者进行提肛运动。

（四）痔患者的护理

痔是直肠下段黏膜下或肛管皮肤下静脉丛淤血、扩张迂曲所形成的静脉团块。痔在肛肠疾病中发病率最高,是成人的常见病,发病率随年龄增长而增高。

【病因及发病机制】

病因尚未完全明确,可能与多种因素有关。

1. 解剖因素　直肠上静脉处于门静脉系统最低位,且无静脉瓣。直肠黏膜下组织松弛,当久站久坐时,静脉回流困难,血液淤滞,易出现静脉扩张。

2. 腹内压增高　习惯性便秘、长期排尿困难、妊娠、腹水和盆腔内巨大肿瘤等,均可使腹内压增高,引起静脉回流受障碍,从而使静脉丛扩大曲张。

3. 其他因素　直肠下端和肛管的慢性感染,可引起静脉丛周围炎,使静脉壁纤维化、失去弹性而发生扩张;长期饮酒及进食辛辣食物,可使直肠黏膜充血促使痔的发生;年老体弱、营养不良可使局部组织萎缩无力,易于出现静脉扩张。

【病理与分类】

根据痔所在的部位不同,分为内痔、外痔和混合痔3种(图26-6)。

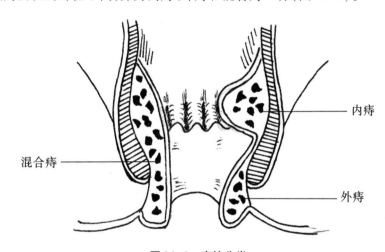

混合痔

内痔

外痔

图26-6　痔的分类

1. 内痔　位于齿状线以上,是直肠上静脉丛扩大曲张所形成的静脉团块,表面为直肠黏膜所覆盖。好发于直肠下端的左侧、右前方和右后方,即截石位的3、7、11点处。

2. 外痔　位于齿状线以下,是直肠下静脉丛扩大曲张所形成的静脉团块,表面为肛管皮肤所覆盖。

3. 混合痔　位于齿状线附近,由齿状线上、下的静脉丛同时扩大曲张而形成,表面为直肠黏膜和肛管皮肤所覆盖。

【临床表现】

1. 内痔　主要表现为便血及痔块脱出。

（1）便血　是最常见的症状,多为间歇性无痛性排便时出血。轻者表现为大便带血或便后滴血或纸上有血迹;重者出现喷射状出血,长期出血可引起贫血。

（2）痔块脱出　内痔发展到一定程度,痔核可脱出肛门外。轻者便后可自行回纳,严重者需用手推回,甚至在行走、咳嗽、用力等腹内压增高的情况下也有痔核脱出。痔块脱出时常有黏液流出,可刺激肛门周围皮肤引起瘙痒,甚至湿疹;当痔块嵌顿、血栓形成或感染时,可出现剧烈疼痛。

（3）内痔的分度　临床上按病情轻重可分为4度（表26-1）。

表26-1　各分度内痔表现特点

内痔分度	临床表现
Ⅰ度	便时带血、滴血或喷射状出血,便后出血可自行停止,无痔块脱出
Ⅱ度	常有便血,排便时有痔块脱出,便后可自行还纳
Ⅲ度	偶有便血,排便或久站、咳嗽、劳累、负重时痔块脱出,需用手还纳
Ⅳ度	偶有便血,痔块脱出不能还纳或还纳后又脱出

2.外痔　常无明显症状,通常只见肛门外皮垂。当便秘用力排便时,可引起痔静脉破裂,血凝块结于皮下形成血栓性外痔,出现剧烈疼痛及局部肿胀,排便、咳嗽、行走时疼痛加重。检查可见肛管皮肤下可见暗紫色肿物,边界清楚,触痛明显。外痔并发感染时称炎性外痔,局部有红、肿、热、痛,也可形成肿脓。

3.混合痔　兼有内痔和外痔的临床表现。内痔发展到Ⅲ度以上时多形成混合痔。

【辅助检查】

1.肛门视诊　内痔除Ⅰ度外,其他三度都可在肛门视诊下见到。对有脱垂者,最好在蹲位排便后立即观察,可清晰见到痔块大小、数目及部位。

2.直肠指诊　对痔的诊断意义不大,但可了解直肠内有无其他病变,如直肠癌、直肠息肉等。

3.肛门镜检查　不仅可见到痔块的情况,还可观察到直肠黏膜有无充血、水肿、溃疡、肿块等。

【治疗要点】

首选非手术治疗,以减轻及消除症状为目的,若非手术治疗无效,可考虑手术治疗。

1.非手术治疗

（1）一般治疗　适应于痔的初期和无症状的痔。主要措施:多饮水、增加纤维素食物,以保持大便通畅;温水坐浴以改善局部血液循环;肛管内注入含有消炎止痛作用的油膏或栓剂,以润滑肛管,促进炎症吸收,减轻疼痛;血栓性外痔可行局部热敷、外敷消炎止痛药物后,若疼痛缓解可不手术;嵌顿痔初期,应及早用手将痔核还纳至肛门内,防止再脱出。

（2）注射疗法　适用于Ⅰ、Ⅱ度内痔。将硬化剂注于痔基底部的黏膜下层,使痔血管及周围发生无菌性炎症反应,局部组织和血管纤维化,静脉闭塞,痔块萎缩。

（3）胶圈套扎疗法　用于治疗Ⅰ、Ⅱ、Ⅲ度内痔。将特制胶圈套至内痔根部,利用胶圈的弹性阻断痔的血供,使痔缺血、坏死、脱落而愈合(图26-7)。

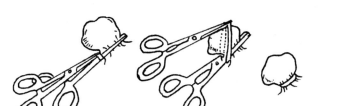

图26-7　内痔胶圈套扎术

2.手术治疗　①单纯性痔切除术:主要适用于Ⅱ、Ⅲ度度内痔和混合痔。②血栓性外痔剥离术:用于疼痛剧烈的血栓性外痔。

【护理评估】

1.健康史　了解有无存在腹内压增高的有关因素;是否有长期饮酒、好食辛辣等刺激性食物等生活习惯。

2.护理体检　内痔患者有无无痛性便血和痔块脱出,外痔患者有无肛门不适、潮湿,局部瘙痒。

3.辅助检查　可通过肛门视诊、直肠指诊和肛门镜检查,以评估痔的程度。

4.心理-社会状况　痔发病率较高,病情可反复发作,迁延时间长,给患者的生活和工作带来痛苦和不适而产生焦虑的心理。

【常见护理诊断/医护合作性问题】

1.疼痛　与痔血栓形成、痔嵌顿、痔感染等有关。

2.尿潴留　与麻醉作用、手术切口疼痛等有关。

3.潜在并发症　术后出血、肛门狭窄等。

【护理措施】

1.非手术治疗患者的护理

(1)保持大便通畅　指导患者多食新鲜蔬菜、水果、多饮水;少食刺激性食物,避免饮酒;养成每日定时排便的习惯,避免排便时间过长;适当参加体育锻炼,必要时进行腹部按摩,以促进肠蠕动;习惯性便秘者可每日服用适量蜂蜜或液状石蜡等,必要时用肥皂水灌肠或开塞露通便。

(2)病情观察　观察排便时有无出血及出血量、颜色、便血持续时间。长期出血可出现贫血,注意防止患者在排便或淋浴时晕倒受伤。

(3)肛门坐浴　每次排便后坐浴,清洁溃疡面或创面,减少污染,促进创面愈合;水温40~46℃,每日2~3次,每次20~30 min。

(4)内痔脱出的护理　告知患者若有痔核脱出,应及时用手回纳,以防发生嵌顿。

(5)直肠肛管检查配合与护理

1)安置检查体位(图26-8)　①左侧卧位:患者向左侧卧位,左下肢微屈,右下肢屈曲使膝部贴近腹部,适用于年老体弱的患者。②膝胸位:双膝跪于检查床上,头颈部及胸部垫枕,双肘屈曲着床,是检查直肠肛管的最常用体位。③截石位:患者仰卧在专门的检查床上,双下肢抬高并外展,屈髋屈膝,分别放在两侧的托腿支架上,是直肠肛管手术的常用体位。④蹲位:患者下蹲做排便姿势,并用力增加腹压做排便动作,适于检查内痔、直肠息肉和直肠脱垂等。⑤弯腰前俯位:双下肢略分开站立,身体前倾,双手扶于支撑物上,是肛门视诊常见的体位。

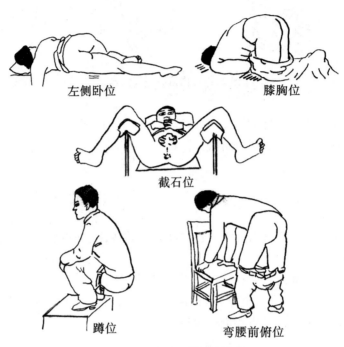

左侧卧位　　膝胸位

截石位

蹲位　　弯腰前俯位

图26-8　直肠肛管检查体位

2)配合直肠指检和内镜检查　检查应在检查室进行,或在床边用屏风遮挡;向患者解释检查的目的及注意事项,消除顾虑;内镜检查前嘱患者排空大便,或进行灌肠排便;准备好检查用品,安置患者于合适体位,嘱患者放松肌肉,慢慢深呼吸;协助检查者传递器械物品,对好光源;检查结束后将各种用物整理。肛门狭窄、肛裂、肛周急性炎症及女性月经期禁忌内镜检查。

3)直肠肛管检查的记录　发现直肠肛管内有病变时,一般用时钟定位法记录(图26-9),但须先注明为何种体位。

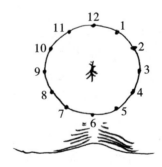

图26-9　肛门检查的时钟定位法(截石位)

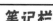
2.手术治疗患者的护理

（1）手术前准备 术前1 d半流质饮食,可给予缓泻剂,必要时清洁灌肠;严重贫血者,应遵医嘱给予补血药或输注红细胞等纠正贫血。

（2）手术后护理

1）病情观察 定时观察血压、脉搏及伤口渗血情况,以及早发现内出血征象。

2）疼痛护理 术后因括约肌痉挛或肛管内敷料填塞过多,可引起伤口疼痛。应适当给予止痛剂,并在术后首次排便前再给一次;必要时适当抽出填塞物;如无出血危险,用温水坐浴、局部热敷或使用消炎止痛软膏。

3）饮食和排便 术后2~3 d内进流质饮食,然后改为无渣或少渣饮食,逐渐过渡到普食。一般不必限制排便,而应保持大便通畅,避免大便干结造成排便困难或伤口出血等。如术后3 d未解大便,应口服液状石蜡或其他缓泻剂通便,但术后7~10 d内一般不做灌肠。

4）处理尿潴留 麻醉作用、切口疼痛及肛管内敷料填塞等可造成尿潴留,可通过止痛、热敷、按摩、诱导排尿、针刺或导尿等方法处理。

5）肛门坐浴 术后每次排便后或更换敷料前用1∶5 000高锰酸钾溶液坐浴。

6）并发症的观察和护理 ①术后出血,是最常见的并发症,可表现为肛管内有血液排出、敷料渗血、肛门下坠和急迫排便感,检查可见面色苍白、冷汗、脉速等,严重者有出现失血性休克表现;一旦发现应立即建立静脉通路,快速补液、用止血药物等,必要时做好手术止血准备。②肛门狭窄,为术后瘢痕挛缩所致,应观察有无排便困难、大便变细等现象,为防止肛门狭窄,术后5~10 d可用示指扩肛,每日1次,并鼓励患者有便意即排便。

【健康教育】

指导患者养成每天定时排便的习惯,鼓励患者多饮水,多吃蔬菜、水果,避免辛辣、刺激性食物,不宜饮烈性酒,保持大便通畅,防止便秘;粪便干结时宜口服缓泻剂;参加适量体育锻炼,避免久站、久坐、久蹲;保持肛门局部清洁,常肛门坐浴;出现排便困难时应及时就诊。

第二节　结、直肠癌患者的护理

结肠癌和直肠癌是消化系统常见的恶性肿瘤,以40~60岁多见,男性多于女性。我国大肠癌的分布以直肠最多见,其次为乙状结肠,其他部位依次为盲肠、升结肠、降结肠和横结肠。

（一）结肠癌患者的护理

结肠癌的病因尚不完全清楚,可能与下列因素有关。①饮食与运动:过多的动物脂肪和动物蛋白饮食,缺乏新鲜蔬菜及纤维素食物;缺少体育活动。②遗传易感性:在结肠癌的发病中也具有重要地位。③癌前病变:结肠腺瘤、溃疡性结肠炎及结肠血吸虫病肉芽肿与结肠癌的发生有较密切的关系。有些疾病如家族性肠息肉病,已被公认为癌前期病变。

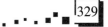

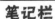

【病理】

1.分类　绝大多数结肠癌是腺癌,根据肿瘤的大体形态可分为三类(图26-10)。

(1)肿块型　好发于右侧结肠,肿瘤向肠腔内生长,呈菜花样,生长较慢,浸润较浅且局限,表面易溃烂,伴出血、感染和坏死。恶性程度较低,预后较好。

(2)浸润型　肿瘤沿肠壁呈环行浸润,易引起肠腔狭窄或梗阻,转移较早,预后最差。

(3)溃疡型　最常见类型。好发于左侧结肠,癌肿向肠壁深层生长并向四周浸润,易出血、感染或穿透肠壁,转移较早,恶性程度高。

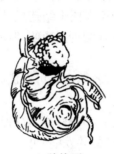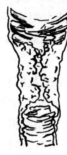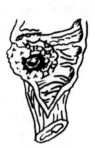

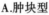

A.肿块型　　　　B.浸润型　　　　C.溃疡型

图26-10　结肠癌分型

2.临床病理分期　按 Dukes 法分为四期。①A 期:癌肿局限于肠壁,可分为三个分期。A_1:癌肿侵及黏膜或黏膜下层。A_2:癌肿侵及肠壁浅肌层。A_3:癌肿侵及肠壁深肌层。②B 期:癌肿穿透肠壁或侵及肠壁外组织、器官,无淋巴结转移。③C 期:癌肿侵及肠壁任何一层,但有淋巴结转移。④D 期:有远处转移或腹腔转移,或广泛侵及临近脏器。

3.扩散及转移方式

(1)直接浸润　穿透肠壁后可浸润邻近器官,如乙状结肠癌肿常侵犯膀胱、子宫、输尿管;横结肠癌肿常侵犯胃壁。

(2)淋巴转移　是主要的转移途径。结肠癌易转移至肠系膜血管周围和肠系膜根部淋巴结。晚期患者可出现左锁骨上淋巴结转移。

(3)血行转移　晚期癌细胞常经血液循环转移至肝,也可转移至肺、脑、骨等。

(4)种植转移　结肠癌肿穿透肠壁后,癌细胞可脱落,并种植在腹膜和腹腔内其他器官表面,以盆腔底部、直肠前陷窝部最常见。

【临床表现】

早期多无明显特异性表现,易被忽视。

1.排便习惯及粪便性状改变　是结肠癌最早出现的症状,由于肿瘤坏死形成溃疡或继发感染所致。表现为排便次数增多,腹泻、便秘交替出现,粪便带血、黏液或脓液。

2.腹痛　也是早期症状之一,表现为定位不确切的持续性隐痛,腹部不适或腹胀感。出现肠梗阻时腹痛加剧或为阵发性绞痛。

3.腹部包块　以右半结肠多见。肿瘤较大时,可触及形状不规则的肿块,质硬,表面不平呈结节状,压之轻痛。若为乙状结肠癌或横结肠癌,可有一定活动度。

4.肠梗阻症状　一般是晚期症状,多为不全性肠梗阻表现。

5.全身表现　由于慢性失血、癌肿溃烂、感染、毒素吸收等,患者可出现乏力、低热、消瘦、贫血等症状,晚期可出现恶病质等。

由于结肠癌的部位不同,临床表现也有区别。右半结肠癌以肿块型多见,结肠腔较大,肠内容物多为液体,一般不易发生肠梗阻,以发热、贫血、消瘦、乏力及腹部包块为主要表现。左半结肠癌以浸润型多见,结肠腔较小,肠内容物为半固体,加之癌肿浸润,极易引起肠腔环行狭窄,故以肠梗阻、便秘、便血等为主要表现。

【辅助检查】

1.大便隐血试验　可作为大规模普查或对高危人群进行监测的手段,持续阳性者做进一步检查,以助于及时发现早期病变。

2.内镜检查　结肠镜检查可发现结肠病变,还可了解病变的位置、大小及范围,并可做活组织病理检查,是诊断结肠内病变最有效、最可靠的检查方法。

3.影像学检查　X射线钡剂灌肠或气钡双重对比造影可明确癌肿的部位和范围;B超、CT检查可显示腹部肿块、腹腔内肿大淋巴结和有无肝内转移等。

4.血清癌胚抗原(carcinoembryonic antigen,CEA)测定　诊断特异性不高。但对判断患者预后、疗效和复发有一定作用。若在随访中发现CEA值又上升,表示癌肿复发。

【治疗要点】

1.治疗原则　以手术切除为主的综合性治疗。

2.主要措施

(1)根治性手术　切除包括原发病灶在内的较长肠段、相应的肠系膜和所属区域淋巴结。手术切除范围因癌肿部位不同而有所不同。

1)右半结肠切除术　适用于盲肠、升结肠、结肠肝曲的癌肿。切除范围包括10～15 cm末端回肠、盲肠、升结肠、右半结肠,以及相应的系膜、血管和淋巴结,回肠与横结肠行端端或端侧吻合(图26-11)。

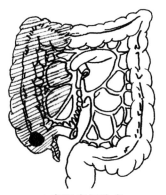
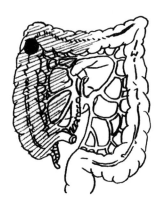

A.盲肠癌切除术　　　　　　　B.结肠肝曲癌切除术

图26-11　右半结肠切除范围

2）横结肠切除术　适用于横结肠癌。切除范围为包括肝曲和脾曲的全部横结肠及其系膜、血管和淋巴管,升结肠与横结肠行端端吻合(图26-12)。

3）左半结肠切除术　适用于结肠脾曲和降结肠癌。切除范围包括左半横结肠、降结肠和部分或全部乙状结肠及其所属系膜、血管和淋巴结,横结肠与乙状结肠或直肠行端端吻合(图26-13)。

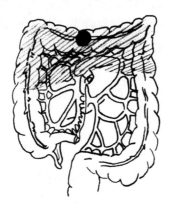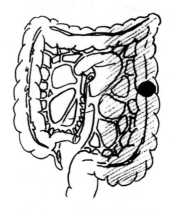

图26-12　横结肠切除术　　　　图26-13　左半结肠切除术

4）乙状结肠切除术　根据肿瘤的位置及乙状结肠的长度调整切除的范围。肿瘤位于乙状结肠上段应切除乙状结肠及部分降结肠,肿瘤位于乙状结肠下段则切除部分降结肠、乙状结肠及直肠上段,同时切除所属系膜、血管和淋巴结,结肠与直肠行端端吻合(图26-14)。

（2）姑息性手术　对已有广泛转移,不能根治的晚期病例,可根据患者全身情况和局部病变程度,做姑息性切除、短路手术或结肠造瘘术等,以缓解症状,延长生存时间。

（3）化学药物治疗　化疗配合根治性手术,可提高5年生存率;对无法手术或术后复发者,化疗是主要治疗手段。给药方法有区域动脉灌注、门静脉给药、静脉给药、术后腹腔置管灌注给药、肠腔内给药等。

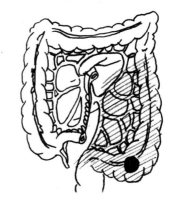

图26-14　乙状结肠切除术

（4）放射治疗　较晚期癌可在手术前先放疗,以提高手术切除率及生存率;术后放疗多用于晚期癌肿、手术无法根治或局部复发者,以降低局部复发率。

（5）其他治疗　对发生肠腔狭窄不能切除的大肠癌可局部放置金属支架扩张肠腔。还可辅佐中医中药治疗。

【护理评估】

1.健康史　了解患者年龄、性别、饮食生活习惯;有无家族性肠息肉结肠腺瘤、溃疡性结肠炎或手术治疗史;家族中有无结肠癌或其他肿瘤患者。

2.护理体检　了解有无排便习惯及粪便性状改变;检查腹部有无肿块及肿块的大

小、活动度及压痛程度;观察有无低热、消瘦、贫血、乏力等全身症状。

3. 辅助检查　了解大便隐血试验、内镜检查、影像学检查及重要脏器功能检查等结果,以了解肿瘤的部位和转移情况。

4. 心理-社会状况　了解患者和家属对疾病的认识,对手术前配合和术后护理的知晓程度。观察患者恐惧、焦虑程度,估计其心理承受力。了解家庭对患者的关心支持情况及经济承受能力。

【常见护理诊断/医护合作性问题】

1. 焦虑/恐惧　与对癌症治疗缺乏信心、对手术的担忧等有关。

2. 营养失调:低于机体需要量　与腹泻、食欲下降及癌肿慢性消耗有关。

3. 潜在并发症　造口坏死或狭窄、吻合口瘘等。

【护理措施】

1. 手术前护理

(1)一般护理　应给予高蛋白、高热量、高维生素、易消化的少渣饮食,必要时输血、输人体白蛋白,以纠正贫血和低蛋白血症。若有水、电解质及酸碱平衡失调,应遵医嘱行静脉输液纠正。

(2)肠道准备　目的是排空肠道,减少细菌数量,防止腹胀腔和切口感染,有利于吻合口愈合。肠道准备包括控制饮食、清洁肠道和使用药物三大措施。

1)传统方法　①控制饮食:术前 3 d 进少渣半流质饮食,术前 2 d 起进流质饮食。②清洁肠道:术前 3 d 给泻剂如番泻叶 6 g 泡茶饮或 50% 硫酸镁 30 mL 口服,每日1 次,术前一日晚及术日晨用 1% 肥皂水清洁灌肠。③药物使用:术前 3 d 口服肠道不吸收的抗生素,如卡那霉素 1 g,每日 2 次;给甲硝唑 0.4 g,每日 4 次;同时口服或肌内注射维生素 K。

2)全肠道灌洗　术前 12 ~ 14 h 开始口服或从胃管内灌入 37 ℃ 左右灌洗液(1 000 mL 温开水中加入氯化钠 6 g、碳酸氢钠 2.5 g、氯化钾 0.75 g 配制而成),引起容量性腹泻,达到彻底清洗肠道的目的。全过程 3 ~ 4 h,灌洗量不少于 6 000 mL。灌洗液中可加入抗菌药物。年老体弱,心、肾功能不全及肠梗阻者,不宜使用此法。

3)甘露醇口服法　甘露醇为高渗性液,口服后吸收肠壁水分,促进肠道蠕动,可引起有效腹泻,达到清洁肠道的目的。术前 1 d 午餐后 0.5 ~ 2 h 内口服 5% ~ 10% 的甘露醇 1 500 mL。此法不需改变患者饮食或术前 2 d 进少渣半流质饮食。年老体弱,心、肾功能不全及肠梗阻者,不宜使用此法。

(3)按腹部手术做好常规准备　并于手术日晨留置胃管和导尿管,备好术中所需的抗癌药物等。

(4)心理护理　了解患者的心理状况,做好安慰解释工作,使患者心中有数,积极配合治疗和护理。还应指导家属和亲友多关心和支持患者,以增强患者的治疗信心。

2. 手术后护理

(1)体位　手术后取平卧位,待麻醉作用消失、血压平稳后改半卧位,以利于呼吸和腹腔引流。

(2)观察病情　观察生命体征、意识、尿量等;观察腹部、会阴部切口敷料有无渗血、渗液,腹腔及骶前引流管有无新鲜血液引出。若发现出血征象,应及时报告医师,并协助处理。

(3)饮食护理 禁饮食、胃肠减压2~3 d,肛门排气后可拔除胃管,进流质饮食,1周后进半流食,2周左右可进少渣普食。禁饮食、胃肠减压期间静脉补充水和电解质,防止水、电解质平衡紊乱。

(4)防治感染 由于肿瘤患者抵抗力下降,结肠、直肠癌手术可能有肠内容物污染,加之手术创面暴露时间长时,可发生切口或腹腔感染,术后继续使用有效的抗菌药物预防感染。

(5)引流管护理 骶前引流管接负压吸引,保持引流管通畅,避免管道受压、折曲、堵塞;及时更换引流管口处敷料;观察和记录引流液的性质和量,一般术后5~7 d,引流液量明显减少、颜色清亮,可拔除引流管。

(6)并发症护理 ①切口感染:监测体温变化即局部切口情况;保持切口周围清洁、干燥;及时应用抗生素。②吻合口瘘:观察有无吻合口瘘的表现,术后7~10 d不可灌肠,以免影响吻合口的愈合;若发生吻合口瘘,应行腹腔或盆腔持续引流,并保持引流通畅,同时行肠外营养、使用抗菌药物等。

【健康教育】

1.预防为主 宣传积极治疗癌前病变如结直肠息肉、腺瘤、溃疡性结肠炎等,避免高脂肪、低纤维素饮食,预防和治疗血吸虫病等,以减少大肠癌的发生率。对有家族史或疑有大肠癌及癌前病变者,应进行筛选性、诊断性检查,如大便隐血试验、内镜检查、钡剂灌肠X射线检查、肿瘤标记物等,以便早发现、早诊断、早治疗。

2.指导随访 遵医嘱告知患者随访的时间、地点。若发现造口狭窄、腹胀、排便困难等,应及时就诊。

(二)直肠癌患者的护理

直肠癌是乙状结肠、直肠交界处至齿状线之间的癌,是消化系统常见的恶性肿瘤。病因尚不完全清楚,相关的高危因素:饮食习惯,如长期进食高脂肪、高蛋白和低纤维素类食品;直肠慢性炎症刺激,如血吸虫病、家族性息肉病等。

【病理】

1.大体形态分类

(1)肿块型 肿瘤向肠腔内生长,肿块增大时表面可产生溃疡,向周围浸润少,预后较好。

(2)溃疡型 多见,占50%以上。癌肿向肠壁深层生长并向四周浸润,中央凹陷,边缘隆起,易出血,此型分化程度较低,转移较早。

(3)浸润型 肿瘤沿肠壁浸润,引起肠腔狭窄,分化程度低,转移较早而预后差。

2.组织学分类 ①腺癌:最常见,占大肠癌的大多数;②腺鳞癌:较少见;③未分化癌:预后差。

3.扩散及转移方式 主要有四种:直接浸润、淋巴转移、血行转移和种植转移,其中淋巴转移是主要的转移途径。

【临床表现】

发病早期可无症状,随着癌肿的逐渐增大,可出现下列症状:

1.直肠刺激症状 癌肿刺激直肠产生频繁便意、排便不尽、便前肛门下坠感、腹泻、里急后重等症状。

2.肿瘤破溃、感染症状　癌肿破溃时大便表面带血及黏液,感染时可出现脓血便。血便是直肠癌患者最常见的早期症状。

3.肠腔狭窄症状　癌肿突入肠腔使肠腔狭窄可出现大便变形、变细;癌肿继续增大造成部分肠梗阻后可有腹胀、阵发性腹痛、肠鸣音亢进,排便困难等表现。

4.晚期症状　癌肿侵犯前列腺、膀胱,可出现尿频、尿痛;侵犯骶前神经则发生持续性剧烈疼痛。发生转移时可出现腹水、肝大、黄疸、贫血、水肿等表现。

【辅助检查】

1.大便隐血试验　可作为大规模普查或对高危人群进行监测的方法。

2.直肠指检　是诊断直肠癌的最主要、简单易行的方法。直肠癌大多发生在直肠中下段,约75%的直肠癌能经直肠指检触及,此法可了解癌肿的部位、大小、范围、活动度及与周围组织的关系等。

3.内镜检查　直肠镜检查可发现直肠病变,还可了解病变的位置、大小及范围,并可做活组织病理检查。

4.影像学检查　B超、CT检查有助于了解直肠癌的浸润深度及淋巴转移情况,还可提示有无腹腔种植转移、是否侵犯邻近器官或肝、肺转移灶等。

5.肿瘤标记物　癌胚抗原主要用于预测直肠癌的预后和监测复发。

【治疗要点】

1.治疗原则　应采取以手术为主的综合性治疗方法。

2.主要措施

(1)直肠癌根治术　切除包括癌肿及其两端足够长度的正常肠段(近端10 cm以上、远端2.5 cm以上)、受累器官的部分或全部及周围可能被浸润的组织。直肠癌向下浸润范围极少超过2 cm,选择手术方式时应考虑到这一特点。

1)局部切除术　适用于瘤体小、分化程度高、局限于黏膜或黏膜下层的早期直肠癌。手术方式有经肛门局部切除术或骶后径路局部切除术。

2)腹会阴联合直肠癌根治术(Miles手术)　主要适用于腹膜返折以下的直肠癌。切除范围包括乙状结肠下部及其系膜、全部直肠、肠系膜下动脉和周围淋巴结、肛提肌、坐骨直肠窝内组织、肛管与肛门周围3～5 cm的皮肤及全部肛门括约肌等,乙状结肠近端在左下腹做永久性人工肛门(图26-15)。该方法切除范围大,治疗彻底,但手术创伤较大,永久性人工肛门会给患者的生活带来不便。

3)经腹直肠癌切除术(直肠低位前切除术,Dixon手术)　是目前应用最多的直肠癌根治术。适用于癌肿下

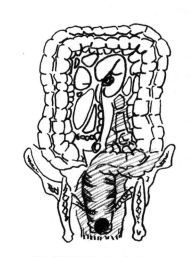

图26-15　腹会阴联合直肠癌根治术(Miles手术)

缘距肛门 5 cm 以上的直肠癌。经腹腔切除乙状结肠和大部分直肠,直肠与乙状结肠行端端吻合(图 26-16)。该方法保留了正常的肛门及肛门括约肌,但若切除不到位,则治疗不彻底,可致局部复发,也可能发生吻合口瘘、吻合口狭窄等并发症。

4)经腹直肠癌切除、近端造口、远端封闭术(Hartmann 手术)　适用于全身情况差,不能耐受 Miles 手术或因急性肠梗阻不宜行 Dixon 手术的患者(图 26-17)。

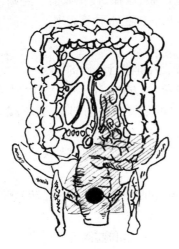

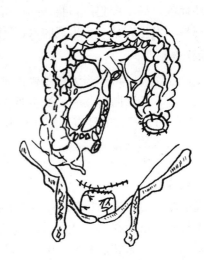

图 26-16　经腹直肠癌切除术　　　　图 26-17　经腹直肠癌切除、近端造口、
　　　　　(Dixon 手术)　　　　　　　　　　　　　远端封闭术(Hartmann 手术)

(2)非手术治疗　包括放疗、化疗、局部介入治疗和中医药治疗,对直肠癌还可用电灼、液氮冷冻、激光等治疗,以缓解肠梗阻症状,减轻患者的痛苦。

【护理评估】

1.健康史　了解患者饮食习惯有无长期进食高脂肪、高蛋白和低纤维素类食品;有无直肠慢性炎症刺激。

2.护理体检　了解有无直肠刺激症状,黏液脓血便及肠腔狭窄症状;观察有无发生扩散转移的症状。

3.辅助检查　了解大便隐血试验、直肠指检、内镜检查、影像学检查结果,以了解肿瘤的部位和转移情况。

4.心理-社会状况　了解患者和家属对疾病的认识,对结肠造口所造成的不便及生理功能改变是否有足够的心理承受能力;了解和评估患者焦虑和恐惧的原因及程度。

【常见护理诊断/医护合作性问题】

1.恐惧、焦虑　与对手术的担忧及担心结肠造口影响生活和工作有关。

2.营养失调:低于机体需要量　与腹泻、食欲下降及癌肿慢性消耗有关。

3.自我形象紊乱　与结肠造瘘口的建立、排便方式改变有关。

4.知识缺乏　缺乏人工肛门的自我护理知识。

5.潜在并发症　造口坏死或狭窄、吻合口瘘等。

【护理措施】

1. 手术前护理　同结肠癌手术前的护理。

2. 手术后护理　除按结肠癌手术后护理外,还应重点注意结肠造口的护理。

(1)造口开放前护理　用凡士林或生理盐水纱布外敷结肠造口,外层敷料渗湿后应及时更换。

(2)保护腹部切口　结肠造口一般于术后2~3 d开放。开放早期,粪便稀薄,次数多,患者应取左侧卧位,及时清除肠道分泌物及粪便,并用塑料薄膜将腹部切口与造口隔开,以防粪便污染腹部切口。

(3)保护造瘘口周围皮肤　用中性皂液或0.5%氯己定(洗必泰)溶液清洁造口周围皮肤,并涂以氧化锌软膏保护,防止粪液浸渍引起皮炎。

(4)造口袋的使用与清洁　选择袋口合适的造口袋,袋口对准并贴紧造口,袋囊朝下,用有弹性的腰带固定;当造口袋内充满1/3排泄物时即应更换,以餐前、餐后2~4 h及睡前更换为宜;除非使用一次性造口袋,否则患者应备3~4个造口袋用于更换,使用过的造口袋可用中性洗涤剂或清水洗净,洗净后擦拭并晾干备用。

(5)饮食指导　指导患者注意饮食卫生,以防肠道感染引起腹泻;避免进食产气、生冷、刺激性及可引起便秘或腹泻的食物。

(6)造口并发症的观察　①造口狭窄:造口处拆线后,每日扩肛1次,防止造口狭窄。②肠梗阻观察患者有无呕吐、腹痛、腹胀、停止排气和排便等肠梗阻症状。③便秘:为防止便秘,鼓励患者多吃蔬菜、水果,多饮水、多活动;若进食后3~4 d未排便,可将导尿管插入造口(不超过10 cm),用液状石蜡或肥皂水灌肠通便。

(7)帮助患者正视造口并参与护理　观察患者的情绪反应,鼓励患者及家属说出对造口的感觉和接受程度;指导患者正视现实,消除厌恶情绪;教会患者和家属造口袋的佩戴、倾倒及清洁方法,造口周围皮肤的护理方法,指导其自行护理;说明经过一段时间后可适应新的排便方式,并可恢复正常生活、适当运动和社交活动。

【健康教育】

指导患者做好结肠造口的护理,每周扩张造口1次,持续2~3个月;若出现便秘,可自行灌肠;应选择合适的饮食,避免摄入可导致便秘或腹泻的食品,适量运动,保持心情舒畅。指导患者加入造口患者协会,以利于学习和交流经验,促进排便控制,获得生活信心。

问题分析与能力提升

患者张先生,男,65岁,近半年来无明显诱因出现大便习惯改变,腹泻、便秘交替出现,里急后重,有排便不尽感。直肠指检:距齿状线约3 cm处有一直径1.5 cm×2 cm的肿块。病理报告结果:直肠腺癌。

讨论:①该患者拟做何种手术? 能否保留肛门? 为什么? ②术前如何对患者进行肠道准备? ③如何对结肠造口(人工肛门)进行护理?

同步练习

1. 肛裂的主要特点是 （ ）

    A. 无痛性便血   B. 肛门部下坠感   C. 疼痛性便血

    D. 肛门脓性分泌物

2. 肛管直肠周围脓肿最常见的原因是 （ ）

    A. 直肠炎   B. 肛窦炎   C. 肛裂

    D. 外伤

3. 肛瘘常发生在下列哪种治疗后 （ ）

    A. 痔注射疗法后   B. 肛裂切除术后   C. 血栓性外痔切开取栓术后

    D. 肛管周围脓肿切开引流术后

4. 高位肛瘘采取挂线疗法的优点是 （ ）

    A. 减轻疼痛   B. 减少感染   C. 减少出血

    D. 避免肛门失禁

5. 肛瘘切除术后,患者每日坐浴、排便、换药的合理安排是 （ ）

    A. 先排便,再换药,后坐浴   B. 先换药,再排便,后坐浴   C. 先排便,再坐浴,后换药

    D. 先坐浴,再换药,后排便

6. 内痔早期常见症状是 （ ）

    A. 肛门疼痛   B. 便时带血   C. 痔核脱出

    D. 便秘

7. 混合痔是指 （ ）

    A. 环形内痔   B. 痔和肛瘘同时存在

    C. 直肠上、下静脉丛吻合处形成的痔   D. 内痔、外痔在不同位置同时存在

8. 直肠肛管检查时最常用的体位是 （ ）

    A. 侧卧位   B. 膝胸位   C. 截石位

    D. 蹲位

9. 肛门坐浴的作用不包括 （ ）

    A. 能增进局部血液循环   B. 促进炎症吸收   C. 缓解肛门括约肌痉挛

    D. 有止血作用

10. 关于肛门坐浴,以下正确的是 （ ）

    A. 1∶1 000 高锰酸钾   B. 水温60 ℃   C. 便前坐浴,以解痉、促进排便

    D. 每次坐浴时间20～30 min

11. 直肠肛管手术后尿潴留的护理措施,错误的是 （ ）

    A. 止痛   B. 热敷   C. 诱导排尿

    D. 按压下腹部协助排尿

12. 患者王某,女,20 岁,排便时及排便后剧烈疼痛,粪便表面带少量鲜血,应考虑为 （ ）

    A. 一期内痔   B. 二期内痔   C. 血栓性外痔

    D. 肛裂

13. 某患者72 岁,1 个月来大便带血,消瘦,拟行直肠镜检查,应采用的卧位是 （ ）

    A. 膝胸卧位   B. 左侧卧位   C. 截石位

    D. 蹲位

14. 为王先生行直肠指检,体位为膝胸卧位,发现肛门前方正中有一病变,应记录为 （ ）

A. 膝胸位 6 点　　　　　B. 膝胸位 12 点　　　　C. 时钟 6 点

D. 时钟 12 点

15. 结肠癌最早出现的临床表现多为　　　　　　　　　　　　　　（　　）

A. 排便习惯及粪便性状改变　　B. 腹痛　　　　　　C. 肠梗阻症状

D. 腹部肿块

16. 对于直肠癌患者,当癌肿距齿状线 5 cm 以上时,宜采取的手术方式为　（　　）

A. 经腹会阴联合直肠癌根治术　　　　B. 短路手术

C. 结肠造瘘术　　　　　　　　　　　D. 经腹直肠癌切除术

17. 结肠造口术后肛袋护理措施不正确的是　　　　　　　　　　（　　）

A. 应准备 2 个以上肛袋,以便交替使用　　　B. 每天浸泡消毒一次

C. 及时更换造口部位敷料　　　　　　　　　D. 肛袋持续应用,以防污染皮肤

18. 以下哪项检查可作为大肠癌高危人群的初筛方法　　　　　　　（　　）

A. 内镜检查　　　　　　B. 粪便隐血试验　　　　C. CEA 测定

D. 直肠指检

19. 患者男性,45 岁。近 3 个月来排便次数增多,腹泻,黏液脓血便,首选的有助于确诊的检查方

法是　　　　　　　　　　　　　　　　　　　　　　　　　　（　　）

A. B 超　　　　　　　　B. X 射线钡剂灌肠　　　　C. 直肠指检

D. 纤维结肠镜

20. 关于大肠癌患者术前行全肠道灌洗术,以下说法正确的是　　　（　　）

A. 温度约为 25 ℃

B. 量约 3 000 mL

C. 年迈体弱,心、肾等脏器功能障碍及肠梗阻者,不宜灌肠

D. 灌洗全过程应控制在 2 h 内

（王　鸽）

第二十七章

肝疾病患者的护理

第一节　肝脓肿患者的护理

肝脓肿是肝受感染后形成的脓肿。根据病原菌不同可分为细菌性肝脓肿和阿米巴性肝脓肿。临床上以细菌性肝脓肿更多见。

(一)细菌性肝脓肿患者的护理

细菌性肝脓肿指的是化脓性细菌引起的肝内化脓性感染。

【病因】

全身细菌性感染,特别是腹腔内感染时,细菌通过胆道系统、肝动脉、门静脉及淋巴系统侵入肝,也可直接入侵肝形成脓肿。开放性肝损伤时,则细菌可直接经伤口侵入肝,引起感染而形成脓肿。常见的致病菌为金黄色葡萄球菌和大肠埃希菌,其次是链球菌、类杆菌属等。

【发病机制】

化脓性细菌侵入肝后,引起肝炎症反应,形成化脓性感染;有些患者在合理治疗下小脓肿被吸收机化;但当机体抵抗力下降或治疗不当时,炎症加重时可形成较大脓肿或多发性脓肿。由于肝血运丰富,在脓肿形成发展过程中,大量毒素被吸收后呈现较严重的毒血症,患者发生寒战、高热、精神萎靡。当脓肿转为慢性期时,脓腔四周肉芽组织增生、纤维化,毒血症症状可减轻或消失。肝脓肿如未能得到控制,脓肿可向膈下、腹腔或胸腔穿破。

【临床表现】

起病较急,主要表现是寒战、高热,体温常可高达39~40℃,呈弛张热,伴恶心、呕吐、食欲不振和周身乏力。肝区疼痛和肝大。患者呈现急性病面容,右下胸及肝区叩击痛,肿大的肝有压痛,如脓肿在肝前下缘比较表浅部位时,可伴有右上腹肌紧张和局部明显触痛。巨大的肝脓肿可使右季肋呈现饱满状态,有时甚至可见局限性隆起,局部皮肤可出现凹陷性水肿。严重时或并发于胆道梗阻者出现黄疸。当脓肿向胸内破溃时,患者可突然出现的剧烈胸痛,寒战、高热,气管向健侧移位,患侧胸壁凹陷性水肿,胸闷、气急伴呼吸音减低或消失。

【辅助检查】

1. 实验室检查　白细胞计数增高,明显左移,有时出现贫血;血清转氨酶升高。

2. 影像学检查　①B 型超声检查:可明确其部位和大小,其阳性诊断率可达96%以上,为首选的检查方法。②X 射线检查:右叶脓肿可使右膈肌升高、肝阴影增大或有局限性隆起,有时出现右侧反应性胸膜炎或胸腔积液。左叶脓肿,X 射线钡餐检查有时可见胃小弯受压、推移现象。③CT 和 MRI 检查:能确定脓肿部位及大小。

3. 诊断性穿刺　肝区压痛最剧处或超声探测导引下施行诊断性穿刺,可抽出脓液,脓液涂片检查及培养,可明确诊断。

【治疗要点】

早作诊断,积极治疗,处理原发病,防治并发症。

细菌性肝脓肿应加强支持治疗,使用足量、有效抗生素控制感染。单个较大脓肿,可在 B 超引导下穿刺抽吸或置管引流。对于较大的肝脓肿,估计有穿破可能,或已穿破并引起腹膜炎、脓胸及胆源性肝脓肿或慢性肝脓肿,在全身应用抗生素的同时,应积极进行脓肿外科切开引流术。病期长的慢性局限性的厚壁脓肿,也可行肝叶切除。多发性肝脓肿一般不适于手术治疗。

【护理评估】

1. 健康史　评估患者营养状况,有无胆道感染及其他部位感染史,有无肝开放性损伤史。

2. 护理体检　患者表现有寒战、高热(体温 39~40 ℃),伴恶心、呕吐、食欲缺乏。肝区疼痛和肝大。右下胸及肝区叩击痛,肿大的肝有压痛,巨大的肝脓肿可使右季肋呈现饱满状态。实验室检查的血常规检查有白细胞计数明显升高,中性粒细胞超过90%,有核左移现象和中毒性颗粒;血清转氨酶升高。X 射线、B 超、CT 和 MRI 检查对脓肿的定位、定性有很大的帮助。

3. 心理-社会状况　患者及家属对疾病的认知程度;患者是否因病情重或病程长而产生焦虑或恐惧。家庭对患者治疗费用的经济承受能力。

【常见护理诊断/医护合作性问题】

1. 体温过高　与脓肿及毒素吸收有关。

2. 营养失调:低于机体需要量　与摄入不足、感染、高热引起机体消耗增加等有关。

3. 潜在并发症　腹膜炎、膈下脓肿、胸腔内脓肿。

【护理措施】

1. 生活护理　加强营养支持,给予高热量、高维生素、高蛋白、易消化的饮食、改善营养状况,必要时少量多次输血或血浆,纠正低蛋白血症。

2.用药护理 ①遵医嘱使用有效抗生素,观察用药效果及不良反应;②遵医嘱补液,纠正体液失衡,补足血容量,预防休克。

3.对症护理

(1)加强对生命体征和腹部体征的观察 注意脓肿是否破溃引起腹膜炎、膈下脓肿、胸腔内感染等严重并发症。若继发脓毒症、急性化脓性胆管炎者或出现中毒性休克征象时,可危及生命,应立即抢救。对有高热的患者,加强体温的观察,高热者及时给予物理降温,必要时遵医嘱使用药物降温。每日至少摄入2 000 mL液体,以防缺水。

(2)做好引流管护理 ①做好固定:妥善固定引流管,防止滑脱。②确保通畅:置患者于半卧位,以利呼吸和引流,防止引流管堵塞。③严格遵守无菌原则:每天用生理盐水多次和持续冲洗脓腔,观察和记录引流液的色、质、量。④防止感染:每天更换引流瓶。⑤注意拔管指征和拔管后处理:当脓腔引流液少于10 mL时,可拔除引流管,改为凡士林纱条引流,适时换药,直至脓腔闭合。

4.心理护理 加强与患者及家属的沟通,做好解释安慰工作,稳定患者情绪,讲授疾病的相关知识,帮助患者勇敢面对疾病,增强战胜疾病的信心。

【健康教育】

1.解释引流管的意义和注意事项。

2.嘱患者多食用富含营养的食物,多饮水。

3.出院后嘱患者遵医嘱或继续使用抗生素药物。若发现发热、肝区疼痛等症状,及时就诊。

(二)阿米巴性肝脓肿患者的护理

阿米巴性肝脓肿是肠道阿米巴病最常见的并发症,大多数在肠阿米巴急性期发生。发生率1.8%～20%,其中70%～95%为男性,发病年龄多在30～50岁。

【病因】

阿米巴性肝脓肿继发于肠道阿米巴感染。

【病理】

阿米巴原虫自结肠溃疡处肠壁小静脉经门静脉、淋巴管侵入肝,阻塞门静脉小分支末梢,引起缺血性肝细胞坏死,同时产生溶组织酶,溶解肝组织而产生脓肿。典型的阿米巴性肝脓肿是单发的,容积较大。80%见于肝右叶,以右叶顶部最多见。

【临床表现】

起病一般较缓,病程一般较长,病情一般较细菌性肝脓肿轻。阿米巴性肝脓肿主要应与细菌性肝脓肿鉴别(表27-1)。

表27-1　阿米巴性肝脓肿与细菌性肝脓肿鉴别

比较	阿米巴性肝脓肿	细菌性肝脓肿
病史	有阿米巴痢疾史	有胆道等感染病史
症状	起病缓,病程长	起病急,全身脓毒症
体征	肝大显著	肝大不显著
脓肿	较大,单发	较小,多发
脓液	巧克力色,无臭	黄白色
脓液检查	找到阿米巴滋养体	涂片及培养见细菌
血常规	白细胞可增加	白细胞明显增加
粪便检查	找到阿米巴滋养体	无特殊发现
诊断性治疗	抗阿米巴药物有效	抗阿米巴药物无效

【辅助检查】

同细菌性肝脓肿。

【治疗要点】

阿米巴性肝脓肿以抗阿米巴药物治疗为主,采用甲硝唑、氯喹、依米丁、环丙沙星等药物治疗。必要时反复穿刺吸脓及支持疗法为主。脓肿较大,有穿破危险者,或经抗阿米巴治疗并行多次穿刺吸脓,而脓腔未见缩小者,应在严格无菌操作下,行套管针穿刺置管闭式引流术。

【常见护理诊断/医护合作性问题】

1.体温过高　与阿米巴性肝脓肿有关。

2.营养失调:低于机体需要量　与摄入不足、机体消耗增加等有关。

3.潜在并发症　腹膜炎、膈下脓肿、胸腔内脓肿。

【护理措施】

除其药物治疗外,护理措施请参考细菌性肝脓肿患者的护理。

阿米巴性肝脓肿患者遵医嘱使用抗阿米巴药物,注意观察药物的不良反应,临床症状消失,治愈后因脓腔存在,必须继续使用1个疗程的甲硝唑治疗。

【健康教育】

参阅细菌性肝脓肿的健康教育。

第二节　肝癌患者的护理

肝癌可分为原发性肝癌和继发性肝癌两类。原发性肝癌源于上皮组织。继发性肝癌为肝外组织器官的原发癌或肉瘤转移到肝所致,较原发性肝癌多见。

(一)原发性肝癌患者的护理

原发性肝癌是指发生于肝细胞和肝内胆管上皮细胞的癌。高发于我国东南沿海

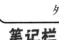

地区,中位年龄为 40～50 岁年龄段,男性多于女性,男女比例为 2～3∶1。年死亡率位居我国恶性肿瘤的第 3 位。

【病因】

原发性肝癌的病因尚未明确,目前认为与以下因素有关:①肝硬化;②病毒性肝炎;③黄曲霉毒素;④饮水污染;⑤其他因素如遗传、化学品污染及微量元素(低硒)有关。

【病理】

原发性肝癌的大体病理形态可分四型:结节型、巨块型、弥漫型和小细胞型。按肿瘤大小分类为:微小肝癌(直径<2 cm),小肝癌(>2 cm<5 cm),大肝癌(>5 cm,≤10 cm)和巨大肝癌(>10 cm)。

从病理组织学可分为三型:肝细胞癌、肝内胆管细胞癌和二者同时出现的混合型。其中肝细胞癌最常见。

转移途径:肝癌细胞主要通过血行转移,原发性肝癌极易侵犯门静脉分支,并经门静脉系统形成肝内播散,甚至阻塞门静脉主干引起门静脉高压。肝外血行转移最多见于肺,其次为骨、脑等。肝癌淋巴转移至肝门淋巴结最多,其次为胰周、腹膜后、主动脉旁及锁骨上淋巴结。此外肝癌还可向横隔及附近脏器直接蔓延和腹腔种植性转移。

【临床表现】

原发性肝癌早期缺乏典型症状,晚期可有局部和全身症状。常见临床表现有以下方面:

1.肝区疼痛　为最常见的主要症状,超过半数的患者以此为首发症状。多为持续性钝痛、刺痛或胀痛。肝右叶顶部的癌肿常累及横隔,疼痛可牵涉至右肩背部。当肝癌结节发生坏死、破裂,引起腹腔内出血时,则突然出现右上腹剧痛和腹膜刺激征等急腹症表现。

2.全身和消化道症状　主要表现为乏力、消瘦、食欲减退、腹胀等,部分患者可伴有恶心、呕吐、发热、腹泻等症状,常不易引起注意。晚期则出现体重进行性下降、贫血、黄疸、腹水、下肢水肿、皮下出血及恶病质表现等。

3.肝大　为中、晚期肝癌最常见的主要体征。肝大呈进行性,质地坚硬,边缘不规则,表面凹凸不平呈大小结节或肿块。癌肿位于肝右叶顶部者肝浊音界上升,甚至可出现胸水。

4.其他　可出现肝性脑病、上消化道出血、癌肿破裂出血、肝肾综合征及继发性感染等并发症。少数患者还可有低血糖症、红细胞增多症、高血钙和高胆固醇血症等特殊表现。如发生肺、骨、脑等处转移,可产生相应症状。合并肝硬化者常有肝掌、蜘蛛痣、脾大、腹壁静脉曲张等。

【辅助检查】

1.实验室检查

(1)甲胎蛋白(alpha-fetoprotein,AFP)测定　对原发性肝细胞癌的诊断有相对专一性。是目前筛查原发性肝癌最常用、最重要的方法,阳性率约为 70%。正常值小于20 μg/L;目前 AFP 诊断标准为:AFP≥400 μg/L 且持续 4 周或 AFP≥200 μg/L 且持续 8 周,并排除妊娠、活动性肝炎、肝硬化、生殖胚胎源性肿瘤及肝样腺癌,则应考虑为肝细胞癌。

（2）血清酶学　各种血清酶检查对原发性肝癌的诊断缺乏专一性和特异性，只能作为辅助指标。常用的有：血清碱性磷酸酶，γ-谷氨酰转酞酶，5′-核苷酸磷酸二酯酶同工酶，各种酶的联合检测可提高诊断价值。

（3）肝功能及病毒性肝炎检查　肝功能异常、乙肝标志或 HCV-RNA 阳性，常提示有原发性肝癌的肝病基础，有助于肝细胞癌的定性诊断。

2.影像学检查

（1）B 超检查　是目前肝癌定位检查中首选的一种方法。适用于普查，能发现直径为 2~3 cm 或更小的病变。诊断符合率可达 90%。

（2）X 射线检查　腹部透视或摄片可见肝阴影扩大。如肝右叶顶部癌肿，可见右侧膈肌抬高或呈局限性隆起。

（3）CT 和 MRI 检查　能检出直径 1 cm 左右的微小肝癌，并能显示肿瘤的位置、大小、数目及其与周围器官和重要血管的关系，有助制定手术方案。准确率达 90% 以上。

（4）肝动脉造影　对肝癌诊断的准确率最高，达 95% 左右，可发现 1~2 cm 大小的肝癌及其血供情况。

（5）正电子发射计算机断层扫描（PET-CT）　局部扫描可精确定位病灶解剖部位及反映病灶生化代谢信息；全身扫描可了解整体和评估转移情况，达到早期发现病灶的目的；治疗前后扫描可了解肿瘤治疗前后的大小和代谢变化。

（6）发射单光子计算机断层扫描（ECT）　全身骨显像有助于肝癌骨转移的诊断，可比 X 射线和 CT 检查提前 3~6 个月发现骨转移癌。

3.肝穿刺活组织检查　多在 B 超引导下行细针穿刺活检，具有确诊的意义，但有出血、肿瘤破裂和肿瘤沿针道转移的危险。

4.腹腔镜探查　经各种检查未能确诊而临床又高度怀疑肝癌者，必要时可行腹腔镜探查以明确诊断。

【治疗要点】

目前治疗肝癌是以手术为主的综合治疗。

1.手术治疗　是目前治疗肝癌最有效的方法。①肝切除术；②不能切除的肝癌可做冷冻、激光、微波或做肝动脉结扎插管，以备术后做局部化疗，也可经皮下植入输注泵、术后连续灌注化疗；③根治性手术后复发的肝癌可再次施行手术治疗；④肝移植术后极易复发，预后差，一般不考虑。

（2）非手术治疗　①化学药物治疗；②放射治疗；③免疫治疗；④肝动脉栓塞化疗；⑤中医中药治疗；⑥系统治疗如分子靶向药物治疗，索拉非尼口服；系统化疗等。

【护理评估】

1.术前评估

（1）健康史　了解患者年龄、性别、饮食和生活习惯、居住地，有无进食霉变食物、饮用污染水源、酗酒等，有无亚硝胺类致癌物的接触史。家族中有无肝癌或其他肿瘤患者。既往有无肝炎、肝硬化等病史。

（2）护理体检　①肝大，肝区疼痛，多为持续性钝痛、刺痛或胀痛。上腹部肿块，肿块大小、质地、部位、表面光滑度。突然出现右上腹剧痛和腹膜刺激征等急腹症表

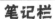

现。②全身有无乏力、消瘦、食欲减退、腹胀、恶心、呕吐、发热、腹泻等症状,有无贫血、黄疸、腹水、下肢水肿、皮下出血及恶病质等。是否出现肝性脑病、上消化道出血、癌肿破裂出血及继发性感染等并发症。了解 AFP 的水平、血清酶谱状况、肝炎标记物的检查结果等;B 超、X 射线、CT 和 MRI 检查、肝穿刺活组织检查、腹腔镜探查了解证实有无占位性病变的存在及判断肿物性质。

(3)心理-社会状况　患者及家属对疾病的认知程度,家属对本病及其治疗方法、预后的认知程度及心理承受能力,患者是否对疾病的预后产生焦虑或恐惧。家庭对患者手术、化疗、放疗等的经济承受能力。

2.术后评估　了解手术情况:手术方式、麻醉方法、术中发现、术后有无出血、肝性脑病、膈下积液或脓肿等并发症发生。了解患者的身体情况和心理状态及认知程度。

【常见护理诊断/医护合作性问题】

1.急性疼痛　与肝癌侵袭、手术、介入治疗、放疗、化疗有关。

2.营养失调:低于机体需要量　与食欲下降、癌肿消耗、放化疗反应等有关。

3.舒适改变　与疼痛、腹胀、化疗的副作用及恶病质有关。

4.焦虑　与对癌症及手术恐惧、担心疾病预后有关。

5.潜在并发症　肝性脑病、上消化道出血、癌肿破裂出血及继发性感染。

【护理措施】

1.术前护理

(1)生活护理　加强营养支持,给予高热量、高蛋白、高维生素、易消化的饮食,有恶心、呕吐时,于服用止吐剂后进少量食物,增加进餐次数。进食少者可给予静脉补充营养,必要时给予白蛋白等。患者如伴有肝功能衰竭或有肝性脑病倾向,蛋白质的摄入量应减少,甚至暂禁蛋白质饮食。有腹水时限制水的摄入,低钠饮食。保证患者充足的睡眠和休息,禁酒。

(2)疼痛的护理　观察患者疼痛发生的时间、部位、性质、诱因、程度及伴随症状,教会患者放松技巧。疼痛剧烈者,遵医嘱按照三级止痛原则给予镇痛药物,以消除或减轻患者的疼痛。

(3)维持体液平衡　对伴有腹水者严格控制水和钠盐的摄入量,遵医嘱合理补液,注意记录 24 h 出入量;每日观察、记录体重及腹围的变化。

(4)预防出血　改善凝血功能,术前 3 d 开始给予维生素 K_1,适当补充血浆和凝血因子,以改善凝血功能,预防出血;避免剧烈咳嗽、用力排便等引起腹内压增高的因素,可减少或避免肝癌破裂或食管胃底静脉破裂出血;应用 H_2 受体阻断剂,预防应激性溃疡。

(5)心理护理　了解患者及家属情绪变化,鼓励患者说出自己的感受,解释疾病治疗及护理相关知识,消除患者恐惧心理。帮助患者树立战胜疾病的信心。

(6)做好术前准备　除常规腹部手术准备外,必须准备充足的血浆或全血,做好术中用药的准备,如化疗药物、特殊治疗设备、皮下埋藏式灌注装置等。

2.术后护理

(1)生活护理　注意休息与活动:术后 24 h 内安置平卧休息,为防止术后断面出血,不主张早期下床活动,并避免剧烈咳嗽。48 h 后如病情允许,取半卧位,以减轻腹壁张力。加强营养支持,术后禁食及胃肠减压,禁食期间遵医嘱补液维持体液平衡,并加强静脉营养支持,肠蠕动功能恢复后,给予流质饮食,逐步过渡到正常饮食。

（2）病情观察　密切监测生命体征及观察有无腹痛、腹膜刺激征等。

（3）引流管的护理　保持引流管通畅,妥善固定引流管、避免受压、扭曲、堵塞及脱落;观察并记录引流液的颜色、质、量。

（4）预防感染　遵医嘱使用有效抗生素。

（5）并发症的预防

1）肝性脑病　术前 3 d 进行口服肠道不吸收抗菌药物,以抑制肠道细菌。手术前晚清洁灌肠。术后:①注意观察患者有无肝昏迷的早期症状,若出现性格行为变化,如欣快感、表情淡漠或扑翼样震颤等前驱症状时,及时通知医师;②半肝以上切除的患者,间歇吸氧 3~4 d,保护肝功能;③避免肝性脑病的诱因,如上消化道出血、高蛋白饮食、感染、便秘、应用麻醉剂、镇静催眠药等;④禁用肥皂水灌肠,可用生理盐水或弱酸性溶液（如食醋 1~2 mL 加入生理盐水 100 mL）,使肠道 pH 值保持为酸性;⑤口服肠道不吸收抗菌药物,以抑制肠道细菌繁殖,减少氨的产生;⑥使用降血氨药物,如谷氨酸钾或谷氨酸钠静脉滴注;⑦给予富含支链氨基酸的制剂或溶液,以纠正支链/芳香族氨基酸的比例失调;⑧肝昏迷者限制蛋白质摄入,以减少血氨的来源;⑨便秘者可口服乳果糖,促使肠道内氨的排出。

2）胆汁漏　因肝断面小胆管渗漏、胆管损伤或胆管结扎线脱落所致。注意观察腹部症状变化,引流液的质和量变化,如出现胆汁漏,引发腹膜炎应尽早手术。

（6）肝动脉插管化疗（介入治疗）患者的护理

1）向患者解释肝动脉插管化疗的目的及注意事项。

2）注意出凝血时间、血常规、肝肾功能、心电图等检查结果,判断有无禁忌证。术前禁食 4 h。

3）预防出血:术后嘱患者平卧位,穿刺处沙袋加压 1 h,穿刺侧肢体制动 6 h。注意观察穿刺侧肢体皮肤的颜色、温度及足背动脉搏动,注意穿刺点有无出血现象。

4）导管护理:①妥善固定和维护导管;②严格遵守无菌原则,每次注药前消毒导管,注药后用无菌纱布包扎;③为防止导管堵塞,注药后用肝素稀释液 2~3 mL（25 U/mL）冲洗导管。

5）栓塞后综合征的护理:肝动脉栓塞化疗后多数患者可出现发热、肝区疼痛、恶心、呕吐、心悸、白细胞下降等,称为栓塞后综合征。①发热一般为低热,若体温高于38.5 ℃,可予物理、药物降温;②肝区疼痛者可适当给予止痛剂;③恶心呕吐者可给予甲氧氯普胺、氯丙嗪等;④当白细胞计数低于 4×10^9/L 时,应暂停化疗,并应用升白细胞药物;⑤介入治疗后嘱患者大量饮水,减轻化疗药物对肾的毒副作用,观察排尿情况。

6）并发症防治:密切观察生命体征和腹部体征,注意是否出现上消化道出血及胆囊坏死等并发症时。注意观察患者的意识状态、黄疸程度,补充高糖、高能量营养素,积极给予保肝治疗,防止肝功能衰竭。

【健康教育】

1.注意防治肝炎　不吃霉变食物。有肝炎肝硬化病史者和肝癌高发区人群应定期体格检查,做 AFP 测定、B 超检查。

2. 坚持化疗或其他治疗　定期随访,每 2～3 个月复查 AFP、胸片和 B 超检查。

3. 保持大便通畅　防止便秘,可适当应用缓泻剂,预防血氨升高。

(二)继发性肝癌患者的护理

继发性肝癌也称为转移性肝癌,为人体其他部位的组织、器官的肿瘤转移至肝并在肝内继续生长、发展的肿瘤,其组织学特征与原发性肝癌相同。许多器官的癌都可以转移到肝,如消化道肿瘤的胃癌、结肠癌、胰腺癌、胆囊癌等,还有肺癌、乳腺癌、肾癌、鼻咽癌等。癌细胞可经门静脉、肝动脉、淋巴回流和直接蔓延转移到肝。继发性肝癌可以是单个结节,也可是多个结节。肝硬化很少发生转移癌,反之转移癌也很少发生肝硬化。

转移癌均以原发性肝癌所引起的症状和体征为主要表现,有肝区疼痛。转移性肝癌较小时无症状,往往在影像学检查时被发现而进一步检查明确诊断。少数诊断为转移性肝癌的患者找不到肝外原发性病灶。若原发癌切除后出现肝区间歇性不适或疼痛,应考虑有肝转移。后期患者可出现消耗性改变,有乏力、食欲下降、体重减轻,出现贫血、黄疸和腹水。部分患者有肝大、质地坚硬、有触痛的癌结节。

肿瘤标志物检查:AFP 升高者较少,CEA、CA19-9、CA125 等对消化系统肿瘤、肺、卵巢等器官肿瘤的肝转移具有诊断价值。超声、CT、MRI 和 PET 等影像学检查有重要诊断价值。

转移性肝癌须根据原发性肿瘤的治疗情况,统筹计划、综合治疗。治疗原则与原发性肝癌的治疗相似,如为孤立性或仅局限于肝的一叶或一段,而原发肿瘤已被切除,患者身体条件允许,又无其他部位转移者,应选择手术——肝切除。如原发性肝癌和转移性肝癌同时发现,均符合手术指征,可同时手术治疗。术中应常规做肝超声检查,如发现肝内新病灶,应修正原定的治疗方案。对不能手术切除者,根据患者全身及原发性肿瘤情况,选择区域灌注化疗、TACE、PEI、射频消融或冷冻等局部治疗。

转移性肝癌的护理可参考原发性肝癌的处理。

问题分析与能力提升

患者男性,46 岁,因"患急性阑尾炎"入院,入院后拒绝手术,予以抗感染治疗后,出现寒战、高热、右上腹疼痛。体格检查显示:急性病容,巩膜有黄疸,右上腹有明显压痛,肝大,肝区叩击痛明显。实验室检查:白细胞数 $20.0 \times 10^9/L$,中性粒细胞比例 0.88。B 超检查:提示肝占位病变。

讨论:①该患者可能的诊断是什么? ②该患者脓肿较大,应采取何种治疗措施? ③该患者存在哪些主要护理诊断/问题? ④应给予哪些护理措施?

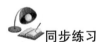 ### 同步练习

1. 细菌性肝脓肿的主要临床症状为　　　　　　　　　　　　　　　　　　　( )

　　A. 恶心,呕吐　　　　　　B. 寒战,高热,肝大伴疼痛　　　C. 局部皮肤凹陷性水肿

　　D. 出现黄疸　　　　　　　E. 可见右膈升高,运动受限

2. 关于细菌性肝脓肿,下列叙述正确的是　　　　　　　　　　　　　　　　( )

　　A. 大部分是胆源性肝脓肿　　B. 致病菌多为 G^+ 球菌　　　C. 脓液多为棕褐色

D.多由于溃疡性结肠炎所致　　E.手术引流是唯一有效的方法

3.在鉴别细菌性肝脓肿与阿米巴肝脓肿时,后者不出现下列哪项表现　　　　(　　)

A.脓液呈棕褐色　　　　　　　B.中毒症状严重　　　C.起病较缓慢

D.血清学阿米巴抗体检测阳性　　E.中性粒细胞计数可增高

4.阿米巴肝脓肿治疗中,下列处理正确的是　　　　　　　　　　　　　(　　)

A.一旦确诊均应手术治疗

B.左叶肝脓肿可行穿刺治疗

C.穿刺抽脓前应先完成抗阿米巴治疗

D.继发性细菌感染者均应手术

E.脓肿已穿破胸、腹腔或邻近内脏器官者,应先用非手术治疗

5.原发性肝癌主要转移的部位　　　　　　　　　　　　　　　　　　(　　)

A.肝内　　　　　　　　　B.肺　　　　　　　　　C.左锁骨上淋巴结

D.骨　　　　　　　　　　E.腹腔内种植

6.肝癌患者最常见和最主要的症状是　　　　　　　　　　　　　　　(　　)

A.肝区疼痛　　　　　　　B.低热　　　　　　　　C.腹胀、乏力

D.食欲不振　　　　　　　E.消瘦

7.为明确肝内占位病变的性质,下列检查项目最有意义的是　　　　　　(　　)

A.谷丙转氨酶　　　　　　B.谷草转氨酶　　　　　C.甲胎蛋白

D.癌胚抗原　　　　　　　E.乳酸脱氢酶

8.治疗早期原发性肝癌,最有效的方法是　　　　　　　　　　　　　(　　)

A.手术切除　　　　　　　B.肝动脉插管化疗　　　C.肝动脉栓塞治疗

D.放射治疗　　　　　　　E.局部注射无水乙醇疗法

9.继发性肝癌诊断的关键是　　　　　　　　　　　　　　　　　　(　　)

A.测定血清甲胎蛋白　　　B.行肝动脉造影检查　　C.查清原发癌灶

D.行 CT 检查　　　　　　E.行放射核素扫描

10.关于继发性肝癌下列叙述错误的是　　　　　　　　　　　　　　(　　)

A.大多数患者有肝外癌病史　　B.有肝区痛的临床表现　　C.与原发性肝癌难以鉴别

D.一般均可采用手术切除　　　E.预后不良

11.男,33 岁,高热,右上腹痛 7 d。B 超和 CT 检查提示肝脓肿,曾有胆道感染病史。引起该疾病的最可能原因是　　　　　　　　　　　　　　　　　　　　　　　(　　)

A.胆道化脓性感染　　　　B.坏疽性阑尾炎　　　　C.开放性肝损伤

D.右侧膈下脓肿　　　　　E.肝包虫病

12.女性,45 岁,阿米巴痢疾 2 个月,近 1 周轻度发热,T 37.5 ℃,无寒战,黄疸。B 超检查提示肝单个较大液性暗区。若诊断明确为阿米巴性肝脓肿,脓肿感染途径主要是　　　(　　)

A.阿米巴滋养体由肝动脉入肝　　　　　　　B.阿米巴滋养体经门静脉入肝

C.阿米巴滋养体由淋巴系统入肝　　　　　　D.阿米巴滋养体由胆道入肝

E.阿米巴滋养体透过肠壁入肝和腹腔

13.男,59 岁,在健康普查时发现 AFP 600 μg/L,最可能的诊断是　　　　(　　)

A.细菌性肝脓肿　　　　　B.阿米巴性肝脓肿　　　C.肝硬化合并门脉高压

D.原发性肝癌　　　　　　E.继发性肝癌

14.男性,41 岁,乙肝史 10 年余,近来自觉右上腹胀痛,首选的检查是　　(　　)

A.MRI　　　　　　　　　B.B 超检查　　　　　　C.肝动脉造影

D.核素肝扫描　　　　　　E.腹腔镜

(邓小华)

第二十八章 门静脉高压症患者的护理

学习目标

1. 掌握:门静脉高压症患者的护理评估要点,护理措施及健康教育。
2. 熟悉:门静脉高压症的病因、病理、处理原则、临床表现。
3. 了解:门静脉高压症的护理诊断要点。

门静脉正常压力为 1.28~2.35 kPa (13~24 cmH_2O)。当门静脉血流受阻、血液淤积导致门静脉内压力增高,进而引起脾大、脾功能亢进、腹水、食管胃底静脉曲张破裂出血,称为门静脉高压症。门静脉高压症时,压力可高至 25~50 cmH_2O(2.45~4.90 kPa)。

约90%以上的门静脉高压症由肝硬化引起。在我国主要是肝炎后肝硬化和血吸虫病性肝硬化,西方国家常以酒精性肝硬化引起。

【病理】

门静脉系统无瓣膜,通过流入的血量和流出的阻力形成并维持正常压力。门静脉血流阻力增加,常是门静脉高压症的始动因素。按阻力增加的部位,可将门静脉高压症分为肝前型、肝内型和肝后型三种。肝内型又可分为窦前、窦后和窦型。在我国肝炎后肝硬化是引起窦型和窦后型门静脉高压症的常见原因,窦前型门静脉高压主要以血吸虫病肝硬化为主要原因。形成后,引起脾大和脾功能亢进,交通支扩张和腹水。门静脉血流受阻后,脾出现充血性脾大;受阻的血液逆行通过交通支回流,致使四支交通支静脉扩张,尤其是食管胃底静脉和直肠上、下静脉丛扩张;门静脉压力升高,使门静脉毛细血管床的滤过压增加,同时肝疾病引起低蛋白血症,血浆胶体渗透压下降及淋巴液生成增加,液体漏入腹腔形成腹水,同时醛固酮分泌过多,导致水、钠潴留加剧腹水形成,因而形成顽固性腹水。

【临床表现】

门静脉高压症主要的临床表现有:脾大、脾功能亢进,呕血和黑便,腹水等。

1. 脾大、脾功能亢进　在门静脉高压症的早期即可有脾充血、肿大,程度不一,在左肋缘下可扪及。早期质软、活动;晚期变硬、活动度减少,常伴有脾功能亢进。

2. 呕血和黑便　食管胃底静脉曲张突然破裂引起大出血,是门静脉高压症时最凶险的并发症,一次出血量可达 1 000~2 000 mL。血液在胃肠内经胃酸及其他消化液的作用,随粪便排出时呈柏油样黑便。因凝血功能障碍而出现出血不止的情况。大出血、休克和贫血可致肝细胞严重缺氧坏死,极易诱发肝性脑病。

3.腹水　顽固性腹水是肝功能严重受损的表现。常伴腹胀、食欲减退及下肢浮肿。

4.其他　可伴有肝大、黄疸、蜘蛛痣、腹壁静脉曲张、痔等。

【辅助检查】

1.实验室检查　①血常规检查:脾功能亢进时,全血细胞计数减少,白细胞及血小板计数减少最为明显。白细胞计数降至 $3×10^9$/L 以下,血小板计数减至(70~80)×10^9/L 以下。血红蛋白和血细胞比容下降。②肝功能检查:血浆白蛋白降低而球蛋白增高,白/球蛋白倒置。凝血酶原时间延长。血清转氨酶和血胆红素出现不同程度增高。

2.影像学检查　①B 超检查及彩超:可了解肝和脾的形态、大小、有无腹水及门静脉扩张;彩超可测定门静脉血流的量和流向。②食管吞钡 X 射线检查:在食管为钡剂充盈时,曲张的静脉使食管黏膜呈虫蚀状改变;排空时,则表现为蚯蚓样或串珠状负影,阳性率较高。③腹腔动脉(静脉相)或肝静脉造影:确定静脉受阻部位及侧支回流情况。④CT、MRI 检查:CT 可测定肝体积以推测分流术后肝性脑病发生率;MRI 不仅可以重建门静脉、准确测定门静脉的血流方向及血流量,还可以将门静脉高压的患者的脑生化成分做成曲线并进行分析,为确定手术方案提供依据。

【治疗要点】

外科治疗门静脉高压症主要是预防和控制食管胃底静脉曲张破裂出血。其次是解除或改善脾大、脾功能亢进及治疗顽固性腹水。

1.食管胃底静脉曲张破裂出血的治疗　对于肝功能不良的患者应尽量采用非手术疗法,重点是输血补充血容量、药物止血如注射垂体加压素、内窥镜下采用双极电凝、微波、激光、注射硬化剂和套扎等方法止血、应用三腔管压迫止血及经颈静脉肝内门体分流术(transjugular intrahepatic portosystemic shunt,TIPS)。对于不伴黄疸和腹水的肝功能良好的患者,应争取即时或经短时间准备后即行手术,手术方式包括断流术和分流术。

(1)断流术　为急诊手术,用于食管胃底静脉曲张破裂大出血时。手术阻断门-奇静脉的交通支反常血流,以达到止血的目的。目前效果较好的手术方式是贲门周围血管离断术,即切除脾,同时彻底切断、结扎食管胃底的静脉侧支。

(2)分流术　将肝门静脉系和腔静脉系的主要血管进行手术吻合,使压力较高的肝门静脉血分流入压力较低的腔静脉,从而降低肝门静脉系压力,制止出血。应用较广的手术方式有脾-肾静脉分流术、门-腔静脉分流术、肠系膜上-下腔静脉分流术等。分流术会使门静脉向肝的灌注量减少而加重肝功损害;部分或全部肝门静脉血未经肝处理而直接进入体循环,易致肝性脑病。

(3)肝移植　既替换了病肝,又使门静脉系统血流恢复到正常。

2.腹水的外科治疗　对肝硬化引起的顽固性腹水,唯一最有效的治疗方法是肝移植。其他疗法包括 TIPS 和腹腔-静脉转流术。

3. 脾大、脾功能亢进　明显的脾功能亢进多见于晚期血吸虫病患者,因肝功能多较好,单纯脾切除效果良好。

【护理评估】

1. 术前评估

(1)健康史　了解患者年龄、性别及是否有长期饮酒史。了解既往是否患慢性肝炎、血吸虫病病史;有无其他肝的疾病史;了解发病的诱因,饮食状况,有无腹内压增设的因素存在;脾功能亢进行的程度及呕血便血情况。

(2)身体状况　了解有无交通支静脉曲张情况,脾是否肿大、脾功能有无亢进;是否发生呕血和排黑便情况;患者的生命体征、意识状态、面色、肢端温度及皮肤色泽,有无肝性脑病先兆。有无腹胀、食欲减退及下肢水肿;腹水等症状。有无肝大、黄疸、蜘蛛痣、痔等。

(3)辅助检查　了解血常规、肝功能检查和 B 超、食管吞钡 X 射线检查、胃镜、CT及 MRI 的检查结果。

(4)心理-社会状况　了解患者对突然大量出血是否感到过度紧张、恐惧;是否因长期反复发病,影响工作和生活而感到焦虑不安和悲观失望;患者及家属对门脉高压症的治疗、预防再出血的知识的了解程度,在经济上对患者的支持程度。

2. 术后评估

(1)手术情况　了解麻醉、手术方式,术中出血、输血、输液情况。

(2)身体状况　评估患者生命体征、意识状态、尿量及肝功能等,评估引流管是否通畅以及引流物性质、性状及引流量。有无出血和肝性脑病的征象。

(3)心理-社会状况　了解患者对术后不适的心理反应,对术后康复知识的掌握程度。

【常见护理诊断/医护合作性问题】

1. 恐惧　与突然大量呕血、便血、肝性脑病及病情危重等有关。

2. 体液不足　与上消化道大量出血有关。

3. 体液过多:腹水　与肝功能损害致低蛋白血症、血浆胶体渗透压降低及醛固酮分泌增加有关。

4. 营养失调:低于机体需要量　与肝功能损害、营养素摄入不足、消化吸收障碍有关。

5. 潜在并发症　上消化道大出血、感染、肝性脑病、静脉血栓形成。

【护理措施】

1. 非手术治疗护理(术前护理)

(1)支持对症　控制出血,维持体液平衡;迅速建立有效静脉通道,遵医嘱输血、输液,恢复血容量,纠正体液失衡;用冰盐水或冰盐水加血管收缩剂,如肾上腺素,做胃内灌洗。遵医嘱应用止血药,并观察其效果。

(2)严密观察病情　监测血压、脉搏、呼吸和体温情况;每小时尿量及中心静脉压的变化。注意呕血和黑便的颜色、性状、量。

(3)三腔二囊管压迫止血的护理　参见内科护理学相关章节。

(4)预防食管胃底静脉曲张破裂出血的护理　保证充分休息,避免劳累及剧烈咳嗽、打喷嚏、便秘、用力排便等使腹内压增高的因素;避免干硬食物或刺激性食物;饮食不宜过热。术前一般不放置胃管,必要时选细软胃管以轻巧手法插入。补充 B 族维生素、维生素 C、维生素 K 及凝血因子,以防止术中和术后出血。

(5)控制减少腹水形成　①取平卧位,注意休息;②限制液体和钠的摄入,每日钠摄入量限制在 500 ~ 800 mg(氯化钠 1.2 ~ 2.0 g)内,进液量约为 1 000 mL,少食含钠高的食物;③每天测腹围一次,每周测体重一次;④按医嘱使用利尿剂同时记录每日出入液量,并观察有无低钾、低钠血症;⑤注意加强营养,纠正低蛋白血症。

(6)保护肝功能、预防肝性脑病　①肝功能受损严重者应限制蛋白质摄入量,应补充支链氨基酸,限制芳香族氨基酸的摄入;②贫血及凝血机制障碍者可输给鲜血、肌内注射维生素 K;③遵医嘱使用保肝药物,避免使用有肝毒性药物;④为减少肠道细菌量,避免胃肠道残血被分解产生氨,诱发肝性脑病,可服用新霉素或链霉素等肠道不吸收的抗生素,用轻泻剂刺激排泄或生理盐水(禁忌肥皂水等碱性液)灌肠。分流术前 2 ~ 3 d 口服抗生素,术前晚清洁灌肠。

(7)心理护理　沉着冷静的接待患者,给患者以安慰、解释,稳定患者情绪,帮助患者树立战胜疾病的信心。

2.术后护理

(1)休息与活动　断流术和脾切除术后,麻醉消失生命体征平稳后取半卧位。分流术后 48 h 内,取平卧位或 <15° 低坡卧位,2 ~ 3 d 后改半卧位,1 周后可逐步下床活动。

(2)病情观察　密切观察患者神志及生命体征的变化;观察引流液的性状与量,若引流出新鲜血液量较多,应考虑是否发生内出血。

(3)饮食　肠蠕动恢复后,可给流质饮食,逐渐过渡到正常饮食。分流术后应限制蛋白质饮食。禁食期间给予肠外营养。

(4)观察和预防并发症　①肝性脑病:参见内科护理学相关章节。②出血:注意观察有无出血征象,如出现出血体征和表现,及时通告医生,及时妥善处理。③静脉血栓形成:分流术或断流术后,均有静脉血栓形成的危险,特别是脾切除术后发生率更高。术后 2 周内每日或隔日复查一次血小板,若超过 $600×10^9/L$,注意观察有无血栓形成,必要时遵医嘱给予抗凝药治疗,并注意用药前后凝血时间的变化。脾切除术后不用维生素 K 和其他止血药物,以防血栓形成。

【健康指导】

1.合理休息与适当劳动,避免劳累和较重的体力活动。

2.避免剧烈咳嗽、打喷嚏、便秘、用力排便、提举重物等引起腹压增高因素。

3.禁烟、酒,少喝咖啡、浓茶,避免粗糙、干硬、过热、辛辣食物,以免损伤食管和胃黏膜,诱发出血。

4.按医嘱服用保肝药物,定期复查肝功能。

5.保持心情舒畅,避免情绪波动。

笔记栏

问题分析与能力提升

患者女性,55 岁,反复呕血 3 年,1 d 前因进食油炸食物后,突然又呕吐鲜血 800 mL 左右。患者精神紧张。体检显示:贫血貌,T 36.8 ℃,P 96 次/min,BP 82.5/60 mmHg,心肺无特殊,腹软,蛙状腹,脾肋下 3 cm,移动性浊音(+)。实验室检查:肝功能,谷丙转氨酶为 120 U(赖氏法);A/G 比值为 0.82∶1;总胆红素 35 μmol/L。纤维胃镜检查为食管胃底静脉曲张出血。

讨论:①食管胃底静脉曲张出血常见诱因是什么?②食管胃底静脉曲张出血有哪些特点?③此时患者主要的护理诊断有哪些?④应采取哪些护理措施?

同步练习

1. 正常门静脉的压力是 （ ）
   A. 小于 1.3 kPa(13 cmH$_2$O)　　　　　B.1.27～2.35 kPa(13～24 cmH$_2$O)
   C.2.4～3.0 kPa(24～30 cmH$_2$O)　　　　D.3.0～5.0 kPa(30～50 cmH$_2$O)
   E.4.0 kPa(40 cmH$_2$O)

2. 门静脉高压症的侧支中,下列错误的是 （ ）
   A. 由食管、胃底静脉入奇静脉　　　　　B. 由脐及脐旁静脉入腹壁上、下静脉
   C. 由直肠上静脉入直肠下静脉　　　　　D. 由腰静脉入腹膜后下腔静脉属支
   E. 腹膜后门、体静脉分支相吻合

3. 引起门静脉高压症的常见原因是 （ ）
   A. 肝炎后肝硬化　　　　B. 血吸虫性肝硬化　　　　C. 胆汁性肝硬化
   D. 先天性门静脉狭窄　　E. 肝包虫病

4. 门静脉高压症腹水的主要成因是 （ ）
   A. 抗利尿激素增多　　　　B. 肝淋巴液外漏　　　　C. 肝功能减退
   D. 醛固酮体内增多　　　　E. 门静脉系毛细血管床的静水压增加

5. 门静脉高压症的主要临床表现为 （ ）
   A. 腹胀、食欲减退　　　　B. 呕血和黑便　　　　C. 白细胞、血小板计数减少
   D. 肝大　　　　　　　　　E. 肝功能障碍

6. TIPS 是指 （ ）
   A. 门静脉分流术　　　　　　　　B. 脾-肾静脉分流术
   C. 经颈静脉肝内门体分流术　　　D. 肠系膜上-下腔静脉分流术
   E. 胃底贲门周围血管离断术

7. 门静脉高压症分流术后护理,下列措施中错误的是 （ ）
   A. 术后取平卧位,活动要少　　B. 注意观察意识变化　　C. 给予高热量、高蛋白饮食
   D. 保持大便通畅　　　　　　　E. 观察有无腹痛、腹胀、血便

（邓小华）

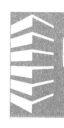

第二十九章 胆道疾病患者的护理

学习目标

1. 掌握:胆囊炎、急性梗阻性化脓性胆管炎、胆石症患者的护理评估要点,护理措施及健康教育。
2. 熟悉:胆囊炎、急性梗阻性化脓性胆管炎、胆石症患者的病因、病理、处理原则及临床表现。
3. 了解:胆囊炎、急性梗阻性化脓性胆管炎、胆石症患者的护理诊断要点。

第一节　胆道感染患者的护理

胆道感染主要是指胆囊壁和(或)胆管壁受细菌侵袭而产生的化脓性炎症。主要因胆道梗阻、胆汁淤积造成。胆道结石是导致梗阻的最主要原因,而反复感染可促进结石形成并进一步加重胆道梗阻。感染、结石和梗阻三者又互为因果关系。胆道感染主要有急性胆囊炎、慢性胆囊炎、急性梗阻性化脓性胆管炎等。急性胆囊炎指胆囊管梗阻和细菌感染引起的炎症,是一种常见的急腹症,女性多见。约95%以上伴有胆囊结石,5%为非结石性胆囊炎。急性梗阻性化脓性胆管炎(acute obstructive suppurative cholangitis,AOSC)也称急性重症胆管炎(acute cholangitis of severe type,ACST),是急性胆管炎的严重阶段。

【病因】

1.急性结石性胆囊炎　主要致病原因有:①胆囊管梗阻,结石堵塞胆囊管或嵌顿于胆囊颈,以至胆汁排出受阻,胆汁滞留、浓缩,同时嵌顿的结石亦可直接损伤黏膜。高浓度的胆汁酸盐引起细胞损害,加重黏膜的炎症、水肿甚至坏死。②细菌感染,致病菌多从胆道逆行进入胆囊、血循环或淋巴途径进入胆囊,在胆汁瘀滞时造成感染。致病菌主要是革兰阴性杆菌,常合并厌氧菌感染。

2.急性非结石性胆囊炎　病因不清楚,胆囊内胆汁淤滞和缺血导致细菌的繁殖可能是发病的主要原因,通常在严重创伤、烧伤、长期肠外营养、大手术后等患者中发生。

3. 急性梗阻性化脓性胆管炎　主要病因:①胆道梗阻,在我国最常见原因是胆道结石,其次为蛔虫、胆管狭窄或胆管、壶腹部的肿瘤等;②细菌感染,病菌从十二指肠逆行进入胆道或经门静脉入肝到达胆道,致病菌以革兰染色阴性菌多见,常合并厌氧菌感染。

【病理及发病机制】

1. 急性胆囊炎

(1)急性结石性胆囊炎　胆囊管梗阻,黏膜水肿、充血、渗出增加,此时为急性单纯性胆囊炎。如病情进一步加重,病变波及胆囊壁全层,囊壁增厚,血管扩张,甚至浆膜炎症、有纤维素或脓性渗出,发展至化脓性胆囊炎。如胆囊内压继续升高,胆囊壁血管受压导致血供障碍,继而缺血坏疽,则为坏疽性胆囊炎。

(2)急性非结石性胆囊炎　病理变化与急性结石性胆囊炎相似,但病情发展更迅速,更容易出现胆囊坏疽、穿孔。

2. 慢性胆囊炎(chronic cholecystitis)　指胆囊持续的、反复发作的炎症过程。超过90%的患者有胆囊结石。随着炎症反复发作,胆囊壁炎症细胞浸润和纤维组织增生,胆囊壁增厚并逐渐瘢痕化,胆囊萎缩,失去收缩和浓缩胆汁的功能,并与周围组织粘连。

3. 急性梗阻性化脓性胆管炎　AOSC 基本病理变化为胆管梗阻和胆管内化脓性感染。胆管完全梗阻后引起梗阻以上胆管扩张,胆管壁充血、水肿、增厚,黏膜糜烂,形成溃疡并继发感染,胆管腔内充满脓性胆汁,胆道内压力升高,当升至超过 40 cmH_2O 时,胆管内细菌和毒素即可逆行入肝窦,引起全身化脓性感染,大量的细菌毒素引起全身炎症反应、血流动力学改变和 MODS。

【临床表现】

1. 急性胆囊炎　主要表现为右上腹部阵发性绞痛或胀痛,可放射到右肩、肩胛和背部,常在夜间或饱餐、进食油腻食物后发作。伴恶心、呕吐、厌食、便秘等消化道症状。患者常有轻度至中度发热,如出现寒战、高热,表明病变严重,可能出现胆囊坏疽、穿孔、积脓或合并急性胆管炎。少数患者可出现轻度黄疸。右上腹胆囊区域可有压痛或叩击痛,炎症波及浆膜时可有腹肌紧张及反跳痛,墨菲(Murphy)征阳性是急性胆囊炎患者的典型体征。

2. 慢性胆囊炎　表现常不典型,多数患者有胆绞痛病史。表现为腹胀不适、厌食油腻,嗳气等消化不良症状及右上腹和肩背部隐痛。腹部检查可无体征,或仅有右上腹轻度压痛,Murphy 征或呈阳性。

3. 急性梗阻性化脓性胆管炎　患者多有胆道疾病史或胆道手术史。起病急骤,病情进展快,并发症凶险。本病除有急性胆管炎的查克(Charcot)三联症(腹痛、寒战高热、黄疸)外,还有休克、神经中枢系统受抑制表现,称为雷诺(Reynolds)五联征。体格检查体温常持续升高达 39~40 ℃以上,脉搏快而弱,血压降低。嘴唇发绀,指甲床青紫,全身皮肤可能有出血点和皮下瘀斑。剑突下或右上腹有压痛,或可有腹膜刺激征。肝常肿大并有压痛和叩击痛。肝外梗阻可触及肿大的胆囊。

【辅助检查】

1. 实验室检查　急性胆囊炎患者白细胞计数及中性粒细胞比例升高,部分患者可有转氨酶、碱性磷酸酶、血清胆红素及淀粉酶升高。急性重症胆管炎患者白细胞计数可超过 $20×10^9/L$，胞质内可出现中毒颗粒；肝功能有不同程度的损害，凝血酶原时间延长；动脉血气分析可有 PaO_2 下降、氧饱和度降低；合并代谢性酸中毒及缺水、低钠血症等电解质紊乱。

2.影像学检查　①B超检查：急性胆囊炎可见胆囊增大、囊壁增厚，并可探及囊内结石影。慢性胆囊炎可显示胆囊壁增厚，胆囊排空障碍或胆囊内结石。急性重症胆管炎患者检查可在床边进行，能及时了解胆道梗阻部位、肝内外胆管扩张情况及病变性质。②CT及MRI：可协助了解结石的分布，大小，胆管梗阻的水平，以及胆囊病变等。

【治疗要点】

（一）急性胆囊炎

急性胆囊炎主要为手术治疗。急性非结石性胆囊炎易坏疽穿孔，一经诊断，应及早手术。

1.非手术治疗　可作为手术前的准备。方法包括禁食、输液、营养支持、补充维生素和纠正水、电解质及酸碱代谢失衡。多数患者经非手术治疗病情缓解，日后行择期手术。非手术治疗期间应密切注意病情变化，如病情加重，应及时手术治疗。

2.手术治疗　急性期手术力求安全、简单、有效，对年老体弱、合并多个重要脏器疾病者，选择手术方法应慎重。手术方法：①胆囊切除术，首选腹腔镜胆囊切除，也可应用传统的或小切口的胆囊切除；②胆囊造口术，对高危患者或局部粘连解剖不清者，可先行造口术减压引流，3个月后再行胆囊切除；③超声或CT导引下经皮经肝胆囊穿刺引流术（percutaneous transhepatic gallbladder drainage，PTGD），可减低胆囊内压，急性期过后再择期手术。适用于病情危重又不宜手术的化脓性胆囊炎患者。

（二）慢性胆囊炎

症状明显并伴有结石者行胆囊切除术，首选腹腔镜胆囊切除。对年老体弱、合并多个重要脏器疾病者而不能耐受手术可选择非手术治疗。方法包括口服溶石药物、限制油腻食物并服用消炎利胆药、胆盐、中药等治疗。

（三）急性梗阻性化脓性胆管炎

应紧急手术解除梗阻，及时而有效地降低胆道压力。患者情况暂时改善，为进一步治疗争取时间。

1.非手术治疗　既是治疗手段，又可作为手术前准备。主要包括：①尽快恢复血容量，纠正体液紊乱和酸碱失衡，应用血管活性药物提高血压、肾上腺皮质激素保护细胞膜和对抗细菌毒素，改善通气功能；②联合应用足量有效的抗生素；③对症治疗如降温、解痉止痛、使用维生素 K_1 等处理；④以上治疗后病情仍未改善，应在抗休克的同时行紧急胆道引流治疗。

2.手术治疗　目的在于抢救患者生命，方法力求简单有效，通常采用胆总管切开减压、T管引流。

3.非手术方法胆道减压　包括经内镜鼻胆管引流术（endoscopic naso biliary drainage，ENBD）、经皮肝穿刺胆管引流（percutaneous transhepatic cholangiography drainage，PTCD），常能及时减压。

4.后续治疗　如患者一般情况恢复，宜在 $1 \sim 3$ 个月后根据病因选择彻底的手术治疗。

【护理评估】

1.术前评估

(1)健康史　了解患者的一般情况包括年龄、性别、饮食习惯、营养状况、妊娠史等。家族史:家族中有无类似疾病史。既往史:有无反酸、嗳气、饭后饱胀、厌油腻食物或因此而引起腹痛发作史;有无呕吐蛔虫或粪便排出蛔虫史;既往有无类似发作史,有无胆石症、胆囊炎和黄疸病史。

(2)护理体检　了解有无夜间或饱餐、进食油腻食物后发作的右上腹部阵发性绞痛或胀痛,是否放射到右肩、肩胛和背部。是否伴有恶心、呕吐、厌食、便秘等消化道症状。有无寒战高热,黄疸等表现。右上腹胆囊区域有无压痛或叩击痛及反跳痛,腹肌是否紧张。Murphy 征阳性是否阳性。有无 Charcot 三联症(腹痛、寒战高热、黄疸)的表现或有 Reynolds 五联征表现。了解白细胞计数及中性粒细胞比例升高,胞质内可出现中毒颗粒;转氨酶、碱性磷酸酶、胆红素及淀粉酶是否升高;凝血酶原时间延长;动脉血气分析情况;电解质平衡状况。B 超检查和 CT 及 MRI 检查结果分析。

(3)心理-社会状况　患者及家属对疾病的发生、发展、治疗及护理措施的认知程度;是否存在因疾病反复发作而出现的焦虑或恐惧;家庭对手术及进一步治疗的经济承受能力。

2.术后评估

(1)了解手术情况　评估患者术中施行的手术方式、麻醉方式、术中放置引流管的部位、数量和目的,手术及麻醉过程中是否顺利,术中输血、输液量。

(2)护理体检　评估患者术后生命体征是否平稳,如原有休克时,休克是否得到控制或好转。引流管是否通畅及引流物颜色、性质及引流量,评估手术伤口情况。

【常见护理诊断/医护合作性问题】

1.急性疼痛　与炎症反应刺激,胆道梗阻、结石嵌顿及手术创伤有关。

2.营养失调:低于机体需要量　与摄入不足、机体消耗增加等有关。

3.体温过高　与胆道感染、炎症反应有关。

4.体液不足　与 T 管引流、呕吐、感染性休克有关。

5.低效性呼吸型态　与感染中毒有关。

6.潜在并发症　胆囊穿孔、胆道出血、胆瘘、腹腔感染、肝功能不全等。

【护理措施】

1.术前护理

(1)生活护理　指导患者卧床休息,采取舒适卧位。指导患者进行有节律的深呼吸缓解疼痛,必要时遵医嘱应用镇痛药物。病情轻者给予清淡低脂饮食;病情严重者需禁食及胃肠减压。不能经口进食或进食不足者,可经胃肠外营养途径补充和改善营养状态。

(2)用药护理　遵医嘱肌内注射维生素 K_1 纠正凝血功能障碍。病情严重者,完善术前检查,做好术前各项准备。遵医嘱合理使用有效抗生素,期间注意观察用药效果及不良反应。

(3)对症护理　观察患者病情变化,若出现寒战、高热、腹痛加重、腹痛范围扩大及出现表情淡漠和休克者,应及时通知医师,积极进行处理。急性重症胆管炎患者应观察并记录24 h出入量,必要时监测中心静脉压及尿量,并迅速建立静脉通路,遵医嘱补液扩充血容量并纠正体液失衡。根据体温升高的程度,采用物理降温,必要时使用药物降温。

2.术后护理

(1)对症观察　观察患者的生命体征变化,腹部症状和体征。观察、记录引流液的量、颜色、性质,有无出血和胆汁渗出,有无休克征象。对术前有黄疸的患者观察黄疸消退情况、大便的颜色并检测血清胆红素含量,若黄疸加重,可能有胆汁引流不畅。

(2)营养支持　术后禁饮食、胃肠减压。禁食期间遵医嘱补充水、电解质及热量,拔除胃管后,由无脂流质饮食逐步过渡到低脂饮食。

(3)T管引流的护理　胆总管探查或切开取石术后,在胆总管切开处放置T管引流,一端通向肝管,一端通向十二指肠,一端由腹壁穿出体外。主要目的是:①引流胆汁;②引流残余结石;③支撑胆道。

1)妥善固定　术后T管应该固定于腹壁,不可固定于床上,以防翻身、搬动、活动时牵拉脱出。对躁动不安的患者应有专人守护并适当加以约束。

2)保持有效引流　防止引流管折叠、扭曲、受压。引流液中如有结石泥沙、絮状物或血凝块时,可用手由近向远挤压引流管以保持引流通畅。必要时用少量无菌生理盐水缓慢冲洗。

3)加强观察　观察并记录引流液的颜色、量和性状。胆汁引流一般每天300 ~ 700 mL。量过少可能为T管阻塞或肝功能衰竭所致,量多可能是胆总管下端不够通畅。正常胆汁呈黄绿色或棕黄色,清亮无沉淀物、有一定黏性。如颜色过淡或过于稀薄,表示肝功能不佳;混浊应考虑结石残留或胆管炎症未被有效控制。

4)预防感染　长期引流者,每周更换引流瓶或引流袋1 ~ 2次,更换时严格遵守无菌操作原则。保持引流管周围敷料干燥。卧位时引流袋的水平高度不超过腋中线,站立或活动时应低于腹部切口,以免胆汁逆流引起感染。

5)拔管　T管引流出的胆汁量逐渐减少,颜色呈正常清亮、无脓液、结石、无沉渣及絮状物,可于术后10 ~ 14 d,试行夹管1 ~ 2 d,如无腹胀,腹痛、发热及黄疸等症状,可在X射线下经T管做胆道造影,造影后必须立即接好引流管继续引流24 h以上,如胆总管通畅,无其他病变,再次夹T管24 ~ 48 h,患者无不适即可拔管。拔管后局部伤口用凡士林纱布堵塞,1 ~ 2 d会自行封闭。如胆道造影发现有结石残留,保留T管6周以上,再做取石或其他处理。

4.心理护理　认真听取患者的倾诉,根据具体情况给予讲解疾病知识,解释治疗及疾病转归的相关知识。对于需要手术者,说明手术的重要性,以消除其顾虑,积极配合手术。

5.并发症防治

(1)出血　若腹腔引流管引出血性液体每小时超过100 mL,持续3 h以上,或患者有血压下降、脉细速、面色苍白等休克征象,提示腹腔内有出血;如T管引出血性胆汁或鲜血,粪便呈柏油样,伴血压下降、脉细速、面色苍白,提示为胆管内出血,立即配合医生进行抢救。

(2)胆漏　患者如出现发热、腹痛、腹胀等表现,或腹腔引流液为黄绿色胆汁样引流液,应疑有胆漏,应立即告知医生并协助其引流胆汁;遵医嘱及时补充水和电解质,以维持体液平衡,并补充热量和维生素;能进食者,鼓励进高热量、高蛋白、高维生素、低脂饮食。

【健康教育】

1.饮食指导 指导患者选择低脂、高糖、高蛋白、高维生素易消化的饮食,忌油腻食物及饱餐。

2.定期复查 非手术治疗的患者,应遵医嘱坚持治疗,按时服药,定期复查。若出现腹痛、黄疸、发热、厌油腻等症状时,应立即到医院就诊。

3.带T管出院患者的指导 向带T管出院的患者解释T管的重要性,告知患者应防止T管受压及牵拉脱出,出现引流管引流异常或管道脱出时,应及时就诊。

第二节 胆石症患者的护理

胆石症包括发生在胆囊和胆管的结石,是胆道系统的常见病和多发病。随着生活水平的提高、卫生条件的改善、饮食习惯的改变,我国胆石症患者已由胆管为主的胆色素结石转变为以胆囊为主的胆固醇结石。女性多于男性。

【胆石的分类】

1.根据结石的化学成分分类

(1)胆固醇结石 以胆固醇为主要成分。呈白黄、灰黄或黄色,质硬,形状和大小不一,呈多面体、圆形或椭圆形。表面光滑,剖面呈放射性条纹状。80%位于胆囊内。

(2)胆色素结石 以胆色素为主要成分,形状大小不一,可呈粒状、长条状,甚至呈铸管形,一般为多发。又分为两种,一种是黑色胆色素结石,结石不含胆汁酸、无细菌、质硬,发生在胆囊内;另一种为棕色胆色素结石,内有胆汁酸、细菌,质软易碎,主要发生在胆管。

(3)混合性结石 由胆红素、胆固醇、钙盐等多种成分混合组成。根据所含成分的比例不同可呈现不同的形状、颜色和剖面结构。

2.根据胆石所在的部位分类

(1)胆囊结石 主要为胆固醇结石和以胆固醇结石为主的混合型结石。

(2)肝外胆管结石 包括肝总管结石(多为原发性结石)和胆总管结石(可分为继发性结石和原发性结石),原发性结石多为胆色素结石,继发性结石多为胆固醇结石。

(3)肝内胆管结石 主要为胆色素结石。

【病因】

胆石的成因很复杂,为多种因素综合作用的结果,主要包括以下几个方面:

1.胆道感染 胆汁淤积、细菌或寄生虫入侵引起胆道感染,胆汁内的大肠埃希菌产生β-葡萄糖醛酸酶和磷脂酶使可溶性的结合胆红素水解为非结合胆红素,后者与钙结合,促使胆红素结石的发生。

2.胆道异物 蛔虫残体、虫卵、华支睾吸虫、缝线线结、感染脱落的细胞可成为结石的核心,促使结石发生。

3.代谢因素　胆汁中胆固醇浓度明显增高胆汁酸盐和卵磷脂含量相对减少,不足以转运胆汁中的胆固醇,胆固醇在胆汁中呈过饱和状态并析出而形成结石。

4.胆道梗阻　胆道梗阻可引起胆汁淤滞,滞留的胆汁中的胆色素在细菌作用下分解为非结合胆红素而形成结石。

5.其他因素　如胆囊功能异常、雌激素水平、遗传因素等。

【病理生理】

胆石症的主要病理变化:①结石引起胆管梗阻,导致胆汁受阻,引发胆绞痛的发生;②继发感染,结石长时间的嵌顿和压迫,临床上可出现胆囊炎、胆管炎的发生;③因胆管梗阻和感染而引起肝细胞损害甚至坏死,亦可引起胆源性肝脓肿或胆汁性肝硬化;④胆石嵌顿于壶腹时可引起急慢性胰腺炎;⑤结石、炎症及胆汁中致癌物质对胆道长期刺激,可诱发癌变。

【临床表现】

1.胆囊结石　大多数患者可无症状,仅在体格检查、手术和尸体解剖时偶然发现,称为静止性胆囊结石。当结石嵌顿时,则可出现明显症状和体征。

(1)胆绞痛　为胆囊结石的典型症状。疼痛位于右上腹或上腹部,呈阵发性,或者持续疼痛阵发性加剧,可向右肩胛部和背部放射,部分患者可伴有恶心、呕吐。常发生于饱餐、进食油腻食物后或夜间睡眠时。

(2)上腹隐痛　多数患者仅在进食肥腻食物、工作紧张或疲劳时感到上腹部或右上腹隐痛,或者有饱胀不适、暖气、呃逆等,常被误诊为"胃病"。

(3)胆囊积液　胆囊结石长期嵌顿或阻塞胆囊管但未合并感染时,胆囊黏膜吸收胆汁中的胆色素,并分泌黏液性物质,导致胆囊积液。积液呈透明无色,称为白胆汁。

(4)腹部体征　有时可在右上腹触及肿大的胆囊。如合并感染,右上腹可有局限性腹膜炎的体征。

(5)Mirizzi综合征　胆囊管与肝总管伴行过长或者胆囊管与肝总管汇合位置过低,持续嵌顿于胆囊颈部的和较大的胆囊管结石压迫肝总管,引起肝总管狭窄或胆囊肝总管瘘管,结石部分或全部堵塞肝总管,致使反复发作胆囊炎、胆管炎及阻塞性梗阻性黄疸。

2.胆管结石

(1)肝外胆管结石　平时无症状或仅有上腹不适,当结石造成胆管梗阻时可出现腹痛或黄疸,如继发胆管炎时,可有较典型的Charcot三联征即腹痛、寒战高热、黄疸。

腹痛:发生在剑突下或右上腹,多为绞痛,呈阵发性发作,或为持续性疼痛阵发性加剧,可向右肩或背部放射,常伴恶心、呕吐。

寒战、高热:胆管梗阻继发感染后引起的全身中毒症状。体温可高达39～40 ℃。

黄疸:胆管梗阻后胆红素逆流入血引起。黄疸程度及持续时间取决于胆管梗阻的程度、部位和有无并发感染。胆管部分梗阻,则黄疸轻,完全性梗阻时黄疸较深。随着炎症的发作及控制,黄疸呈现间歇性和波动性。出现黄疸时患者有尿色变深,粪色变浅及皮肤瘙痒,完全梗阻时大便呈陶土色。

(2)肝内胆管结石　可多年无症状或仅有上腹和胸背部胀痛不适。绝大多数患者以急性胆管炎就诊,主要表现为寒战高热和腹痛,不合并肝外胆管结石的可无黄疸。

体格检查可能仅可触及肿大或不对称的肝,肝区有压痛和叩击痛。

【辅助检查】

1.实验室检查 血常规检查白细胞计数及中性粒细胞比例明显升高,血清胆红素、转氨酶及碱性磷酸酶升高。尿液检查示尿胆红素升高,尿胆原降低甚至消失。

2.影像学检查 B超检查为首选检查,可显示胆囊、胆管结石影,近端胆管扩张,PTC或ERCP等检查可显示梗阻的部位、程度、结石的大小和数量等。

【治疗要点】

1.手术治疗

(1)胆囊切除术 是胆囊结石、急慢性胆囊炎的主要外科治疗方法。包括腹腔镜胆囊切除术(LC)、开腹胆囊切除(OC)、小切口胆囊切除(OM),首选LC。行胆囊切除时,有下列情况应同时行胆总管探查术:术前病史、临床表现或影像检查证实或高度怀疑胆总管有梗阻;术中证实胆总管有病变;胆囊结石小,有可能通过胆囊管进入胆总管。术中应争取行胆道造影或胆道镜检查,以避免盲目的胆道探查。胆总管探查后一般需做T管引流。

(2)胆总管切开取石、T管引流术 是治疗胆管结石的首选方法。目的为探查胆道通畅的情况,取出其中结石,冲洗胆道,放置T管引流,消除胆道感染。

(3)胆肠内引流术 此法因废弃了Oddi括约肌的功能,因此使用逐渐减少。

(4)Oddi括约肌切开成形术 实质上是一种低位胆总管十二指肠吻合术,适用于结石嵌顿在胆总管开口不能取出者。

(5)肝叶切除术 适用于肝内胆管结石多局限于一侧肝叶(段)内不能采用其他手术取净结石者,或肝组织有萎缩者。应切除病变肝叶(段),以根除病灶。

(6)微创外科治疗 ERCP检查的同时行内窥镜括约肌切开,然后向胆总管送入取石篮取石。合并胆道感染时,可临时在内镜下安置鼻胆管引流或支架管,此法操作简便,创伤小,尤其适用于结石不多、高龄或伴有重要脏器疾病不能耐受手术者。

2.非手术治疗 包括溶石治疗、体外冲击波碎石治疗等。

【护理评估】

1.健康史 了解患者的年龄、性别、妊娠等情况;既往有无反酸、嗳气、餐后饱胀等消化道症状;有无肠道蛔虫病史;有无胆囊结石、胆囊炎和黄疸病史。

2.护理体检 了解腹痛的诱因、部位、性质及有无肩背放射痛等;有无肝大、肝区压痛和叩痛等,是否触及胆囊,有无腹膜刺激征等。有无神志意识障碍,表情淡漠、烦躁、谵妄、昏迷等;有无恶心、呕吐、食欲减退、体重减轻、贫血、黄疸、寒战、高热、腹水等症状。血常规检查白细胞计数及中性粒细胞比例明显升高,肝功能是否异常。凝血酶原时间是否延长。B超检查有无胆囊、胆管结石影,胆管是否扩张等。

3.心理-社会状况 了解患者及家属对疾病的认知程度,社会支持力量及家人的态度及支持情况。

【常见护理诊断/医护合作性问题】

1.急性疼痛 与感染,胆道梗阻、结石嵌顿及手术创伤有关。

2.体温过高 与结石致胆道感染有关。

3.营养失调:低于机体需要量 与摄入不足、机体消耗增加等有关。

4.有皮肤完整性受损的危险　与胆汁酸盐刺激皮肤神经末梢导致皮肤瘙痒有关。

5.潜在并发症　切口感染、出血、胆瘘及肠粘连。

【护理措施】

1.生活护理　注意患者合理休息,适当活动;加强营养,给予高蛋白、高碳水化合物、高维生素和低脂饮食。对禁食患者,通过肠外营养补充足够的能量、氨基酸、维生素等,以维持良好的营养状态。

2.用药护理　对诊断明确的剧烈疼痛患者,可遵医嘱给予消炎利胆、解痉或止痛药。禁止使用吗啡止痛,以免引起 Oddi 括约肌痉挛。遵医嘱使用维生素 K_1 10 mg 肌内注射,每日 2 次,以改善凝血功能。

3.对症护理　严密观察患者的生命体征及腹部体征,如出现腹痛、寒战、高热、黄疸、休克、神经中枢系统受抑制等情况,应及时告知医生。根据患者体温情况,采取物理和(或)药物降温的方法尽快降低患者的体温。告知患者不可用手抓挠皮肤。可用温水清洗皮肤,保持皮肤清洁,减轻瘙痒。瘙痒剧烈者,遵医嘱应用外用药物和(或)其他药物治疗。

4.其他　做好术前各项准备工作。

5.术后护理　见本节胆道感染患者的护理。

【健康教育】

术后护理及健康指导:见本节胆道感染患者的护理。

第三节　胆道蛔虫病患者的护理

胆道蛔虫病是指肠道蛔虫上行至胆道开口位,钻入胆道引起的一系列临床症状,是常见的外科急腹症之一,多见于儿童及青少年,农村比城市多见。随着卫生条件、生活环境的改善,本病发病率明显下降。

【病因病理】

肠道蛔虫有钻孔习性,喜爱碱性环境。当肠功能紊乱肠道内环境发生改变时,蛔虫可窜至十二指肠,当 Oddi 括约肌功能失调,蛔虫则可钻入胆道引起 Oddi 括约肌痉挛,导致胆绞痛和诱发急性胰腺炎。蛔虫带入的细菌可造成胆道感染,甚至引起急性化脓性胆管炎、肝脓肿或胆囊穿孔。死亡后的虫体碎片可成为结石的核心。

【临床表现】

胆道蛔虫病的特点表现为剧烈的腹痛与较轻的腹部体征不相称。腹痛为突然发生剑突下阵发性钻顶样剧烈绞痛,常放射至右肩胛或背部。痛时辗转不安、呻吟不止、大汗淋漓,并伴有恶心、呕吐或吐出蛔虫。腹痛可突然缓解,间歇期可症状全无。疼痛可反复发作、无任何规律。合并胆道感染时,症状同急性胆管炎,黄疸一般较轻。严重者表现同梗阻性化脓性胆管炎。体检仅有右上腹或剑突下轻度深压痛。

【辅助检查】

血常规检查可见白细胞和嗜酸性粒细胞比例升高。B超为首选检查,可显示胆道内有平行强光带及蛔虫影。ERCP 检查常可见蛔虫,并可在镜下钳夹取出。

【治疗要点】

1. 非手术治疗　①解痉止痛,注射阿托品、山莨菪碱解痉,止痛可用哌替啶等;②利胆驱虫,驱虫后继续服用利胆药物,如食醋、乌梅汤、33% 硫酸镁等,可能有利于虫体排出;③控制胆道感染;④纤维十二指肠镜取虫。

2. 手术治疗　对于经积极非手术治疗未能缓解,或者合并胆管结石,或有急性重症胆管炎、肝脓肿、重症胰腺炎等并发症者,可行胆总管切开探查、T 管引流手术。术中应用胆道镜检查,以去除蛔虫残骸。术后仍需要服药驱除肠道蛔虫。

【常见护理诊断/医护合作性问题】

1. 急性腹痛　与蛔虫刺激致 Oddi 括约肌痉挛有关。

2. 知识缺乏　缺乏饮食卫生保健知识。

【护理措施】

术前护理及术后护理:参见本节胆道感染患者的护理。

【健康教育】

1. 养成良好的饮食及卫生习惯 注意环境卫生,饭前便后洗手,不喝生水,蔬菜洗净煮熟,水果削皮后吃。

2. 指导患者正确服用驱虫药,服药后注意观察大便中是否有排出虫体。

第四节　胆道肿瘤患者的护理

胆道肿瘤有良性肿瘤和恶性肿瘤。其胆囊息肉和胆囊息肉样病变多为良性;胆囊癌和胆管癌为恶性。

(一)胆囊息肉样病变

胆囊息肉样病变是指来源于胆囊壁并向胆囊腔内突出或隆起的病变,多为良性。病理上可分为肿瘤性息肉和非肿瘤性息肉。肿瘤性息肉包括腺瘤、腺癌、血管瘤、脂肪瘤、平滑肌瘤、神经纤维瘤等;非肿瘤性息肉包括胆固醇息肉、炎性息肉、腺肌性增生等。术前难以定性,故统称为胆囊息肉样病变。本病无特殊临床表现,少数患者偶有右上腹部不适,或有恶心呕吐,食欲减退等症状;个别患者会引起阻塞性黄疸、胆囊炎、胆道出血等症状。B 超是诊断本病的首选方法,但不能定性。有胆囊多发息肉样变;单发息肉,直径超过 1 cm;胆囊颈部息肉;胆囊息肉伴胆囊结石;年龄大于 60 岁的应考虑手术治疗。暂时不手术的患者,应每 6 个月 B 超复查 1 次。有手术指征但无恶变者行胆囊切除术;若发生恶变,则按胆囊癌处理。

(二)胆囊癌

胆囊癌是发生在胆囊的癌变,少见,女性发病高于男性,90% 患者发病年龄超过50 岁。

【病因】

病因不明,可能与胆囊黏膜受结石长期物理刺激、慢性炎症及细菌代谢产物中的

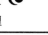

致癌物质等因素有关。

【病理】

胆囊癌多发生在胆囊体部和底部。病理上分为肿块型及浸润型,前者表现为胆囊腔内大小不等的息肉样病变,后者表现为胆囊壁增厚与肝牢固粘连。组织学上分为腺癌、未分化癌、鳞状细胞癌、腺鳞癌等,以腺癌多见,约占85%。转移方式主要为直接浸润肝实质及邻近器官;也可通过淋巴结转移,血行转移少见。

【临床表现】

胆囊癌发病隐匿,早期无特异性症状。部分患者可因胆囊结石切除胆囊时意外发现。合并胆囊结石或慢性胆囊炎者,早期多表现为胆囊结石或胆囊炎的症状。当肿瘤侵犯浆膜层或胆囊床时出现右上腹痛,可放射至肩背部,胆囊管梗阻时可触及肿大的胆囊。胆囊癌晚期可在右上腹部触及肿块,并出现腹胀、体重减轻或消瘦、贫血、黄疸、腹水及全身衰竭等。少数肿瘤可穿透浆膜,导致胆囊急性穿孔、急性腹膜炎和胆道出血等。

【辅助检查】

1. 实验室检查 包括血清 CEA 或肿瘤标志物 CA19-9、CA125 等均可升高,但无特异性。

2. 影像检查 B 超、CT 检查可见胆囊壁不同程度增厚或显示胆囊内新生物,亦可发现肝转移或淋巴肿大;增强 CT 或 MRI 可显示肿瘤的血供情况;B 超引导下穿刺活检可帮助明确诊断。

【治疗要点】

首选手术治疗。其他治疗方法效果欠佳。具体手术方法有:单纯胆囊切除术,针对仅限于黏膜层或黏膜下层,单纯胆囊切除术可达到根治目的的;胆囊癌根治性切除术或扩大的胆囊切除术,肿瘤侵及胆囊肌层或全层,伴区域淋巴结转移者;姑息性手术,术前或术中探查确定不能手术切除或已有远处转移,只能用来缓解症状改善生活质量者。

(三)胆管癌

胆管癌包括肝内胆管细胞癌、肝门胆管癌和胆总管癌三种。

病因不明,与胆囊癌的病因相似,可能与胆管慢性炎症、胆结石及胆汁淤积有关。肝胆管结石、原发性硬化性胆管炎等被认为是胆管癌的高危因素。

【病理】

胆管癌多为腺癌,分化好;少数为未分化癌、乳头状癌或鳞癌。肿瘤多为小病灶,呈扁平纤维样硬化、同心圆生长。引起胆管阻塞,并直接浸润邻近组织。沿肝内、外胆管及其淋巴分布和流向转移,并沿肝十二指肠韧带内神经鞘浸润是其转移特点。

【临床表现】

主要症状是黄疸,一般为进行性无痛性黄疸,包括皮肤巩膜黄染、尿深黄、大便陶土色、全身皮肤瘙痒。腹痛,少数无黄疸患者有上腹部饱胀不适、隐痛、胀痛或绞痛。也可有恶心、厌食、消瘦、乏力等症状。检查有胆囊肿大,Murphy 征可呈阴性结果;部分患者出现肝大、质硬,有触痛或叩痛;晚期可在上腹部触及肿块,可伴有腹水和下肢

笔记栏

水肿。

【辅助检查】

1. 实验室检查　包括血清总胆红素、直接胆红素、AKP、ALP 显著升高,肿瘤标志物 CA19-9 也可能升高。

2. 影像检查　B 超可见肝内、外胆管扩张或见肿瘤物,作为首选检查。MRCP 能清楚显示肝内、外胆管的影像,显示病变的部位效果优于 B 超、PTC、CT 和 MRI。

【治疗要点】

手术切除是首选。其他治疗方法效果不确定。

【常见护理诊断/医护合作性问题】

1. 焦虑　与手术、担心肿瘤预后、病后家庭、社会地位的改变有关。

2. 急性疼痛　与肿瘤的浸润有关。

3. 营养失调:低于机体需要量　与肿瘤所致的高代谢状态、摄入减少及吸收障碍有关。

【护理措施】

1. 减轻焦虑　积极主动关心患者,鼓励患者表达内心感受,让患者产生信赖感;与患者说明手术的重要性和必要性、解释手术方案,使患者积极配合检查与治疗;及时为患者提供有利于治疗及康复的信息,树立患者战胜疾病的信心。

2. 用药护理　根据患者的需要,疼痛的程度遵医嘱采取非药物或药物方法止痛。

3. 对症护理　加强营养支持,提供清淡饮食,鼓励患者尽可能经口进食,不能经口进食者,给予肠外营养支持,以改善患者的营养状况。

【健康教育】

1. 合理安排,劳逸结合,避免过度劳累及精神高度紧张。

2. 注意营养,多吃高能量、高蛋白和维生素丰富、易消化的食物和新鲜蔬菜水果。

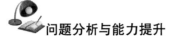

问题分析与能力提升

患者女性,40 岁。在无明显诱因的情况下突然出现剑突下、右上腹胀痛,随后出现寒战、高热、恶心、呕吐等症状,入院后患者很快出现神志淡漠、谵妄。以往有胆管结石病史。体检显示:T 41.5 ℃,P 128 次/min,BP 85/50 mmHg。右上腹有压痛、肌紧张、反跳痛。实验室检查:白细胞 $22×10^9$/L,中性粒细胞 0.82,可见中毒颗粒。血清总胆红素 102 μmol/L,谷丙转氨酶 165 U/L。B 超检查显示:胆管内可见强光团伴声影,近端胆管扩张。临床诊断:急性梗阻性化脓性胆管炎。

讨论:①该患者的处理原则是什么? ②应采取哪些针对性护理措施? ③希望通过护理达到何种预期目标?

📢 **同步练习**

1. 胆囊结石常滞留的部位是 （　　）
   A. 胆囊三角上部　　　　　B. 胆囊体上部　　　　　C. 胆囊底下部
   D. 胆囊颈下部　　　　　　E. 胆囊颈上部

2. 胆总管切开取石术后腹腔引流液呈"胆汁"样,应考虑 （　　）
   A. 正常引流液　　　　　　B. 低蛋白血症　　　　　C. 胆瘘
   D. 胰瘘　　　　　　　　　E. 肠瘘

3. 肝部分切除术后腹腔引流血性液每小时超过 100 mL,连续 3 h,应考虑为 （　　）
   A. 低蛋白血症　　　　　　B. 腹腔内出血　　　　　C. 胆道出血
   D. 术中吸引不全　　　　　E. 腹腔正常引流液

4. 普查和诊断胆道疾病的首选检查方法是 （　　）
   A. X 射线平片　　　　　　B. B 超　　　　　　　　C. CT
   D. MRI　　　　　　　　　 E. ERCP

5. B 超检查胆囊前应常规禁食 （　　）
   A. 3 h　　　　　　　　　　B. 4 h　　　　　　　　　C. 6 h
   D. 8 h　　　　　　　　　　E. 12 h

6. 形成胆红素结石的主要原因是 （　　）
   A. 代谢异常　　　　　　　B. 反复胆道感染　　　　C. 胆囊功能异常
   D. 致石基因　　　　　　　E. 环境因素

7. 急性胆囊炎引起的腹痛常发生于 （　　）
   A. 睡眠时　　　　　　　　B. 剧烈运动时　　　　　C. 空腹时
   D. 油腻餐后　　　　　　　E. 紧张工作时

8. 急性胆囊炎在非手术治疗期间若出现胆囊穿孔,最主要的护理措施是 （　　）
   A. 做好紧急手术的准备　　B. 药物止痛　　　　　　C. 非药物止痛
   D. 物理降温　　　　　　　E. 药物降温

9. 典型的 Charcot 三联症为腹痛、寒战高热及 （　　）
   A. 呕吐　　　　　　　　　B. 腹泻　　　　　　　　C. 黄疸
   D. 腹水　　　　　　　　　E. 胸痛

10. AOSC 的临床表现为 （　　）
    A. Charcot 三联症　　　　B. Reynolds 五联征　　　C. MODS 综合征
    D. Murphy 征　　　　　　 E. Mirizzi 综合征

11. 胆总管引流术后,T 管引流胆汁过多常提示 （　　）
    A. 肝细胞分泌亢进　　　　B. 胆管分泌胆汁过多　　C. 胆囊浓缩功能减退
    D. 胆道下端梗阻　　　　　E. 十二指肠反流

12. 下列哪类患者常出现症状与体征不相符 （　　）
    A. 胆囊结石　　　　　　　B. 胆管结石　　　　　　C. 胆道蛔虫病
    D. 胆管癌　　　　　　　　E. 胆囊癌

13. 治疗胆囊癌的首选方式为 （　　）
    A. 手术切除　　　　　　　B. 放疗　　　　　　　　C. 化疗
    D. 生物治疗　　　　　　　E. 基因治疗

14. 男,40 岁,急诊入院,神志不清,出冷汗,脉搏细数,BP 80/45 mmHg,诊断为"急性梗阻性化

脓性胆管炎",其体位应取 （　）

 A.半坐卧位   B.坐位   C.头低足高位

 D.头高足低位   E.任意卧位

15.女,45岁,行胆总管切开取石。T管引流术后,T管引流液每天均在2 000 mL左右,提示

                        （　）

 A.胆汁量过少   B.胆汁量正常   C.胆管下端梗阻

 D.胆管上端梗阻   E.胆管中部梗阻

16.女性,35岁,诊断为"肝外胆管结石",出现重度黄疸及皮肤瘙痒,对皮肤的护理措施不恰当

的是 （　）

 A.温水擦洗皮肤   B.遵医嘱用药   C.保持皮肤清洁

 D.防止皮肤损伤   E.可用手抓挠

17.男,41岁,在ERCP检查后出现腹部持续性疼痛,血清淀粉酶检查超过正常值,应考虑

                        （　）

 A.急性胆管炎   B.急性胃炎   C.急性肠炎

 D.急性胰腺炎   E.急性胆管梗阻

18.男性,45岁,诊断为胆总管结石,拟行胆总管切开取石、T管引流术,放置T管的目的不包括

                        （　）

 A.引流胆汁   B.引流残余结石   C.引流腹腔渗液

 D.经T管造影   E.支撑胆道

（邓小华）

第三十章 胰腺疾病患者的护理

🌸 **学习目标**

1. 掌握:胰腺疾病患者的护理评估要点,护理措施及健康教育。
2. 熟悉:急性胰腺炎诊断要点、处理原则。胰腺癌的病因、病理、诊断要点及处理原则。
3. 了解:胰腺解剖生理特点、急性胰腺炎的病因、病理分型;慢性胰腺炎的临床表现、诊断要点及预防措施。

　　胰腺是机体中仅次于肝的第二大消化腺体,在胰腺内部有内分泌组织,可以分泌胰液和胰岛素。由于胰液含有多种消化酶,在食物的消化过程中起着重要的作用;胰岛素为内分泌类激素,主要作用是调节血糖的浓度,因此胰腺疾病既可以影响消化,也可以影响血糖。临床胰腺疾病可分为七类:炎症或感染、遗传性参与疾病、内分泌功能低下、良性肿瘤、恶性肿瘤、内分泌腺瘤、先天畸形,本章着重讲述常见的胰腺炎和胰腺恶性肿瘤。本类疾病研究起步晚,有发展快慢不一、疗效差、发病率上升的特点,威胁人类健康最大的两大类疾病是重症急性胰腺炎和胰腺癌,尤其是重症急性胰腺炎,死亡率为 90% ~95%,20 世纪 90 年代以来,死亡率降至 30% 以下。

第一节　急性胰腺炎患者的护理

　　急性胰腺炎(acute pancreatitis,AP)是指胰腺分泌的消化酶异常激活后,对胰腺本身的组织进行自我消化的炎症性疾病,是一种常见的急腹症,其发病率占急腹症的第 3 ~5 位。其中 80% ~90% 的患者病情较轻,即急性水肿性胰腺炎,可经非手术治愈。10% ~20% 左右的患者属于重症胰腺炎,即急性出血性坏死性胰腺炎,胰腺的炎症已非可逆性或自限性,常需手术治疗。重症胰腺炎病情险恶,常影响全身多个脏器,易发生多器官功能障碍,病死率高达 10% ~30%,临床上护理工作至关重要。

【病因】

　　1.梗阻因素　是我国急性胰腺炎的最常见病因,约占 50% 以上。引起梗阻最常见的原因为胆道疾病,如胆总管下端结石、胆道蛔虫病、十二指肠乳头水肿、Oddi 括约肌痉挛或水肿、壶腹部狭窄等,以上原因引起的胰腺炎,又称为胆源性胰腺炎;其次是胰管梗阻、胰管结石、肿瘤或十二指肠梗阻等。由于胆总管与主胰管共同通路(图 30-1),梗阻使胆汁可反流入胰管,使胰酶活化。梗阻亦可使胰管内压力增高,导致微小胰管和胰腺腺泡破裂引起胰液外溢,胰腺组织被胰液损坏发生胰腺炎。

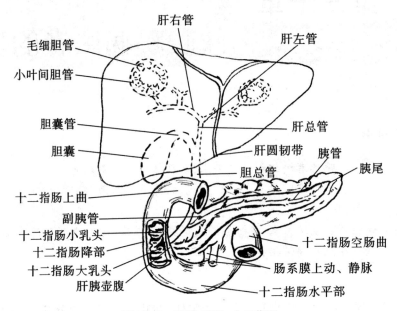

图 30-1　胆道、胰腺、十二指肠

2. 乙醇中毒和暴饮暴食　是常见病因之一。酗酒、暴饮暴食是在西方国家导致急性胰腺炎的第一病因,近年来随着我国生活水平的提高,酗酒、暴饮暴食引起的急性胰腺炎有所增高。乙醇能直接损伤胰腺组织,亦可通过刺激胃酸分泌,从而引起胰液分泌增加,并刺激 Oddi 括约肌痉挛或水肿引起胰液排出管道梗阻,导致胰腺排出障碍等。

3. 十二指肠液反流　十二指肠内的压力增高时,反流到胰管内,其中的肠激酶等物质可激活胰液中的各种酶,从而引起急性胰腺炎。

4. 创伤因素　上腹部损伤或手术可直接或间接损伤胰腺组织。

5. 其他因素　特异性感染性疾病、药物因素、高脂血症、高钙血症等,有少数患者最终因找不到明确的发病原因,被称为特发性急性胰腺炎。

【发病机制】

本病主要由胰腺组织受胰蛋白酶的自身消化作用。正常情况下,胰液内的胰蛋白酶原无活性,待其流入十二指肠,受到胆汁和肠液中的肠激酶的激活作用后变为有活性的胰蛋白酶,具有消化蛋白质的作用。胰腺炎时因某些因素激活了胰蛋白酶,后者又激活了其他酶反应,如弹性硬蛋白酶及磷脂酶 A,对胰腺发生自身消化作用,促进了其坏死溶解。

在胰腺腺泡的酶原颗粒中含有高浓度的弹性硬蛋白酶,在胰腺分泌液中含有无活性的该酶前体,后者可被胰蛋白酶激活而能溶解弹性组织,从而破坏血管壁及胰腺导管。另外,胰蛋白酶对由脂蛋白构成的细胞膜及线粒体膜并无作用,而胰液中的磷脂酶 A 被脱氧胆酸激活后,作用于细胞膜和线粒体膜的甘油磷脂,使之分解变为脱脂酸卵磷脂,亦称溶血卵磷脂,后者对细胞膜有强烈的溶解作用,可溶解、破坏胰腺细胞膜和线粒体膜的脂蛋白结构,致细胞坏死。脂肪坏死也同样先由胰液中的脱脂酸卵磷脂溶解、破坏了脂肪细胞膜后,胰脂酶才能发挥作用。

【病理】

基本病理改变是胰腺呈不同程度的水肿、充血、出血和坏死。一般将急性胰腺炎分为急性水肿型(轻型)胰腺炎和急性出血坏死型(重型)胰腺炎两种。

1. 急性水肿型胰腺炎　占 88% ~97%,主要变化为胰腺局限或弥漫性水肿、肿大变硬、表面充血、包膜张力增高。镜下可见腺泡、间质水肿,炎症细胞浸润,少量、散在出血坏死灶,血管变化常不明显,渗液清亮。

2. 急性出血坏死性胰腺炎　发病率低,后果严重。主要变化为高度充血水肿,呈深红、紫黑色。镜下见胰组织结构破坏,有大片出血坏死灶、大量炎症细胞浸润。继发感染可见脓肿,胰周脂肪组织出现坏死,可形成皂化斑。由于胰脂肪酶分解脂肪为脂肪酸和甘油,脂肪酸与血中钙结合成此斑,所以血钙下降。腹腔内有混浊恶臭液体,液中含有大量胰酶,吸收入血后各种酶含量增高,具有诊断意义。

两型之间无根本差异,仅代表不同的病理阶段。轻型较平稳、死亡率低,重型者经过凶险、并发症多,如休克、腹膜炎、败血症等,死亡率高,甚至可在发病数小时死亡。本病可累及全身各系统、器官,尤以心血管、肺、肾更为明显。

【临床表现】

1. 症状

(1)腹痛　腹痛为急性胰腺炎的主要症状,由于胰腺包膜肿胀、胰胆管梗阻和痉挛、腹腔内化学性物质刺激所致。常突然发作,呈持续性、刀割样剧痛,位于上腹正中或偏左;有时呈束带状,并放射至腰背部。胆源性胰腺炎常在饱餐后发病;饮酒诱发的胰腺炎常在酒后 12 ~48 h 发病。若为出血坏死型胰腺炎,则腹痛为持续性并有阵发性加重。

(2)恶心、呕吐、腹胀　初期有较频繁的反射性恶心和呕吐。急性出血坏死性胰腺炎时,因肠管浸泡在含有大量胰液、坏死组织和毒素的血性腹水中可发生肠麻痹,出现剧烈而频繁,呕吐后腹痛不缓解为其特点。

(3)发热　合并胆石症、胆道感染时,患者可有黄疸、寒战、高热等症状。胰腺炎坏死合并感染时,高热为主要症状之一。

(4)水、电解质及酸碱失衡　患者可有不同程度的缺水、代谢性酸碱中毒、低钙血症等。

(5)休克　急性出血性坏死性胰腺炎患者,可表现出休克的症状和体征。

(6)手足抽搐　见于出血坏死型,为血钙降低所致。

2. 体征

(1)腹膜炎体征　水肿性胰腺炎时,压痛只限于上腹部,常无明显肌紧张;出血坏死性胰腺炎压痛明显,并有肌紧张和反跳痛,范围较广泛或漫及全腹,则有明显腹膜刺激征、移动性浊音阳性、肠鸣音减弱或消失等。

（2）腹胀　初期为反射性肠麻痹，严重时可由于腹膜炎、麻痹性肠梗阻所致。

（3）皮下出血　仅见于少数严重出血坏死性胰腺炎，主要系外溢的胰液沿组织间隙到达皮下，溶解皮下脂肪使毛细血管破裂出血所致。在腰部、季肋部和腹部皮肤出现大片青紫色瘀斑，称为 Grey-Turner 征，脐周围皮肤出现的蓝色改变称为 Cullen 征。

3. 并发症　主要见于急性出血坏死型胰腺炎。局部可并发胰腺脓肿和假性囊肿。全身可并发急性肾衰竭、呼吸窘迫综合征、心力衰竭、消化道出血、脓毒症、多器官功能障碍综合征等，病死率极高。

【辅助检查】

1. 实验室检查

（1）胰酶测定　①血清、尿淀粉酶测定最常用：血清淀粉酶在发病后 3～12 h 开始升高，24 h 达高峰，4～5 d 后恢复正常；尿淀粉酶在发病 24 h 开始升高，48 h 达到高峰，下降缓慢，1～2 周恢复正常。血清淀粉酶大于 5 00 U/dL（正常值 40～180 U/dL，Somogyi 法）或尿淀粉酶超过 300 U/dL（正常值 80～300 U/dL，Somogyi 法），即提示本病。一般认为增高超过正常值 3 倍才有诊断意义。淀粉酶值越高，诊断正确率越高，但是淀粉酶的增高程度与病情严重程度不呈正比关系。②血清脂肪酶：常在病后 24～72 h 开始升高（正常值 2.3～30 U/dL），对病后就诊较晚者有诊断价值，且特异性较高。

（2）C 反应蛋白（CRP）　是组织损伤和炎症的非特异性标志物，在胰腺坏死时明显升高，有助于判断急性胰腺炎的严重程度。

（3）血清正铁血红蛋白　重症患者常于起病后 12 h 出现，在重型急性胰腺炎患者为阳性，水肿型为阴性。

（4）血生化检查　血清钙降低，主要与脂肪坏死后释放的脂肪酸与钙离子结合形成皂化斑有关，血清钙降低的程度能反映病情的严重性和预后；血糖升高，因早期代偿性高血糖素分泌增多、后期胰岛细胞破坏及胰岛素分泌不足等引起；动脉血气分析结果可有异常。

2. 影像学检查

（1）B 超检查　为首选检查方法，可发现胰腺肿胀、腹水及结石病等。

（2）CT 检查　增强 CT 检查是最有诊断价值的影像学检查，尤其是鉴别胰腺组织坏死。可见胰腺弥漫性肿大，密度不均匀，边界模糊，胰周脂肪间隙消失。

（3）MRI　与 CT 相似，在评估胰腺坏死、炎症范围及局部是否存在游离气体等方面有价值。

3. 腹腔穿刺检查　穿刺液外观呈血性混浊，可见脂滴，并发感染时呈脓性。穿刺液做淀粉酶测定，若明显高于血清淀粉酶水平，表示胰腺炎严重。

【治疗要点】

1. 治疗原则　根据病情轻重选择治疗方法。一般认为，水肿性胰腺炎可采用非手术疗法；出血坏死性胰腺炎，尤其合并感染者则采用手术疗法；胆源性胰腺炎大多需要手术治疗，以解除病因。

2. 主要措施

（1）非手术疗法　①禁饮食与持续胃肠减压，严密观察和监测；②减少胰腺的分泌:奥曲肽、施他宁能有效地抑制胰腺的外分泌功能,西咪替丁也能间接的抑制胰腺的外分泌;③抗休克、补充液体、加强营养支持;④抗生素应用,常用环丙沙星、甲硝唑等;⑤解痉止痛,常用的药物有山莨菪碱、阿托品、哌替啶,禁用吗啡,易引起 Oddi 括约肌痉挛加重病情;⑥腹腔灌洗,通过腹腔或盆腔的置管、灌洗、引流,可以将含有大量胰酶及有害物质的腹腔渗出液稀释并排出体外。

(2)手术疗法　清除胰腺及其周围坏死组织、充分引流,术后进行灌洗以继续引流坏死组织和渗液。手术指征有:①胰腺坏死继发感染的;②虽经保守治疗,临床症状继续恶化;③胆源性胰腺炎;④重症胰腺炎,合并多系统器官衰竭不易纠正的;⑤病程后期合并肠瘘或胰腺假性囊肿;⑥不能排除其他外科急腹症的。

【护理评估】

1.健康史　重点询问有无引起急性胰腺炎的诱因和易患因素,如胆道疾病、过量饮酒和饮食不当、胰管肿瘤或结石、手术与损伤史,特别是胃、胆道等手术、逆行胰胆管造影、腹部钝伤或挤压史。

2.护理体检　了解腹痛发生的诱因、疼痛的性质及放射的部位、伴随的症状等;观察生命体征、意识、皮肤黏膜、尿量等改变,注意有无休克、急性肾衰竭、急性呼吸窘迫综合征等征兆;有无寒战、高热、黄疸等胆道感染症状。检查腹部有无肿块、腹膜刺激征、移动性浊音及 Grey-Turner 征、Cullen 征等。

3.辅助检查　了解实验室检查、B 超、CT 扫描、腹腔穿刺等各项检查的结果。

4.心理-社会状况　因急性起病,病情重,应关注患者有无恐惧、焦虑或死亡威胁感等心理反应;由于病程长、治疗过程复杂、花费较大,需了解患者家庭的经济承受能力和社会支持程度。

【常见护理诊断/医护合作性问题】

1.疼痛:腹痛　与胰腺炎症有关。

2.焦虑或恐惧　与缺乏疾病的有关知识、严重并发症的威胁等有关。

3.有体液不足的危险　与炎性渗出、出血、呕吐、禁食等有关。

4.营养失调:低于机体需要量　与恶心、呕吐、禁食和应激消耗有关。

5.体温过高　与胰腺坏死和继发感染有关。

6.潜在并发症　术前常见休克(最常见)、急性肾衰竭、呼吸窘迫综合征、心力衰竭、消化道出血、脓毒症、多器官功能障碍综合征等。术后主要有出血、胰瘘、肠瘘、腹腔或胰腺脓肿。

【护理措施】

1.非手术治疗患者的护理

(1)休息与活动　安置患者卧床休息,剧烈疼痛烦躁时,应做好安全防护,防止发生意外损伤,病情许可后,可遵医嘱指导患者下床活动。

(2)禁食、胃肠减压　为患者插胃管,做持续胃肠减压。急性期需要禁食 1~3 d,病情好转后,拔出胃管开始进食,应先给小量无脂清流质如白开水、米汤、薄粥等,若无不适,再缓增食量,并逐渐过渡到半流质和普通饮食,避免吃甜食和油腻食物,切忌饱餐及饮酒。

(3)观察病情　对重症患者,应安置于 ICU 病房进行监护。观察生命体征、意识、尿量、腹部症状和体征等变化,记录24 h液体出入量;定时采集血、尿标本送实验室检查,并观察其测定值的变化。

(4)补液、防治休克 遵医嘱给予静脉输液,防治水、电解质及酸碱代谢失衡,禁食患者每日补液量应在3 000 mL以上。有休克者,建立两条静脉通路,快速输液,必要时输注全血、血浆代用品、低分子右旋糖酐,应用升压药物等,以恢复有效循环血量。

(5)减轻疼痛 嘱患者取弯腰抱膝体位,以减轻疼痛。遵医嘱给予解痉和镇痛药物,如山莨菪碱或阿托品加哌替啶肌内注射,硝酸甘油片舌下含化,还可给异丙嗪肌内注射,以加强镇静效果。遵医嘱应用抑肽酶、奥曲肽、西咪替丁、生长抑素等,以上药物除阿托品采用肌内注射外,其他均为静脉滴注给药,用药期间注意观察腹痛缓解的程度及药物的不良反应。

(6)应用抗菌药物 遵医嘱早期给予环丙沙星、甲硝唑等静脉滴注,以防止继发感染,缩短病程,减少并发症。

(7)营养支持 禁食期间应进行肠外营养。急性水肿型胰腺炎患者,通常在1周后可开始无脂肪低蛋白流质饮食。逐渐过渡为低脂肪饮食。重症胰腺炎患者,待病情稳定、血清淀粉酶恢复正常,肠麻痹消失后,可考虑通过空肠造瘘管行肠内营养,逐步至全肠内营养及经口饮食。

(8)并发症护理 若出现高热、腹膜刺激征范围扩大而严重等,提示胰腺及周围坏死组织继发感染;若出现意识障碍、面色苍白、脉搏增快、血压下降、肢端发凉、尿量减少等,提示并发休克;若出现发绀、呼吸困难、呼吸频率>35次/min,动脉血氧分压<60 mmHg等,应考虑并发急性呼吸窘迫综合征;若尿量<30 mL/h,血肌酐清除率<120 μmol/min,应警惕急性肾衰竭;对出现便血、呕血的患者,应考虑应激性溃疡。

(9)心理护理 及时与患者沟通交流,耐心解释患者提出的问题,争取患者配合治疗,为患者树立战胜疾病的信心。

2.手术治疗患者的护理

(1)手术前护理 除非手术治疗护理措施外,还应做好皮肤准备、药敏试验、交叉配血、麻醉前给药等护理。

(2)手术后护理

1)体位与休息 麻醉清醒前安置平卧位,头偏向一侧,待麻醉作用消失、生命体征平稳后取半卧位,以利于呼吸和腹腔引流;重症患者因机体消耗过大,需要卧床休养,卧床期间应勤翻身,深呼吸和有效咳嗽,并进行肌肉和关节功能锻炼,以减少并发症。

2)观察病情 观察生命体征、意识、尿量及腹部症状和体征,敷料有无渗血、渗液,各引流管固定是否牢固及其引流液的性质和量。若腹腔引流管引流出大量鲜血,并伴有血压下降、脉搏细速、面色苍白等表现,应考虑内出血;若切口或引流管口处有无色透明的液体渗出,且渗出液中淀粉酶含量高,则应判断为胰瘘;若出现腹膜刺激征,切口红肿、疼痛,并漏出肠液、粪样物或气体等,应考虑肠瘘;若出现发热,伴腹痛、腹部肿块等,应行B超或CT检查,以判断有无腹腔或胰腺脓肿。

3)引流管护理 胰腺炎患者手术后,可带有胃管、T形管、空肠造瘘管、胰腺引流管、腹腔冲洗管、导尿管等,目的是冲洗脱落的坏死组织、脓液和血块。护理中应区分每条导管放置的部位及其作用,并将导管贴上标签与相应的引流装置正确连接固定。

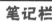

具体应注意:①妥善连接,进水管接生理盐水或林格氏液(其中可加入抗生素),以 20～30 滴/min 速度做持续灌洗。出水管要维持一定的负压吸引,若有管腔堵塞,可用生理盐水缓慢冲洗。②观察引出液情况,一般开始为暗红色、混浊,内含小血块及坏死组织,2～3 d 后颜色变淡、清亮;若引出液颜色鲜红、坏死组织量增多,说明有继发出血和组织自溶;若引出液含有胆汁、胰液或肠液,应考虑胆瘘、胰瘘或肠瘘的可能;定期测定引出液中淀粉酶和细菌,以判断治疗效果。③保护皮肤,出水管周围皮肤涂氧化锌软膏保护,以防胰液腐蚀。④适时拔管,若体温正常并稳定 10 d 左右,血白细胞计数正常,引流液每日少于 5 mL 且淀粉酶测定值正常,可考虑停止灌洗,拔除导管;拔管后观察局部有无渗液,必要时更换敷料。

4)继续术前措施　禁饮食、胃肠减压、维持体液平衡、营养支持、使用抗菌药物等,同手术前护理。

5)并发症护理　①术后出血,应遵医嘱给予输液、输血、止血药物等;②胰瘘,应保持负压引流通畅,保持创口周围皮肤清洁、干燥,并涂氧化锌软膏,以防胰液对皮肤造成腐蚀,待其自行愈合,必要时做手术治疗准备;③肠瘘,应保持局部引流通畅,做好局部皮肤护理,维持水、电解质和酸碱平衡,加强营养支持,应用抗菌药物等,必要时做手术治疗准备;④腹腔或胰腺脓肿,一旦发生,遵医嘱给予抗感染、营养支持等治疗,必要时配合手术引流。

6)心理护理　急性出血性坏死性胰腺炎,因病情严重,加之术后引流管较多和恢复时间较长,患者易出现悲观、急躁情绪,应给予更多的关心、体贴和鼓励,帮助患者稳定情绪。

【健康教育】

1.疾病知识教育　告知人们应避免劳累,进低脂、清淡、易消化饮食,避免暴饮暴食,禁烟酒;积极治疗胆道疾病、高脂血症;少用或不用吲哚美辛、糖皮质激素、口服避孕药等,消除急性胰腺炎的诱发因素。

2.疾病控制知识的教育　①有糖尿病的患者,应遵医嘱服用降糖药物;如果行胰腺全切者,则需终身注射胰岛素。要定时监测血糖和尿糖。此外,还要严格控制主食的摄入。②有胰腺外分泌功能不足的患者,应戒酒戒烟,不要暴饮暴食,少进食蛋白质、糖类和蔬菜水果,少食多餐。必要时加用各种胰酶制剂。③随访指导:手术出院后 4～6 周避免过度劳累及提物举重,告知患者定期来院复诊。

第二节　胰腺癌和壶腹部癌患者的护理

胰腺癌是发生于胰腺的一种较为常见的消化系统恶性肿瘤,其发病率有逐年增多的趋势。以 45～65 岁最为多见,男性比女性多见。胰腺癌中以胰头癌最多见,约占 2/3,因其症状隐匿且缺乏特异性,早期诊断困难,手术切除率低,预后差。壶腹部癌是指胆总管末端、壶腹部及十二指肠乳头附近的癌肿,在临床上与胰头癌有很多共同之处,故统称为壶腹周围癌。壶腹部癌恶性程度低于胰头癌,若能早确诊早治疗,预后好于胰头癌。

笔记栏

【病因】

确切病因不清,与以下因素有密切关系。吸烟被认为是胰腺癌的主要危险因素,香烟烟雾中的亚硝胺有致癌作用。高蛋白和高脂肪饮食可增加胰腺对致癌物质的敏感性。此外,糖尿病、慢性胰腺炎患者发生胰腺癌的危险性高于一般人群。近年研究证明,胰腺癌与染色体异常有关。

【病理】

胰腺癌大体分型包括胰头癌、胰体癌和胰尾癌,其中以胰头癌最常见,占70%~80%。组织类型以导管细胞腺癌、黏液性囊腺癌和腺泡细胞癌等,其中以导管细胞腺癌多见,占90%。胰头癌可经淋巴转移至胰头前后、幽门上下、肝十二指肠韧带内、肝总动脉、肠系膜根部及腹主动脉旁淋巴结,晚期可转移至锁骨上淋巴结;亦可直接浸润胆总管、胃、十二指肠、腹腔神经丛等邻近器官或组织;部分经血行转移至肝、肺、骨、脑等处。此外,还可出现腹腔种植性转移。

壶腹部癌的组织类型以腺癌最多见,其次为乳头状癌、黏液癌等。淋巴转移比胰头癌出现晚,远处转移部位多见于肝。

【临床表现】

1. 腹痛 是最常见的首发症状,上腹部出现疼痛和饱胀不适。早期可有上腹不适、隐痛、钝痛、胀痛,多有肿块压迫胰管,致胰管梗阻、扩张引起;中晚期癌肿侵犯腹腔神经丛,可出现持续性剧烈腹痛,向腰背部放射,夜间尤甚,患者常呈前倾坐位,不能平卧,一般止痛药物无效,影响睡眠和饮食。呈上腹钝痛、胀痛,可放射至后腰部。多数患者对早期症状不在意,未能早期就诊而延误诊断和治疗,约占15%,患者可无疼痛。

2. 黄疸 是胰头癌最主要的症状和体征。黄疸是胰头癌的主要表现,呈进行性加重,伴皮肤瘙痒、小便深黄,大便可呈陶土色;壶腹部癌位于胰胆管共同通道的开口处,故黄疸出现早,且可随肿瘤组织坏死脱落而呈波动性,这一特征可与胰头癌做出鉴别。

3. 消化道症状 如食欲缺乏、腹胀、消化不良、腹泻或便秘。部分患者可有恶心呕吐。晚期癌瘤侵及十二指肠或胃可出现上消化道梗阻或出血。

4. 乏力和消瘦 患病初期即有乏力、消瘦、体重下降。是由于饮食减少、消化不良、休息与睡眠不足和癌瘤增加消耗等因素所致。

5. 其他 如胆道梗阻严重,可触及肿大的肝和胆囊,合并感染者可出现反复发热;晚期可有上腹肿块、腹水或远处转移症状等。

【辅助检查】

1. 实验室检查

(1) 生化检查 可有血、尿淀粉酶一过性升高,空腹或餐后血糖升高,糖耐量试验有异常曲线等;胆道梗阻时可出现血清总胆红素和直接胆红素升高,血清碱性磷酸酶、转氨酶升高,尿胆红素阳性。

(2) 免疫学检查 大多数胰腺癌血清学标记物可升高,包括癌胚抗原(CEA)、胰胚抗原(POA)、胰腺癌特异抗原(PaA)、胰腺癌相关抗原(PCAA)及糖类抗原19-9(CA19-9)等,其中CA19-9最常用于辅助诊断和术后随访。

2. 影像学检查 B超、CT、PTC、ERCP、MRI或磁共振胰胆管造影(MRCP)、选择性动脉造影等,可显示肿瘤的部位、大小、形态及有无转移征象,为诊断和选择治疗方案提供依据。

（1）B超　是胰腺癌患者首选的检查方法,可早期发现胆道系统扩张,也可发现胰管扩张,对肿瘤直径在1 cm以上者有可能发现,发现直径2 cm的肿瘤可能性更大。高危年龄组患者,有上腹不适、原因不明的体重减轻和食欲减退者,可用B超做筛选,发现可疑而不能肯定时,可进一步做CT检查。

（2）CT　诊断准确性高于B超,诊断准确率可达80%以上,可发现胰胆道扩张和直径在1 cm以上的胰腺任何部位的肿瘤,且可发现腹膜后淋巴结转移、肝内转移及观察有无腹膜后癌肿浸润,有助于术前判断肿瘤可否切除。

（3）MRI　可发现大于2 cm的胰腺肿瘤,MRA结合三维成像重建方法能提供清晰图像,可替代血管造影检查。磁共振胰胆管造影可部分替代侵袭性的经内镜逆行胰胆管造影,有助于发现胰头癌。

（4）X射线　胰腺癌患者行钡餐十二指肠低张造影,可发现十二指肠受胰头癌浸润和推移的影像。选择性腹腔动脉造影对胰腺癌有一定的诊断价值。钡餐十二指肠低张造影对胰腺癌诊断的敏感性和准确性可达95%。

【治疗要点】

手术切除是治疗胰腺癌和壶腹部癌最主要而有效的方法,常用的手术方式为胰头十二指肠切除术(Whipple手术)。对于尚无远处转移的胰头癌均应争取手术切除,以延长生命和提高生活质量。放疗加化疗对胰十二指肠切除术后有一定协同治疗作用。常用化疗药物有吉西他滨(1 g/m² 30 min静脉滴注,每周1次,3~4周一个疗程)、5-氟尿嘧啶、丝裂霉素等。此外,可选用免疫疗法、中药等。合并糖尿病者,需用胰岛素等治疗。

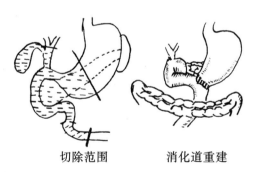

切除范围　　　　消化道重建

图30-2　胰头十二指肠切除术(Whipple手术)

【护理评估】

1. 健康史　了解家族中有无胰腺肿瘤或其他肿瘤患者;有无长期高蛋白、高脂肪饮食史;有无吸烟史,吸烟持续的时间及数量;有无其他伴随疾病,如糖尿病、慢性胰腺炎等。

2. 身体状况　了解腹痛的性质、部位、程度、放射及药物止痛效果;了解有无消瘦、乏力、上腹饱胀、恶心、呕吐、食欲不振、腹泻等症状;观察黄疸的深度,是否伴有皮肤瘙痒、茶色尿、陶土色大便;有无体温升高、肝大、胆囊胀大、腹部肿块等体征。

3. 辅助检查　了解血生化检查、免疫学检查及影像学检查等结果。

4.心理-社会状况　了解患者和家属对疾病、治疗方法、预后等知晓程度及其心理反应;了解家庭经济状况及社会支持程度等。

【常见护理诊断/医护合作性问题】

1.焦虑、恐惧　与担心预后、害怕死亡、严重疼痛等有关。

2.疼痛　与肿瘤所致胰管或胆总管梗阻、肿瘤侵犯腹腔神经丛等有关。

3.营养失调　与厌食、呕吐、消化不良及肿瘤消耗等有关。

4.有皮肤完整性受损的危险　与黄疸所致皮肤瘙痒、卧床、营养不良等有关。

5.潜在并发症　术后出血、腹腔脓肿、胰瘘、胆瘘、肠瘘、逆行性胆道感染、血糖异常等。

【护理措施】

1.手术前护理

(1)改善患者全身情况　①加强营养、纠正低蛋白血症,宜给高热量、高蛋白、高维生素、低脂肪饮食,辅以胰酶等助消化药物;②维持水电解质平衡;③补充维生素 K,从入院起即应注射维生素 K,直到手术,同时进行保肝治疗;④控制糖尿病,胰腺癌患者糖尿病发生率比普通人群高得多,一旦检查证实,应使用胰岛素控制血糖在7.2～8.9 mmol/L,尿糖在(+)～(-)范围内。

(2)疼痛护理　疼痛明显者应及时给予有效的镇痛措施,按三级止痛原则给予止痛剂,必要时协助使用镇痛泵镇痛。

(3)术前减黄护理　不是常规,但全身状态差,胆红素高于342 umol/L,粪胆原阴性,黄疸出现时间超过2周且越来越重,并有先兆肾功能不全者应考虑减黄。具体方法有胆囊造瘘、PTCD 等。

(4)监测血糖　动态监测血糖,若合并高血糖,应调节饮食,并遵医嘱应用胰岛素,控制血糖水平。若出血低血糖者,应给予适量的葡萄糖。

(5)心理护理　胰腺癌以老年多见,心理反应较重,应耐心倾听患者的叙述,关心、体贴、理解患者,与其建立相互信任的护患关系,采用适当方式转移和分散患者的注意力,以减轻其心理反应;讲解有关治疗和护理的基本方法、目的、可能的感受及如何配合等,使其消除疑虑,能积极地配合治疗和护理。

(6)放疗、化疗护理　参见第十章肿瘤患者的护理。

2.手术后护理

(1)体位与休息　麻醉作用消失,血压平稳后,取半卧位,以利引流和呼吸。根治性胰头十二指肠切除术者,因手术创伤较大,术后带引流管、造瘘管等,需卧床休息,应定时为患者翻身,指导深呼吸和有效咳嗽,进行肢体活动等,病情许可再下床活动。

(2)观察病情　观察生命体征、面色、意识、尿量、腹腔引流液的颜色和量等;注意有无术后出血、腹腔脓肿、胰瘘、胆瘘、肠瘘、逆行性胆道感染等并发症表现;还要注意测定血糖浓度,注意有无血糖异常。

(3)饮食与营养　胃肠减压持续2～3 d,肠蠕动恢复后可按胃肠道手术指导患者摄取清淡、高营养、富含维生素、易消化的饮食;禁饮食期间行静脉输液,并给予的适当静脉营养支持。

(4)引流管护理　重视引流管的管理,密切观察胃管、胆道、胰管引流和腹腔引流情况,保持通畅,准确记录引流量并注意其形状变化,发现问题随时解决。壶腹癌与胰腺癌相似,其特点是较早出现黄疸、寒战、高热。常在进食后,尤其在进食油腻食物后腹痛、腹胀明显。由于临床表现出现较早,较易早期发现,因此,手术治愈率和生存率较胰腺癌要高。

（5）并发症护理 ①防治感染：术前若无感染,不必过早应用抗生素,于手术开始前 30 min 静脉给一次足量广谱抗生素即可。手术超过 4 h 再添加一个剂量。②防止胰瘘：除管理好胰管引流和腹腔引流外,可用生长抑素八肽抑制胰液分泌,能显著减少胰瘘机会。③血糖异常：加强血糖监测发生高血糖者,调节饮食,必要时遵医嘱应用胰岛素。

（6）心理护理 鼓励患者倾诉自己的痛苦和感受,用同情和理解的心态与患者沟通交流,教会患者减轻焦虑和痛苦的方法。帮助患者及家属进行心理调节,尽可能解决患者的顾虑,使患者积极配合治疗,早日康复。

【健康教育】

1. 疾病知识教育 尽早戒烟酒。凡年龄在 40 岁以上,短时间内出现持续性上腹部疼痛、腹胀、食欲减退、明显消瘦等症状时,应及时进行检查,以便于对胰腺癌的早发现、早诊断、早治疗。

2. 疾病控制知识的教育 遵医嘱接受规范的放疗或化疗,放、化疗期间应定期复查血常规,以便及早发现和处理骨髓抑制;术后 1 年内每 3 个月复查一次,以后每 6 ~ 12 个月复查一次,若出现异常情况,应及时就诊。在生活方面,应注意休息、避免劳累,调节情绪、保持乐观,少量多餐、均衡饮食,以促进身体的全面康复。

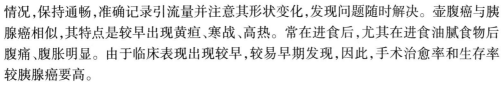

问题分析与能力提升

患者,男,38 岁,因"大量饮酒后出现左中上腹部持续性钝痛向左腰部放射 12 h,持续疼痛并加重 3 h"入院,伴恶心、呕吐,吐出食物和胆汁,呕吐后腹痛不减轻,无腹泻。

检查:T 36 ℃,P 80 次/min,R 18 次/min,BP 80/60 mmHg,中上腹部明显压痛、反跳痛、肌紧张,脐周皮下出现蓝色瘀斑。血清淀粉酶 900 U/L(Somogyi 单位),腹部 CT 检查胰腺区域密度高低不均匀阴影,可疑液性暗区。

讨论:①该患者所患疾病最可能是什么?属于何种分型?②有哪些护理诊断(3 ~ 5 个)?③结合治疗谈谈患者需要哪些护理措施。

同步练习

1. 急性胰腺炎最常见的病因是 （　）
　 A. 酒精中毒　　　　　B. 暴饮暴食　　　　　C. 梗阻因素
　 D. 高脂血症　　　　　E. 高钙血症

2. 急性出血性坏死性胰腺炎最常见的并发症是 （　）
　 A. 化脓性感染　　　　B. 休克　　　　　　　C. 急性肾功能衰竭
　 D. 急性胰腺假囊肿　　E. 胰腺脓肿

3. 急性胰腺炎患者应用镇痛药中禁用的药物为 （　）
　 A. 西咪替丁　　　　　B. 吗啡　　　　　　　C. 生长抑素

D.阿托品　　　　　　　　E.哌替啶(度冷丁)

4.急性出血坏死性胰腺炎的局部并发症是　　　　　　　　　　　　（　　）

A.上消化道大出血　　　　B.急性肾衰竭　　　　　C.胰腺假性囊肿

D.胰性脑病　　　　　　　E.血栓性静脉炎

5.为急性坏死性胰腺炎特点的是　　　　　　　　　　　　　　　　（　　）

A.上腹部持续性刀割样疼痛　B.恶心、呕吐　　　　　C.黄疸

D.中等程度发热　　　　　E.脐周或肋、腹部皮肤青紫色

6.在我国急性胰腺炎最常见的病因是　　　　　　　　　　　　　　（　　）

A.酗酒　　　　　　　　　B.暴饮暴食　　　　　　C.病毒感染

D.胆道结石　　　　　　　E.Oddi 括约肌痉挛

7.急性胰腺炎血清淀粉酶升高达高峰的时间为　　　　　　　　　　（　　）

A.6 h　　　　　　　　　　B.24 h　　　　　　　　C.10 h

D.12 h　　　　　　　　　E.16 h

8.鉴别急性水肿型胰腺炎与坏死型胰腺炎有价值的实验室检查是　　（　　）

A.血清淀粉酶　　　　　　B.血清脂肪酶　　　　　C.尿淀粉酶

D.血清胆红素　　　　　　E.血清正铁白蛋白

9.急性胰腺炎患者禁食、胃肠减压主要目的是　　　　　　　　　　（　　）

A.防止感染扩散　　　　　B.减少胃酸分泌　　　　C.减少胰液分泌

D.避免胃扩张　　　　　　E.减轻腹痛

10.急性胰腺炎的首发症状是　　　　　　　　　　　　　　　　　　（　　）

A.腹痛　　　　　　　　　B.恶心、呕吐　　　　　C.发热

D.黄疸　　　　　　　　　E.休克

11.胰腺癌好发的部位是　　　　　　　　　　　　　　　　　　　　（　　）

A.胰体、尾部　　　　　　B.胰颈、体部　　　　　C.全胰腺

D.胰头、颈部　　　　　　E.胰尾部

12.胰头癌最主要的临床表现是　　　　　　　　　　　　　　　　　（　　）

A.腹痛、腹胀　　　　　　B.进行性黄疸　　　　　C.食欲不振

D.消化不良　　　　　　　E.乏力、消瘦

13.胰腺癌最常见的首发症状是　　　　　　　　　　　　　　　　　（　　）

A.上腹痛及上腹饱胀不适　B.黄疸　　　　　　　　C.食欲不振

D.消化不良　　　　　　　E.乏力、消瘦

14.壶腹部癌的临床特点是较早出现　　　　　　　　　　　　　　　（　　）

A.转移症状　　　　　　　B.上腹痛及脊背痛　　　C.黄疸、寒战、发热

D.消化道症状　　　　　　E.贫血消瘦

15.胰腺癌有明显黄疸患者术前必须补充的维生素是　　　　　　　　（　　）

A.维生素 A　　　　　　　B.维生素 B　　　　　　C.维生素 C

D.维生素 D　　　　　　　E.维生素 K

16.某男,48 岁,因急性坏死性胰腺炎,手术清除胰腺及周围坏死组织,术后第 10 天,适宜的饮食是　　　　　　　　　　　　　　　　　　　　　　　　　（　　）

A.完全胃肠外营养　　　　B.要素饮食　　　　　　C.普通流食

D.半流食　　　　　　　　E.低脂普食

17.某女,54 岁,胆源性胰腺炎发作数次,对预防其胰腺炎再次发作的最有意义的措施是　　　　　　　　　　　　　　　　　　　　　　　　　　　　　（　　）

A.注意饮食卫生　　　　　B.服用抗生素　　　　　C.经常服用消化酶

D.治疗胆道疾病　　　　　E.控制血糖

18.某男,50岁,饱餐后出现上腹持续性疼痛并向左肩、腰背部放射,伴有恶心、呕吐,诊断为急性胰腺炎。入院后收集的资料中与其疾病关系密切的是　　　　　　　　　　　　　　　(　　)

A.父亲因冠心病去世　　　B.平时喜食素食　　　C.25年来每天饮酒半斤

D.不喜欢活动　　　　　　E.有阑尾炎手术史

19.女,35岁,有胆囊结石病史8年。1 d前出现左上腹剧烈疼痛,向腰背部放射,伴恶心、呕吐,但无发热,无血尿,无黄疸,为明确诊断,首选的实验室检查是　　　　　　　　　　(　　)

A.大便常规和潜血试验　　B.血清转氨酶　　　　C.血清淀粉酶检查

D.尿常规　　　　　　　　E.上消化道钡餐透视

20~21题共用选项

A.波动较大　　　　　　　B.进行性加深　　　　C.开始可以有波动,以后加深

D.发生快而后逐渐消退　　E.持续性轻度

20.胰头癌所致的黄疸

21.壶腹癌所致的黄疸

22~24题共用题干

男性,40岁,晚间赴宴归来后突然上腹部持续剧烈疼痛,伴恶心,2 h后就诊。查体:T 38.5 ℃,P 102次/min,R 24次/min,BP 80/50 mmHg,心肺(-),上腹部压痛及反跳痛,肠鸣音消失,血淀粉酶增高,血白细胞15×10^9/L,中性粒细胞90%,血钙下降。

22.患者患病的诱因是　　　　　　　　　　　　　　　　　　　　　　　　　(　　)

A.胆道疾病　　　　　　　B.十二指肠乳头病变　　C.急性传染病

D.暴饮暴食　　　　　　　E.胰管结石

23.患者所患疾病最可能为　　　　　　　　　　　　　　　　　　　　　　　(　　)

A.急性胃穿孔　　　　　　B.急性肠梗阻　　　　C.急性出血坏死性胰腺炎

D.急性胆囊炎　　　　　　E.急性腹膜炎

24.对的首选处理措施是　　　　　　　　　　　　　　　　　　　　　　　　(　　)

A.禁食、胃肠减压　　　　B.适当补钾、补钙　　　C.外科手术准备

D.屈膝侧卧位　　　　　　E.应用抗生素

(李宏伟)

第三十一章
周围血管疾病患者的护理

学习目标

1. 掌握:下肢静脉曲张患者的护理评估要点,护理措施及健康教育。
2. 熟悉:下肢静脉曲张患者临床表现与诊断、治疗原则、护理评估及护理诊断/合作性问题。
3. 了解:原发性下肢静脉曲张、血栓闭塞性脉管炎、深静脉血栓形成的病因和病理生理。

周围血管疾病是外周血管病的通称,主要包括静脉曲张、精索静脉曲张、血栓性静脉炎、脉管炎、动脉硬化闭塞症、布加综合征、雷诺综合征等。本章主要介绍静脉回流障碍(如下肢静脉曲张)、动脉与静脉的狭窄闭塞(如血栓闭塞性脉管炎、深静脉血栓形成)及动静脉间的异常交通(动静脉瘘)三类。局部出现感觉异常、形态变化、皮肤改变或组织破坏等是周围血管疾病患者的共性临床表现。随着生活环境和饮食结构的改变,这些疾病近年成为常见病,亦属疑难病症,好多患者轻则损失肢体,重则威胁生命。由于近年来科学研究的精细,周围血管病的研究治疗得到了更好的发展,使患者得到了更好的治疗。

第一节　下肢静脉曲张患者的护理

下肢静脉曲张是指下肢浅静脉扩张、伸长、迂曲形成的曲张状态的一种疾病,是外科常见病,约占周围血管疾病的90%。多累及大隐静脉及其属支,晚期可以发生慢性溃疡,又称为老烂腿。按其发病原因可分为原发性(单纯性)和继发性(代偿性)两种。本节主要讲述单纯性下肢静脉曲张患者的护理,该病主要发生在大隐静脉,其次为小隐静脉或二者同时发生。

【病因】

下肢静脉曲张主要是先天性静脉壁薄弱或瓣膜缺陷及静脉内压力升高。常发生于从事持久站立工作、体力劳动强度过高或久坐少动的人,以青壮年发病居多,严重影响患者的工作及生活。

1. 先天发育异常　先天性静脉壁薄弱和静脉瓣膜缺陷,是全身支持组织薄弱的一种表现,与遗传因素有关。

2. 静脉内压力升高　如长期站立工作、重体力劳动、妊娠及盆腔肿瘤等,都可使血流重力增加,此时静脉瓣膜承受较重的压力而逐渐松弛、正常关闭功能受到破坏,致血液倒流;静脉腔内压力持久升高,致瓣膜相对关闭不全,血流由上向下、由深向浅倒流,致下肢浅静脉伸长、迂曲、扩张。

【发病机制】

静脉曲张的主要血流动力学变化发生在小腿肌肉的收缩期,由于保护血液单向流动的静脉瓣膜遭到破坏,深静脉血液反流入浅静脉系统、在肌肉收缩期形成的深静脉压力高达 $20 \sim 26.7$ kPa,由于浅静脉周围缺乏肌肉筋膜的支持,而仅为皮下的疏松结缔组织包绕,再加上静脉壁本身薄弱,因此导致静脉的增长、变粗,出现静脉曲张。

Barnandl 和 Browse 的研究表明,在下肢静脉曲张的色素沉着区和脂质硬化区,有大量的毛细血管增生。并且由于毛细血管内皮细胞间孔径的增大,导致渗透活性的粒子,尤其是纤维蛋白原的大量漏出,而此时静脉的纤维蛋白溶解能力下降,于是大量的纤维蛋白在毛细管周围堆积成鞘,阻碍了毛细血管与其周围正常组织间氧气与养分的交换,于是在皮肤和皮下组织出现了营养性变化。

【病理】

下肢浅静脉扩张,皮肤毛细血管压力升高、通透性增加,血液中的大分子物质渗入组织间隙,并沉积在毛细血管周围,从而阻碍皮肤和皮下组织细胞摄取氧气和营养,导致皮肤和皮下组织水肿、纤维化、皮下脂肪硬化和皮肤萎缩、坏死、溃疡等。

【临床表现】

原发性静脉曲张以大隐静脉曲张最多见,发生在下肢的内侧;小隐静脉曲张较少见,多发生于下肢的外侧。早期症状不明显,表现是在站立过久后感下肢酸胀沉重,逐渐出现足部及小腿浅静脉的隆起、迂曲、扩张,似蚯蚓状,站立时更明显。后期则经常感到发胀、酸痛、痒感,甚至出现溃疡,经久不愈。可出现足靴区皮肤萎缩,毛发稀少脱落、瘙痒、色素沉着、湿疹、弹性降低、脱屑,甚至出现皮肤和皮下组织硬结、湿疹或溃疡等,甚至踝部肿胀。容易出现并发症:①慢性小腿溃疡;②血栓性静脉炎;③曲张静脉破裂出血。

【辅助检查】

1. 一般检查瓣膜功能试验　主要有大隐静脉瓣膜功能试验、深静脉通畅试验及交通静脉瓣膜功能试验等。

(1)大隐静脉瓣膜功能试验　大隐静脉瓣膜功能试验:用来测定大隐静脉瓣膜的功能,单纯性下肢静脉曲张患者的大隐静脉瓣膜功能丧失。方法是患者平卧位,下肢抬高,排空浅静脉内的血液,用止血带绑在大腿根部卵圆窝下方处。随后让患者站立,10 s 内解开止血带,大隐静脉血柱由上向下立即充盈,则提示大隐静脉瓣膜功能不全。病变部位极可能位于卵圆窝水平,深静脉血通过隐股静脉连接点流入浅静脉系统。浅静脉如缓慢地(超过 30 s)而逐渐充盈,属于正常情况,是血液由毛细血管回流入静脉内的缘故。如果患者站立后,止血带未解开而止血带下方的浅静脉迅速充盈,说明反流入该静脉的血液来自小隐静脉或某些功能不全的交通静脉(图31-1)。

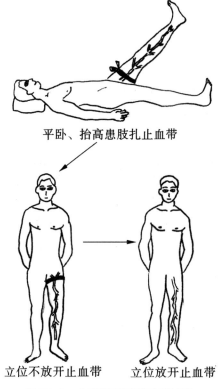

平卧、抬高患肢扎止血带

立位不放开止血带 立位放开止血带

图31-1 大隐静脉瓣膜功能试验

(2)深静脉通畅试验 又称Perthes试验,即深静脉通畅试验,用于检查深静脉是否通畅,是决定原发性下肢静脉曲张手术与否的关键检查。方法是患者站立,在患肢大腿上1/3处扎止血带,阻断大隐静脉向心回流,然后嘱患者交替伸屈膝关节10~20次,以促进下肢血液从深静脉系统回流,若曲张的浅静脉明显减轻或消失,表示深静脉通畅;若曲张静脉不减轻,甚至加重,说明深静脉阻塞。Perthes试验阳性见于深静脉阻塞,为大隐静脉高位结扎的禁忌证(图31-2)。

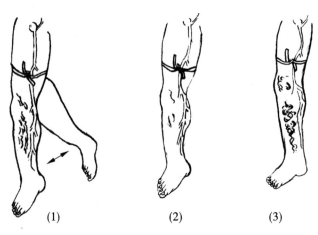

(1) (2) (3)

图31-2 Perthes试验

（3）交通静脉瓣膜功能试验　又称为 Pratt 试验，患者仰卧，抬高下肢，在大腿根部扎上止血带，然后从足趾向上至腘窝缠缚第一根弹力绷带，再自止血带处向下，缠绕第二根弹力绷带；让患者站立，一边向下解开第一根弹力绷带，一边向下缠缚第二根弹力绷带，如果在第二根绷带之间的间隙内出现曲张静脉，即意味该处有功能不全的交通静脉（图 31-3）。

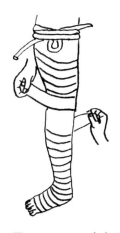

图 31-3　Pratt 试验

2.影像学检查　包括下肢静脉造影术和超声多普勒检查。

（1）下肢静脉造影术　可靠、有效。下肢静脉造影从足背浅静脉针推造影剂，造影时患者取 30°斜立位，检查侧肢体必须完全处于不负重的松弛状态。在于明确诊断、确定类型，为合理选择治疗方法提供依据，顺行静脉造影可了解深静脉系统通畅情况，观察有无血栓形成及其部位、范围，以及了解血栓形成后的再通演变过程，为临床治疗提供依据。判断交通支瓣膜功能及解剖部位，为手术结扎交通支提供切口部位，评估深静脉功能。

（2）超声多普勒检查　超声多普勒血流仪能确定静脉反流的部位和程度，超声多普勒显像仪可以观察瓣膜的关闭活动及其有无逆向血流。

【治疗要点】

1.非手术治疗　适用于：①病变局限、症状较轻者；②妊娠期间发病，分娩后症状可消失者；③症状虽然明显，但不能耐受手术者。

（1）促进下肢静脉回流　避免久坐和久立，间歇抬高患肢，穿弹力袜或用弹力绷带等可以改善症状。

（2）硬化剂注射疗法　常用 5% 鱼肝油酸钠后穿弹力袜或用弹力绷带，大腿维持压迫 1 周，小腿维持压迫 6 周；注意绷带不要过紧，防止影响肢端的血运。

2.手术治疗　是静脉曲张治疗的根本方法，适用于深静脉畅通，无手术禁忌证者。手术主要有：①大隐静脉高位结扎术；②大隐静脉主干与曲张静脉剥脱术；③结扎功能不全的交通静脉。

此外，近年来微创疗法也进展较快，如静脉腔内激光治疗、内镜筋膜下交通静脉结扎术、旋切刀治疗、静脉内超声消融治疗等。微创手术创伤小、恢复快，有替代传统治疗方法的趋势。

【护理评估】

1.健康史　了解患者是否从事长期站立工作、重体力劳动或久坐少动，有无妊娠及慢性咳嗽、习惯性便秘等。

2.身体状况　了解有无患肢酸胀、乏力、瘙痒及其程度，有无足靴区皮肤外观改变及经久不愈的溃疡。检查下肢有无伸长、迂曲、扩张、形似蚯蚓状或成团的血管；有无踝部肿胀和足靴区皮肤萎缩、色素沉着、弹性降低、脱屑、皮肤和皮下组织硬结、湿疹或溃疡等。大隐静脉瓣膜功能试验是否显示大隐静脉和（或）交通静脉瓣膜功能不全；深静脉通畅试验是否显示深静脉通畅；交通静脉瓣膜功能试验是否显示静脉瓣膜功能不全。

3.辅助检查　查看下肢静脉造影和无创性血管检查结果,以了解病变浅静脉的具体情况。

4.心理-社会状况　了解患者和家属对本病的认识,对治疗方法的知晓程度,对手术治疗的心理承受能力等。轻症患者可能对疾病的重视程度不够,不能按照要求进行非手术治疗;严重患者尤其是合并慢性溃疡或需要手术治疗的患者,又可能出现紧张不安和焦虑心理。

【常见护理诊断/医护合作性问题】

1.组织灌流量改变　与下肢静脉血液淤积有关。

2.潜在并发症　溃疡、出血。

3.知识缺乏　缺乏本病的预防知识。

4.潜在(术后)并发症　出血、感染、深静脉血栓形成等。

【护理措施】

1.手术前及非手术治疗患者的护理

(1)治疗配合的教育　指导患者在站立或行走、坐位、卧床时促进静脉、淋巴回流的方法,以减轻患肢水肿;消除慢性便秘、排尿困难等能引起腹内压增高的因素;保护下肢皮肤,避免搔抓或其他损伤,以防引起感染或出血。

(2)局部溃疡的护理　皮肤有溃疡者应抬高患肢,定时换药,促进创面愈合。

(3)穿弹力袜或缚扎弹力绷带的护理　指导患者行走时穿弹力袜或缚扎弹力绷带(图31-4),促进静脉回流。穿弹力袜时应抬高患肢,早期活动,促进静脉回流,先做足背伸屈活动,防止血栓性静脉炎形成,弹力绷带包扎维持2周,术后24~48 h鼓励患者下地行走。

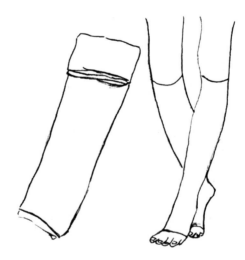

图31-4　医疗弹力袜

(4)硬化剂注射治疗的配合　准备5%鱼肝油酸钠、2%利多卡因、注射器、消毒用品及弹力绷带等。注射时安置患者平卧;注射后压迫针眼1~2 min,缚缠弹力绷带后再让患者起床。告知患者弹力绷带包扎至少2周,如有松脱应随时缠好,必要时可重复注射。

（5）手术前护理　应仔细做好皮肤准备,范围包括腹股沟部、会阴部和整个下肢。创面加强换药;必要时遵医嘱全身应用抗生素;术日晨做最后一次换药,换药后用无菌巾包裹,以防污染手术野。

2.手术后护理

（1）休息与活动　术后卧床休息,患肢抬高30°,指导患者做足背伸屈运动,促进下肢静脉血回流。若无异常情况,术后24 h,应指导和协助患者下床活动,预防深静脉血栓形成。

（2）观察病情　除生命体征外,还应重点观察敷料有无渗血,切口有无疼痛、肿胀、压痛等感染表现,患肢有无疼痛、肿胀及体温升高等深静脉血栓形成征象。一旦发现上述情况,应及时通知医生,并协助处理。

（3）促进下肢静脉回流　①保持合适的体位:采取良好的坐姿,坐时双膝勿交叉过久,以免压迫腘窝、影响静脉回流;休息或卧床时抬高患肢30～40°,以利静脉回流。②避免引起腹内压升高和静脉压增高的因素:保持大便通畅、避免长时间的站立、肥胖者应有计划地减轻体重。

4.预防或处理创面感染　①观察患肢情况:观察患肢远端皮肤的温度、颜色、是否有感染征象。②加强下肢皮肤护理:预防下肢创面的继发感染,做好皮肤湿疹和溃疡的治疗和换药,促进伤口或创面的愈合。

5.并发症的预防和护理　①术后早期活动:卧床期间指导患者做足部伸屈和旋转活动;术后24 h鼓励患者下地行走,促进下肢静脉回流,避免深静脉血栓形成。②保护患肢:活动时要避免损伤。

【健康教育】

1.疾病知识教育　教育人们预防下肢静脉曲张,如适当参加体育锻炼;避免长时间站立;坐位时两膝交叉不要过久;休息时可抬高肢体;保持大便通畅、防止体重超标等。

2.疾病控制知识的教育　坚持正确使用穿弹力袜或用弹力绷带,手术治疗患者手术后继续穿弹力袜或用弹力绷带1～3个月;注意保护患肢,防止外伤引起病变局部破裂出血、感染等。

第二节　血栓闭塞性脉管炎患者的护理

血栓闭塞性脉管炎又称Buerger病,简称脉管炎,是一种累及血管炎症性、节段性和周期性发作的慢性闭塞性疾病。主要侵及四肢中、小动静脉,尤其是下肢血管,好发于青壮年男性。

【病因】

病因尚未明确,通常认为与以下因素有关。

1.长期大量吸烟　是引起本病的重要因素,与烟碱引起的血管收缩有密切关系。

2.气候寒冷潮湿　易使血管收缩。

3.神经及免疫功能异常　可使血管调节紊乱。

4.内分泌因素　如性激素、前列腺素水平失调,对血管的舒张和收缩功能异常。

5.其他　外伤损伤血管内皮细胞,血液的高凝状态,感染等也是促进本病的因素。

【病理】

主要侵犯下肢的中、小动脉,病变呈阶段性分布,周期性发作。通常起始于动脉,然后可累及伴行的静脉,一般由远端向近端发展。早期,以血管痉挛为主,血管壁发生全层非化脓性炎症,内皮细胞和成纤维细胞增生、淋巴细胞浸润、管腔狭窄和血栓形成。后期,血管壁炎症消退,血栓机化,有新生毛细血管形成,动脉周围有广泛纤维组织形成,常包埋静脉和神经;虽然有侧支循环建立,但不足以代偿,因而闭塞血管远端的组织可出现缺血性改变,可致肢体远端溃疡,甚至坏死或坏疽。

【临床表现】

本病起病隐匿,进展缓慢,呈周期性发作。临床按肢体缺血程度和表现,分为三期。

1.局部缺血期　以血管痉挛为主。表现为患肢肢端发凉、怕冷及间歇性跛行等。患肢有麻木、怕冷、针刺等异常感觉,表现为步行一段距离后出现患肢疼痛,停下来休息一会儿疼痛可缓解,再步行一段距离又出现疼痛,称为间歇性跛行。检查发现患肢皮肤温度稍低,色泽较苍白,足背和(或)胫后动脉搏动减弱,可反复出现游走性浅静脉炎。

2.营养障碍期　此期以组织缺乏营养而发生器质性变化为主,为动脉闭塞狭窄,血流明显减少所致。患者异常感觉加重,由间歇性跛行转变为安静状态下也有持续性疼痛,夜间更甚,称为静息痛。有趾甲变形、皮肤干燥、苍白、肌肉萎缩等,常有肌肉抽搐。检查发现患肢皮肤温度显著降低,明显苍白或出现紫斑,皮肤干燥、无汗,趾(指)甲增厚、变形;小腿肌肉萎缩,足背和(或)胫后动脉搏动消失。

3.组织坏死期　此期患肢动脉完全闭塞,侧支循环已不足以代偿肢体的血供,发生干性坏疽。患肢疼痛剧烈、呈持续性,患者夜不能寐,日夜典型体位是屈膝抱足。检查发现患肢趾(指)端发黑、干瘪、坏疽、溃疡;肢体明显肿胀;若继发感染,干性坏疽转为湿性坏疽,出现体温升高、烦躁等全身中毒症状。病程较长者可有消瘦、贫血等。

【辅助检查】

1.一般检查　包括测定皮肤温度、测定跛行距离和跛行时间、肢体抬高试验及解张试验等,评估动脉闭塞的部位、范围、性质、程度和侧支循环情况等。

(1)测定皮肤温度　若双侧肢体对应部位皮肤温度相差2 ℃以上,提示皮温降低侧肢体动脉血流减少。

(2)肢体抬高试验(Buerger试验)　是检查动脉供血不足的重要方法。患者平卧,受试肢体抬高45°持续3 min,若出现麻木、疼痛、皮肤苍白或蜡黄等为阳性;让患者坐起,受试肢体自然垂于床缘下45 s,若足部皮肤出现潮红或发绀等也为阳性。阳性结果说明肢体动脉供血不足。

(3)解张试验　采用蛛网膜下隙或硬膜外隙阻滞,对比阻滞前后下肢温度的变化。若阻滞后皮肤温度明显升高,提示肢体供血不足为动脉痉挛所致;若阻滞后皮温无明显改变,提示肢体供血不足为动脉严重狭窄或完全闭塞所致。

（4）其他　测定跛行距离和跛行时间。

2.特殊检查　包括肢体血流图、超声多普勒检查及动脉造影等。

（1）肢体血流图　有助于了解肢体血流通畅情况。血流波形平坦或消失，提示血流量明显减少，动脉严重狭窄。

（2）超声多普勒检查　可显示动脉的形态、直径、流速和血流波形等，评估病变的部位和缺血的程度。

（3）动脉造影　可明确动脉阻塞的部位、程度、范围及侧支循环建立情况。

【治疗要点】

原则是防止病变发展，改善和促进患肢血液循环，减轻患肢疼痛，促进溃疡愈合。

1.非手术治疗

（1）一般疗法　严格戒烟、防止受潮和外伤。对疼痛严重者，必要时可以用镇痛剂。早期患者患肢进行适度锻炼，可以使侧支循环建立。

（2）药物治疗　适用于早、中期患者。①使用扩血管药和抑制血小板凝集药物。常用的有前列地尔注射液、妥拉唑林、硫酸镁及低分子右旋糖酐等；②预防或控制感染；③中医中药。

（3）高压氧疗法　改善局部组织缺氧情况，减轻痛及促进溃疡愈合。

（4）创面处理　对干性坏疽创面，应在消毒后包扎，预防感染。

2.手术治疗　目的是重建闭塞动脉血流通路，改善肢体血液供应，减少并发症。具体手术方法包括：

（1）动脉重建术　根据病情选择：①旁路转流术，适用于主干动脉闭塞，闭塞动脉的近侧和远侧仍有通畅的动脉通道的患者；②血栓内膜剥脱术，适用于短段动脉闭塞的患者。

（2）分期动、静脉转流术　适用于动脉广泛闭塞并且无流出道的患者。在下肢建立人为的动-静脉瘘，通过静脉的逆向灌注，向远端肢体提供动脉血。4～6个月后再手术结扎瘘近侧的静脉。

（3）大网膜移植术　适用于动脉广泛闭塞的患者。将游离的大网膜血管与股部血管吻合，并将裁剪延长的大网膜通过皮下隧道延伸至小腿下段，借助网膜血流和借此建立的侧支循环为下肢远端供血。

（4）腰交感神经切除术　适用于腘动脉远侧狭窄、腰交感神经阻滞后皮温提高1～2℃的患者。切除病变同侧第2～4腰交感神经节和神经链，以解除血管痉挛，促进侧支循环建立。

（5）截肢术　肢体严重坏死失去功能，合并感染不易控制者。

【护理评估】

1.健康史　评估患者有无吸烟嗜好，有无受寒或外伤史，家族中有无类类似患者。

2.身体状况　评估患肢有麻木、怕冷、针刺感，有无间歇性跛行或静息痛；了解以上症状出现的时间、严重程度、缓解方法等。检查患肢皮肤温度、颜色、足背和胫后动脉搏动等情况；有无趾（指）甲增厚和变形、小腿肌肉萎缩等营养障碍表现；有无患肢肿胀，患肢趾（指）端发黑、干瘪、坏疽、溃疡等；有无体温升高、烦躁等全身中毒症状及消瘦、贫血等慢性消耗体征。

3.辅助检查　了解皮肤温度测定、肢体抬高试验、解张试验及肢体血流图、超声多普勒检查等结果,以判断有无肢体血供不足及血管病变的位置、范围和严重程度等。

4.心理状况　因病变呈慢性持续发展,周期性发作,加之疼痛剧烈或需要截肢或指(趾)治疗等,患者常有焦虑、恐惧、悲观等心理反应,甚至对生活丧失信心。应了解家庭对患者的支持程度及有无可利用社会资源等。

【常见护理诊断/医护合作性问题】

1.疼痛　与患肢缺血、组织坏死有关。

2.焦虑/恐惧　与患肢剧烈疼痛、久治不愈、需要截肢或指(趾)等有关。

3.有皮肤完整性受损的危险　与组织缺血及营养障碍形成溃疡有关。

4.肢体运动障碍　与肢体血液供应不足、疼痛、截肢手术等有关。

5.知识缺乏　缺乏本病的基本常识及患肢功能锻炼的知识。

6.潜在并发症　出血、感染、术后继发性血栓等。

【护理措施】

1.非手术治疗及手术前患者的护理

(1)心理护理　要同情、关心、体贴患者,做好安慰和解释工作,在精神上给予鼓励和支持,稳定患者的情绪,减轻其焦虑和恐惧心理,使其能以积极的心态配合治疗和护理。

(2)教育患者

1)绝对戒烟　给患者介绍吸烟与本病的利害关系,劝其绝对吸烟。

2)保护患肢　保暖,避免受潮受寒,但不能局部加温,以免代谢加快,促进组织缺血坏死,注意足部卫生,防止外伤,对溃疡创面只用油纱布换药,忌用刺激性强的外用药。

3)加强肢体运动　适用于无肢体溃疡或坏疽、无动脉或静脉血栓形成的患者,应指导其进行伯格(Buerger)运动和行走锻炼,利用改变姿势来增进外周血液循环,促进侧支循环的建立。Buerger运动方法:①平卧,将双脚抬高45°～60°,可架在棉被或倒置在椅背上,维持2～3 min;②坐位,坐在床沿或椅子上,双腿自然下垂,脚跟踏在地面上,踝部做背屈、跖屈、左右摆动动作,同时将脚趾向上翘并尽量伸开,再往下收拢,练习2～3 min;③恢复平卧,同时进行踝部和足趾运动2～3 min。如此反复练习5遍为一次,每日进行3～4次。

4)高压氧治疗　向患者说明高压氧治疗的目的和作用,指导患者按时到高压氧舱接受治疗。

(3)疼痛护理　早期遵医嘱应用血管扩张剂;较重者,可使用吲哚美辛等。吗啡止痛效果较好,但要注意防止成瘾;也可经硬膜外隙插管,应用镇痛泵镇痛。

(4)遵医嘱用药　遵义嘱给予前列腺素 E_1、妥拉唑啉、硫酸镁、低分子右旋糖酐、抗菌药物、毛冬青注射液、复方丹参注射液等。以达到扩张血管,防止血小板凝集,改善微循环,促进侧支循环建立和防治感染等目的。

(5)手术前护理　应按常规做好术前准备,需植皮者,做好供皮区的皮肤准备。溃疡创面护理同大隐静脉曲张。遵医嘱给予抗菌药物。

2. 手术后护理

（1）休息与活动　安置患者平卧,对施行动脉内膜剥脱术、自体大隐静脉或人造血管旁路移植等动脉重建的患者,患肢应平置并制动 2 周,期间坚持做踝关节伸屈运动,以促进小腿静脉回流。

（2）观察病情　应观察患侧肢体的皮肤温度、颜色、感觉及脉搏强度等情况。测量皮温时应选择两侧肢体的相同部位。

（3）防治感染　遵医嘱应用抗菌药物,并注意观察药物的不良反应。保持切口敷料清洁干燥,定时更换敷料,观察有无切口感染征象,一旦出现发热,切口疼痛、红肿、压痛,伴白细胞计数及中细粒细胞比例增高,应考虑切口感染,按感染伤口护理。

（4）血管重建手术患者的护理　动脉血管重建术后患肢应平置并制动 2 周。坚持做足背伸屈运动,密切观察患肢远端皮温、色泽、脉搏、感觉,警惕血管痉挛和继发性血栓形成,行抗凝治疗的患者注意出血倾向。静脉血管重建手术后抬高患肢 30°,并卧床制动 1 周。

【健康教育】

1. 疾病知识教育　应教育其戒烟;妥善保护患肢,防止受冷、受潮和外伤,穿着柔软、舒适、大小合适的鞋和袜等。

2. 疾病控制知识的教育　指导患者坚持患肢 Buerger 运动和行走锻炼。对截肢术后患者,应教育其加强残肢功能锻炼,防止关节僵硬和畸形,为安装假肢做好准备。

问题分析与能力提升

刘某,65 岁,6 个月来出现右下肢间歇性跛行,右下肢疼痛逐渐加重,夜间疼痛更加明显,足部苍白、皮肤发凉。入院后诊断为血栓闭塞性脉管炎,在血管外科进行动、静脉转流手术。你是该患者的责任护士,手术后当天护理中应注意哪些事项?

讨论:①手术后要注意哪些病情观察? 潜在并发症有哪些? ②手术后体位有什么要求? ③试述该患者手术后的护理措施及健康教育。

同步练习

1. 下列哪项与下肢静脉曲张的发病无关　　　　　　　　　　　　　　　　（　）

　A. 静脉壁薄弱　　　　　　　B. 长期静脉压力升高　　　C. 长期站立工作

　D. 静脉瓣膜功能不全　　　　E. 静脉管腔狭窄

2. 下肢静脉曲张早期的主要症状是　　　　　　　　　　　　　　　　　　（　）

　A. 下肢沉重感　　　　　　　B. 溃疡形成　　　　　　　　C. 曲张静脉破裂出血

　D. 血栓性静脉炎　　　　　　E. 静脉血栓形成

3. 下肢静脉曲张手术后　　　　　　　　　　　　　　　　　　　　　　　（　）

　A. 术后第 1 天下床活动　　　B. 术后第 2 天下床活动　　C. 术后第 3 天下床活动

　D. 术后第 4 天下床活动　　　E. 术后第 5 天下床活动

4. 血栓闭塞性脉管炎营养障碍期的主要临床表现是　　　　　　　　　　　（　）

　A. 肢端发黑,干性坏疽　　　B. 间歇性跛行　　　　　　　C. 游走性静脉炎

　D. 静息痛　　　　　　　　　E. 肢端经久不愈的溃疡

5. 血栓闭塞性脉管炎的患肢护理,下列哪项不妥　　　　　　　　　　（　　）

    A. 保暖,避免受潮湿　　　　B. 保持足部清洁　　　　C. 定时热水袋外敷

    D. 防止外伤后感染　　　　E. 忌用刺激性外用药

6. 血栓闭塞性脉管炎护理中,促进侧支循环建立的措施是　　　　　　（　　）

    A. 严禁吸烟、肢体保暖　　　B. 高压氧疗伤　　　　C. 做伯尔格运动

    D. 应用扩血管药物　　　　E. 腰交感神经封闭

7. 非手术治疗单纯性下肢静脉曲张的主要方法是　　　　　　　　　　（　　）

    A. 使用弹力绷带或穿弹力袜　B. 抬高患肢　　　　C. 注意休息

    D. 避免久站　　　　E. 增强心功能

8. 在大腿中部扎止血带,松紧适度能阻断浅静脉血流,嘱患者快速下蹲20次,如曲张静脉明显减退,说明　　　　　　　　　　　　　　　　　　　　　　　　（　　）

    A. 深静脉交通支瓣膜功能不全

    B. 大隐静脉入股静脉处瓣膜功能不全

    C. 大隐静脉入股静脉处瓣膜功能良好

    D. 深静脉通畅良好

    E. 深静脉阻塞

9. 血栓闭塞性脉管炎早期的典型症状是　　　　　　　　　　　　　　（　　）

    A. 肢端发绀、发凉　　　　B. 间歇性跛行　　　　C. 肢端干性坏疽

    D. 下肢肌肉萎缩　　　　E. 静息痛

10. 吴某,女性,38 岁,诊断为下肢静脉曲张,其主要的病因是　　　　　（　　）

    A. 静脉瓣膜功能不全　　　B. 心功能不全　　　　C. 下肢运动减少

    D. 胸腔内负压改变　　　　E. 长期卧床

（李宏伟）

第三十二章
泌尿、男性生殖系统疾病的主要症状和检查

学习目标

1. 掌握：泌尿、男性生殖系统疾病的主要症状。
2. 熟悉：泌尿、男性生殖系统疾病的常用检查方法及注意事项。

第一节　泌尿、男性生殖系统疾病的主要症状

泌尿及男性生殖系统疾病，因其解剖和生理特点，常表现出一些特有的症状，如排尿异常、尿液异常、尿道分泌物、疼痛和肿块等。

（一）排尿异常

1. 尿频　每日排尿次数增多而每次尿量减少。正常人膀胱容量男性约 400 mL，女性约 500 mL。每日排尿次数因年龄、饮水量、气候和个人习惯而不同，一般白天排尿 3 ~ 5 次，夜间 0 ~ 1 次；每次尿量 300 ~ 400 mL。尿频时可尿量正常，次数增多，总尿量增多；也可总尿量正常而每次尿量减少，有时每次只有几毫升。引起尿频的常见原因有泌尿、生殖道炎症、膀胱结石、肿瘤、前列腺增生等。若排尿次数增加而每次尿量并不减少，甚至增多，可能为生理性如饮水量多、食用利尿食品或为病理性如糖尿病、尿崩症或肾浓缩功能障碍等所致；精神因素有时亦可引起尿频。

2. 尿急　一有尿意即急不可耐且不能自制，尿量却很少，常与尿频同时存在。多见下尿路急性炎症或膀胱容量缩小等。

3. 尿痛　排尿时伴有会阴区或下腹部疼痛。多因膀胱颈或三角区受到炎症或理化因素刺激发生膀胱痉挛所致。常见于膀胱或尿道感染、结石或结核。

尿频、尿急、尿痛常同时存在，称为膀胱刺激征。

4. 排尿困难　排尿困难是指延时、排尿费力、尿线分叉、变细甚至呈点滴状，尿液不能顺畅排出。多由于下尿路梗阻所致。

5. 尿潴留　尿液充满于膀胱内而不能自行排出。尿潴留分为急性与慢性两类。急性尿潴留常见于膀胱出口以下尿路严重梗阻、腹部或会阴部手术后引起，表现为突

然不能排尿,尿液滞留于膀胱内,慢性尿潴留常由于膀胱颈部以下尿路不完全性梗阻,或神经源性膀胱所致,起病缓慢,表现为膀胱充盈、排尿困难,可出现充溢性尿失禁。或不引起疼痛或仅感轻微不适。

6. 尿失禁 膀胱内尿液不能控制而自行流出称尿失禁。可分为四种类型。①真性尿失禁:也称完全性尿失禁,尿液完全不能被控制而随时流出,膀胱始终空虚无尿,是膀胱颈和尿道括约肌功能受损或障碍所致。②充溢性尿失禁:又称假性尿失禁,指膀胱内潴留大量尿液,膀胱内压力超过尿道括约肌控制能力时,尿液不断溢出。③压力性尿失禁:尿道括约肌功能减退,当腹压突然增加如咳嗽、喷嚏、大笑、突然起立、抬重物时,尿液不随意地流出,常见于妇女,尤其是多次分娩或产伤妇女。④急迫性尿失禁:患者突然感到强烈尿意并迫不及待排出尿液。多见于急性膀胱炎、间质性膀胱炎、前列腺摘除术后近期等。精神紧张因素可引起急迫性尿失禁。

(二)尿液异常

正常人 24 h 尿液量 1 000～2 000 mL,少于 400 mL 为少尿,少于 100 mL 为无尿。

1. 血尿 尿中有血。根据尿液含血量的多少可分为镜下血尿和肉眼血尿。

(1)镜下血尿 指在显微镜可见尿中含有红细胞。正常人尿液每高倍视野可见 0～2 个红细胞。新鲜尿液离心后每高倍镜视野红细胞计数超过 3 个称为镜下血尿。多为泌尿系慢性感染、结石、急性或慢性肾炎所致。

(2)肉眼血尿 肉眼能见到尿中有血色和血块,称为肉眼血尿。1 000 mL 尿中含 1 mL 血液即可呈肉眼血尿。多见于泌尿系肿瘤、急性膀胱炎、急性前列腺炎、膀胱结石或损伤等。根据出血部位与血尿出现阶段的不同,肉眼血尿可分为:①初始血尿,排尿开始时出现血液,后逐渐正常,提示病变在前尿道;②终末血尿,排尿到终末阶段才有血液,提示病变在膀胱颈和三角区或后尿道;③全程血尿,排尿的全过程都有血液,提示病变部位在膀胱或膀胱以上部位。血尿是否伴有疼痛对区分良、恶性泌尿系统疾病有重要意义。间歇性无痛血尿常提示泌尿系肿瘤。血尿伴排尿疼痛,提示膀胱炎或尿石症。

2. 脓尿 离心尿沉渣每高倍视野白细胞超过 5 个以上为脓尿。提示泌尿系感染。

3. 乳糜尿 尿中含有淋巴液,尿呈现乳白色,含有脂肪、蛋白质、红白细胞及纤维蛋白原。若红细胞多,尿呈红褐色,称为乳糜血尿。常为丝虫病所致。

4. 晶体尿 尿中有机或无机物质沉淀、结晶,形成晶体尿。常见于尿液中盐类呈过饱和状态时,有时呈石灰水样,静置后有白色沉淀物,经加热或加酸后,尿液变清。多饮水,即可使晶体消失又可起到预防晶体尿的作用。

(三)尿道分泌物

尿道有分泌物时可自行排出。黄色、黏稠脓性分泌物多系急性淋菌性尿道炎引起。男性慢性前列腺炎患者常在清晨排尿前或大便时尿道口有少量白色黏稠分泌物。血性分泌物提示尿道癌。

(四)疼痛

疼痛为常见的重要症状。泌尿、男生殖器官病变引起疼痛,常在该器官所在部位,但空腔器官梗阻或侵犯邻近神经则疼痛可放射至其他相应部位。①肾和输尿管痛:肾病变所致疼痛常位于肋脊角、腰部和上腹部,一般为持续性钝痛,亦可为锐痛。肾盂输尿管连接处或输尿管急性梗阻时可发生肾绞痛,表现为突发绞痛、剧烈难忍、辗转不安、大汗、伴恶心呕吐;阵发性发作,持续几分钟至几十分钟,间歇期可无任何症状。疼痛可沿输尿管放射至下腹、膀胱区、外阴或大腿内侧。②膀胱痛:急性尿潴留引起的疼痛常位于耻骨上区域,而慢性尿潴留可无疼痛或仅有不适感。膀胱炎症常引起锐痛或烧灼痛,疼痛常放射至阴茎头部及远端尿道。③前列腺痛:前列腺炎症可引起会阴、直肠、腰骶部、耻骨上区、腹股沟区及睾丸的疼痛和不适。④阴囊痛:睾丸及附睾病变可引起阴囊不适、坠胀或疼痛。睾丸扭转和急性附睾炎时,可引起阴囊剧烈疼痛。肾绞痛或前列腺炎症亦可放射至阴囊引起疼痛。

(五)肿块

肿块是泌尿外科疾病重要体征之一。腹部肿块可见于肾肿瘤、肾结核、肾积水、肾囊肿等。阴囊内肿块多见于斜疝、鞘膜积水、精索静脉曲张、睾丸肿瘤等。

(六)男性性功能症状

男性性功能症状主要有勃起功能障碍、射精障碍包括早泄、不射精和逆向射精等。

第二节 泌尿、男性生殖系统疾病的检查

(一)尿液检查

尿液检查应采集新鲜的中段尿液标本。男性应清洗龟头,女性月经期间不应采集尿液标本。尿培养时以清洁中段尿为佳,女性可以采用导尿取标本。

1. 尿常规检查 以新鲜晨尿为宜,取中段尿盛在清洁容器内。正常尿液淡黄、透明、呈弱酸性、中性或碱性,尿糖阴性,含极微量蛋白。

2. 肾功能检查 ①尿比重:反映肾浓缩功能和排泄功能,正常尿比重1.015 ~ 1.025。肾功能受损时,肾浓缩功能下降,尿比重降低,正常尿比重固定或接近1.010,提示肾功能严重受损。②血肌酐和尿素氮:用于判定肾功能状况,二者均为蛋白代谢产物,经肾小球滤过排出,肾损害时,它们排出受阻,血肌酐和尿素氮增高,增高程度与肾损害程度呈正比,故可用于判断病情和预后情况。③内生肌酐清除率:在单位时间内,肾将单位体积血浆中的内生肌酐全部清除出体外的比率。测定公式为内生肌酐清÷尿肌酐浓度/血肌酐×每分钟尿量,正常值为90 ~ 120 mL/min。④酚红排泄试验:尿中酚红的排出量反映肾小管的排泄功能。

3. 尿三杯试验 将患者一次不中断排尿的前段、中段、末段尿分别排入三个容器中,通过分析三杯中的尿液成分,以判断病变所在的部位。具体方法是:清洗尿道外口后,分别取初始、中段和末段尿10 ~ 20 mL。如果第一杯出现血尿,后两杯清晰,称初始血尿,提示病变在前尿道;第一、二杯尿清晰,第三杯出现血尿,称终末血尿,提示病变在膀胱颈和三角区或后尿道等;三杯皆出现血尿,称全程血尿,则提示病变部位在膀胱或膀胱以上部位。

4. 尿细菌学检查 可以判断细菌的种类,指导临床用药。常用方法有直接涂片检查和尿培养,明确诊断。

5. 尿细胞学检查 取新鲜尿沉渣涂片检查,阳性结果提示可能有泌尿系移行细胞

肿瘤。用做肿瘤的筛选手段或肿瘤术后随访。

6.膀胱肿瘤抗原(bladder tumor antigen,BTA) 用于膀胱肿瘤的初筛或随访。有定性和定量两种方法,定性方法简单,正确率约70%。应避免在严重血尿时留取尿标本。

7.前列腺液检查 用于前列腺炎的诊断。正常前列腺液呈乳白色,较稀薄。涂片镜检可见多量卵磷脂小体,白细胞数每高倍视野少于10个。标本留取:可经直肠指检前列腺按摩,再收集由尿道口滴出的前列腺液做涂片。对急性前列腺炎、前列腺结核患者不宜按摩,以免引起炎症或结核播散。

8.前列腺特异性抗原(prostate-specific antigen,PSA) 用于鉴别良性前列腺增生症和前列腺癌。PSA 是由前列腺腺泡和导管上皮细胞产生的单链糖蛋白,具有前列腺组织特异性。健康男性血清 PSA 浓度小于 4 ng/mL,若大于 10 ng/mL 应高度怀疑前列腺癌可能。

9.流式细胞测定 利用流式细胞仪检查尿、血、精液、肿瘤组织等标本,可定量分析细胞大小、形态、DNA 含量、细胞表面标志、细胞内抗原和酶活性等。用于判断泌尿、男性生殖系统肿瘤的早期诊断及预后,肾移植急性排斥反应及男性生育能力的判断。

10.精液分析 是评价男性生育能力的重要依据,精液分析包括颜色、量、pH 值、稠度、精子状况及精浆生化测定。

(二)影像学检查

1.B 超检查 对泌尿生殖系疾病有重要诊断价值,如肾上腺肿瘤、肾占位性病变、肾积水、肾囊肿、尿路结石、膀胱肿瘤,前列腺、睾丸疾患等。B 超对病变的分辨率较CT 为低,但其探查方向灵活,操作简易,价廉,可多次重复检查,临床应用极为广泛。彩色多普勒超声仪可以清楚地显示肾血管灌注情况,可以监测肾移植术后移植肾的血液灌注情况。

2.尿路平片(KUB) 主要用于诊断尿路结石。常规的泌尿系统平片应包括两侧肾脏、输尿管、膀胱及后尿道。能显示肾轮廓、大小、位置,脊柱、骨盆,钙化及尿路结石等。检查前护理要点:①摄片前 1~2 d 禁食不透 X 射线的药物,如铁剂、铋剂、钡剂;②摄片前一天进少渣饮食并服缓泻剂;③摄片当日晨禁食并清洁灌肠。

3.排泄性尿路造影(IVU) 是诊断上尿路疾病的基本检查。腹部加压下常规静脉注射有机碘造影剂 20 mL(儿童 0.5~1.0 mL/kg),分别于注射后 5、15、30、45 min摄片。检查前护理要点:造影前除按尿路平片肠道准备外,还应注意以下几点:①造影前应做碘过敏试验,并准备抢救药物;②限制饮水 6~12 h,检查前排空膀胱,以使尿液浓缩,增加尿路造影剂浓度,使显影更加满意;③注射造影剂后,严密观察患者的反应,如出现异常,立即配合医生抢救;④摄片后鼓励患者多饮水,促进造影剂排泄,并注意休息。

4.逆行肾盂造影(RP) 通过膀胱镜逆行插入输尿管导管,经插管注入15% 有机碘造影剂,能清晰显示肾盂、输尿管形态。适用于禁忌做排泄性尿路造影或显影不清晰时。禁忌证为急性尿路感染及严重尿道狭窄。检查前护理要点:造影前常规肠道准备,不必严格限制饮食。因泌尿道黏膜对碘不吸收,除非过敏体质者,一般不强调做碘过敏试验。

笔记栏

5. 血管造影 主要有肾动脉造影、肾静脉造影和数字减影血管造影(digital substraction angiography,DSA)等。适用于肾血管疾病、肾损伤、肾实质性肿瘤。经股动脉穿刺插管行肾动脉造影可显示双肾(肾上腺)动脉、腹腔动脉及其分支。行选择性肾动脉造影,能更清晰显示肾血管形态。DAS 能清晰地显示包括 1 mm 直径的血管及发现各种血管异常。检查前护理要点:造影前做常规肠道准备和碘过敏试验,检查后应注意观察生命体征、肢体温度和动脉搏动情况。

6. CT 断层扫描 通过 CT 平扫或对比增强扫描,可确定肾损伤范围和程度,对肾上腺、肾、膀胱、前列腺等部位肿瘤的诊断与分期提供可靠依据,可鉴别肾实质性和囊性疾病、肾错构瘤和肾癌,能显示因腹部和盆腔、血行转移而肿大的淋巴结和肿块。

7. 磁共振成像(MRI) 核磁共振成像是一种利用生物磁自旋成像技术。对泌尿男生殖系肿瘤的诊断和分期、肾囊肿内容物性质鉴别、肾上腺肿瘤、隐睾症等诊断,能提供较 CT 更为可靠的依据。不用造影剂可以显示血管结构,不受骨和空气人工伪影的影响。其缺点是成像时间长,对钙化不灵敏。目前价格较昂贵,不能普遍应用,也不能替代基本的诊断手段。

8. 放射性核素检查 通过静脉注入放射性示踪剂,通过仪器监测示踪剂在肾的分布来检查肾功能,可以直观地显示出肾功受损及尿路梗阻的程度。

(三)内窥镜检查

1. 膀胱镜检查 在表面麻醉或骶麻下进行。可直接窥查尿道及膀胱内有无病变;通过膀胱镜可取活体组织做病理检查、钳取异物、破碎结石;亦可放置输尿管支架管作内引流或进行输尿管套石术。尿道狭窄、急性膀胱炎或膀胱容量小于 50 mL 者为禁忌证。膀胱镜检查的护理要点:①检查前,向患者解释和说明此项检查的必要性,消除恐惧心理,主动配合诊治;患者会阴部做好清洗,检查前嘱患者排空膀胱;准备好器械、膀胱冲洗液及其他用品并进行灭菌或消毒。②检查时,将患者安置于膀胱截石位,协助医生消毒、铺巾,检查者应刷手并戴无菌手套;需在镜下行膀胱、尿道手术或输尿管插管时,术者应穿无菌手术衣,护士做好准备;在检查过程中,护士应保证电源、膀胱冲洗液不能中断,并保证其他物品的供应,做好配合。③检查后,根据不同的麻醉方法给予相应的护理;患者常有血尿情况,嘱患者适当卧床休息,多饮水,使患者尿量增加;如感到尿道疼痛,可及时给予止痛处理;遵医嘱给予止血药和抗生素。如损伤严重,应留置尿管,注意观察。

2. 尿道镜检查 对尿道疾患有重要的诊断治疗价值。可以确定尿道炎症、溃疡、新生物等疾患,还可同时进行电灼、切割及取活检等。

3. 输尿管镜 经尿道、膀胱插入输尿管以至肾盂来进行观察、取石、碎石、活检、电灼肿瘤等。

(四)尿流动力学测定

尿流动力学测定是借助于流体动力学和电生理学方法,测定尿输送、储存、排出尿液的功能,分析排尿障碍的原因、选择治疗方式和评定疗效的依据。

同步练习

1. 当腹压突然增加时,尿液不随意地流出是 （　）
   A. 真性尿失禁　　　　　B. 假性尿失禁　　　　C. 压力性尿失禁
   D. 充盈性尿失禁　　　　E. 急迫性尿失禁

2. 膀胱镜检查的适应证是 （　）
   A. 尿道狭窄　　　　　　B. 膀胱容量小于 50 mL　　C. 无痛性血尿
   D. 泌尿系急性炎症　　　E. 排尿异常

3. 尿三杯试验中,第三杯出现明显血尿,其余两杯血尿不明显,请问出血可能在哪个部位
   （　）
   A. 前尿道　　　　　　　B. 后尿道　　　　　　C. 输尿管
   D. 肾　　　　　　　　　E. 全泌尿系

4. 关于排泄性尿路造影,正确的描述是 （　）
   A. 检查前不需做碘过敏试验　　B. 妊娠患者也可做此检查　　C. 应用胆影葡胺做造影剂
   D. 检查前鼓励患者多饮水　　　E. 检查前需做肠道准备

5. 需做碘过敏试验的检查是 （　）
   A. 逆行肾盂造影　　　　B. 尿路平片　　　　　C. 排泄性尿路造影
   D. 尿动力学检查　　　　E. 磁共振尿路成像

6. 脓尿是指离心尿沉渣每高倍视野白细胞超过 （　）
   A. 1 个　　　　　　　　B. 3 个　　　　　　　C. 5 个
   D. 7 个　　　　　　　　E. 10 个

7. 少尿是指 24 h 尿量少于 （　）
   A. 1 000 mL　　　　　　B. 800 mL　　　　　　C. 600 mL
   D. 400 mL　　　　　　　E. 200 mL

8. 患者男性,43 岁,因病情需要做选择性肾动脉造影检查,检查术后 1 h,正确的护理措施是
   （　）
   A. 半卧位　　　　　　　B. 尽量少饮水　　　　C. 鼓励患者下地活动
   D. 每小时观察一次足背动脉搏动　　　　　E. 穿刺局部加压包扎,平卧 24 h

9. 某男孩,5 岁,排尿时突然感到疼痛。尿流中断,大哭,变换体位后疼痛缓解,可继续排尿,可
   能的诊断是 （　）
   A. 尿道狭窄　　　　　　B. 膀胱结石　　　　　C. 急性膀胱炎
   D. 输尿管结石　　　　　E. 膀胱结核

10. 某男,62 岁,曾因排尿异常就诊,诊断为前列腺增生,现出现急性尿潴留 6 h,诱导排尿无效,
    应采取的护理措施是 （　）
    A. 按压膀胱　　　　　　B. 导尿　　　　　　　C. 膀胱镜检查
    D. 耻骨上膀胱造瘘　　　E. 耻骨上膀胱穿刺

11 ~ 14 题共用题干

患者女性,36 岁,突发腰部剧烈绞痛、疼痛难忍、辗转不安、大汗,伴恶心呕吐,阵发性发作;每次
持续时间数分钟,间歇期无任何症状。疼痛放射至下腹及会阴部。尿液检查结果示离心尿每高倍
视野可见红细胞 5 个。

11. 此疼痛被称为 （　）
    A. 胆绞痛　　　　　　　B. 腰痛　　　　　　　C. 膀胱刺激征

D. 膀胱痛　　　　　　　　　E. 肾绞痛

12. 疼痛的可能原因为　　　　　　　　　　　　　　　　　　　　（　　）
　　A. 膀胱结石　　　　　　　B. 膀胱肿瘤　　　　C. 肾、输尿管结石
　　D. 肾结核　　　　　　　　E. 肾肿瘤

13. 为进一步诊断,首先应做的检查是　　　　　　　　　　　　　（　　）
　　A. 尿细胞学检查　　　　　B. 膀胱镜　　　　　C. CT 扫描
　　D. 尿路平片　　　　　　　E. 排泄性尿路造影

14. 目前患者的主要护理诊断是　　　　　　　　　　　　　　　　（　　）
　　A. 疼痛　　　　　　　　　B. 排尿异常:血尿　　C. 知识缺乏
　　D. 潜在并发症:休克　　　E. 焦虑

（邓小华）

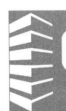

第三十三章
泌尿系统损伤患者的护理

学习目标

1. 掌握：膀胱、尿道损伤的治疗原则和措施，泌尿系损伤患者的护理评估、护理措施和健康教育。
2. 熟悉：肾损伤、膀胱损伤的分类、临床表现，尿道损伤的分类及临床表现，掌握肾疾病的非手术、手术和并发症的治疗。
3. 了解：肾、膀胱和尿道损伤的病因、病理生理变化。

泌尿系统损伤以男性尿道损伤最为多见，肾和膀胱损伤次之，输尿管损伤较少见。在胸部、腹部、腰部或骨盆严重损伤中容易合并泌尿系损伤，因此，当有上述部位损伤时，应注意有无泌尿系损伤，已确定有泌尿系损伤时，也要注意有无其他脏器损伤。

第一节　肾损伤患者的护理

肾损伤常是严重多发生性损伤的一部分。肾损伤的发生率有上升趋势，与交通事故、剧烈的竞技运动、暴力性犯罪增加有关。肾损伤多见于成年男性。

【病因】

按照病因不同将肾损伤分为开放性损伤、闭合性损伤和医源性损伤三种。

1. 开放性损伤　多由刀刃、枪弹等锐器直接贯穿致伤，常伴有胸、腹部损伤，伤情复杂而严重。

2. 闭合性损伤　多由直接暴力（如撞击、跌打、挤压或肋骨、椎骨横突骨折等）或间接暴力（如对冲伤、突然暴力扭转等）引起。肾本身存在病变如肾积水、肾肿瘤、肾结核或肾囊肿时，易受损伤。

3. 医源性损伤　少见，在肾镜检查或治疗时造成肾损伤。

【病理】

临床上以闭合性肾损伤为多见，根据损伤的程度可分为四种病理类型（图33-1）。

1. **肾挫伤** 最常见,较轻微。肾实质轻微受损,形成肾瘀斑、包膜下血肿,肾包膜及肾盂黏膜完整;若损伤涉及肾集合系统,可有少量血尿,血尿较轻,常表现为镜下血尿。

2. **肾部分裂伤** 肾实质部分裂伤伴有肾包膜或肾盂肾盏黏膜破裂,可形成肾周血肿或明显的血尿。

3. **肾全层裂伤** 肾实质深度裂伤,肾包膜、肾盂、肾盏黏膜均破裂,常引起严重的肾周血肿、血尿和尿外渗,明显的肉眼血尿;肾横断或碎裂时,可引起部分肾组织缺血。

4. **肾蒂损伤** 最严重。肾蒂血管部分或全部撕裂,可发生大出血,量大者可引起休克,可影响肾动脉供血,若抢救不及时可危及生命。

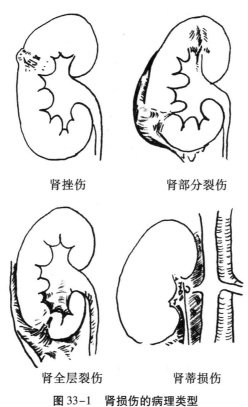

肾挫伤　　　　　　　肾部分裂伤

肾全层裂伤　　　　　　肾蒂损伤

图33-1　肾损伤的病理类型

【临床表现】

1. **休克** 多见于严重肾裂伤、肾蒂损伤或合并其他脏器损伤时,因创伤和失血,常发生休克,甚至危及生命。

2. **血尿** 肾挫伤时血尿轻微,严重肾裂伤则呈大量肉眼血尿。血尿与损伤程度可不一致,血块堵塞输尿管、肾盂或输尿管断裂、肾蒂血管断裂、肾动脉血栓形成时,血尿可不明显或无血尿。血尿停止后,可因感染或过早起床活动而出现继发性血尿。

3. **疼痛、肿块、发热** 肾包膜张力增加、肾周围软组织损伤、出血或尿外渗等,可引起腰腹部疼痛、腰肌强直;血液、尿液渗入腹腔或合并腹腔内脏器损伤时,可出现全腹疼痛和腹膜刺激征,并伴发热;血块通过输尿管时可发生肾绞痛。血液、尿液外渗至肾周围组织,可使局部肿胀,形成肿块;若继发感染,则形成肾周围脓肿,引起发热等全身中毒症状。

【辅助检查】

1.实验室检查 ①尿常规检查:尿中含有大量红细胞,严重程度与肾损伤程度和类型有关系。②血常规检查:若出血可使血红蛋白与血细胞比容降低,如果持续降低,则提示有活动性出血;若合并感染时血白细胞计数和中性粒细胞比例可增高。

2.影像学检查

(1)B超 用于伤情的初步评估及对腹膜后血肿、尿外渗范围进行动态观察。可对肾损伤的部位、程度和血肿和尿外渗的范围等作出判断。

(2)CT 增强CT扫描是肾损伤影像学检查的金标准,可作为首先检查。可明确肾损伤的部位、程度和血肿和尿外渗的范围等。

(3)排泄性尿路造影 不但有助于肾损伤的诊断,而且可了解对侧肾功能。

【治疗要点】

多数肾损伤可经非手术治疗而治愈,仅少数需要手术治疗。

1.紧急治疗 对于大出血发生休克的患者应迅速给予抗休克治疗,密切观察生命体征,进一步明确有无合并其他器官合并伤,并做好手术探查的准备。

2.非手术治疗 为大多数肾损伤患者的首选治疗方法,包括绝对卧床休息2~4周;密切观察生命体征、血尿颜色和腰腹部肿块的变化;及时补充血容量和能量;应用广谱抗生素,开放性损伤者注射TAT,以预防感染;使用止痛、镇静和止血药物等。

3.手术治疗

(1)适应证 非手术治疗期间发生以下情况者,应进行手术治疗:①开放性肾损伤;②血尿逐渐加重,血红蛋白和血细胞比容继续降低;③腰、腹部肿块明显增大;④怀疑腹腔脏器损伤;⑤经积极抗休克后生命体征未见改善。

(2)手术方式 包括肾修补、肾部分切除、肾切除术或肾动脉栓塞术;若出现肾周脓肿,则行脓肿引流术。

【护理评估】

1.健康史 主要询问受伤的时间、地点、暴力性质、强度和作用部位,伤后病情变化及处理经过。

2.身体状况 评估患者有无疼痛、血尿、腰部肿块及其严重程度;观察生命体征、尿液颜色,注意有无休克;检查疼痛的部位和程度、肿块的位置和大小、有无开放性伤口或尿液外漏等。

3.辅助检查 了解血常规、尿常规、B超、CT、X射线等检查的结果。

4.心理-社会状况 评估患者和家属对伤情、合并伤或并发症的认知程度,有无恐惧、焦虑等心理反应,对治疗费用的承受能力及社会资源情况等。

【常见护理诊断/医护合作性问题】

1.组织灌注量改变 与创伤、大出血、腹膜炎、尿外渗感染等有关。

2.焦虑/恐惧 与突发意外事件、大量血尿、担心预后等有关。

3.疼痛 与损伤、肿胀及尿外渗刺激有关。

4.潜在并发症 休克、感染。

【护理措施】

1.非手术治疗患者的护理

（1）卧床休息　绝对卧床休息2～4周,待病情稳定、血尿消失后方可离床活动。

（2）防治休克　有休克危险的应迅速建立两条静脉通路,遵医嘱快速输液、输血等,防治休克,还应给氧、保暖,给予止痛、止血药物等。

（3）观察病情　密切观察生命体征;观察血尿的动态变化情况;腰部肿块的大小变化情况;腹部腹膜刺激征的轻重;疼痛的变化情况。一旦发现上述症状加重,或有休克或感染征象、实验室检查显示血尿和贫血加重等,应及时做好手术治疗准备工作。

（4）防治感染　遵医嘱给予抗菌药物,开放性肾损伤者注射TAT。

（5）生活护理　指导患者摄取高营养饮食、多饮水、深呼吸和有效咳嗽,进行关节和肌肉锻炼;定时帮助患者翻身,定期进行床上擦浴,及时提供便器。

（6）心理护理　与患者沟通,如解释尿液为红色不一定有大量出血,绝大多数经过非手术治疗可以治愈,不要过于紧张,以使患者能减轻焦虑,安心接受治疗和护理。

2.手术治疗患者的护理

（1）手术前护理　同非手术治疗患者的护理。

（2）手术后护理　按腹部手术后护理,还应重点注意以下几点。①卧床休息:肾切除术后卧床休息2～3 d;肾修补或肾周引流术后需绝对卧床休息1～2周;合并骨盆骨折者卧床休息时间延长至6～8周。卧床期间注意定时变换体位,以防发生压疮。②观察病情:观察生命体征是否平稳,尤其注意有无发热、切口红肿或热痛等感染征象。观察尿量,注意肾功能情况。③引流管护理:肾周引流管应妥善固定;观察引流液的性质和量,保持引流通畅;及时更换引流管口处敷料,当引流液明显减少,观察引流物的量、颜色、性状和气味;无发热及血白细胞计数增高等感染征象时,即可拔管,一般于术后3～4 d拔除。④预防感染:加强伤口护理,保持清洁干燥,换药时注意无菌操作。遵医嘱继续使用抗菌药物。⑤心理护理:给予患者和家属心理方面支持,解释手术后疼痛、胃肠道不适是手术刺激造成的、暂时的;解释放置引流管的作用;从而缓解心理压力,配合治疗。

【健康教育】

1.疾病知识教育　非手术治疗患者,出院后3个月内避免参加重体力劳动和竞技运动;肾切除术后患者,应注意保护对侧肾,防止外伤,避免使用对肾有损害的药物。

2.疾病控制知识的教育　患者长期卧床可引起压疮、泌尿系感染、肺部感染、深静脉血栓形成等并发症,应定时翻身、多饮水、锻炼深呼吸和有效咳嗽、进行关节锻炼和肌肉舒缩活动等。

第二节　膀胱损伤患者的护理

膀胱损伤与膀胱的功能状态有密切关系,膀胱空虚时位于骨盆内,耻骨联合以下,受骨盆保护,不易受损伤。膀胱充盈时,壁变薄,位置超过耻骨联合以上,失去骨盆的保护,在外力作用下容易发生。

【病因】

1.开放性损伤　以锐器或枪弹贯通所致,易发生腹壁尿瘘、膀胱直肠瘘或膀胱阴道瘘。

2.闭合性损伤　多由撞击、挤压等直接暴力引起,膀胱充盈时容易受伤;

3.医源性损伤　在进行尿道膀胱器械检查或治疗、下腹部及盆腔手术等可伤及膀胱。

4.自发性破裂　发生于膀胱先有病变,如膀胱肿瘤、结核等,病变已经使膀胱壁薄弱,由于膀胱过度膨胀或受到轻微撞击造成破裂。

【病理】

按照损伤的程度可分为两种病理类型。

1.膀胱挫伤　较轻仅伤及黏膜或肌层,膀胱壁未穿透,局部出血或形成血肿,可出现血尿。

2.膀胱破裂　按照损伤部位不同及是否合并伤及腹膜分为腹膜外型和腹膜内型(图33-2),腹膜内型多发于膀胱顶部和后壁,膀胱壁与覆盖的腹膜同时破裂,尿液进入腹腔,直接刺激腹膜可引起严重的腹膜炎;腹膜外型多发于膀胱前壁和膀胱颈部,此处损伤腹膜完整,尿液外渗到膀胱及前列腺周围,可引起局部积液和继发性感染。

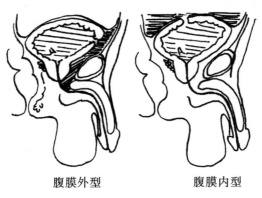

腹膜外型　　　　　腹膜内型

图33-2　膀胱破裂的病理类型

【临床表现】

1.休克　合并骨盆骨折发生大出血、膀胱破裂导致尿外渗感染或腹膜炎,可出现休克。

2.腹痛　腹膜外破裂时,可有下腹部疼痛、压痛及肌紧张,直肠指检可有直肠前壁饱满感和触痛。腹膜内膀胱时,有明显的腹膜刺激征,可有移动性浊音。

3.排尿异常　出现为排尿困难或血尿,表现为有尿意,但不能排尿或仅排出少量血尿;开放性损伤可出现尿液伤口瘘、尿液直肠瘘或尿液阴道瘘。

【辅助检查】

1.导尿试验　是诊断膀胱破裂的可靠方法;将导尿管插入膀胱,可仅流出少量血尿,注入生理盐水200 mL,5 min后抽吸,若液体进出量差异很大,提示膀胱破裂。

2.X射线检查　腹部平片可发现骨盆或其他骨折;经导尿管将15%泛影葡胺

300 mL注入膀胱后摄片,可发现造影剂漏到膀胱外。

【治疗要点】

1.紧急治疗　积极抗休克治疗,给予补充血容量、止痛和镇静。

2.非手术治疗　适用于膀胱挫伤或造影时仅有少量尿外渗而症状轻微者,可插导尿管持续引流尿液 7 ~ 10 d,多可自愈。同时尽早应用抗生素,开放性损伤者注射TAT,以预防感染。

3.手术治疗　较重的膀胱破裂,需尽早手术治疗,包括清除外渗尿液、修补膀胱裂口、做耻骨上膀胱造瘘(图 33-2)、安放膀胱周围引流管等。

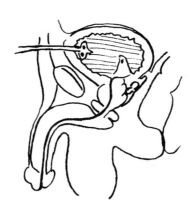

图 33-3　耻骨上膀胱造瘘

【护理评估】

1.健康史　询问受伤的时间、地点、暴力性质、强度和作用部位,伤后病情变化及处理经过。

2.身体状况　评估患者有无疼痛、血尿、排尿异常等;观察生命体征、尿液颜色,注意有无休克;有无骨盆骨折或尿液外漏等。

3.辅助检查　了解血、尿常规,尿液及造影剂外漏情况。

4.心理-社会状况　评估患者和家属对伤情、合并伤或并发症的认知程度,有无恐惧、焦虑等心理反应,对治疗费用的承受能力及社会资源情况等。

【常见护理诊断/医护合作性问题】

1.焦虑/恐惧　与突发意外事件、大量血尿、担心预后等有关。

2.组织灌注量改变　与创伤、大出血、腹膜炎、尿外渗感染等有关。

3.疼痛　与损伤、肿胀及尿外渗刺激有关。

4.排尿型态异常　与膀胱破裂尿外渗有关。

5.潜在并发症　休克、感染。

【护理措施】

1.非手术治疗患者的护理

(1)卧床休息　安置患者卧床休息,若合并骨盆骨折应卧硬板床。

(2)治疗休克　有休克者,遵医嘱给予输血、输液、镇静、止痛、给氧等抗休克措施,并观察休克的症状和体征有无好转或加重。

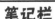

（3）导尿管护理　膀胱挫伤者,遵医嘱插导尿管,并做好导尿管、尿道口和会阴部护理,一般引流7~10 d即可拔除。

（4）防治感染　尽早应用抗生素,开放性损伤者注射TAT,以预防感染。

（5）心理护理　关爱别人,通过心理护理,减轻焦虑情绪;解释治疗中需要患者及家属配合各项措施。

2.手术治疗患者的护理

（1）术前准备　对膀胱破裂者,在纠正休克的同时做好手术前准备。解释手术的必要性。

（2）手后护理　按腹部手术护理,还应注意以下几点:

1）膀胱造瘘管护理　①妥善固定,固定造瘘管和集尿袋,防止牵拉滑脱;②密切观察,注意引流量、颜色及性状;③保持引流通畅;④预防逆行感染,定时更换造瘘口处敷料,遵医嘱送尿常规检查和尿培养;⑤造瘘管一般留置10 d左右即可拔除,拔管前先夹闭管道,观察患者排尿情况,若无异常再拔管。拔管后用凡士林纱条填塞腹壁瘘口,并观察有无尿液外渗,一般2~3 d即可愈合。

2）膀胱周围引流管护理　膀胱损伤尿液渗入膀胱周围,手术后留置引流管进行引流。应观察引流液的性质和量,保持引流通畅,及时更换引流管口处敷料,待引流液明显减少,无发热及血白细胞计数增高等感染征象时,即可拔管。

3）预防感染　观察有无发冷、发热、切口红肿或疼痛、血白细胞升高等感染征象。必要时遵医嘱继续使用抗菌药物。

4）心理护理　与患者沟通,解释各种引流管的意义。介绍积极配合治疗和护理对早日康复的意义。

【健康教育】

1.疾病知识教育　告知患者从心理上接受集尿袋这一事实,集尿袋只是一种排尿方式的改变,减少心理压力。注意休息,适当锻炼,劳逸结合。加强营养,戒烟,少饮酒等。

2.疾病控制知识的教育　带管出院患者,要求加强造口局部皮肤的清洁护理,保持畅通,介绍拔管前夹管训练排尿的方法及意义。3个月门诊复查,尤其观察有无血尿,若出现血尿及时到医院就诊。

第三节　尿道损伤患者的护理

男性尿道损伤在泌尿系统损伤中最常见。临床将男性尿道以尿生殖膈为界,分为前、后两段。前尿道包括球部和阴茎部,后尿道包括前列腺部和膜部。前尿道损伤多发生在球部,而后尿道损伤多在膜部。治疗不当,易发生尿道狭窄、尿瘘等并发症。

【病因】

1.开放性损伤　由于弹片、锐器伤所致,常伴有阴茎、阴囊、会阴部贯通伤。

2.闭合性损伤　多有外来暴力引起,多为挫伤或撕裂伤;会阴部骑跨伤,将尿道挤向耻骨联合下方,可引起尿道球部损伤;骨盆骨折引起尿生殖膈移位,产生剪力,可引起膜部尿道撕裂或断断。

3.医源性损伤　经尿道的诊疗器械操作不当,则引起医源性尿道损伤。

【病理】

1.**按照损伤的程度分类**　可分为三种病理类型。

(1)尿道挫伤　较轻,尿道内层损伤,阴茎筋膜完整,仅有水肿和出血,多通过保守治疗可以自愈。

(2)尿道裂伤　较严重,尿道壁部分全层裂开,引起尿道周围血肿和尿外渗,多需手术处理,愈合后可引起瘢痕性尿道狭窄。

(3)尿道断裂　最严重,尿道全层完全离断,断端可向两侧退缩、分离,血肿和尿外渗明显,可发生尿潴留,必须手术处理。

2.**按照损伤的部位不同分类**　可将尿道损伤分为两种类型。

(1)前尿道损伤　骑跨伤最常见,骑跨伤直接挤压会阴,迫及尿道球部。血液及尿液渗入会阴浅筋膜包绕的会阴浅袋,使会阴、阴茎、阴囊和下腹壁肿胀、淤血(图33-4)。

(2)后尿道损伤　骨盆骨折最常见,多因骨盆骨折牵拉撕裂尿道膜部。在骨盆骨折中亦可致盆腔血管丛损伤而发生大出血引起休克,在前列腺和膀胱周围形成大血肿,尿液外渗至耻骨后间隙、膀胱及前列腺周围(图33-5)。

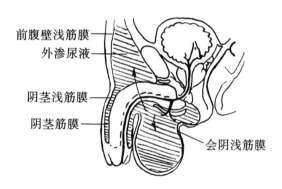

图33-4　前尿道(球部)损伤

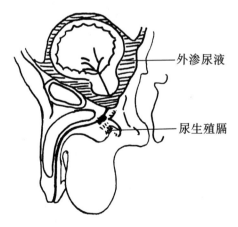

图33-5　后尿道(膜部)损伤

【临床表现】

1. 休克 多发生于骨盆骨折引起的后尿道损伤,可引起创伤性、失血性休克。

2. 尿道出血 前尿道损伤时,表现为尿道外科滴血。后尿道损伤时,尿道口无流血,可仅有尿道口少量浸血。

3. 疼痛 前尿道损伤可有伤处疼痛和尿道口放射痛,排尿时加重;后尿道损伤可出现下腹部疼痛,局部肌紧张、压痛,伴骨盆骨折者,移动时疼痛加剧。

4. 排尿困难 尿道挫裂伤时因局部水肿或疼痛性括约肌痉挛,出现排尿困难;尿道断裂时因不能排尿而发生急性尿潴留。

5. 会阴肿胀 多见于骑跨伤引起的尿道球部损伤,由于局部出血或组织肿胀常发生会阴部、阴囊处肿胀、瘀斑。当尿道断裂后,用力排尿时,尿液可从裂口处渗入周围组织,尿外渗亦可发生会阴肿胀。尿外渗、血肿并发感染,则出现脓毒症。若为开放性损伤,则尿液可从皮肤、肠道或阴道创口流出,可形成尿瘘。

【辅助检查】

1. 导尿检查 可检查尿道的连续性,若能顺利进入膀胱,说明尿道连续性未完全破坏,可为挫伤或裂伤;否则为尿道断裂。

2. X 射线检查 可显示骨盆有无骨折;逆行尿道造影首先,如果从尿道口注入造影剂 10~20 mL 观察是否有外渗,可确定尿道损伤部位及类型。

【治疗要点】

1. 紧急处理 损伤严重合并骨盆骨折、休克者,采取输血、输液、镇静、止痛等抗休克措施。骨盆骨折患者须平卧,勿随意搬动,以免加重损伤。

2. 非手术治疗 ①适用于较轻损伤,对于挫伤或轻度裂伤、无排尿困难患者,给予休息、营养、抗感染治疗;②排尿困难或不能排尿者,若尿管插入成功者,留置尿管引流1~2 周即可自愈;尿潴留不宜导尿或不能立即手术者,可行耻骨上膀胱穿刺,吸出膀胱内尿液,待时机成熟再手术治疗。应用抗生素,开放性损伤者尚需注射 TAT,以预防感染。

3. 手术治疗 对尿道断裂者或严重的裂伤,应采用手术治疗。

(1)前尿道断裂者 行经会阴尿道修补或断端吻合术,同时在尿外渗区做多个皮肤切口引流外渗尿液,术后留置导尿管2~3 周。

(2)后尿道断裂者 应先做耻骨上膀胱造瘘术,3 个月后施行尿道瘢痕切除和尿道断端吻合术;也可施行尿道会师复位术(图33-6),同时放置耻骨后引流管,引流膀胱周围尿外渗。术后尿道内导尿管留置3~4 周。

(3)预防尿道狭窄 定期做尿道扩张术。

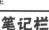
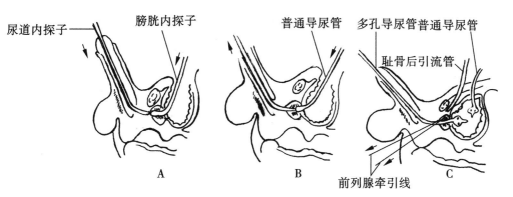

图33-6 尿道会师复位术
A.尿道会师 B.置入气囊导尿管 C.尿道牵引

【护理评估】

1.健康史 了解患者受伤史,尤其是否有典型的骑跨伤或骨盆骨折病史。

2.身体状况 评估患者有无休克,疼痛,尿道口流血或浸血、内裤有无血迹,排尿异常等情况,会阴部有无肿胀和瘀斑等。

3.辅助检查 了解血、尿常规,尿液及造影剂外漏情况。

4.心理-社会状况 评估患者和家属对伤情及并发症的认知程度,有无恐惧、焦虑等心理反应,家庭对治疗费用的承受能力、家属对患者的关心情况等。

【常见护理诊断/医护合作性问题】

1.焦虑/恐惧 与外伤刺激、担心影响生育和性功能等有关。

2.组织灌注不足 主要与合并骨盆骨折引起大出血发生休克有关。

3.排尿困难 与局部组织损伤、水肿、痉挛有关;与尿道断裂、尿瘘、尿道狭窄等有关。

4.潜在并发症 感染、尿道狭窄。

【护理措施】

1.非手术治疗患者的护理

(1)紧急处理配合 尿潴留不宜导尿或不能立即手术者,应准备耻骨上膀胱穿刺包、无菌手套、消毒用品、局麻药物等,配合医生做耻骨上膀胱穿刺造瘘。休克者积极抗休克护理。

(2)密切观察病情 监测生命体征,发现异常情况及时报告医生,并配合处理。还应注意观察腹部情况及排尿情况的动态变化。

(3)导尿管护理 对尿道挫伤者,需留置导尿管1~2周,应做好导尿管、尿道口和会阴部护理。

(4)其他 加强心理护理,卧床休息、预防感染、膀胱造瘘管及膀胱冲洗等。

2.手术治疗患者的护理

(1)手术前准备 对尿道裂伤或断裂者,应在纠正休克的同时做好手术前准备。

(2)手术后护理 ①导尿管护理:尿道修补或尿道吻合后,需留置导尿管2~3周,尿道会师复位术后需留置4~6周。应按常规做好导尿管护理。②尿外渗引流护理:前尿道多切口引流者,应观察敷料渗液性质和量,随时更换,以保持清洁、干燥,防止感染。尿道会师复位术后,应保持耻骨后引流管通畅,观察引流液的性质和量,定时更换引流管口处敷料;当引流液明显减少,无发热、血白细胞增高等感染征象时,即可拔管。③预防感染:鼓励患者多饮水,严格无菌操作,定期更换引流袋。留置导尿管期间,每日清洁尿道口。④尿道扩张术的护理:观察患者排尿情况,若有排尿困难,可能出现尿道狭窄,应配合医生进行尿道扩张。扩张前,应向患者说明尿道扩张的重要性,遵医嘱给予镇静、镇痛药物,准备尿道扩张器、消毒用品、无菌手套、无菌液状石蜡、黏膜麻醉药物(如利多卡因)等。扩张期间,应陪同患者,与患者聊天,以分散其注意力,减轻痛苦。扩张后,应指导患者多饮水,并告知下次扩张的时间。⑤心理护理:理解关心患者,消除焦虑。介绍尿道扩张术的目的,取得患者和家属配合。

【健康教育】

1. 疾病知识教育 告知患者多喝水、进食易消化食物的重要性和意义,向患者介绍合并骨盆骨折卧床休息的重要性和注意事项。

2. 疾病控制知识的教育 观察排尿情况,若发现排尿不畅、尿流变细、滴沥及混浊等,便于及时发现尿道狭窄。若有尿道狭窄,应及时就诊。解释尿道狭窄患者进行尿道扩张目的及意义,会给患者带来的痛苦及配合。

问题分析与能力提升

王先生,32岁。在交通事故中造成右腰部撞伤2 h,体格检查发现局部疼痛、肿胀和瘀斑,观察尿液呈淡红色。疑为右肾挫伤,暂采用非手术治疗。

讨论:①应从哪些方面对患者进行护理评估?②目前应采取哪些护理措施?③在非手术治疗期间,发生哪些病情变化提示需进行手术治疗?

同步练习

1. 引起后尿道损伤的原因是   ( )
   A. 骨盆骨折   B. 骑跨伤   C. 手术时损伤
   D. 膀胱镜插入时损伤   E. 以上都不是

2. 引起前尿道损伤的原因是   ( )
   A. 骨盆骨折   B. 骑跨伤   C. 手术时损伤
   D. 膀胱镜插入时损伤   E. 以上都不是

3. 肾损伤后非手术治疗绝对卧床休息的时间为   ( )
   A. 8~10 d   B. 10~12 d   C. 12~14 d
   D. 14~28 d   E. 7 d

4. 膀胱损伤错误的是   ( )
   A. 分腹膜内型和腹膜外型 B. 排尿困难及血尿   C. 腹痛及腹膜刺激征
   D. 尿潴留   E. 休克

5. 尿道损伤患者诊断首选的检查是   ( )
   A. B超   B. CYT   C. MRI
   D. 尿道造影   E. 逆行尿道造影

6．肾损伤最明显的临床表现是 （　　）

    A.腰部疼痛   B.血压下降   C.血尿

    D.少尿   E.呼吸急速

7．泌尿系损伤常见的器官是 （　　）

    A.阴茎   B.男性尿道   C.膀胱

    D.输尿管   E.肾

8．泌尿系损伤患者护理中嘱其多饮水的主要目的是 （　　）

    A.增多尿量以冲洗尿路,防止感染

    B.摄入足量液体,防止水、电解质紊乱

    C.保证正常尿量,防止急性肾衰竭

    D.稀释尿液,减轻疼痛疾病

    E.保证体液容量,避免发生休克

9．大多数肾损伤采取的治疗方法是 （　　）

    A.肾切除术   B.部分肾切除术   C.肾周引流术

    D.非手术治疗   E.肾修补手术

10．患者,男,58岁,不慎被汽车撞击下腹部,觉下腹部剧痛,不能活动,当即被送往医院救治。入院检查:患者面色苍白,呼吸急促,P 120 次/min,BP 70/50 mmHg;下腹膨隆,压痛,反跳痛,肌紧张,会阴部有青紫,导尿管插入引出300 mL 血性液后再无尿液引出,X 射线摄片示骨盆骨折,B 超示盆腔有较多量积液。患者自述不能自主排尿。该患者尿道损伤的部位是 （　　）

    A.阴茎部   B.球部   C.膜部

    D.前列腺部   E.悬垂部

（李宏伟）

第三十四章
尿石症患者的护理

学习目标

1. 掌握:泌尿系结石患者的护理和健康教育及并发症的预防。
2. 熟悉:熟悉泌尿系结石患者的临床表现及治疗。
3. 了解:泌尿系结石患者的病因及诊断检查,理解泌尿系结石患者的病理生理。

尿石症是肾结石、输尿管结石、膀胱结石和尿道结石的总称,是常见的泌尿外科疾病之一。结石的形成和环境、全身及泌尿系统疾病有关。我国南方发病率明显高于北方,尤其是广东、湖南、安徽、江苏等都是高发区,男女比例大约为3∶1。上尿路(肾、输尿管)结石较下尿路(膀胱、尿道)结石发病率明显增高。

【病因】

尿石症的病因复杂,形成机制尚未完全清楚。认为尿中形成结石结晶的盐类呈过饱和状态、抑制结晶形成物质不足和核基质的存在是形成结石的主要因素。按结石成分可分为草酸钙结石、磷酸钙结石、磷酸镁铵结石、尿酸结石、胱氨酸结石等。上尿路结石以草酸钙结石多见,膀胱及尿道结石以磷酸镁铵结石多见。

1. 流行病学因素　尿石症以 25～40 岁多见,男性多于女性,约 3∶1。高温作业者、飞行员、海员、外科医生、办公室工作人员等发病率相对较高。饮食中动物蛋白过多、精制糖多、纤维少者上尿路结石发病多。山区、沙漠和热带地域尿路结石发病率较高。原发性膀胱结石多见于男孩,与营养不良和低蛋白血症有关。

2. 尿液因素　①形成结石的物质增加,如长期卧床、甲状旁腺功能亢进者尿钙增加;痛风患者、使用抗结核和抗肿瘤药物,使尿酸增加;服用维生素过多,可有草酸增加。②尿 pH 值改变,在碱性尿中易形成磷酸钙及磷酸镁铵结石,在酸性尿中易形成尿酸和胱氨酸结石。③尿液浓缩可使盐类和有机物质的浓度相对增高。④抑制晶体形成聚集的物质减少,如尿中枸橼酸、焦磷酸盐、酸性黏多糖、镁离子减少等。

3. 尿路局部因素　①尿液淤滞,如机械性原因引起的尿路梗阻、尿动力学改变、肾下垂等可引起尿液淤滞,晶体或基质在局部沉积,促使结石形成。②尿路感染,有些细菌如大肠埃希菌能分解尿素产生氨,使尿 pH 值≥7.2,易形成磷酸镁铵结石;细菌、坏死组织、脓块等也可成为结石的核心。③尿路异物,如不可吸收线头、长期留置的尿管等,可作为结石的核心而逐渐形成结石。

【病理】

尿路结石在肾和膀胱内形成,绝大多数输尿管结石和尿道结石为结石排出过程中停留在该处所致。

1.直接损伤、梗阻、感染和恶性变　是尿路结石刺激局部引起。

2.出血　结石损伤尿路黏膜的毛细血管所致。

3.尿路梗阻　结石位于尿路较细处如肾盏颈、肾盂输尿管连接处、输尿管或尿道,可造成尿路梗阻。

4.疼痛　急性上尿路梗阻可导致平滑肌痉挛,引起肾绞痛,及时解除梗阻可无肾损害。

5.肾积水　慢性不完全性梗阻可导致肾积水,使肾实质逐渐受损而影响肾功能。

6.感染与恶变　尿路梗阻时易继发感染,感染与梗阻又促使结石迅速长大或再形成结石。结石长期刺激肾盂和膀胱黏膜可引起黏膜恶性变。

【临床表现】

1.上尿路结石　好发于20～50岁。单侧者约占90%。肾结石位于肾盂和肾盏中;输尿管结石常停留或嵌顿于3个生理狭窄处,并以输尿管下1/3处最多见。主要症状是与活动有关的疼痛和血尿。其程度与结石的部位、大小、活动与否及有无损伤、感染、梗阻等有关。

(1)疼痛和血尿　是主要症状。体积大、移动小的肾结石,可引起上腹和腰部钝痛;结石活动或引起输尿管完全性梗阻时,可出现肾绞痛。典型表现为剧痛难忍,阵发性发作,位于腰部或上腹部,并沿输尿管行径放射至同侧腹股沟,还可累及同侧睾丸或阴唇,伴出汗、恶心、呕吐,有明显肾区叩击痛。在活动或绞痛后,可出现肉眼或镜下血尿,以后者常见;有时活动后镜下血尿是上尿路结石的唯一表现。

(2)其他症状　结石引起肾积水时,可触到增大的肾;继发急性肾盂肾炎或肾积脓时,可有发热、畏寒、脓尿、肾区压痛;双侧上尿路完全性梗阻时,可导致无尿。

2.下尿路结石

(1)膀胱结石　多发于男性。继发性结石多见,结石的发生与膀胱出口梗阻、膀胱憩室、异物、神经源性膀胱有关,或为肾结石排入膀胱所致;原发性结石少见,可见于男性小儿,多由营养不良所致。主要症状是尿频、尿急、尿痛和排尿终末疼痛等膀胱刺激症状;典型症状为排尿突然中断,并感疼痛,疼痛常放射至远端尿道和阴茎头部,小儿常搓拉阴茎,经跑跳或改变体位后,能使疼痛缓解,且继续排尿。常有终末血尿,合并感染时可出现脓尿。直肠指诊可触及较大膀胱结石。

(2)尿道结石　绝大多数来自肾和膀胱。主要表现为排尿困难,点滴状排尿及尿痛;结石完全梗阻尿道时,可发生急性尿潴留,伴会阴部剧痛。直肠指检可触及后尿道结石。

【辅助检查】

1.实验室检查　尿常规检查可有镜下血尿,伴感染时可见脓尿,有时可发现结晶尿;必要时测定24 h尿钙、尿磷、尿酸、肌酐、草酸等;伴感染者尿细菌培养可有阳性结

笔记栏

果。血液检查如测定肾功能、血钙、血磷、肌酐、碱性磷酸酶、尿酸和蛋白等,有助于诊断。

2. 影像学检查 常用的有 X 射线尿路平片、排泄性尿路造影、逆行肾盂造影、B超、肾图等,能帮助确定结石的部位、数目,并了解尿路的解剖形态,为确定诊断和选择治疗方法提供依据,其中尿路平片能显示 95% 以上的结石。静脉肾盂造影前限制饮水 6 ~ 12 h,以使尿液浓缩,增加尿路造影剂浓度,使显影更加满意。

3. 输尿管肾镜、膀胱镜检查 用于其他方法不能确诊或同时进行治疗的病例。

【治疗要点】

1. 非手术治疗 非手术治疗适用于结石直径小于 0.6 cm、光滑、无尿路梗阻、无感染、纯尿酸或胱氨酸结石的患者。90% 的表面光滑、直径小于 0.4 cm 的结石,可以自行排出。

(1)饮食与运动 饮食结构应根据结石成分、生活习惯等进行调整;大量饮水,以保持每日尿量在 2 000 mL 以上为宜,不但有利于结石排出、冲刷尿路延缓结石增长和复发,还有利于控制尿路感染。适当进行跳跃性运动,可促进结石排出。

(2)药物治疗 ①解痉止痛:肾绞痛发作可单独或联合应用阿托品、哌替啶,辅以钙离子阻滞剂、吲哚美辛、黄体酮等缓解疼痛。②控制感染:根据尿细菌培养及药敏试验选用抗生素。③调节尿 pH 值:如口服枸橼酸钾、碳酸氢钠等碱化尿液,可防治尿酸和胱氨酸结石;口服氯化铵使尿液酸化,有利于防治磷酸钙结石及磷酸镁铵结石。④调节代谢药物:如别嘌呤醇可降低血、尿的尿酸含量,D-青霉胺、α-巯丙酰甘氨酸、乙酰半胱氨酸有降低尿胱氨酸及溶石作用。⑤中医中药:常用中药有金钱草、石苇、滑石、车前子、鸡内金、木通、瞿麦等,也可配合针刺肾俞、膀胱俞、三阴交、阿是穴等,有促进排石作用。

(3)体外冲击波碎石 95% 以上的上尿路结石适用于此法,最适宜于直径小于 2.5 cm 的结石。体外冲击波碎石(extracorporeal shock wave lithotripsy,ESWL)是通过 X 射线或 B 超对结石进行定位,利用高能冲击波聚焦后作用于结石,使其裂解,然后随尿流排出,是一种无痛、安全而有效的非侵入性治疗。

2. 手术治疗

(1)微创手术 ①经皮肾镜取石或碎石术:适用于直径大于 2.5 cm 的肾盂结石及下肾盏结石,可与 ESWL 联合应用治疗复杂性肾结石。②输尿管肾镜取石或碎石术:适用于因肥胖、结石硬、停留时间长而不能采用 ESWL 的中、下段输尿管结石。③腹腔镜输尿管取石:适用于直径大于 2.0 cm 的输尿管结石,原考虑开放手术,或经 ESWL、输尿管镜手术失败者。④经尿道膀胱镜取石或碎石:适用于膀胱结石直径小于 2 ~ 3 cm 者。较小结石可用碎石钳机械碎石,较大结石需采用液电效应、超声、激光或弹道气压法碎石。⑤其他:前尿道结石可在麻醉下注入无菌液状石蜡,压迫结石近端尿道向远端推挤、钩取和钳出结石;后尿道结石在麻醉下用尿道探条将结石轻推入膀胱,再按膀胱结石处理。

(2)开放手术 少数患者需要开放手术治疗。①适应证:适用于结石远端存在梗阻、部分泌尿系畸形、结石嵌顿紧密、非手术治疗失败、肾积水感染严重或病肾无功能等尿路结石患者。②手术方式:有输尿管切开取石术、肾盂切开或肾窦内肾盂切开取石术、肾部分切除术、肾切除术、耻骨上膀胱切开取石术等。

【护理评估】

1. 健康史　了解患者的年龄、性别、职业、饮食成分和结构、水摄入量和当地气候等。有无尿路梗阻、感染或异物史，有无甲亢、痛风、肾小管酸中毒或长期卧床史。

2. 身体状况　了解疼痛的特点及放射的部位、血尿的颜色及出现的时间、排尿中断发作时情况、膀胱刺激症状的严重程度等；检查有无肾区叩击痛及其严重程度等。

3. 辅助检查　了解实验室、影像学检查结果，判断结石情况及其对尿路的影响，评估总肾功能和分侧肾功能。

4. 心理-社会状况　了解患者和家属对结石危害、治疗方法、康复知识等知晓程度和心理承受能力；了解家庭经济承受能力和社会支持程度。

【常见护理诊断/医护合作性问题】

1. 焦虑　与剧烈疼痛刺激和血尿有关。

2. 疼痛　与结石嵌顿刺激引起输尿管平滑肌痉挛有关。

3. 有感染的危险　与结石刺激损伤、引起梗阻、尿液聚集和侵入性诊疗消毒不严格有关。

4. 知识缺乏　缺乏预防尿石症复发的知识。

5. 潜在并发症　肾积水、肾功能损害等。

【护理措施】

1. 非手术治疗患者的护理

(1) 紧急处理配合　对肾绞痛急性发作者，应尽快遵医嘱给予阿托品、哌替啶、钙离子阻滞剂、吲哚美辛、黄体酮等缓解疼痛；安置患者卧床休息，叮嘱多饮水，必要时遵医嘱输液、应用抗生素。用药后观察腹痛是否减轻或消失、结石有无排出，并注意有无尿路感染征象。

(2) 生活指导　指导患者大量饮水，以增加尿量，稀释尿液，减少尿中晶体沉积，成人应保持每日尿量在 2 000 mL 以上，尤其是睡前及半夜饮水，效果更好，并适当进行跳跃性运动，以促进结石排出。对含钙结石者，告知其宜食用富含纤维的食物，限制牛奶、奶制品、豆制品、巧克力、坚果等含钙量高和浓茶、菠菜、番茄、马铃薯、芦笋等含草酸量高的饮食，避免大量摄入动物蛋白、精制糖和动物脂肪。告知尿酸结石者，不宜食用动物内脏等含嘌呤高的食物。

(3) 实施药物治疗　遵医嘱给予抗生素控制感染，并定期观察血白细胞、尿中白细胞和细菌学检查结果，以判断治疗效果；给予枸橼酸钾、碳酸氢钠、氯化铵、别嘌呤醇、D-青霉胺、α-巯丙酰甘氨酸、乙酰半胱氨酸等，以预防结石增长、复发或进行溶石治疗；给予中草药及针刺疗法，以促进结石的排出。

2. 体外冲击波碎石患者的护理

(1) 碎石前护理　告知患者接受治疗前三天忌食产气性食物，前一天服缓泻剂，术日晨禁饮食。说明体外冲击波碎石是一种简单、安全、有效、无痛苦的治疗方法，治疗中应按照要求保持固定体位，不要随意移动；以使患者心中有数，主动配合治疗。

(2) 碎石后护理　根据情况向患者说明：①取患侧卧位，若无不适可正常进食，应多饮水，并适当活动和变换体位，以促进碎石的排出；若为肾下盏结石，应取头低位，并叩击背部，以加速排石。②碎石后出现淡红色血尿时不必紧张，可自行消失。ESWL

笔记栏

后以及手术治疗后患者均会出现血尿,膀胱冲洗液颜色较深时,应加快冲洗速度,以免形成血块堵塞尿路。③用纱布过滤尿液收集结石碎渣,以便进行结石成分分析。④遵医嘱摄腹部 X 射线平片,若仍有结石,可在 7 d 后再次接受治疗。⑤巨大肾结石碎石后,短时间内大量碎石充填输尿管,可引起"石街"和继发感染,甚至导致肾功能改变,若出现腹部疼痛或尿量减少,应及时复诊。

3. 手术治疗患者的护理

(1)手术前护理　做好心理护理,帮助患者解除思想顾虑,减轻恐惧心理。对输尿管结石者,在进入手术室前应再摄 X 射线平片,以确定结石的位置。对继发性结石或老年患者,应努力改善全身状况,做好原发病护理,以提高对手术的耐受能力。

(2)手术后护理　①体位:上尿路结石者,安置侧卧位或半卧位,以利引流;肾实质切开取石者,应卧床休息 2 周;经尿道膀胱镜钳夹碎石者,应指导患者变换体位,以促进排石。②观察病情:除观察生命体征、面色、意识等基本情况外,还应观察和记录尿色、尿量及患侧肾功能情况。③饮食与输液:术后禁饮食 1 ~ 2 d,肠蠕动恢复后恢复饮食;告知患者多饮水,保证成人每日尿量在 2 000 mL 以上,必要时应用利尿剂,以促进排尿和改善肾功能。禁饮食期间,静脉输液,维持水、电解质平衡。④引流管护理:参见本书第三十三章泌尿系统损伤。

【健康教育】

1. 疾病知识教育　指导患者多饮水,最好睡前和半夜饮水,保证每日尿量在 2 000 mL 以上,以预防结石的形成;适当进行跳跃性运动,可促进结石的排出;遵照医嘱调整饮食成分和结构,消除结石的复发因素。尿酸结石患者不宜食用动物肝等尿酸高的食物。

2. 疾病控制知识的教育　重点是预防结的石生成和复发。遵医嘱预防性用药,定期做尿液化验、X 射线或 B 超检查等,若发现结石复发或有残余结石,应到医院重复治疗;若出现肾绞痛,应及时就医。

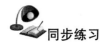

问题分析与能力提升

刘某,男性,32 岁。十余年前,无明显诱因出现双侧腰部胀痛不适,间断性发作。近 1 周来恶心、呕吐,腰痛加重,呈持续性疼痛阵发性加重,左侧尤甚,来院就诊。

检查:无畏寒、发热等。尿液检查 7 ~ 8 个红细胞/HP,B 超检查显示左侧肾下级约 2.0 cm× 2.3 cm大小的高密度阴影,可见强回声。

讨论:①该患者最大可能性是什么病? 初步考虑选择何种治疗最为合适? ②应从哪些方面对患者进行护理评估? 请列出主要的护理诊断(3 ~ 4 个)。③请结合你选择的治疗方法应进行哪些护理措施?

同步练习

1. 肾及输尿管结石的主要症状是　　　　　　　　　　　　　　　　　　　　(　)

A. 疼痛、血尿　　　　　B. 疼痛、无尿　　　　　C. 脓尿

D. 休克　　　　　E. 无痛性血尿

2.膀胱结石典型的症状是 （ ）

    A.血尿   B.排尿突然中断   C.无尿

    D.脓尿   E.点滴状排尿

3.肾结石手术后护理错误的是 （ ）

    A.术后48 h内取平卧位   B.鼓励早期离床活动   C.维持引流管通畅

    D.引流袋放置要低于肾   E.多喝水

4.患者,女性,40岁,因输尿管结石收住院,突发肾绞痛,此时最重要的护理措施是 （ ）

    A.大量引水   B.卧床休息   C.解痉止痛

    D.患侧卧位   E.嘱患者进行跳跃运动

5.泌尿系结石容易引起的病理生理变化是 （ ）

    A.尿路梗阻和感染   B.急性肾衰竭   C.代谢性酸中毒

    D.肾小球肾炎   E.电解质紊乱

6.以下何种病症不是肾、输尿管结石常见的 （ ）

    A.腰痛和镜下血尿   B.肾绞痛时伴有恶心、呕吐

    C.尿中有红细胞、白细胞   D.肾绞痛时向下肢、外阴部和大腿内侧放射

    E.无痛肉眼可见的血尿伴有条状血块

7.尿酸结石患者不宜食用 （ ）

    A.菠菜   B.马铃薯   C.羊肝

    D.蛋黄   E.牛奶

8.若患者需再次接受ESWL治疗,间隔时间至少为 （ ）

    A.3 d   B.5 d   C.10 d

    D.1周   E.2周

9.患者,男性,50岁,排尿过程中突然尿流中断,疼痛剧烈,改变体位后又可排尿,应考虑（ ）

    A.肾结石   B.输尿管结石   C.膀胱结石

    D.后尿道结石   E.前尿道结石

10.治疗后当天出现血尿,且有碎石排出,次日出现肾绞痛、发热、尿闭。考虑患者出现了

    （ ）

    A.肾挫伤   B.输尿管碎石梗阻   C.急性肾盂肾炎

    D.急性肾小管坏死   E.血块梗阻

11.男,40岁,膀胱结石行碎石术后护士发现膀胱冲洗液颜色较红时,正确的处理是 （ ）

    A.立即送手术室   B.尽快输新鲜血   C.加快冲洗速度

    D.用冰盐水冲洗   E.手动高压冲洗

12.男,30岁,在一次剧烈运动后,复发右腰部绞痛,伴恶心、呕吐,继之出现血尿,右腰部叩击痛,无肌紧张,应考虑 （ ）

    A.肾结核   B.肾肿瘤   C.胆结石

    D.急性阑尾炎   E.肾、输尿管结石

13.患者,男性,35岁。近2个月来右腰部有隐痛、钝痛。今晨7时突然发作阵发性刀割样疼痛,向下腹及会阴部放射。患者辗转不安,呻吟呼痛,面色苍白,伴镜下血尿。此疼痛为 （ ）

    A.心绞痛   B.肠绞痛   C.胆绞痛

    D.肾绞痛   E.坐骨神经痛

14.男,50岁,经常发生肾绞痛、血尿,疑为肾结石,需做静脉肾盂造影。造影前准备下列哪项不正确 （ ）

    A.常规肠道准备   B.当天禁止早餐   C.鼓励饮水

    D.检查前排尽小便   E.需做碘过敏试验

笔记栏

15. 患者,男,45岁,左腰部隐痛1个月多。体检:肾区有叩击痛;尿常规检查可见镜下血尿,B超:左肾内有一结石,大小为1.2 cm×1.4 cm,IVP示肾功能正常,双侧输尿管通畅。目前最适宜的治疗是 ( )

A. 多饮水、运动排石   B. 体外震波碎石   C. 肾实质切开取石

D. 经皮肾镜取石或碎石   E. 中药排石

（李宏伟）

第三十五章

泌尿、男性生殖系统结核患者的护理

学习目标

1. 掌握:泌尿、男性生殖系统结核患者的护理评估方法,并能对患者实施整体护理。
2. 熟悉:泌尿、男性生殖系统结核患者的临床表现、辅助检查和治疗要点。
3. 了解:泌尿、男性生殖系统结核患者的发病原因及病理生理过程。

第一节 肾结核患者的护理

肾结核好发于 20~40 岁的青壮年,男性多于女性,男女之比约为 2:1。

【病因及发病机制】

肾结核绝大多数起源于肺结核,少数继发于骨关节结核和消化道结核。结核分枝杆菌自原发感染灶经血行播散引起肾结核。肺结核经血行播散引起肾结核要经过3~10 年或更长时间,故肾结核极少发生于 10 岁以内的小儿。

【病理生理】

结核分枝杆菌由原发病灶通过血行播散进入肾,在双肾皮质形成多发性微结核病灶,如果患者免疫状况好,细菌数量少或毒力较小时,病灶可以全部自行愈合而不出现临床症状,称为病理肾结核,可在尿中查到结核分枝杆菌。如患者免疫力低下,细菌数量大或毒力较强,肾皮质结核病灶不愈合并逐渐扩大,发展为肾髓质结核,病变在肾髓质继续发展,穿破肾乳头到达肾盏、肾盂,发生结核性肾盂肾炎,出现临床症状及影像学改变,称为临床肾结核,多为单侧病变。

肾结核的早期病变主要是肾皮质内多发性结核结节,是由淋巴细胞、浆细胞、巨噬细胞和上皮样细胞形成的结核性肉芽组织,中央常为干酪样物质,边缘为纤维组织增生。随着病变发展,病灶浸润逐渐扩大,侵入肾髓质后病变不能自愈,常呈进行性发展,结核结节彼此融合,形成干酪样脓肿,从肾乳头处破入肾盏肾盂,形成空洞性溃疡,逐渐扩大蔓延累及全肾。纤维化可使肾盏颈或肾盂出口狭窄,形成局限的闭合性脓肿

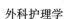

或无功能的结核性脓肾。结核钙化也是肾结核常见的病理改变,可为散在的钙化斑块,也可为弥漫的全肾钙化。少数患者全肾广泛钙化时,其内混有干酪样物质,导致肾功能完全丧失,输尿管常呈完全闭塞状态,致使含有结核分枝杆菌的尿液不能流入膀胱,膀胱继发性结核病变逐渐好转和愈合,膀胱刺激症状逐渐缓解甚至消失,尿检查趋于正常,此情况可称之为"肾自截"。

【临床表现】

肾结核早期多无临床表现,但随着病情的发展,可出现下列典型的表现。

1. 尿频、尿急、尿痛　是肾结核的典型症状之一。肾结核的典型症状不表现在肾而在膀胱,尿频往往是最早出现的症状,最初是因含结核杆菌的脓尿刺激膀胱黏膜所致,后期结核病变侵及膀胱壁,发生结核性膀胱炎及溃疡,尿频加重,并伴尿急、尿痛。晚期膀胱挛缩,容量显著缩小,尿频更加严重,每日可达数十次,甚至出现尿失禁。

2. 血尿　是肾结核的重要症状,多在膀胱刺激症状发生之后出现,多为终末血尿。

3. 脓尿　表现为显微镜下脓尿至肉眼脓尿,甚至呈洗米水状,并含有碎屑或絮状物。

4. 腰痛和肿块　肾结核一般无明显腰痛,但少数肾结核病变破坏严重和梗阻,可发生腰部钝痛或绞痛。较大肾积脓或对侧巨大肾积水时,可出现腰部肿块。

5. 全身症状　常态不明显,晚期肾结核会出现发热、盗汗、贫血、虚弱、消瘦、食欲减退等症状和红细胞沉降率增快。双侧肾结核或肾结核对侧肾积水时,可出现恶心、呕吐、水肿、贫血、少尿或无尿等慢性肾功能不全的症状。

【辅助检查】

1. 实验室检查　尿液检查尿呈酸性,尿蛋白呈阳性,有较多红细胞和白细胞。尿结核分枝杆菌培养时间较长(4～8周),但可靠,阳性率可高达90%,对肾结核的诊断有决定性意义。

2. 影像学检查

(1)X射线检查　尿路平片可见到病肾局灶或斑点状钙化影,甚至全肾广泛钙化。

(2)排泄性尿路造影及逆行性肾盂造影　早期肾结核表现为肾盏边缘不光滑如虫蛀状,继而肾盂不规则地扩大或模糊变形,形成空洞。输尿管僵硬呈虫蛀状,管腔狭窄。

(3)B超检查　简单易行,对中晚期病例可初步确定病变部位,明确对侧肾有无积水、膀胱是否挛缩。

(4)CT和MRI检查　CT对中晚期肾结核能清楚地显示扩大的肾盏肾盂、皮质空洞及钙化灶。MRI成像对诊断肾结核对侧肾积水有独到之处。

3. 膀胱镜检查　可见膀胱黏膜充血、水肿、浅黄色结核结节、结核性溃疡、肉芽肿及瘢痕等病变,以膀胱三角区和病侧输尿管口较为明显。结核性肉芽肿易误诊为肿瘤,必要时取活组织检查,以明确诊断。

【治疗要点】

根据患者全身和病肾情况,选择适当治疗方法。

1. 药物治疗　适用于早期肾结核,病变较轻或局限,无空洞性破坏及结核性脓肿。

抗结核药物治疗周期一般较长,目前多采用6个月的短程疗法。最常用的一线抗结核药物有异烟肼、利福平、吡嗪酰胺和链霉素等杀菌药。最好采用三种药物联合服用的方法,药量要充分、疗程要足够,早期病例多用药6~9个月。

2.手术治疗 凡药物治疗6~9个月无效,肾破坏严重者,应在药物治疗的配合下行手术治疗。包括肾切除术、保留肾组织的肾结核手术、挛缩膀胱患者的膀胱扩大术及尿流改道手术。肾切除术前抗结核治疗不应少于2周。

【护理评估】

1.健康史 了解患者的年龄、性别、发病时间,既往有无肺结核、骨关节结核或肠结核等病史。

2.身体状况 了解有无尿频、尿急、尿痛、血尿、脓尿、腰痛等症状及其严重程度;有无低热、贫血、乏力、消瘦等全身中毒症状。检查有无肾区肿块。

3.辅助检查 了解尿液检查、影像学检查及膀胱镜检查等结果。

4.心理-社会状况 了解患者和家属对肾结核的治疗和预后的认知程度,对晚期病变多次手术治疗的心理和家庭经济承受能力。

【常见护理诊断/医护合作性问题】

1.焦虑/恐惧 与病程长、病肾切除、担心预后有关。

2.排尿障碍 与结核性膀胱炎、膀胱挛缩有关。

3.有感染的危险 与机体抵抗力降低、肾积水、置管引流等有关。

4.潜在并发症 出血、感染、尿瘘、肾衰竭、肝功能受损。

【护理措施】

1.非手术治疗及术前患者的护理

(1)休息与营养 指导患者保证充足的睡眠与休息,摄取高蛋白、高热量、高维生素、易消化饮食,以改善全身营养状况。此外,还应多饮水,以减轻结核性脓尿对膀胱的刺激。

(2)合理用药 遵医嘱给予抗结核药物,定期协助做好进行尿常规、尿结核杆菌、泌尿系造影等检查,以判断药物治疗效果。同时应密切观察药物的不良反应,一旦发现及时通知医生,并协助处理。

(3)心理护理 多关心和体贴患者,采用安慰、鼓励、解释等语言向患者说明全身治疗可增强抵抗力,合理的药物治疗及必要的手术治疗可消除病灶、缩短病程。从而消除患者的焦虑情绪,使患者能够保持愉快心情和良好的心理素质有利于结核病的康复。

(4)其他 除上述护理措施外,手术前还应注意以下情况:①进行全面的身体检查,尤应注意有无其他部位的结核病灶;②行肾切除术者抗结核药物必须使用2周以上,应指导患者正确服用抗结核药物;③做好皮肤、交叉配血、药敏试验、麻醉前用药等准备。

2.术后护理

(1)体位 肾切除患者血压平稳后,应采取半卧位,鼓励其早期活动,以减轻腹胀、利于引流和机体恢复。部分肾切除的患者,应卧床1~2周,减少活动,以避免出现继发性出血或肾下垂。

(2)饮食护理 术后患者多有腹胀,一般禁饮食2~3 d,待肛门排气后,开始进食富含营养的易消化饮食。禁饮食期间行静脉补液,维持水、电解质平衡,必要时行肠外

笔记栏

营养支持。

（3）病情观察　①出血：观察生命体征、意识、面色、尿量和尿色、引流液的量和颜色等。若患者出现大量血尿或引流管引出血性液体每小时超过 100 mL，持续 3 h 以上，应警惕术后出血；若术后 1～2 周，在咳嗽或用力排便时，突然出现虚脱、血压下降、脉搏加快等症状，也提示有内出血可能，应尽快通知医师并协助处理。②健肾功能：术后连续 3 d 准确记录 24 h 尿量，且观察第 1 次排尿的时间、尿量、颜色。若手术后 6 h 仍无排尿或 24 h 尿量较少，说明健肾功能可能有障碍，应通知医师协助处理。

（4）引流管的护理　①妥善固定：妥善固定肾周围引流管及集尿袋，防止牵拉和滑脱，翻身活动时避免引流管被拉出、扭曲及引流袋接口脱落。②保持引流通畅：勿使导管扭曲、受压或堵塞。若引流不畅，先用手指挤压引流管，必要时用生理盐水冲洗。③观察引流情况：观察引流物的量、颜色、性状和气味。④适时拔管：引流管一般于术后 3～4 d 拔除，若发生感染或尿瘘，则应延长拔管时间。

（5）预防感染　遵医嘱使用对肾无损害的抗菌药物；术后须注意观察体温及血白细胞计数的变化，切口敷料渗湿及时更换，充分引流，适时拔管、减少异物刺激及分泌物增加等，一旦发现异常，及时通知医师。

【健康指导】

1. 康复指导　加强营养、注意休息、适当活动、避免劳累，以增强机体抵抗力，促进康复。有肾造瘘者应注意自身护理，防止继发感染的发生。

2. 用药指导

（1）坚持用药　术后继续抗结核治疗 6 个月以上，以防结核复发。

（2）规范用药　用药要坚持联合、规律、全程，不可随意间断或减量、减药，告知患者不规则用药可产生耐药性而影响治疗效果。

（3）用药观察　用药期间须注意药物不良反应，定期复查肝肾功能、测听力、视力等。若出现恶心、呕吐、耳鸣、听力下降等症状，及时就诊。

（4）保护肾　勿用和慎用对肾有毒性的药物，如氨基糖苷类、磺胺类抗菌药物等，尤其是双侧肾结核、孤立肾结核、肾结核双肾积水的患者。

3. 复查指导　单纯药物治疗者必须重视尿液检查和泌尿系造影的变化。术后也应每月检查尿常规和尿结核分枝杆菌，连续半年尿中无结核分枝杆菌称为稳定阴转。5 年不复发可认为治愈。

第二节　男性生殖系统结核患者的护理

男性生殖系统结核包括前列腺结核、精囊结核及附睾结核，以 20～40 岁人群多见。前列腺结核是男性生殖系统结核中最常见的一种，但因部位隐蔽、无明显症状而不易发现。附睾结核容易被发现，临床比较多见。

【病因和病理】

1. 前列腺、精囊结核　往往继发于肾结核，多由后尿道病灶蔓延而来。病理改变为结核结节、干酪样坏死、空洞和纤维化。前列腺和精囊纤维化改变后成为坚硬肿块，其分泌功能极度减退,严重时精液仅为1~2滴,呈脓性液体。

2. 附睾结核 含结核分枝杆菌的尿液经前列腺、精囊、输精管而感染附睾,病变从尾部开始,可蔓延到整个附睾,甚至扩散至睾丸。

【临床表现】

1. 前列腺、精囊结核 症状常为不明显状态,偶然会感到会阴部和直肠内不适。病变严重时可表现为精液减少、脓血精、性功能障碍和不育等。直肠指诊可扪及前列腺、精囊有硬结,一般无压痛。

2. 附睾结核 附睾发生无痛性硬结,生长缓慢,病变发展肿大形成寒性脓肿,与阴囊皮肤粘连,破溃形成窦道经久不愈,流出稀黄色脓液。病变侧输精管变粗,有串珠状小结节。附睾结核患者一般无全身反应。

【辅助检查】

1. 实验室检查 尿液化验异常者很少,偶有患者尿液化验可见红细胞和白细胞,有时可找到结核菌,此种患者往往是肾结核与附睾结核并存。

2. 影像学检查 B超可发现附睾肿大。

3. 组织病理学检查 若患者无泌尿系结核,附睾病变又不典型,需靠组织病理检查确诊。

【治疗要点】

前列腺、精囊结核一般用抗结核药物治疗,尽可能去除泌尿系结核病灶。附睾结核病变稳定无脓肿者经服用抗结核药物多可治愈。有脓肿或有窦道形成时,应用药物并配合手术治疗。

【护理评估】

1. 健康史 了解患者的年龄、性别、发病时间,既往有无结核病史。

2. 身体状况 检查前列腺、精囊、附睾有无硬结、脓肿、溃疡或窦道,病变侧输精管有无变粗及串珠状小结节。

3. 心理-社会状况 了解患者和家属对男性生殖系统结核、治疗和预后的认知程度,患者的心理反应和家庭经济的承受能力。

【常见护理诊断/医护合作性问题】

1. 焦虑与恐惧 与发病特异及担心影响性功能及生育能力等有关。

2. 潜在并发症 继发细菌感染、不育。

【护理措施】

1. 防治感染 加强局部护理,附睾结核形成窦道者,应保持局部清洁、干燥,及时更换敷料。遵医嘱合理使用抗菌药物。

2. 用药护理和用药指导 见本章肾结核中用药护理和用药指导。

3. 心理护理 关心、理解患者,针对此病的特异性及可能发生的并发症对患者进行耐心解释,告知患者结核病是可以治愈的,随着原发病的治愈,其并发症也能避免。以增强患者的信心,减轻焦虑及恐惧,积极配合治疗和护理工作。

4. 健康教育 ①按要求足量、足疗程服用抗结核药物;②定期复查;③加强营养,增强体质;④积极治疗结核病,预防其他男性生殖系统结核的发生。

问题分析与能力提升

患者张某,男,40岁,一年前开始出现尿急、尿频、尿痛,1个月前出现低热、盗汗、食欲不振、乏力,用一般消炎药未见好转。既往有肺结核病史。

讨论:①根据病史,该患者可能的诊断是什么?诊断依据有哪些?②患者术前应用抗结核药物治疗多长时间为宜?③应对患者进行哪些用药指导?

同步练习

1. 肾结核的原发灶多在 （　）
   A. 骨关节　　　　　　　　B. 淋巴结　　　　　　C. 肠道
   D. 肺

2. 肾结核的主要传播途径是 （　）
   A. 呼吸道　　　　　　　　B. 血液循环　　　　　C. 消化道
   D. 直接蔓延

3. 肾结核最常见的临床表现是 （　）
   A. 血尿、脓尿　　　　　　B. 尿频、尿急、尿痛　　C. 全身结核中毒症状
   D. 肾区疼痛

4. 病理改变主要在肾,但临床表现主要在膀胱的疾病是 （　）
   A. 肾结石　　　　　　　　B. 肾结核　　　　　　C. 肾肿瘤
   D. 肾积水

5. 肾结核的血尿多表现为 （　）
   A. 无痛性血尿　　　　　　B. 间歇性血尿　　　　C. 初始血尿
   D. 终末血尿

6. 泌尿男性生殖器结核原发灶多在 （　）
   A. 肾　　　　　　　　　　B. 输尿管　　　　　　C. 膀胱
   D. 前列腺

7. 肾结核行肾切除术前应给予抗结核药治疗时间不应少于 （　）
   A. 3 d　　　　　　　　　B. 1 周　　　　　　　C. 2 周
   D. 10 d

8. 关于泌尿系结核,正确的是 （　）
   A. 术后继续抗结核治疗 3 个月　　B. 单一用药
   C. 勿用和慎用对肾有害的药物　　　D. 连续 3 个月尿中无结核杆菌即为稳定转阴

9. 男性 36 岁,反复尿频、尿急、尿痛 11 年,以往有盗汗、低热史,此时,应首先考虑的疾病是 （　）
   A. 泌尿系结核　　　　　　B. 泌尿系结石　　　　C. 泌尿系损伤
   D. 泌尿系肿瘤

10. 男性,50 岁,因尿急、尿频、尿痛入院,既往有肺结核病史。为鉴别感染类型,最可靠的依据是 （　）
    A. 尿中白细胞增多　　　　B. 尿培养结核杆菌阳性　　C. 膀胱镜检查
    D. 膀胱造影

（王　鸽）

第三十六章
泌尿、男性生殖系统肿瘤患者的护理

学习目标

1. 掌握：肾癌、膀胱癌和前列腺癌患者的术前和术后护理措施。
2. 熟悉：肾癌、膀胱癌和前列腺癌的临床特点和治疗原则。
3. 了解：肾癌、膀胱癌和前列腺癌的病因、病理和辅助检查。
◆ 具有运用护理程序为泌尿、男性生殖系统肿瘤患者实施整体护理的能力。

泌尿、男生殖系统肿瘤包括肾癌、膀胱癌和前列腺癌等，其中最常见是膀胱癌，其次是肾肿瘤。欧美国家最常见的是前列腺癌，在我国比较少见，但有明显增长趋势。我国以前常见的生殖系统肿瘤阴茎癌的发病率已明显下降。

第一节　肾癌患者的护理

肾癌又称肾细胞癌、肾腺癌等，占原发性肾恶性肿瘤的85%左右。肾癌起源于肾小管上皮，少数情况下起源于肾盂。在泌尿生殖系统恶性肿瘤中居第2位，约15%，仅次于膀胱癌。肾癌更常见于男性，男女发病比例为2~3：1，高发年龄50~70岁。

目前认为肾癌与下列因素有关：吸烟量和开始吸烟的年龄；接触镉工业环境的人群发病率高；饮用咖啡可增加女性患肾癌的危险性；肾癌的发病有家族倾向，推测与遗传有关。调查发现高摄入乳制品、动物蛋白、脂肪，低摄入水果、蔬菜是肾癌的危险因素。有报告糖尿病患者更容易发生肾癌。

肾癌常累及一侧肾，多单发，双侧先后或同时发病者仅占2%左右。瘤体多数为类圆形的实性肿瘤，外有假包膜，切面黄色为主，可有出血、坏死和钙化，少数呈囊状结构。肾癌的病理类型有透明细胞癌、颗粒细胞癌和未分化癌等。透明细胞癌最常见，占肾癌的60%~85%，主要由肾小管上皮细胞发生。肾癌的转移途径有直接浸润、淋巴转移和血运转移三种途径，肺和骨骼是常见的转移部位。

【临床表现】

1. 血尿、疼痛和肿块　间歇无痛肉眼血尿为常见症状，表明肿瘤已侵入肾盏、肾盂。疼痛常为腰部钝痛或隐痛,多由于肿瘤生长牵张肾包膜或侵犯腰肌、邻近脏器所致;血块通过输尿管时可发生肾绞痛。多数患者仅出现上述症状的一项或两项,三项都出现者仅占10%左右,出现上述症状中任何一项都是病变发展到较晚期的临床表现。

2.副瘤综合征　10%～40%肾癌患者可出现副瘤综合征,常见的有发热、高血压、红细胞沉降率增快等。发热可能因肿瘤坏死、出血、毒性物质吸收所引起;高血压可能因瘤体内动静脉瘘或肿瘤压迫肾血管,肾素分泌过多所致。其他表现有高钙血症、高血糖、红细胞增多症、肝功能异常、消瘦、贫血、体重减轻及恶病质等。

3.转移症状　临床上有25%～30%的患者因转移症状,如病理骨折、咳嗽、咯血、神经麻痹及转移部位出现疼痛等就医。

【辅助检查】

1.X射线平片　可见肾外形增大,偶可见肿瘤散在钙化。

2.静脉尿路造影　可见肾盏肾盂因肿瘤挤压或侵犯,出现不规则变形、狭窄、拉长、移位或充盈缺损。

3.肾动脉造影　对体积较小,B超、CT不能确诊的肾癌做肾动脉造影检查,可以显示肿瘤内有病理性新生血管、动静脉瘘、造影剂池样聚集与包膜血管增多等。

4.B超检查　是最简便无创伤的检查方法,发现肾癌的敏感性高,在常规体检中,经常发现临床无症状,尿路造影无改变的早期肿瘤。B超常表现为不均质的中低回声实性肿块,体积小的肾癌有时表现为高回声,需结合CT或肾动脉造影等诊断。

5.CT扫描　CT对肾癌的诊断有重要作用,可以发现未引起肾盂肾盏改变和无病状的肾癌,可准确的测定肿瘤密度,并可在门诊进行,CT可准确分期。

【治疗要点】

根治性肾切除术是肾癌最主要的治疗方法。近年来应用腹腔镜行肾癌根治切除术,具有创伤小、术后恢复快等优点。切除范围包括患肾、肾周脂肪及肾周筋膜、区域肿大淋巴结。肿瘤体积较大,术前做肾动脉栓塞治疗,可减少术中出血。对位于肾上、下极直径小于3 cm的肾癌,可考虑做保留肾单位的肾部分切除术。应用生物制剂干扰素-α(INF-α)、白细胞介素-2(IL-2)等免疫治疗,对预防和治疗转移癌有一定疗效。肾癌具有多药物耐药基因,对放射治疗及化学治疗不敏感。

【护理评估】

1.健康史　了解患者的年龄、性别、职业,询问患者是否有吸烟史,是否有石棉等致癌物质接触史,有无泌尿系统肿瘤的家族史等。

2.护理体检　询问患者是否出现血尿,是否为肉眼血尿;患者是否出现疼痛,评估患者疼痛的性质;触诊患者腰部是否出现肿块;评估患者是否出现消瘦、贫血、发热等症状。评估B超、X射线、CT、静脉尿路造影、肾动脉造影等的检查结果。

3.心理-社会状况　评估患者对疾病的接受程度,是否存在恐惧感;对治疗方法、预后的认识程度;家属对患者的支持情况及家庭经济的承受力。

【常见护理诊断/医护合作性问题】

1.焦虑/恐惧　与对疾病和手术的恐惧、担心疾病预后有关。

2.营养失调:低于机体需要量　与长期血尿、癌肿消耗、手术创伤有关。

3.潜在并发症　出血、感染。

【护理措施】

1.术前护理

（1）心理护理　应关心体贴患者,向患者讲解疾病的相关知识,解除患者的疑虑。

（2）血尿护理　血尿较轻的患者,无须特殊处理,应安慰并告诉患者术后血尿症状便会消失;血尿较重的患者,指导卧床休息、多饮水,同时注意观察血尿的颜色及量,遵医嘱应用止血药和输血治疗。

（3）疼痛护理　若疼痛较重、难以忍受时,可遵医嘱给止痛药,同时指导患者卧床休息,注意询问患者疼痛的性质。

（4）发热护理　是肿瘤产生内生致热原所致。可嘱患者多饮温水,防止受凉感冒。

（5）营养支持　改善患者营养状况,给予高营养素饮食,改善就餐环境和提供色香味较佳的饮食,以促进患者食欲。贫血者可给予少量多次输血以提高血红蛋白水平及患者抵抗力,保证术后顺利康复。

2.术后护理

（1）观察术后有无出血　①监测患者的生命体征:由于根治性肾癌切除术对患者的创面大,术后可能渗血较多,因此要严密监测术后患者脉搏、血压等生命指标的变化情况。②注意观察休克的症状和体征。③注意观察患者伤口局部敷料渗出情况。④观察并记录引流液的颜色和量。保持引流通畅,每2 h挤压引流管一次,并检查引流管有无打折、受压等情况,若引流量每小时超过100 mL、连续3 h,说明有活动性出血,应及时通知医生。

（2）记录24 h尿量　观察肾功能,保证患者每天尿量在1 000 mL以上。

（3）体位护理　术后6 h患者生命体征平稳后可给予半卧位,以利于患者的呼吸,并促进充分引流。

（4）饮食护理　询问患者是否排气或听诊肠鸣音以了解患者肠蠕动恢复情况,如患者已排气则可拔除胃管,先让患者试饮水,如无腹胀等不适情况,则可逐渐进流食、软食,最后过渡到普食。

（5）预防感染　①术后患者抵抗力较低,加之留置的各种管道都会增加患者感染的机会,因此应保持患者清洁,床单位整洁,每日做好口腔、会阴等基础护理;②监测患者体温变化;③保证各种引流管引流通畅,尤其要保证引流管在引流平面以下,防止逆流引起感染;④定时翻身、叩背排痰。术后患者由于刀口疼痛,限制患者活动及略痰,加之全麻使患者呼吸道分泌物增加,痰液黏稠不易略出,容易造成肺内感染。因此术后第一天开始每2 h协助患者翻身,并给予雾化吸入稀释痰液,配合叩背促进痰液的排出。

（6）活动　术后第2天可指导患者在床上活动,术后第3天以后可以协助患者离床活动。

【健康教育】

1.注意休息,术后3个月内不要做剧烈运动,可以做一些轻微活动,以增强体质,促进术后早日康复。

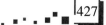

2. 健康饮食,禁忌高脂饮食。

3. 禁止吸烟。

4. 加强职业防护,避免直接接触化工产品、染料等致癌物质。

5. 每半年复查一次,如出现血尿、乏力、消瘦、疼痛、腰腹部肿块应立即到医院就诊。

第二节　膀胱癌患者的护理

膀胱癌是最常见的泌尿系统肿瘤,好发于 50～70 岁,男性多于女性,男女比例大约为 4∶1。近年来发病率有升高趋势,发病有地区性和种族性。绝大多数来自上皮组织,其中 90% 以上为移行上皮肿瘤。

【病因】

引起膀胱癌的病因很多,一般认为发病与下列危险因素相关。

1. 长期接触某些致癌物质　长期接触染料、纺织、皮革、橡胶、塑料、油漆、印刷等,发生膀胱癌的危险性显著增加。现已肯定主要致癌物质是联苯胺、β-萘胺、4-氨基双联苯等。

2. 吸烟　是最常见的致癌因素,大约 1/3 膀胱癌与吸烟有关。吸烟致癌可能与香烟中含有多种芳香胺的衍生物致癌物质有关。吸烟量越大,吸烟史越长,发生膀胱肿瘤的危险性也越大。

3. 膀胱慢性感染与异物长期刺激　会增加发生膀胱癌的危险,如膀胱结石、膀胱憩室、埃及血吸虫病膀胱炎等容易诱发膀胱癌,以鳞癌多见。

4. 其他　长期大量服用镇痛药非那西丁、内源性色氨酸的代谢异常等,均可能为膀胱癌的病因或诱因。近年大量研究资料表明,多数膀胱癌是由于癌基因的激活和抑癌基因的缺失等诱导形成,使移形上皮的基因组发生多处病变,导致细胞无限增殖,最后形成癌。

【病理】

膀胱癌病理常与肿瘤的组织类型、细胞分化程度、生长方式和浸润深度有关,其中以细胞分化和浸润程度最重要。

1. 组织类型　95% 以上为上皮性肿瘤,其中绝大多数为移行细胞乳头状癌,鳞癌和腺癌各占 2%～3%。近 1/3 的膀胱癌为多发性肿瘤。非上皮性肿瘤极少见,多数为肉瘤如横纹肌肉瘤,好发于婴幼儿。

2. 分化程度　分化程度分为三级:Ⅰ级分化良好,低度恶性;Ⅲ级分化不良属高度恶性;Ⅱ级分化程度居Ⅰ、Ⅲ级之间,属中度恶性。2004 年世界卫生组织将膀胱等尿路上皮肿瘤分为乳头状瘤、乳头状低度恶性倾向的尿路上皮肿瘤、低级别乳头状尿路上皮癌和高级别乳头状尿路上皮癌。

3. 生长方式　分为原位癌、乳头状癌及浸润性癌。原位癌局限在黏膜内,无乳头亦无浸润基底膜现象,移形细胞癌多为乳头状,低分化者常有浸润,鳞癌和腺癌为浸润性癌,不同生长方式可单独或同时存在。

4. 浸润深度   是肿瘤临床(T)和病理(P)分期的依据。根据癌浸润膀胱壁的深度(乳头状瘤除外),多采用 TNM 分期标准,临床上习惯将 Tis、Ta 和 T_1 期肿瘤称为表浅膀胱癌。

5. 转移方式   肿瘤扩散以直接向膀胱室内浸润为主。淋巴转移常见,晚期血行转移到肝、肺、骨和皮肤等处。

6. 发生部位   肿瘤分布在膀胱侧壁和后壁最多,其次为三角区和顶部。

【临床表现】

1. 血尿   为膀胱癌最常见和最早出现的症状,多数为全程无痛肉眼血尿,偶见终末或镜下血尿,血尿间歇出现,量多少不一,出血可自行停止,容易造成"治愈"或"好转"的假象。

2. 膀胱刺激症状   尿频、尿急、尿痛属晚期症状,常因肿瘤坏死、溃疡或并发感染所致。

3. 其他   三角区及膀胱颈部肿瘤可梗阻膀胱出口,造成排尿困难,甚至尿潴留。肿瘤浸润输尿管口可引起肾积水,晚期有贫血、水肿、腹部肿块等表现。

【辅助检查】

1. 尿检查   在患者新鲜尿液中,易发现脱落的肿瘤细胞,简便易行,故尿细胞学检查可作为血尿的初步筛选,但分化良好者不易检出。近年来应用尿检查端粒酶活性、膀胱肿瘤抗原、核基质蛋白等有助于提高膀胱癌的检出率。

2. 影像学检查   ①B 超检查:可发现直径 0.5 cm 以上的膀胱肿瘤。②X 射线检查:排泄性尿路造影可了解肾盂、输尿管有无肿瘤,膀胱造影可见充盈缺损。③CT/MRI:可了解肿瘤浸润深度及局部转移病灶。

3. 内镜检查   膀胱镜检查是最重要的检查手段,能直接观察肿瘤位置、大小、数目、形态、浸润范围等,并可取活组织检查。

【治疗要点】

膀胱癌采取以手术治疗为主的综合治疗。

1. 手术治疗   根据肿瘤的临床分期、病理并结合患者全身状况,选择合适的手术方式。原则上单发、表浅、较小的肿瘤可采取保留膀胱的手术,较大、多发、反复复发及三角区肿瘤,应行膀胱全切术。术后每 3 个月复查膀胱镜一次,一年后无复发者可延长复查时间。

2. 放射、化学治疗   有全身化疗和膀胱灌注化疗等方式。全身化疗主要用于有转移的晚期患者。凡保留膀胱的手术治疗,术后需要进行膀胱内药物灌注治疗,以预防或推迟肿瘤复发。

【护理评估】

1. 健康史   评估患者所处的工作环境,有无长期接触染料、皮革、油漆等致癌物质;有无吸烟等不健康的生活习惯;有无膀胱结石、膀胱炎、血吸虫病等危险因素存在;有无泌尿系统肿瘤的家族史。

2. 护理体检   评估患者是否存在血尿、尿频、尿急、尿痛、排尿困难和尿潴留等表现;有无耻骨后疼痛、腰痛等局部症状;有无消瘦、贫血等营养不良的表现。评估 B 超、膀胱镜所见肿瘤的位置、大小、数量及病理学检查结果。

笔记栏

3.心理-社会状况　评估患者和家属对病情、拟采取的手术方式、术后并发症等方面的认知程度,了解患者和家属的心理及经济承受能力。

【常见护理诊断/医护合作性问题】

1.焦虑与恐惧　与对癌症的恐惧、害怕手术、担心预后和排尿方式改变有关。

2.营养失调:低于机体需要量　与长期血尿、肿瘤消耗、手术创伤有关。

3.自我形象紊乱　与膀胱癌手术后所致尿流改道有关。

4.潜在并发症　出血、感染、尿瘘。

【护理措施】

1.术前护理

(1)心理护理　患者可表现为对癌症的否认,对预后的恐惧及不接受尿流改道,应根据患者的具体情况,做耐心的心理疏导,解释手术、尿流改道术的重要性,以消除其恐惧、焦虑、绝望的心理。

(2)病情观察　①观察血尿程度:血尿程度与肿瘤程度并不一定呈正比,应每日观察尿的量、颜色、性状,并做好记录。病程长、体质差、晚期出现明显血尿者应卧床休息。②观察有无膀胱刺激症状:出现时说明膀胱肿瘤瘤体较大或为数较多,或肿瘤侵入较深。

(3)饮食护理　嘱患者食用高蛋白、易消化、营养丰富的食品,以纠正贫血,改善全身营养状况。多饮水可稀释尿液,以免血块引起尿路堵塞。

(4)肠道准备　行膀胱全切肠道代膀胱术的患者,按肠切除术前准备。

(5)其他　术前2周戒烟,积极治疗呼吸道感染。对拟行造口的患者,协助医师或造口师选定好造口位置,并做好标记。

2.术后护理

(1)体位　生命体征平稳后,协助患者取半卧位;膀胱全切除术后需卧床8～10 d,防止引流管脱落引起尿瘘。

(2)病情观察　严密观察生命体征和引流液及膀胱冲洗液的量、颜色、性质,若血压下降、脉搏增快,引流管引出鲜血,提示有出血。

(3)饮食护理　经尿道膀胱肿瘤电切术后6 h,患者即可进食;膀胱部分切除和膀胱全切双输尿管皮肤造口术后患者,待肛门排气后,可进富含维生素及营养丰富的饮食;回肠代膀胱术后按肠吻合术后饮食,禁食期间静脉营养。忌辛辣刺激食物,防止便秘。多饮水起到内冲洗作用。

(4)预防感染　监测体温和白细胞变化,保持切口敷料清洁干燥,定时翻身、促进排痰,痰液黏稠者予以雾化吸入,预防感染。

(5)引流管护理　①经尿道膀胱肿瘤电切术后常规冲洗1～3 d,冲洗液可用0.9%的氯化钠注射液,应密切观察膀胱冲洗引流液的颜色,根据引流液颜色的变化,及时调整冲洗速度,防止血块堵塞尿管,确保尿管通畅,防止气囊破裂;②膀胱部分切除术后,要妥善固定导尿管和左、右输尿管支架管,可间断或持续冲洗膀胱;③膀胱全切回肠代膀胱术后因肠黏膜分泌黏液,易堵塞引流管,注意及时挤压将黏液排出,详细记录尿量、尿色;④输尿管皮肤造口术后应注意保持造口处清洁,及时更换敷料,保持内支撑引流管固定良好并引流通畅。

（6）膀胱灌注化疗护理 ①目的:预防或推迟肿瘤复发。②化疗药物:常用免疫抑制剂卡介苗(BCG)或抗癌药。③方法:灌注前4 h禁饮水,排空膀胱,将用蒸馏水或等渗盐水稀释的化疗药物,经尿管缓慢注入膀胱内,随后取平、俯、左、右侧卧位,每15 min变换一次体位,保留2 h后排出。④疗程:开始每周灌注一次,共6次,以后每月1次,持续2年。

【健康教育】

1. 锻炼与自我保护 术后适当锻炼,加强营养,增强抵抗力。对怀疑因职业接触致癌物质的患者,嘱其加强职业防护。禁止吸烟。

2. 自我护理 指导尿流改道术后患者正确佩戴皮肤接尿器,避免压迫造瘘口,注意保持清洁,定时更换尿袋。

3. 原位膀胱功能训练 新膀胱造瘘口愈合后指导患者行新膀胱训练。①贮尿功能训练:夹闭导尿管,定时放尿,开始每30 min放尿1次,逐渐延长至1~2 h。放尿前收缩会阴,轻压下腹,逐渐形成新膀胱充盈感。②控尿功能训练:选择特定时间排尿,如晨起或睡前;定时排尿,一般白天2~3次排尿1次,夜间2次,减少尿失禁。

4. 定期复查 ①术后定期复查肝、肾、肺等功能,及早发现转移病灶;②放疗、化疗期间,定期查血、尿常规,一旦出现骨髓抑制,应暂停治疗;③膀胱癌保留膀胱的患者,需定期复查膀胱镜,应反复强调复查的重要性。

第三节 前列腺癌患者的护理

前列腺癌是男性老年人常见疾病,发病率具有明显的地理和种族差异。在欧美等发达国家和地区,它是男性最常见的恶性肿瘤,其死亡率居各种癌症的第2位。随着我国人均寿命的不断增长,饮食结构的改变及诊断技术的提高等,近年来我国前列腺癌也呈上升趋势。

前列腺癌的病因尚不清楚,可能与种族、遗传、食物、环境等有关。有家族史的发病率高,有家族发病倾向的,发病年龄也较轻。高脂饮食及职业因素(过多接触镉)与发病也有一定关系。现在也注意到某些基因的功能丢失或突变在前列腺癌发病、进展及转移中起着重要作用。据有关资料分析,前列腺淋病、病毒及衣原体感染、性活动强度及激素的影响可能与发病有关。

【病理】

前列腺癌98%为腺癌,起源于腺细胞,其他少见的有移行细胞癌、鳞癌、未分化癌等。前列腺的外周带是癌最常发生的部位,大多数为多病灶,易侵犯前列腺尖部。发生在前列腺外周带的高级别的前列腺上皮内瘤,可能是前列腺癌的癌前期病变。前列腺癌的分化程度差异极大,故组织结构异型性明显,表现为癌腺泡结构紊乱、核间变及浸润现象。前列腺癌可经血行、淋巴扩散或直接侵及邻近器官,以血行转移至脊柱、骨盆为最常见。前列腺癌大多数为雄激素依赖型,其发生和发展与雄激素关系密切,雄激素非依赖型前列腺癌只占少数。

【临床表现】

前列腺癌多数无明显临床症状。进展期前列腺癌可以表现为下尿路梗阻症状,如尿频、尿急、尿流缓慢、尿流中断、排尿不尽甚至尿潴留或尿失禁。血尿少见。前列腺癌出现远处转移时可以引起骨痛、脊髓压迫神经症状及病理性骨折。其他晚期症状有贫血、衰弱、下肢水肿、排便困难、少尿或无尿等。

【辅助检查】

1.直肠指检　直肠指检可以发现前列腺结节,质地坚硬。

2.实验室检查　血清前列腺特异性抗原(PSA)测定是临床诊断前列腺癌的基本方法。正常情况下,血清 PSA<4 ng/mL,前列腺癌常伴血清 PSA 升高,有淋巴结转移和骨转移的,病灶随血清 PSA 水平增高而增多。

3.影像学检查　①经直肠 B 超可以显示前列腺内低回声病灶及其大小与侵及范围;②CT、MRI 可帮助了解肿瘤有无扩展至包膜外及精囊,有无盆腔淋巴结转移;③IVU可发现晚期前列腺癌浸润膀胱、压迫输尿管引起肾积水;X 射线平片可显示成骨性骨质破坏。

4.前列腺穿刺活检　前列腺癌的确诊依靠经直肠 B 超引导下前列腺系统穿刺活检,根据所获组织有无癌细胞作出诊断。

【治疗要点】

前列腺癌治疗方法有手术、放射、内分泌、化学、免疫及冷冻治疗等,应根据患者的年龄、全身状况、临床分期及病理分级等综合因素考虑。局灶性病灶 T_1、T_2 期者行根治性前列腺切除术;T_3、T_4 期的前列腺癌以内分泌治疗为主,可行睾丸切除术,配合抗雄性激素制剂等间歇治疗。

【护理评估】

1.健康史　评估患者的年龄、性别、职业,有无长期接触致癌物质,有无诱发肿瘤的病因,有无其他疾病史,有无高脂饮食等。

2.护理体检　评估患者有无尿频、尿急、尿流缓慢、尿流中断、排尿不尽、尿潴留或尿失禁等症状存在;有无腰骶部疼痛、排便困难、下肢水肿、淋巴结肿大等晚期症状。评估患者 PSA 是否升高,评估前列腺穿刺活检是否存在癌细胞。

3.心理-社会状况　评估患者对前列腺癌的认知程度及心理承受能力及家庭支持力度。

【常见护理诊断/医护合作性问题】

1.营养失调:低于机体需要量　与肿瘤消耗、手术创伤有关。

2.焦虑与恐惧　与对癌症的恐惧、害怕手术等有关。

3.潜在并发症　术后出血、感染、尿失禁等。

【护理措施】

1.术前护理　①做好泌尿外科一般护理,加强基础护理,监测生命体征变化。②心理护理:积极与患者沟通交流,耐心做好解释工作,给予关心和鼓励,帮助患者树立信心,保持心态稳定。③指导患者注意休息活动适度。④饮食护理:鼓励患者进食易消化、营养丰富、高纤维素食物,增强机体抗病能力,保持大便通畅,防止便秘。⑤适应性锻炼:适应术后状态的锻炼如有效咳嗽练习、缩肛运动练习等。⑥肠道准备:术前12 h禁食,4 h禁水,术日晨清洁灌肠,保证肠道清洁,防止感染。

2.术后护理

(1)术后卧位　按全麻术后护理常规,麻醉清醒前平卧位,头偏向一侧;麻醉清醒后血压平稳者,取低半坐卧位,以利于呼吸和引流。

(2)生命体征的观察　严密监测生命体征变化,做好记录,如有异常立即报告医生。

(3)腹部情况的观察　注意观察手术切口有无渗血,有无腹胀,若出现恶心、呕吐、腹痛加剧、血便等,警惕肠管损伤的可能。

(4)引流管的护理　患者术后留置尿管及腹腔引流管,注意保持引流管通畅,防止扭曲、折叠受压或脱出。密切观察引流液的颜色、性质,准确记录引流量。

(5)功能锻炼和自我护理　清醒后协助翻身、叩背以利排痰,保持会阴部清洁,每天坚持缩肛运动。

(6)饮食指导　待肠蠕动恢复、肛门排气后,可进食清淡的流质饮食,然后由半流质饮食逐渐过渡到普通饮食。注意少量多餐,以易消化、含有丰富营养素为主并附加多纤维食物,以利排便。

(7)并发症的预防及护理　①出血:术后患者若出现血压下降、脉搏增快、引流管引出鲜血,每小时量超过100 mL以上,提示继发出血,应立即通知医生处理。②感染:保持切口清洁,敷料浸湿及时更换,遵医嘱应用广谱抗生素预防感染。③尿失禁:为术后常见并发症,大部分患者在一年内可改善,应指导患者坚持盆底肌肉训练及电刺、生物反馈治疗等措施进行改善。

【健康教育】

1.注意休息,劳逸结合,术后3个月内避免剧烈活动,如负重、骑车,以免发生继发出血。

2.合理健康饮食,忌食辛辣刺激食物,戒烟酒并保持大便通畅。

3.有尿失禁者,保持会阴干燥清洁,定时进行缩肛运动训练。

4.若出现血尿、排尿困难或尿线变细等征象时需及时就诊,定期检测PSA以判断预后。

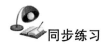 问题分析与能力提升

患者男性,47岁,左侧腰部隐痛2月余,伴有无痛性间歇性肉眼血尿,左腰部可触及肿块,同侧阴囊可见团索状肿物,尿路平片可见左肾外形增大,肾盂造影可见肾盂、肾盏有不规则变形。

讨论:①患者最可能的诊断是什么?②该患者的治疗原则是什么?③提出患者存在的护理诊断/护理问题有哪些?

同步练习

1.膀胱癌最具意义的临床症状是　　　　　　　　　　　　　　　　　　　　(　)

　A.尿急、尿频、尿痛　　　　　B.排尿困难　　　　　C.活动后血尿

D. 无痛性肉眼血尿　　　　　E. 贫血、水肿

2. 泌尿系统最常见的肿瘤是 （　　）

A. 肾癌　　　　　　　B. 膀胱癌　　　　　　C. 阴茎癌

D. 肾细胞癌　　　　　E. 前列腺癌

3. 与晚期肾癌患者营养失调相关的主要因素是 （　　）

A. 发热　　　　　　　B. 血压升高　　　　　C. 恐惧

D. 继发感染　　　　　E. 反复血尿、癌肿消耗

4. 确诊前列腺癌的最主要的方法是 （　　）

A. B超　　　　　　　B. CT　　　　　　　C. 肿瘤穿刺活组织病理检查

D. 尿化验　　　　　　E. MRI

5. 患者,男性,65岁,无明显诱因反复出现无痛性肉眼血尿2月余,经抗感染治疗未见明显效果。首先考虑的疾病是 （　　）

A. 泌尿系结石　　　　B. 泌尿系肿瘤　　　　C. 泌尿系结核

D. 前列腺增生　　　　E. 泌尿系感染

6. 张先生,52岁,间歇性无痛性肉眼血尿2个月,近期常有尿频、尿急。询问病史得知患者做油漆工二十余年。该患者最有可能是 （　　）

A. 肾癌　　　　　　　B. 肾盂癌　　　　　　C. 肾母细胞瘤

D. 膀胱癌　　　　　　E. 前列腺癌

（余小柱）

第三十七章 泌尿系统梗阻患者的护理

学习目标

1. 掌握:肾积水、良性前列腺增生、尿潴留的正确的护理诊断、护理措施和健康指导。
2. 熟悉:尿潴留患者诱发因素。
3. 了解:对肾积水、良性前列腺增生、尿潴留患者的护理评估。

第一节 肾积水患者的护理

尿液从肾排出受阻,蓄积后引起肾内压升高,肾盂肾盏逐渐扩张,肾实质萎缩,造成尿液潴留在肾内,形成肾积水。肾积水可分为原发性和继发性两种。原发性肾积水又称先天性肾积水,形成原因是肾盂输尿管连接部的梗阻,它往往是由于这个部位的肌细胞被大量胶原纤维分离,失去了正常的排列,不能有效地传递来自起搏细胞的电活动,阻断了正常蠕动的传送。继发性肾积水多由于泌尿系的疾病引起的尿路梗阻所致。

【病因与分类】

1. 先天性肾积水 多由于机械性梗阻所致,其原因主要有:①肾盂输尿管连接部狭窄为最常见原因,约占85%。一般认为狭窄由于肾盂输尿管连接处或输尿管起始段肌层增厚或纤维组织增生,并无明显炎性变化。②肾盂输尿管处瓣膜,形成一个内在性活瓣样结构引起梗阻。③迷走血管压迫,这种血管来自肾动脉或直接来自腹主动脉而供应肾下极的血液循环,从输尿管跨过使其受压而造成梗阻。④高位输尿管,在正常情况下,输尿管起始部连接肾盂的最低位形成漏斗状,有利于尿液引流,若输尿管起始部偏高则造成折角或活瓣样作用,影响尿液排放。

2. 继发性肾积水 多由于泌尿系的疾病所致,其原因主要有:①上尿路的梗阻性病变,如肿瘤,结石,损伤,憩室,肾下垂等;②上尿路外部的压迫,如腹部,盆腔或腹膜后的肿块,特发性腹膜后纤维化,妊娠期和月经期充血的卵巢静脉压迫;③下尿路梗阻

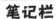

性病变,如前列腺增生症,前列腺癌,尿道狭窄,膀胱输尿管反流等。

【病理生理】

尿路任何部位的管道狭窄或阻塞及神经肌肉的正常功能紊乱,尿液通过即可出现障碍,造成梗阻,梗阻以上部位因尿液排出不畅而压力逐渐增高,管腔扩大,最终导致肾积水,扩张,肾实质变薄,肾功能减退。若双侧梗阻,则出现尿毒症。

【临床表现】

肾积水常无典型的临床表现,主要表现为原发病的症状和体征。

1.腰部疼痛　由于肾扩大,包膜被牵拉,为持续性钝痛或坠胀不适,位置不固定。大量饮水后可诱发腹痛发作。

2.腹部包块　在大多数病例中为首发的早期症状,最易被家长发现和引起重视。70%～80%是以腹部包块就诊。肾积水包块特征,可时大时小,甚至完全消失。为表面光滑的囊性包块,边缘规则,有波动感,压痛不明显。

3.发病期症状　部分患者肾积水呈间歇性发病。发病时患侧腰腹部剧烈绞痛,伴恶心、呕吐、尿量减少,患侧腰部可扪及肿块;一定时间后梗阻自行缓解,排出大量尿液,疼痛缓解,腰部肿块明显缩小或消失。

4.原发病症状　上尿路结石引起肾积水时,可出现肾绞痛、恶心、呕吐、血尿及肾区压痛。下尿路梗阻引起肾积水,主要表现为排尿困难和膀胱不能排空,甚至出现尿潴留。

5.并发症　肾积水如合并感染,可表现为急性肾盂肾炎症状,出现畏寒、发热、腰部疼痛及膀胱刺激症状等。肾积水感染可发展为脓肾,腹部可扪及包块,患者常有低热和消瘦等。引起肾积水梗阻因素持续存在,导致双侧肾或孤立肾完全梗阻,肾功能受损,则出现少尿或无尿,甚至尿毒症。

【辅助检查】

1.实验室检查

(1)尿常规检查　肾盏扩大后常出现红细胞和蛋白。

(2)肾功能检查　包括尿素氮、肌酐测定及廓清试验等,双侧肾积水肾功能严重受损时,血肌酐、尿素氮升高。

2.影像学检查

(1)B超　首选检查方法,可明确增大肾是实质性肿块还是肾积水,并可确定肾积水的程度和肾皮质萎缩情况。

(2)X射线检查　①X射线尿路平片,可显示增大的肾轮廓和结石;②静脉尿路造影检查,可了解一侧或双侧肾积水,梗阻原因、梗阻的部位,梗阻的程度,当积水严重,影响患侧肾功能时,还可根据集合系统显影的浓淡和肾积水的程度来判断肾功能;③逆行肾盂造影,将输尿管导管插至梗阻处,快速推注造影剂,可显示梗阻的部位,性质,如积水严重,可在逆行造影后保留输尿管导管引流尿液,以缓解患侧肾功能,以待进一步处理。

(3)CT、MRI　CT可清楚显示肾脏大小、轮廓,肾实质,肾积水及尿路以外的病变,增强CT,可了解肾功能,肾病变的鉴别。MRI对于肾功能障碍,造影剂过敏,梗阻病变避免介入性感染及患者不能耐受静脉尿路造影时,可施行MRI尿路水造影,对梗阻部位及性质的诊断有重要价值。

3.肾图　肾图对肾积水诊断有意义,必要时行利尿肾图检查。

【治疗原则】

去除病因,解除梗阻,恢复肾功能是治疗肾积水的关键。

1.保守治疗　肾积水较轻,病情进展缓慢,肾功能已达平衡和稳定状态者可严密观察,定期检查,以了解肾积水进展情况;可自行解除的梗阻,如孕妇生理性肾积水。

2.手术治疗　肾积水进行性加重,临床症状明显,肾功能不断下降,梗阻病因明确,有并发症存在者,应手术治疗。

(1)病因治疗　先天性肾盂输尿管狭窄者,行肾盂成形-肾盂输尿管吻合术;肾、输尿管结石者,行碎石或取石术;前列腺增生可行电切或摘除等。

(2)肾切除术　严重的肾积水致患侧肾功能全部丧失或有严重感染积脓,但对侧肾功能良好,可行患肾切除术。

(3)肾造瘘术　病情为重,暂时不宜手术或梗阻暂时不能解除者,可在 B 超引导下做肾造瘘术,将尿液直接引流出来,利于感染的控制和肾功能恢复。

【护理评估】

1.健康史　了解年龄、发病诱因,既往排尿情况及治疗经过,有无其他伴随疾病,如肾输尿管结石,前列腺增生、急性肾盂肾炎等疾病。

2.身体状况　了解排尿困难程度及尿潴留情况;结合尿量和生化指标评估肾功能,并评估患者营养状况、心、肺功能,以估计患者对手术的耐受力。

3.心理-社会状况　关注患者心理反应;评估患者及家属对疾病认知程度及拟采取的治疗措施及可能出现并发症的认知程度;家庭经济承受能力及家人对患者情感支持程度。

【常见护理诊断/医护合作性问题】

1.疼痛　与尿路梗阻有关。

2.排尿障碍　与尿路梗阻和感染有关。

3.潜在并发症　肾脓肿、肾衰竭。

【护理措施】

1.术前护理

(1)活动与休息　肾积水患者应卧床休息,禁止剧烈的运动。保护肾区,避免遭受碰撞,导致肾损伤。

(2)饮食护理　低盐、低蛋白、高热量饮食。适当吃一些有助于排尿的食物,如萝卜、蜂蜜等,不宜过多摄入蛋白质丰富的食物,避免增加患肾的负担。

(3)预防泌尿系感染　适量饮水,保持外阴部清洁,勤换内衣。观察有无泌尿系感染症状,必要时遵医嘱应用抗生素。

(4)疼痛护理　观察患者疼痛的部位、程度和性质,必要时遵医嘱给予药物止痛。

(5)维持肾功能　观察患者尿液颜色和性状,准确记录尿量,监测肾功能;单侧肾积水,不必限止饮水量,双侧肾积水,要限制水、盐的摄入量,维护肾功能。

2.术后护理

(1)卧位与休息　术后平卧位休息,维持肾脏血液灌流量,减少下床活,避免术后出血。

（2）病情观察　密切观察生命体征，心电监护，吸氧 2～3 L/min，以维护肺功能；观察术后尿量，以了解术后循环血量和肾功能，发现异常及时报告医生。

（3）引流管护理　肾造瘘术后留置肾造瘘管，肾盂成形术后留置输尿管支架管和肾周引流管，保持引流通畅，观察并记录引流液的颜色、量和性状。

3.术后并发症的观察和护理

（1）出血　观察肾引流管及尿管引流液的颜色、性质和量，并准确记录，如有血性液体引出，及时报告医生；患者术后卧床休息，监测尿液，无血尿可根据情况下床活动。

（2）感染　术后遵医嘱使用抗生素，观察患者有无畏寒，高热等感染征象。指导患者多饮水，保持引流管及导尿管的通畅，必要时遵医嘱给予膀胱冲洗预防泌尿系感染。

（3）腹腔内脏器损伤　术后观察腹部症状和体征，观察有无腹痛、腹肌紧张，如有异常，及时报告医生。

（4）漏尿　观察肾造瘘管、肾周引流管处有无漏尿，如敷料浸湿，应及时更换敷料，保持引流管口皮肤清洁干燥，避免浸渍，必要时涂抹皮肤保护膏。

第二节　良性前列腺增生患者的护理

前列腺增生症是老年男性的常见病，在泌尿外科的住院患者中它仅次于尿石症，居第 2 位。发病年龄大多在 50 岁以后，随着年龄增长其发病率也不断上升。前列腺增生又称前列腺肥大，增生腺体位于膀胱颈，使尿路梗阻，引起尿频和排尿困难，严重影响患者生活质量，故本病的治疗与护理在老年医学中是重要课题之一。

前列腺增生与体内雄激素及雌激素的平衡失调关系密切。睾酮是男性主要雄激素，在 5α 还原酶的作用下，变为双氢睾酮。双氢睾酮是刺激前列腺增生的活性激素。它在前列腺细胞内与受体结合成复合物，并被转送到细胞核中，与染色质相互作用而产生对细胞的分化和生长作用。近年来大量研究结果表明，前列腺增生的发病原因既与雄激素有关，又与雌激素的作用有关。老年时期，体内睾酮、双氢睾酮和雌激素的改变和失去平衡是前列腺增生的发病原因。

【病理】

前列腺增生可造成膀胱出口梗阻，但梗阻的程度与前列腺增生的大小不一定呈正比，而与增生腺体的位置和形态有直接关系。如增生腺体向膀胱内突出，极易造成膀胱出口阻塞；如增生腺体突向尿道，可使尿道前列腺部伸长、弯曲、受压变窄，引起排尿困难。早期膀胱有代偿功能，并不出现残余尿。晚期由于膀胱失去代偿能力，膀胱残余尿量越来越多，严重时膀胱收缩无力，出现充溢性尿失禁。长期排尿困难时使膀胱内压增高，可引起膀胱输尿管反流，最终引起输尿管扩张和肾积水，使肾功能受损。由于膀胱内尿液潴留，可继发感染和结石（图 37-1）。

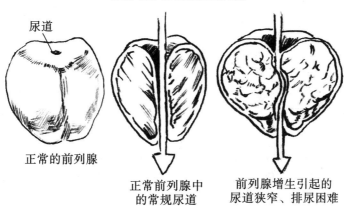

正常和异常状态的前列腺

尿道

正常的前列腺

正常前列腺中
的常规尿道

前列腺增生引起的
尿道狭窄、排尿困难

图 37-1　前列腺增生病理变化

【临床表现】

前列腺增生症的症状是随着病理改变而逐渐出现。早期因膀胱代偿而症状不明显,因而患者常不能准确地回忆起病程的长短,随着病情加重而出现各种症状。

1.尿频、尿急　早期最常见的症状是尿频,且逐渐加重,尤其是夜尿次数增多。引起尿频的原因早期是由于膀胱颈部充血导致膀胱逼尿肌反射亢进,后期是由于增生前列腺引起尿道梗阻,使膀胱内残余尿增多而膀胱的有效容量减少所致。

2.进行性排尿困难　主要表现为起尿缓慢、排尿费力,射尿无力,尿线细小,尿流滴沥,分段排尿及排尿不尽等。

3.尿失禁　晚期前列腺增生症常致膀胱失去代偿能力,膀胱残余尿量不断增加。当膀胱内积存大量残余尿时,由于膀胱过度膨胀,膀胱内压力增高至超过尿道阻力后尿液可随时自行溢出,称充盈性尿失禁。

4.急性尿潴留　在排尿困难的基础上,如有受凉、饮酒、劳累等诱因而引起腺体及膀胱颈部充血水肿时,即可发生急性尿潴留。

5.血尿　前列腺增生组织表面常有静脉血管扩张充血,破裂后可引起血尿。出血量不等多为间歇性,血尿发生时,应与膀胱内炎症、结石及肿瘤等鉴别。

6.其他症状　若合并感染或结石,可有膀胱刺激症状。少数患者晚期可出现肾积水和肾功能不全表现。

【辅助检查】

1.直肠指诊　是诊断前列腺增生症的首要检查,可摸到前列腺肿大,表面光滑及中等硬度。按照腺体增生的程度可把前列腺增生分为三度:一度增生为腺体增大、中央沟变浅;二度增生为腺体明显增大,中央沟消失或略凸出;三度增生为腺体显著增大,中央沟明显凸出,甚至手指不能触及腺体上缘。直肠指诊前列腺不大时,不能否定其增生的存在。因前列腺中叶增生或增大的腺体大部分突入膀胱时,指诊不一定能触及增大的腺体,需用其他检查方能明确诊断。

2.B超检查　可测定前列腺的大小、包括横径、前后径与上下径,正常的前列腺的横径为 4 cm,前后径约 2 cm 左右,形态呈椭圆形,左右对称。前列腺增生时前列腺明显增大,前后径增大较横径更显著。

3.尿流动力学检查　可确定前列腺增生患者排尿的梗阻程度。前列腺增生而引起下尿路梗阻时,最大尿流率降低(<15 mL/s),提示排尿不畅,最大尿流率降低(<10 mL/s),提示梗阻严重,手术指征。

4.残余尿的测定　膀胱残余尿的多少反映膀胱代偿的程度,是重要的检查方法,也是决定手术治疗的因素之一。较为准确的方法为排尿后立即导尿,导出的尿液量即为残余尿量,正常人残尿应为0～10 mL,如果残余尿>50 mL,应手术治疗。

【治疗原则】

前列腺增生未引起尿路梗阻者一般无须处理。梗阻较轻或不能耐受手术治疗者可选择非手术治疗。前列腺增生梗阻严重,膀胱残余尿增多、症状明显而药物治疗效果不好者,应予手术治疗。

1.药物治疗　常用药物有 α 受体阻滞剂,如特拉唑嗪,降低前列腺平滑肌张力,缓解排尿困难。5α 还原酶抑制剂,如非那雄胺,抑制腺体增生。

2.手术治疗　手术方法有经尿道前列腺切除术,耻骨经膀胱前列腺切除术、耻骨后前列腺切除术。

3.急性尿潴留治疗　处理方法:①应用 α 肾上腺素受体阻滞剂;②无菌操作下导尿引流尿液。如导尿困难,可行耻骨上膀胱穿刺,解除急性尿潴留。

第三节　尿潴留患者的护理

急性尿潴留是指膀胱内充满尿液而不能排出,常由排尿困难发展到一定程度引起。

【病因和分类】

引起尿潴留的病因很多,可分为机械性和动力性梗阻两类。

1.机械性梗阻　由于尿道炎症水肿或结石、尿道狭窄、尿道外伤、前列腺肥大或肿瘤等阻塞尿道而引起。

2.动力性梗阻　最常见的原因为中枢和周围神经系统病变,如脊髓或马尾神经损伤、肿瘤、糖尿病等,造成神经性膀胱功能障碍引起。

【临床表现】

急性尿潴留发病突然,膀胱内充满尿液不能排出,胀痛难忍,辗转不安,有时从尿道溢出部分尿液,但不能减轻下腹疼痛。

【辅助检查】

1.排泄性尿路造影　可显示肾小盏变钝圆,甚至凸出,或排泄迟缓,显影较晚,甚至不显影。膀胱尿道造影可显示下尿路结石阴影,憩室病变,有明显的膀胱输尿管逆流。排泄性膀胱尿路造影对先天性尿道梗阻及尿道息肉的诊断更为重要,可显示充盈缺损。缺损近端后尿道扩张。

2.膀胱镜及尿道镜检查　膀胱镜检查除因尿道狭窄等不能插入或急性尿路感染暂缓检查外,均应进行,可以发现膀胱颈挛缩、前列腺肥大等梗阻性病变及膀胱内的损害情况,如小梁、憩室及输尿管间嵴肥厚等。尿道镜可直接观察尿道的肿瘤、息肉、憩室、结石、先天性后尿道瓣膜、精阜肥大等病变的性质及范围。

3. 排尿期膀胱内压测定　经耻骨上膀胱穿刺或经尿道插入一细管至膀胱,注入液体充盈膀胱,在自行排出液体时,测定膀胱内压。下尿路有梗阻时可超过 70 cmH$_2$O(正常在 50 cmH$_2$O 以下)。

4. 尿流率测定　最大尿流率常在 10 mL/s 以下,与排尿期膀胱内压测定同时进行,对诊断下尿路梗阻的准确性更高。

5. 放射性核素检查　同位素肾图显示整个曲线偏低,高峰延长,排泄段(C 段)清除缓慢。肾扫描图可表现患肾轮廓扩大,密度减低。

【治疗原则】

治疗原则是解除病因,恢复排尿。如病因不明或梗阻一时难以解除,可行导尿术引流膀胱尿液,以解除胀痛,然后再做进一步检查,明确病因后再进行治疗。

对于尿潴留在短时间不能恢复者,最好留置导尿管,1 周左右拔除。急性尿潴留患者在不能插入导尿管时,可采用粗针头耻骨上膀胱穿刺的方法吸出尿液,以暂时缓解患者的痛苦。此外,还可采用耻骨上膀胱穿刺造瘘术,持续引流尿液。

急性尿潴留是前列腺增生症常见并发症,多发生于前列腺增生症的中晚期。多在感冒、劳累、饮酒、憋尿、房事或吃辛辣食物后诱发,患者小腹胀痛,不能排尿,非常痛苦。因此发生急性尿潴留后的紧急处理非常重要,一般有如下几种方法。

1. 热敷法　热敷耻骨上膀胱区及会阴,对尿潴留时间较短,膀胱充盈不严重的患者常有很好的疗效,也可采用热水浴,如在热水中有排尿感,可在水中试排,不要坚持出浴盆排尿,防止失去自行排尿的机会。

2. 按摩法　自脐至耻骨联合中点处轻轻按摩,并逐渐加压,可用拇指按压关元穴约 1 min,并以手掌自膀胱上方向下轻压膀胱,以助排尿,切忌用力过猛,以免造成膀胱破裂。

3. 导尿法　一般应在无菌条件下进行,故由医护人员操作,目前国外对于尿潴留患者,也提倡自家导尿。

4. 穿刺抽尿法　在无法插入导尿管情况下为暂时缓解患者痛苦,可在无菌条件下,在耻骨联合上缘二指正中线处,行膀胱穿刺,抽出尿液。

【护理评估】

1. 术前评估

(1)健康史　了解年龄、发病诱因,既往排尿困难情况及治疗经过,有无其他伴随疾病,如心脑、血管疾病、肺气肿、糖尿病等。

(2)身体状况　了解排尿困难程度及尿频、尿潴留情况,逼尿肌功能,有无泌尿系感染。了解重要器官功能、营养状况、特殊检查结果,评估患者对手术的耐受力。

(3)心理-社会状况　了解老年人心理反应,评估患者及家属对疾病拟采取的治疗方法,对手术及可能导致并发症的认知程度,家庭经济承受能力。

2. 术后评估　①了解术后膀胱痉挛程度,引流管是否通畅,膀胱冲洗液的颜色,血尿程度及持续时间,切口愈合情况等;以及膀胱贮尿和排尿功能,有无尿失禁或排尿困难,有无附睾炎及性功能障碍等。②了解患者及家属的心理状态,对术后护理的配合及有关康复等知识的掌握情况。

【常见护理诊断/医护合作性问题】

1.焦虑/恐惧　与自我观念和角色地位受到威胁、担心手术及预后有关。

2.疼痛　与手术、导管刺激引起的膀胱痉挛有关。

3.有感染的危险　与尿路梗阻、留置导尿、伤口引流不畅、术后免疫能力低下有关。

4.排尿型态异常　与膀胱出口梗阻、逼尿肌损害,留置导管和手术刺激有关。

5.潜在并发症:出血　与术后膀胱痉挛、尿液引流不畅、凝血功能不良、便秘有关。

【护理措施】

1.急性尿潴留患者的护理　对发生急性尿潴留者,首先安慰患者,嘱其不要多饮水。同时尽快解除尿潴留,而导尿是最简单、常用的方法,应及时施行导尿术。若导尿管不能插入时,紧急膀胱穿刺排尿。然后做好准备,配合医生施行耻骨上膀胱造瘘术。在导尿管或膀胱造瘘管留置期间,应嘱患者多饮水,并做好留置尿管或膀胱造瘘管护理。

2.非手术疗法护理及手术前护理

(1)生活护理　①患者应进食易消化、高营养和适量粗纤维食品,保持大便通畅,忌饮酒及辛辣刺激的食物,勿在短时间内大量快速饮水;②协助或指导患者适当起床活动,以增强体力,有利于手术后康复;指导患者练习深呼吸和有效咳嗽,防止手术后肺部并发症的发生。

(2)手术前护理　向患者讲解相关知识,使其情绪稳定,主动配合术前的检查和治疗;了解患者全身情况,对重要器官功能不全者,给予积极治疗与护理,提高对手术的耐受力;对留置导尿或膀胱造瘘的患者,每日膀胱冲洗1~2次;同时做好术前常规准备。

3.手术后护理

(1)病情观察　执行术后医嘱,密切观察意识、生命体征、重要脏器功能状况并做好记录。术后2~3 d后应注意有无呼吸系统、泌尿系统感染征象的观察。

(2)观察和防止手术后出血　手术后,固定从尿道引出的三腔气囊导尿管的下肢应保持伸直外展15°,不得随意活动或坐起,三腔气囊导尿管维持牵引时间为8~10 h。同时密切观察导尿管引流尿液的血尿情况。血尿明显时,应检查气囊内充液情况(一般气囊内保留液体20~30 mL)及牵引是否松脱,并全身应用止血剂,必要时手术止血。遵医嘱给患者口服缓泻剂预防便秘,手术后1周内禁止灌肠或肛管排气,以免刺激前列腺窝出血。观察和防止手术后出血是手术后护理的重点。

(3)膀胱冲洗护理　手术后立即将三腔气囊导尿管连接于密闭式膀胱冲洗装置,进行持续的冲洗,可防止凝血块形成。冲洗液常选用等渗盐水。因早期出血较多,故冲洗速度要快,以后根据出血量多少随时调节冲洗速度。如发现冲洗不畅,可能为血块堵塞,可用注射器适当冲击或抽吸血块,以保持冲洗通畅。气囊导尿管一般在手术后10 d左右拔除。

拔除尿管后,应嘱患者多饮水、勤排尿,注意询问患者排尿情况。由于手术时尿道括约肌功能受到影响或损伤,有些患者会发生暂时性的尿频、尿急、尿失禁或滴尿等,可指导患者进行会阴部括约肌舒缩运动锻炼,2个月左右即逐渐恢复正常排尿。

(4)防治感染　应保持切口敷料清洁、干燥,敷料渗湿者及时更换;每日消毒尿道外口2次;保持耻骨上膀胱造瘘管、耻骨后引流管的通畅,每日更换引流管的接管和尿袋;遵医嘱正确使用抗生素预防感染。耻骨上膀胱造瘘管于手术后2周拔除,耻骨后引流管于手术后3~4 d拔除。

(5)其他护理　饮食以易消化、营养丰富食物为主,辅以多纤维食品,以保持大便通畅;做好基础护理,预防压疮、肺部感染和下肢静脉血栓形成。

【健康教育】

1.患者出院后要多饮水,勤排尿,忌烟酒及辛辣刺激性的食物,加强营养,适度活动,避免感冒,经常进行会阴部括约肌舒缩锻炼,3个月内避免较剧烈活动。

2.按医嘱定期复查尿流率,以防尿道狭窄。

3.指导永久性膀胱造瘘的患者学会造瘘管的家庭护理,定期更换造瘘管,防止感染和结石形成。

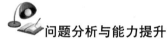
问题分析与能力提升

男性患者,62岁,进行性排尿困难3年,伴尿痛、尿频,夜间排尿3~4次,近日发生尿潴留2次。

讨论:①最可能的诊断是什么? 其判断依据是什么? ②试述急性尿潴留患者的应急措施。③若患者拟手术治疗,最常用的手术方式是什么? 术后易出现哪种电解质紊乱?

同步练习

1. 前列腺电切术需留置　　　　　　　　　　　　　　　　　　　　(　　)

A.二腔气囊导尿管　　　　B.三腔气囊导尿管　　　C.普通导尿管

D.前列腺导尿管　　　　　E.菌型导尿管

2. 前列腺手术后护理正确的是　　　　　　　　　　　　　　　　　(　　)

A.肛管排气或灌肠　　　　B.平卧2 d后改半卧位　　C.绝对卧床

D.口服甘露醇　　　　　　E.以上全是

3. 前列腺增生症的早期症状是　　　　　　　　　　　　　　　　　(　　)

A.尿频　　　　　　　　　B.进行性排尿困难　　　　C.尿潴留

D.尿流中断　　　　　　　E.膀胱刺激症状

4. 前列腺增生症的典型症状是　　　　　　　　　　　　　　　　　(　　)

A.尿频　　　　　　　　　B.进行性排尿困难　　　　C.尿潴留

D.尿流中断　　　　　　　E.膀胱刺激症状

5. 前列腺摘除术后护理,错误的是　　　　　　　　　　　　　　　(　　)

A.电切除术后6周内禁烟酒　　　　B.保持大便通畅,避免用力排便

C.便秘时口服缓泻剂　　　　　　　D.术后1周内可做肛管排气或灌肠

E.2个月内避免持重物

6. 老年男性排尿困难最常见的病因是　　　　　　　　　　　　　　(　　)

A.排尿无力　　　　　　　B.神经性膀胱　　　　　　C.尿道狭窄

D.膀胱结石　　　　　　　E.良性前列腺增生

笔记栏

7. 严重尿潴留患者一次导尿以不超过多少毫升为宜 （　　）
A. 800　　　　　　　　　B. 1 000　　　　　　　　C. 500
D. 1 200　　　　　　　　E. 1 500

8. 良性前列腺增生患者发生急性尿潴留,处理方法首选 （　　）
A. 改变体位　　　　　　　B. 诱导排尿　　　　　　C. 按摩、热敷
D. 留置导尿　　　　　　　E. 膀胱造瘘

9. 男性,70 岁,前列腺摘除术后防止出血的措施,哪项错误 （　　）
A. 气囊导尿管固定在股部内侧　　　　B. 不得随意活动肢体或坐起
C. 牵引气囊导尿管 2~3 d　　　　　　D. 全身应用止血剂
E. 术后 1 周内禁止灌肠或肛管排气

10. 男性,62 岁,进行性排尿困难,夜尿次数增多,直肠指诊发现前列腺明显肿大,目前考虑
（　　）
A. 膀胱癌　　　　　　　　B. 膀胱结石　　　　　　C. 良性前列腺增生
D. 尿道狭窄　　　　　　　E. 膀胱结核

11. 男性,70 岁,因前列腺增生造成排尿困难,尿潴留,已 15 h 未排尿。目前正确的护理措施是
（　　）
A. 让患者坐起排尿　　　　B. 让患者听流水声　　　C. 用温水冲洗会阴部
D. 热敷下腹部　　　　　　E. 行导尿术

(12~15 共用题干)

男性,68 岁,排尿费力多年,昨日饮酒后一夜未排尿,下腹胀痛。体检:膀胱膨胀至脐下 1 指,触痛。

12. 符合该患者的最可能的诊断是 （　　）
A. 膀胱肿瘤　　　　　　　B. 膀胱结石　　　　　　C. 尿路结石
D. 前列腺增生　　　　　　E. 前列腺癌

13. 目前宜采取的处理是 （　　）
A. 留置导尿　　　　　　　B. 给予止痛药物　　　　C. 尽快检查明确诊断
D. 使用抗生素预防感染　　E. 腹部热敷

14. 下列处理措施不正确的是 （　　）
A. 立即给予导尿　　　　　　　　　　B. 导尿过程中注意无菌操作
C. 必要时留置尿管　　　　　　　　　D. 尿管插入后尽快排空膀胱
E. 若尿管插入困难可行耻骨上膀胱穿刺

15. 对此患者最常用的治疗方法是 （　　）
A. 药物治疗　　　　　　　B. 经尿道前列腺切除术　C. 耻骨上经膀胱前列腺切除术
D. 膀胱造瘘　　　　　　　E. 激光治疗

(李广霞)

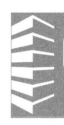

第三十八章 肾上腺疾病患者的护理

🌿 学习目标

1. 掌握:皮质醇增多症、原发性醛固酮增多症、儿茶酚胺症的治疗原则和护理措施。
2. 熟悉:皮质醇增多症、原发性醛固酮增多症、儿茶酚胺症的临床表现。
3. 了解:皮质醇增多症、原发性醛固酮增多症、儿茶酚胺症处理原则的不同。
◆ 能运用相关知识,识别皮质醇增多症,为皮质醇增多症、原发性醛固酮增多症、儿茶酚胺症患者制订护理计划。

第一节　皮质醇增多症患者的护理

皮质醇增多症又称库欣综合征或柯兴综合征,是由肾上腺皮质增生或肿瘤致糖皮质激素分泌过多所致的综合征。本病女性多见,发病年龄多在 10~40 岁之间。本征是由多种病因引起的以高皮质醇血症为特征的临床综合征,此外,长期应用外源性糖皮质激素或饮用乙醇饮料等也可以引起类似库欣综合征的临床表现,此种类型称为类库欣综合征或药物性库欣综合征。

凡是能引起促肾上腺皮质激素分泌增加或皮质醇分泌增多的疾病均会引起皮质醇增多症。主要病因有:①垂体分泌 ACTH 过多,刺激双侧肾上腺皮质增生,分泌大量皮质醇,多为垂体腺瘤所致,占皮质醇症的 70%;②垂体以外的肿瘤,如肺癌、胰腺癌、胸腺癌、嗜铬细胞瘤等,分泌过多的 ACTH 所致,占皮质醇症的 10%;③结节性肾上腺增生或肾上腺皮质肿瘤,可自主分泌大量皮质醇,占皮质醇症的 20%。

【临床表现】

典型的库欣综合征的临床表现主要是由于皮质醇分泌的长期过多引起蛋白质、脂肪、糖、电解质代谢的严重紊乱及干扰了多种其他激素的分泌。

1. 向心性肥胖　典型的向心性肥胖指脸部及躯干部胖,但四肢包括臀部不胖。满月脸、水牛背、悬垂腹和锁骨上窝脂肪垫是库欣综合征的特征性临床表现。

2.高血压和低血钾　库欣综合征的高血压一般为轻至中度,低血钾碱中毒的程度也较轻,但异位 ACTH 综合征及肾上腺皮质癌患者由于皮质醇分泌量的大幅度上升,同时弱盐皮质激素分泌也增加,因而低血钾碱中毒的程度常常比较严重。

3.糖尿病和糖耐量低减　库欣综合征约有半数患者有糖耐量低减,约 20% 有显性糖尿病。如果患者有潜在的糖尿病倾向,则糖尿病更易表现出来。很少会出现酮症酸中毒。

4.负氮平衡引起的临床表现　患者蛋白质分解加速,合成减少,机体长期处于负氮平衡状态。长期负氮平衡可引起:肌肉萎缩无力,皮肤菲薄、宽大紫纹、皮肤有瘀斑;骨基质减少,骨钙丢失而出现严重骨质疏松,表现为腰背痛,易有病理性骨折,骨折的好发部位是肋骨和胸腰椎;伤口不易愈合。

5.性腺功能紊乱　女性表现为月经紊乱,继发闭经,极少有正常排卵。男性表现为性功能低下,阳痿。

6.精神症状　多数患者有精神症状,但一般较轻,表现为欣快感、失眠、注意力不集中、情绪不稳定。易有感染和消化性溃疡。

7.高尿钙和肾结石　高皮质醇血症时小肠对钙的吸收受影响,但骨钙被动员,大量钙离子进入血液后从尿中排出。因而,血钙虽在正常低限或低于正常,但尿钙排量增加,易出现泌尿系结石。

【辅助检查】

1.实验室检查　血、尿皮质醇和血浆 ACTH 含量增高。

2.磁共振(MRI)检查　对库欣病,MRI 是首选方法,与 CT 相比可较好地分辨下丘脑垂体及鞍旁结构(海绵窦、垂体柄和视交叉),但对直径<5 mm 的肿瘤,分辨率仍仅为 50%。

3.B 超　对肾上腺增生与腺瘤好,属无创伤检查,方便、价廉、较准确。

【治疗要点】

1.治疗原则　根据特殊的临床表现可初步诊断,辅助检查有助病因诊断和定位诊断。应针对不同病因,采取相应的治疗方法。

2.主要措施

(1)手术疗法　垂体腺瘤或微腺瘤行垂体瘤切除术,若未证实有垂体肿瘤,可行一侧肾上腺切除加垂体放射治疗。肾上腺皮质癌或腺瘤手术切除效果满意。有远处转移则应争取切除原发病灶,不能切除或复发性肿瘤则用药物治疗。结节性肾上腺皮质增生按肾上腺瘤治疗原则处理。异位 ACTH 增多所致皮质醇症,若定位不明确或不能切除时,可做一侧或双侧肾上腺切除,以减轻症状。药物治疗,主要用于手术前准备及手术效果不佳时的辅助治疗。

(2)非手术疗法　垂体放射治疗有 20% 病例可获持久疗效。但大多数病例疗效差且易复发,故一般不做首选。药物治疗副作用大,疗效不肯定。主要适用于无法切除的肾上腺皮质腺癌病例。

【护理评估】

1.健康史　了解起病情况,主要的症状及其变化情况,疾病发作的频率和控制情况,病程,相关的既往史、家族史、个人史、过敏史、毒物或药物接触史、外伤史、输血、输液史,月经史等。

2.护理体检　全面了解患者的临床表现。

3.辅助检查　了解常用检查指标——确诊指标、监测指标、并发症判断指标的结果及变化情况。

4.心理-社会状况　评估患者对疾病的心理反应及应对措施,家人的态度及支持情况,社会支持系统,包括保险、政策补助、基金申请等。

【常见护理诊断/医护合作性问题】

1.焦虑　与形体改变、性腺功能紊乱、担心预后有关。

2.活动无耐力　与代谢紊乱引起肥胖、肌无力、低血钾等有关。

3.有受伤的危险　与肥胖、肌无力及肌萎缩等有关。

4.有感染的危险　与免疫力低下有关。

【护理措施】

1.术前护理

(1)病情观察　定时监测血压,遵医嘱及时应用降压药物,密切观察疗效。定时检测血糖,给予糖尿病饮食,遵医嘱及时应用治疗糖尿病药物,密切观察疗效。

(2)预防意外发生　避免碰撞、跌倒、剧烈活动。协助患者勤翻身,预防压疮。

(3)预防感染　保持床铺清洁。注意患者皮肤卫生,观察有无软组织及呼吸道感染。

(4)术前准备　鼓励患者休息好,必要时给予安眠、镇静药;给予低热量、低糖、高蛋白、高钾、限钠饮食;遵医嘱给予抗生素,预防术后感染。

2.术后护理

(1)一般护理　患者术后血压平稳后可取半卧位,以利引流和呼吸。按常规给予禁食,肛门排气后,开始进易消化、富含维生素和营养均衡的食物。

(2)病情观察　监测生命体征变化:术后48~72 h内严密观察患者的生命体征。准确记录24 h出入水量。观察皮质醇症者,手术切除分泌激素的肿瘤或增生腺体后,体内糖皮质激素水平骤降,患者可出现心率增快、恶心、呕吐、腹痛、腹泻、周身酸痛、血压下降,疲倦等现象。术后应严密观察,避免意外发生。

(3)协助排痰　因双侧切口疼痛,患者不敢深呼吸、用力咳嗽而引起肺内感染。应鼓励患者深呼吸、有效咳嗽。协助患者排痰、定时为患者翻身叩背。

(4)预防切口感染　观察切口渗出情况,保持敷料清洁干燥。要善固定好引流管,定时挤压,保持引流通畅。

(5)预防压疮　保持床铺清洁、平整。加强皮肤护理,协助患者勤翻身。

3.健康指导　①指导患者,低热量、低糖、高蛋白、高钾、限钠饮食,记录出入量,防止水、电解质失调;②教会患者依据病情调整糖皮质激素的药物剂量,了解用药注意事项,学会观察用药不良反应。

第二节　原发性醛固酮增多症患者的护理

原发性醛固酮增多症简称原醛症,是由肾上腺或异位组织自主或部分自主分泌过

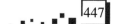

笔记栏

多的醛固酮,抑制了肾素分泌,引起的以高血压和低血钾为临床表现的综合征。高发年龄 30～50 岁,以女性多见。

【病因】

本病大部分以肾上腺皮质球状带腺瘤引起,其次为原因不明的特发性醛固酮增多症,大体分为如下五种。①肾上腺皮质腺瘤:约占原醛症的 60%,发生在肾上腺皮质球状带,多为单侧单个肿瘤;②肾上腺皮质腺癌:少见,瘤细胞除分泌大量醛固酮外,还分泌糖皮质激素和性激素,有相应的临床表现;③原发性肾上腺皮质增生:少见,其辅助检查与皮质腺瘤相似;④特发性醛固酮增多症:约占原醛症的 30%,病变多为微结节增生或大结节增生,腺体增大;⑤糖皮质激素可抑制的原醛症:临床罕见,病因不明,有家族性。原醛症病理生理特点是由醛固酮增多所致的轻度血钠升高和血容量增加、低血钾和轻度碱中毒。

【临床表现】

1. 高血压　为最早出现症状。多为进展缓慢的良性高血压。原发性醛固酮增多症(PA)可能伴随顽固性高血压,其定义为即使坚持使用适当的含利尿剂在内的 3 种药物治疗方案后血压仍不达标。但极少数患者可不伴高血压。

2. 低血钾和碱中毒　由于大量醛固酮促进尿钾排泄过多所致,心电图示低血钾表现,有时出现心律失常。

3. 肌无力和周期性瘫痪　肌无力及周期性瘫痪甚为常见。肌无力诱因为劳累、久坐、利尿剂、呕吐、腹泻。常见在下肢,可累及四肢,呼吸、吞咽困难,低钾程度重、细胞内外钾浓度差大者症状愈重。游离钙和血镁减低引起肢端麻木、手足搐搦。

4. 多尿、夜尿和烦渴　多尿,尤其夜尿多,继发口渴、多饮,常易并发尿路感染。尿蛋白增多,少数可发生肾功能减退。

【辅助检查】

1. 实验室检查　血钾低,尿钾高,血中醛固酮增高。

2. 影像学检查　B 超可发现直径>1 cm 的肾上腺肿瘤。CT 可发现大多数肾上腺肿瘤。

【治疗要点】

1. 治疗原则　特发性醛固酮增多症首选药物治疗。醛固酮瘤及单侧肾上腺增生首选手术治疗。

2. 主要措施

(1)药物治疗　适用于特发性肾上腺皮质增生、不能切除的皮质腺瘤、有手术禁忌证的醛固酮瘤、糖皮质激素可控制的原醛症。

(2)手术治疗　原发性肾上腺皮质增生,做一侧肾上腺次全切除或完全切除;特发性肾上腺皮质增生,手术疗效不佳,可选用药物治疗或行一侧肾上腺切除或次全切除;肾上腺皮质腺癌及异位分泌醛固酮的肿瘤,需做肿瘤根治性手术。

【护理评估】

1. 健康史　了解起病情况,主要的症状及其变化情况,疾病发作的频率和控制情况,病程,相关的既往史、家族史、个人史、过敏史、毒物或药物接触史、外伤史、输血、输液史,月经史等。

2.护理体检 全面了解患者的临床表现。

3.辅助检查 了解常用检查指标——确诊指标、监测指标、并发症判断指标的结果及变化情况

4.心理-社会状况 评估患者对疾病的心理反应及应对措施,家人的态度及支持情况,社会支持系统,包括保险、政策补助、基金申请等。

【常见护理诊断/医护合作性问题】

1.活动无耐力 与低血钾等有关。

2.有受伤的危险 与高血压、肌无力等有关。

3.有感染的危险 与免疫力低下有关。

【护理措施】

1.术前护理

(1)病情观察 根据病情随时监测或每日测血压2次,按时给予降压药并密切观察效果及不良反应。应随时注意观察心率、心律的变化;应给予低钠高钾饮食;适当限制患者的活动范围,防止跌倒,必要时给予适当的保护措施。环境要安全,避免过多的杂物。

(2)术前准备 术前宣教,给予心理支持,减轻患者紧张恐惧情绪,保证充足的睡眠。给予高蛋白、高热量、高钾、低钠饮食。术前1 d给予抗生素,预防感染。

2.术后护理 ①病情观察:密切观察患者生命体征。观察患者肾上腺皮质功能。肾上腺皮质功能不全时,可出现恶心、呕吐、全身无力、软弱疲惫、头晕、脉搏增快、血压下降、腓肠肌疼痛等症状。遵医嘱及时应用肾上腺皮质激。②妥善固定引流管,保持通畅,观察记录引流量及性状。③维持水、电解质平衡。记录24 h出入量。④预防切口、肺部感染。

3.健康指导 ①指导患者应高蛋白、高热量、高钾、低钠饮食,限制食盐的摄入;②嘱患者注意安全;③指导患者注意血压的变化,定时测量血压,遵医嘱正确用药,必要时及时就医;④应用肾上腺皮质类固醇时,指导患者观察其作用及不良反应;⑤让患者及家属了解肾上腺功能不全的征象。

第三节 儿茶酚胺症患者的护理

儿茶酚胺症是肾上腺嗜铬细胞瘤、肾上腺外异位嗜铬细胞瘤和肾上腺髓质增生的总称。临床上出现高血压及代谢紊乱征群。以20～50岁多见。男性略多于女性。

【病因】

嗜铬细胞瘤是发生在肾上腺髓质的嗜铬组织的肿瘤,以单侧为主,也可发生在肾上腺以外的交感神经系统的嗜铬组织。嗜铬细胞合成、储存和分泌肾上腺素、去甲肾上腺素和少量多巴胺。肾上腺髓质以外的交感神经系统的嗜铬组织则分泌去甲肾上腺素。肾上腺髓质增生较少见,增生组织与嗜铬细胞瘤的结构相似。

【临床表现】

1.高血压 高血压为本病的主要症状。有阵发性和持续性两型,持续性者亦可有阵发性加剧,早期多为阵发性,平时血压不高,发作时血压骤升,历时短者数秒,一般数分钟,长者可达 1~2 h,偶可达 24 h 以上,发作多者一日数次,少者数月一次,愈发愈频,历时愈长,并可发展为持续性高血压伴阵发性加剧。发作可无诱因。

2.代谢紊乱 近半数患者有类似甲状腺功能亢进症 的表现。由于肝糖原分解加速和胰岛素分泌受抑制,可引起血糖增高及耐量降低并可发展为继发性糖尿病。少数患者可出现低钾血症,可能与儿茶酚胺促使 K^+ 进入细胞内有关。

3.其他 儿茶酚胺可使肠蠕动及肠壁张力减弱,常引起便秘 、腹胀,甚而使肠扩张等。

【辅助检查】

1.实验室检查 持续性或持续性伴有阵发性高血压期,血儿茶酚胺明显升高、24 h尿儿茶酚胺升高。

2.影像学检查 B 超和CT 检查可发现嗜铬细胞瘤或肾上腺体积增大。MRI 检查多用于鉴别诊断。

【治疗要点】

1.治疗原则 手术切除肿瘤或增生的肾上腺。

2.主要措施 单侧肾上腺嗜铬细胞瘤,可经胸膜外、腹膜外行患侧肾上腺切除术。双侧肾上腺嗜铬细胞瘤或髓质增生,行双侧肿瘤切除或较大肿瘤侧肾上腺全切除、较小肿瘤侧肿瘤切除;髓质增生显著的一侧肾上腺全切除。

【护理评估】

1.健康史 了解起病情况,主要的症状及其变化情况,疾病发作的频率和控制情况,病程,相关的既往史、家族史、个人史、过敏史、毒物或药物接触史、外伤史、输血、输液史,月经史等。

2.护理体检 全面了解患者的临床表现。

3.辅助检查 了解常用检查指标——确诊指标、监测指标、并发症判断指标的结果及变化情况

4.心理-社会状况 评估患者对疾病的心理反应及应对措施,家人的态度及支持情况,社会支持系统,包括保险、政策补助、基金申请等。

【常见护理诊断/医护合作性问题】

1.焦虑 与担心预后有关。

2.活动无耐力 与代谢紊乱引起高血糖、肌无力、低血钾等有关。

【护理措施】

1.术前护理 ①病情观察:观察血压、脉搏、神志及心肺脑功能变化,观察有无糖尿病症状、有无感染;②限制患者活动范围,防止跌倒,加强保护措施;③给予低盐、高蛋白、高脂肪饮食,多食钾、钙含量高的食物,合并糖尿病者给予糖尿病饮食,以控制血糖;④记录24 h 出入水量。

2.术后护理 ①术后血压平稳者可取半卧位,以利引流和呼吸。卧床休息 2~

3 d。②禁食,肛门排气后,开始进易消化、富含维生素和营养均衡的食物。③血压降至正常值以下时,遵医嘱给予去甲肾上腺素,并根据血压调节滴速,注意勿外渗,一旦发生外渗,即用透明质酸酶封闭,防止局部坏死。④观察切口渗出情况,保持敷料清洁干燥。要善固定好引流管,定时挤压,保持引流通畅,观察引流物的量及性状。⑤术后继续给予患者及家属心理上的支持,多关心体贴患者,增强信心,加快康复。

3. 健康指导　①讲解疾病的知识以及术前、术中、术后的注意事项,稳定患者情绪;②防止外伤,注意卫生,预防感染;③用药指导坚持服药,在肾上腺功能恢复的基础上,逐渐减量,切勿自行加减药量;④定期复查,讲明术后定期复查的意义,观察其变化。

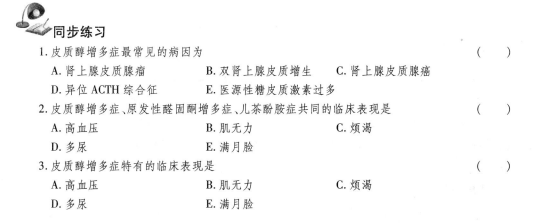

问题分析与能力提升

患者,王某,60 岁,男性,高血压病史 20 年,平素口服"厄贝沙坦片 150 mg,qd;硝苯地平缓释片 20 mg,bid",血压控制不达标;反复双下肢水肿,无头晕、头痛、黑蒙、意识模糊、胸闷、心悸等不适,在医院 2 次化验血钾分别为 2.3 mmol/L、2.5 mmol/L,24 h 尿钾 86.14 mmol/24 h,考虑患者血钾明显降低,尿钾排泄增多,高血压,怀疑有原发性醛固酮增多症。

讨论:①原发性醛固酮增多症的临床表现有哪些? ②原发性醛固酮增多症患者的护理措施有哪些?

同步练习

1. 皮质醇增多症最常见的病因为　　　　　　　　　　　　　　　　　　　　　　　（　　）
　　A. 肾上腺皮质腺瘤　　　　B. 双肾上腺皮质增生　　　C. 肾上腺皮质腺癌
　　D. 异位 ACTH 综合征　　　E. 医源性糖皮质激素过多

2. 皮质醇增多症、原发性醛固酮增多症、儿茶酚胺症共同的临床表现是　　　　　　（　　）
　　A. 高血压　　　　　　　　B. 肌无力　　　　　　　　C. 烦渴
　　D. 多尿　　　　　　　　　E. 满月脸

3. 皮质醇增多症特有的临床表现是　　　　　　　　　　　　　　　　　　　　　　（　　）
　　A. 高血压　　　　　　　　B. 肌无力　　　　　　　　C. 烦渴
　　D. 多尿　　　　　　　　　E. 满月脸

（盛晓燕）

学习目标

1. 掌握:骨折的专有体征、治疗原则和急救措施。
2. 熟悉:骨折的临床愈合标准和常见并发症,熟悉常见四肢骨折、脊柱骨折及脊髓损伤的临床表现。
3. 了解:骨折的病因、分类及愈合过程。

第一节 概 述

骨折是指骨质的连续性或完整性中断,是临床上常见的损伤,可发生于任何年龄和身体的任何部位。多由外伤引起,也可由各种原因导致的骨骼病变所致。骨折可单发生,也可与其他部位的损伤合并存在。骨损伤轻者愈合后对机体的形态和功能不造成影响,重者愈合后可出现畸形,甚至可因严重并发症而导致患者死亡或遗留终生残疾。

【病因】

1. 直接暴力 暴力直接作用于骨骼,使受力部位发生骨折,容易合并软组织损伤或成为开放性骨折,如汽车碾压小腿引起的胫腓骨骨折。

2. 间接暴力 暴力通过间接作用如传导、杠杆、旋转和肌肉收缩等使受力点远处部位发生骨折,如跌倒时手掌撑地引起肱骨髁上骨折,踢足球时股四头肌猛烈收缩致髌骨骨折。

3. 骨骼病变 骨骼疾病如骨髓炎、骨结核、骨肿瘤等使骨的结实程度明显降低,轻微外力或日常活动可引起骨折,这种骨折称病理性骨折。

4. 积累性劳损 骨骼某处长久承受一种持续应力,使该处发生骨折,又称疲劳性骨折。如长距离跑步或行军可引起第2、3跖骨和腓骨干下1/3处骨折。

【分类】

1. 根据骨折端是否与外界相通分类 ①闭合性骨折:骨折处皮肤或黏膜完整,骨折端与外界不相通。②开放性骨折:骨折处皮肤或黏膜破损,骨折端与外界相通。

2.根据骨折的程度及形态分类　①不完全骨折:骨的连续性或完整性部分中断。如裂缝骨折、青枝骨折等(图39-1)。②完全骨折:骨的连续性或完整性全部中断。如横骨折、斜骨折、螺旋骨折、粉碎性骨折、T形骨折、嵌插骨折、压缩骨折等。完全骨折可出现成角、侧方、缩短、分离及旋转移位。

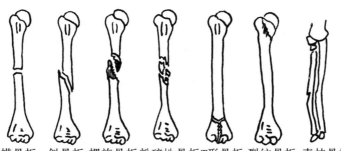

横骨折　斜骨折　螺旋骨折　粉碎性骨折　T形骨折　裂纹骨折　青枝骨折

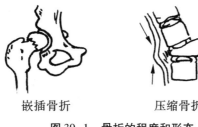

嵌插骨折　　　　　　压缩骨折

图39-1　骨折的程度和形态

3.根据骨折的稳定程度分类　①稳定骨折:骨折端不易移位或复位固定后不易再移位。如横骨折、短斜骨折等。②不稳定骨折:骨折端易移位或复位固定后易再发生移位,如螺旋骨折、粉碎性骨折等。

4.根据骨折的时间分类　①新鲜骨折:发生在2周以内的骨折。此期骨断端尚未形成纤维性连接,可行手法复位。②陈旧性骨折:发生在2周以上的骨折。此期骨断端血肿机化,已经形成纤维性粘连,手法复位困难,多需手术处理。

【临床表现】

1.一般表现　主要有局部疼痛、压痛、肿胀、青紫或瘀斑、功能障碍及体温升高等。

2.专有体征　①畸形:骨折端移位后,受伤局部出现短缩、成角、弯曲等畸形。②反常活动:又称假关节活动,在骨折处出现类似关节样的活动。③骨擦音或骨擦感:骨折断端相互摩擦时可听到摩擦声或感觉到摩擦感。以上三项中只要具备一项即可确诊。

【骨折的并发症】

1.早期并发症

(1)休克　如股骨干骨折、骨盆骨折等,因创伤严重、出血量大,可表现出失血性休克症状。

(2)血管损伤　如肱骨髁上骨折可伤及肱动脉,引起前臂肌缺血改变,桡动脉搏动消失(图39-2)。

(3)周围神经损伤 如肱骨干骨折可能损伤桡神经,表现为腕下垂、掌指关节不能背伸、手背桡侧皮肤感觉障碍等。

(4)脊髓损伤 脊柱骨折可合并脊髓损伤,引起损伤平面以下的躯体瘫痪(图39-3)。

(5)内脏损伤 如骨盆骨折可合并膀胱或后尿道损伤,出现排尿异常。

(6)脂肪栓塞 长管骨(如股骨干)骨折脂肪可进入破裂的静脉窦内引起脂肪栓塞。肺栓塞表现为呼吸困难、发绀、心率增快、血压降低等;脑栓塞表现为意识障碍、烦躁、谵妄及抽搐等。

(7)感染 骨折可并发化脓性感染和有芽胞厌氧菌感染,以开放性骨折多见。

(8)骨筋膜室综合征 是四肢骨筋膜室内的肌肉和神经组织因急性严重缺血而发生的一系列病理改变。好发于前臂或小腿骨折。表现为伤肢持续性剧烈疼痛且进行性加剧、麻木、指(趾)呈屈曲状态、肌力减退、被动牵伸产生剧痛等,当肌肉广泛坏死时可有发热、脉快、血压下降等休克表现,严重者可出现肾衰竭。

2.晚期并发症

(1)卧床并发症 包括压疮、坠积性肺炎、尿路感染等。

(2)缺血性肌挛缩 是由于骨折后重要动脉损伤、肢体肿胀或包扎过紧等,引起相关肌群的缺血、坏死、机化而发生的挛缩畸形,是骨折晚期最严重的并发症。多见于前臂和小腿骨折。如肱骨髁上骨折和桡骨骨折可造成前臂缺血性肌挛缩,形成特有的"爪形手"畸形(图39-4)。

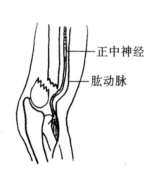
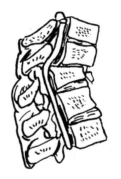
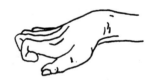

正中神经
肱动脉

图39-2 伸直型肱骨髁上骨折 图39-3 脊柱骨折损伤脊髓 图39-4 爪形手
损伤肱动脉、正中神经

(3)骨化性肌炎 是因骨折后骨膜掀起形成骨膜下血肿,较大血肿发生机化和骨化后,可在附近的软组织内形成较广泛的异位骨化,故又称损伤性骨化。多见于关节附近骨折,影响关节的活动功能。

(4)关节僵硬 是由于伤肢长时间固定,关节囊和周围肌肉挛缩,关节内、外发生纤维粘连而造成的关节活动障碍,是骨折晚期最常见的并发症。

(5)创伤性关节炎 是由于骨折累及关节面,骨折复位后关节面未能准确复位,愈合后关节可出现疼痛、肿胀,活动后加重等症状,称为创伤性关节炎。

(6)缺血性骨坏死 是指骨折后骨折端的血液供应遭到破坏而使该端骨组织发

生的缺血性坏死改变,常见于股骨颈骨折。

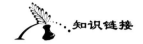知识链接

骨筋膜室综合征

骨筋膜室综合征是一组症候群,当室内压力达到一定程度(前臂 65 mmHg,小腿 55 mmHg)可使供应肌肉的小动脉关闭,形成缺血—水肿—缺血的恶性循环,根据其缺血的不同程度而导致。①濒临缺血性肌挛缩:缺血早期,及时处理恢复血液供应后,可不发生或仅发生极小量肌肉坏死,可不影响肢体功能。②缺血性肌挛缩:较短时间或程度较重的不完全缺血,恢复血液供应后大部分肌肉坏死,形成挛缩畸形,严重影响患肢功能。③坏疽:广泛、长时间完全缺血,大量肌肉坏疽,常需截肢。如有大量毒素进入血液循环,还可致休克、心律失常和急性肾衰竭。

【辅助检查】

X 射线摄片可发现骨折的部位、类型、移位程度等;血常规检查可发现有无血红细胞、血红蛋白及血细胞比容降低等贫血表现,有无血白细胞计数和中性粒细胞比例增高等感染征象。

【骨折愈合】

1.骨折的愈合过程

(1)血肿机化演进期 骨折后局部形成血肿,血肿机化、吸收。并逐渐转变为纤维结缔组织,骨折断端可由纤维组织连接,称纤维愈合,此期为伤后 2~3 周。

(2)原始骨痂形成期 在骨折断端和内外骨膜处形成骨样组织,并逐渐钙化而形成新生骨即原始骨痂,原始骨痂不断加强,使骨折处能抗拒由肌肉收缩引起的各种应力时,骨折即达到临床愈合,此期需 2~3 个月。

(3)骨痂改造塑形期 随着肢体的活动和负重,在应力轴线上的骨痂不断得到加强,其余骨痂逐渐被清除,骨髓腔沟通,骨的原形和结构恢复,此期约需 1 年左右。

2.影响愈合的因素

(1)全身因素 如年龄过大、慢性疾病、营养不良、使用糖皮质激素和免疫抑制剂等。

(2)局部因素 如骨折局部血液供应差,周围软组织损伤严重,骨折断有软组织嵌入、骨折断端成角、错位、分离或骨缺损严重,局部感染等。

(3)医源性因素 如清创不当、多次手法复位、过度牵引、固定不当、不适当的功能锻炼等。

3.骨折愈合的标准 满足下列条件可视为临床愈合:①局部无压痛和纵向叩击痛;②局部无反常活动;③X 射线摄片显示骨折线模糊,有连续骨痂通过骨折线;④外固定解除后上肢能向前平举 1 kg 重量达 1 min,下肢能不扶拐平地连续步行 3 min,且

不少于 30 步；⑤连续观察 2 周，骨折处不变形。

【骨折的治疗原则】

骨折治疗原则是复位、固定和功能锻炼。①复位，是通过手法或手术使骨折部位恢复到正常或接近正常的解剖关系。若复位后对位对线良好，称为解剖复位；若对线良好对位稍差，但愈合后不影响功能，称为功能复位；复位的方法有手法复位、牵引复位、手术切开复位等。②固定，是利用外固定方法或内固定器材将骨折稳定在复位后的位置，使其在此位置下达到牢固愈合；常用的外固定方法有小夹板固定、石膏固定和牵引固定等；常用的内固定器材有钢板螺丝钉、钢针、髓内钉、不锈钢丝等。③功能锻炼，是在骨折愈合的不同时期指导患者循序渐进地进行功能锻炼，以促进骨折的愈合，利于患肢肌肉和关节功能的恢复。

【骨折的治疗方法】

骨折的治疗方法主要有以下 4 类：

1.手法复位外固定　为临床上最常用的治疗方法。手法复位是在麻醉下沿肢体纵轴对骨折处进行牵引，同时配合手法整复使骨折断端的移位得到矫正。复位达到要求后再采用下列方法进行外固定。

(1)小夹板固定　小夹板是用柳木、竹板或塑料板等制成的与四肢各部位相适应的外固定器材。临床上主要用于四肢长骨的较稳定性骨折，使用时将其置于骨折处肢体的四周，必要时在适当的部位加垫，外用绷带捆扎(图 39-5)。优点是固定范围不包括骨折处的上下关节，利于早期功能锻炼；缺点是捆绑太松骨折容易移位，导致畸形愈合，捆绑太紧可影响肢体血运，引起严重并发症。

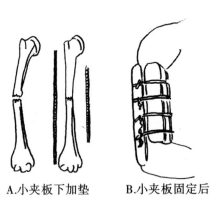

A.小夹板下加垫　　B.小夹板固定后

图 39-5　肱骨干骨折小夹板固定

(2)石膏绷带固定　石膏绷带是将脱水硫酸钙(熟石膏)细粉末撒布于特制的粗孔纱布绷带上制作而成。使用时先将其浸入 40 ℃水中，捞出后挤出水分，再制成石膏托、石膏夹或石膏管型(图 39-6)。临床上主要用于骨折、关节脱位及畸形的预防和矫正等。优点是可按肢体的形状塑形，固定可靠；缺点是无弹性，固定范围较大，不能适应肢体肿胀的变化，也不利于肢体功能锻炼。

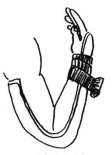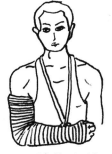

A.石膏托固定　　　　　　B.石膏管型固定

图39-6　石膏绷带固定

（3）其他固定　如高分子聚酯热塑板，具有轻便、坚固、透气性好、可洗浴等优点，是小夹板、石膏绷带的良好替代品；薄铝板具有小巧、固定可靠等优点，可用于指（趾）固定；各种上肢外展支架、脊柱支架、颈托等也为临床所常用。

2.持续牵引复位固定　是通过机械装置，利用牵引力和反牵引力对骨折部位施加外力，达到复位和维持固定的一种方法。持续牵引的优点是能解除肌肉痉挛，并可因肌肉的紧张而形成骨折四周的如"组织夹板"作用，有利于碎骨片的聚拢复位，骨牵引可方便伤口换药，便于功能锻炼。缺点是卧床时间较长，牵引力过大可引起骨端分离导致愈合障碍，牵引力过小达不到复位目的，可发生畸形愈合。适用于不宜手法复位、小夹板固定或石膏固定者。常用方法有皮牵引、骨牵引及兜带索引。

（1）皮牵引　即将宽胶布粘贴于患肢皮肤上，通过皮肤牵拉肌肉带动骨骼对骨折进行复位和固定的方法。此法牵引重量小，力量弱，故仅适用于老年、小儿等肌肉不发达的患者。皮牵引重量一般为2~5 kg（图39-7）。

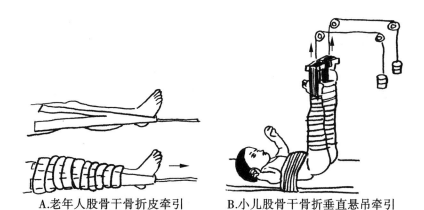

A.老年人股骨干骨折皮牵引　　　　B.小儿股骨干骨折垂直悬吊牵引

图39-7　皮牵引

（2）骨牵引　即将不锈钢针贯穿于骨质坚硬部位，通过重量牵引钢针带动骨骼对骨折进行复位和固定的方法。也可将骨牵引的牵引弓连接于螺旋牵引架的牵引杆上，转动螺旋进行牵引，称螺旋牵引。此法牵引重量大，力量强，故适用于青壮年等肌肉发达的患者。骨牵引的重量骨折依部位而定，一般颈椎骨折时颅骨牵引为2~4 kg，肱骨干骨折时尺骨鹰嘴牵引为体重的 1/20 ~ 1/15,股骨干骨折时胫骨结节牵引为体重的 1/10 ~ 1/7,胫骨骨折时跟骨结节牵引为体重的 1/15 ~ 1/10(图 39-8)。

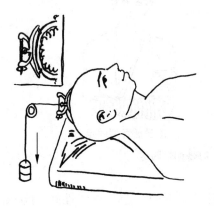

A.颈椎骨折颅骨牵引

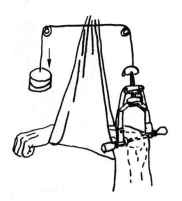

B.肱骨干骨折尺骨鹰嘴牵引

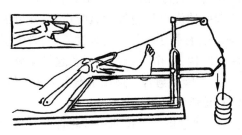

C.股骨干骨折胫骨结节牵引

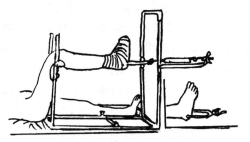

D.胫腓骨干骨折跟骨结节螺旋牵引

图 39-8　骨牵引

(3)兜带牵引　即用特制的兜或带对骨折部位进行牵引。常用的有颌枕带、骨盆牵引带、骨盆吊兜、踝带等(图 39-9)。

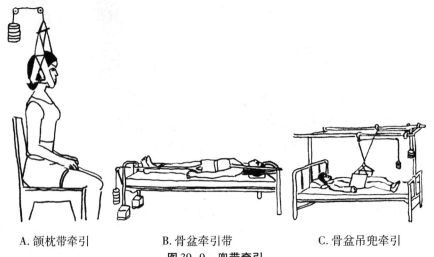

A.颌枕带牵引　　　B.骨盆牵引带　　　C.骨盆吊兜牵引

图 39-9　兜带牵引

3.手术复位内固定　即通过手术切开的方法,在直视下对骨折进行复位和固定。优点是复位准确,固定可靠;缺点是手术损伤骨折周围软组织和骨膜,使局部血液循环破坏可影响骨折的愈合,手术使骨折开放,可能发生感染,多需二次手术去除内固定物。适用于开放性骨折、骨折断端有软组织嵌入、手法复位失败、合并重要血管或神经损伤、陈旧性骨折者。手术切开复位后,一般采用内固定器材进行固定(图 39-10)。

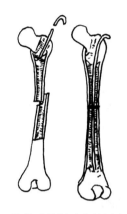
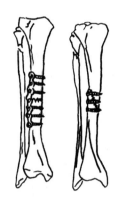
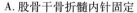

A.股骨干骨折髓内针固定　　　　B.胫骨干骨折钢板、螺丝钉固定

图 39-10　手术复位内固定

4.其他方法

(1)手法复位与内固定　即在手法复位后再经皮肤穿入内固定器材进行固定(图 39-11)。

(2)经皮穿针外固定器固定　即经皮肤将多根钢针穿入骨骼,再接外在装置对钢针进行固定,可通过调节外在装置控制内固定器材的作用(图 39-12)。

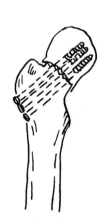
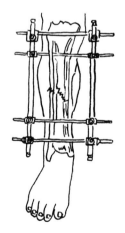

图 39-11　股骨颈骨折(加压螺丝钉　　图 39-12　胫腓骨干骨折(经皮穿
　　　　　　内固定)　　　　　　　　　　　　　　针外固定器固定)

【护理评估】

1.健康史　了解患者受伤的经过,包括暴力的大小、方向、性质,受伤时身体的姿

势,伤后处理情况等。了解既往有无代谢性疾病(如甲状旁腺功能亢进)、骨骼疾病(如骨髓炎、骨结核、骨肿瘤)等病史。

2.身体状况　测量生命体征;检查伤处有无肿胀、疼痛、压痛、活动障碍等损伤的一般表现;有无畸形、异常关节活动、骨擦音或骨擦感等骨折专有体征;有无伤口、出血、骨端外露等开放性骨折表现;有无休克、血管损伤、周围神经损伤、脊髓损伤、内脏损伤、脂肪栓塞、感染等并发症表现。

3.辅助检查　了解 X 射线、CT、MRI 检查的结果,以判断骨折的部位、类型及有无并发症等。

4.心理-社会状况　观察患者的心理反应,骨折早期由于意外事件的刺激及治疗带来的痛苦,常使患者出现恐惧、烦躁、易激惹的情绪反应;以后由于长期卧床、肢体功能障碍或残疾等,可产生焦虑、悲观、绝望、厌世等心理反应,甚至有轻生念头。了解患者的家庭经济状况及家庭对患者的支持程度,有无可利用的社会资源等。

【常见护理诊断/医护合作性问题】

1.疼痛　与软组织损伤、骨折等有关。

2.自理缺陷　与躯体活动功能障碍、治疗限制等有关。

3.焦虑　与骨折影响正常学习、生活和工作及对预后的担忧等有关。

4.有废用综合征的危险　与长期卧床、治疗制动、畸形等有关。

5.有皮肤完整性受损的危险　与长期卧床和使用外固定有关。

6.潜在并发症　休克、内脏损伤、周围神经损伤、脊髓损伤、血管损伤、脂肪栓塞、感染、骨筋膜室综合征等。

【护理措施】

1.紧急救护

(1)抢救生命　首先抢救危及患者生命的紧急情况,如心跳呼吸停止、开放性气胸、休克、大出血、颅脑损伤等。

(2)包扎伤口　开放性骨折可采用绷带加压包扎止血,合并大血管损伤时也可结扎止血带止血。露出伤口的骨折端不应轻易回纳,以免将污物带入伤口导致感染。

(3)妥善固定　最好采用专用夹板固定,无条件时可利用树枝、木棍、木板等代替;在找不到任何固定材料的情况下,可利用患者的躯干或肢体进行固定,如将受伤的上肢绑在胸部,将受伤的下肢与健侧捆绑在一起。

(4)安全转运　搬运时,应妥善保护患者,避免加重或引起新的损伤。对脊柱骨折者,应多人联合将患者平放于硬板上,并保持脊柱伸直,若为颈椎骨折,还应安排专人扶持头部。四肢骨折经固定后,可用普通担架运送。运送途中应观察患者全身和受伤局部情况,若发现危及生命的征象,应及时处理。

2.心理护理　应主动关心患者,鼓励患者表达内心感受和最关心的问题。根据具体情况采取适当而有效的护理措施,如给予心理安慰、讲解有关知识、给予精神鼓励、提供有关帮助等,也可安排治疗成功的患者介绍经验,帮助患者树立战胜疾病的信心。

3.生活护理　保持病室空气新鲜、床单整洁,以增加患者的舒适感。提供各方面的生活照顾,如洗漱、更衣、饮食、翻身、擦澡、大小便等,满足患者的基本生活需求。

4.观察病情　骨折早期应密切观察生命体征、意识、尿量及伤肢肿胀、颜色、温度、

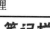

感觉、运动、动脉搏动等情况,若发现休克、内脏损伤、周围神经损伤、脊髓损伤、血管损伤、脂肪栓塞、感染、骨筋膜室综合征等症状和体征,及时通知医生,并协助处理。

5.小夹板固定患者的护理

(1)配合固定　根据骨折的部位选择相应规格的小夹板,准备衬垫物、固定垫和捆绑绷带等;复位后保持患者肢体于固定位,便于医生固定。

(2)固定后护理　①抬高患肢:以利于肢体静脉、淋巴回流,减轻肿胀和疼痛。②固定后观察:注意捆绑绷带的松紧,以绷带结能向近、远端方向各移动1 cm为宜。观察患肢远端的颜色、感觉、运动、肿胀、温度及动脉搏动等,以判断有无神经、血管受压或骨筋膜室综合征。③教育的患者:告知患者若出现患肢远端肿胀、发凉、疼痛、麻木、青紫、活动障碍、脉搏减弱或消失,应及时通知医生;小夹板的松紧可随着肢体的肿胀程度而变化,若发现过松或过紧,应请医生调整;遵医嘱定期拍摄X射线片复查,骨折愈合后拆除小夹板;固定期间及拆除小夹板后,按要求进行功能锻炼。

6.石膏固定患者的护理

(1)配合固定　清洗患肢皮肤,如有伤口应先更换敷料;准备石膏绷带、温水(40 ℃左右)、棉织套等衬垫物;用手掌扶托或固定肢体于所需位置。

(2)固定后护理

1)加快干涸　石膏从硬固到干涸需要24～72 h,可通过提高室温、灯泡烤照、红外线照射等促其干涸。但应注意局部加温,温度不宜过高,以防石膏传热导致灼伤。

2)安置体位　石膏干燥之前应维持在要求体位,不要过早搬动患者,必须搬动时应用手掌平托石膏固定的肢体,以防石膏变形或折断。石膏干燥后应抬高患肢,以利于肢体静脉、淋巴回流,减轻肿胀和疼痛。

3)固定后观察　①固定局部有无疼痛或压迫感,肢体远端有无肿胀、发凉、疼痛、麻木、苍白或青紫、活动障碍、脉搏减弱或消失等血运障碍表现,必要时协助拆除石膏固定或行石膏管型"开窗"。②石膏型有无污染、松脱、折断等,若有污染可用毛巾蘸少许肥皂液轻轻擦拭,若有松脱或折断,应协助重新固定;有无血液或渗液渗出石膏外,并定时观察渗出范围有无扩大,必要时协助"开窗"检查。③躯体石膏包扎后有无持续恶心、反复呕吐、腹胀及腹痛等石膏综合征表现。

4)预防并发症　石膏包扎固定患者可发生骨筋膜室综合征、化脓性皮炎、压疮、坠积性肺炎、失用性骨质疏松等并发症。应仔细观察肢体有无血管、神经功能障碍症状,石膏缘处皮肤有无红肿、糜烂或渗出等表现,定时为患者翻身、叩背,鼓励深呼吸、有效咳嗽、咳痰,指导功能锻炼等,防止发生并发症。

5)拆除石膏　骨折愈合后,准备拆除石膏用物,配合医生拆除石膏。石膏拆除后,用温水清洁皮肤,涂擦皮肤保护剂,并指导患者继续进行功能锻炼,尽快恢复患肢各关节的功能。

6)其他　告知患者妥善保护石膏型,防止污染、受潮或折断;若固定局部出现瘙痒、疼痛或固定肢体远端出现肿胀、苍白、青紫、发凉、疼痛、麻木、活动障碍、脉搏减弱或消失等,应及时报告,不可擅自处理;皮肤出现瘙痒时不可用指甲或锐利物搔痒;石膏松脱或局部压迫感时,不可自行填塞物品;按照护士的指导进行功能锻炼;遵照医嘱按期拆除石膏固定。

7.牵引治疗患者的护理

（1）配合牵引　清洗患肢皮肤,必要时剃除较长的毫毛。准备牵引用物,如牵引架、牵引绳、牵引弓、滑轮装置、牵引砝码等。此外,皮牵引还应准备纱布垫、胶布、绷带、扩展板、苯甲丁酸;骨牵引还应准备消毒用品、不锈钢针、骨钻、骨锤等。摆好并扶持肢体于要求体位,配合牵引。骨牵引装置连接成功后,钢针的两端穿套胶盖小瓶,以防钢针刺伤对侧肢体或划破被服。

（2）牵引后护理

1）安置体位　将床头或床尾抬高 15～30 cm,利用患者体重形成与牵引力方向相反的对抗牵引。按照牵引复位和固定要求安置体位,并维持该治疗体位。

2）保持有效牵引　牵引绳应始终在滑轮的滑槽内且中途无阻力(如被服阻挡或压迫等);牵引砝码重量适宜且处于悬空状态,不受阻力或限制(如触地或中途搁置);牵引肢体远端离开床栏且不受枕褥等阻挡;皮牵引者应确保胶布贴敷和固定牢靠。

3）牵引后观察　①观察牵引肢体远端的感觉、运动和血液循环情况,皮牵引尤应注意有无血管、神经受压、皮肤水疱或皮炎等症状;②定期测量患肢长度并与健侧比较,以防过度牵引;③颅骨骨牵引应每日检查和旋紧牵引弓螺母,防止牵引脱落;④肢体骨牵引,应注意钢针有无左右移位,若有移位应通知医生处理。

4）预防感染　骨牵引时穿针处皮肤应保持清洁,用无菌敷料覆盖。针孔处滴70%乙醇每日 1～2 次,若有血痂不可随意清除,以防发生感染。

5）预防并发症　牵引复位和固定患者可发生皮炎、足下垂、压疮、坠积性肺炎、便秘等并发症。胶布牵引时,注意胶布边缘皮肤有无水疱或炎症改变,若有上述情况,根据情况抽吸水疱或换药处理,必要时改用其他牵引。下肢牵引时,应在膝外侧加棉垫,防止腓总神经受压,应用足底托板固定踝关节,防止足下垂。骨突部位应用棉垫、气圈、气垫等加以保护。

6）功能锻炼　指导患者进行非固定部位的功能锻炼,如下肢牵引可利用悬挂拉手或支撑双上肢进行起卧锻炼(图39-13)。

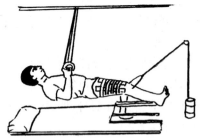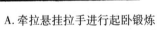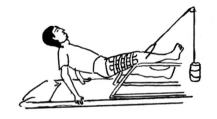

A. 牵拉悬挂拉手进行起卧锻炼　　B. 支撑双上肢进行起卧锻炼

图39-13　牵引患者功能锻炼的方法

8.手术切开内固定患者的护理

（1）手术前护理　开放性骨折者,应按急症手术做好术前准备,并遵医嘱给予抗菌药物和 TAT 预防感染,有休克者,应先抗休克,休克纠正后再行手术。限期或择期手术者,按手术前常规准备,尤应注意严格皮肤准备。

（2）手术后护理　卧硬板床,四肢骨折手术后,肢体置于抬高位或根据治疗要求安置合适的体位;脊柱手术后取俯卧位或仰卧位。骨折复位内固定术后,常配合石膏外固定,按石膏包扎后护理。对患者卧床时间较长、生活不能自理者,应做好皮肤护理,提供生活照顾。指导患者进行功能锻炼。

【健康教育】

功能锻炼是骨折治疗和康复的重要措施之一,也是健康教育的重点内容。

1. 功能锻炼的目的　功能锻炼能促进局部和全身血液循环,防止肌肉萎缩和关节周围软组织粘连,有利于功能恢复。

2. 功能锻炼的注意事项　应主动锻炼与被动锻炼结合,不受治疗限制的肌肉和关节均应坚持锻炼;功能锻炼应循序渐进,强度从弱到强,时间从短到长,以不感到疲劳和明显疼痛为宜;锻炼后患肢轻度肿胀,经晚间休息后能够消肿的可以坚持锻炼,若肿胀较重并伴有疼痛,则应减少活动,抬高患肢,待肿胀疼痛消失后再恢复锻炼;若锻炼时突然出现骨折部位疼痛,应暂停锻炼并做进一步检查,以确定有无新发生的损伤。

3. 功能锻炼的方法

(1)骨折早期　骨折2周内,进行固定部位肌肉等长收缩,骨折部位上、下关节暂不锻炼。

(2)骨折中期　骨折2周后,继续进行固定部位肌肉等长收缩,骨折部位上、下关节开始锻炼,并逐步增加活动范围和锻炼时间,病情允许或骨折5~6周时,可每日进行2~3次关节全范围活动。

(3)骨折后期　骨折愈合拆除外固定后,应加强患肢关节的活动范围,并进行负重锻炼,如上肢练习提重物、划船,下肢练习蹬车、登楼梯等,以尽快恢复各关节的正常活动范围和肢体的正常力量。

第二节　常见四肢骨折患者的护理

(一)肱骨干骨折

肱骨干骨折是肱骨外科颈下1~2 cm至肱骨髁上2 cm段内的骨折。常见于中、青年人。直接暴力作用,多致中段横形或粉碎形骨折;间接暴力如摔伤后手掌或肘部着地,暴力向上传导,可致中下1/3段斜形和螺旋形骨折,此段骨折易损伤桡神经。

【临床表现与诊断】

临床表现为伤侧上臂肿胀、疼痛、压痛,可出现假关节活动、骨擦感,成角、缩短和旋转畸形等骨折专有体征;合并桡神经损伤者,可出现垂腕,各手指掌指关节不能背伸,手背桡侧皮肤感觉减退或消失。X射线摄片可确定骨折的类型和移位方向。

【治疗原则】

多采用手法复位小夹板或石膏外固定。手法复位困难或合并桡神经损伤者,可采用切开复位钢板螺钉或交锁髓内钉内固定。

【护理措施】

复位固定后用悬吊带悬吊前臂于胸前6~8周。观察有无患侧腕下垂、掌指关节不能伸直、手背桡侧皮肤感觉减退或消失等桡神经损伤表现。早期进行手指、腕关节的运动及上臂肌肉的主动舒缩运动;2～3周后进行肘关节伸屈和肩关节的收展、伸屈活动;4～6周进行肩关节的旋转活动。

(二)肱骨髁上骨折

肱骨髁上骨折指肱骨远端内外髁上方的骨折,以5～12岁儿童多见。多由间接暴力所致,根据暴力来源和移位方向,可分为伸直型和屈曲型骨折。若受伤时肘关节伸直手掌着地,暴力传导可致伸直型骨折,临床上常见;骨折近端向前移位,可压迫或刺伤肱动、静脉和损伤正中神经,引起前臂缺血性肌挛缩造成"爪形手"畸形;合并骨骺损伤者,以后可出现肘内翻畸形。若受伤时肘关节屈曲,肘后着地,暴力传导可致屈曲型骨折,临床上较少见。

【临床表现与诊断】

伤处疼痛、肿胀、压痛,伤侧肘关节功能丧失,出现畸形,但肘后三角关系正常;若合并血管、神经损伤,则出现桡动脉搏动减弱或消失,手部的感觉减弱和运动功能障碍。X射线检查可明确骨折的类型和移位方向。

【治疗原则】

多采用手法复位小夹板或石膏外固定;局部肿胀严重者,宜先行尺骨鹰嘴牵引,待肿胀消失后再行手法整复和固定。对手法复位失败或合并神经、血管损伤者,宜行切开复位用加压螺钉或交叉钢针做内固定。

【护理措施】

复位固定后,保持屈肘90°～60°用悬吊带悬吊前臂于胸前4～5周。尺骨鹰嘴牵引者,牵引重量应维持为体重的1/20～1/15,并保证牵引系统的有效性。观察有无患侧桡动脉搏动减弱或消失,手部皮肤苍白、发凉、麻木,被动伸指疼痛等前臂缺血表现。2周内进行手指和腕关节的活动,2周后进行肩关节的活动,解除固定后进行肘关节的伸屈功能锻炼。晚期应观察有无骨化性肌炎、肘内翻畸形或缺血性肌挛缩等并发症。

(三)尺、桡骨干双骨折

尺、桡骨干骨折临床上较为多见,以青少年居多。多数为直接暴力引起,二骨骨折线在同一平面,呈横行、粉碎性或多段骨折,整复后不稳定;少数为跌倒时手掌着地间接暴力向上传导所致,二骨骨折不在同一平面,多为桡骨中1/3和尺骨低位骨折,复位困难。因前臂肌肉丰富,可合并骨筋膜室综合征。

【临床表现与诊断】

伤侧前臂疼痛、肿胀、压痛、功能障碍,可有明显畸形、骨擦音和反常活动;合并骨筋膜室综合征时,可表现出急性神经、肌肉缺血的症状和体征。X射线摄片可明确骨折的部位、类型和移位方向。

【治疗原则】

可试行手法复位石膏托或特制小夹板固定。手法复位困难者,应行切开复位钢板螺丝钉或髓内针内固定。

【护理措施】

复位固定后,屈肘、前臂置于功能位,用悬吊带悬吊于胸前5～6周。观察患肢有无剧烈疼痛,手部皮肤苍白、发凉、麻木,被动伸指疼痛,桡动脉搏动减弱或消失等前臂缺血及骨筋膜室综合征表现。2周内做用力握拳和伸直动作,以加强前臂肌肉的舒缩运动;2周后开始肘、腕及肩关节的活动,但禁止前臂旋转运动;4周后开始前臂旋转运动;解除外固定后,进行上肢各关节全活动范围锻炼。

(四)桡骨下端骨折

桡骨下端骨折系指距桡骨下端关节面3 cm范围内的骨折,以中年和老年人多见。多由间接暴力所致。受伤时腕部背伸手掌着地而引起的桡骨下端骨折,称为伸直型骨折,又称科利斯骨折(Colles fracture),临床上多见,骨折远端向背侧及桡侧移位(图39-14)。受伤时腕部屈曲位手背着地而发生的桡骨下端骨折,称为屈曲型骨折,又称史密斯骨折(Smith fracture),骨折远端向掌侧及桡侧移位。

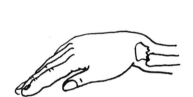 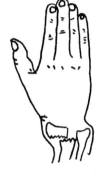

A. 侧面观(呈"餐叉"样畸形)　　　　　B. 正面观(呈"枪刺"样畸形)

图39-14　伸直型桡骨远端骨折(Colles骨折)畸形

【临床表现与诊断】

伤侧腕关节疼痛、肿胀,活动障碍,典型畸形为侧面观呈"餐叉"样畸形,正面观呈"枪刺"样畸形。X射线摄片可明确骨折的部位、类型和移位方向。

【治疗原则】

多采用手法复位小夹板或石膏绷带固定。

【护理措施】

复位固定后,屈肘、前臂置于功能位,用悬吊带悬吊于胸前3~4周。固定期间观察手部血液循环情况。2周内进行手指伸屈活动,2周后可进行腕关节的背伸和桡侧偏斜活动及前臂旋转活动,解除固定后加强腕关节全活动范围锻炼。

(五)股骨颈骨折

股骨颈骨折常发生于老年人,以女性多见。主要因摔倒时扭转伤肢,暴力传导至股骨颈而引起骨折。根据发生的部位可为头下型骨折、经颈型骨折和基底型骨折。头下型骨折时局部血供遭到破坏,容易发生股骨头缺血性坏死和骨折不愈合。

【临床表现与诊断】

伤侧髋部疼痛,除嵌插骨折外,均有移动患肢时疼痛重,不敢站立或行走;伤侧髋部有压痛,叩击足跟髋部疼痛,大转子明显突出,下肢呈缩短、外旋畸形(图39-15)。

X 射线检查可明确骨折的部位、类型和移位方向。

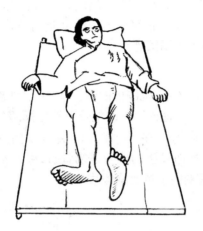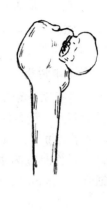

图 39-15　股骨颈骨折

伤肢呈短缩和外旋畸形

【治疗原则】

嵌插或无移位的稳定性骨折,可行持续皮牵引;有移位或不稳定的骨折,可在 X 射线监测下行经皮或切开加压螺纹钉固定术;并发股骨头坏死或不愈合的骨折,应行人工股骨头置换或全髋关节置换术。

【护理措施】

1. 维持肢位　持续牵引、内固定或人工股骨头换术后均应穿丁字鞋,保持患肢外展中立位。变动体位时,应保持肢体伸直,避免出现内收、外展及髋部屈曲动作,以防骨折移位。卧床期间进行股四头肌等长收缩训练和踝、趾的伸屈活动,并注意观察有无压疮、坠积性肺炎、尿路感染等并发症。

2. 功能锻炼　牵引治疗 8 周后可在床上坐起,3 个月后可扶拐下地不负重行走,6 个月后逐渐弃拐行走。手术内固定治疗后 3 周后可坐起活动髋、膝关节,6 周后扶拐下地不负重行走,骨折愈合后可弃拐行走。人工股骨头置换术后,1 周开始进行髋关节活动,2～3 周可扶双拐下地不负重行走,3 个月后弃拐行走;恢复期不可盘腿、不可坐矮板凳,以防发生髋关节脱位。

3. 预防并发症　股骨颈骨折卧床时间较长,可出现压疮、坠积性肺炎、泌尿系感染等并发症,应做好皮肤护理,帮助患者定时翻身;定时叩背、指导深呼吸和有效咳嗽,促进排痰;鼓励患者多饮水,以增加尿量,冲刷尿路,预防泌尿系感染。

(六)股骨干骨折

股骨干骨折指股骨小转子以下、股骨髁以上部位的骨折,多见于青壮年。多由强大的直接或间接暴力造成,因创伤较重、出血较多,容易发生休克。直接暴力常引起股骨横断或粉碎性骨折,间接暴力多引起股骨的斜形或螺旋形骨折。

【临床表现与诊断】

伤侧大腿疼痛、肿胀、活动障碍,局部有畸形、反常活动、骨擦音或骨擦感,股骨干下 1/3 骨折可伴腘血管和坐骨神经损伤(图 39-16),可有失血性休克的症状和体征。

X射线摄片可明确骨折的部位、类型和移位方向。

【治疗原则】

3岁以内儿童可采用垂直悬吊皮牵引;成人宜使用骨牵引复位和固定,也可采用切开复位髓内针、钢板螺丝钉或角状钢板内固定。

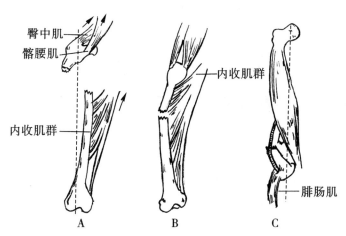

图39-16　股骨干不同部位骨折的移位情况

A.上1/3骨折,骨折近段屈曲、外旋、外展　B.中1/3骨折,骨折移位与暴力方向有关　C.下1/3骨折,骨折远段向后移位,损伤腘静脉和坐骨神经

【护理措施】

肢体放置并保持固定所要求的位置。观察有无坐骨神经损伤和腘动脉损伤的症状和体征,有无压疮、坠积性肺炎、尿路感染等卧床并发症。2周内进行股四头肌等长收缩训练和踝、趾伸屈活动,2周后开始膝关节伸直活动,5~6周后可扶拐下地不负重行走,去除外固定后进行膝关节和髋关节全活动范围锻炼,并逐渐进行负重行走。小儿行双下肢垂直悬吊皮肤牵引时,应保持臀部悬离床面,并注意观察双侧下肢末梢血运、感觉和运动情况。

(七)胫腓骨干骨折

胫腓骨干骨折指发生于胫骨平台以下至踝上部分的骨折。以青壮年和儿童多见,为长骨骨折中最为多见的一种。大多由直接暴力造成,因胫骨前内侧及腓骨下段都处于皮下表浅部位,故常呈开放性骨折。小腿肌肉丰富,骨折后可并发骨筋膜室综合征。

【临床表现与诊断】

伤侧小腿疼痛、肿胀、压痛、功能障碍,局部有畸形、反常活动、骨擦音或骨擦感,开放性骨折时可见刺破皮肤的骨折端;合并骨筋膜室综合征时,可出现急性神经、肌肉缺血的症状和体征。X射线摄片可明确骨折的部位、类型和移位方向。

【治疗原则】

对横骨折和短斜骨折,采用手法复位小夹板固定或石膏固定;不稳定的长斜和螺旋骨折,可采用切开复位螺丝钉、交锁髓内钉或钢板内固定;较为严重的开放性或粉碎性骨折,可用外固定支架复位和固定。

【护理措施】

保持患肢于固定所需要的位置。观察有无伤肢剧烈疼痛,足趾皮肤苍白、发凉、麻木,被动伸趾疼痛,足背动脉搏动减弱或消失等小腿缺血及骨筋膜室综合征表现;有无足下垂、小腿外侧及足背感觉障碍等坐骨神经或腓总神经损伤症状。2周内进行足趾伸屈活动,2周后进行踝关节和膝关节的伸屈活动,禁止在膝关节伸直状态下旋转大腿,以免影响骨折固定;6周后进行扶拐下地不负重行走,解除外固定后进行患侧下肢全活动范围锻炼,并逐渐进行负重活动。

第三节　脊柱骨折及脊髓损伤患者的护理

【病因】

脊椎骨折又称脊柱骨折,占全身骨折的5%~6%。脊椎骨折往往病情严重而复杂,常合并脊髓损伤,或马尾神经损伤,特别是颈椎骨折-脱位合并脊髓损伤时,可严重致残,甚至危害生命。绝大多数由间接暴力引起,如自高处坠落时,头、肩或足、臀部着地,地面对身体的阻挡使身体猛烈屈曲所产生的垂直分力可导致椎体压缩性骨折,若水平分力较大则可同时发生脊椎脱位;弯腰时重物落下打击头、肩或背部,也可发生同样的损伤。少数由直接暴力所致,如撞击、锐器、火器、爆炸物等可直接作用于脊椎而引起脊椎骨折。

【临床表现与诊断】

1.症状和体征

(1)脊椎损伤　表现为受伤局部疼痛、肿胀,脊柱活动受限,骨折处棘突明显压痛和叩痛;胸、腰段损伤时,常有局部后突畸形。由于腹膜后血肿刺激自主神经,可出现腹胀、肠蠕动减弱等症状。

(2)脊髓损伤　是脊椎骨折最常见的并发症。胸、腰段骨折合并脊髓损伤,可出现受伤平面以下的感觉、运动、反射及括约肌功能完全或部分丧失,临床上称为截瘫。完全丧失时称完全截瘫,部分丧失时称不完全截瘫。颈椎骨折合并颈髓损伤,可出现四肢瘫,因肋间肌瘫而出现呼吸困难,第4颈椎骨折以上时可出现呼吸停止。

2.辅助检查　X射线片可确定损伤的部位、类型和移位情况;CT扫描可显示骨折情况及椎管内有无出血及碎骨片;MRI能显示脊髓损伤的程度及范围;动脉血气分析可判断脊髓损伤患者的通气功能。

【处理原则】

1.抢救生命　脊椎骨折伴有颅脑损伤、胸部或腹部脏器损伤及休克时,应优先处理,以挽救生命。

2.颈椎骨折　轻者可用颌枕带卧位牵引复位;有明显压缩脱位者,采用持续颅骨牵引复位,牵引重量3~5 kg,牵引4~6周后改用头颈胸石膏固定3个月。

3.胸、腰椎骨折　单纯压缩性骨折,椎体压缩不到1/3者,应平卧硬板床,骨折部位垫厚枕使脊柱过伸,伤后1~2 d逐渐进行腰背肌后伸锻炼,6~8周后带腰围下床活动。椎体压缩超过1/3和后突畸形明显的青少年和中年受伤者,可采用两桌法或双踝悬吊法复位(图39-17,图39-18),随后行石膏背心固定3个月。对复位后不稳定或关节交锁者,可行手术做治疗,做植骨和内固定术。

4.合并脊髓损伤　尽早解除脊髓压迫和稳定脊柱功能。对脊椎合并损伤者,应及早实施手术治疗,术中切除椎板、去除突入椎管的骨折片及椎间盘组织,解除脊髓压迫,再行植骨和内固定术。

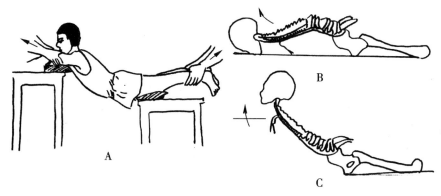

图39-17　两桌法复位法
A.两桌一高一低,患者悬于两桌之间,牵引上臂和小腿进行复位　B.示意第1腰椎压缩骨折形成后突畸形　C.示意复位时使脊柱过伸,后突畸形消失,压缩成楔形的椎体已复位

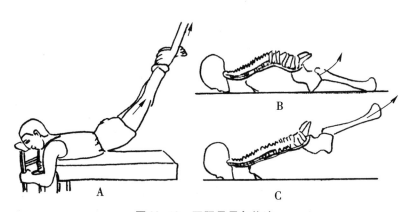

图39-18　双踝悬吊复位法
A.患者双手把持固定物,双踝悬吊复位　B.示意第1腰椎压缩骨折形成后突畸形
C.示意复位时使脊柱过伸,后突畸形消失,压缩成楔形的椎体已复位

【护理评估】

1.健康史　了解受伤的时间、原因和部位,受伤时的体位,伤后急救、搬运和运送方式等。以往有无脊椎疾病史,如结核、肿瘤、腰椎间盘突出、腰椎管狭窄、颈椎病、腰椎骨折等。

2.身体状况　测量生命体征,尤其注意有无呼吸困难、中枢性高热等颈髓损伤症状。了解疼痛的部位、程度;检查有无局部畸形、压痛、叩痛;测试痛、温、触觉及位置觉的丧失平面及程度,躯体、肢体瘫痪的平面及程度;有无腹胀、便秘、肛门失禁或尿潴留、尿失禁、括约肌反射减退或消失等症状。就诊较晚者,尚需注意有无压疮、坠积性肺炎、尿路感染等并发症表现。

3. 辅助检查　了解 X 射线、CT、MRI 等检查的结果,以判断脊椎骨折及脊髓损伤的程度和类型。

4. 心理-社会状况　了解患者和家属对疾病的认识及对治疗的态度,脊椎骨折和脊髓损伤,多需长期卧床和依赖照顾,患者和家属容易产生焦虑、无能为力、悲观失望等心理反应。还应了解患者的家庭经济状况及有无可利用的社会资源等。

【常见护理诊断/医护合作性问题】

1. 疼痛　与脊椎骨折、软组织损伤等有关。

2. 低效性呼吸型态　与颈髓损伤肋间肌、腹肌瘫痪有关。

3. 清理呼吸道无效　与肌肉瘫痪、无力咳嗽、痰液黏稠等有关。

4. 自理缺陷　与脊柱骨折后治疗限制、脊髓损伤后躯干或肢体瘫痪等有关。

5. 体温过高或体温过低　与高位颈髓损伤自主神经系统功能紊乱有关。

6. 潜在并发症　压疮、尿路感染、坠积性肺炎、便秘等。

【护理措施】

1. 心理护理　脊椎骨折和脊髓损伤后患者容易出现情绪波动,应主动关心和安慰患者,满足其心理需求;肯定患者与疾病做斗争所付出的努力,指导其不但要调整心态,面对现实,适应新的健康状况,还要树立必胜信心,积极配合治疗和护理,争取早日康复。

2. 脊柱骨折的护理　①卧位:安置患者卧硬板床,取仰卧位或俯卧位。②预防压疮:每 2～3 h 进行一次轴式翻身,并保持床单清洁干燥、无皱褶,使用气垫、气圈等使骨突部悬空,对受压部位进行按摩。③康复训练:指导患者进行腰背肌训练和日常生活能力训练。

3. 脊髓损伤

(1)生活护理　提供全面周到地生活照顾,做到"四到床边",即饭、药、水、便器到床边;指导患者摄取营养丰富、易于消化的饮食,多食新鲜水果和蔬菜、多饮水,以保持大便通畅;根据病情做好口腔、头发、皮肤、会阴的清洁护理和晨晚间护理。

(2)遵医嘱用药　脊髓损伤者,遵医嘱给予地塞米松、20% 甘露醇静脉滴注,以减轻脊髓水肿和继发损伤。

(3)胃肠减压　做好胃肠减压护理,以减轻腹胀。

(4)维持正常体温　高热者采取降温措施,如降低室内温度、采用物理降温等,因脊髓受损后交感神经功能抑制,发汗功能障碍,故药物降温效果不佳。对体温过低者采取保温措施,如提高室内温度、加盖棉被,或使用热水袋或电热毯等,但应注意预防烫伤。

(5)观察病情　注意观察体温、呼吸、脉搏、血压、感觉、肌力、肢体活动等变化,观察有无压疮、肺部感染、尿路感染、便秘等并发症,发现异常及时通知医生,并协助处理。

(6)预防并发症

1)压疮　参见本系列教材《护理学基础》压疮的预防和护理。

2)坠积性肺炎　①翻身叩背,每 2 h 为患者翻身、叩背 1 次,促进痰液的松动与排

笔记栏

出;②辅助咳嗽排痰,若患者呼吸肌有功能,应指导其进行深呼吸、用力咳嗽和排痰,促进肺膨胀和排痰,必要时辅助排痰;③雾化吸入,痰液黏稠者,给予雾化吸入(溶液中加入抗生素、地塞米松、糜蛋白酶等),以稀释分泌物,使之易于排出;④吸痰,不能自行咳嗽排痰或有肺不张时,应行鼻导管吸痰,必要时协助医生采用气管镜吸痰;⑤气管切开,对呼吸肌无功能或有肺不张、呼吸困难者,应配合气管切开和(或)人工呼吸,这是预防肺部并发症的重要措施,同时做好气管切开的护理。

3)尿路感染　①导尿,截瘫早期常规留置导尿管持续引流膀胱,2周后改为间隔4~6 h放尿一次,以训练膀胱反射或自律性收缩功能;做好导尿管和会阴部护理,并遵医嘱实施膀胱冲洗,以冲出膀胱内积存的沉渣。②人工排尿,4周后拔出尿管,改为挤压排尿。③多饮水,鼓励患者多饮水,保证尿量每日在1 500 mL以上,以冲刷尿路。④尿培养,每周1次尿培养,以及时发现感染。⑤遵医嘱使用抗菌药物。

4)便秘　①饮食,鼓励患者多食富含膳食纤维的食物、新鲜水果和蔬菜,多饮水;②训练排便,指导或协助患者在饭后30 min从右至左沿大肠行走方向做腹部按摩,以刺激肠蠕动;③药物通便,顽固性便秘者,遵医嘱给予灌肠或缓泻药物。

5)废用综合征　对完全瘫痪的患者,应保持髋、膝伸直位,用枕头托垫于腘下、用防垂足板固定踝关节,并定时进行肌肉和关节的被动锻炼,以预防关节畸形,促进康复。对不全瘫痪的患者,应鼓励其加强功能锻炼,预防废用综合征,提高生活自理能力。

【健康教育】

重点是做好家庭护理,预防并发症。脊椎损伤和脊髓损伤病情稳定后,可离院在家中康复,应教会家属为患者安置卧位、翻身、喂饭、喂水、喂药、使用便器的方法;口腔、皮肤、头发、外阴护理的方法;挤压排尿的方法;关节和肌肉功能锻炼的方法;使用轮椅或其他助行器具的方法等。若发现皮肤受压发红和肿胀、体温过高、呼吸困难、痰液黏稠不易咳出、尿液混浊或大便排出困难等情况,应及时与医院取得联系,以利尽早诊治。

问题分析与能力提升

某患者,男,23岁,交通事故后就诊,主诉右小腿局部剧烈疼痛,不能活动。检查:右小腿中部软组织损伤,肿胀较重,可见骨折端外露,出现反常活动。入院第2天出现患肢小腿部剧烈疼痛、进行性加重,严重肿胀,足趾麻木,足背动脉搏动微弱等症状。

讨论:①如何评估患者的当前的身体状况?②针对患者的病情,你首先应该怎样做?目前的急救护理措施有哪些?③怎样做好患者的健康教育工作?

同步练习

1.几乎所有骨折都会有的临床表现是　　　　　　　　　　　　　　　　　(　　)

    A.畸形　　　　　　　　　B.疼痛　　　　　　　　　C.骨擦感

    D.骨擦音　　　　　　　　E.反常活动

2.以爪形手为典型表现的骨折并发症为　　　　　　　　　　　　　　　　(　　)

    A.关节僵硬　　　　　　　B.愈合障碍　　　　　　　C.损伤性骨化

D.缺血性肌挛缩　　　　　　　E.缺血性骨坏死

3.影响骨折愈合最主要的因素是　　　　　　　　　　　　　　　　　　（　　）

  A.高龄　　　　　　　　　　B.伤口感染　　　　　　　　C.粉碎性骨折

  D.血液供应不良　　　　　　E.复位时过度牵引

4.骨折患者现场急救方法正确的是　　　　　　　　　　　　　　　　　　（　　）

  A.就地取材妥善固定

  B.对骨折断端应现场整复

  C.止血带持续扎紧不能放松

  D.先处理四肢骨折,再处理进行性血胸

  E.疑有颈椎骨折的患者需要两人同时搬运

5.脊柱骨折患者急救运送方法正确的是　　　　　　　　　　　　　　　　（　　）

  A.一人背负搬运　　　　　B.一人抱持搬运　　　　　C.二人抱持于硬板上搬运

  D.二人平托于软担架上搬运　　E.三人平托于硬板上搬运

6.关于骨折复位的叙述正确的是　　　　　　　　　　　　　　　　　　　（　　）

  A.所有复位都必须达到解剖复位

  B.切开复位是最常用的复位方法

  C.切开复位内固定有利于患者早期离床活动

  D.手法复位对骨折断端周围组织和血管的损伤大

  E.对怀疑有神经血管软组织损伤的骨折应采用手法复位

7.关于骨折患者固定的叙述正确的是　　　　　　　　　　　　　　　　　（　　）

  A.皮牵引力量较大

  B.骨牵引时间持续较短

  C.切开复位内固定复位准确,但不牢固

  D.小夹板固定牢固,不易移位

  E.石膏绷带能够按照需要塑形

8.关于伸直型肱骨髁上骨折的叙述正确的是　　　　　　　　　　　　　　（　　）

  A.跌倒时肘后着地致伤　　　B.青壮年人多见　　　　　C.较屈曲型损伤多见

  D.骨折近端向后下方移位　　E.属于直接暴力损伤

9.肱骨髁上骨折患者中适合进行尺骨鹰嘴牵引的是　　　　　　　　　　　（　　）

  A.手法复位失败者　　　　B.怀疑有正中神经损伤者　C.怀疑有肱动脉严重受压者

  D.伤后时间较长,肘部肿胀严重者　　　E.肘部肿胀轻且桡动脉搏动正常者

10.Colles骨折发生在桡骨下端　　　　　　　　　　　　　　　　　　　（　　）

  A.1 cm范围内　　　　　　B.2 cm范围内　　　　　　C.3 cm范围内

  D.4 cm范围内　　　　　　E.5 cm范围内

11.Smith骨折患者的典型表现是　　　　　　　　　　　　　　　　　　　（　　）

  A.方肩畸形　　　　　　　　B.垂腕畸形　　　　　　　　C.爪形手畸形

  D.杜加试验阳性　　　　　　E."餐叉"样畸形

12.Colles骨折患者行石膏固定时腕关节应处于旋前和　　　　　　　　　（　　）

  A.尺侧偏斜位　　　　　　　B.桡侧偏斜位　　　　　　　C.屈腕尺偏位

  D.屈腕桡偏位　　　　　　　E.背伸尺偏位

13.股骨干骨折行垂直悬吊皮牵引治疗的患儿应不大于　　　　　　　　　（　　）

  A.1岁　　　　　　　　　　B.2岁　　　　　　　　　　C.3岁

  D.4岁　　　　　　　　　　E.5岁

（杜　天）

第四十章 关节脱位患者的护理

学习目标

1. 掌握:关节脱位分类、治疗原则。
2. 熟悉:各种关节脱位的临床表现。
3. 了解:各种关节脱位处理方法的不同点。
◆ 能运用相关知识,识别各种关节脱位,运用护理程序,为关节脱位患者制订护理计划。

第一节 概 述

关节脱位俗称脱臼,是指关节面失去正常的对合关系。部分失去正常的对合关系,称为半脱位。多暴力作用所致,临床常见的脱位有肩关节、肘关节及髋关节脱位。关节脱位的表现,一是关节处疼痛剧烈,二是关节的正常活动丧失,三是关节部位出现畸形。临床上可分为损伤性脱位、先天性脱位及病理性脱位等几种情形。关节脱位后,关节囊、韧带、关节软骨及肌肉等软组织也有损伤,另外关节周围肿胀,可有血肿,若不及时复位,血肿机化,关节粘连,使关节不同程度丧失功能。

【分类】

1. 按照发生脱位的原因分类

(1)创伤性脱位 最多见,多发于青壮年、儿童,老年人较少见。由于正常关节受到外来暴力作用所引起的脱位,常由牵拉、摔伤、撞击等所致。

(2)病理性脱位 由于骨关节的病变使关节结构破坏,关节失去稳定性,受到轻微外力即可发生脱位。如骨关节结核或化脓性关节炎所致的脱位。

(3)先天性脱位 由于胚胎发育异常导致关节先天发育不良、结构缺陷,出生后即发生脱位,且逐渐加重。如先天性髋关节脱位就是由于髋臼和股骨头先天发育不良或异常引起。

(4)习惯性脱位 创伤性关节脱位后,关节一侧的骨端有骨缺损,关节囊及肌腱在骨附着处被撕脱,若处理不当,关节存在不稳定因素,轻微外力可导致再脱位,反复多次形成习惯性脱位。如习惯性肩关节脱位、习惯性颞下颌关节脱位。

2.按照关节脱位后时间分类　①新鲜性脱位:脱位时间未满3周,血肿尚未完全机化,手法复位有可能成功。②陈旧性关节脱位:脱位时间超过3周,常需切开复位。

3.按脱位后关节腔是否与外界相通分类　①闭合性脱位:局部皮肤完好,脱位处与外界不相通。②开放性脱位:脱位关节腔与外界相通。

【临床表现】

关节脱位具有一般损伤的症状和脱位的特殊性表现。受伤后,关节脱位、疼痛、活动困难或不能活动。脱位通常影响活动的关节,如踝、膝、髋、腕、肘,但最常见的是肩和手指关节。不活动的关节,如在骨盆的关节,当使关节固定在一起的韧带被牵拉或撕裂时,也能被分开。椎骨的脱位如果损害神经或脊髓就能危及生命。显著的椎骨间脱位,损伤脊髓,导致瘫痪。

1.一般症状　①疼痛明显;②关节明显肿胀;③关节失去正常活动功能,出现功能障碍。

2.专有体征

(1)畸形　关节脱位后肢体出现旋转、内收或外展和外观变长或缩短等畸形,与健侧不对称。

(2)弹性固定　关节脱位后,未撕裂的肌肉和韧带可将脱位的肢体保持在特殊的位置,被动活动时有一种抵抗和弹性的感觉。

(3)关节窝空虚　脱位发生后在体表触及关节所在的部位有空虚感。在邻近异常位置可触及移位的骨端,但肿胀严重时,常难以触知。

【辅助检查】

X射线检查:拍摄关节正侧位片,可确定有无脱位及脱位的方向、程度,了解有无合并骨折。陈旧性脱位可了解有无缺血性骨坏死及骨化性肌炎。

【治疗要点】

1.治疗原则　伤后在麻醉下尽早手法复位:适当固定,以利于软组织修复;及时活动,以恢复关节功能。

2.主要措施

(1)复位　以手法复位为主,争取早期复位,最好在伤后3周内进行。

手法复位:早期复位容易成功,超过3周,关节腔被肉芽和瘢痕组织填充,关节周围组织挛缩、粘连、血肿机化,手法复位难以成功。手法复位应在无痛和肌肉松弛的条件下进行。复位的方法是使脱位的关节端顺原来脱位的路径退回原处。严禁动作粗暴和反复复位,以免损伤加重,造成骨折或血管神经损伤。

手术复位:合并关节内骨折的脱位、软组织嵌入关节间的脱位或陈旧性脱位经手法复位失败者宜行手术切开复位。

复位成功的标志是被动活动恢复正常,骨性标志恢复,X射线检查提示已经复位。

(2)固定　复位后应将关节妥善固定于稳定位置,有利于关节囊、韧带和肌肉等软组织修复,一般固定2~3周。固定时间过短易发生习惯性脱位,过长则易发生关节僵硬。陈旧性关节脱位经手法复位后,固定时间应适当延长。

（3）功能锻炼　目的是防止肌肉萎缩和关节僵硬。固定后即开始功能锻炼，早期舒缩患部周围的肌肉及其他关节，固定解除后，逐步进行患部关节的主动功能锻炼，辅以理疗、中药熏洗等手段。切忌粗暴的被动活动，以防发生骨化性肌炎。

第二节　常见关节脱位患者的护理

关节脱位在临床上常见的有肩关节脱位、肘关节脱位和髋关节脱位。

1.肩关节脱位　肩关节由肩胛骨的关节和肱骨头构成。肩关节活动范围大，关节盂面积小而浅，肱骨头呈半球形，相对大而圆，关节囊松弛，周围韧带较薄弱，关节结构不稳定，容易发生肩关节脱位。

2.肘关节脱位　是肘部常见损伤，多发生于青少年，成人和儿童也时有发生。由于肘关节脱位类型较复杂，常合并肘部其他骨结构或软组织的严重损伤，如肱骨内上髁骨折、尺骨鹰嘴骨折和冠状突骨折，以及关节囊、韧带或血管神经束的损伤。多数为肘关节后脱位或后外侧脱位。肘关节由肱骨滑车和尺骨半月切迹、肱骨小头和桡骨小头近端关节面构成。由于关节囊前后无韧带加强，尺骨半月切迹前端冠状突小，容易脱位。发生率仅次于肩关节脱位。

3.髋关节脱位　较少见，因为髋关节由股骨头和髋臼构成，是杵臼关节，周围有坚韧的韧带及强大的肌肉瓣保护，因而十分稳定。只有在间接暴力的作用下，才会通过韧带之间的薄弱区脱位。多为青壮年，在劳动中或车祸时遭受强大暴力的冲击而致伤。股骨头脱位出位于 Nelaton 线之后者为后脱位；位于其前者为前脱位。扭转、杠杆或传导暴力均可引起。而传导暴力使股骨头撞击髋臼底部，向骨盆内脱出则属于中心脱位。

【病因】

1.肩关节脱位的病因　是临床最常见的大关节脱位，好发于青壮年，男性多于女性。根据脱位方向分为前脱位、后脱位、下脱位和盂上脱位，其中以前脱位最常见。前脱位多由间接暴力引起。根据脱位后肱骨头所在位置，又将前脱位分为盂下脱位、喙突下脱位和锁骨下脱位。

当患者侧身跌倒，手掌撑地，肩关节处于外展、外旋、后伸位，在外力作用下肱骨头突破关节囊前壁发生最常见的喙突下脱位。如暴力继续作用，肱骨头被推至锁骨下成为锁骨下脱位。当患者侧身跌倒时，若肩关节极度外展、外旋、后伸，肱骨颈或肱骨大结节抵触于肩峰构成杠杆的支点，使肱骨头向盂下滑出发生盂下脱位。此外，从肩关节后方来的直接暴力也可致前脱位。脱位后，常合并肱骨大结节骨折，重者可合并臂丛神经损伤及肱骨外科颈骨折。

2.肘关节脱位的病因　可分为前脱位、后脱位、侧方脱位和分裂脱位，以后脱位最常见。

当跌倒时手掌着地，肘关节完全伸展，前臂旋后位，由于人体重力和地面反作用力引起肘关节过伸，尺骨鹰嘴的顶端猛烈冲击肱骨下端的鹰嘴窝，即形成力的支点。外力继续加强，引起附着于喙突的肱前肌和肘关节囊的前侧部分撕裂，则造成尺骨鹰嘴向后移位，而肱骨下端向前移位的肘关节后脱位。由于构成肘关节的肱骨下端内外髁部宽而厚,前后又扁薄,侧方有副韧带加强其稳定,但如发生侧后方脱位,很容易发生内、外髁撕脱骨折(图40-1)。

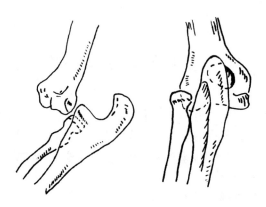

图40-1 肘关节脱位

3.髋关节脱位的病因 为间接暴力引起,当髋关节屈曲或屈曲伴内收时,膝部受到强大的暴力作用,经股骨干传至股骨头向后冲破关节囊。也可见于弯腰工作时,暴力作用于腰骶部,同样可使股骨头向后冲破关节囊,滑向髋臼后方,形成髋关节后脱位。前脱位和中心脱位少见,多发生于重大交通事故。中心脱位都伴有骨盆骨折,甚至盆腔内脏器损伤,出现失血性休克。

【临床表现】

1.肩关节脱位 ①伤肩疼痛:周围软组织肿胀,肩关节主动和被动活动受限。②患肢弹性固定于轻度外展位,常以健手托患臂,头和躯干向患侧倾斜。③肩三角肌塌陷:呈"方肩"畸形,在腋窝,喙突下或锁骨下可触及移位的肱骨头,关节盂空虚(图40-2)。④搭肩试验阳性:患侧肘部贴紧胸壁时,患侧手不能搭到健侧肩部;反之,患侧手搭到健侧肩部时,而患侧肘部不能贴近胸壁。

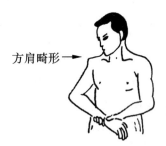

方肩畸形→

图40-2 "方肩"畸形

2.肘关节脱位

(1)一般表现 肘关节肿痛,关节置于半屈曲状,伸屈活动受限。肘后脱位,则肘后方空虚,鹰嘴部向后明显突出;侧方脱位,肘部呈现肘内翻或外翻畸形。肘窝部充盈饱满。肘关节后脱位时,偶尔可损伤肱动脉,可合并正中神经或尺神经损伤。动脉受压可出现患肢苍白发冷、大动脉搏动减弱或消失。正中神经损伤表现为拇指、示指、中指的感觉迟钝或消失,不能屈曲,拇指不能对掌和外展,后期形成典型的"猿手"畸形。尺神经损伤主要表现为手部尺侧皮肤感觉消失,后期小鱼际肌及骨间肌萎缩,拇指不能内收,掌指关节过伸,其他四指不能外展及内收,呈"爪状手"畸形(图40-3)。

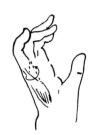

图40-3　"爪状手"畸形

(2)局部专有体征　包括畸形、弹性固定和关节窝空虚。

畸形:肘后突,肘部变粗,上肢变短;肘后可摸到凹陷,鹰嘴后突显著,肘后三角失去正常关系(图40-4)。

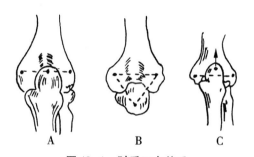

图40-4　肘后三点关系

A.正常伸直位　B.正常屈曲位　C.脱位后三点不在同一直线上

弹性固定:肘关节半伸直位固定,伸屈活动受限,患者以健手托住患肢前臂。

关节窝空虚:肱骨下端可在肘窝前方触及。

3.髋关节脱位

(1)一般表现　髋关节疼痛、肿胀、主动活动功能丧失。

(2体征　不同方向的脱位,体征有所不同。

后脱位:髋关节弹性固定于屈曲、内收、内旋位,足尖触及健侧足背,患肢外观变短。腹沟部关节空虚,髂骨后可摸到隆起的股骨头。大转子上移,高出髂坐线(图40-5)。

前脱位:髋关节呈屈曲、外展、外旋畸形,患肢很少短缩,大粗隆亦突出,但不如后脱位时明显,可位于髂坐线之下,在闭孔前可摸到股骨头。

中心脱位:脱位严重者可出现患肢缩短,下肢内旋内收,大转子隐而不现,髋关节活动障碍。临床上往往需经 X 射线检查后,方能确定诊断。常合并髋臼骨折,可有坐骨神经及盆腔内脏器损伤,晚期可并发创伤性关节炎。

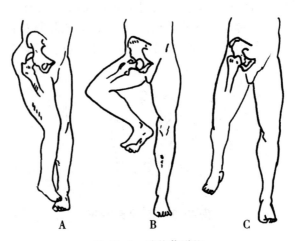

图 40-5　髋关节脱位

A.后脱位　B.前脱位　C.中心脱位

【辅助检查】

1. X 射线检查　可了解脱位的类型,还能明确是否合并肱骨大结节撕脱性骨折及肱骨外科颈骨折。

2. CT 检查　常能清楚显示脱位的方向及合并的骨、软骨损伤。

3. MRI 检查　可进一步了解关节囊、韧带、肩袖损伤。

【治疗要点】

1. 肩关节脱位

(1)复位　新鲜脱位应尽早手法复位。脱位后应尽快复位,选择适当麻醉(臂丛麻醉或全麻),使肌肉松弛并使复位在无痛下进行。老年人或肌力弱者也可在止痛剂下进行。习惯性脱位可不用麻醉。复位手法要轻柔,禁用粗暴手法以免发生骨折或损伤神经等附加损伤。经典的闭合手法复位方法有手牵足蹬法(Hippocrates 法)(图 40-6)、科氏法(图 40-7)和牵引回旋法。

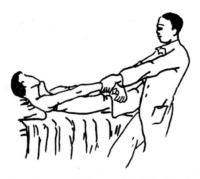

图 40-6　肩关节脱位(足蹬复位法)

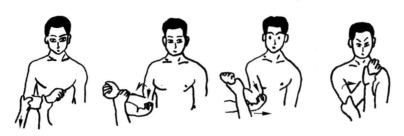

图40-7　科氏法复位

手牵足蹬法：患者仰卧，术者位于患侧，双手握住患肢腕部，足跟置于患侧腋窝，两手用稳定持续的力量牵引，牵引中足跟向外推挤肱骨头，同时旋转，内收上臂即可复位。复位时可听到响声。

科氏法：此法在肌肉松弛下进行容易成功，切勿用力过猛，防止肱骨颈受到过大的扭转力而发生骨折。手法步骤：一手握腕部，屈肘到90°，使肱二头肌松弛，另一手握肘部，持续牵引，轻度外展，逐渐将上臂外旋，然后内收使肘部沿胸壁近中线，再内旋上臂，此时即可复位。并可听到响声。

牵引回旋法：伤员仰卧，一助手用布单套住胸廓向健侧牵拉，第二助手用布单通过腋下套住患肢向外上方牵拉，第三助手握住患肢手腕向下牵引并外旋内收，三方面同时徐徐持续牵引。术者用手在腋下将肱骨头向外推送还纳复位。二人也可做牵引复位。

极少数合并骨折、血管神经损伤需探查处理者及陈旧性、习惯性脱位者需手术切开复位。其适应证为：肩关节前脱位并发肱二头肌长头肌腱向后滑脱阻碍手法复位者；肱骨大结节撕脱骨折，骨折片卡在肱骨头与关节盂之间影响复位者；合并肱骨外科颈骨折，手法不能整复者；合并喙突、肩峰或肩关节盂骨折，移位明显者；合并腋部大血管损伤者。

复位后肩部即恢复正常外形、腋窝、喙突下或锁骨下再摸不到脱位的肱骨头，搭肩试验变为阴性，X射线检查肱骨头在正常位置上。如合并肱骨大结节撕脱骨折，因骨折片与肱骨干间多有骨膜相连，在多数情况下，肩关节脱位复位后撕脱的大结节骨片也随之复位。

（2）固定　复位后用三角巾悬吊上肢，将肩关节固定于内收、内旋位，肘关节屈曲90°，患侧腋下和肘部内侧需垫棉垫。关节囊破损明显或仍有肩关节半脱位者，应将患侧手置于对侧肩上，上臂贴靠胸壁，用绷带将患肢固定于胸壁，使患肩内收、内旋，一般固定3周。为防止习惯性脱位的发生，注意勿过早去除外固定，否则损伤的关节囊修复不良。

（3）功能锻炼　固定期间活动手指和腕部；1周后解除绷带开始练习肩关节屈伸活动；3周后指导患者进行弯腰、垂臂、甩肩锻炼。具体方法：患者弯腰，患肢自然下垂，以肩为顶点做圆锥形环转，开始范围小，逐渐扩大画环的范围；4周后，指导患者做手指爬墙外展、爬墙上举、滑车带臂上举、举手摸头顶锻炼，使肩关节功能完全恢复（图40-8）。

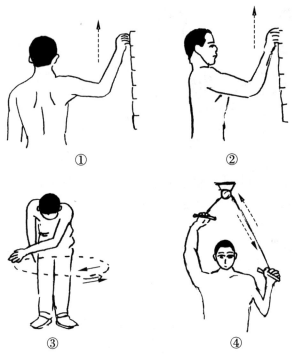

图 40-8　肩关节功能锻炼法

2. 肘关节脱位

（1）复位　应尽早手法复位，肘关节后脱位常用的闭合手法复位方法是拇指推顶复位法。取坐位，局部或臂丛麻醉，如损伤时间短（30 min 内）亦可不施麻醉。令助手双手紧握患肢上臂，术者双手紧握腕部，着力牵引将肘关节屈曲 60°～90°，并可稍加旋前，常可听到复位响声或复位的振动感（图 40-9）。对手法复位失败者则切开复位。

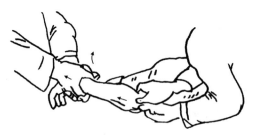

图 40-9　肘关节后脱位拇指推顶复位法

（2）固定　复位后，用超关节夹板或长臂石膏托固定肘关节于屈肘 90°，以三角巾悬吊于胸前，3 周后去除固定。

（3）功能锻炼　固定期间，可做伸掌、握拳、手指屈伸等活动，同时在外固定保护下做肩、腕关节和手指活动。去除固定后，练习肘关节屈伸、前臂旋转活动及锻炼肘关节周围肌力。

3. 髋关节脱位

（1）复位　宜尽早复位,48 h 后再复位较困难。

后脱位的复位方法问号法（Bigelow 法）：在腰麻下,病员仰卧,助手固定骨盆,髋、膝屈曲至 90°,术者一手握住患肢踝部,另一前臂放在腘窝处向上牵引,开始先使髋关节屈曲、内收、内旋（使股骨头离开髂骨）,然后一面持续牵引,一面将关节外旋、外展、伸直、使股骨头滑入髋臼而复位（助手可协助将股骨头推入髋臼）。因为复位时股部的连续动作呈"?"形,似一问号,故称"问号法"复位,左侧后脱复位时,股部的连续动作如一个正"问号",反之,右侧后脱位为一反"问号"。

提拉法（Allis 法）：患者仰卧,助手的动作和手术者的位置同上法,复位时术者先将患侧髋和膝关节屈至 90°,使髂股韧带和膝屈肌松弛,然后一手握住小腿向下压,另一前臂套住膝后部向上牵拉,使股骨头向前移位接近关节囊后壁破口,同时向内外旋转股骨干,使股骨头滑入髋臼,助手可同时将股骨头向髋臼推挤复位。复位时常可听到或感到一明显响声（图 40-10）。

（2）固定　复位后用持续皮牵引或穿丁字鞋。固定患肢于外展中立位 3 周,3 周后开始活动关节。防止髋关节屈曲、内收、内旋,严禁患者坐起,以防再次脱位（图 40-11）。

（3）功能锻炼　固定期间做股四头肌等长收缩锻炼,练习患肢距小腿关节的活动及其他未固定关节的活动。4 周后,去除皮牵引,指导患者扶拐下地活动。3 个月内患肢不能负重,以防股骨头缺血性坏死或受压变形。3 个月后,经 X 射线检查证实股骨头血液供应良好者,方可去拐走路。

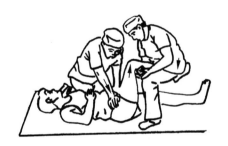

图 40-10　髋关节后脱位提拉复位法

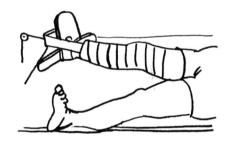

图 40-11　髋关节脱位固定

【护理评估】

1.健康史　了解起病情况,主要的症状及其变化情况,有无关节和骨端炎症等变化,有无反复脱位的病史。

2.护理体检　全面了解患者的临床表现,有无脱位后局部体征和全身并发症。

3.辅助检查　了解常用检查指标,通过 X 射线了解脱位的类型及有无并发症。

4.心理-社会状况　评估患者对疾病的心理反应及应对措施,家人的态度及支持情况,社会支持系统,包括保险、政策补助、基金申请等。

【常见护理诊断/医护合作性问题】

1.焦虑　与疼痛、活动受限等有关。

2.疼痛　与关节脱位引起的周围软组织损伤、神经受压有关。

3.躯体移动障碍　与关节脱位后功能丧失、疼痛、弹性固定和制动等有关。

4．有周围血管神经功能障碍的危险　与移位骨端压迫血管、神经有关。

5．有废用综合征的危险　与患肢制动后缺乏功能锻炼有关。

6．知识缺乏　缺乏复位后继续治疗及正确功能锻炼的知识。

【护理措施】

1．心理护理　安慰和鼓励患者,耐心做好解释工作

2．妥善复位、固定　诊断明确后协助医师复位。向患者说明复位目的和方法,做好复位前的身心准备。复位前,给予适当的麻醉,以减轻疼痛、松弛肌肉,利于复位。向患者及其家属说明复位后固定的目的、方法、意义及注意事项。

3．病情观察　①观察患者的生命体征以判断有无休克;②复位后局部专有体征是否消失,有无发生再脱位的危险;③定时检查患肢末端的血运状况,如发现大动脉搏动消失、患肢苍白、发冷等大动脉损伤的表现应及时通知医师;④动态观察患肢的感觉和运动,以了解神经损伤的程度和恢复情况。

4．缓解疼痛　①查明原因并及时处理,必要时遵医嘱给予止痛剂;②早期正确的复位固定,可使疼痛缓解或消失;③脱位后24 h内局部冷敷以消肿止痛,之后局部热敷以减轻肌肉痉挛引起的疼痛;④护理操作动作要轻柔,移动患者时应帮助患者托扶固定患肢,避免因活动患肢而加重疼痛;⑤指导患者及家属应用心理暗示、转移注意力或松弛疗法等缓解疼痛。

5．患肢护理　抬高患肢以利静脉回流,减轻肿胀;注意保持患肢于功能位。

6．并发症护理　①对合并的骨折要及时发现,合理治疗;②对伴有血管、神经损伤的患者应加强护理,观察病情进展,促进功能恢复;③对伴有内脏损伤者观察治疗效果;④髋关节脱位可导致股骨头坏死,伤后3个月内患肢禁忌负重。

7．健康指导　①向患者和家属讲解关节脱位治疗和康复的知识,讲解功能锻炼的重要性和必要性,指导患者按计划进行正确的功能锻炼,以主动锻炼为主,切忌用被动强力拉伸关节,以防加重关节损伤。②教会患者外固定的护理方法。对于习惯性脱位,应避免发生再脱位的原因,强调保持有效固定,以避免复发。③使患者了解可能发生的并发症及其预防措施。④教育患者在工作生活中注意安全,尽量减少或避免事故的发生。

 问题分析与能力提升

患者,男性,51岁,因"6天前头晕跌地左肩受伤后疼痛、活动障碍就诊"入院。伤后曾往三所医院就医,拍摄左肩X射线片和进行CT扫描检查均未获明确诊断。查体:左上肢处于伸直内收内旋位置,无方肩体征,左肩内侧轻度肿胀隆起,肩关节周围压痛明显,患者因疼痛不敢进行肩主动活动,被动活动肩关节有明显弹性固定感且伴有剧烈疼痛,尤以被动外展外旋肩关节时疼痛最甚。患肢无血管神经损伤征象。影像资料:左肩正位X射线片见盂肱关节间隙增宽,肱骨头处于内旋位,肱骨大结节影像与肱骨头重叠而未能显示于外上方;CT左肩关节扫描见肱骨头关节面向后脱离肩胛盂关节面,肱骨头前内侧有明显三角形压缩凹陷骨折痕迹,而肩胛盂后缘盂唇恰好嵌入肱骨头压缩凹陷骨折的三角形切迹内。

诊断:左肩关节创伤性后脱位。

讨论:①请写出该患者的护理问题。②对该患者应怎样进行整体护理?

同步练习

1. 下述关节脱位的特有体征,哪项是正确的　　　　　　　　　　　　　　　　(　　)

A. 肿胀,畸形,功能障碍　　　B. 压痛,肿胀,瘀斑　　　C. 畸形,反常活动,关节空虚

D. 畸形,反常活动,弹性固定　　　E. 畸形,弹性固定,关节空虚

2. 新鲜肩关节前脱位患者,治疗上首选的方法是　　　　　　　　　　　　　(　　)

A. 悬吊牵引　　　　　　　B. 皮肤牵引　　　　　　　C. 骨牵引

D. 手法复位外固定　　　　E. 手术切开复位内固定

3. 治疗新鲜髋关节后脱位的措施,不应选择　　　　　　　　　　　　　　　(　　)

A. Aillis 法手法复位

B. 复位后持续皮牵引固定于伸直,外展位 3~4 周

C. 早期进行股四头肌收缩活动及踝部功能锻炼

D. 伤后 3 个月患肢不能负重,以免股骨头缺血坏死

E. 即刻手术切开复位

4. 何谓关节脱位　　　　　　　　　　　　　　　　　　　　　　　　　　(　　)

A. 关节分离　　　　　　　B. 关节囊扭伤并断裂　　　C. 关节面失去正常对合关系

D. 关节韧带断裂　　　　　E. 关节出现畸形和弹性固定

5. 何谓开放性脱位　　　　　　　　　　　　　　　　　　　　　　　　　(　　)

A. 脱位伴皮肤裂伤　　　　B. 同时伴关节面骨折　　　C. 手术探查时发现关节囊有裂伤

D. 同时伴关节韧带断裂　　E. 关节腔与外界相通

6. 发生脱位率最高的关节是　　　　　　　　　　　　　　　　　　　　　(　　)

A. 肩关节　　　　　　　　B. 肘关节　　　　　　　　C. 髋关节

D. 膝关节　　　　　　　　E. 骶髂关节

7. 关节脱位的特有体征　　　　　　　　　　　　　　　　　　　　　　　(　　)

A. 疼痛与压痛　　　　　　B. 反常活动　　　　　　　C. 运动消失

D. 关节面外露　　　　　　E. 弹性固定

(盛晓燕)

第四十一章 骨与关节感染患者的护理

1. 掌握:化脓性骨髓炎、化脓性关节炎和骨与关节结核患者的护理措施。
2. 熟悉:化脓性骨髓炎、化脓性关节炎和骨与关节结核的临床表现和治疗原则。
3. 了解:化脓性骨髓炎、化脓性关节炎和骨与关节结核的病因和病理生理。
◆具有运用骨与关节感染的护理知识对患者实施护理的能力。

骨与关节感染性疾病临床常见的有化脓性骨髓炎、化脓性关节炎和骨与关节结核等。化脓性骨髓炎和化脓性关节炎属于化脓性细菌引起的炎症,其中化脓性骨髓炎又包括急性血源性骨髓炎、慢性血源性骨髓炎、硬化性骨髓炎、创伤性骨髓炎。骨与关节结核是结核杆菌侵入骨或关节引起的一种继发性特异性感染。

第一节　化脓性骨髓炎患者的护理

化脓性骨髓炎是骨膜、骨密质、骨松质及骨髓受到化脓性细菌感染而引起的炎症。临床表现可分为急性和慢性,慢性化脓性骨髓炎大多是因急性化脓性骨髓炎没有得到及时、正确、彻底治疗而转变的。化脓性骨髓炎的感染途径来自三个方面:①血源性骨髓炎,身体其他部位的化脓性病灶中的细菌经血液循环播散至骨骼,分为急性血源性骨髓炎和慢性血源性骨髓炎,临床上以急性血源性骨髓炎最多见;②创伤后骨髓炎,由开放性骨折并发感染或骨折手术后引起的骨髓感染;③外来性骨髓炎,邻近组织感染直接蔓延至骨骼。

(一) 急性血源性骨髓炎患者的护理

急性血源性化脓性骨髓炎是指身体其他部位化脓性病灶中的细菌经血流传播引起骨膜、骨皮质和骨髓的急性化脓性炎症。好发年龄在 12 岁以下,男孩发病较多。好发部位在长骨干骺端,如胫骨近端、股骨远端、肱骨近端等。

【病因】

病原菌以金黄色葡萄球菌为最多见(占80%～90%),其次为链球菌和大肠埃希菌。肺炎双球菌,伤寒杆菌等则少见。生活条件和卫生状况差的农村地区较多见。

【发病机制】

常见原发病灶有疖、痈、扁桃体炎等。当原发病灶处理不当或机体抵抗力明显下降时,细菌形成的菌栓进入骨骼滋养动脉受阻于长骨的干骺端,停滞、繁殖。多发于营养不良,发热初愈的儿童;因儿童处于生长发育阶段,其长骨干骺端血液循环丰富,终末小动脉与毛细血管弯曲成为血管襻,血流缓慢,细菌易于繁殖。有的细菌如葡萄球菌常聚集成团,在细小动脉内形成栓塞,使血管末端阻塞,导致局部组织坏死,利于细菌生长和感染的发生。细菌毒力大小是外在因素,全身状况或局部骨骼抵抗力是内在因毒。

常见诱因:有外伤史,扭伤和挫伤等所致的局部组织损伤,抵抗力下降。

【病理】

早期以骨质破坏和坏死为主,晚期以新生骨形成为主。大量菌栓进入长骨的干骺端,阻塞小血管,迅速导致骨坏死,并形成局限性骨脓肿。脓肿形成后可引起下列病理改变:①脓液经骨小管(哈佛管)蔓延进入骨膜下间隙,将骨膜掀起形成骨膜下脓肿,引起骨密质外层缺血坏死;也可穿破骨膜流向软组织筋膜间隙而引起深部脓肿或穿破皮肤排出体外,形成窦道。②脓液进入骨髓腔,破坏骨髓组织、骨松质及内层骨密质的血液供应,形成大片死骨,同时,病灶周围的骨膜因炎症和脓液的刺激而生成新骨,包绕在骨干外层,形成骨性包壳。死骨和包壳可使病灶经久不愈,发展成为慢性骨髓炎。此外,脓液也可进入邻近关节继发化脓性关节炎,但由于儿童骨骺板具有屏障作用,脓液穿透骨骺板进入关节导致继发感染的机会很少。

【临床表现】

1. 全身表现　起病急骤,早期即有寒战、高热(39 ℃以上)、脉快、头痛、食欲减退等全身中毒症状。严重者可有烦躁不安、意识改变、血压下降等感染性休克症状。

2. 体征　早期患处出现持续、进行性加重的疼痛,有深压痛,患肢不敢活动。数日后,患处出现红肿、皮温增高、压痛、包块或有波动感。脓肿穿破骨膜形成软组织深部脓肿后,疼痛缓解,但局部红、肿、热、压痛更加明显。脓液穿破皮肤时,体温可逐渐下降,可见窦道并有脓液排出,若整个骨干都存在骨破坏,有发生病理性骨折的可能。

【辅助检查】

1. 实验室检查　急性血源性骨髓炎时血白细胞计数和中性粒细胞比例增高,红细胞沉降率加快,血细菌培养可为阳性。

2. 局部分层穿刺　在压痛最明显的部位穿刺,边抽吸边深入,注意不要一次穿入骨,以免将单纯软组织脓肿的细菌带入骨内。抽出混浊液体或血性液可做涂片检查与细菌培养,涂片中发现脓细胞或细菌即可确诊。脓液做细菌培养和药敏试验,可明确致病菌的种类,指导抗生素的应用。

3. 影像学检查

(1)X 射线摄片　2 周内无异常发现,X 射线表现为层状骨膜反应与干骺端骨质稀疏。发病 3 周后干骺区出现散在虫蚀样骨破坏。X 射线检查难以显示出直径小于 1 cm 的脓肿。

(2)CT 检查　可较早发现骨膜下脓肿,但对细小的骨脓肿仍难以显示。

（3）MRI 检查　有助于早期发现骨组织炎症反应。

（4）核素骨显像　发病 48 h 后即可出现阳性结果,但有时有假阳性。只能显示出病变的部位,但不能做出定性诊断,具有帮助诊断的作用。

【治疗要点】

一旦确定诊断,应早期控制感染,防止炎症扩散,及时切开减压引流脓液,防止死骨形成和发展成慢性血源性骨髓炎。

1.非手术治疗

（1）抗生素治疗　早期联合、大剂量应用抗生素。可先应用针对革兰阳性球菌的抗生素并联合广谱抗生素,待获得细菌培养和药敏试验结果后,再进行相应调整。抗生素应一直应用至症状和体征完全消失后 2 周左右,以巩固疗效。

（2）支持治疗　高热者给予降温和补液,维持水、电解质及酸碱平衡;增加营养摄入,经口摄入不足时,给予肠外营养支持;必要时少量多次输注新鲜血液或注射免疫球蛋白等,以增强全身抵抗力。

（3）患肢制动　患肢用皮肤牵引或石膏托固定于功能位,以减轻疼痛、防止关节挛缩畸形及病理性骨折。

2.手术治疗　如局部分层穿刺抽得脓液或经非手术治疗 48～72 h 炎症不能得到有效控制,即应手术治疗。常用的方法是局部钻孔引流和开窗减压术,即在干骺端钻孔或开窗减压后,于骨腔内放置两根硅胶引流管,一根用作滴注管连接冲洗液瓶,另一根用作引流管连接负压吸引瓶。向骨腔内连续滴入含有抗生素的冲洗液,一般每日 1 500～2 000 mL,连续冲洗 3 周或冲洗至体温正常、引出液清亮、连续 3 次细菌培养结果阴性,即可拔管。

【护理评估】

1.健康史　了解患者有无其他部位感染或外伤史,病程长短,采取何种治疗及效果如何。疾病有无反复,既往有无药物过敏史和手术史。

2.护理体检　评估患者有无高热、寒战、脉快、头痛、惊厥等症状;了解疼痛的部位、性质和持续时间。评估患者局部是否有红、肿、热、痛,肢体的感觉和运动功能有无改变。评估患者白细胞计数和中性粒细胞比例及红细胞沉降率;了解 X 射线检查有无异常,观察分层穿刺抽出液的量和性质,涂片检查是否发现脓细胞。

3.心理-社会状况　评估患者是否存在焦虑和恐惧,了解患者对疾病的认识程度、期望程度和对预后的心理承受能力。

【常见护理诊断/医护合作性问题】

1.体温过高　与急性感染有关。

2.疼痛　与局部炎症有关。

3.活动无耐力　与局部感染和疼痛有关。

4.皮肤完整性受损　与脓肿穿破皮肤,形成窦道有关。

5.潜在并发症　病理性骨折。

【护理措施】

1.心理护理　给予患者和家属要适当地开导和安慰,分散其注意力,减轻心理压力。若患者因脓液臭味而感到自尊受损时,应向其做好解释工作,必要时使用空气清新剂,以减轻患者的不良心理反应。

2. 休息与制动　急性期安置患者卧床休息。抬高患肢,并用皮牵引或石膏托固定于功能位,可促进静脉回流、解除肌肉痉挛和缓解疼痛,还可预防畸形和病理性骨折。移动患侧肢体时,应在有效地支撑或扶托下轻稳地进行,避免患处产生应力而导致疼痛或骨折。

3. 加强营养　鼓励患者摄取高蛋白、高热量、高维生素、易消化饮食,多饮水;必要时遵医嘱行肠内或肠外营养,输注全血、血浆或白蛋白等。

4. 观察病情　密切观察生命体征、意识、局部症状和体征的变化,若出现意识改变、高热、血压下降等,应警惕感染性休克;还应观察血常规、红细胞沉降率、细菌培养、X 射线、CT 等检查的结果,以评估病情有无好转或加重。

5. 用药护理　遵医嘱给予有效的抗生素,多种药物联合应用时,应注意配伍禁忌,并安排好用药次序和用药时间,以维持有效的血药浓度。用药后观察症状和体征改善情况,以判断药物的疗效,还应观察药物的不良反应。一般在症状和体征完全消失后3 周左右停药。此外,还应对严重疼痛者给予镇痛药物,对高热者应用降温药物,对脱水者实施液体疗法等。

6. 引流管护理　骨腔冲洗者,应妥善接好冲洗管和引流管,入水管应高出床面60 ~ 70 cm,引流袋应低于患肢50 cm,以防引流液逆流;保持进水管通畅、出水管处于负压状态,防止管道受压或折扭;遵医嘱静脉滴注含抗生素溶液,每日 1 500 ~2 000 mL,术后24 h 内滴注速度可稍快,以后根据引流液的性质调节滴注速度;若连续冲洗时间达到3 周或经冲洗后体温恢复正常、引出液清亮、连续 3 次细菌培养结果阴性,应做好拔管准备。

7. 皮肤护理　对体弱卧床者,应每2 h 协助翻身1 次,以防发生压疮;有窦道者,应做好定时换药。

8. 功能锻炼　病情允许时,指导患者进行功能锻炼,以预防肌肉萎缩和关节畸形,但负重活动须待 X 射线片显示骨包壳坚固时方可进行,以防过早负重导致病理性骨折。

【健康教育】

1. 饮食指导　加强营养,给予患者高蛋白、富含维生素的饮食,增强抵抗力,防止疾病反复。

2. 活动指导　长期卧床患者,应指导其积极功能锻炼,指导患者每日进行患肢肌等长舒缩练习及关节被动活动或主动活动,避免患肢功能障碍。教会患者使用拐杖、助行器等,以减轻患肢负重。

3. 用药指导　出院后继续按医嘱联合足量应用抗生素治疗,持续至症状消失后2 周左右,防止转为慢性骨髓炎。密切注意用药的毒副作用,一旦出现,立即停药就诊。

4. 定期复诊　出院患者注意自我观察,并定期复诊。因骨髓炎病情易复发,如伤口愈合后又出现红、肿、热、痛、流脓等,提示转为慢性骨髓炎,应及时就诊治疗。

(二)慢性血源性骨髓炎患者的护理

急性血源性骨髓炎在急性期未能彻底控制或反复发作,遗留死骨、无效腔和窦道,即为慢性血源性骨髓炎。

【病因】

多因急性骨髓炎治疗不及时或治疗不彻底转变而成;少数为低毒性细菌感染,在发病时即出现慢性骨髓炎表现。致病菌以金黄色葡萄球菌为主,绝大部分为多种细菌混合感染。

【病理】

死骨、无效腔、骨性包壳和窦道是慢性骨髓炎的基本病理变化。若急性期感染未能得到有效控制,由于骨质的破坏、坏死和吸收,局部可形成无效腔,腔内含有死骨、脓液、坏死组织和炎性肉芽组织;腔外包有新生骨"包壳";局部形成慢性窦道。有时死骨、脓液经窦道排出后,窦道可暂时闭合;但由于无效腔的存在,炎症难以彻底控制,当机体抵抗力降低时,炎症又会急性发作。窦道周围皮肤因长期受炎性分泌液的刺激,可出现色素沉着,少数也可恶变为鳞状上皮癌。

【临床表现】

1. 全身表现　可有发热、衰弱、贫血、消瘦等症状。

2. 局部表现　在病变静止期可无症状,仅见患肢局部增粗、变形;幼年期发病者,可有肢体短缩或内外翻畸形,关节挛缩。病变局部常有反复发作的红肿、压痛、窦道排脓和小的死骨等,窦道周围皮肤色素沉着或有湿疹样皮炎皮肤易破溃形成慢性溃疡。

【辅助检查】

1. X 射线摄片　慢性血源性骨髓炎显示骨干失去原有外形,骨质增厚、硬化、包壳形成、有死骨或无效腔等。

2. CT 检查　慢性血源性骨髓炎可显示脓腔与小片死骨。

3. 窦道造影检查　慢性血源性骨髓炎经窦道注入水溶性碘溶液做造影检查,可显示窦道和脓腔情况。

【治疗要点】

手术治疗为主,原则是清除死骨和炎性肉芽组织、消灭无效无效腔和窦道。有死骨、无效腔及窦道形成者均应手术治疗,以病灶清除术为主,注意急性发作时不宜行病灶清除,仅行脓肿切开引流。消灭无效腔的方法有:蝶形手术、肌瓣填塞、闭式灌洗和抗生素链珠填塞。

【护理评估】

1. 健康史　了解患者的病程长短,采取何种治疗及效果如何,详细询问抗菌药物使用情况,既往有无药物过敏史和手术史。

2. 护理体检　评估患者是否存在发热、疼痛等症状;患肢是否出现红、肿、热、痛;患肢是否存在增粗、变形、缩短、内外翻畸形或关节挛缩;是否有窦道、溃疡存在及死骨和脓液流出;是否发生病理性骨折等。评估 X 射线检查结果是否出现骨髓腔不规则,是否有大小不等的死骨影;评估 CT 检查是否出现脓腔和小片死骨等。

3. 心理-社会状况　评估患者是否因长期病程出现焦虑、沮丧、悲观等情绪,评估患者的经济状况及家庭支持情况。

【常见护理诊断/医护合作性问题】

1. 焦虑　与炎症反复发作、迁延不愈有关。

2.皮肤完整性受损　与炎症、溃疡、窦道有关。

3.营养失调:低于机体需要量　与疾病长期消耗有关。

4.躯体活动障碍　与关节变形、活动受限有关。

5.潜在并发症　病理性骨折。

【护理措施】

1.术前护理

(1)心理护理　由于疾病病程长,治疗时间长,患者常伴有焦虑等情绪,因此需加强心理护理。经常巡视病房,多和患者交谈,与患者建立平等、尊重、信任和合作的人际关系。了解患者不同的心理特点和状态,有目的地制订心理护理措施,改变患者的心理状态,使其树立战胜疾病的信心,促进康复。

(2)加强营养　应给予高蛋白、高热量、高维生素及易消化饮食,必要时少量多次输血,增加患者机体抵抗力。

(3)高热的护理　一般采用物理降温,采取降温措施后 30 min,监测体温的变化,必要时遵医嘱给予药物降温。

(4)控制感染　及时做穿刺液体或血培养,遵医嘱及时正确使用抗生素,合理安排用药时间,注意配伍禁忌,观察用药后毒副作用及炎症控制情况。

(5)卧床休息　患肢抬高并限制活动,减轻肿胀和疼痛。

(6)术前准备　充分做好皮肤准备,保持窦道口周围皮肤清洁。

2.术后护理

(1)病情监测　切观察患者生命体征,伤口行药物灌注、冲洗、负压引流,注意观察引流液的量、颜色和性质。

(2)一般护理　帮助患者采取适当卧位,协助活动,预防肌肉萎缩。

(3)伤口护理　注意观察伤口情况,做好伤口周围皮肤清洁护理,敷料浸湿要及时更换。

(4)引流护理　保持冲洗管道的畅通,准确记录冲洗的出入量,保持出入量的平衡。术后 24 h 伤口渗血较多,应较快滴入冲洗液,避免渗血凝固或脱落的坏死组织堵塞管腔。如有管道堵塞、漏液应及时排除,通知医师予以处理,防止逆行感染。掌握好拔管指征:①引流液清亮,培养无细菌生长,3 次引流液细菌培养呈阴性;②伤口局部正常,伤口内无渗出,肢体肿胀消退;③体温正常。

【健康教育】

1.避免患肢负重直至骨愈合,并防止跌倒后出现病理性骨折。

2.加强营养,增强机体抵抗力,鼓励患者进食高蛋白、高热量及富含维生素、矿物质、微量元素等易消化的食物。

3.注意体温变化,定期去医院复查,防止病情发生恶化。

(三)硬化性骨髓炎患者的护理

硬化性骨髓炎又名 Garre 骨髓炎,属于特发性骨皮质硬化和干性骨髓炎,此病较少见。本病多发生在青壮年,男性多于女性。本病多发生在长管状骨骨干,以胫骨为好发部位。

【病因】

病因还未完全明确,一般认为是骨组织低毒性感染,有强烈的成骨反应而致骨硬化,无脓肿和死骨形成。亦有认为是骨组织内有多个小脓肿,张力很高。

【病理】

本病为骨的进行性、广泛性和硬化性炎症,因炎症反应致骨髓腔内发生广泛纤维化,血液循环发生障碍,骨内的氧张力下降,促使骨内膜下骨样组织增生,沉积和钙化,Haver管阻塞出现反应性骨内膜增厚,骨皮质呈梭形增生。这种变化比较局限,也比较轻。和一般化脓性骨髓炎不同,它不会产生脓肿、死骨和形成瘘管。

【临床表现】

本症常侵及胫骨,腓骨,尺骨等长管状骨,硬化性骨髓炎起病时为慢性病程,发病隐渐,全身症状轻微,常因局部胀痛不适而就诊。往往反复发作,检查时可发现局部疼痛,压痛及皮肤温度高,很少有红肿,更罕见有穿破皮肤者,使用抗生素后症状可以缓解,多次发作后可以触摸到骨干增粗。

【辅助检查】

1. 实验室检查　急性发作时白细胞可升高,红细胞沉降率可增快。

2. 影像学检查　X射线片可见骨干局部呈梭形变粗,骨密度增高。因X射线片表现为大片浓白阴影,所以难以看出狭窄的骨髓腔与小透亮区,或呈现不规则的骨密度减低区。分层摄片与CT检查可以探查出普通X射线片难以辨出的小透亮区。

【治疗要点】

1. 抗生素疗法　使用抗生素可以缓解急性发作所致的疼痛,由于病灶部位硬化骨很多,药物难以经血循环进入病灶内,因此部分病例因抗生素难以奏效而需手术治疗。

2. 手术方法　①清除病灶:凿开增厚的骨密质,找到小脓腔,将其中的炎性肉芽组织及脓液清除后疼痛可望立即缓解;②开窗引流:找不到脓腔的可在骨密质上开一个窗,一期缝合皮肤,使骨髓腔内有张力的渗液引流至软组织内,如此疼痛亦可解除;③珠链缓释:因手术时找不到小脓腔,或多个小脓腔在手术时难以被一一发现者手术后效果可能不佳,因此,可以先在骨密质上开一个窗,再从干骺端开孔行髓腔扩大、清创及冲洗术,清除全部的脓腔,脓腔内置庆大霉素-骨水泥珠链,2周内逐渐取出,可望使伤口一期愈合及解除疼痛症状。

【护理评估】

了解患者的性别、年龄、生活习惯;了解患者是否存在骨组织感染性疾病;评估患者是否出现疼痛及疼痛的部位;评估X射线检查结果;评估患者是否出现焦虑心理。

【常见护理诊断/医护合作性问题】

1. 焦虑　与病程漫长、患肢疼痛、反复发作及需要手术有关。

2. 疼痛　与病变部位张力高和手术有关。

【护理措施】

1. 心理护理　关心和帮助患者,注意倾听患者的主诉,了解患者的思想活动和心理状态,护理操作认真、熟练,取得患者的信任,减轻患者的焦虑和恐惧。

2.生活护理　指导患者注意休息,生活有序,保持乐观、积极、向上的生活态度,不过度劳累,养成良好的生活习惯。注意保持室内的通风,多呼吸一些新鲜的空气。

3.加强营养　指导患者高蛋白、高热量和富含维生素的饮食,避免或少食用一些含酸性比较多的食物以抑制细菌的生长和繁殖,多食用新鲜蔬菜和水果。

4.术后护理　保持引流通畅,脓腔冲洗彻底;注意观察伤口情况,敷料浸湿及时换药;遵医嘱及时应用抗生素预防感染。

【健康教育】

指导患者劳逸结合,戒烟戒酒,定期复查,出现患肢疼痛及时就诊。

（四）创伤性骨髓炎患者的护理

创伤性骨髓炎主要指因火器伤、开放性骨折或切开复位内固定等对骨折断端或显露处的直接污染、感染而造成的骨髓炎。其特点是感染主要局限于骨折处,附近软组织亦同时呈现急性化脓性炎症状态。常见的发病部位依次为胫骨、股骨、肱骨。

【病因】

创伤性骨髓炎最常见的原因之一是开放性骨折的术后感染,其次为骨折切开复位或其他骨关节手术后出现感染。多数病例创面污染严重。由于各种条件的限制,或延误治疗,或在不具备的医院进行了不正规的清创术和内固定术,常常导致创伤部位感染,继而发生骨髓炎。其他外伤,如火器伤、烧伤、四肢软组织损伤、动物咬伤等所继发的外伤性骨髓炎则较为少见。致病菌常见的有金黄色葡萄球菌,近年来,从外伤性骨髓炎的脓液或炎性肉芽组织取样所做的细菌培养结果来看,铜绿假单胞菌及其他革兰阴性菌,如大肠埃希菌等,检出率明显增高,尤其是有窦道形成者更多。

【病理】

以病程长短分为急性和慢性两种,病变范围可局限创口附近骨折端,也可波及较广的范围。急性期的感染以髓腔内感染最为严重,以骨质吸收、破坏为主,与急性血源性骨髓炎相似。骨折附近的皮肤、肌肉坏死感染,使失去血供的骨折端暴露于空气中而干燥坏死,病程转入慢性,以死骨形成和新生骨形成为主,往往还伴有感染性骨不连或骨缺损。

【临床表现】

1.急性期　表现为骨折后或骨骼手术后突然出现寒战、高热等急性炎症期所常有的全身症状,同时局部出现红、肿、疼痛、凹陷性水肿及压痛等局部症状,与急性血源性骨髓炎相似。创口或骨表面可有脓液溢出或分泌物明显增多。

2.慢性期　主要表现为伤口不能闭合,可遗留窦道或有骨外露,创口分泌物较多。因在骨端表面感染,故形成无骨痂包围的无效腔。可有皮肤缺损及感染性骨不连或骨缺损。

【辅助检查】

1.实验室检查　急性期患者血液中白细胞计数增高,中性粒细胞比例明显升高,红细胞沉降率增快。

2.X射线检查　X射线平片上可见死骨区骨端骨密度较正常为高,死骨周围有密度减低阴影。

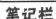

【治疗要点】

早期及时、彻底的治疗,可减少演变成慢性骨髓炎的可能。

1.及时引流　急性期立即敞开创口引流,以免脓液进入骨髓腔内。

2.控制感染　足量广谱抗生素全身性应用,并按细菌培养及药敏试验的结果调整用药。

3.有效清创　分次清创,清除创口内异物、坏死组织及游离碎骨片。

4.固定与换药　患肢用管型石膏固定,开洞换药;或用外固定支架固定,以便换药。开放性骨折有大段骨坏死者,在取出坏死者骨段后必须在短期内安装上外固定器,以防肢体出现短缩,并在合适的时间内作植骨术。

5.处理骨外露　至慢性期时往往有骨外露,骨密质暴露于空气中会干燥坏死,使邻近肉芽组织难以长入。处理方法是在骨密质上钻洞,使洞内生长肉芽组织,覆盖骨面,但生长的肉芽组织往往是不健康的;也可用骨刀将暴露于空气中死骨削去一层,直至切削面有渗血为止。渗血的骨面会迅速生长肉芽组织,根据创面的大小决定是否需要植皮。

6.手术植骨　有骨缺损者,一般于伤口愈合后6个月内没有复发才可手术植骨;也可在抗生素保护下提前移植自体骨。植骨方法很多,都必须植自体骨,有植入松质骨粒、整块骨骼两大类;有带血管的和不带血管的整段植骨;在感染的环境下做带血管的骨移植,要慎重考虑。

7.植皮　创伤后骨髓炎往往伴有皮肤缺损,必要时还需植皮。

【护理评估】

1.健康史　评估患者是否存在外伤骨折病史或骨折手术切开复位史;了解患者是否有火器伤、烧伤、四肢软组织损伤、动物咬伤等。

2.护理体检　评估患者全身是否出现寒战、高热和局部红肿、疼痛;创口或骨表面是否有脓液或分泌物增多;患肢是否出现窦道或有骨外露;是否有皮肤缺损及感染性骨不连或骨缺损;是否有软组织红肿、蜂窝组织炎、周围组织红肿等。评估血常规检查结果是否有白细胞计数增高、中性粒细胞比例升高和红细胞沉降率增快;评估X射线检查结果是否有碎骨片坏死、暴露骨端坏死。

3.心理-社会状况　评估患者是否出现焦虑、恐惧等不良心理状态。

【常见护理诊断/医护合作性问题】

1.焦虑或恐惧　与患肢疼痛及需要手术等有关。

2.疼痛　与患肢感染、炎症刺激等有关。

3.体温过高　与急性感染有关。

4.营养失调:低于机体需要量　与体温过高消耗有关。

5.皮肤完整性受损　与脓肿穿破皮肤,形成窦道有关。

【护理措施】

参见本节第一、二部分急慢性血源性骨髓炎患者的护理措施。

【健康教育】

参见本节第一、二部分急慢性血源性骨髓炎患者的健康教育。

第二节 化脓性关节炎患者的护理

化脓性关节炎是指发生在关节内的化脓感染。多见于儿童,男性多于女性,好发部位为髋和膝关节,其次为肘、肩、踝等。

【病因】

最常见的致病菌为金黄色葡萄球菌,约占85%。其次为白色葡萄球菌、淋病奈瑟菌、肺炎链球菌和大肠埃希菌等。

细菌入侵关节内的途径:①血源性传播;②邻近关节附近的化脓性病灶直接蔓延至关节腔内;③开放性关节损伤发生感染;④医源性,如人工髋关节置换术造成感染等。

【病理】

化脓性关节炎的病变发展大致分三阶段,但无明显界限,每个阶段长短也不一样。

1.浆液性渗出期 细菌进入关节腔后,滑膜明显充血、水肿,有白细胞浸润和浆液性渗出物。渗出液中含多量白细胞。本期关节软骨没有破坏,及时治疗,渗出物可以完全被吸收而不会遗留任何关节功能障碍。本期病理改变为可逆性。

2.浆液纤维素性渗出期 本期渗出物为混浊,数量增多,白细胞亦增加。滑膜炎症因滑液中出现酶类物质而加重,使血管的通透性明显增加。关节液中出现多量的纤维蛋白。白细胞释放大量溶酶体酶,对软骨基质急性破坏。因而修复后必然出现关节粘连与功能障碍。本期出现了不同程度的关节软骨损毁,部分病理已成为不可逆性。

3.脓性渗出期 炎症已侵犯至软骨下基质,滑膜和关节软骨都已破坏,关节周围亦有蜂窝组织炎。渗出物已转为明显的脓性。修复后关节重度粘连甚至出现关节强直,病变为不可逆性,后遗有重度关节功能障碍。

【临床表现】

1.症状 起病急骤,寒战、高热,体温可达39℃以上,甚至出现谵妄、昏迷,小儿可出现惊厥。全身中毒症状严重。病变关节处疼痛剧烈。

2.体征 ①浅表关节病变:局部可见红、肿、热及关节积液表现,压痛明显,皮温升高。浮髌实验可为阳性。②深部关节病变:髋关节因有皮下组织和周围肌覆盖,红、肿、热、压痛不明显,但关节内旋受限,常处于屈曲、外展、外旋位。

【辅助检查】

1.实验室检查 ①血常规检查:周围血象中白细胞计数增高,中性粒细胞比例升高,红细胞沉降率增快。②关节腔穿刺:抽出关节液外观可为浆液性、纤维蛋白性或脓性。镜检可见多量脓细胞。细菌培养可检出病原菌。

2.X射线表现 早期只可见关节周围软组织肿胀的阴影,膝部侧位片可见明显的髌上囊肿胀,儿童病例可见关节间隙增宽。中期可见周围骨质疏松;后期关节间隙变窄或消失;软骨下骨破坏使骨面毛糙,并有虫蚀状骨质破坏。甚至出现关节挛缩畸形或骨性强直。

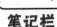

【治疗要点】

治疗原则是早期诊断,及时正确处理,全身支持治疗,应用广谱抗生素,消除局部感染灶,保全生命与肢体,保持关节功能。

1.抗生素　早期足量全身性使用抗生素,原则同急性血源性骨髓炎。

2.关节穿刺　关节腔内注射抗生素,每天行 1 次关节穿刺,抽出积液,注射抗菌药物。

3.关节腔灌洗　适用于表浅的大关节,如膝关节。每日经灌注管滴入抗菌药物 2 000~3 000 mL,引流液转清,细菌培养阴性后停止灌洗,但引流管应持续引流数天至无引流液吸出,局部症状和体征消退。

4.关节切开引流　适用于较深的大关节,如髋关节。

5.防止关节内粘连　尽可能保留关节功能,可做持续性关节被动活动。

6.其他　后期病例如关节强直于非功能位或有陈旧性病理性脱位者,须行矫形手术,以关节融合术或截骨术最常采用。

【护理评估】

1.健康史　询问患者身体其他部位或邻近关节部位有无化脓性病灶,了解患者是否有开放性关节损伤,既往有无药物过敏史或手术史等。

2.护理体检　评估患者全身是否出现寒战、高热等,关节处是否存在剧烈疼痛,局部是否出现红、肿、热、痛、功能障碍及关节积液的表现,浮髌试验是否阳性,是否存在关节畸形等。评估患者血常规检查结果是否出现白细胞计数升高和中性粒细胞比例升高;关节穿刺是否能抽出浆液性或脓性液体;评估 X 射线检查结果是否出现关节间隙改变等。

3.心理-社会状况　评估患者对疾病和预后有无焦虑;了解患者家庭经济状况和医疗费用的支付能力。

【常见护理诊断/医护合作性问题】

1.疼痛　与炎症刺激有关。

2.体温过高　与局部感染或者细菌、病毒进入血液有关。

3.活动无耐力　与关节肿胀、疼痛有关。

4.躯体移动障碍　与患肢疼痛和制动有关。

5.有关节功能丧失的危险　与关节粘连、骨性强直有关。

【护理措施】

1.一般护理　①卧床休息:急性期患者应适当抬高患肢,限制活动,保持患肢功能位,以减轻疼痛,消除肿胀,并预防关节畸形,急性期过后,鼓励患者做主动活动;②饮食指导:给予患者易消化的高蛋白、富含维生素饮食,维持体液平衡。

2.高热护理　通过乙醇擦浴、温水擦浴、头部置冰袋等方法进行物理降温,必要时遵医嘱行药物降温。

3.控制感染　早期遵医嘱应用广谱、足量、有效的抗菌药,之后根据细菌培养和药敏试验结果,合理选择抗生素。注意用药浓度和药物滴速,观察药物的毒副作用。

4.病情观察　密切观察患者的生命体征,观察脓液的颜色、气味、黏稠度等,并做好记录。

5.引流护理　经一般治疗效果不理想的患者,可行关节切开置管冲洗引流。保持冲洗管和引流管通畅,避免堵塞、扭曲、脱落。观察并记录引流液的性质、颜色和量。及时更换污染的敷料,注意无菌操作。

【健康教育】

1.炎症消退后,关节没有明显破坏者,应鼓励和指导患者逐渐锻炼关节功能,并配合热敷和理疗,防止关节内粘连和强直。对正常的关节应该做主动功能训练,防止失用性萎缩。

2.指导患者若再次出现体温升高,关节局部红、肿、热、痛等,应及时来院就诊。

第三节　骨与关节结核患者的护理

骨与关节结核属继发性病变,约有90%的患者继发于肺结核,少数继发于消化道或淋巴结结核。近年来由于抗结核药耐药性增加,使本病发病率有上升趋势。在我国本病好发于儿童和青少年,30岁以下占80%,而发达国家受累人群主要为老年人。骨关节结核可发生于任何骨和关节,以脊柱结核最多见,约占50%,其次为膝关节、髋关节和肘关节等。

【病因】

病原菌主要是人型结核分枝杆菌。当人感染结核分枝杆菌后,核分枝杆菌可由原发病灶经血液循环或淋巴管到达骨与关节,但不一定立刻发病。当机体抵抗力降低,如过于疲劳、营养不良、患有其他慢性疾病等使全身抵抗力降低,或慢性劳损和外伤等使局部抵抗力降低,容易诱发结核。高危人群有:曾感染结核或高发区来的移民、糖尿病或慢性肾衰竭者、吸收不良或营养不良者、嗜酒和使用免疫抑制剂者等。

【病理】

骨与关节结核可分三种类型:①单纯滑膜结核;②单纯骨结核;③全关节结核。骨与关节结核的最初病变仅局限于滑膜组织或骨组织,形成单纯滑膜结核或单纯骨结核,以后者多见。此期关节面完好,若此时病变能得到有效控制,病愈后关节功能不受影响。进一步发展,结核病灶可穿入关节腔,使关节软骨面受到不同程度的损害,形成全关节结核。全关节结核若未得到控制,可发生继发感染,甚至脓肿破溃形成窦道,关节完全毁损,将后遗功能障碍。

【临床表现】

1.症状

(1)全身表现　起病缓慢,症状隐匿。可无全身症状,或仅有轻微的中毒症状,患者常有低热、乏力、盗汗、食欲缺乏、消瘦、贫血等结核中毒症状。全关节结核时,还可有高热寒战等急性症状。

(2)局部表现　最早表现为病变部位隐痛,随病情发展逐渐加重,活动、劳累、咳嗽时加剧,休息后减轻。若脓液破入关节腔可产生急性症状,疼痛剧烈。单纯骨结核者因骨髓腔内压力高,脓液集聚过多,故疼痛剧烈。脊柱结核多为钝痛,咳嗽、打喷嚏、持重物时疼痛加重,可沿脊神经放射。髋关节结核早期即有髋部疼痛,儿童常诉说同

笔记栏

侧膝部疼痛。膝关节结核在单纯滑膜和骨结核疼痛不明显,全关节结核疼痛明显。儿童的髋关节和膝关节结核常有"夜啼"。肩关节结核早期有酸胀感,以肩关节前侧为主,可放射到肘部及前臂。

2.体征

(1)关节积液与畸形　浅表关节可见关节肿胀、积液,并有压痛,为缓解疼痛,关节常处于半屈曲状态。病程晚期,可见肌肉萎缩,关节呈梭形肿胀。晚期因骨质破坏,或骨骺生长影响,形成关节畸形、病理脱位或肢体缩短等。

(2)寒性脓肿与窦道　全关节结核可发展形成寒性脓肿,脓肿可经组织间隙流动,也可向体表破溃形成经久不愈的窦道,经窦道口流出米汤样脓液,有时伴有死骨及干酪样物质,常易并发混合性感染。

(3)病理性骨折与病理性脱位　并不少见。

(4)脊柱结核　脊柱生理弯曲改变,以胸段后突畸形(驼背)明显。拾物试验阳性:腰椎结核的患者弯腰动作受限,不能伸膝位弯腰,拾物时只能挺腰屈膝屈髋下蹲。

(5)髋关节结核　早期有患肢外旋、外展、屈曲、相对变长;后期有患肢内旋、内收、屈曲、相对变短。骶髂关节分离试验阳性:患者仰卧,患侧下肢卷曲使外踝搭在对侧髌上,检查者下压膝部因疼痛不能接触床面者为阳性。托马斯征阳性:患者仰卧,检查者将其健侧髋、膝关节充分屈曲,使膝部尽可能贴近胸前,若患肢自动抬高屈膝离开床面或迫使患肢与床面接触则腰部前凸时,称托马斯征阳性。

(6)膝关节结核　局部疼痛、肿胀,浮髌试验阳性。由于膝关节持续积液和失用性肌萎缩,膝部可呈梭形肿胀,产生"鹤膝"畸形。晚期全关节结核时,膝关节屈曲挛缩。

【辅助检查】

1.实验室检查　可显示血红蛋白和血细胞比容降低;红细胞沉降率增快;存在混合感染时白细胞计数升高。

2.影像学检查

(1)X射线摄片　是诊断的主要手段,但不能做出早期诊断,多在6~8周后方可出现X射线片改变。特征性表现:区域性骨质疏松和周围存在少量钙化的破坏性病灶,病灶周围有软组织肿胀影。

(2)CT检查　可以发现普通X射线片不能发现的病灶,特别是能较好地显示病灶周围的寒性脓肿及病灶内死骨、病骨等。

(3)MRI检查　具有早期诊断价值,脊柱MRI检查还可观察脊髓受损情况。

(4)核素骨显像　可以较早地显示病灶,但不能做定性诊断。

(5)B超检查　可探查寒性脓肿的位置和大小。

3.关节镜检查及滑膜活检　对诊断滑膜结核有一定价值。

【治疗要点】

1.全身治疗

(1)支持疗法　①充分休息,必要时卧床休息;②改善营养,保证摄入充足的蛋白质、碳水化合物和维生素;③贫血严重者给予少量多次输血;④改善生活环境,保证阳光适当、空气清新、环境整洁卫生;⑤混合感染者,根据细菌培养和药敏结果应用抗

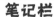

生素。

（2）抗结核治疗 抗结核药物治疗应遵循早期、适量、联合、规律和全程用药,常用的抗结核药物有异烟肼、利福平、乙胺丁醇、链霉素、对氨基水杨酸钠和阿米卡星,一般主张2~3种药物联合应用。用药满2年,达到以下标准时可停药:①全身情况良好,体温正常;②局部症状消失,无疼痛,窦道闭合;③X射线显示脓肿消失或已钙化,无死骨,病灶边缘轮廓清晰;④测3次红细胞沉降率,结果均正常;⑤起床活动已1年,仍能保持上述4项指标。

2.局部治疗

（1）局部制动 ①夹板、石膏绷带固定,一般小关节结核固定4周,大关节结核固定12周左右,以保证病变部位得到充分休息,减轻疼痛;②牵引固定,主要用于解除肌痉挛、减轻疼痛,防止病理性骨折和脱位,并可预防和纠正关节畸形。

（2）局部注射 常用药物为异烟肼和链霉素。适用于单纯性滑膜结核,其优点是用药量小、局部药物浓度高、杀菌效果强、不良反应低。

3.手术治疗

（1）切开排脓 适用于寒性脓肿有混合感染、中毒症状明显或全身情况差,不能实行病灶清除术者。待全身情况改善后,再行病灶清除术。切开排脓后可形成慢性窦道,为以后的病灶清除术带来不便。

（2）病灶清除术 通过手术将病灶内的脓液、死骨、肉芽组织和干酪样坏死物质等彻底清除,并在局部施用抗结核药物。病灶清除术有可能造成结核杆菌的血源性播散,故术前应使用抗结核药物2~4周。

（3）其他手术 ①关节融合术,用于关节不稳定者;②截骨术,用于矫正畸形;③关节成形术或人工关节置换术,用于改善关节功能。

【护理评估】

1.健康史 了解患者的年龄、饮食、活动和居住环境;有无呼吸系统、消化道结核病史或密切接触史;有无抵抗力下降的因素;有无药物过敏史和手术史;治疗情况和抗结核药物用药情况。

2.护理体检 ①全身表现:有无低热、乏力、盗汗、消瘦、贫血等结核中毒表现。②局部表现:有无疼痛及疼痛的时间、部位、性质、程度及放射部位,诱发、加重或缓解的因素;肿胀与脓肿发生的时间、部位、程度、范围、性质,有无压痛及波动感,有无伴随症状。有无窦道,窦道有无异物排出。拾物试验是否阳性,浮髌试验是否阳性,骶髂关节分离试验和托马斯征是否阳性。是否有驼背、鹤膝等畸形。有无截瘫症状和体征。评估实验室检查及影像学检查结果,如红细胞沉降率是否增快,X射线、CT、MRI等检查有无异常。

3.心理–社会状况 评估患者及家属对长期治疗的心理承受程度和康复期望,家属对患者的态度,患者的家庭经济状况和支持度等。

【常见护理诊断/医护合作性问题】

1.焦虑与恐惧 与病程缓慢、治疗时间长、担心功能障碍、担心手术及预后有关。

2.疼痛 与骨关节结核病变和手术创伤有关。

3.躯体移动障碍 与患肢疼痛、制动或截瘫等有关。

笔记栏

4.营养失调:低于机体需要量　与食欲减退、长期慢性消耗有关。

5.低效性呼吸型态　与颈椎结核及咽后壁寒性脓肿、胸膜损伤等有关。

6.皮肤完整性受损　与脓肿破溃形成窦道有关。

7.潜在并发症　病理性骨折、脱位、截瘫、抗结核药物毒性反应等。

【护理措施】

1.术前护理

(1)心理护理　由于病程长和费用高,会给家庭造成沉重负担,故患者会出现自卑、沮丧、焦虑等不良情绪,手术会让患者产生恐惧感,护士应多倾听患者的诉说,关心患者的疾苦,帮助患者树立信心。

(2)卧床休息　适当限制活动,可减轻疼痛、恢复体力、防止病理性骨折与脱位。必要时局部制动,可避免关节畸形、病理性骨折、脊髓损伤和截瘫的发生。

(3)改善营养　①饮食:给予高蛋白、高热量、高维生素、易消化饮食,注意膳食结构的均衡、多样化,多吃水果、蔬菜。②营养支持:如患者食欲差,经口摄入明显不足,可遵医嘱给予肠内或肠外营养支持,对严重贫血或低蛋白症者,注意补充铁剂或少量多次输入新鲜血。

(4)药物治疗　遵医嘱合理应用抗结核药物以控制病变发展,术前应用抗结核药至少2周,有窦道合并感染者应用光谱抗生素至少1周。

(5)皮肤护理　长期卧床者注意皮肤和生活护理,注意保持床单位的整洁,避免压疮。对窦道应及时换药,遵守无菌原则,预防混合感染。

2.术后护理

(1)病情观察　严密监测生命体征,观察有无呼吸困难,测量血压、脉搏等。注意肢端颜色、温度、感觉、运动和毛细血管充盈情况。观察敷料固定是否牢靠,有无渗血、渗液,切口有无红、肿、热、痛等感染征象,发现异常及时报告医生并协助处理。

(2)安置体位　手术后安置患者卧硬板床,取平卧位,待麻醉作用消失、血压平稳后,再根据手术的部位和术式调整适当体位。脊柱结核手术后,可改侧卧位或俯卧位,但必须保持脊柱伸直,避免扭曲;髋关节结核手术后,置患肢外展15°伸直中立位;膝关节结核手术后,置下肢抬高、膝关节屈曲10°~15°体位。

(3)呼吸道护理　保持呼吸道通畅,指导患者正确的咳嗽、咳痰;定时为患者拍背,使分泌物松动易于咳出,或给予雾化吸入;做好气管插管或切开、呼吸机辅助呼吸的护理。

(4)用药护理　术后继续用药至少3~6个月。做好用药护理:①观察疗效,用药后是否有体温下降、食欲增进、体重增加、局部疼痛减轻、红细胞沉降率正常;②注意防治药物的毒性反应和不良反应;用药过程中如出现眩晕、口周麻木、耳鸣、听力异常、肢端疼痛、麻木、恶心、胃部不适、肝功能受损等改变,应及时通知医师。

(5)功能锻炼　功能锻炼的强度应视病情而定,并遵循"循序渐进、持之以恒"的原则。如腰椎结核手术后,第2日可进行直腿抬高练习,活动下肢各关节,以防止肌肉萎缩、关节粘连。锻炼过程中若患者出现不良反应,应暂停锻炼,并进行相应处理。

【健康教育】

1.教育患者坚持抗结核药物治疗,结核有复发的可能,故必须用药2年。向患者

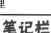
笔记栏

及家属讲解抗结核药物的计量、用法、不良反应及保存方法。

2.指导患者及家属坚持进行出院后的功能锻炼。椎体手术者,术后继续卧硬板床休息3个月,3个月后开始床上活动,半年后方可离床活动,应注意避免胸腹部屈曲,以防植入骨块脱落或移动。

3.出院后每3个月定期到医院复查。如出现耳鸣,听力异常,立即停药并复诊。

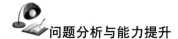 **问题分析与能力提升**

患儿,男性,9岁,主诉:突然出现畏寒,高热,T 41 ℃,头痛,咽痛3 d,左小腿上端持续性剧烈疼痛,不能活动1 d。体检:左小腿上端轻度肿胀,压痛阳性。X射线摄片表现为虫蛀样骨破坏,实验室检查:白细胞$21×10^9$/L,中性粒细胞比例90%。

讨论:①你认为可再做何项检查对明确诊断有帮助? ②该患儿可能的诊断是什么? ③应采取哪些治疗措施? ④如何护理该患儿?

同步练习

1.急性血源性骨髓炎最常见的致病菌为 （ ）
   A.大肠埃希菌　　　　B.乙型链球菌　　　　C.金黄色葡萄球菌
   D.肺炎球菌　　　　　E.铜绿假单胞菌

2.急性骨髓炎行开窗引流冲洗术后3 d内最主要的护理是 （ ）
   A.鼓励患者早期活动　　B.保持引流通畅、快速冲洗　C.观察体温变化
   D.加强饮食护理　　　　E.患肢制动

3.急性骨髓炎应用抗生素治疗时,不妥的是 （ ）
   A.早期用药
   B.联合用药
   C.根据药敏试验结果用药
   D.体温平稳3 d后,停止应用抗生素
   E.大量抗生素治疗不能控制时应采用局部钻孔引流

4.化脓性关节炎最常发生的部位 （ ）
   A.肩关节和肘关节　　B.肘关节和膝关节　　C.髋关节和膝关节
   D.髋关节和踝关节　　E.膝关节和踝关节

5.骨关节结核常继发于 （ ）
   A.肺结核　　　　　　B.肺脓肿　　　　　　C.肝脓肿
   D.淋巴结炎　　　　　E.上呼吸道感染

6.60岁,退休干部,男,10 d前锻炼身体时碰伤左膝部,5 d前开始持续高热、寒战,左胫骨上端剧痛,严重深压痛,白细胞$14×10^9$/L,中性粒细胞85%,X射线片正常。可能是 （ ）
   A.左膝部化脓性关节炎　B.急性蜂窝织炎　　C.创伤性关节炎
   D.膝关节结核　　　　　E.急性血源性骨髓炎

(余小柱)

第四十二章 骨肿瘤患者的护理

学习目标

1. 掌握:骨肿瘤的概念、发病特点、临床表现及处理原则;骨肿瘤患者的护理措施。
2. 熟悉:骨肿瘤的外科分期和好发部位。
3. 了解:骨肿瘤的分类、骨肿瘤患者的护理诊断;骨良、恶性肿瘤的区别。
◆运用护理程序为骨肉瘤患者提供手术前后的护理。

第一节 概 述

骨肿瘤是指发生在骨膜、骨、软骨等骨组织及骨的血管、神经、脂肪、纤维组织等骨附属组织的肿瘤。

凡发生在骨内或起源于骨各种组织成分的肿瘤,不论是原发性,还是继发性或转移性肿瘤,统称为骨肿瘤。原发性良性骨肿瘤比恶性多见。恶性肿瘤以骨肉瘤占首位,良性肿瘤以骨软骨瘤为常见。骨肿瘤的发病年龄和部位对肿瘤的发生是很有意义的,如尤文肉瘤多见于儿童,骨肉瘤多见于青少年,骨巨细胞瘤多见于 20~40 岁,骨髓瘤多见于 40 岁以上男性。骨肿瘤好发于长骨的干骺端,也是生长最活跃的部位,如股骨下端、胫骨上端,而骨骺则很少受影响;转移癌好发于脊柱、骨盆等处。

【临床表现】

1.疼痛与压痛 疼痛是恶性肿瘤的主要症状,开始时为轻度、间歇性,后来发展为持续性剧痛,夜间明显,并有局部压痛。良性肿瘤生长缓慢,多无疼痛或仅有轻度疼痛,少数良性肿瘤,如骨样骨瘤可因反应骨的生长而产生剧痛。

2.局部肿块和肿胀 恶性肿瘤局部肿胀肿块常发展迅速,表面可有皮温增高和浅静脉怒张。良性肿瘤生长缓慢,病程较长,通常被偶然发现。

3.功能障碍和压迫症状 邻近关节的肿瘤产生的疼痛和肿胀可引起关节活动障碍。脊柱肿瘤可引起压迫症状,甚至出现截瘫。

4.病理性骨折或病理性脱位　良、恶性肿瘤均可发生病理性骨折,骨端肿瘤骨质破坏严重时可导致病理性关节脱位。

5.转移和复发　晚期恶性肿瘤可经血液和淋巴向远处转移,如肺转移。良性骨肿瘤复发提示有恶变的可能,恶性肿瘤治疗可复发。

6.全身症状　晚期恶性肿瘤可有体重下降、低热、贫血等全身症状。

【辅助检查】

1.影像学检查

(1)X射线检查　常能反映骨肿瘤的基本病变对骨肿瘤诊断具有重要价值。有些肿瘤表现为骨的沉积,统称为反应骨。临床上肿瘤细胞产生的类骨,称为肿瘤骨。有些肿瘤表现为骨破坏或骨吸收,也有肿瘤两种表现兼而有之,正、侧位X射线平片是不可缺少的诊断手段之一,恶性骨肿瘤常规拍胸片,了解有无肺转移。

(2)CT　可提供病变的横断面影像,因而可确定骨肿瘤及软组织病变的范围。

(3)MRI　能更清楚反映软组织的累及范围,对识别肿瘤与主要结构如血管或脊髓的关系很有帮助。

(4)放射性核素骨显像　可明确病损范围及转移病灶。

2.生化测定　患有恶性肿瘤的患者,除全面化验检查外,还必须对血钙、血磷、碱性磷酸酶和酸性磷酸酶进行测定。凡骨有迅速破坏时,血钙常升高,血清碱性磷酸酶反映成骨活动,成骨性肿瘤如骨肉瘤,有明显升高;男性酸性磷酸酶的升高提示转移瘤来自晚期的前列腺瘤。尿Bence-Jones蛋白阳性可能为浆细胞骨髓瘤。

3.病理检查　病理检查是确诊肿瘤唯一可靠的检查,分为切开活检和穿刺活检两种。

(1)切开活检　分为切取式和切除式两种。软组织肿瘤可在术中做冰冻切片,立即得出病理报告,带骨标本需经脱钙后石蜡包埋再做切片。

(2)穿刺活检　此法简单、安全、损伤小,用于脊柱及四肢的溶骨性病损。

【治疗原则】

良性骨肿瘤以手术切除为主,手术方式有刮除植骨术及外生性骨肿瘤切除术。恶性骨肿瘤多采用以手术治疗为主、化疗、放疗、免疫治疗等为辅的综合治疗。手术治疗需按照外科分期选择手术方法,力争切除肿瘤和保全肢体。

【护理评估】

1.健康史　评估患者年龄,家族史。

2.护理体检　检查有无疼痛、局部肿胀和肿块、肿块的性状,有无功能障碍和压迫症状、病理性骨折等情况。

3.辅助检查　通过X射线了解骨肿瘤的基本病变、有无肺转移。通过CT了解病变的范围、通过MRI了解软组织的累及范围,通过对血钙、血磷、碱性磷酸酶和酸性磷酸酶进行测定、病理检查进一步提高诊断的准确性。

4.心理-社会评估　恶性肿瘤患者常表现为焦虑,失望,担心肢体缺失,更担心医治无效而死亡,少数因绝望而产生轻生的念头。

【常见护理诊断/医护合作性问题】

1.疼痛　与肿瘤压迫,浸润和手术有关。

2.自我形象紊乱　与肿瘤引起的肢体畸形,药物不良反应,手术截肢有关。

3.有皮肤完整性受损的危险　与长期卧床有关。

【护理措施】

1.心理护理　尽快让患者熟悉环境,对患者的情绪反应表示理解,并给予心理安慰和支持,帮助患者认识到手术的必要性和治疗效果。

2.止痛　避免疼痛诱发因素,防止局部受压、扭转和负重。遵医嘱使用止痛药,常用"三步阶梯"给药方案。

3.术前准备　①术前常规准备:尤其要注意手术区皮肤和适应性训练。②遵医嘱卧床,防止病理性骨折。

4.术后护理　①观察病情:观察伤口有无渗血,患肢血运情况,如颜色、温度、动脉搏动、感觉,观察患者生命体征。②引流管的护理:保持通畅,做好观察和记录。③需石膏固定的患者,做好石膏固定期间护理,抬高患肢,防止受压。④局部制动、休息:注意保持手术关节部位稳定,保持肢体功能位置。

5.药物副作用　放疗、化疗期间护理注意药物的毒副作用,如发现及时处理。

【健康教育】

1.生活指导　指导帮助患者卧床期间的生活。

2.饮食指导　鼓励多食高蛋白、高热量、高维生素、易消化的食物,多饮水。

3.指导锻炼鼓励功能锻炼　防止肌肉萎缩,关节强直和静脉血栓形成,一般术后48 h主要是肌肉收缩运动,术后3周可进行手术部位远近侧关节的活动,但不能负重,术后6周可加大活动量和范围。

第二节　常见骨肿瘤患者的护理

一、骨软骨瘤患者护理

骨软骨瘤是指骨表面被覆软骨帽的骨性突起物,来源于软骨,是最常见的良性骨肿瘤。常好发于长骨干骺端,如股骨远端、胫骨近端和肱骨近端。多见于10～20岁青少年,男性多于女性。以单发性多见,又名外生骨疣,约有1%的单发性骨软骨瘤可恶变。多发性较少见,常合并骨骼发育异常,并有遗传性,故称遗传性多发性骨软骨瘤。多发性骨软骨瘤恶变机会较单发性高。

【病理】

骨软骨瘤实质上是骨生长方向的异常,和长骨干骺区再塑性的错误,其结构包括正常骨顶端有正常软骨帽。因其有自身的干骺板,所以在生长年龄内增长,到生长年龄结束时,其生长也停止。有1%左右的骨软骨瘤可恶变。

【临床表现】

初期表现为局部逐渐增大的、硬性无痛性肿块,固定于表面,表面可合并有滑囊,常在无意间发现。可长期无自觉症状。当肿瘤继续生长,刺激压迫周围组织时引起疼痛和关节活动受限。恶变后可出现疼痛、肿胀、软组织包块等症状。

【辅助检查】

X射线检查表现为长骨的干骺端有蒂状、鹿角状骨性隆起,其皮质和骨松质与正常骨相连,软骨膜和滑囊常不显影,软骨帽有时呈不规则钙化影。

【治疗原则】

无症状者可不手术,但需密切观察。若肿瘤过大,生长较快、出现压迫症状或影响功能或可疑恶病者应手术切除。切除范围从肿瘤基底四周正常组织开始,包括纤维膜或滑囊、软骨帽等,以防复发。

【护理评估】

1. 术前评估

(1)健康史　了解患者的年龄、性别、职业、生活习惯和工作环境,特别注意有无化学致癌物、放射线接触史;有无外伤、骨折史;既往有无肿瘤病史、手术治疗史;有无其他系统疾病,家中有无肿瘤患者。

(2)身体状况　①局部表现:评估病变部位局部的疼痛、肿胀、畸形和活动受限情况,有无皮温增高和压痛,有无压迫和转移。②全身表现:评估有无消瘦、体重下降、营养不良和贫血等恶病质表现,估计患者对手术治疗的耐受力、重要脏器的功能状态。③辅助检查:评估实验室检查、影像学检查、组织病理学检查、各重要脏器功能辅助检查结果。

(3)心理-社会状况　评估患者对疾病的预后、采取的手术、化疗方案及术后康复知识的了解程度;评估患者对手术及其术后并发症、自我形象紊乱等的心理承受能力,评估家属对疾病及其治疗方法、预后认知程度,心理承受能力,家庭对治疗的经济承受能力。

2. 术后评估

(1)手术情况　了解麻醉方式、术中情况和术后引流等。

(2)身体状况　评估生命体征、切口、外固定、引流管、营养状况及辅助检查等。

(3)心理-社会状况　评估患者及家属对术后康复的认识程度,对肢体外观改变缺失是否承受,家属是否能够提供长期照顾。

【常见护理诊断/医护合作性问题】

1. 焦虑/恐惧　与肢体功能障碍或担心预后不良有关。

2. 疼痛　与肿瘤浸润生长、手术创伤有关。

3. 躯体移动障碍　与疼痛及肢体功能受损有关。

【护理措施】

1. 心理护理　主动与患者沟通,了解患者产生焦虑恐惧的具体原因,减轻患者焦虑、恐惧心理。若患者担心预后,向患者解释骨软骨瘤属于良性骨肿瘤,无症状者,无须治疗;有症状者,可手术切除。向患者介绍病情、治疗方法和预后,可减轻患者因疾病产生的焦虑、恐惧心理。

2. 控制疼痛　为患者创造安静舒适的环境,并与其讨论疼痛的原因和缓解疼痛的方法。指导患者利用非药物方法缓解疼痛,如放松训练、催眠、暗示、想象等;若疼痛不能控制,可遵医嘱应用镇痛药物,观察镇痛药物的效果,及其副作用。

3. 预防病理性骨折 下肢肿瘤患者易发生病理性骨折,应避免下肢负重,活动时注意保护。提供无障碍环境,教会患者正确使用拐杖、轮椅等助行器,避免肢体负重。

4. 健康教育 保持身心健康,提高生活质量。鼓励患者消除消极情绪,树立战胜疾病的信心。指导患者积极锻炼身体,增强自理能力、合理有效控制疼痛,提高生活质量。并提供术后康复的相关知识。术后抬高患肢预防肿胀。观察切口敷料是否完整,有无渗血、肢体有无感觉和运动异常,若发现异常应立即配合医生处理,并采用相应的护理措施。骨软骨瘤手术一般对关节功能影响小,术后伤口愈合后,开始功能锻炼。

二、骨巨细胞瘤患者的护理

骨巨细胞瘤是较常见的原发性骨肿瘤,属于一种潜在恶性或介于良、恶性之间的溶骨性肿瘤。好发于长骨骨端和椎体,特别是股骨远端和胫骨近端。发病年龄多在20~40岁,女性多于男性。

【病理】

骨巨细胞瘤按基质细胞及多核巨细胞的分化程度及数目多少,分为三级。

Ⅰ级:基质细胞颇稀疏,核分裂少,多核巨细胞甚多。

Ⅱ级:基质细胞多而密集,核分裂较多,多核巨细胞数目减少。

Ⅲ级:以基质细胞为主,核异形性明显,分裂极多,多核细胞很少。

【临床表现】

主要症状为疼痛和肿胀,瘤内出血或病理性骨折。病理性骨折时疼痛加重,局部可有轻压痛,皮温增高,可触及有乒乓球样感觉的局部包块,病变邻近关节运动受限。

【辅助检查】

X射线检查:主要表现为骨端偏心位溶骨性破坏而无骨膜反应,病灶骨皮质膨胀变薄,呈肥皂泡样改变。

【治疗要点】

1. 属 $G_0T_0M_{0\sim1}$ 者 以手术治疗为主,采用切除术加灭活处理,再植入自体或异体松质骨或骨水泥,但易复发。对于复发者,应做切除或节段截除术或假体植入术。

2. 属 $G_{1\sim2}T_{1\sim2}M_0$ 者 采用广泛或根治切除,化疗无效。对发生于手术困难部位如脊椎者可采用放疗,但放疗后易肉瘤变,应高度重视。

【护理评估】

同骨软骨瘤患者的护理。

【常见护理诊断/医护合作性问题】

1. 焦虑/恐惧 与肢体缺失或担心预后不良有关。

2. 疼痛 与肿瘤浸润生长、压迫周围组织有关。

3. 躯体移动障碍 与疼痛及肢体功能受损有关。

4. 潜在并发症 病理性骨折。

【护理措施】

1. 术前护理

（1）减轻焦虑与恐惧　骨巨细胞瘤为潜在的恶性肿瘤,患者担心手术预后。与患者沟通,了解患者的焦虑、恐惧问题所在,有针对性的予以指导,保持患者情绪稳定,能接受并配合治疗。

（2）控制疼痛　帮助患者取舒适体位,通过转移注意力,缓解疼痛。疼痛较轻者采用放松理疗方式缓解疼痛。对疼痛严重者给予止痛药,先给阿司匹林等非阿片类止痛药,若无效,可加用可待因或强痛定等药物,仍无效时再使用阿片类制剂,如吗啡和哌替啶。为了提高肿瘤患者的生活质量,止痛措施应积极。尽量减少护理操作中的疼痛,避免不必要的搬动。

（3）预防病理性骨折　下肢肿瘤患者易发生病理性骨折,应避免下肢负重,活动时注意保护。对骨破坏严重者,应用小夹板或石膏托固定患肢;对股骨近端破坏严重者,除固定外还应同时牵引,以免关节畸形。对卧床患者,变换体位时动作要轻,一旦发生骨折,应按骨折患者进行护理。

2. 术后护理

（1）病情观察　观察生命体征;观察患肢有无疼痛及疼痛性质变化;引流管是否固定和通畅;手术切口有无渗血和渗液,渗液量及其性质;手术局部和肢体远端肿胀程度、感觉、运动、皮肤温度和血运情况及患者全身反应。

（2）体位　术后根据手术性质部位决定术后体位。人工关节置换术后应保持患肢外展中立位,膝关节置换术后保持膝关节屈曲10°,两侧可放置沙袋保持中立位。

（3）功能锻炼　鼓励患者进行功能锻炼,预防肌肉萎缩和关节僵硬。术后病情平稳即可开始患肢肌的等长收缩和足趾活动,术后1~2周逐渐开始关节活动。人工髋关节置换练习外展运动,术后2周扶拐下地,训练站立负重,人工膝关节置换者,练习伸屈运动,异体骨与关节移植者,根据愈合程度,逐渐增加活动量,以防止异体骨发生骨折。

（4）放疗并发症的预防和护理　①心理护理:鼓励及关心患者给予心理及精神上的支持。②放射性皮炎:放疗期间,注意保护照射部位皮肤,避免物理、化学因素刺激防止日光直接照射,若皮肤破溃应使用无刺激性药物治疗直至愈合。③骨髓抑制:放疗患者常有白细胞和血小板减少,应每周检查白细胞和血小板,注意预防感染,给予保护性隔离,必要时遵医嘱输血或血制品增强抵抗力。

三、骨肉瘤患者的护理

骨肉瘤是最常见的恶性骨肿瘤,好发于10~20岁的青少年,男性发病率高于女性。多发生于长管状骨的干骺端,最常见的是股骨远端和胫骨近端,其次是肱骨近端。近年来,由于早期诊断和新辅助化疗的发展,使骨肉瘤的5年存活率大大提高。

【病理】

1. 肉眼观　肿瘤位于长骨干骺端,偏干,常累及骨膜、骨皮质及髓腔,形成梭形瘤体,切面棕红,灰白,有条索状或斑点状,多处为鱼肉状,瘤性骨质硬,软骨区为浅蓝色半透明状。

2. 镜下观　根据肿瘤发生的部位、组织学形态和生物学行为将骨肉瘤分为许多亚型。

【临床表现】

骨肉瘤患者常有疼痛、局部肿块和运动障碍三大症状,可伴有恶病质。疼痛出现较早,起初为间歇性疼痛,晚期可伴有严重的休息痛和夜间痛,局部有压痛、浅静脉怒张、皮温增高等,随着病变的发展,局部出现质硬的肿块,迅速增大的肿块可引起邻近关节内积液并影响关节运动。溶骨性骨肉瘤因侵蚀皮质骨而导致病理性骨折。肺转移发生率较高。

【辅助检查】

1. X 射线检查　　可有不同形态,主要表现有成骨性骨硬化灶或溶骨性破坏,骨膜反应可见 Codman 三角或呈"日光射线"现象。

2. 放射性核素骨显像　　可以确定肿瘤的大小及发现其他骨肉瘤灶。

3. 实验室检查　　瘤体过大、分化差及有转移者红细胞沉降率可增快;45% ~50% 的患者碱性磷酸酶增高,但无特异性。

【治疗要点】

属 $G_2T_{1\sim2}M_0$ 者,采取综合治疗。术前大剂量化疗,然后根据肿瘤浸润范围做根治性切除瘤段、灭活再植或置入假体的保肢手术,或截肢术,术后继续大剂量化疗。骨肉瘤肺转移的发生率极高,属 $G_2T_{1\sim2}M_1$ 者,除上述治疗外,还可行手术切除转移灶。

【护理评估】

同骨软骨瘤患者的护理。

【常见护理诊断/医护合作性问题】

1. 焦虑/恐惧　　与肢体缺失或担心预后不良有关。

2. 疼痛　　与肿瘤浸润生长压迫周围组织、手术创伤、病理性骨折、术后幻肢痛有关。

3. 躯体移动障碍　　与疼痛、关节功能受限及制动有关。

4. 有受伤的危险　　与骨肿瘤破坏骨质导致病理性骨折有关。

5. 潜在并发症　　病理性骨折。

【护理措施】

1. 术前护理

(1)心理护理　　对接受综合治疗者,手术前化疗需要花费一定的时间,要向患者及其家属说明化疗是为了取得更好的治疗效果,争取他们的配合。对要截肢者,应理解他们可能产生的失落感和担心被遗弃的感觉,帮助他们认识到手术的安全性、治疗效果及对挽救生命的意义,说明假肢及辅助行走工具可以对身体外观和移动功能有一定的弥补作用,帮助患者修饰仪表等,使其逐渐接受肢体残缺的现实,尽快恢复正常生活。

(2)控制疼痛　　患者常有剧烈持久的疼痛,因此镇痛护理从患者入院即可开始。帮助患者取舒适体位,鼓励其参加娱乐活动以转移注意力。在疼痛开始或加重前给予止痛药,先给阿司匹林等非阿片类止痛药,若无效可加用可待因或布桂嗪等药物,仍无效时再使用阿片类制剂,如吗啡和哌替啶。为了提高晚期肿瘤患者的生活质量,止痛措施应积极。必要时应用自控镇痛泵或神经阻滞等方法缓解疼痛。

（3）防病理性骨折　下肢肿瘤患者易发生病理性骨折,应避免下肢负重,活动时注意保护。

（4）营养支持　由于肿瘤生长给予患者高热量、高蛋白和高维生素清淡易于消化饮食支持;应摄入足够水分,多食瓜果、蔬菜,必要时可采用肠外营养,甚至少量多次输血。

（5）皮肤准备　目的是防止术后伤口感染。术前 3 d 每天用肥皂水清洗手术部位,术前日用肥皂水清洗后剃去手术区毛发,清洗擦干后用碘附消毒,并以无菌巾包扎。

（6）化疗护理　化疗期间注意病情观察、注意化疗药物的给药注意事项,以及药物毒副作用。

2. 术后护理

（1）病情观察　观察生命体征;观察患肢有无疼痛及疼痛性质变化;引流管是否固定和通畅,手术切口有无渗血和渗液,渗液量及其性质;手术局部和肢体远端肿胀程度,感觉、运动、皮肤温度和血运情况及患者全身反应。

（2）促进关节功能恢复　术后应抬高患肢,促进血液回流,减轻肢体肿胀。保持肢体中立位预防关节畸形。膝部手术后,膝关节屈曲 15°,距小腿关节屈曲 90°,髋关节外展中立位或内旋位,防止发生内收外旋脱位。术后早期卧床休息,避免过度活动,以后根据康复状况开始床上活动,或床旁活动。教会患者正确应用拐杖及轮椅。

（3）生活护理　因伤口疼痛不敢活动、截肢都可影响患者的自理能力,护理人员和家属应协助患者进食、排便等,创造良好条件促进患者休息和睡眠。对不能下床走动的患者,可用轮椅将其推到户外活动。

（4）功能锻炼　术后 48 h 开始肌肉的等长收缩,以改善血液循环,防止关节粘连,减少肌肉失用性萎缩。一般于术后 3 周可进行手术部位远近关节的轻度活动,但不可负重。术后 6 周可进行全身活动,逐渐加大活动量和范围,必要时进行理疗或按摩,利用拐和轮椅等助行器械或在他人帮助下活动。

（5）截肢后护理

1）心理护理　鼓励及关心患者给予心理及精神上的支持。

2）体位　术后 24～48 h 抬高患肢,预防肿胀。下肢截肢者,每 3～4 h 俯卧 20～30 min,并将残肢以枕头支托,压迫向下,仰卧位时,不可抬高患肢,以免造成膝关节屈曲挛缩。术后残肢应用牵引或夹板固定在功能位置,以防发生关节挛缩。

3）并发症观察与护理　①观察防止伤口出血:注意观察肢体残端的渗血;观察创口引流液的量及性质,防止大出血危及生命,若出血量较大,应立即扎止血带止血,并告知医师,配合处理。故截肢术后患者应床旁常规放置橡皮止血带。对渗血较多者,可用棉垫加弹性绷带加压包扎;若出血量较大,血压急剧下降,脉搏细弱,应警惕残端血管破裂或血管结扎缝线脱落,需立即以沙袋压迫术区或出血部位的近心端扎止血带压迫止血,并告知医生配合处理。②预防伤口感染:伤口按时换药,观察伤口有无剧痛、跳痛并有皮温升高,局部有波动感,可能有术区深部感染,报告医生及时查找原因进行处理。③减轻幻肢痛:幻肢痛是患者感到已切除的肢体仍然有疼痛或其他异常感觉。幻肢痛属精神因素性疼痛,药物治疗虽有止痛和暗示作用,但并不解决根本问题。在术前应向患者做好解释,使其从内心承认并接受截肢的事实。术后尽早装配临时性假肢下床活动,对残肢进行热敷和间歇加压刺激,一般数月后穿戴永久性假肢,幻肢痛有望自然消失。顽固性幻肢痛者除给予止痛剂、心理治疗和物理治疗外,可行神经阻断方法消除幻肢痛。

4)指导患者进行残肢锻炼 术后24~48 h应抬高患肢,预防肿胀。下肢截肢者,每3~4 h俯卧20~30 min,并将残肢以枕头支托,压迫向下。仰卧位时不可抬高患肢,以免造成膝关节的屈曲挛缩。一般术后2周,伤口愈合开始锻炼。

【健康教育】

1.普及知识 向患者讲解随着骨肿瘤综合疗法的发展,治愈率在不断提高,使患者树立战胜疾病的信心,消除消极的心理反应,促进身心健康。

2.提高生存质量 向患者宣传保证营养物质摄入和增强抵抗力的重要性,消除患者对疼痛的恐惧,合理使用药物镇痛或其他综合镇痛法,以减轻或消除疼痛。

3.指导患者进行残肢锻炼 以增强肌力,防止关节屈曲、挛缩,保持关节正常的活动范围。指导、鼓励患者使用辅助工具,早期下床活动,为安装假肢做准备。

4.定期复查 嘱患者定期复查和拍片,发现异常及时就诊。

问题分析与能力提升

患者,女,18岁,1个月前因右膝关节下疼痛以"关节炎"行局部物理治疗,未见明显好转。患者1周前疼痛加重,夜间不能入睡,肿胀明显,来医院就诊。经X射线拍片诊断为"右胫骨上段骨肉瘤"。

讨论:①患者主要的护理诊断有哪些? ②若该患者采用截肢术,术后的护理措施有哪些? ③如何对患者进行健康教育?

同步练习

1.对骨肿瘤的诊断、鉴别诊断,最有价值的检查是 （　）

　A.X射线摄片　　　　　　　B.核素骨扫描　　　　　　C.MRI

　D.碱性磷酸酶测定　　　　　E.组织病理学检查

2.Codman三角多见于 （　）

　A.脂肪肉瘤　　　　　　　　B.骨肉瘤　　　　　　　　C.皮质旁肉瘤

　D.骨髓瘤　　　　　　　　　E.骨巨细胞瘤

3.Bence-Jones蛋白阳性多见于 （　）

　A.软骨瘤　　　　　　　　　B.骨巨细胞瘤　　　　　　C.骨软骨瘤

　D.骨肉瘤　　　　　　　　　E.浆细胞骨髓瘤

4.骨肿瘤的好发部位是 （　）

　A.长骨骨干　　　　　　　　B.扁骨　　　　　　　　　C.脊柱骨

　D.长骨干骺端　　　　　　　E.短骨干骺端

5.关于骨肿瘤手术后护理措施,下列描述不正确的是 （　）

　A.术后抬高患肢,预防肿胀

　B.密切观察患者的生命体征

　C.人工关节置换术后,术后2~3周后功能锻炼

D. 恶性肿瘤伤口愈合后,即可下地进行功能锻炼

    E. 髋部手术后髋关节外展中立或内旋,预防关节脱位

6. 最常见的良、恶性交界性骨肿瘤是 （ ）

    A. 软骨肉瘤   B. 骨肉瘤   C. 肺癌骨转移

    D. 尤文肉瘤   E. 骨巨细胞瘤

7. 患者,男性,20 岁。一次摔倒时无意间触及右大腿下端内侧硬性凸起,无疼痛,膝关节运动良好。最可能的诊断是 （ ）

    A. 骨软骨瘤   B. 软骨瘤   C. 骨巨细胞瘤

    D. 骨囊肿   E. 骨化性肌炎

8. 女,18 岁。右股骨下端肿块 2 个月,浅静脉怒张,皮温略高;X 射线平片显示右股骨下端有边界不清的骨质破坏区,骨膜增生呈放射状阴影。最可能的诊断是 （ ）

    A. 骨髓炎   B. 骨结核   C. 骨肉瘤

    D. 骨巨细胞瘤   E. 骨转移癌

（赵江瑞）

第四十三章 腰腿痛和颈肩痛患者的护理

第一节 腰椎间盘突出症患者的护理

腰椎间盘突出症是指腰椎间盘变性、纤维环破裂、髓核组织突出,刺激和压迫神经根或马尾神经所引起的临床综合征。是腰腿痛最常见的原因之一。好发年龄为 20~50 岁,男性多于女性,多发生在 $L_4 \sim L_5$ 与 $L_5 \sim S_1$ 间隙。

【病因】

1. 腰椎间盘退行性变　是基本病因,纤维环和髓核脱水,失去其正常的弹性。
2. 腰椎损伤　是椎间盘突出的诱发因素。
3. 其他　遗传因素、妊娠等。

【临床表现】

1. 症状　①腰痛,为最常见的首发症状;②坐骨神经痛,典型表现是从下腰部向臀部后方、小腿外侧直到足背或足外侧的放射痛,腹压增加时可使疼痛加剧;③髓核向中央突出,可压迫马尾神经,出现鞍区感觉迟钝及大小便功能障碍。

2. 体征　①腰椎侧突,是一种为减轻疼痛的姿势性代偿畸形;②脊柱生理弯曲消失,腰部肌肉痉挛出现腰椎侧凸畸形,腰部活动受限;③病变椎间隙的棘突间有压痛,其旁侧 1 cm 处压之有沿坐骨神经的放射痛;④直腿抬高试验及加强试验:患者平卧,膝关节伸直,被动直腿抬高下肢,至 60°以内即出现放射痛即为直腿抬高试验阳性,放下患肢至疼痛消失,被动背屈踝关节又出现放射性疼痛,为加强试验阳性;⑤受累神经所支配区域的感觉减退、肌力减弱及腱反射减低。

【辅助检查】

X 射线平片可显示腰椎及椎间盘退变情况;CT、MRI 可显示髓核突出、压迫神经根的部位。

【治疗及护理】

1. 非手术治疗及护理

(1)卧床休息　绝对卧硬板床休息 3~4 周,或至症状缓解,再戴腰围下床活动,3 个月内不可做弯腰动作。

(2)骨盆牵引　持续骨盆牵引 2 周,牵引重量在 7~15 kg,床的足端抬高 15~30 cm 以做反牵引。亦可用间断牵引法,每天 2 次,每次 1~2 h。注意:孕妇、高血压、心脏病患者禁用骨盆牵引治疗。

(3)糖皮质激素硬脊膜外封闭　常用醋酸泼尼松龙加利多卡因行硬脊膜外隙封闭,以减轻神经根周围的炎症与粘连。封闭结束后按硬脊膜外麻醉常规进行护理。

(4)推拿疗法　中央型椎间盘突出除外。

2. 手术治疗及护理　用于非手术治疗无效或马尾神经受压者,可行髓核摘除术或经皮髓核摘除术。

(1)安置患者卧硬板床,遵医嘱给止痛剂,协助翻身及日常生活护理,防止并发症。

(2)指导患者起床的方法及从地上拾起物品的姿势,避免弯腰动作。

(3)手术前护理:训练卧床大小便。

(4)手术后护理:①髓核摘除术后,应做好引流管的护理,如无异常,一般术后24 h 拔除。②观察患肢疼痛、感觉、运动情况,如有异常,及时报告医生。③一般继续卧床 1~3 周,卧床期间坚持呼吸肌、脊背肌、四肢肌功能锻炼,预防肌肉萎缩,增强脊柱稳定性,逐步练习直腿抬高,预防神经根粘连。术后第 1 天进行直腿抬高练习,预防神经根粘连;术后第 3 天进行腰背肌锻炼(仰卧法);术后第 4~7 天进行腰背肌锻炼(俯卧法)。④出院指导:继续卧床休息 3 周后佩带腰围下床活动。坚持腰背肌功能锻炼。一个半月内不弯腰。

第二节　腰椎管狭窄症患者的护理

腰椎管狭窄症是指由于腰椎管发育不良和(或)椎管的退行性变,椎管狭窄,导致马尾神经或神经根受压的临床综合征。多见于 40 岁以上人群。

【临床表现】

1. 间歇性跛行　患者行走数百米即可出现下肢疼痛、麻木、无力,休息后行走又出现上述症状。

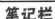
2. 腰腿痛逐渐加重　患者站立、长时间行走加重,身体前屈、蹲位时减轻或消失。

3. 马尾神经受压　患者伴双大小腿、足跟后侧及会阴部感觉障碍,大小便功能障碍。

4. 其他　腰部后伸受限。

【治疗及护理】

1. 非手术治疗　大多数的腰椎管狭窄症患者经过非手术治疗,症状可以得到明显缓解。

(1)卧位　一般取屈髋、屈膝位侧卧,休息 3~5 周症状可缓解或消失。对于老年人长期卧床易引起肌肉萎缩、深静脉血栓及肺炎等并发症,建议不宜超过 2~3 周。

(2)药物治疗　给予适量的非类固醇类抗炎药物。

(3)功能锻炼　腰椎屈曲可使椎管容量和有效横截面积增大,减轻对马尾神经的挤压。腹肌肌力的增强也可拮抗神经组织所受到的椎管机械性压力。

(4)硬膜外间隙注入类固醇药物　可起到局部消炎作用,不是理想方法。部分患者暂时缓解疼痛,曾见骶管内注射后病情加重及瘫痪。多次注射引起神经粘连,增加手术难度。

(5)其他　牵引、局部封闭、针灸、推拿等。

2. 手术治疗　如果保守治疗 3 个月无效,自觉症状明显且持续性加重,影响正常生活和工作;或出现明显的神经根痛和明确的神经功能损害,尤其是严重的马尾神经损害,以及进行性加重的腰椎滑脱、侧弯伴随相应的临床症状出现,则需要进行手术治疗。手术方法是减压术,或同时行减压融合术,有时加固定的稳定手术。术后护理同腰椎间盘突出症。

【健康教育】

1. 坚持健康检查　注意有无脊柱先天性或特发性畸形,对于从事剧烈腰部运动的工作者,应该加强腰背部保护,防止反复损伤。

2. 改正不良的姿势　注意保持正确的姿势,克服不良的习惯。

3. 加强肌肉锻炼　强有力的背部肌肉,可防止腰背部软组织损伤,腹肌和肋间肌锻炼,可增加腹内压和胸内压,此有助于减轻腰椎负荷。可坚持游泳或做"飞燕点水"运动。即患者俯卧硬板床上,先是上肢后伸,头后背尽量后仰,然后下肢并拢后伸,全身翘起,腹部着床,持续 15~30 s,每次 30 min,每天 2 次以上。还可以在床上做"桥式运动"。即患者仰卧,双手平放于身体两侧,双膝并拢屈曲,双足撑床,收腹、抬臀,坚持 30 s 左右再放松。每组 30 min,每天做两次以上。

4. 其他　避免体重过重;寒冷、潮湿季节时应注意保暖,以免风寒湿邪侵袭人体的患病部位,同时,避免劳累诱发本病的复发。

第三节　颈椎病患者的护理

颈椎病是指颈椎间盘退行性变及其继发性椎间关节退行性变所致脊髓、神经、血管损害而表现出相应症状和体征。好发部位依次为颈$_{5~6}$、颈$_{4~5}$、颈$_{6~7}$。

【病因】

1. 颈椎间盘退行性变　是颈椎病的基本原因。

2. 急慢性损伤　均可诱发颈椎间盘退行性变,如长期伏案工作或睡眠姿势不良。

3. 其他　先天性颈椎管狭窄、发育异常也易引起颈椎病。

【分型及临床表现】

1. 神经根型颈椎病　临床最常见。颈神经根受压,开始颈痛颈部僵硬,继而向肩部及上肢放射;上肢感觉异常,肌力和手握力减退。体征:患侧颈部肌肉挛缩,颈肩部压痛,颈部和肩关节活动受限;上肢牵拉试验(医生一手扶患者患侧颈部,另一手握患侧腕部,两手向相反方向牵拉,患者患侧上肢出现放射痛和麻木感)及压头试验(患者坐位时,头后仰并偏向患侧,医生用手掌压其头顶,患者出现颈部疼痛并向患侧上肢放射)阳性。CT 和 MRI 检查可帮助诊断。

2. 脊髓型颈椎病　颈椎病压迫脊髓。早期颈痛不明显,而以四肢乏力,行走或持物不稳,有踩棉花样感觉等表现为主;随病情加重,发生自下而上的上运动神经元性瘫痪。CT 和 MRI 检查可帮助诊断。

3. 椎动脉型颈椎病　①眩晕:为主要症状;②头痛:多为发作性胀痛,多位于枕部或顶枕部,常伴自主神经功能紊乱症状;③视觉障碍:为突发性弱视或失明、复视,短期内自动恢复;④突发猝倒:多在头部突然转动或屈伸时发生,倒地后再站起即可继续正常活动。

4. 交感神经型颈椎病　主观症状多,客观症状少。①交感神经兴奋症状:头痛头晕,心动过速,血压升高,多汗,眼胀痛,情绪不稳定等;②交感神经抑制症状:头晕,面部麻木、无汗,视物不清,耳鸣,心动过缓、血压下降等。

【辅助检查】

1. X 射线检查　可见颈椎生理前凸减小或消失,椎间隙变窄,骨质增生,钩椎关节增生,椎间孔变形、缩小。

2. CT 和 MRI 检查　可见椎间盘突出、脊髓受压等情况。

3. 椎动脉造影　可显示椎动脉局部受压、梗阻、血流不畅。

【治疗及护理】

1. 非手术治疗及护理　主要适用于神经根型、椎动脉型、交感神经型颈椎病。①颌枕带牵引的护理:取坐位或卧位均可。间断牵引时,每日数次,每次 0.5 ~ 1 h,重量 2 ~ 6 kg;采取持续牵引时,一般取卧位牵引,每日持续牵引 6 ~ 8 h,2 周为 1 疗程。对于有些不便来医院治疗的患者,可教会患者及家属在家牵引的方法及注意事项。②颈托或围领制动。③推拿按摩、理疗。④症状明显时可用非甾体抗炎药对症治疗等。⑤健康指导:保持良好工作姿势;不宜在床上长时间看书看电视,颈部需用靠枕保护。睡眠时枕头不宜过软;防止急性头、颈、肩外伤;加强颈部功能锻炼。

2. 手术治疗　适用于诊断明确、经非手术治疗无效和反复发作,或脊髓型压迫症状进行性加重者。术后注意观察伤口局部出血情况,呼吸、循环功能,有无脊髓压迫症状。鼓励患者早期进行四肢功能锻炼,以防止肌萎缩和静脉血栓形成。

问题分析与能力提升

男性,27岁,出现放射性腰痛3个月,疼痛从下腰部向臀部、大腿后方、小腿外侧足背或足外侧放射,并伴麻木感。咳嗽、排便或打喷嚏时疼痛加剧。体检:小腿肌力减弱,直腿抬高试验及加强试验阳性。

讨论:①患者目前出现何种问题?为什么?②如何评估患者当前的身体状况?③针对患者的病情,目前的护理措施有哪些?④怎样做好患者的健康教育工作?

同步练习

1. 下列为骨折所特有的体征是 （ ）
   A. 疼痛　　　　　　　　B. 肿胀　　　　　　　　C. 瘀斑
   D. 出血　　　　　　　　E. 假关节活动

2. 关于骨折的治疗,下列哪一项不妥 （ ）
   A. 多次手法复位,不利于骨折愈合　　　　B. 手术复位比手法复位更能促进愈合
   C. 骨牵引过度可造成迁延愈合或不愈合　　D. 内外固定不充分都不利于愈合
   E. 适当功能锻炼,有利于愈合

3. 石膏固定患者诉伤肢疼痛,错误的处理是 （ ）
   A. 报告医师处理　　　　B. 抬高患肢,以利静脉回流　　C. 石膏开窗检查
   D. 给止痛药并向石膏管型内填塞棉花　　E. 密切观察肢端血运

4. 髋关节后脱位可出现 （ ）
   A. 患肢缩短、外旋畸形　　B. 髋屈曲、内收畸形、患肢缩短　　C. 压痛和间接压痛
   D. 髋屈曲、外旋畸形　　　E. 髋屈曲、内收畸形、患肢延长

5. 肘后三角关系失常应考虑为 （ ）
   A. 肱骨髁上骨折　　　　B. 肘关节脱位　　　　C. 肩关节脱位
   D. 桡骨小头半脱位　　　E. 尺、桡骨双骨折

6. 急性化脓性骨髓炎最可靠的诊断依据是 （ ）
   A. 血中白细胞计数升高　　　　　B. X射线线片局部骨膜反应和骨质破坏
   C. 皮肤红、肿、热、痛、功能障碍　　D. 骨膜下穿刺有脓液
   E. 红细胞沉降率加快

7. 腰椎间盘突出最重要的体征是 （ ）
   A. 椎间隙压痛　　　　　B. 椎旁压痛　　　　　C. 直腿抬高试验(+)
   D. 直腿抬高试验(+),加强试验(+)　　E. 腰椎侧突畸形

8. 椎动脉型颈椎病的主要临床表现 （ ）
   A. 旋转性眩晕　　　　　B. 头偏向换侧　　　　C. 四肢无力
   D. 血压增高　　　　　　E. 出汗异常

9. 骨肉瘤好发部位是 （ ）
   A. 颅骨及颜面骨　　　　B. 长骨　　　　　　　C. 短骨
   D. 髂骨　　　　　　　　E. 椎骨

10. 对骨肿瘤的诊断最有价值的检查是 （ ）
    A. X射线摄片　　　　　B. 核素骨扫描　　　　C. MRI
    D. 碱性磷酸酶测定　　　E. 组织病理学检查

11. 骨折早期功能锻炼指的是 （ ）

A.卧床不动

B.以患者肌肉舒缩活动为主

C.以骨折处远侧关节活动为主,活动范围逐渐扩大

D.重点关节为主的全面功能锻炼

E.参加重体力劳动

12.肢体长时间石膏固定,最易导致的并发症是 （ ）

A.关节僵硬 　　　　B.创伤性关节炎 　　　　C.缺血性肌挛缩

D.骨化性肌炎 　　　　E.骨折延迟愈合

13.患者,男性,34岁。于2 h前被车撞伤后腰部,感腰部疼痛,活动受限,双下肢感觉、运动无异常。怀疑脊柱骨折,搬运患者时正确的方法是 （ ）

A.一人背起患者搬运 　　　　B.三人同时平托患者搬运　C.一人抬头,一人抬腿搬运

D.一人抱起患者搬运 　　　　E.以上均可

14.患者男,33岁,外伤后出现肘关节肿胀,可以帮助鉴别肱骨髁上骨折和肘关节脱位的表现是

（ ）

A.手臂功能障碍 　　　　B.肘部剧烈疼痛 　　　　C.是否可摸到尺骨鹰嘴

D.肘后三点失去正常关系 　　　　E.跌倒后因手掌撑地而受伤

15.男,32岁,腰痛伴左下肢放射痛5个月,脊柱侧凸,左小腿肌肉萎缩,足背感觉缺如。直腿抬高试验及加强试验(+),腰椎后伸痛(−)。X射线平片示$L_5 \sim S_1$椎间隙稍狭窄,最可能的诊断是

（ ）

A.腰椎管狭窄 　　　　B.腰椎间盘突出症 　　　　C.慢性腰肌劳损

D.马尾肿瘤 　　　　E.腰椎肿瘤

16.男,67岁,间歇性跛行6年,弯腰及下蹲时疼痛减轻,腰椎压痛(−),后伸痛明显。X射线平片显示腰椎骨质增生明显。最可能的诊断是 （ ）

A.腰椎管狭窄症 　　　　B.腰椎间盘突出症 　　　　C.慢性腰肌劳损

D.马尾肿瘤 　　　　E.棘间韧带损伤

17.男,20岁,因车祸撞伤右股部,诉疼痛,活动障碍。X射线检查,拟诊为右股骨干中段骨折,移位不明显。拟行骨牵引治疗。以下护理措施错误的是 （ ）

A.鼓励功能锻炼 　　　　B.牵引针孔的血痂不应去除

C.牵引肢体远端应抵住床尾栏杆 　　　　D.维持肢体在整复或固定的位置

E.每日1～2次用70%乙醇消毒骨牵引针孔

(18～19题共用题干)患儿,8岁,1 d前出现持续高热寒战,左下肢活动受限。左小腿上端剧痛,且有深压痛,白细胞$21×10^9$/L,中性粒细胞90%,6 d前有左膝碰伤史。

18.该患儿最可能的诊断是 （ ）

A.左膝化脓性关节炎 　　　　B.急性血源性骨髓炎 　　　　C.膝关节结核

D.创伤性关节炎 　　　　E.左膝关节软组织脓肿

19.其X射线检查表现异常,通常出现在 （ ）

A.发病1～2 d后 　　　　B.发病3～5 d后 　　　　C.发病5～7 d后

D.发病1～2周后 　　　　E.发病2～3周

(杜 天)

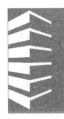

实训指导

实训一　手术区皮肤准备

【实训目的】

1.在不损伤皮肤完整性的前提下,清洁手术区的皮肤,剃除毛发,去除污垢。

2.减少手术区域皮肤表面细菌数量、降低手术后伤口的感染率,促进伤口愈合。

【实训准备】

1.学生准备　仪表端庄,衣帽整齐。

2.物品准备　备皮盘内有剃毛刀1个、纱布若干、弯盘1个、橡胶单及治疗巾、毛巾、汽油、棉签、手电筒,治疗碗内盛肥皂水及软毛刷,脸盆盛热水。骨科手术另备75%乙醇、无菌巾、绷带等。

3.场地准备　①环境:明亮、宽敞、安静。②诊断床:床上备被子,周围有屏风遮挡,利于保暖和保护患者隐私。

【实训方法】

1.观看教学录像或多媒体课件。

2.在模型人身上首先由教师示教某个手术区域备皮的具体方法及要领。学生分组练习。

【实训学时】

2学时。

【操作步骤】

1.向患者解释备皮的目的、范围。

2.术前一日遵医嘱为患者充分清洁术野皮肤和剃除毛发,清除污垢。并为患者安排理发、剃须、修剪指(趾)甲、沐浴和更衣等。

3.将患者接至备皮室(在病房备皮需用屏风遮挡)。铺橡胶单及治疗巾以保护床单,暴露备皮部位。

4.用软毛刷蘸肥皂水涂局部,一手用纱布绷紧皮肤,另一手持剃毛刀分区剃尽毛发;用手电筒照射,仔细检查毛发是否剃尽及有无刮破皮肤。

5.用毛巾浸热水洗净局部毛发及肥皂液;腹部手术应以棉签汽油清洁脐部污垢,然后用75%乙醇消毒;四肢手术患者,入院后应指导其每日泡洗手、脚,剪短指(趾)甲,已浸软的胼胝应剪除。

6.特殊手术部位备皮:①骨科手术,备皮需要超出上下关节的范围,手术3 d前开始用75%的乙醇消毒后用无菌巾包裹;②手足部手术,如患者有手足癣或皮肤溃烂时尽早报告医生进行治疗,自入院后每日温水泡手足20 min、去除胼胝并注意不能损伤皮肤,足部手术者禁止下地活动;③颅脑手术,术前3 d剃去头发并每日清洗,术前2 h剃净后洗头并戴消毒帽;④阴囊、阴茎部手术,入院后每日温水局部浸泡,肥皂水洗净,术前一天剃毛;⑤颜面部手术,尽可能保留眉毛;⑥小儿皮肤准备,只做清洁处理,一般不剃毛。

7.一般手术的备皮范围:见实训表1-1,实训图1-1~图1-8。

实训表1-1　不同手术区皮肤准备范围

手术部位	备皮范围
颅脑手术	剃除全部头发及前额、项部毛发,保留眉毛
颈部手术	上至下唇,下至乳头连线,两侧至斜方肌前缘
胸部手术	上起锁骨上窝,下至脐水平,前后胸范围均应超过中线5 cm以上
上腹部手术	上起乳头连线,下至耻骨联合,两侧至腋后线
下腹部手术	上平剑突,下至大腿上1/3前,内侧及外阴部,两侧至腋后线
肾区手术	上起乳头连线,下至耻骨联合,前后均过正中线
腹股沟及阴囊手术	上至脐平面,下至大腿上1/3,两侧至腋后线,包括外阴部并剃除阴毛
肛门会阴部手术	自髂前上棘连线至大腿上1/3,包括会阴、臀部、腹股沟部
四肢手术	以切口为中心、上下30 cm以上,一般要超过远、近关节或为整个肢体

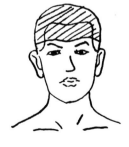
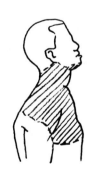
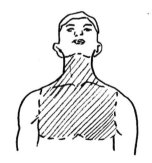

实训图1-1　颅脑手术　　　　　实训图1-2　颈部手术

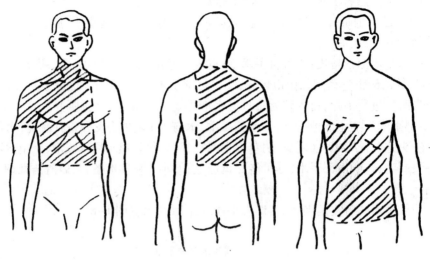

实训图 1-3 胸部手术   实训图 1-4 腹部手术

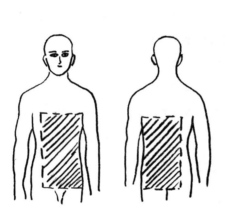

实训图 1-5 肾部手术

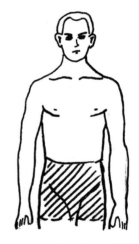

实训图 1-6 腹股沟及阴囊部手术

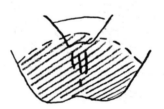

实训图 1-7 会阴肛门手术

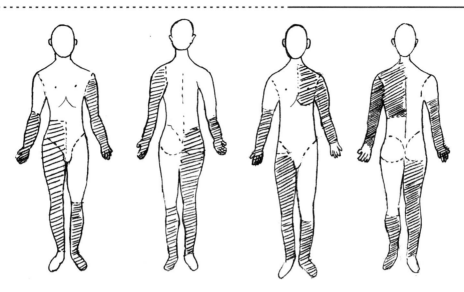

实训图 1-8　四肢手术

【注意事项】

1. 剃除手术区毛发一般在术前一天或当日进行,范围不可少于手术切口周围 20 cm,绷紧皮肤切勿剃破皮肤。

2. 备皮区的皮肤若有炎症应经治愈后考虑手术。

3. 操作过程要注意保暖。保护患者隐私。

4. 备皮完成后嘱患者沐浴,修剪指甲,更衣。

【实训评价】

1. 操作熟练、流畅、沉着冷静,方法正确。

2. 关爱、体贴、尊重患者,患者感觉舒适。

3. 操作认真,轻柔,无遗漏区,皮肤无损伤。

（徐文斌）

实训二　手术基本操作技术

【实训目的】

同实训1。

【实训准备】

同实训1。

【实训方法】

1. 观看教学录像或多媒体课件。

2. 在模型人身上首先由教师示教操作具体方法及要领,学生分组练习。

【实训学时】

2 学时。

【操作步骤】

1. 切开　根据手术需要选择好切口部位、方向和大小,掌握正确的切开方法。切入皮肤时,一般刀与皮肤垂直,水平走行,垂直出刀,用力均匀,不可偏斜,一次性切开皮肤与皮下组织,不宜多次切割和斜切。

2. 分离　为了显露深部组织和游离病变部位,要进行组织分离。一般按正常组织层次,沿解剖间隙进行,以减少出血和损伤。常用方法如下:

(1)锐性分离　直视下用手术刀或组织剪刀,切开或剪开,此法对组织损伤小,适用于精细的解剖和分离致密组织。若必须经过小血管时,可先用两把血管钳夹住,然后在两钳间断开。

(2)钝性分离　用血管钳、手术刀柄、剥离子或手指进行,适用于分离两个解剖层次之间的疏松结缔组织、肌肉或器官间隙及有完整包膜的肿瘤等。手指分离可在非直视下借助手指的感觉进行。

在实际手术操作中,往往需要锐性、钝性分离交替进行。还可用电刀分离,手术野清楚、渗血少。注意无论采取哪种方法,必须熟悉局部的解剖关系,避免损伤。

3. 止血　方法很多,常用的有以下几种:

(1)压迫止血　一般用干纱布直接压迫出血创面数分钟即可止血。

(2)结扎止血　有单纯结扎和缝合结扎两种方式,单纯结扎用止血钳钳夹出血点,再用丝线结扎止血;缝合结扎用于大血管和重要部位的止血。

(3)钳夹止血　对于活动性出血,用血管钳钳夹,一般几分钟即可止血。

(4)电凝止血　目前应用较普遍,止血既迅速又彻底,适用于毛细血管渗血,小动脉、小静脉出血,但大静脉壁渗血要慎用此方法。

4. 缝合

(1)步骤　①进针:用左手执镊,提起组织边缘,右手执已夹住针线的持针器,用腕部及前臂的外旋力量转动持针器,使缝针进入,针与被缝合组织呈垂直方向,沿针体弧度继续推进针穿出组织少许。②出针:针体的前半部分穿出后,松开持针器,用持针器夹住针的前半部,将针拔出。③打结:将针拔出后,使组织创缘对合,然后进行打结。

(2)方法　①单纯间断缝合(实训图2-1),是最常用的基本缝合方法,广泛用于皮肤,皮下组织,肌肉、内脏等多种组织的缝合;②单纯连续缝合(实训图2-2),多用于张力较小的腹膜的缝合,优点是缝合速度快,对切缘有止血作用;缺点是缝线一处拉断,则被缝组织均受牵连。

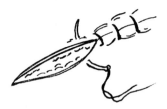

实训图 2-1　间断缝合法

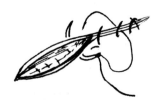

实训图 2-2　连续缝合法

5.打结 常见的结的种类及打结的方法如下:

(1)结的种类 ①单结:为各种结的基本结,只绕一圈,不牢固,一般不单独使用;②方结:也叫平结,由方向相反的两个单结组成,是外科手术中主要的结扎方式,多用于结扎较小血管和各种缝合时的结扎;③外科结:第一个线扣重绕两次,使线间的摩擦面及摩擦系数增大,然后打第二个线扣时不易滑脱和松动,比较牢固,用于较大血管和组织张力较大部位的结扎;④三叠结:又称三重结,就是在方结的基础上再重复第一个结,且第三个结与第二个结的方向相反,以加强结扎线间的摩擦力,防止线松散滑脱,因而牢固可靠,常用于较大血管和较多组织的结扎,也用于张力较大组织缝合;⑤滑结:在做方结时,由于不熟练,双手用力不均,致使结线彼此垂直重叠无法结牢而形成滑结,应注意避免;⑥假结:又名顺结、"十字结",结扎后易自行滑脱和松解,构成两单结的方向完全相同,手术中忌用(实训图2-3)。

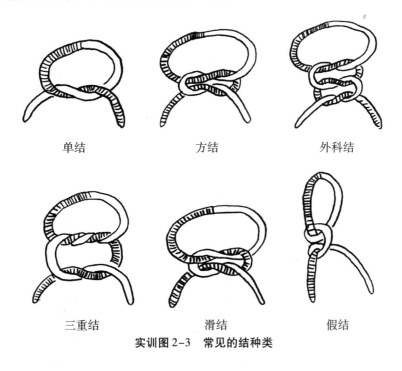

单结   方结   外科结

三重结   滑结   假结

实训图2-3 常见的结种类

(2)打结的方法(实训图2-4) ①单手打结法:简单、迅速,左右两手均可进行,应用广泛,但操作不当易成滑结,此法适合于各部的结扎;②双手打结法:较单手打结法更为可靠,不易滑结,双手打结其方法较单手打结法复杂,除用于一般结扎外,对深部或织张力较大的缝合结扎较为可靠、方便,此法适用于深部组织的结扎和缝扎;③器械打结法:用持针器打结,简单易学,适用于深部、狭小手术野的结扎或缝线过短用手打结有困难时。

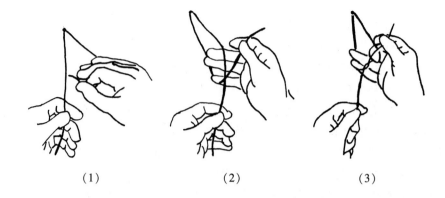

（1）	（2）	（3）

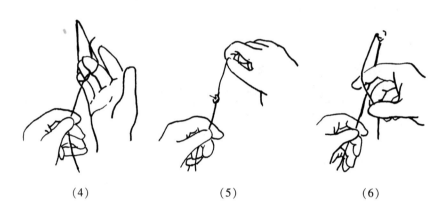

（4）	（5）	（6）

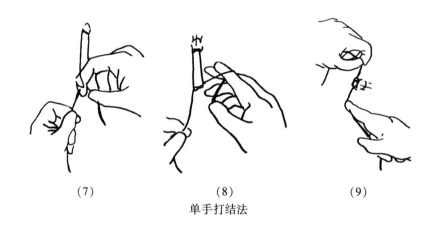

（7）	（8）	（9）

单手打结法

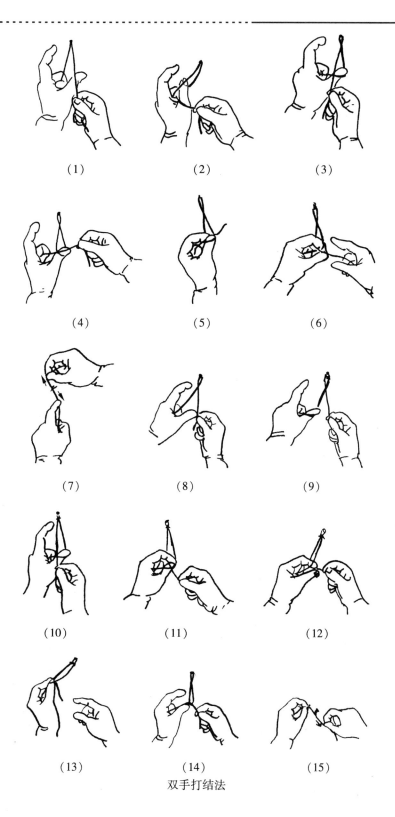

（1）　　　　　（2）　　　　　（3）

（4）　　　　　（5）　　　　　（6）

（7）　　　　　（8）　　　　　（9）

（10）　　　　　（11）　　　　　（12）

（13）　　　　　（14）　　　　　（15）

双手打结法

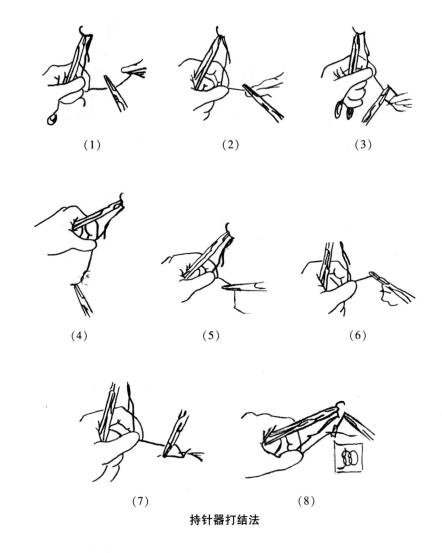

(1)   (2)   (3)

(4)   (5)   (6)

(7)   (8)

持针器打结法

实训图 2-4　常用打结方法

　　（3）打结时注意事项　外科打结是外科手术的基本功，只有经过长期不断实践，才能做到高质量及高速度，才能体会到其不同条件下的应变性及熟能生巧。注意事项如下：①相邻两个单结的绕线方向必须相反，否则就成假结，易松脱；②两手均匀用力结扎，若是拉紧一端线，易造成滑结，应避免；③两手用力点与结扎点三点应在一直线上，否则易将线结拉脱或将线折断；④打第二个结时，动作要快捷、轻巧，不能过度牵拉，以防第一结松脱；⑤根据结扎的组织不同选用不同粗细的缝线，打结时手的力量也要适当，以免拉断线；⑥钳夹止血结扎时，持钳者和打结者要密切配合，丝线绕过钳尖，第一结打牢后，扶钳者将血管钳轻轻松开抽出，然后再打第二个结。

　　6. 剪线　手术进行过程中的剪线就是将缝合或结扎打结后残余的缝线剪除，一般由助手完成。初学剪线者最好是在打结完成后，打结者将双线尾并拢提起稍偏向左侧，助手用左手托住微微张开的线剪，按"顺、滑、斜、剪"的步骤，将剪刀尖端顺着缝线向下滑至线结的上缘，再将剪刀向上倾斜适当的角度，然后将缝线剪断（实训图 2-5）。

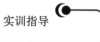

倾斜的角度越大,遗留的线头越长;角度越小,遗留的线头越短。一般来说,倾斜45°左右剪线,遗留的线头较为适中(2~3 mm)。

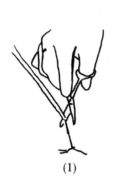 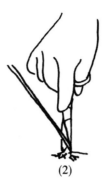 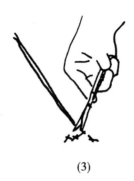

(1)　　　　　(2)　　　　　(3)

实训图2-5　剪线

(徐文斌)

实训三　手术人员无菌准备

【实训目的】

1. 正确熟练掌握手术人员及患者手术区无菌准备的方法与步骤,并能够在手术中完成手术人员的无菌准备及患者手术区皮肤的消毒。

2. 掌握各种常见手术患者手术区的消毒范围。

【实训准备】

1. 学生准备　更换手术室准备的清洁鞋和衣裤,戴好帽子和口罩,剪短指甲,并去除甲缘下的积垢。

2. 物品准备　指甲剪、刷手池、无菌毛刷、肥皂、泡手筒、70%乙醇、碘伏消毒液、无菌纱布、无菌毛巾、无菌手术衣、无菌手套、无菌生理盐水、模型人。

3. 场地准备　①环境:模拟手术室;②"患者"准备:根据不同手术安置所需体位。

【实训方法】

1. 观看教学录像或多媒体课件。

2. 指导老师示范手术人员手臂消毒、穿无菌手术衣和戴无菌手套,并讲解具体方法及要领。

3. 指导老师在模型人身上示范不同手术区皮肤的消毒并讲解消毒范围的确定。

4. 由学生两人一组练习手术人员及患者手术区无菌准备,指导老师巡回指导。

【实训学时】

2学时。

【刷手操作步骤】

1. 肥皂刷手、70%乙醇浸泡法

（1）用肥皂将双手、前臂、肘上 10 cm 搓洗一遍，用流水冲洗。

（2）取已消毒的手刷蘸消毒过的肥皂液刷手。一般顺序是先刷指尖，再刷手指各面，指蹼、手掌、手背，同样方法刷另一只手。然后再交替对应刷腕部、前臂至肘关节上 10 cm 处。刷手时动作宜快速和用力，刷洗 3 min 为一遍，一次刷完后，手指向上用流水冲净手臂上肥皂液。以同样方法再刷两遍，反复刷洗三遍，共约 10 min（实训图 3-1）。

（3）消毒毛巾擦干双手，再将毛巾斜角对折以环拉方法从前臂到肘上 10 cm 擦干，毛巾两面分别用于两手臂，用过的毛巾不可再接着用（实训图 3-2）。

（4）用 75% 乙醇泡手 5 min，浸泡平面达肘上 5~6 cm，可用毛巾搓擦皮肤，增加消毒效果。

（5）刷手消毒后，双手应保持拱手姿势，不得下垂，也不能接触未消毒物品，否则须重新消毒。

2. 碘伏刷手法

（1）用肥皂、流水清洗双手和前臂至肘上 10 cm 处。

（2）无菌刷蘸 0.5% 碘伏 5 mL 刷手和臂：从指尖、手指各面、指蹼、手掌、手背，同样方法刷另一只手。然后再交替对应刷手腕、前臂、肘关节上 10 cm 处，刷洗 3 min，指尖朝上肘向下，用流水冲洗。

（3）再用 5 mL 碘伏刷一遍，流水冲洗，方法同第一遍。

（4）取无菌小毛巾擦干双手和手臂或用烘干器烘干。

（5）再取适量 0.5% 碘伏涂擦双手和前臂，自然晾干。双手不能下垂。

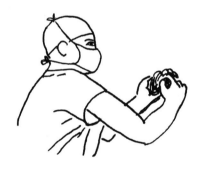
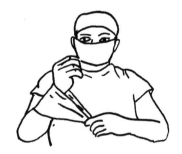

实训图 3-1　刷手姿势　　　　实训图 3-2　无菌毛巾擦手和前臂

3. 注意事项　①刷手时需用力，特别注意皮肤皱褶处，如甲缘下、指间、手背、手掌及肘部；②手的位置及刷手顺序应正确。

【穿无菌手术衣、戴无菌手套操作步骤】

1. 穿无菌手术衣（实训图 3-3）

（1）自器械台上拿取无菌手术衣，选择较宽敞处站立，认清衣服的上下和正反面，手提衣领，抖开衣服，使正面朝前（注意衣服勿触碰其他物品或地面）。

（2）将手术衣轻轻抛起，双手顺势插入袖中，手向前伸，不可高举过肩，也不可左右侧撒开，以免触碰污染。

（3）巡回护士在其身后系颈、腰部系带。

（4）戴好无菌手套,将前襟的腰带递给已戴好手套的手术护士或巡回护士,用无菌持物钳夹持腰带绕穿衣者一周后交穿衣者自行系带于腰间。

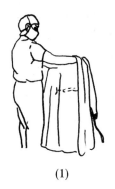
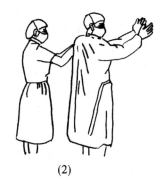
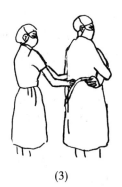

(1)　　　　　　(2)　　　　　　(3)

实训图 3-3　穿无菌手术衣

2.戴无菌手套法　一般都是戴干手套,从手套袋中取出手套,以右手持两只手套的翻折部(手套内面)使两只手套掌面对合,拇指朝前。套入右手,然后用已戴好手套的右手手指伸入左手套翻折部下面,再套入左手。两手套戴好后,再将手套翻折部包住手术衣袖口,最后用无菌盐水冲洗手套外面的滑石粉(实训图3-4)。

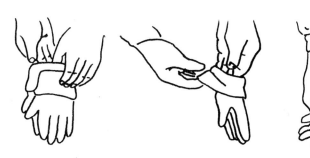

实训图 3-4　戴无菌手套

【注意事项】

1.接取手术衣时勿接触手术护士的手套。

2.手术衣外面勿接触任何有菌物。

3.穿好手术衣后未戴手套的手应置于胸前,勿接触手术衣。

4.未戴手套的手不能接触手套的外面。

5.已戴好手套的手不能接触手套的里面及未戴手套的手臂和非无菌物,戴好手套后发现破损或触及有菌物品,应立即更换。

6.手术结束后如需参加另一台手术时,应更换手术衣和手套。术后洗净手套上血迹,先脱手术衣,后脱手套。由巡回护士解开领带、腰带,将手术衣的肩部外翻,顺势反面脱下,再脱下手套,重新以流水冲去手上的滑石粉,用无菌毛巾揩干后,用70%乙醇泡手5 min 或用0.5%碘伏消毒。若前台为污染手术或手套破损,需连台手术时,应重新常规刷手消毒。脱手术衣时应注意手臂不被手术衣外面所污染;脱手套时应注意保护清洁的手不被手套外面所污染。

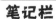

【手术区皮肤消毒】

如手术区皮肤有油脂或贴胶布后的残迹,先用乙醚或汽油拭去,然后由第一助手进行手术区皮肤消毒。常用方法是用0.5%碘伏纱块消毒三遍,后两次不应超过第一次的范围。对面部、会阴部或婴幼儿皮肤可用1:1 000苯扎溴铵或碘伏消毒。植皮时供皮区的消毒,可用70%乙醇涂擦两次或用碘伏消毒。消毒时应由手术区中心部位向外周涂擦,但感染伤口或肛门会阴部等部位手术则应由外周向中心涂擦,已接触有菌部位的纱块不能再返回涂擦过的部位。皮肤消毒范围要达到手术切口至少15 cm。消毒完毕后双手应再次用0.5%碘伏消毒一次,然后穿无菌手术衣戴无菌手套。

切开皮肤前,用无菌塑料膜黏盖于手术区皮肤上,经塑料膜做切口,以保护切口周围皮肤。如需要延长切口或缝合切口时,手术区的皮肤要用碘伏再次消毒。细菌污染的纱布块不可重复使用。

【实训评价】

1. 操作规范,无菌观念强。

2. 能够准确把握消毒范围,正确穿戴无菌手术衣及手套。

3. 关心、体贴患者。

4. 手的位置及刷手顺序应正确。

5. 遵循铺无菌单的原则。

(徐文斌)

实训四　手术区铺无菌单法

【实训目的】

正确熟练掌握手术区铺无菌单法。

【实训准备】

1. 学生准备　更换手术室准备的清洁鞋和衣裤,戴好帽子和口罩,剪短指甲,并去除甲缘下的积垢。

2. 物品准备　无菌单、无菌纱布、无菌毛巾、无菌手术衣、无菌手套、无菌生理盐水、模型人。

3. 场地准备　模拟手术室。

【实训方法】

1. 观看教学录像或多媒体课件。

2. 指导老师示范手术手术部位铺单要领。

3. 由学生两人一组练习手术人员及患者手术区无菌准备,指导老师巡回指导。

【实训学时】

2学时。

【操作步骤】

1. 掌握铺单无菌操作原则　①手和无菌单不能触碰周围有菌物品;②根据切口的位置和铺单要求,准确铺放,已铺下的无菌单如需调整,只能自手术区向外拉动,不可向内拉动;③根据手术部位和手术方式铺单,手术区一般要求有4~6层无菌单,其外周最少要2层;④无菌单被水或血液浸湿后,即失去无菌隔离作用,需加盖干燥无菌单。

2. 常用手术部位铺单方法

(1)由器械护士依次将4块手术巾递给第一助手,每块手术巾的长边折1/4,第一、二、三块手术巾折边面向第一助手传递,第四块折边面向器械护士传给第一助手。

(2)第一助手依次将4块手术巾铺于切口下侧、上侧,铺巾者对侧,最后铺近侧,再用布巾钳夹住手术巾交角处,避免移动。

(3)于切口上、下方各铺中单一块。

(4)最后铺剖腹单,剖腹单孔对准切口处,其短端向头部展开盖过麻醉架,长端向下肢展开盖过器械托盘,足端和两侧下垂超过手术床边30 cm。

（徐文斌　杜　天）

实训五　清创术

【实训目的】

1. 正确熟练掌握清创术的方法与步骤。

2. 掌握清创时的注意事项。

【实训准备】

1. 学生准备　戴好帽子和口罩,剪短指甲,并去除甲缘下的积垢。

2. 物品准备　清创手术包、口罩、帽子、洗手衣裤、手套、软肥皂、毛刷、消毒液、冲洗液、注射器、麻醉药品、实验动物等。

3. 场地准备　①环境:模拟清创室。②"患者"准备:根据不同清创术安置所需体位。

【实训方法】

1. 观看教学录像或多媒体课件。

2. 指导老师示范清创术,并讲解具体方法及要领。

3. 指导老师在模型人身上示范清创术。

4. 由学生两人一组练习清创术,指导老师巡回指导。

【实训学时】

2学时。

【实训步骤】

1. 将实验动物固定在实验台上。

2. 洗手,穿手术衣(小的清创也可不穿),戴无菌手套。

3. 麻醉后在动物下肢造伤口,剪去伤口周围的毛发,按清创步骤冲洗伤口,消毒铺巾,局部麻醉,逐层清创、缝合。

4. 手术者、助手、巡回护士注意相互配合。

5. 熟练掌握手术器械的使用和术中无菌操作。

6. 术后伤口覆盖敷料,胶布粘贴。

7. 术后书写手术记录。

8. 注意事项:①把握清创术的最佳时间;②要用冲洗液反复、大量地冲洗伤口;③对较大的伤口,要由浅入深,先外后内,有序进行,以免遗漏;④对伤后6～8 h内得到清创的伤口,可一期缝合,对伤后时间长、污染重的伤口,清创术后可二期缝合;⑤包扎时松紧适宜,便于观察和妥善固定引流物。

(盛晓燕)

实训六 更换敷料及拆线法

【实训目的】

1. 熟练掌握更换辅料的步骤。

2. 掌握拆线方法。

3. 了解更换敷料时的注意事项。

【实训准备】

1. 学生准备 戴好帽子和口罩,剪短指甲,并去除甲缘下的积垢。

2. 物品准备 已消毒的换药室、屏风、换药车、整套换药器具相药物、敷料、绷带、引流管、模型人等。

3. 场地准备 ①环境:模拟换药室。②"患者"准备:安置所需体位。

【实训方法】

1. 观看教学录像或多媒体课件。

2. 指导老师示范更换敷料,并讲解具体方法及要领。

3. 指导老师在模型人身上示范更换敷料。

4. 由学生两人一组练习更换敷料,指导老师巡回指导。

【实训学时】

2学时。

【实训步骤】

1. 配备换药的各种用品。

2. 揭除模型人身上的敷料,以双手执镊操作法示教换药,操作完成后覆盖敷料并粘贴胶布。在整个操作过程中结合各种创面讲解不同的换药和用药方法。

3. 讲解换药后的整理工作。

4.剪线:剪线方法,术者打结完毕后,将双线尾提起稍偏向术者的左侧,对面助手用稍张开的剪刀沿拉紧的结扎线向下滑至结处,再将剪刀稍向上倾斜,然后剪断。倾斜的角度取决于要留线头的长短。留线头的长度:丝线,皮肤留 5 mm,皮下留 1 mm,较大血管留 3 mm,肠线留 5 mm。

5.注意事项

(1)在换药过程中所用两把镊子,一把用于伤口操作,另一把用于夹持、传递无菌物品,不能混用,操作中两者不能接触。

(2)多个患者换药时,应按先清洁伤口、后污染伤口、再感染伤口顺序换药,以免交叉感染。

(3)换药时动作应轻柔,特别是新鲜的肉芽组织创面极易出血,应注意保护,以减少患者的痛苦及创面损伤。

(4)如肉芽组织生长良好,但伤口较大,愈合慢时,可用蝶形胶布牵拉伤口,缩短伤口愈合时间。

(盛晓燕)

实训七　乳腺检查方法

【实训目的】

1.提高女性的健康意识。

2.有助于及早发现乳房的病变,提高治愈率,降低死亡率。

【实训准备】

1.学生准备　衣帽整齐,修剪指甲,并去除甲缘下的积垢。

2.物品准备　模型人、镜子、屏风。

3.场地准备　①环境:普通病房,光线充足。②"患者"准备:根据不同检查方法更换体位。

【实训方法】

1.观看教学录像或多媒体课件。

2.指导老师示范乳房自检的具体步骤,并讲解具体方法及要领。

3.指导老师在模型人身上示范视诊、触诊。

4.由学生两人一组练习,指导老师巡回指导。

【实训学时】

2 学时。

【操作步骤】

1.核对床号、姓名　向患者解释操作目的,打开屏风,注意遮挡患者隐私,协助患者取端坐位,全身放松,双臂下垂,使双侧乳房暴露。

2.视诊　观察两侧乳房是否对称,有无局限性隆起或凹陷或呈橘皮样改变,乳头

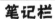

有无溢液等。

3. 触诊

(1)手指并拢用手指掌面轻柔平按,从乳房外上、外下、内下、内上、中央(乳头、乳晕)各区一次触摸。挤压乳头,是否有液体溢出。

(2)嘱患者左臂上举,用右手伸入腋顶,指掌面对着胸壁,自上而下扪查中央淋巴结。

(3)手指掌面转向腋窝前壁,在胸大肌深面检查胸肌淋巴结。

(4)转向患者背部,扪及其背阔肌前内面,以扪查腋窝后肩胛下淋巴结。

(5)扪及锁骨下及锁骨上淋巴结。

(6)以同样的方法检查对测。

4. 洗手与记录　检查结束后,规范洗手,记录。

【注意事项】

1. 检查手法正确,动作轻柔。冬天时注意保暖。

2. 发现肿块,认真分析,立即做进一步检查。

(王靖凯)

实训八　腹腔引流术的护理

【实训目的】

1. 保证引流的有效性。

2. 观察引流液的颜色、性状、量。

3. 观察有无腹腔出血或吻合口瘘等情况。

4. 预防逆行感染。

5. 为拔管提供依据。

【实训准备】

1. 操作者准备　衣帽整齐,修剪指甲,洗手、戴口罩。

2. 物品准备　腹腔引流模型人、医嘱本、速干手消毒液、治疗盘、碘伏、棉签、治疗巾、别针、血管钳1把、一次性引流袋1个、无菌手套、无菌纱布。

3. 环境准备　环境整洁、舒适、安全、适合操作。

【实训方法】

1. 观看教学录像或多媒体课件。

2. 指导老师示范,并讲解观察方法及要领。

3. 学生分组练习,指导老师巡回指导。

【实训学时】

2学时。

【操作步骤】

1. 将用物推至患者床旁,再次核对床号、姓名,向患者解释操作目的,以取得患者配合。

2. 协助患者取平卧位。

3. 观察伤口有无渗血、渗液,检查敷料是否妥善固定,引流是否通畅。

4. 洗手,戴手套,取治疗巾铺于引流管和引流袋连接处下方。

5. 由上至下挤压引流管,用血管钳折叠夹闭引流管,分离引流袋,脱手套,翻转手套包裹住引流袋末端,置于医用垃圾桶内。

6. 洗手,检查无菌纱布、一次性引流袋是否完好,是否在有效期内。

7. 戴手套,取棉签蘸消毒液消毒引流管的末端管口,再取棉签蘸消毒液消毒管口至远端 5 cm,待干。

8. 打开引流袋外包装,取出无菌纱布并用纱布的无菌面包裹引流管口,连接一次性引流袋,松开止血钳。

9. 用别针将引流管妥善固定于床缘处(一般低于引流管管口 60～70 cm),再次检查引流是否通畅。

10. 整理用物,脱手套,洗手。

11. 填写标签,注明更换引流袋的时间,贴于引流袋上。

12. 协助患者取舒适卧位,整理床单元。

13. 向患者交代注意事项,洗手,记录。

【注意事项】

1. 严格无菌操作,防止污染。

2. 妥善固定引流管和引流袋,防止患者在变换体位时引流管扭曲、受压或因牵拉引流管而脱出。

3. 保持引流的有效性,定期挤压(由上至下)引流管,定期更换一次性引流袋。

4. 观察并记录引流液的颜色、性质、量,记录 24 h 引流液的总量。

5. 注意保护患者引流口周围的皮肤,保持敷料的清洁和干燥。

6. 操作时注意保护患者隐私,防止患者受凉或坠床。

【操作评价】

1. 操作中是否注意无菌原则。

2. 操作是否熟练、动作是否轻柔。

(赵江瑞)

实训九　腹腔穿刺及灌洗术

腹腔穿刺术是借助穿刺针直接从腹前壁刺入腹膜腔的一项诊疗技术。其目的主要有:①明确腹腔积液的性质,协助诊断;②适量的抽出腹水,以减轻患者腹腔内的压力,缓解腹胀、胸闷、气急、呼吸困难等症状,减少静脉回流阻力,改善血液循环;③向腹膜腔内注入药物。腹腔灌洗术是于脐下中线切一小口,用套管针穿刺腹腔插入多孔导管 20～30 cm,此时如能抽得血性或脓性内容物有助于病情诊断和选择治疗方案;如无内容物抽出,则向腹腔内注入灌洗液 1 000 mL 等渗盐水,轻轻左右移动患者体位,使之与腹内积液充分混合,然后抽出腹腔内容物做检查。

【实训目的】

1.学会腹腔穿刺术的操作方法。

2.能够对模型实施腹腔穿刺操作技术。

3.掌握腹腔穿刺及灌洗术的注意事项。

【实训准备】

1.操作者准备　衣帽整齐,修剪指甲,洗手、戴口罩。

2.物品准备　腹腔穿刺包、无菌手套、口罩、帽子、2% 利多卡因、5 mL 注射器、20 mL 注射器、50 mL 注射器、消毒用品、胶布、盛器、量杯、弯盘、500 mL 生理盐水、腹腔内注射所需药品、无菌试管数只(留取常规、生化、细菌、病理标本)、多头腹带、靠背椅等。

3.环境准备　环境整洁、舒适、安全、适合操作。

【实训方法】

1.观看教学录像或多媒体课件。

2.指导老师示范,并讲解观察方法及要领。

3.学生分组练习,指导老师巡回指导。

【实训学时】

2 学时。

【操作步骤】

1.部位选择

(1)脐与耻骨联合上缘间连线穿刺点　脐与耻骨联合上缘间连线的中点上方 1 cm、偏左或右 1~2 cm,此处无重要器官,穿刺较安全且容易愈合。

(2)左下腹部穿刺点　脐与左髂前上棘连线的中、外 1/3 交界处,此处可避免损伤腹壁下动脉,肠管较游离不易损伤。放腹水时通常选用左侧穿刺点。

(3)侧卧位穿刺点　脐平面与腋前线或腋中线交点处。此处穿刺多适于腹膜腔内少量积液的诊断性穿刺。

2.体位参考　根据病情和需要可取坐位、半卧位、平卧位,并尽量使患者舒服,以便能够耐受较长的操作时间。对疑为腹腔内出血或腹水量少者行实验性穿刺,取侧卧位为宜。

3.穿刺操作

(1)消毒、铺巾　用碘伏在穿刺部位自内向外进行皮肤消毒,消毒范围直径约 15 cm;解开腹穿包包扎带,戴无菌手套,打开腹穿包(助手),铺无菌孔巾,并用无菌敷料覆盖孔巾有孔部位;术前检查腹腔穿刺包物品是否齐全。

(2)局部麻醉　术者核对麻药名称及药物浓度,助手撕开一次性使用注射器包装,术者取出无菌注射器,术者以 5 mL 注射器抽取麻药 2 mL,自皮肤至腹膜壁层以 2% 利多卡因做局部麻醉。

(3)穿刺　术者左手固定穿刺部皮肤,右手持针经麻醉处垂直刺入腹壁,待针锋抵抗感突然消失时,示针尖已穿过腹膜壁层,助手戴手套后,用消毒血管钳协助固定针头,术者抽取腹水,诊断性穿刺可直接用 20 mL 或 50 mL 注射器及适当针头进行。大量放液时,可用 8 号或 9 号针头,并于针尾接一橡皮管,以输液夹子调整速度,将腹水引入容器中计量并送化验检查。

（4）术后处理　抽液完毕,拔出穿刺针,穿刺点用碘伏消毒后,覆盖无菌纱布,稍用力压迫穿刺部位数分钟,用胶布固定,测量腹围、脉搏、血压、检查腹部体征。如无异常情况,送患者回病房,嘱患者卧床休息。观察术后反应。

（5）进针技术与失误防范　对诊断性穿刺及腹膜腔内药物注射,选好穿刺点后,穿刺针垂直刺入即可。但对腹水量多者的放液,穿刺针自穿刺点斜行方向刺入皮下,然后再使穿刺针与腹壁呈垂直方向刺入腹膜腔,以防腹水自穿刺点滑出;定位要准确,左下腹穿刺点不可偏内,避开腹壁下血管,但又不可过于偏外,以免伤及旋髂深血管;进针速度不宜过快,以免刺破漂浮在腹水中的乙状结肠、空肠和回肠;术前嘱患者排尿,以防损伤膀胱;放腹水速度不宜过快,量不宜过大,初次放腹水者,一般不要超过3 000 mL（但有腹水浓缩回输设备者不限此量）,并在 2 h 以上的时间内缓慢放出,放液中逐渐紧缩已置于腹部的多头腹带;注意观察患者的面色、呼吸、脉搏及血压变化,必要时停止放液并及时处理;术后卧床休息 24 h,以免引起穿刺伤口腹水外渗。

【注意事项】

1. 术中密切观察患者,如有头晕、心悸、恶心、气短、脉搏增快及面色苍白等,应立即停止操作,并进行适当处理。

2. 放液不宜过快、过多,肝硬化患者一次放液一般不超过 3 000 mL,过多放液可诱发肝性脑病和电解质紊乱。放液过程中要注意腹水的颜色变化。

3. 放腹水时若流出不畅,可将穿刺针稍做移动或稍变换体位。

4. 术后嘱患者平卧,并使穿刺孔位于上方以免腹水继续漏出;对腹水量较多者,为防止漏出,在穿刺时即应注意勿使自皮肤到腹膜壁层的针眼位于一条直线上;如遇穿刺孔继续有腹水渗漏时,可用蝶形胶布或火棉胶粘贴。大量放液后,需束以多头腹带,以防腹压骤降;内脏血管扩张引起血压下降或休克。

5. 注意无菌操作,以防止腹腔感染。

6. 放液前后均应测量腹围、脉搏、血压、检查腹部体征,以了解病情变化。

7. 腹水为血性者于取得标本后,应停止抽吸或放液。

【实训评价】

操作是否熟练、动作是否轻柔。

（赵江瑞）

实训十　胃肠减压术

【实验目的】

1. 掌握胃肠减压术的目的、操作方法。

2. 掌握更好负压引流盒的护理要点和注意事项。

3. 保证负压引流的有效性。

4. 观察记录引流液的颜色、性状和量。

【实训准备】

1. 学生准备　衣帽整齐,修剪指甲,洗手、戴口罩。

2. 物品准备　胃肠减压模型人、医嘱本、速干手消毒液、治疗盘、碘伏、棉签、治疗巾、别针、一次性负压引流盒 1 个、无菌手套、无菌纱布、治疗碗、生理盐水、12~14 号胃管、镊子、20 mL 注射器、液状石蜡、胶布、止血钳、弯盘、压舌板、听诊器等。

3. 场地准备　环境整洁、舒适、安全、适合操作。

【实训方法】

1. 观看教学录像或多媒体课件。

2. 指导老师在模型人身上示范插胃肠减压管和连接负压引流盒及更换负压引流盒,并讲解具体方法及注意事项。

3. 学生分组练习,指导老师巡回指导。

【实训学时】

2 学时。

【操作步骤】

1. 将用物推至患者床旁,再次核对床号、姓名,向患者解释操作目的,以取得患者配合。

2. 协助患者取平卧位。

3. 观察引流是否通畅。

4. 洗手,戴手套,取治疗巾铺于引流管和引流盒连接处下方。

5. 由上至下挤压引流管,用血管钳折叠夹闭引流管,分离负压引流盒,脱手套,翻转手套包裹住引流袋末端,置于医用垃圾桶内。

6. 洗手,检查无菌纱布、一次性引流袋是否完好,是否在有效期内。

7. 戴手套,取棉签蘸消毒液消毒引流管的末端管口,再取棉签蘸消毒液消毒管口至远端 5 cm,待干。

8. 打开引流盒外包装,取出无菌纱布并用纱布的无菌面包裹引流管口,连接一次性引流盒,松开止血钳。

9. 用别针将引流管妥善固定于床缘处,再次检查引流是否通畅。

10. 整理用物,脱手套,洗手。

11. 填写标签,注明更换负压引流盒的时间,贴于引流袋上。

12. 协助患者取舒适卧位,整理床单元。

13. 向患者交代注意事项。洗手,记录。

【注意事项】

1. 严格无菌操作,防止污染。

2. 妥善固定引流管和引流盒,防止患者在变换体位时引流管扭曲、受压或因牵拉引流管而脱出。

3. 保持引流的有效性,定期挤压引流管,定期更换一次性引流盒。

笔记栏

4.观察并记录引流液的颜色、性质和量,记录24 h引流液的总量。

【操作评价】

1.操作中是否注意无菌原则。

2.操作是否熟练、动作是否轻柔。

（余小柱）

实训十一　小夹板固定术

【实训目的】

1.掌握小夹板固定术。

2.熟悉小夹板固定技术注意事项。

【实训准备】

1.操作者准备　操作者准备　衣帽整齐、修剪指甲、洗手、戴口罩。

2.物品准备　夹板、绷带、加压垫等。

3.环境品准备　环境整洁、舒适、安全、符合操作要求。

【实训方法】

1.观看教学录像或多媒体课件。

2.指导老师示范,并讲解观察方法及要领。

3.学生分组练习,指导老师巡回指导。

【实训学时】

2学时。

【操作步骤】

1.用有弹性的柳木板、竹板或塑料板预制成与肢体各部位大小相应的不同规格的小夹板。

2.根据骨折部位和伤员的身材选择适宜夹板,按固定需要选择或叠制加压垫。加压垫用于辅助小夹板固定,防止骨折后再移位。多用纱布叠成,根据骨折部位的解剖特点和固定要求可叠成平垫、梯形垫、塔形垫、分骨垫等不同类型。平垫一般用于骨干骨折,采用两点加压可控制骨折端的侧方移位,三点加压用于控制成角移位;梯形垫和塔形垫多用于骨端骨折;分骨垫主要用于维持尺桡骨骨折和掌骨骨折。

3.清洁患肢,皮肤有创伤或水疱者,先清拭、消毒、缝合或抽空疱液,用纱布绷带包扎。

4.安放夹板时,应先放置对骨折起重要作用的夹板,再放置其他夹板。夹板外捆扎横带3～4条,拉开间距力求受力均匀。捆扎带上的结都打在最表面的一条夹板上,呈一直线,便于调整。捆扎带的松紧度以能够上下移动1 cm为宜。

5.观察患者伤肢疼痛及肢体远端动脉的搏动、组织张力、皮肤温度、感觉和运动情况。

6. 根据需要安置托板,用纱布绷带或三角巾悬吊。

7. 协助患者整理好衣物,协助患者取舒适体位。

8. 整理床单元。

9. 整理用物,洗手、记录。

【注意事项】

1. 小夹板选择要求:夹板要求平直平整、粗厚结实,多选用纤维纹理较严密的第二层杉树皮制作,厚度为 0.3 ~ 0.6 cm,其外包敷棉垫和棉布。夹板端头修剪成小弧形,并压软 1 cm。夹板宽度比伤肢周径小,为伤肢同一平面周径的 3/5 ~ 4/5。

2. 小夹板固定时内层使用 6 cm×8 cm 绷带,内层绷带包扎长度与夹板等长,亦可选用棉纸包扎。夹板放置到位后,用数根扎带固定。

3. 禁忌证:严重的开放性骨折患者;皮肤广泛性擦伤、感染或软组织损伤,肿胀严重,肢端已有血液循环障碍的四肢骨折患者;伤肢有神经损伤的症状,局部加垫易加重神经损伤患者;形体肥胖,伤肢皮下脂肪丰富,固定不牢固易发生迟缓愈合者及不能按时观察的患者;难以整复的关节内骨折患者及躯干骨折患者均不合适用小夹板固定。

【实训评价】

1. 操作者是否熟练、动作是否轻柔。

2. 操作过程中是否注意人文关怀。

(余晓齐)

实训十二　骨与肌肉和关节功能锻炼

【实训目的】

1. 掌握骨、肌肉、关节功能锻炼的方法。

2. 了解骨、肌肉、关节功能锻炼的重要性

【实训准备】

1. 操作者准备　衣帽整齐、修剪指甲、洗手、戴口罩。

2. 环境品准备　环境整洁、舒适、安全、符合操作要求。

【实训方法】

1. 观看教学录像或多媒体课件。

2. 指导老师示范,并讲解观察方法及要领。

3. 学生分组练习,指导老师巡回指导。

【实训学时】

2 学时。

【实训程序】

1. 目的　促进全身和局部血液循环,加快骨折愈合速度,增强肌力,防止肌肉挛缩和软组织粘连,维持和恢复关节功能,调整运动的协调性,预防并发症的发生。

2.骨、肌肉、关节功能锻炼　功能锻炼是肢体恢复功能的重要环节,没有正确而积极的功能锻炼,即使复位和固定都合乎要求,也难以获得良好的功能,往往发生关节僵硬、肌肉挛缩或粘连等。患者常因惧怕疼痛或对功能锻炼的重要性认识不够,不敢或不愿进行功能锻炼。护士应指导、监督患者在不影响固定的前提下早期开展功能锻炼。

(1)向患者说明进行功能锻炼的重要意义,鼓励患者积极活动。锻炼过程中要强调患者的主动活动,除截瘫患者外,禁止强力的被动活动或捏揉。

(2)功能锻炼的基本形式,分为以下几种:①等张运动是肢体活动的正常状态。涉及肌肉长度改变,关节屈侧肌群收缩变短,如自主伸屈运动。②等长运动是肌肉自主收缩和放松动作,肌肉长度不变,收缩不带动关节,石膏、小夹板固定后维持肌张力采用此法。③抗阻力运动是指正直运动的肌群,同时对抗外界阻力及其本身拮抗肌的运动,屈关节及肌肉的加强运动,如手持物体。骨折后患肢关节外的关节肌肉功能锻炼主要采用此法。

(3)了解各大关节的功能位。

(4)根据患者的全身及骨折愈合情况动态制订锻炼计划,循序渐进。具体锻炼计划可分3个阶段(早、中、晚三期)。

早期:骨折后2周内,创伤反应还很明显,骨痂尚未形成。患者常不愿或不敢做活动,此时应指导患者做患肢的等长舒缩运动,即在患肢位置不改变、关节静止不动的情况下,肌肉做收缩、舒张活动,每天数次。身体其他部位同时做正常活动。主要目的是促进患肢血液循环,有利于消除肿胀,稳定骨折。

中期:骨折后3~4周,患肢创伤反应已基本消退,疼痛减轻,骨痂形成,骨折部趋于稳定。此期锻炼的形式除继续增强上述活动外,骨折端上下关节在护士的指导下逐步恢复活动,活动范围由小到大,速度由慢到快,强度由弱到强,防止肌肉萎缩、关节僵硬。但注意不要做患肢持重活动。

晚期:骨折6周后愈合已较牢固,初步达到了临床愈合。应进行以重点关节为主的全面的肌肉和关节活动,同时加大活动量和活动范围,加强患肢关节活动和负重锻炼,根据局部愈合情况考虑拆除外固定,使各关节迅速恢复正常活动和肢体正常力量,直到最后功能恢复。出院后可继续在门诊进行随访和治疗。

(5)功能锻炼应以患者不感到疲劳、损伤部位不感到疼痛为度。如患者感到疲劳乏力、伤处肿痛,应适当减少活动量或暂停锻炼,抬高患肢,待肿胀疼痛消失后再恢复锻炼。如患肢肿痛逐渐加重,经对症治疗无明显好转并伴关节活动范围减小,损伤处突发疼痛时,应进行进一步检查。

(6)可以活动的关节至少每天2~3次做关节的全范围活动,方式如下:①肩关节前屈、后伸、内收、外展、外旋、内旋及环转运动;②肘关节前屈、后伸;③桡尺关节旋前(手掌向下)、旋后(手掌向上);④桡腕关节屈、伸、内收、外展及环转运动;⑤髋关节前屈、后伸、内收、外展、外旋、内旋及环转运动;⑥膝关节伸、屈、内旋、外旋;⑦踝关节背屈(足趾向上仰)、跖屈(足趾向下垂)。

(7)具体部位功能锻炼方法如下:

1)前臂骨折在复位、固定后2周内做前臂及上臂肌舒缩、握拳等动作,肿胀基本消退后,可做肩肘关节活动。早期不宜做旋转活动。4周后可做前臂旋转活动及用手推挤重物,使上下骨折端产生纵轴挤压力。

2)肱骨骨折早期可做上臂肌主动舒缩活动,同时做伸屈指、掌、腕关节活动,禁止上臂做旋转活动,以免发生移位。中期应加做肩、肘关节活动:用健侧手握住患肢腕部,伸、屈肘关节;患肢上臂向下垂直,肘关节屈曲90°,健手握患肢腕部,做肩关节旋转活动;双手在胸前做十指交叉,双肘伸直约135°,用健肢带动患肢做双臂上举活动,复原,如此反复进行。后期在继续以上活动的同时加大活动幅度,如举臂摸头、反臂摸腰、双臂轮转等。

3)肩关节脱位固定期间,主要活动腕部与手指。固定解除后可进行肩关节各个方面的活动(实训图13-1)。

4)肘关节脱位,早期活动肩、腕及手指各关节。解除固定后,练习肘部主动伸、屈及前臂旋转活动。

5)髋关节脱位,早期开始踝部、足部的功能锻炼,做股四头肌收缩活动。去除牵引后,逐渐扶双拐下地活动,3个月内不要负重。

6)下肢损伤主要进行股四头肌锻炼。术后第一天即可开始练习股四头肌等长舒缩,用力伸膝,但不能产生伸膝动作;第二天开始练习直腿抬高运动,先嘱患者慢慢抬起健肢,体会如何用力,再抬患肢。也可由护士用手将患肢托起,到一定高度时停止,同时嘱患者用力后将手移开,此时患者会保护性的收缩股四头肌,将患肢轻轻放于床上,如此反复进行,直到患者能自抬患肢。另外患者还可借助牵引床进行全身锻炼。膝关节损伤后为避免加重关节内积液,开始活动时间应在关节内积液消退后进行。

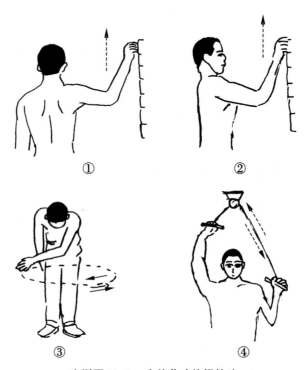

实训图13-1 肩关节功能锻炼法
①爬墙外展;②爬墙上举;③弯腰垂臂、旋转;④滑车带臂上举

（7）腰背肌功能锻炼,可待伤后病情稳定,按患者年龄、伤势、体质及精神状态进行。

（8）截瘫患者应特别强调未瘫痪部分的主动运动,如利用哑铃、拉簧等进行上肢及胸背肌锻炼,为扶拐下地做准备。病情稳定后离床,在上肢的帮助和上身的带动下,借助辅助锻炼器材,如单、双杠等进行练习。躯体瘫痪部位可在护士或家属的协助下,进行被动练习,如按摩肌肉、活动关节。通过这些主、被动锻炼,可防止肌肉挛缩,关节僵硬或强直,加快新陈代谢,促进部分神经受损的肌力恢复。

（余晓齐）

参考文献

［1］熊云新,叶国英.外科护理学[M].3 版.北京:人民卫生出版社,2014.

［2］李乐芝,路潜.外科护理学[M].5 版.北京:人民卫生出版社,2012.

［3］陈孝平,汪建平.外科学[M].8 版.北京:人民卫生出版社,2013.

［4］龙明,张松峰.外科学[M].北京:人民卫生出版社,2016.

［5］余晓齐,何琨.外科护理学[M].郑州:河南科学技术出版社,2011.

［6］余晓齐.外科护理学[M].郑州:河南科学技术出版社,2012.

［7］余晓齐,张晓.外科护理学[M].郑州:河南科学技术出版社,2012.

［8］吴文秀,钮林霞.外科护理学[M].沈阳:辽宁大学出版社,2013.

［9］倪洪波,刘飞,王文勇.外科护理[M].2 版.上海:复旦大学出版社,2015.

［10］张延龄,吴肇汉.实用外科学[M].3 版.北京:人民卫生出版社,2012.

［11］尹崇高,蔡恩丽.外科护理学[M].武汉:华中科技大学出版社,2017.

［12］龙明同,王立义.外科学[M].7 版.北京:人民卫生出版社,2015.

［13］盛振文,李少鹏,解辉.外科护理学[M].北京:北京理工大学出版社,2016.

［14］尹跃兵,王文生.外科护理[M].郑州:河南科学技术出版社,2016.

［15］李乐芝,路潜.外科护理学[M].6 版.北京:人民卫生出版社,2017.

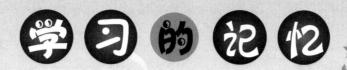

小事拾遗：

学习感想：

学习的过程是知识积累的过程，也是提升能力、稳步成长的阶梯，大家的注释、理解汇集成无限的缘分、友情和牵挂，请简单手记这一过程中的某些"小事"，再回首时定会有所发现、有所感悟！

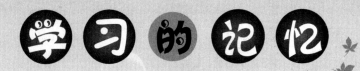

姓名：＿＿＿＿＿＿＿＿

本人于20＿＿＿年＿＿＿月至20＿＿＿年＿＿＿月参加了本课程的学习

此处粘贴照片

任课老师：＿＿＿＿＿＿＿　＿＿＿＿＿＿＿　　班主任：＿＿＿＿＿＿＿＿

班长或学生干部：＿＿＿＿＿＿＿　＿＿＿＿＿＿＿　＿＿＿＿＿＿＿

我的教室（请手写同学的名字，标记我的座位以及前后左右相邻同学的座位）